Bäcker/Hammes

Akupunktur in der Schmerztherapie

Wege entstehen dadurch, dass man sie geht.
Franz Kafka

Markus Bäcker, Michael G. Hammes (Hrsg.)

Akupunktur in der Schmerztherapie

Ein integrativer Ansatz

Mit Beiträgen von:
Jürgen Bachmann, Ulrich Deuse, Gustav Dobos, Michael Elies,
Jacqueline Filshie, Harald Gündel, Beate Ingenabel, Dominik Irnich,
Stefan Kirchhoff, Graham Leng, Andreas Michalsen, Jürgen Mücher,
Hans-Peter Ogal, Thomas Ots, Antonius Pollmann, Raymund Pothmann,
Thomas Rampp, Klaus Weber

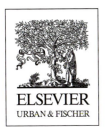

URBAN & FISCHER

Zuschriften und Kritik an:
Elsevier GmbH, Urban & Fischer Verlag, Lektorat Komplementäre und Integrative Medizin, Karlstraße 45, 80333 München

Wichtiger Hinweis für den Benutzer
Die Erkenntnisse in der Medizin unterliegen laufendem Wandel durch Forschung und klinische Erfahrungen. Herausgeber und Autoren dieses Werkes haben große Sorgfalt darauf verwendet, dass die in diesem Werk gemachten therapeutischen Angaben (insbesondere hinsichtlich Indikation, Dosierung und unerwünschten Wirkungen) dem derzeitigen Wissensstand entsprechen. Das entbindet den Nutzer dieses Werkes aber nicht von der Verpflichtung, anhand der Beipackzettel zu verschreibender Präparate zu überprüfen, ob die dort gemachten Angaben von denen in diesem Buch abweichen und seine Verordnung in eigener Verantwortung zu treffen.

Wie allgemein üblich wurden Warenzeichen bzw. Namen (z. B. bei Pharmapräparaten) nicht besonders gekennzeichnet.

Bibliografische Information Der Deutschen Bibliothek
Die Deutsche Bibliothek verzeichnet diese Publikation in der Deutschen Nationalbibliografie; detaillierte bibliografische Daten sind im Internet unter http://bnb.ddb.de abrufbar.

Alle Rechte vorbehalten
1. Auflage 2005
© Elsevier GmbH, München
Der Urban & Fischer Verlag ist ein Imprint der Elsevier GmbH.

05 06 07 08 09   5 4 3 2 1

Der Verlag hat sich bemüht, sämtliche Rechteinhaber von Abbildungen zu ermitteln. Sollte dem Verlag gegenüber dennoch der Nachweis der Rechtsinhaberschaft geführt werden, wird das branchenübliche Honorar gezahlt.

Das Werk einschließlich aller seiner Teile ist urheberrechtlich geschützt. Jede Verwertung außerhalb der engen Grenzen des Urheberrechtsgesetzes ist ohne Zustimmung des Verlages unzulässig und strafbar. Das gilt insbesondere für Vervielfältigungen, Übersetzungen, Mikroverfilmungen und die Einspeicherung und Verarbeitung in elektronischen Systemen.

Um den Textfluss nicht zu stören, wurde bei Patienten und Berufsbezeichnungen die grammatikalisch maskuline Form gewählt. Selbstverständlich sind in diesen Fällen immer Frauen und Männer gemeint.

Planung und Lektorat: Christl Kiener, München
Redaktion: Dr. med. Gabriele Schmid, München
Layout und Herstellung: Marion Kraus, München
Satz: Kösel, Krugzell
Druck und Bindung: Krips, Meppel
Fotos/Zeichnungen: Henriette Rintelen, Velbert; Gerda Raichle, Ulm
Umschlaggestaltung: SpieszDesign, Neu-Ulm
Titelfotografie: Getty Images
Gedruckt auf 100 g Primasilk 0,92-faches Volumen

ISBN 3-437-56290-8

Aktuelle Informationen finden Sie im Internet unter www.elsevier.com und www.elsevier.de

Geleitwort

Als ich selbst vor 21 Jahren eine Doktorarbeit zum Thema „Akupunktur bei der Behandlung der postzosterischen Neuralgie" an einer neurologischen Universitätsklinik begonnen hatte (sie wurde nie beendet, da kurz nach Beginn der Arbeit ein Negativergebnis in einer international renommierten Zeitschrift veröffentlicht wurde), teilte mir der damalige neue Ordinarius der Klinik mit, dass ich bei ihm zwar zum Thema Akupunktur promovieren könne, jedoch nur unter der Prämisse der Geheimhaltung, da nicht bekannt werden dürfe, dass in seiner Klinik Akupunktur Anwendung finde. Solche und ähnliche Anekdoten lösen heute glücklicherweise lediglich noch ein Schmunzeln aus. In den vergangenen 20 Jahren hat das Interesse an Methoden der sog. Traditionellen Chinesischen Medizin, insbesondere an der Akupunktur deutlich zugenommen. Die neuen Zahlen sprechen von über 40 000 akupunktierenden Ärzten in Deutschland. Die aktuelle Forschungspräsenz der Akupunktur hat sich allerdings erst seit der Etablierung des *National Center for Complementary and Alternative Medicine* am National Institute of Health in den USA im Jahre 1993 deutlich erhöht. Aufgrund der dadurch möglichen relevanten Forschungsförderung ist es zu einer Vielzahl von Veröffentlichungen vor allem im Bereich der Akupunkturforschung gekommen. In Deutschland haben die beiden großen von öffentlichen Krankenkassen finanzierten Projekte (ART und GERAC) eine neue Dimension der Akupunkturforschung zugelassen.

Die integrative Medizin ist Schwerpunkt des *Lehrstuhls für Naturheilkunde* der Universität Duisburg-Essen. Ziel des Lehrstuhls ist die Umsetzung der Naturheilkunde in eine überprüfbare, wissenschaftliche Form sowie deren Integration in die klinische Versorgung. Umso mehr freut es mich, dass mein sehr geschätzter Mitarbeiter, Herr Dr. Marcus Bäcker, der seit Jahren schmerztherapeutisch tätig ist und sich wissenschaftlich durch die Auseinandersetzung mit den schmerzlindernden Wirkmechanismen der Akupunktur ausgezeichnet hat, zusammen mit Herrn Dr. Michael Hammes, von der Neurologischen Klinik der Technischen Universität München, einem der wenigen deutschen Forscher die im Ursprungsland China über mehrere Jahre Methode und Sprache erlernt haben, das vorliegende Buch herausgeben. Das Buch „Akupunktur in der Schmerztherapie – ein integrativer Ansatz" leistet Pionierarbeit und ist eines der ersten Lehrbücher aus dem Bereich der integrativen Schmerztherapie in der medizinischen Fachliteratur. Weitere Bücher aus anderen Schwerpunktbereichen der integrativen Medizin werden zweifelsohne folgen. Ich bin davon überzeugt, dass mit diesem Buch künftige Standards für den Einsatz von Akupunktur in der Schmerztherapie gesetzt werden und bin sicher, dass Studenten, praktizierende Ärzte und Kliniker bei der Lektüre diese Buches für ihre Arbeit profitieren werden. Den beiden Herausgebern wünsche ich zu ihrem Buch viel Erfolg und eine weite Verbreitung.

Univ.-Prof. Dr. med. Gustav J. Dobos
Lehrstuhl für Naturheilkunde
Universität Duisburg-Essen

Dank

meinen Kolleginnen und Kollegen, die sich die Zeit genommen haben das Manuskript mit kritischem Sachverstand zu korrigieren, insbesondere Silke Lange und Dr. Myriam Schwickert.

meiner Lehrerin Prof. Sun Shi Jing, Chefärztin des 1. Lehrkrankenhauses der Universität Tianjin für traditionelle chinesische Medizin, VR China, die mir die Gelegenheit gab von ihr die Nuancen der TCM kennen zu lernen.

meinem Chef Herrn Prof. Dr. Gustav J. Dobos, Ordinarius für Naturheilkunde der Universität Duisburg-Essen und Chefarzt der Klinik für Naturheilkunde und Integrative Medizin der Kliniken Essen Mitte, der die Entstehung des Buches konstruktiv begleitet hat und mir den Raum ermöglichte mich diesem Projekt widmen zu können.

am allermeisten gebührt mein Dank meiner Verlobten Anne Herding für ihre Geduld und Unterstützung während der Entstehung des Buches. Sie hat es mit Fassung ertragen, dass ich an so manchen Abenden mit meinem Notebook verheiratet war und mir in schwierigen Phasen den Rücken gestärkt.

Dr. Marcus Bäcker, Ratingen im Oktober 2004

der Gelegenheit, für ein bestimmtes Thema sensibilisieren zu dürfen.

allen – Bekannten und Unbekannten –, die – bewusst oder unbewusst – unterstützend wirken.

auch allen Widerständen, die letztlich der Sache dienen.

Dr. Michael Hammes, München im Oktober 2004

unseren Patienten, die uns stets von Neuem die Gelegenheit geben, von ihnen zu lernen.

unseren Mitautoren des Buches, die trotz allseits knapper Zeit hervorragende Manuskripte beigetragen haben.

unserer Lektorin Christl Kiener, die mit Kreativität und ausgeprägtem Durchhaltevermögen das Buch gefördert und zu einem guten Gelingen verholfen hat.

Autorenverzeichnis

Dr. med. **Jürgen Bachmann**, August-Bebel-Straße 8–10, 45525 Hattingen, Ruhr

Dr. med. **Marcus Bäcker**, Lochnerstraße 43, 40878 Ratingen

Dr. med. **Ulrich Deuse**, Knappschafts-Krankenhaus, Innere Medizin IV, Am Deimelsberg 34a, 45276 Essen, Ruhr

Priv.-Doz. Dr. med. **Gustav Dobos**, Kliniken Essen-Mitte, Abteilung für Naturheilkunde, Am Deimelsberg 34a, 45276 Essen, Ruhr

Dr. med. **Michael K. H. Elies**, Facharzt für Allgemeinmedizin, Naturheilverfahren, Homöopathie, Erlenweg 31, 35321 Laubach, Hess

Jacqueline Filshie, MD, Consultant Anaesthetist, Royal Marsden Hospital, Downs Road, Sutton, Surrey SM2 5PT, Great Britain

Priv.-Doz. Dr. med. **Harald Gündel**, Klinikum rechts der Isar, Abteilung für Psychosomatik, Langerstraße 4, 81675 München

Dr. med. **Michael G. Hammes**, Technische Universität München, Klinikum rechts der Isar, Neurologische Klinik u. Poliklinik, Möhlstraße 28, 81675 München

Dr. med. **Beate Ingenabel**, Fachärztin f. Anästhesie, Telleringstraße 14, 40597 Düsseldorf

Dr. med. **Dominik Irnich,** Klinikum Großhadern, Institut für Anästhesiologie, Ludwig-Maximilians-Universität, Marchioninistraße 15, 81377 München

Dr. med. **Stefan Kirchhoff,** Oststraße 38, 45549 Sprockhövel

Graham Leng, MD, Consultant Anaesthetist, Royal Marsden Hospital, Downs Road, Sutton, Surrey SM2 5PT, Great Britain

Andreas Michalsen, Knappschafts-Krankenhaus, Innere Medizin IV, Am Deimelsberg 34a, 45276 Essen, Ruhr

Jürgen Mücher, Arzt für Naturheilverfahren, Verdunstraße 16, 28211 Bremen

Dr. med. **Hans-Peter Ogal**, Grand Palais, 6440 Brunnen, Schweiz

Prof. Dr. Dr. med. **Thomas Ots,** St. Peter-Hauptstraße 31f, 8042 Graz, Österreich

Dr. med. **Antonius Pollmann**, Bernadottestraße 107, 22605 Hamburg

Dr. med. **Raymund Pothmann**, Klinikum Heidberg, Kinderschmerztherapie, Tangstedter Landstraße 400, 22417 Hamburg

Dr. med. **Thomas Rampp**, Knappschafts-Krankenhaus, Innere Medizin IV, Am Deimelsberg 34a, 45276 Essen, Ruhr

Dr. med. **Klaus G. Weber**, Bahnhofstraße 45, 72108 Rottenburg am Neckar

Inhalt

I	**Grundlagen**	**1**
1	Einleitung	3
2	Schmerz aus Sicht der westlichen Medizin	5
3	Schmerz aus Sicht der traditionellen chinesischen Medizin	69
4	Diagnostik und Differenzialdiagnose in der TCM	97
5	Leitlinien der TCM für die Behandlung von Schmerzen	119
6	Akupunktur	123
7	Leitbahnen und wichtige Akupunkturpunkte	200
8	Weitere Therapieverfahren der TCM	253
II	**Schmerzsyndrome**	**289**
9	Kopf- und Gesichtsschmerzen	291
10	Schmerzen des Bewegungssystems	325
11	Fibromyalgie, Fibromyalgiesyndrom (FMS)	410
12	Viscerale Schmerzen	419
13	Neuropathische Schmerzsyndrome	459
14	Vasculär bedingte Schmerzen	486
15	Akupunktur in der Palliativmedizin	495
16	Psychovegetative Beschwerden	511
17	Psychosomatische Aspekte der Schmerztherapie	517
18	Ausblick	525

Anhang 527
Adressen 530
Register 544
Akupunkturpunkte 547
Rezepturen 550

I | Grundlagen

1 | Einleitung
Marcus Bäcker

Die Akupunktur wird in zunehmendem Maße als eine Bereicherung der konventionellen Schmerztherapie empfunden. Nach Schätzungen verwendet etwa jeder Vierte bis Fünfte aller niedergelassenen deutschen Ärzte in seiner Praxis Akupunktur (Birch und Felt 1999). Ferner kommt Akupunktur in mehr als 80 % aller schmerztherapeutischen Einrichtungen zum Einsatz.

Obgleich die meisten Therapeuten Akupunktur in Kombination mit konventionellen Therapieverfahren und westlichen Naturheilverfahren einsetzen, hat die Idee einer Integration von Ansätzen der traditionellen chinesischen Medizin und der naturwissenschaftlich orientierten, westlichen Schmerztherapie bisher kaum Eingang in die medizinische Fachliteratur gefunden. Ziel des vorliegenden Buches ist eine integrative Darstellung von Akupunktur im Kontext einer modernen Schmerztherapie.

▸▸ Was bedeutet „Integration"?

Integration bedeutet im engeren Sinne des Wortes Vereinigung. Bereits bei der ersten Annäherung an eine Integration zweier so verschiedener Medizinsysteme wie die traditionelle chinesische Medizin und die naturwissenschaftlich orientierte, westliche Medizin wird deutlich, dass es sich hierbei um kein einfaches Unterfangen handelt.

Im Gegensatz zur auf Logik basierenden westlichen Sichtweise erscheinen die chinesischen Theoreme von methaphorischem und vieldeutigem Charakter. Sie sind mehr Bild als Begriff. Dem uns vertrauten „entweder oder" hält das chinesische Denken ein uns fremdes „sowohl als auch" entgegen. Die sich daraus ergebenden Widersprüche sind nicht durch eine Eins-zu-eins-Transkription zwischen den Systemen zu lösen. Vielmehr gilt es zunächst die fremde Welt in ihrer Eigenständigkeit zu erkunden, und dann in einer „sowohl als auch" und „entweder oder" Synergie nach einer gegenseitig befruchtenden Integration zu streben. Ein integrativer Ansatz kann daher als Versuch verstanden werden

- die Verschiedenheit und Eigenständigkeit zweier Medizinsysteme anzuerkennen und gleichzeitig ihre Gemeinsamkeiten aufzuzeigen
- dem anderen Medizinsystem mit Respekt einerseits und kritischer Distanz anderseits zu begegnen
- die Stärken und die Schwächen des jeweiligen Systems deutlich zu machen und Wege für eine gegenseitige Befruchtung aufzuzeigen.

Für den Schmerztherapeuten bedeutet ein integrativer Ansatz die Möglichkeit eines Wechsels der Perspektive in Abhängigkeit von der Situation des Patienten. Der bio-psycho-soziale Ansatz der konventionellen Medizin wird hier erweitert durch eine traditionell chinesische Sichtweise auf Krankheit und Gesundheit, deren Stärke in der differenzierten Erfassung funktioneller und psychovegetativer Phänomene liegt. Die ärztliche Kunst besteht darin herauszufinden, welcher Perspektive der Patient im jeweiligen Moment bedarf.

▸▸ Wie ist das Buch aufgebaut?

In einem allgemeinen Teil des Buches werden zunächst sowohl die Grundlagen und therapeutischen Optionen der konventionellen Schmerztherapie (☞ Kap. 2) als auch die traditionell chinesischen Vorstellungen zur Entstehung, Diagnostik und Behandlung von Schmerzen (☞ Kap. 3–8) vorgestellt.

Im speziellen Teil des Buches (☞ Kap. 9–17) wird für alle gängigen Schmerzsyndrome ein jeweils integratives Therapiekonzept dargestellt, welches sowohl konventionelle als auch traditionell chinesische Therapieansätze beinhaltet. Der Schwerpunkt der Ausführungen liegt dabei auf der Darstellung der Akupunkturtherapie. Der Stellenwert von Akupunktur für die einzelnen Indikationen, aktuelle Daten zur Wirksamkeit und mögliche Wirkmechanismen werden erörtert. Während der allgemeine Teil des Buches den Charakter einer grundlegenden Einführung hat, ermöglicht die stichpunktartige Darstellung der Therapieempfehlungen im speziellen Teil die schnelle Bereitstellung von Informationen im klinischen Alltag.

1 Einleitung

▸ An wen richtet sich das Buch?

Das Buch richtet sich an den in der westlichen Medizin ausgebildeten Arzt, der komplementäre Heilverfahren als Bereicherung der konventionellen Medizin empfindet und eine Orientierungshilfe zur Beurteilung der Möglichkeiten und Grenzen der Akupunktur sucht. Das Buch richtet sich sowohl an Einsteiger als auch erfahrene Akupunkteure. Für den Einsteiger in die Akupunktur bietet das Buch pragmatisch orientierte Anleitungen und Basiswissen. Dem Fortgeschrittenen stellt sich eine kritische Reflexion des Themas dar sowie die Möglichkeit zur Erweiterung seines therapeutischen Spektrums (u.a. differenzierte Ausführungen zur chinesischen Arzneitherapie, der Akupunktur verwandte Verfahren, westliche Naturheilverfahren, konventionelle Schmerztherapie).

Literatur

Birch SJ, Felt RL: Understanding Acupuncture. Churchill Livingstone, New York – Edinburgh – London – Madrid – Melbourne – San Francisco – Tokyo 1999

2 Schmerz aus Sicht der westlichen Medizin

Marcus Bäcker

mit Beiträgen von Gustav Dobos, Thomas Rampp, Ulrich Deuse, Andreas Michalsen und Michael Elies (westliche Naturheilverfahren)

2.1 Grundlagen 5	2.3.1 Bio-psycho-soziale Sichtweise 32
2.1.1 Vom linear kausalen zum bio-psycho-sozialen Modell 5	2.3.2 Formulieren realistischer Therapieziele 33
2.1.2 Neurobiologische Grundlagen 8	2.3.3 Interdisziplinarität 33
2.1.3 Schmerzmodulation durch psycho-soziale Faktoren 15	2.3.4 Dokumentation des Therapieverlaufs 36
2.1.4 Chronifizierung von Schmerzen 18	**2.4 Konventionelle Therapieverfahren** 36
2.1.5 Pathogenetische Differenzierung im Rahmen eines bio-psycho-sozialen Modells 21	2.4.1 Medikamentöse Schmerztherapie 36
	2.4.2 Physikalische Medizin 41
	2.4.3 Interventionelle Verfahren 44
2.2 Diagnostik chronischer Schmerzen 29	2.4.4 Psychologische Schmerztherapie 46
2.2.1 Anamnese 29	**2.5 Westliche Naturheilverfahren** 49
2.2.2 Ergänzende Erhebungsverfahren 30	2.5.1 Ausleitende Verfahren 49
2.2.3 Besonderheiten der körperlichen Untersuchung 31	2.5.2 Bewegungstherapie 54
2.2.4 Fachübergreifende Zusatzdiagnostik 32	2.5.3 Heilfasten 54
	2.5.4 Homöopathie 56
2.3 Allgemeine Therapieleitlinien chronischer Schmerzen 32	2.5.5 Ordnungstherapie 57
	2.5.6 Phytotherapie (europäisch) 59

2.1 Grundlagen

2.1.1 Vom linear kausalen zum bio-psycho-sozialen Modell

Unser Menschenbild und die Vorstellung von Gesundheit und Krankheit bestimmen den Umgang mit Patienten. Für die Auseinandersetzung mit dem Thema „Schmerz" erscheint es daher sinnvoll eine Vorstellung von dem theoretischen Gerüst zu bekommen, in welchem sich eine moderne und integrative Schmerztherapie bewegt.

„Die Theorie setzt fest, wie wir die Menschen ansehen, wie wir mit den Menschen verfahren, wie wir unter uns über sie (und uns) denken und reden. Die Art und Weise, wie Menschen behandelt werden, ist das Ergebnis jener theoretischen Position, die man nicht nur als Eingangssignal verinnerlichen, sondern auch als Ausgangssignal vollkommen beherrschen muss."

Ronald D. Laing. Die Tatsachen des Lebens (1976)

Linear-kausales Modell

In der Mitte des 17. Jahrhunderts entwarf der französische Philosoph René Descartes (1596–1650) in seinem Buch „L'homme" ein Modell für die Entstehung von Schmerzen, dessen Einfluss bis in die heutige Zeit reicht. Die cartesianische Auffassung der Schmerzentstehung lässt sich anhand der von dem Philosophen stammenden Skizze, welche in Abbildung 2.1-1 dargestellt ist, illustrieren: Durch einen Schmerzreiz (Hitzereiz) wird eine Nervenerregung ausgelöst, die vergleichbar einem Klingelzug über diesen Nerv zum Gehirn weitergeleitet wird. Im Gehirn (Zirbeldrüse) findet schließlich die Verknüpfung der Signale der Außen-

2 Schmerz aus Sicht der westlichen Medizin

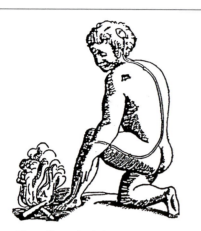

Abb. 2.1-1 Vorstellung der Schmerzentstehung nach Descartes (1596–1650)

welt (res extensa) mit der Ebene des Denkens und Empfindens (res cogitans) statt, die zur Bewusstwerdung des Schmerzreizes führt (Zimmermann, 1999). Das besondere an diesem Modell ist die Auffassung, dass ein Schmerzreiz passiv und unidirektional vom Rezeptor zum Gehirn geleitet wird und somit die Intensität des peripheren Reizes linear mit der empfundenen Schmerzintensität korreliert. Ist kein peripherer Reiz (oder eine Gewebeschädigung) nachweisbar, so der Umkehrschluss, kann der Patient auch keine Schmerzen haben.

Anlass der Entwicklung dieses so genannten „Linearkausalen-Modells" der Schmerzentstehung war eine zu Descartes' Zeiten vorliegende Verflechtung von Naturwissenschaft und Theologie. Descartes' Absicht war es die vorherrschende religiöse Auffassung von Schmerz als Ausdruck von Schuld und Sühne durch ein naturwissenschaftliches Konzept zu ersetzen. Dem Philosophen gebührte im Mittelalter dadurch sicherlich ein großer Verdienst, dennoch ist es verwunderlich, dass seine Vorstellung heute noch das Schmerzkonzept einiger Mediziner prägt (☞ Abb. 2.1-1).

„Gate-control"-Theorie

Obgleich die cartesianische Vorstellung von Schmerz in der Folge vielfach weiterentwickelt wurde, ist die Vorstellung eines mechanistisch fungierenden Nervensystems als passiver unidirektionaler Leiter der Schmerzinformation erst vor etwa 30 Jahren durch die Formulierung der „Gate-control"-Theorie durch Melzack und Wall (1965) entscheidend modifiziert worden. Melzack und Wall argumentierten, dass eine passive Verarbeitung der Schmerzinformation dem alltäglichen Erleben von Schmerz sowie der klinischen Erfahrung mit Patienten widerspräche: Zum einen kann eine Verletzung auch ohne unmittelbar folgenden Schmerz (z.B. beim sportlichen Wettkampf oder in lebensbedrohlichen Situationen, wenn Flucht im Vordergrund steht) auftreten. Zum anderen persistiert Schmerz häufig, obwohl die ursprüngliche Läsion längst ausgeheilt ist (chronischer Schmerz).

Als Lösung dieser Problematik formulierten Melzack und Wall folgende Kerninhalte einer Hypothese, die auf der Annahme basiert, dass der Organismus ein Tor („Gate") für die afferente Schmerzinformation öffnen oder schließen könne. Dieses Tor sahen die Forscher vor allem in der Substantia gelatinosa im Hinterhorn des Rückenmarks, wo zum einen descendierende Einflüsse von höheren Zentren und zum anderen segmentaler afferenter Einstrom die nociceptiven Signale hemmen sollte (☞ Abb. 2.1-2). Diese Hypothese hebt sich im Vergleich zur Reiz-Reaktions-Theorie durch folgende Konsequenzen ab:

- Auf dem Weg der nociceptiven Reizinformation vom Rezeptor zum Gehirn wird diese mehrfach moduliert.
- Die Modulation der Reizinformation basiert auf hemmende und fördernde Mechanismen im ZNS.
- Ein nociceptiver Reiz muss damit bedingt durch modulative Einflüsse nicht zwangsläufig zu einer Schmerzempfindung führen.

Die „Gate-control"-Theorie wurde in letzter Zeit von Melzack noch weiter ausformuliert und als „Neuromatrixtheorie" bezeichnet, welche zusätzlich stressassoziierte Veränderungen in die Genese und Aufrechterhaltung von Schmerzen mit einbezieht.

„*We have traveled a long way from the psychophysical concept that seeks a simple one-to-one relationship between injury and pain. We now have a theoretical framework in which a genetically determined template for the body-self is modulated by the powerful stress system and the cognitive functions of the brain, in addition to the traditional sensory inputs.*"

R. Melzack: From the gate to the neuromatrix. Pain (1999)

2.1 Grundlagen

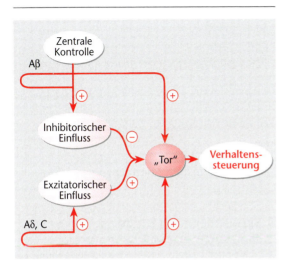

Abb. 2.1-2 Skizze der „Gate-control"-Theorie

Systemtheoretisches Modell

Die „Gate-control"-Theorie ist von einigen Wissenschaftlern (s. u. a. Seemann und Zimmermann, 1999) auf der Basis der in den achtziger Jahren entstandenen Systemtheorie (s. u. a. Maturana, 1982) weiter entwickelt worden.

■ **Systemtheoretisches Modell von Schmerz – Akupunkturwirkung:**
Die Schmerzempfindung wird bestimmt durch die Balance zwischen schmerzfördernden und schmerzhemmenden, regulativen Mechanismen auf der biologischen, psychologischen und sozialen Ebene des Individuums. Akupunktur führt zu einer Unterstützung der körpereigenen schmerzhemmenden Mechanismen. ■

▸▸ Entstehung von Schmerz ist abhängig vom funktionellen Zustand des Systems

Im systemtheoretischen Modell von Schmerz wird der Organismus als primär aktives System verstanden, bei welchem ein Reiz ein Geschehen nicht direkt verursachen kann, sondern vielmehr zu einer Modifikation des Zustandes des bereits aktiven Systems anregt. Nicht ein externer Reiz (oder eine Gewebeschädigung) allein sondern ebenso der Zustand und die Aktivität des schmerzverarbeitenden Individuums sind damit entscheidend für die Entstehung der Schmerzempfindung. Wesentlich für die Ausprägung einer Schmerzempfindung ist die Balance zwischen schmerzhemmenden und -fördernden Mechanismen. Diese finden sich auf allen Ebenen des bio-psycho-sozialen Systems Mensch.

▸▸ Hierarchische Vernetzung von verschiedenen Systemebenen

Im menschlichen Organismus existieren verschiedene Systemebenen, die miteinander hierarchisch vernetzt sind. Die jeweils einfacheren Systeme (z. B. Ausschüttung von Entzündungsmediatoren im Gewebe, periphere Vasodilatation) sind als Subsysteme in jeweils übergeordnete Systeme (z. B. Schmerzverarbeitung im ZNS, vegetatives Nervensystem) eingeordnet, welche wiederum in noch komplexeren Systemen (z. B. körperlicher Gesamtorganismus, Psyche) zusammengefasst sind. Der Mensch ist schließlich als Subsystem innerhalb weiterer übergeordneter Systeme (soziale Gruppe, Gesellschaft, … Universum) zu betrachten. Die Systemordnung ist prinzipiell in Richtung Mikro- und Makrokosmos unendlich. Zwischen den Subsystemen einer Ebene sowie zwischen verschiedenen Systemebenen existiert ein komplexes Zusammenspiel von Regulationsmechanismen und Wechselwirkungen, die nebeneinander oder voneinander abhängig wirksam sind.

▸▸ Homöostase, Regulation und Adaptation

Ziel aller biologischen Systeme (Organismen) ist die Erhaltung eines Gleichgewichtszustandes (Homöostase), welcher den Fortbestand des Individuums gewährleistet. Man spricht aus diesem Grunde bei lebendigen Organismen von selbst regulierenden und selbst erhaltenden Systemen. Die Homöostase ist allerdings kein statischer Zustand, sondern vielmehr ein Fließgleichgewicht innerhalb eines bestimmten Toleranzintervalles. Der Mensch verfügt über Regulationsmechanismen, die der Kompensation innerer oder äußerer destabilisierender Faktoren dienen. Basis der Regulation sind Regelkreise, die über negative Rückkopplungsschleifen für eine Stabilisierung der Regelgrößen sorgen.

Schmerz kann auch als Regelgröße aufgefasst werden. **Das Regelziel des Schmerzsystems ist bei gesunden Menschen Schmerzfreiheit bzw. eine zeitliche und örtliche Begrenzung der Schmerzen.** Eine Gewebeläsion mit einem nociceptiven Reizzustand stellt in diesem Kontext einen destabilisierenden Faktor dar, der zu Kompensationsmechanismen anregt. Beim **akuten Schmerz** kommt es dadurch neben Prozessen der Gewebeheilung zu einer Sensibilisierung des neuronalen Schmerzapparates (☞ Kapitel 2.1.2). Dieser hat den funktionellen Nutzen einer Fokussierung des Individuums auf die Verletzung mit der Möglichkeit der Einleitung von schadens- und schmerzbegrenzenden Maßnahmen.

Ob ein System adäquat auf einen nociceptiven Reiz reagieren kann, hängt von der Intensität und Dauer des Reizes und von der Regulationskapazität des Systems ab. Die Kapazität von Systemen kann variieren, sodass ein vulnerables System nur kleinere Auslenkungen der Regelgröße tolerieren kann als ein robustes System (Seemann und Zimmermann 1999). Eine erhöhte Vulnerabilität gegenüber Schmerzreizen kann beispielsweise durch biographische Faktoren (☞ Kap. 2.1.3), eine depressive Störung oder durch eine Läsion des schmerzverarbeitenden Systems selbst (neuropathischer Schmerz, ☞ Kap. 13) bedingt sein. Im Falle eines vulnerablen Systems und/oder ausgeprägten Schmerzreizes kann es zu einer Auslenkung der Regelgröße außerhalb des Toleranzintervalles mit anhaltenden Schmerzen kommen, was ein Verlassen der Homöostase bedeutet. Hier muss der Organismus seine bestehende Ordnung verlassen und eine neue Ordnung finden, die es dem System erlaubt seine Existenz zu sichern. Diesen Prozess bezeichnet man als Adaptation.

Adaptation, verstanden als eine Selbstmodifikation des Systems infolge andauernder oder wiederholt auftretender Schmerzen, kann den Zustand der Homöostase auf einem qualitativ anderen Niveau wiederherstellen. Dies kann mitunter für einen Menschen bedeuten, **trotz Schmerzen** ein aktives Leben zu führen und Lebensqualität zu genießen. Entscheidend sind hierbei psychologische Mechanismen der Schmerz- und Krankheitsbewältigung (☞ Kap. 2.1.3).

▸▸ Chronischer Schmerz als Systemstörung

Überfordern die Bedingungen der Erkrankung die Fähigkeit des Patienten zu einer adäquaten Adaptation, kann es zu dysfunktionalen Veränderungen mit der Folge einer **Maladaptation** kommen. Während bei akuten Schmerzen eine Begrenzung des Schmerzprozesses durch regulative Prozesse resultiert, kann sich bei chronischen Schmerzen die Störung durch die Vernetzung der einzelnen Subsysteme ausbreiten, auf andere Systemebenen übergehen und das Gesamtsystem erfassen. Im Rahmen des Chronifizierungsprozesses beobachtet man deshalb das sukzessive Auftreten eines algogenen Psychosyndroms mit vegetativen Fehlregulationen, sozialem Rückzug und depressiver Reaktion. Durch die sich gegenseitig aufschaukelnden Regulationsstörungen auf biologischer, psychischer und sozialer Ebene (positive Rückkopplung) kommt es zu einer Dominanz der schmerzfördernden Mechanismen über die schmerzhemmenden Kräfte des Organismus.

▸▸ Systemtheorie und traditionelle chinesische Medizin (TCM)

Zwischen den Vorstellungen der Systemtheorie und der TCM ergeben sich einige interessante Parallelen. Wie in der TCM wird Krankheit in der Systemtheorie als Störung eines angestrebten Gleichgewichtszustandes aufgefasst. Während in der Systemtheorie von Homöostase gesprochen wird, finden wir in der TCM die Metaphern von *Yin* und *Yang* (☞ Kap. 3.1.1). Die systemtheoretische Idee der Interaktion einzelner Subsysteme untereinander sowie die Ausbreitung einer Erkrankung bei Störung eines Subsystems auf andere Subsysteme findet sich in der TCM im Paradigma der 5 Wandlungsphasen (☞ Kap. 3.1.2). Beiden Theorien ist zudem die Behandlung des Leib-Seele-Problems gemein. Weder die TCM noch die Systemtheorie betrachten Leib und Seele als zwei getrennte Entitäten. Vielmehr ergibt sich das Problem einer Trennung erst gar nicht, da sowohl Leib als auch Seele lediglich zwei verschiedene Facetten ein und desselben übergeordneten Systems sind. Seelische Störungen gehen ohne Grenze in körperliche Störungen über und umgekehrt.

Es ist bemerkenswert, dass obgleich die TCM über 2000 Jahre vor der Systemtheorie entstanden ist, sich in ihr aus heutiger Sicht ein sehr fortschrittliches Gedankengut befindet.

2.1.2 Neurobiologische Grundlagen

> Zum Verständnis der physiologischen Wirkungsweise von Akupunktur bei Schmerzen (☞ Kap. 6.2) ist es sinnvoll zu verstehen, wie Schmerz auf neuronaler Ebene verarbeitet wird.

Schmerzverarbeitung in der Peripherie
▸▸ **Schmerzrezeptor**

Noxische Reize werden über die Änderung des Membranpotenzials der Schmerzrezeptoren (Nociceptoren) in elektrische Impulse (Aktionspotenziale) kodiert. Nociceptoren sind freie Nervenfaserendigungen, die durch unterschiedlich intensive mechanische, thermische oder chemische Reize abgestuft erregt werden. Sie befinden sich in Haut, Muskeln, Sehnen, Gelenken sowie in den Viscera (ausgenommen Parenchym von Gehirn, Leber und Lunge).

Bereits auf Ebene des Rezeptors findet eine aktive Selbstmodulation des nociceptiven Systems statt. Bei nociceptiven Reizen kommt es zu einer Freisetzung von körpereigenen Substanzen (u.a. Prostaglandine) aus dem Gewebe, die zu einer Sensitivierung der Schmerzrezeptoren führen und die Generierung nociceptiver afferenter Impulse begünstigen (**periphere Sensitivierung**, ☞ Abb. 2.1-3). Nociceptoren besitzen in gesundem Gewebe normalerweise sehr hohe Erregungsschwellen, während sie in pathophysiologisch verändertem Gewebe eine deutlich niedrigere Schwelle aufweisen können.

Zusätzlich zu den oben genannten lokalen Gewebemediatoren werden weitere Botenstoffe (u.a. Substanz P, CGRP = Calcitonin gene-related peptide und Opioide) im Zellkörper der Nociceptoren (in den Spinalganglien) synthetisiert, und in die peripheren Nervenendigungen freigesetzt. Die Freisetzung dieser Mediatoren wird auch **Axonreflex** genannt und führt zu einer weiteren Modulation der Erregbarkeit der Nociceptoren. Bei Ausschüttung von CGRP und SP kann es neben einer weiteren Sensitivierung des Rezeptors zu einer Vasodilatation und den klassischen lokalen Entzündungszeichen (rubor, calor) kommen. Das Zusammenwirken der verschiedenen neuro- und vasoaktiven Substanzen im Gewebe ist komplex. Vermutlich besitzt der Organismus über die Freisetzung von u. a. Opioiden über den Axonreflex auch die Möglichkeit einer analgetischen und antiinflammatorischen Selbstmodulation. Ein möglicher lokaler Angriffspunkt der Akupunktur besteht in einer Aktivierung dieser körpereigenen, analgetischen Gewebemechanismen.

> **Wirkmechanismus von Akupunktur:** Möglicherweise führt der feine Nadelreiz zu einer Freisetzung von Gewebemediatoren (u. a. Opioide) mit der Folge einer lokalen analgetischen und entzündungshemmenden Wirkung.

▸▸ **Fasertypen**

Ein Stimulus wird als schmerzhaft empfunden, sobald er stark genug ist, myelinisierte, schnell leitende A-delta-Fasern zu erregen. Bei stärkerer Intensität des nociceptiven Reizes werden zusätzlich nicht myelinisierte langsam leitende C-Fasern erregt. Während die Aktivierung von A-delta-Fasern eine schnelle und prä-

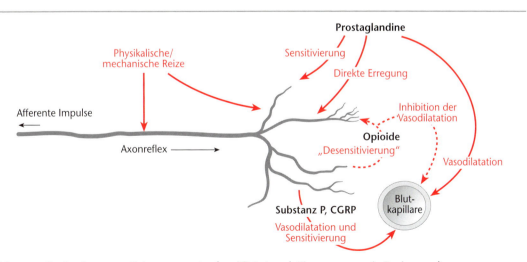

Abb. 2.1-3 Mechanismen am Schmerzrezeptor (modifiziert nach Zimmermann in Basler 1999)

zise lokalisierbare Information vermittelt, führt die Aktivierung von C-Fasern eher zu einem schlecht lokalisierbaren Eindruck mit stärkeren vegetativen Begleitreaktionen.

Schmerzverarbeitung im Rückenmark

An den Neuronen des Hinterhorns enden die primären nociceptiven Afferenzen. Ein Teil dieser Nervenzellen ist Ursprung des von dort aus aszendierenden Vorderseitenstrangs, welcher zum Hirnstamm zieht, wo trigeminale Afferenzen sich dazugesellen um schließlich im Thalamus umgeschaltet zu werden. Ein anderer Teil der Projektionen aus dem Hinterhorn ist in motorische und vegetative Reflexe involviert (☞ Abb. 2.1-4).

Über eine Erhöhung der erregenden Einflüsse und/oder durch eine Verminderung der inhibitorischen Einflüsse (s. u.) auf die Hinterhornneurone kann man eine Erhöhung deren Erregbarkeit beobachten. Dieser Prozess wird als zentrale Sensitivierung bezeichnet. Die Erniedrigung der Erregungsschwelle der Neurone kann dazu führen, dass ein im Normalzustand nicht schmerzhafter Reiz (Wärme, Berührung etc.) als schmerzhaft empfunden wird (sekundäre Hyperalgesie).

Die Mechanismen und Interaktionen einzelner Faktoren der zentralen Sensibilisierung sind vielgestaltig (Doubell, Mannon und Woolf, 2000). Vereinfachend können folgende Faktoren zu einer **zentralen Sensibilisierung** führen:

- **Erhöhter nociceptiver Einstrom** aus der Peripherie (A-delta-, C-Fasern), verstärkt durch periphere Sensibilisierung oder ektope Impulsbildung (☞ Kap. 2.1.5)
- **Plastische Veränderung der Neurone** zur Erhöhung der Funktionalität excitatorischer Transmittersysteme
- **Verminderung des Tonus der körpereigenen schmerzinhibitorischen Mechanismen** (körpereigene Schmerzabwehr, s. u.)

Der evolutionäre Sinn der zentralen Sensibilisierung besteht in der Fokussierung des Individuums auf die Stelle der Gewebsverletzung zur Einleitung von heilungsfördernden Maßnahmen. Die zentrale Sensibilisierung findet vermutlich auch auf supraspinaler Ebene statt und ist beim akuten Schmerz selbstbegrenzend. Bei der Chronifizierung von Schmerz hingegen kann durch eine Fehlregulation des nociceptiven Systems

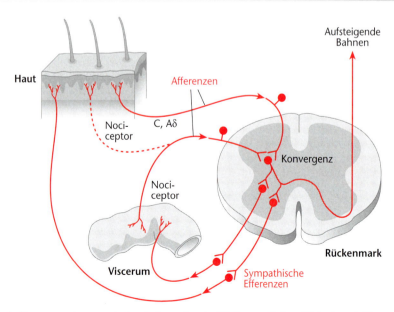

Abb. 2.1-4 Verschaltung somatosensorischer Information im Rückenmark (modifiziert nach Zimmermann in Basler 1999)

(☞ Kap. 2.1.1) mit einem Fehlen hemmender und der Dominanz schmerzfördernder Einflüsse eine Umstrukturierung des nociceptiven Systems resultieren, die auch als Schmerzgedächtnis bezeichnet wird (☞ Kap. 2.1.4).

■ Schmerzgedächtnis: Die zentrale Sensitivierung hat den evolutionären Sinn einer besseren Wahrnehmung von Gewebeverletzungen. Bei der Chronifizierung von Schmerzen kann infolge von fehlgesteuerten Sensitivierungsprozessen eine Umstrukturierung des nociceptiven Systems resultieren, die auch als Schmerzgedächtnis bezeichnet wird. ■

Schmerzverarbeitung im Gehirn

Schmerz besteht immer aus einem integrativen Sinneseindruck, dessen Verarbeitung nicht in einem singulären „Schmerzzentrum" sondern in einem cerebralen Netzwerk realisiert wird. Verschiedene Strukturen übernehmen dabei die Verarbeitung einzelner Komponenten des Schmerzerlebens. Tabelle 2.1 verdeutlicht die verschiedenen Anteile des Schmerzerlebens und die sie verarbeitenden anatomischen Strukturen. Mit den Mitteln der funktionellen Bildgebung (Positronen-Emissionstomographie, funktionelle Kernspintomographie) lässt sich die regionen-spezifische Verarbeitung des Schmerzerlebens in der cerebralen Matrix aufspüren (☞ Abb. 2.1-5)

Verschiedene Therapien zeigen eine präferentielle Beeinflussung einzelner Komponenten des Schmerzerlebens. Akupunktur scheint bei Patienten mit chronischen Kopf- oder Rückenschmerzen einen Schwerpunkt in der Beeinflussung der affektiven (und vegetativen) Komponenten zu entfalten, während die sensorisch/diskriminative Komponente deutlich weniger beeinflusst wird (Hammes et al. 2001).

■ Wirkmechanismus von Akupunktur: Bei Patienten mit chronischen Schmerzen verändert sich im Verlauf einer Akupunkturtherapie präferentiell die affektive Dimension des Schmerzerlebens. ■

Körpereigene Schmerzabwehr

Den oben dargestellten nociceptiv exzitatorischen Mechanismen stehen auf allen Ebenen des schmerzverarbeitenden Systems schmerzhemmende Mechanismen entgegen, deren Aktivierung ein Hauptangriffspunkt der Akupunkturtherapie darstellt.

■ Die Erregbarkeit des nociceptiven Systems beruht auf allen Ebenen auf der Balance zwischen erregenden und hemmenden Mechanismen. Die Akupunkturtherapie unterstützt die schmerzhemmenden Kräfte des Organismus. ■

▸▸ Periphere Mechanismen

Vor kurzem wurde die Freisetzung endogener Opioide in entzündliches Gewebe entdeckt (☞ Abb. 2.1-3). Damit existiert bereits auf Rezeptorebene eine endogene Schmerzhemmung (Stein et al. 2001, Besson et al. 1999). Ferner scheinen einige Mediatoren wie z. B. CGRP, die in hoher Konzentration eine inflammatorische Wirkung besitzen, in niedriger Konzentration einen entzündungshemmenden Effekt zu entfalten (Raud et al. 1991). Möglicherweise stellt der Nadelreiz

Tabelle 2.1 Schmerzkomponenten und assoziierte Strukturen im ZNS

Schmerzkomponente	Funktion	Verarbeitende Strukturen im ZNS
Sensorisch-diskriminativ	Messfunktion von Dauer, Lokalisation und Intensität	Sensomotorischer Cortex
Affektiv	Emotionale Bewertung, Schmerzen unangenehm	Limbisches System
Kognitiv	Bewertung des Schmerzes im Kontext der aktuellen Situation und auf der Basis früherer Schmerzerfahrungen	Assoziationscortices
Vegetativ	Vegetative Reaktionen wie Anstieg von Blutdruck und Atemfrequenz (besonders bei viszeralen Schmerzen ausgeprägt)	Hirnstamm (Kreislauf und Atemregulation), Hypothalamus, vegetatives Nervensystem
(Psycho-)Motorisch	Spinale Reflexe sowie komplexe Verhaltensmuster (Flucht, Muskelverspannung, Schonhaltung etc.)	Rückenmark (Reflexe), sensomotorischer Cortex, Assoziationscortices

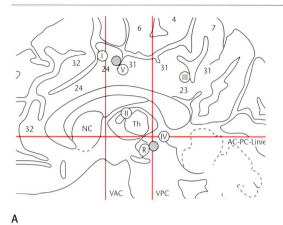

Abb. 2.1-5 PET-Analyse der Kodierung von sensorischen und affektiven Komponenten von Schmerz in unterschiedlichen Hirnregionen.
A Übersichtskarte der mit noxischen Hitzestimuli verbundenen Zunahmen des regionalen cerebralen Blutflusses. Graue Kreise: Gruppenanalyse; Kreise mit römischen Ziffern: Korrelationsanalyse.
I und II korrelieren mit der Schmerzschwelle
III und IV korrelieren mit der Schmerzintensität
V korreliert mit der Schmerzunangehmheit
Arabische Ziffern = Areale nach Brodmann
AC-PC = anterior commissure – posterior commissure
VAC = vertical anterior commissure
VPC = vertical posterior commissure
NC = Nucleus caudatus
Th = Thalamus
P = Pulvinar
NR = Nucleus ruber
B, C, D Positiv korrelierende Areale ($p < 0{,}05$) für die Schmerzschwelle (I), Schmerzintensität (III) und Schmerzunangenehmheit (V), projiziert auf ein T1-gewichtetes Magnet-Resonanz-Tomogramm. Die Areale verteilen sich in der anterior-posterioren Ausdehnung des Gyrus cinguli.

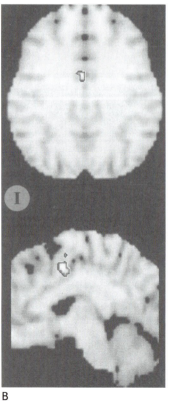

B

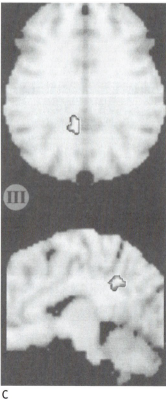

C

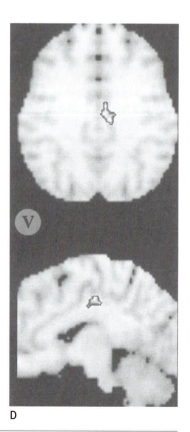

D

in der Akupunktur einen adäquaten Stimulus dar, diesen Effekt zu induzieren (Carlson 2000). Entsprechende Studien zu dieser These stehen noch aus.

▸▸ Zentrale Mechanismen
Segmentale Hemmung durch afferente Stimulation

A-delta-Fasern sind zum einen für die Übermittlung **leicht schmerzhafter, nociceptiver** Afferenzen verantwortlich. Anderseits können sie zu schmerzhemmenden Prozessen im Hinterhorn führen. Die Dauer der Schmerzhemmung geht dabei über Stunden bis Tage über die Phase der afferenten Stimulation hinaus. Als Erklärung für dieses Phänomen wird eine Langzeithemmung der synaptischen Übertragung („long term depression") auf der Basis plastischer Veränderung im Hinterhorn angenommen (Liu et al. 1998). Vermutlich sind an der Hemmung auch descendierende Einflüsse (s. o.) beteiligt. Der genaue Mechanismus ist bisher jedoch unbekannt. Vor allem bei chronifizierten Schmerzen ist dieses Phänomen von Bedeutung, da einige Studien dafür sprechen, dass die im Rahmen der Chronifizierung stattfindenden plastischen Veränderungen (Schmerzgedächtnis) durch diesen Mechanismus zumindest teilweise rückgängig gemacht werden können (Liu et al. 1998). Auch hier scheint ein Angriffspunkt der Akupunktur zu bestehen.

Auch von **nicht nociceptiven** Afferenzen kann eine hemmende Wirkung an den nociceptiven Neuronen im Rückenmark ausgehen. Dies ist eine Erfahrung, die jeder schon einmal gemacht hat: Durch das rasche Reiben über eine schmerzende Hautstelle (an der man sich zum Beispiel gerade angestoßen hat) kann der Schmerz überdeckt werden. Dieses Phänomen lässt sich mit dem in der „Gate-control"-Theorie (Melzack und Wall 1965, ☞ Abb. 2.1-2) vorgeschlagenen segmentalen Hemmung des nociceptiven Inputs über die Aktivierung hemmender Interneurone durch niederschwellige A-beta-Fasern erklären (Sandkühler 2001). Auch wenn eine in der ursprünglichen Form der „Gate-control"-Theorie postulierte präsynaptische Hemmung der nociceptiven Afferenzen mittlerweile widerlegt worden ist, besitzt das Modell der kompetitiven Verarbeitung nicht nociceptiver und nociceptiver Inputs eine für die therapeutische Realität relevante Plausibilität. Im Unterschied zur Aktivierung von A-delta-Fasern ist die schmerzhemmende Wirkung hier jedoch auf die Zeit der afferenten Stimulation beschränkt. Die hochfrequente TENS-Stimulation (☞ Kap. 6.9.6) bedient sich vermutlich dieses Mechanismus.

> **Möglicher Wirkmechanismus von Akupunktur:** Eine wesentliche Langzeitwirkung der Akupunktur besteht vermutlich in einer Hemmung der synaptischen Übertragung nociceptiver Afferenzen über die Induktion plastischer Veränderung am Hinterhorn („long term depression"). Hierfür erscheint eine leicht schmerzhafte Reizung mit der Aktivierung von A-delta-Fasern notwendig. Es ist anzunehmen, dass der beim Auftreten des Nadelgefühls (*Deqi*-Gefühl, ☞ Kap. 6.6.5) ausgeübte Reiz hierfür hinreichend ist.

Descendierende Hemmung

Ende der 60er Jahre wurde entdeckt, dass durch eine elektrische Stimulation des periaquäductalen Graus (PAG) im Hirnstamm von Versuchstieren, bei denen parallel eine Laparotomie durchgeführt wurde, eine komplette Analgesie ereicht werden konnte (Reynolds 1969). Anfang der 70er Jahre fand man, dass diese Gebiete besonders reich an Rezeptoren für endogene Opioide (Endorphine) sind (Goodman et al. 1980). Des Weiteren hat man beobachtet, dass diese stimulationsinduzierte Analgesie (SPA) durch die Injektion von Naloxon (einem Opiat-Antagonisten), in das PAG unterdrückt werden konnte. Aus all dem konnte man schließen, dass Endorphine am Mechanismus der SPA beteiligt sein müssen.

Heute weiß man, dass die SPA durch vom Hirnstamm in das Rückenmark projizierende Bahnen vermittelt werden, die an den nociceptiven Neuronen des Hinterhorns eine hemmende Wirkung ausüben (☞ Abb. 2.1-6). Als Ursprungs- und Schaltzentren dieser descendierenden Hemmung fungieren neben dem PAG weitere Hirnstammkerne (Nucleus raphe magnus [NRM], Locus subcoeruleus [LC]). Vermutlich existieren verschiedene descendierend-hemmende Systeme (Sandkühler 1996), die teilweise noch nicht erforscht sind. Ein Weg der Aktivierung supraspinaler Kerne verläuft vermittelt über beta-Endorphine aus Projektionen vom Hypothalamus (Nucleus arcuatus). Zwei vom Hirnstamm aus descendierende Systeme sind bekannt, von denen im Bereich des Hinterhorns eines Serotonin- das andere Noradrenalin-vermittelt ist. Neben den descendierend-hemmenden Systemen bestehen vermutlich auch schmerzfördernde Systeme.

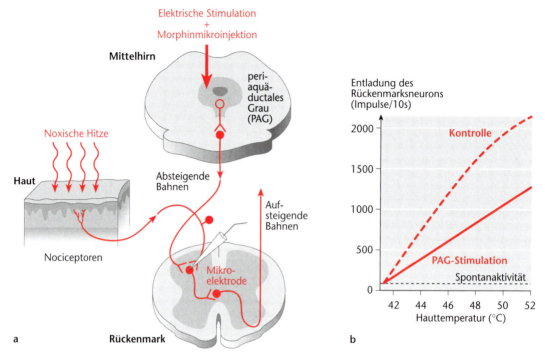

Abb. 2.1-6 Descendierende Hemmung von Hinterhornneuronen (modifiziert nach Zimmermann 1999).
a Messbare, descendierende Hemmung durch elektrische Stimulation im Mittelhirn (PAG, LRF) und Mikroinjektion von Morphin (PAG) nach Einwirkung von noxischer Hitze; b Abhängigkeit der Entladung des Hinterhornneurons von der Hauttemperatur

Beide stehen unter der übergeordneten Kontrolle des Gehirns.

Eine descendierende Hemmung kann durch aszendierende nociceptive Impulse aktiviert werden. Dadurch existiert eine Verstärkungskontrolle des spinalen Systems zur Übertragung von Schmerzinformationen (Zimmermann 1999). Darüber hinaus kann psychophysischer Stress die descendierende Hemmung aktivieren. Diesen Mechanismus bezeichnet man als **stressinduzierte Analgesie.** Der funktionelle Nutzen der Stress induzierten Analgesie besteht in der in früheren Zeiten der Evolution notwendigen Bahnung von Flucht oder Kampfverhalten („flight or fight response") trotz möglicher Verletzungen. Mit der Stress-Analgesie assoziiert sind zumeist deutliche vegetative Reaktionen (☞ Kap. 2.1.3).

Die analgetische Wirkung von Akupunktur in zahlreichen Tierexperimenten ist vermutlich auf diesen Mechanismus zurückzuführen. Für die therapeutisch angewandte Akupunktur hingegen ist ein eher adaptiver Effekt an eine repetitiv angewandte Nadelstimulation mit der Folge einer Stress lösenden Wirkung zu postulieren (☞ Kap. 6.2).

Eine weitere Facette der endogenen Schmerzkontrolle mit Beteiligung der descendierenden Hemmung ist die so genannte „**diffuse noxious inhibitory control**" **(DNIC)** (Villanueva, Le Bars 1995). Diese funktioniert nach dem Prinzip: „Schmerz hemmt Schmerz". Durch schmerzhafte Reize an einem Ort des Körpers wird die Schmerzempfindung an allen anderen Körperstellen unterdrückt. Dieser Mechanismus hat den funktionellen Effekt einer Kontrastverstärkung im nociceptiven System mit Verstärkung der nociceptiven Imputs der schmerzhaftesten Körperstelle. Auch dieser Effekt spielt bei der therapeutisch angewandten Akupunktur eine untergeordnete Rolle.

> **Die descendierende Hemmung ist ein zentraler Mechanismus der körpereigenen Schmerzabwehr. Schmerz, psychophysischer Stress und**

starke körperliche Aktivität führen zur Endorphin-vermittelten Aktivierung dieses Systems.

Endorphine

In den 70er Jahren, nachdem schon lange Opiate zur Behandlung von Schmerzen angewandt worden waren, konnte die Existenz körpereigener Opioide sowie deren spezifischer Rezeptoren im Körper nachgewiesen werden (Hughes, Smith und Klosterlitz 1975).

Endogene Opioide sind Neuropeptide mit einer doppelten Funktion: einmal als Neurotransmitter, die an den Synapsen der Nervenzellen an der Vermittlung von Nervenimpulsen beteiligt sind und zum anderen als Hormone, die über den humoralen Weg verschiedene Wirkungen an zahlreichen Organen entfalten. Sie spielen daher eine zentrale Rolle in der Vermittlung der endogenen descendierenden Hemmung und der Stressanalgesie. Die Bedeutung der Endorphine in der Akupunkturtherapie ist in Kapitel 6.2 ausführlich dargestellt.

Auf allen Ebenen des Nervensystems findet sich vor allem dort eine hohe Dichte an Opiatrezeptoren, wo körpereigene schmerzhemmende Mechanismen in die Verarbeitung nociceptiver Impulse eingreifen. Die funktionelle Bedeutung an den einzelnen Strukturen des Nervensystems ist in Tabelle 2.2 dargestellt.

Es ist denkbar, dass im Rahmen von wiederholten Akupunktursitzungen der Tonus des endophinergen Systems positiv beeinflusst wird. Die häufig zitierten, in Tierexperimenten beobachteten, kurzfristigen Veränderungen der Endorphinspiegel im Blut müssen allerdings am ehesten als Zeichen einer Stressanalgesie betrachtet werden und haben daher für die klinische Praxis eine fragliche Bedeutung.

■ Ein möglicher Wirkmechanismus von Akupunktur: Es ist denkbar, dass im Rahmen einer Akupunkturtherapie der Tonus des endophinergen Systems positiv beeinflusst wird. ■

2.1.3 Schmerzmodulation durch psycho-soziale Faktoren

Die Bedeutung psycho-sozialer Faktoren für die Entstehung und Wahrnehmung von Schmerz wurde von der internationalen Gesellschaft zum Studium des Schmerzes (IASP) in einer aktuellen Definition aufgegriffen: „Schmerz ist ein unangenehmes Sinnes- und Gefühlserlebnis, das mit aktueller oder potenzieller Gewebsschädigung verknüpft ist oder mit den Begriffen einer solchen Schädigung beschrieben wird."

Der Kernpunkt dieser Definition ist die Aussage, dass die Entstehung von Schmerz nicht grundsätzlich eine Gewebeläsion voraussetzt. Dies stellt einen endgültigen Bruch mit dem bei einigen Medizinern immer noch vorherrschenden linear-kausalen Bild der Schmerzentstehung dar (☞ Kap. 2.1.1). Psycho-soziale Faktoren können die Entstehung und Wahrnehmung von organpathologisch verursachtem Schmerz maßgeblich beeinflussen. Ferner kann Schmerz durch eine psychische Erkrankung selbst bedingt sein (☞ somatoforme Störungen Kap. 17).

Biographische Vulnerabilität

Psychische oder körperliche Traumatisierungen in der Kindheit und Jugend können zu einer späteren Entwicklung von chronischen Schmerzen disponieren (Egle 2003). Patienten, die in ihrer Kindheit Traumati-

Tabelle 2.2 Verteilung und Funktion der Endorphine im Schmerz verarbeitenden System (modifiziert nach Jage und Jurna, 2001)

Strukturen	Wirkung der Endorphine
Nociceptor (in entzündlich verändertem Gewebe)	Hemmung der Erregbarkeit
Substantia gelatinosa im Rückenmark	Hemmung synaptischer Übertragung nociceptive Afferenzen
Limbisches System	Hemmung der affektiven Komponente des Schmerzempfindens
Periaquäduktales Grau (PAG) und Raphekerne (NRM)	Aktivierung der **descendierenden Hemmung** (s.o.)
Striatum (Basalganglien)	Modulation der Erregungsausbreitung im nociceptiven System
Hypothalamus	Modulation Schmerzbedingter vegetativer und hormoneller Stressreaktionen

sierungen erfahren haben, zeigen bei einer experimentellen Bestimmung der Schmerzschwelle eine stärker ausgeprägte Schmerzempfindung als entsprechende Vergleichspersonen mit unauffälliger Anamnese. Als einschneidende psycho-soziale Belastungsfaktoren sind u.a. sexuelle Missbrauchserfahrungen, körperliche Misshandlung, chronische Disharmonie und unverlässliche Beziehungen im Elternhaus, aber auch einfach frühe körperliche Schmerzerfahrungen zu nennen. So haben beispielsweise Jungen, die in ihrem ersten Lebensjahr ohne Narkose beschnitten worden sind, bei ihrer Einschulung eine erniedrigte Schmerzschwelle (Taddio 1997). Tierexperimentelle Untersuchungen zeigen, dass Rattenbabys, die eine gewisse Zeit von ihren Muttertieren getrennt wurden, auch nach Rückkehr zur Mutter und im weiteren Leben, eine veränderte physiologische Reaktivität auf Stressoren sowie eine erhöhte Vulnerabilität gegenüber verschiedenen Erkrankungen wie Magenulcera und Bluthochdruck aufweisen. Insbesondere für die Subgruppe von Patienten mit somatoformen Störungen und Somatisierungsstörungen (☞ somatoforme Störungen Kap. 17) erscheint eine biographisch bedingte Vulnerabilität pathogenetisch bedeutsam.

Stress
▸▸ Stressentstehung

Stressinduzierte Prozesse haben einen wesentlichen Einfluss auf das schmerzverarbeitende System. Der menschliche Organismus kann als selbst regulierendes System betrachtet werden, dessen Ziel darin besteht einen Gleichgewichtszustand zu erhalten. Stress entsteht wenn destabilisierende Faktoren, auch Stressoren genannt, ein gewisses Ausmaß erreichen oder die Regulationsfähigkeit des Systems deutlich vermindert ist. Als Stressoren können beispielsweise eine hohe Arbeitsbelastung, familiäre Konflikte oder auch ein Schmerzzustand somatischer Genese fungieren. Folge ist eine Reaktion des Gesamtorganismus mit Veränderungen des Verhaltens, Empfindens und physiologischer Abläufe, deren funktionelle Bedeutung darin besteht die Fähigkeit des Individuums zu Aufrechterhaltung des Gleichgewichtes zu verbessern.

▸▸ Phasen der Stressreaktion

Die durch Stress induzierten psychophysiologischen Reaktionen hängen dabei im Wesentlichen von der Beurteilung der Situation durch das Individuum ab und lassen sich nach Seyle (1981) in drei mögliche Phasen gliedern. In der ersten Phase, der **Alarmphase**, resultiert primär eine Erhöhung der Sympathikusaktivität, die zu einer Blutumverteilung in die Muskulatur, Erhöhung der Stoffwechselleistung und Vigilanzzunahme führt. Erfolgt eine erfolgreiche Bewältigung der Situation kehrt der Organismus zurück zur Ausgangslage. Bleibt der Erfolg aus oder wird keine aktuelle Lösungsmöglichkeit gesehen, so kommt es in einer zweiten Reaktionsphase, der **Widerstandsphase**, zusätzlich zu einer Ausschüttung von Corticoiden. Diese begünstigen insbesondere eine schnelle Verfügbarkeit von Energiereserven.

Wenn die Lösung eines Problems weiterhin offen bleibt, der Stressor persistiert oder häufig wiederkehrt kommt es zu einer dritten Phase mit Erschöpfung des Systems (**Erschöpfungsphase**). Neurobiologische Studien haben nachgewiesen, dass es durch **anhaltend hohe Glucocorticoid-Spiegel** neben verschiedenen körperlichen Abbauprozessen (z. B. Abbau von Proteinen im Muskel, Osteoporose-Neigung) und einer Suppression des Immunsystems zu neuronalen Läsionen (u.a. Schädigung des Hippocampus) kommt, die zu einer direkten Verstärkung der Schmerzempfindung führen können. Ferner wird für einige Erkrankungen, wie dem Fibromyalgie-Syndrom, dem Chronic-Fatigue-Syndrom sowie der chronischen Polyarthritis eine „Erschöpfung" des hypophysären/adreoncorticalen Systems diskutiert, die zu einem **Hypocortisolismus** führt und mit den bekannten Symptomen von Abgeschlagenheit, Adynamie etc. einhergeht (Chrousos and Gold 1992).

Auch für das endorphinerge System wird die Möglichkeit einer **Erschöpfung der körpereigenen Schmerzabwehr** diskutiert. Puig und Mitarbeiter (1982) untersuchten den Liquor von chronischen Schmerzpatienten und fanden eine im Vergleich zum Normalkollektiv signifikant geringere Konzentration an Endorphinen. Vor allem für das Fibromyalgie-Syndrom (sowie das Chronic-Fatigue-Syndrom) könnte ein verminderter Tonus des endorphinergen Systems eine Rolle spielen (Parker et al. 2001).

Schmerz- und Krankheitsbewältigung
▸▸ Definition

Unter Krankheitsbewältigung versteht man nach Egle „die Reaktion eines Menschen auf eine Krankheit im Hinblick auf die Bewältigung der damit verbundenen physischen, psychischen und sozialen Belastungen" (Egle et al. 1999).

Patienten mit chronischem Schmerz machen im Laufe ihrer Patientenkarriere im Zuge mehrfacher erfolgloser Therapieversuche häufig Erfahrungen von Hilflosigkeit und Unkontrollierbarkeit. Daraus entwickeln sich negative Erwartungen bezüglich ihrer Heilungschancen und der Fähigkeit selbst etwas gegen die Schmerzen unternehmen zu können. Die Situation wird als hoffnungslos betrachtet, die gesamte Verantwortung an das Gesundheitssystem abgegeben, häufig mit dem mehr oder minder offenen Vorwurf keine effektive Behandlung gefunden zu haben. Dieser Prozess stellt eine inadäquate Krankheitsbewältigung dar, welche zu einer weiteren Chronifizierung und Verstärkung der Schmerzen führt.

▸▸ Konzept der Stressresistenz nach Antonovsky

Als Antithese zu den zahlreichen Vorstellungen zur Pathogenese von Krankheiten sind in den letzten Jahren Modelle zur Salutogenese, also zur Entstehung und Aufrechterhaltung von Gesundheit, entstanden. Ein wichtiges Salutogenese-Modell ist von dem Sozialmediziner Antonovsky auf der Basis seiner Erfahrungen durch die Arbeit mit jüdischen KZ-Frauen entworfen worden. Antonovsky fragte sich warum manche Frauen diese Zeit deutlich besser überstanden als andere. Als wesentlichen Faktor, der Menschen widerstandsfähiger gegenüber Stressoren macht und damit zur Aufrechterhaltung von Gesundheit beiträgt, definierte Antonovsky (1979) ein sog. „Kohärenzgefühl". Dieses Gefühl umschließt vor allem die Auffassung, dass eine Situation überschaubar und beherrschbar ist und den Glauben an die Sinnhaftigkeit des eigenen Handelns und des Lebens. Das Konzept von Antonovsky hat unmittelbare Konsequenzen für die Praxis. Eine integrative Schmerztherapie chronischer Schmerzen kann sich nicht auf die Behandlung eines nociceptiven oder neuropathischen Schmerzgeschehens beschränken, sondern beinhaltet wie Melchart (2002) treffend formuliert „Themen der persönlichen Lebenszielentwürfe und Sinnfragen des Lebens. Ein ebenso gleichwertiges Ziel ist es, dem Patienten in kleinen Schritten wieder Selbstvertrauen in die eigenen Fähigkeiten und Fertigkeiten zur Beeinflussung seines psychophysiologischen Verhaltens, seines Schmerzes oder Konflikts zu vermitteln".

Die psychologische Schmerztherapie (☞ Kap. 2.4.4) sowie ordnungstherapeutische Ansätze (☞ Kap. 2.5.5) halten verschiedene Ansätze zur Förderung einer adäquaten Krankheitsbewältigung vor. Diese haben das Ziel der Förderung von Selbstkontrolle und Eigenaktivität des Patienten. Es werden Gefühle der Hilflosigkeit abgebaut und stattdessen Selbstwirksamkeit und Kompetenzvertrauen aufgebaut. Eine adäquate Bewältigung der Schmerzerkrankung hat den positiven Effekt einer Veränderung der kognitiv-affektiven Schmerzbewertung und Verbesserung der Lebensqualität trotz vorhandener Schmerzen.

> Das Hauptziel einer integrativen Therapie chronischer Schmerzen besteht in einer Aktivierung der individuellen Bewältigungsresourcen des Individuums. Nach Antonovsky spielt die Entwicklung eines Gefühls von Überschaubarkeit, Beherrschbarkeit und Sinnhaftigkeit dabei eine wesentliche Rolle (sog „Kohärenzgefühl").

Primärer und sekundärer Krankheitsgewinn

▸▸ Sekundärer Krankheitsgewinn

Durch **Lernprozesse** können sich Schmerz und falsches Verhalten chronifizieren: Ein typisches Beispiel ist die zunächst positive Verstärkung durch die Vermeidung von unangenehmen Aktivitäten. Häufig entwickelt sich daraus ein weit reichendes Vermeidungsverhalten mit sozialem Rückzug und depressiver Entwicklung. Erlebt der Kranke durch seine Schmerzen ein vorher nicht gekanntes Maß an Aufmerksamkeit und Zuwendung, so kann dies auch zur Schmerzaufrechterhaltung beitragen (Konditionierung durch positive Verstärkung).

Der häufigste Fall eines sekundären Krankheitsgewinns ist ein laufendes Rentenverfahren. Das Rentenbegehren verhindert in der Regel die effektive Behandlung von Schmerzen.

▸▸ Primärer Krankheitsgewinn

Bei somatoformen Störungen stellt Schmerz eine unbewusste, psychische Stabilisierung dar (☞ Kap. 17).

Weitere Faktoren

▸▸ Angst, Depression

Beide Affekte senken die Schmerzschwelle und verstärken die Schmerzempfindung. Daraus wird deutlich, dass eine Depression, die entweder im Rahmen einer Komorbidität besteht oder sich als Reaktion auf die Schmerzerkrankung gebildet hat unbedingt mitbehandelt werden muss.

▸▸ Aufmerksamkeitslenkung

Aufmerksamkeit auf einen nicht schmerzassoziierten Fokus (z. B. das Lesen eines spannenden Buches oder die Vorstellung eines schönen Ortes) kann zu einer Verminderung der Schmerzempfindung führen. Auf neuronaler Ebene lässt sich während selektiver Aufmerksamkeit auf nicht schmerzassoziierte Inhalte eine Deaktivierung von schmerzverarbeitenden Gehirnarealen beobachten. Eine besondere Form innerer Aufmerksamkeitslenkung ist die Schmerzunempfindlichkeit von Fakiren.

Umgekehrt kann verstärkte Aufmerksamkeit auf den Schmerz diesen verstärken. Dies ist häufig bei Patienten mit chronischen Schmerzen der Fall, bei denen Schmerz zum zentralen Moment ihres Alltags wird.

Verschiedene Verfahren der psychologischen Schmerztherapie, wie z. B. Entspannungsverfahren und Hypnose arbeiten mit der Lenkung von Aufmerksamkeit. Im kognitiv-verhaltenstherapeutischen Therapieansatz (☞ Kap. 2.4.4) führen die Patienten ein gezieltes Genusstraining durch um ihre Aufmerksamkeit weg vom Schmerz hin zu lustvollen Inhalten zu lenken.

▸▸ Kulturelle Faktoren

Die Empfindung und der Ausdruck von Schmerzen werden auch beeinflusst durch den soziokulturellen Kontext. Dies wird für den in China Akupunktur-Lernenden sofort ersichtlich. Werden dort doch Nadeln und Techniken verwendet, die manchen Patienten in Deutschland die Flucht ergreifen ließen. Chinesen scheinen deutlich stärkere Reize als Westeuropäer zu tolerieren. Dies muss insbesondere bei der Lektüre chinesischer Akupunkturliteratur beachtet werden.

2.1.4 Chronifizierung von Schmerzen

Unterschiede zwischen akutem und chronischem Schmerz

Die Entwicklung von akutem zu chronischem Schmerz ist zumeist ein Kontinuum auf dem Schmerz im Verlauf von Monaten bis Jahren zu einer eigenständigen Erkrankung wird (Schmerzerkrankung). Der Schmerz verliert im Gegensatz zum akuten Schmerz seine Warnfunktion. Im Verlauf der Chronifizierung beobachtet man zunehmend Störungen auf psycho-sozialer Ebene (☞ Tab. 2.3).

Nach Gerbershagen lässt sich das Stadium der Chronifizierung einer Schmerzerkrankung über ein multidimensionales Inventarium bestimmen (☞ Abb. 2.1-7). Hier gehen die zeitlichen und räumlichen Aspekte des Schmerzes, das Medikamenteneinnahmeverhalten des Patienten sowie die Patientenkarriere ein.

> ■ Akupunkturwirkung: Eine kürzlich publizierte offene Beobachtungsstudie (Hammes et al., 2001) zeigt überraschenderweise, dass eine Schmerztherapie mit Akupunktur besonders bei hoch chronifizierten Patienten (Chronifizierungsgrad 3 nach Gerbershagen) erfolgreich ist, während Patienten mit eher akuten Schmerzen deutlich weniger von der Akupunkturtherapie profitieren. ■

Aus systemtheoretischer Sicht (☞ Kap. 2.1.1) ist eine Sensibilisierung des neuralen Schmerzapparats beim akuten Schmerz durch negative Rückkopplungsmechanismen selbstlimitierend. Bei chronischen Schmerzen hingegen resultiert durch die **sich gegenseitig verstärkenden Regulationsstörungen auf biologischer, psychischer und sozialer Ebene** eine positive Rückkopplung bei der die Schmerz fördernden Mechanismen zunehmend über Schmerz hemmende Kräfte do-

Tabelle 2.3 Unterschiede zwischen akuten und chronischen Schmerzen

Akuter Schmerz	Chronischer Schmerz
Krankheitssymptom	Eigenständige Krankheit
Warnfunktion	Keine Warnfunktion mehr
Tage bis Wochen	Monate bis Jahre
Eindeutige Ursache diagnostizierbar	Geflecht von Störungen auf bio-psycho-sozialer Ebene

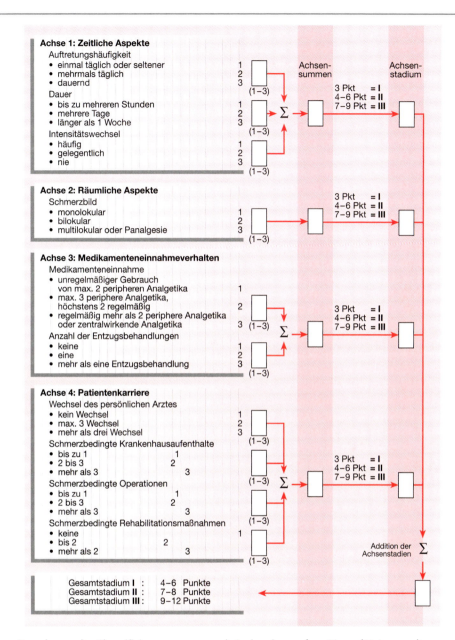

Abb. 2.1-7 Berechnung des Chronifizierungsscores nach Gerbershagen (aus Diener/Maier 2003)

minieren (☞ Abb. 2.1-8, Kap. 2.1.1). Zum Beispiel können chronische Rückenschmerzen zu Inaktivität des Patienten sowie Arbeitsunfähigkeit führen. Die geminderte psycho-soziale Situation wiederum begünstigt eine depressive Stimmungslage, welche zu einer verminderten neuronalen Schmerzhemmung führt usw.

Schmerzgedächtnis

Aus neurobiologischer Sicht unterliegt bei der Chronifizierung von Schmerzen – vereinfacht gesagt – die körpereigene Schmerzabwehr den Schmerz fördernden Mechanismen. Ausgangspunkt einer chronischen Schmerzerkrankung ist häufig eine oder mehrfache

2 Schmerz aus Sicht der westlichen Medizin

nicht suffiziente Therapien eines ehemals akuten Schmerzzustands. Wie oben dargestellt (☞ Kap. 2.1.2) kann durch einen persistierenden nociceptiven Input die Erregbarkeit des Schmerz verarbeitenden Systems deutlich gesteigert werden. Das Phänomen der zentralen Sensibilisierung, welches im Falle eines akuten Schmerzereignisses durchaus einen funktionellen Nutzen erbringen kann, kann bei Dysregulation des nociceptiven Systems im Verlauf eines Chronifizierungsprozesses zu einer unbegrenzten Ausbreitung Schmerz fördernder Aktivität auf allen Ebenen des Nervensystems führen. Es ist wahrscheinlich, dass im Laufe der Chronifizierung von Schmerzen eine tief greifende **funktionelle** und schließlich auch **strukturelle Umgestaltung des zentralen Nervensystems** stattfindet (Tölle, Berthele, Conrad in Zenz, 2001). Eine klinisch bei Patienten mit chronischen Schmerzen häufig zu beobachtende komplette Abkopplung des subjektiv empfundenen Schmerzerlebens von den ursprünglich auslösenden Reizbedingungen ist vor diesem Hintergrund durch die Bildung eines **Schmerz-Engrammes** (Schmerzgedächtnis) zu erklären.

Diese Vorstellung führt zu der Konsequenz einer möglichst konsequenten und effektiven Therapie akuter Schmerzzustände mit der Vorstellung den Prozess der Chronifizierung erst gar nicht in Gang zu setzen.

> Die effektivste Behandlung chronischer Schmerzen ist ihre Prophylaxe! Akute Schmerzen müssen so suffizient behandelt werden, dass es nicht zur Chronifizierung kommt.

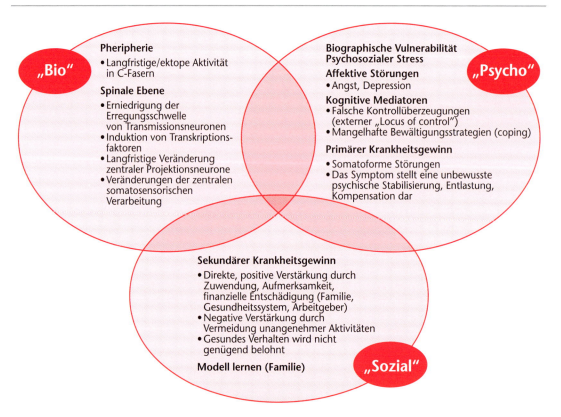

Abb. 2.1-8 Faktoren der Schmerzchronifizierung: Bio-psycho-soziales Modell akuter und chronischer Schmerzen (modifiziert nach Script A. Beyer, Curriculum Algesiologie)

Gefahr der Übertragung des „Akutschmerzmodells" auf chronische Schmerzen

Aus den oben gemachten Ausführungen wird deutlich, dass akute und chronische Schmerzen eines grundsätzlich unterschiedlichen Vorgehens bedürfen. Tabelle 2.4 fasst die unterschiedlichen Herangehensweisen bei akuten und chronischen Schmerzen zusammen. Bei der Übertragung des Behandlungsmodells von akuten auf chronische Schmerzen drohen folgende Gefahren (modifiziert nach Wengle, 1985):

- Verhinderung einer adäquaten Krankheitsbewältigung durch Fixierung des Patienten auf linear-kausales Erklärungsmodell
- Behinderung der Übernahme von Selbstverantwortung durch den Patienten durch direktive Arzt-Patienten-Beziehung
- Verordnung eines inadäquaten Schonungsverhaltens
- Iatrogene Schädigung des Patienten durch invasive Eingriffe
- Überforderung des Arztes durch inadäquates Krankheitsverständnis
- Frustration bei Arzt und Patient durch falsche Erwartungen.

> Cave: Die Übertragung des Behandlungsmodells von akuten Schmerzen auf Patienten mit chronischen Schmerzen führt zur weiteren Chronifizierung beim Patienten und zur Frustration des Arztes.

2.1.5 Pathogenetische Differenzierung im Rahmen eines bio-psycho-sozialen Modells

Die diagnostische Differenzierung von Schmerzsyndromen ist aufgrund deren Komplexität und dem Einfluss multipler Variablen nicht trivial. Diese Tatsache wird alleine dadurch verdeutlicht, dass aktuell mehr als fünf verschiedene Klassifikationssysteme zur Diagnostik von Schmerzerkrankungen existieren (DSM-IV, ICD 10, Klassifikation der International Association for the Study of Pain/IASP, Klassifikation der International Headache Society/IHS, multiaxiale Schmerzklassifikation/ MASK und weitere). Differenzierte Ausführungen zu den einzelnen Klassifikationssystemen können an anderer Stelle nachgelesen werden (Hoffmann 2002).

> Die differenzialdiagnostische Einschätzung relevanter pathogenetischer Faktoren einer Schmerzerkrankung ist die Voraussetzung für eine gezielte Behandlung.

Differenzialdiagnose aus bio-psycho-sozialer Sicht

Schmerz kann sich auf verschiedene Arten und in unterschiedlichen Störungen im komplexen „Systemnetzwerk Mensch" (☞ Kap. 2.1.1) manifestieren. Einen praktisch relevanten Überblick über verschiedene Arten von Störungen gibt die Klassifikation von Schmerzsyndromen nach Egle et al. (1999). Es werden 5 Kategorien von Schmerzsyndromen vorgeschlagen:

Tabelle 2.4 Unterschiedliche diagnostische und therapeutische Herangehensweise bei akuten und chronischen Schmerzen

	Akuter Schmerz	Chronischer Schmerz
Koordination	Ein behandelnder Arzt	Interdisziplinäre Zusammenarbeit
Diagnostik	Somatische „Objektivierung" der Beschwerden	„Objektivierung" häufig schwierig, „Subjektivierung" (= Bedeutung der Beschwerden im Leben des Patienten) wichtig
Therapieziel	Schmerzfreiheit	Optimierte Funktion, verbesserte Krankheitsbewältigung, Schmerzlinderung (Schmerzfreiheit zumeist nicht realistisch)
Therapiekonzept	Interventionsmodell (Therapie der Ursache)	Interventionsmodell *und* Beziehungsmodell („Hilfe zur Selbsthilfe")
Arzt-Patientenbeziehung	Arzt ist für Erfolg oder Misserfolg der Therapie allein verantwortlicher Experte	Patient ist in die Verantwortung einzubeziehender Partner

2 Schmerz aus Sicht der westlichen Medizin

- Nociceptiv oder neuropathisch determinierter Schmerz
- Maladaptive Krankheitsbewältigung bei nociceptiv oder neuropathisch determiniertem chronischen Schmerz
- Chronischer Schmerz bei körperlicher und psychischer Komorbidität
- Funktionelles Schmerzsyndrom
- Primär psychische Störung mit Hauptsymptom Schmerz.

Eine Zuordnung zu den Gruppen 1, 2 und 3 wird dann getroffen, wenn eine fassbare Pathophysiologie im Sinne eines nociceptiven oder neuropathischen Schmerzsyndroms vorliegt. Die Kategorien 2 und 3 könnte man als „psychisch überlagert" bezeichnen. In die Kategorie 4 fallen reversible Funktionsstörungen bei denen pathogenetisch sowohl psychische als auch somatische Faktoren eine Rolle spielen. In der Kategorie 5 sind primär psychische Faktoren für die Schmerzen verantwortlich. Es ist anzumerken, dass mitunter verschiedene Störungen der Kategorien 1–5 auch gleichzeitig auftreten können.

Therapeutische Konsequenz

Aus dem Verständnis der schmerzauslösenden- und aufrechterhaltenden Faktoren einer Schmerzerkrankung lassen sich individuelle Therapieansätze ableiten. So werden beispielsweise bei einem akuten nociceptiven Schmerzsyndrom entzündlicher Genese NSAR verabreicht, während bei Vorliegen eines neuropathischen Schmerzes eher an die Gabe von Antidepressiva oder Neuroleptika gedacht wird. Auch für die Akupunktur ist ein pathogenetisch orientierter Ansatz möglich (☞ Kap. 6.2 und 6.7).

Für den Einsatz psychologischer Verfahren ist die Gliederung nach Egle und Nickel als Kontinuum zu betrachten. Je näher man sich auf diesem Kontinuum in Richtung Kategorie 5 bewegt desto weniger sind invasive Maßnahmen indiziert und desto wichtiger sind die Förderung der Krankheitsbewältigung des Patienten und die Motivation zu psychotherapeutischen Maßnahmen. Leider wird häufig eine primär somatoforme Schmerzerkrankung (Kategorie 5) durch nicht indizierte invasive Eingriffe verkompliziert, die zusätzlich zur psychischen Erkrankung noch somatische Störungen nach sich ziehen.

Grenzen der Klassifikation von Schmerzen

Es muss hier betont werden, dass obgleich eine Gewichtung der Pathogenese für verschiedene Schmerzsyndrome sehr wohl möglich ist, chronische Schmerzen immer das Resultat eines Zusammenwirkens verschiedener pathogenetischer Faktoren auf biopsycho-sozialer Ebene sind. Die Klassifikation hat einen Wert für die diagnostische Einordnung und den therapeutischen Zugang, sie bildet das Wesen einer chronischen Schmerzerkrankung jedoch zumeist nur unvollständig ab. Grenzziehungen sind aufgrund der Wechselwirkungen zwischen den einzelnen Subsystemen eines Organismus künstlicher Natur und dienen lediglich als Hilfsmittel zur Vereinfachung komplexer Krankheitsabläufe. Dies führt dazu, dass vielfach Überschneidungen zwischen den einzelnen definierten Krankheitsgruppen resultieren.

Nociceptiv oder neuropathisch determinierter Schmerz

Bei primär „organisch" erkrankten Patienten besteht eine nociceptive oder neuropathische Genese der Schmerzen. Die Schmerzerkrankung hat (noch) keine einschneidenden Auswirkungen auf das psychosoziale Leben. Die Patienten wirken in der Regel zugänglich, können auf ein soziales Umfeld zurückgreifen und sind in der Lage, ihre Freizeit für sich sinnvoll zu nutzen. In diese Gruppe fallen vor allem die akuten Schmerzen.

▸▸ Nociceptiver Schmerz

Der nociceptive Schmerz wird durch die in Kapitel 2.1.2 geschilderten Vorgänge am Nociceptor generiert. Es wird der lokale Schmerz vom übertragenen Schmerz unterschieden.

Lokaler Schmerz

Der lokale Schmerz wird als mehr oder weniger scharf begrenzt und am Ort der Läsion an der Oberfläche oder in der Tiefe lokalisiert.

Übertragener Schmerz

Bei visceralen Schmerzen kommt es zum Phänomen des übertragenen Schmerzes. Das bedeutet die Schmerzen werden nicht nur am Ort der Entstehung sondern zusätzlich oder überwiegend auf der Körperoberfläche wahrgenommen. Ursache hierfür ist die Konvergenz von Afferenzen aus Haut und inneren Organen auf dieselben nociceptiven Neuronenpopulationen (☞ Abb. 2.1-4). Das Phänomen des übertragenen Schmerzes wurde erstmals von dem englischen Neurologen Head (1893) beschrieben, sodass die charakteristischen schmerzhaften Hautareale nach ihm als **Head-Zonen** (☞ Abb. 6.2-3) bezeichnet werden (☞ Kap. 12, Viscerale Schmerzen).

Der übertragene Schmerz lässt sich durch zwei Mechanismen erklären:
- Durch die Konvergenz der Afferenzen aus Haut und innerem Organ kann das Gehirn die Herkunft der Erregung nicht getrennt auflösen
- Durch den efferenten Schenkel motorischer und vegetativer (sympathischer) Reflexe resultiert ein erhöhter Muskeltonus im korrespondierenden Myotom und eine periphere Sensitivierung im Bereich des schmerzhaften Hautareals (☞ Abb. 2.1-4).

Das Phänomen des übertragenen Schmerzes wird in der TCM mitunter zur Diagnostik von inneren Störungen über das Abtasten von Rücken-*Shu*- und -*Mu*-Punkten am Stamm verwendet. Ferner können Schmerzreize auf der Körperoberfläche auf der Basis der oben dargestellten Verschaltung vegetative Efferenzen zu den inneren Organen modulieren. Dies ist eine wichtige Grundlage für die Behandlung von Funktionsstörungen innerer Organe durch die Akupunktur (☞ Kap. 6.2, 6.7).

Neuropathischer Schmerz

Während nociceptive Schmerzen auf reale oder potenzielle Gewebeschäden zurückgehen, stellen neuropathische Schmerzen eine Fehlinformation für den Organismus dar (Baron und Jänig 2001). Im Kern steht dabei eine **strukturelle Läsion des schmerzverarbeitenden Systems** selbst, die zu einer Fehlfunktion führt. Im Falle einer peripheren Läsion können spontane, ektope Impulse in geschädigten Nervenfasern generiert werden (☞ Abb. 2.1-9a) oder Impulse aus nicht nociceptiven Fasern auf geschädigte nociceptive Fasern (Ephapsen) überspringen (☞ Abb. 2.1-9b). Das lädierte periphere Nervensystem wird somit **vom Impulsleiter zum Impulsgenerator.** Ähnliche Prozesse spielen sich ebenso bei Läsionen des zentralen Nervensystems ab. Die dadurch bedingte eingeschränkte Regulationsfähigkeit des nociceptiven Systems führt in der Regel zu einer Chronifizierung der Schmerzen und geht mit nicht mehr reversiblen plas-

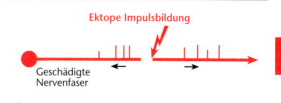

Abb. 2.1-9 **a** Ektope Impulsbildung bei neuropathischen Schmerzen (nach Nix 2002). **b** Cross-talk (Ephapse) bei neuropathischen Schmerzen (nach Nix 2002)

tischen Veränderungen des ZNS einher. Dies erschwert die Therapie mancher neuropathischer Schmerzsyndrome erheblich und führt auch bei der Akupunkturtherapie zu häufig begrenztem Erfolg oder schneller Wiederkehr einer erreichten Schmerzlinderung (☞ Kap. 13).

Typische Charakteristika neuropathischer Schmerzen sind dauerhaft brennende oder plötzlich einschießende Schmerzen. Bei manchen Formen (z. B. Trigeminusneuralgie, Postzosterische Neuralgie) können zudem leichte Berührungen einen heftigen Schmerz auslösen (Allodynie, Triggerung). Eine Sonderform neuropathischer Schmerzen ist der sympathisch unterhaltene Schmerz. Die einzelnen neuropathischen Schmerzsyndrome werden in Kapitel 13 besprochen.

Maladaptive Krankheitsbewältigung bei nociceptiv bzw. neuropathisch determiniertem Schmerz

Bei zahlreichen Patienten mit Schmerzen nociceptiver oder neuropathischer Genese entwickeln sich psychosoziale Konsequenzen im Rahmen der Schmerzchronifizierung, die die Lebensqualität deutlich einschränken können. Die Schmerzen nehmen zunehmend Raum sowohl in den Gedanken als auch im sozialen Leben der Patienten ein. Das Leben kreist überwiegend um das Schmerzproblem mit der Folge eines Minimums an lustvollen Ereignissen durch die Dominanz von Schmerz vermeidendem Verhalten. Die Folgen sind sozialer Rückzug, verminderte Funktionalität, lange Arbeitsunfähigkeit/Arbeitslosigkeit und Depression. Prädisponierend hierfür ist eine verminderte Stressresistenz und insbesondere inadäquate Kontrollüberzeugungen des Patienten in Bezug auf seine Erkrankung (☞ Kap. 2.1.3).

Patienten, die das Gefühl haben aktiv Einfluss nehmen zu können (internale Kontrollüberzeugung) haben eine deutlich bessere Prognose als Patienten mit einer externalen („nur der Arzt kann mir helfen") oder gar fatalistischen Kontrollüberzeugung („Schmerzen sind Schicksal, keiner kann mir helfen"). Eine wesentliche Aufgabe des Therapeuten besteht darin, den Patienten Anreize und Kompetenz zu einer aktiven Krankheitsbewältigung zu vermitteln („Hilfe zur Selbsthilfe"). Dies kann zum Beispiel im Rahmen von Schmerzbewältigungsgruppen geschehen, in denen verschiedene Ansätze wie Edukation (Aufklärung), Entspannungsverfahren, imaginative Verfahren und verhaltenstherapeutische Ansätze zumeist kombiniert zur Anwendung kommen (☞ Kap. 2.4.4, psychologische Schmerztherapie).

Chronischer Schmerz bei körperlicher und psychischer Komorbidität

Rein epidemiologisch betrachtet leidet jeder 4. Patient mit einer körperlichen Erkrankung auch unter einer psychischen Erkrankung. Demzufolge ist davon auszugehen, dass auch einige Schmerzpatienten mit einer organischen Schmerzursache zusätzlich unter einer psychischen Erkrankung leiden. Als häufigste Erkrankung ist die Depression zu nennen. Eine depressive Stimmungslage verstärkt die Schmerzwahrnehmung durch eine Senkung der Schmerzschwelle (Egle et al. 1999). Darüber hinaus entsteht eine Depression häufig im Verlauf der Chronifizierung von Schmerzen. Ein wesentlicher Schritt in der Praxis besteht darin, zunächst einmal an die Möglichkeit einer begleitenden psychischen Erkrankung zu denken. Im Falle positiver Indikatoren (☞ 2.2.4), sollte dann eine fachärztliche Therapie erfolgen.

Funktionelle Syndrome

Aufgrund der Heterogenität der Störungen findet im Vergleich zu früheren Fassungen der Begriff der funktionellen Störungen in der aktuellen ICD-10-Klassifikation von Erkrankungen der WHO keinen Niederschlag mehr. Im Kontext eines Akupunkturbuches macht die Verwendung des Begriffes dennoch Sinn, da gerade für Schmerzsyndrome aufgrund von Funktionsstörungen eine hervorragende Wirksamkeit der Akupunkturtherapie besteht und diese sich hiermit gut abgrenzen lassen.

> **Akupunktur bei funktionellen Störungen:**
> Die auf einer funktionellen Störung beruhenden Schmerzsyndrome sind eine Domäne der Akupunkturtherapie. Durch die Nadelreize kommt es zu einer vegetativen Modulation sowie Stress lösenden und regulationsfördernden Effekten.

▸▸ Epidemiologie funktioneller Störungen

Circa 40–50% (!!) aller Patienten, die sich ambulant oder stationär vorstellen, leiden unter funktionellen Beschwerden. Funktionelle Störungen sind damit zahlenmäßig so häufig wie alle anderen Krankheitsgruppen zusammen (Hoffmann und Hochapfel 1999).

▸▸ Definition

Heterogene Gruppe von Erkrankungen, deren Gemeinsamkeit in einer **reversiblen Funktionsstörung bei Fehlen morphologisch fassbarer Korrelate** besteht. Die Symptomatik funktioneller Störungen reicht von klar lokalisierbaren körperlichen Symptomen wie Kopf- oder Magenschmerzen bis zu vagen Gefühlen eines Bedrücktseins oder verminderter Leistungsfähigkeit (Hoffmann und Hochapfel 1999). Es erscheint wichtig hervorzuheben, dass obgleich bei funktionellen Störungen psychische Faktoren häufig eine wichtige pathogenetische Rolle spielen, „funktionell" nicht gleichbedeutend mit „psychogen" verstanden werden darf. Funktionell steht versus morphologisch und nicht versus somatisch (Tölle 1999).

▸▸ Pathogenese

Für die Entstehung funktioneller Störungen ist ein komplexes Wechselspiel von biologischen und seelischen Faktoren, alltäglichen Missempfindungen und individuellen Reizverarbeitungsmustern anzunehmen (Schüssler 1999). Häufig hat **psycho-sozialer Stress** im Sinne einer Überforderung der individuell zur Verfügung stehenden Bewältigungsresourcen **als Auslöser** eine wesentliche Rolle. Dieser führt zu **einer komplexen psychophysiologischen Reaktion des Organismus** (☞ Kap. 2.1.3).

Stress assoziierte Symptome wie z. B. häufiger Harndrang vor einer Prüfung, Magendrücken in einer belastenden Situation oder Spannungskopfschmerzen bei psychophysischer Überlastung sind den meisten Menschen geläufig und besitzen nicht zwangsläufig einen Krankheitswert. In den meisten Fällen kommt es wieder zum spontanen Abklingen der Funktionsstörungen. Lediglich von 20–40 % der Menschen mit funktionellen Symptomen wird schließlich ärztliche Hilfe in Anspruch genommen. Bei ungünstigem Zusammenspiel von somatisch disponierenden Faktoren, Persönlichkeitsfaktoren oder sozialen Einflüssen kann es zu einer Fortführung der Funktionsstörung kommen (Schüssler 1999).

Der **Anteil einer Somatisierung**, d.h. der unbewussten Neigung, körperliche Beschwerden als Antwort auf psycho-soziale Belastungen zu erfahren mit dem Ziel psycho-sozialen Stress zu verleugnen ist **bei funktionellen Störungen, abhängig vom Krankheitsbild und dem individuellen Patienten, sehr variabel** (☞ Kap 2.1.3). Somatisierung scheint ein pathogenetisch multipel determinierter Prozess zu sein, welcher vor allem folgende Faktoren umfasst (modifiziert nach Egle 2002):

- Beeinträchtigung der Wahrnehmung von Gefühlen (Alexithymie): Offenbar können Patienten, die zu Somatisierung neigen, ihre Affekte weniger wahrnehmen und ausdrücken als Vergleichsgruppen körperlich Gesunder (Lumely et al. 1997).
- Erhöhung der physiologischen Reaktionsbereitschaft: Mit dem eingeschränkten Ausdruck von Affekten geht eine erhöhte psychophysiologische Reaktionsbereitschaft in Stresssituationen einher. Die physiologischen Entäußerungen (psychophysiologische Äquivalente) vertreten dabei quasi die nicht wahrgenommenen Gefühle.
- Erhöhte Stressanfälligkeit: Zudem können unreife Konfliktbewältigunsstrategien und unreife Abwehrmechanismen in der Beantwortung alltäglicher Stresssituationen das Auftreten stressassoziierter psychophysiologsicher Symptome begünstigen.
- Biographische Vulnerabilität: Aus der Biographie kann sich eine Disposition zur Somatisierung ergeben. Schwerwiegende Erkrankungen in der Kindheit sowie mangelnde elterliche Fürsorge sind u.a. Prädiktoren für Somatisierung im Erwachsenenalter (Craig et al. 1993).
- Kognitive und affektive Fehlbewertung resultierender physiologischer Reaktionen: Durch z. B. eine ängstliche, aufmerksame Beobachtung und Interpretation stressassoziierter physiologischer Entäußerungen (schneller Herzschlag, Änderung der Darmmotilität, Erhöhung des muskulären Tonus etc.) werden diese als wesentlich intensiver wahrgenommen und normalerweise alltägliche Missempfindungen als pathologisch beurteilt. Ferner spielen dysfunktionale kognitive Fehlbewertungen wie ein unrealistischer Gesundheitsbegriff mit einer geringen Toleranz für normale Beschwerden, katastrophisierende Kontrollüberzeugungen und unrealistische Erwartungen an die moderne Medizin, die für jede Beschwerde eine detaillierte Erklärung und Therapie zur Verfügung haben soll. Die Fehlbewertung der Beschwerden kann zu einer Amplifikation und Aufrechterhaltung der funktionellen Störung im Sinne eines Circulus vitiosus führen (☞ Abb. 2.1-10).

▸▸ Krankheitsbilder

Die Gruppe der Krankheitsbilder ist sehr heterogen und ihre Pathogenese vielgestaltig. Im Überblick lassen sich folgende Syndromfelder unterscheiden:
- Somatoforme autonome Funktionsstörungen
- Primäre Kopfschmerzsyndrome
- Funktionelle Beschwerden des Bewegungsapparates
- Funktionelle Störungen des vaskulären Systems
- Allgemeines psychovegetatives Syndrom.

Somatoforme autonome Funktionsstörung

Eine Subgruppe funktioneller Störungen sind die in der Internationalen Klassifikation der WHO (ICD 10) als „somatoforme autonome Funktionsstörungen" aufgeführten Syndrome. Hier heißt es: „Die Symptome werden vom Patienten so geschildert, als beruhten sie auf der körperlichen Krankheit eines Systems oder eines Organs, das weitgehend oder vollständig vegetativ innerviert und kontrolliert wird, so etwa des kardiovaskulären, des gastrointestinalen, des respiratorischen oder des urogenitalen Systems. Es finden sich meist zwei Symptomgruppen, die beide nicht auf eine

2 Schmerz aus Sicht der westlichen Medizin

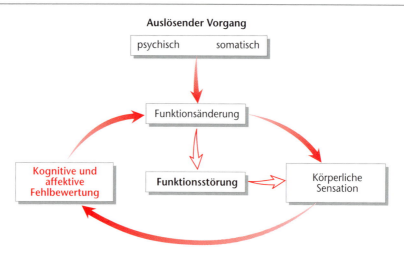

Abb. 2.1-10: Funktionelle Symptombildung nach Uexküll (aus Hoffmann/Hochapfel 1999)

körperliche Krankheit des betreffenden Organs oder Systems hinweisen. Die erste Gruppe umfasst Beschwerden, die auf objektivierbaren Symptomen der vegetativen Stimulation beruhen wie etwa Herzklopfen, Schwitzen, Erröten, Zittern. Sie sind Ausdruck der Furcht vor und Beeinträchtigung durch eine(r) somatische(n) Störung. Die zweite Gruppe beinhaltet subjektive Beschwerden unspezifischer und wechselnder Natur, wie flüchtige Schmerzen, Brennen, Schwere, Enge und Gefühle, aufgebläht oder auseinander gezogen zu werden, die vom Patienten einem spezifischen Organ oder System zugeordnet werden."
Typische Krankheitsbilder sind: funktionelle Herzschmerzen, funktionelle Dyspepsie (Reizmagen), Colon irritabile (Reizdarmsyndrom), Reizblase, Prostatadynie, primäre Dysmenorrhö.
Ein Sonderfall ist die funktionelle Ausgestaltung einer vorbestehenden strukturellen Erkrankung. Ein Beispiel hierfür sind funktionelle Herzbeschwerden nach durchgemachtem Herzinfarkt: Die Angst vor einem erneuten kardialen Ereignis erhöht die Sensitivität für sensorische Reize aus der Herzgegend. Bei psychophysischem Stress werden dadurch an sich normale Phänomene als pathologisch interpretiert. Mit deren Wahrnehmung steigt die Angst und mit ihr der Sympathikotonus, welcher über die Entstehung sympathikotoner Phänomene wie z. B. Herzrasen, die Angst des Patienten weiter unterhält. Ähnliche Prozesse lassen sich auch für andere Organsysteme ausmachen. Die Übergänge zu den Angststörungen sind fließend. Somatoforme autonome Funktionsstörungen können auch in somatoforme Schmerzstörungen (s. u.) münden.

Primäre Kopfschmerzsyndrome

Zu den primären Kopfschmerzsyndromen zählen vor allem der Spannungskopfschmerz und die Migräne. Nahezu jeder Mensch leidet im Laufe seines Lebens mindestens einmal unter kurzzeitig auftretenden Kopfschmerzen. Während eine selten und kurzzeitig auftretende Kopfschmerzsymptomatik keinen Krankheitswert im engeren Sinne besitzt, haben chronische Spannungskopfschmerzen sowie die Migräne mitunter schwerwiegende Folgen für das Leben der Betroffenen. Die Pathogenese primärer Kopfschmerzsyndrome ist multifaktoriell. Sie beinhaltet somatische und seelische Faktoren. So spielen bei der Migräne eine genetische Disposition, eine physiologische Fehlregulation des cerebrovaskulären Systems sowie psychische Faktoren wie eine erhöhte Stressbelastung und überzogene Leistungsbereitschaft eine Rolle. Bemerkenswert bei der Migräne ist der zyklische Charakter der Funktionsstörung. Während mit abnehmendem Abstand zur Kopfschmerzattacke hin verschiedene physiologische Dysfunktionen wie zum Beispiel eine erhöhte cerebrale Erregbarkeit stetig zunimmt, resultiert in der Attacke selbst quasi ein „Befreiungsschlag" des Gehirns, welcher zur Normalisierung sämtlicher zuvor dysregulierter Funktionen direkt nach der Attacke führt. Zur Darstellung der differenzierten Pathogenese primärer Kopfschmerzen ☞ Kapitel 9.1.

Funktionelle Schmerzen des Bewegungsapparates

Funktionelle Störungen spielen auch für Schmerzen des Bewegungssystems eine wichtige Rolle (☞ Kap. 10). Häufig bestehen **psychophysiologische Teufelskreise**, die zu einer Aufrechterhaltung der Beschwerden führen. Bei myofascialen Schmerzsyndromen beispielsweise sind psychophysische Überlastungen häufig Ursache eines erhöhten muskulären Tonus. Die resultierenden muskulären Verspannungen führen zu Schmerz, welcher wiederum reflektorisch zu einem erhöhten Muskeltonus führt. Für eine detaillierte Beschreibung der Entstehung von myofascialen Beschwerden ☞ Kapitel 6.9.7.

Funktionelle Störungen des vaskulären Systems

Der Pathomechanismus bei der Entstehung von Schmerzen bei der peripheren arteriellen Verschlusskrankheit (pAVK) ist ein gutes Beispiel für das Zusammenwirken von einer morphologisch fixierten mit einer zusätzlich funktionellen Ätiologie.

Der Entstehung des funktionellen Anteils dieser Beschwerden ist vergleichbar mit dem Circulus vitiosus myofascialer Beschwerden: Ischämie führt zu Schmerz, Schmerz führt zu Stress und erhöhtem Sympathikotonus, erhöhter Sympathikotonus führt zu Vasokonstriktion und Vasokonstriktion führt zu verminderter peripherer Perfusion mit konsekutiv verstärktem Schmerz.

Im Gegensatz zur peripheren arteriellen Verschlusskrankheit ist das primäre Raynaud-Syndrom wiederum ein Paradebeispiel für eine funktionelle Störung. Psychische Erregung sowie Kältereize können auf der Basis einer vorhandenen Disposition als hinreichende Auslöser für eine vegetative Dysregulation der akralen Durchblutung fungieren.

Allgemeines psychovegetatives Syndrom

Hier stehen nicht Schmerzen, sondern eher diffus vegetativ geprägte Symptome im Vordergrund. Die funktionellen Störungen können auch an wechselnden Organen auftreten. Mit der Bezeichnung „psychovegetativ" ist in diesem Zusammenhang nicht die Entstehung der Störungen, sondern deren Symptomatik gemeint (Tölle 1999). Häufig treten unspezifische Störungen der Befindlichkeit sowie psychische Beschwerden wie Reizbarkeit, Konzentrationsstörungen und Verstimmung auf. Weitere typische Symptome sind Schlafstörungen, Schweißausbrüche, Schwindel nicht organischer Genese, Tagesmüdigkeit, leichte Ermüdbarkeit, Zittern und Engegefühle. Sicherlich ergeben sich Überschneidungen zum Chronic-Fatigue-Syndrom. Synonym werden die Begriffe **Neurasthenie, vegetative Dystonie, vegetative Neurose oder allgemeines psychosomatisches Syndrom** gebraucht (☞ Tab. 2.5).

▸▸ **Therapie**

Die TCM bietet mit ihrem phänomenlogischen Ansatz eine differenzierte Erfassung von Funktionsstörungen des Organismus (☞ Kap. 3 und 4). Hieraus ergeben sich spezifische Ansätze zur Therapie funktioneller Störungen, welche die konventionelle Medizin sinnvoll ergänzen können. Die Stärken der Akupunkturtherapie liegen hierbei in einer vegetativen Modulation sowie Stress lösenden und regulationsfördernden Effekten.

Häufig ist eine Kombination mit anderen Verfahren sinnvoll, welche die Eigenregulation des Organismus unterstützen. Hier sind westlich naturheilkundliche Ansätze wie das Heilfasten, Bewegungstherapie oder Hydrotherapie zu nennen. Ferner spielen psychologische Ansätze wie Entspannungsverfahren und Stressbewältigungsverfahren eine wichtige Rolle. Bei Vorliegen einer Angstproblematik kann eine kognitive Verhaltenstherapie indiziert sein.

Psychische Erkrankungen mit Schmerz als Hauptsymptom/ somatoforme Störungen

Verschiedene psychische Krankheiten können Schmerz als Hauptsymptom zeigen. Am häufigsten sind die **somatoformen Störungen.**

Das Hauptcharakteristikum somatoformer Störungen ist die wiederholte Darbietung körperlicher Symptome in Verbindung mit hartnäckigen Forderungen nach medizinischen Untersuchungen trotz wiederholter negativer Ergebnisse und Versicherung der Ärzte, dass die Symptome nicht körperlich begründbar sind. Sind somatische Störungen vorhanden, erklären sie nicht die Art und das Ausmaß der Symptome, das Leiden und die innerliche Beteiligung des Patienten.

2 Schmerz aus Sicht der westlichen Medizin

Tabelle 2.5 Subgruppen funktioneller Syndrome

Subgruppe	Symptome/Erkrankungsbilder
Somatoforme autonome Funktionsstörungen	• Funktionelle Herzschmerzen • Hyperventilationstetanie • Funktionelle Dyspepsie (Reizmagen) • Colon irritabile (Reizdarmsyndrom) • Reizblase • Prostatadynie • Primäre Dysmenorrhö
Primäre Kopf- und Gesichtsschmerzsyndrome	• Migräne • Spannungskopfschmerz • Oromandibuläre Dysfunktion (Costen-Syndrom) ohne Vorliegen von strukturellen Veränderungen
Funktionelle Beschwerden des Bewegungsapparates	• Chronische Lumbalgien • Myofasciale Beschwerden ohne relevante morphologische Pathologie • Fibromyalgiesyndrom (?)
Funktionelle Störung des vaskulären Systems	• Primäres Raynaud-Syndrom u.a.
Allgemeines psychovegetatives Syndrom (Syn.: Neurasthenie, vegetative Dystonie, vegetative Neurose, allgemeines psychosomatische Syndrom)	• Diffuse oder nicht andauernd an einem Ort lokalisierte Symptome von vegetativer Prägung: – Schlafstörungen – Erröten, Schweißausbrüche – Schwindel nicht organischer Genese – Tagesmüdigkeit, leichte Ermüdbarkeit – Zittern, Engegefühle etc. – psychische Symptome wie Verstimmung, Reizbarkeit, Konzentrationsstörungen etc. – Chronic-Fatigue-Syndrom

Als Untergruppen sind in erster Linie die anhaltende somatoforme Schmerzstörung, jedoch auch die eher diffuser und mit noch tiefgreifenderer psychischer Störung einhergehende Somatisierungstörung sowie die hypochondrische Neurose zu nennen. Die somatoforme autonome Funktionsstörung zeigt im Gegensatz zu den anderen somatoformen Störungen deutlich fassbare vegetativ geprägte und eher fluktuierend verlaufende, psychophysiologische Reaktionsmuster und wird von daher unter den funktionellen Störungen eingeordnet.

Auch depressive Störungen, konversionsneurotische-dissoziative Störungen, posttraumatische Belastungsstörungen sowie psychotische Zustände mit zönästhetischen Halluzinationen können sich mit Schmerz als Hauptsymptom manifestieren. Diese Störungen sollen an dieser Stelle jedoch nicht vertieft werden.

Anhaltende somatoforme Schmerzstörung

Wir folgen auch hier der Definition der ICD 10: „Die vorherrschende Beschwerde ist ein **andauernder, schwerer und quälender Schmerz, der durch einen physiologischen Prozess oder eine körperliche Störung nicht vollständig erklärt werden kann**. Er tritt in Verbindung mit emotionalen Konflikten oder psycho-sozialen Belastungen auf, die **schwerwiegend genug sein sollten, um als entscheidende ursächliche Faktoren gelten zu können**. Die Folge ist meist eine beträchtlich gesteigerte persönliche oder medizinische Hilfe und Unterstützung. Schmerzzustände mit vermutlich psychogenem Ursprung, die im Verlauf depressiver Störungen oder einer Schizophrenie auftreten, sollten hier nicht berücksichtigt werden."

Somatisierungsstörung

„Charakteristisch sind multiple, wiederholt auftretende und häufig wechselnde körperliche Symptome, die wenigstens zwei Jahre bestehen. Die meisten Patienten haben eine lange und komplizierte Patienten-Karriere hinter sich, sowohl in der Primärversorgung als auch in spezialisierten medizinischen Einrichtungen, wo viele negative Untersuchungen und ergebnislose explorative Operationen durchgeführt sein können. Die Symptome können sich auf jeden Körperteil oder jedes System des Körpers beziehen. Der Verlauf der Störung ist chronisch und fluktuierend und häufig mit einer lang dauernden Störung des sozialen, interpersonalen und familiären Verhaltens verbunden." (ICD 10-GM, Version 2004, DIMDI)

Hypochondrische Störung
„Vorherrschendes Kennzeichen ist eine beharrliche Beschäftigung mit der Möglichkeit, an einer oder mehreren schweren und fortschreitenden körperlichen Krankheiten zu leiden. Die Patienten manifestieren anhaltende körperliche Beschwerden oder anhaltende Beschäftigung mit ihren körperlichen Phänomenen. Normale oder allgemeine Körperwahrnehmungen und Symptome werden von dem betreffenden Patienten oft als abnorm und belastend interpretiert und die Aufmerksamkeit meist auf nur ein oder zwei Organe oder Organsysteme des Körpers fokussiert. Depression und Angst finden sich häufig und können dann zusätzliche Diagnosen rechtfertigen." (ICD 10-GM, Version 2004, DIMDI)

Somatoforme autonome Funktionsstörung
(☞ funktionelle Störungen)
☞ Kapitel 2.2.4.

2.2 Diagnostik chronischer Schmerzen

Zusätzlich zu allgemeinen diagnostischen Standards bestehen für den Umgang mit Patienten, die unter chronischen Schmerzen leiden, verschiedene Besonderheiten.

2.2.1 Anamnese

Für den in der TCM Kundigen erschließt sich die Möglichkeit einer integrativen Anamnesetechnik, in welcher die Vorteile der phänomenologisch hoch differenzierten TCM mit dem pathogenetisch orientierten Ansatz der westlichen Medizin kombiniert werden

kann. Dies gilt sowohl für die Exploration des Schmerzgeschehens an sich durch schmerzspezifische Standardfragen als auch für die weitergehende Exploration der psychosomatischen und biographischen Dimensionen der Erkrankung. Eine ausführliche Darstellung der integrativen Anamnesetechnik findet sich in Kapitel 4.2.

■ Integrative Anamnese: Die Vorteile der phänomenologisch hoch differenzierten TCM mit dem pathogenetisch orientierten Ansatz der westlichen Medizin lassen sich durch eine integrative Anamnesetechnik sinnvoll miteinander verbinden. ■

Rahmenbedingungen
Die Krankheitsgeschichten sind häufig komplex und können den Untersucher leicht erschlagen, wenn nicht auf einen strukturierten Ablauf geachtet wird. Zur Vereinfachung der Anamnese bieten sich Fragebögen an, die vom Patienten vor dem Erstkontakt ausgefüllt werden können (☞ Kap. 2.2.2). Wesentlich ist ferner eine realistische Zeitplanung. Bei chronischen Schmerzpatienten müssen mindestens. 45–60 Minuten für das Erstgespräch inkl. Wertung der Vorbefunde und körperlicher Untersuchung eingeplant werden.

Schmerzspezifische Standardfragen
Zur diagnostischen Eingrenzung der Schmerzsymptomatik empfiehlt sich ein standardisiertes Vorgehen. Dieses beinhaltet neben offenen Fragen, in welchem dem Patienten die Möglichkeit gegeben wird sich frei zu äußern, schmerzspezifische Standardfragen, welche dazu dienen die Symptomatik und deren mögliche Pathogenese zu differenzieren. Als Eselbrücke kann man sich diese als die 5 W's merken.

■ Die 5 „W" der Schmerzanamnese: Wo?, Wie?, Wann?, Welche Begleitsymptomatik?, Was kann den Schmerz beeinflussen? ■

Wo?
- Patienten mit dem Zeigefinger auf das schmerzende Areal zeigen lassen
- Welche Ausstrahlung? (z. B. Differenzialdiagnose radikulärer versus pseudoradikulärer Schmerz).

Wie?

- Schmerzcharakter? (z. B. brennend oder neuralgiformer Charakter bei neuropathischer Genese)
- Wie stark? (z. B. über visuelle oder numerische Analogskala abfragen), wichtig auch zur Therapiekontrolle
- Hinderung an alltäglichen Verrichtungen oder Störung des Schlafes durch den Schmerz? (subjektiver Parameter der Stärke)
- Symptomwechsel? (z. B. Veränderung des Schmerzcharakters bei Entwicklung einer Reflexdystrophie).

Wann?

- Seit wann? (Chronifizierung)
- Erstmaliges Auftreten? (z. B. Auftreten von Kopfschmerzen nach dem 60. Lj. ist tumorverdächtig)
- Art des Auftretens und zeitlicher Verlauf? (z. B. paroxysmales Auftreten bei Trigeminusneuralgie).

Welche Begleitsymptomatik?

- Begleitende Symptome sichern häufig die Differenzialdiagnose (z. B. Lakrimation, konjunktivale Injektion, nasale Kongestion, inkomplettes Horner-Syndrom bei Cluster-Kopfschmerz).

Was kann den Schmerz beeinflussen?

- Welche Therapieverfahren sind mit welchem Effekt bereits angewendet worden? (Kann auch im Schmerzfragebogen erfasst werden)
- Einfluss verschiedener Modalitäten wie z. B. Wärme oder Kälte?

Psychosomatische Anamnese

Grundkenntnisse einer psychosomatisch orientierten Gesprächsführung sind wichtig für den Umgang mit chronisch Schmerzkranken. Es existieren wie für andere Untersuchungstechniken spezielle Fortbildungsmöglichkeiten (z. B. Kurs „psychosomatische Grundversorgung). Eine gute Möglichkeit zur Reflexion der eigenen Interaktionsstrukturen sowie zur Verarbeitung der zuweilen recht fordernden Kontakte zu Schmerzpatienten bietet die Teilnahme an so genannten Balint-Gruppen.

Für den in der TCM Kundigen bietet sich die Möglichkeit einer Integration psychosomatisch relevanter Fragen mit der Exploration der Disharmoniemuster aus Sicht der TCM (☞ Kap. 4.5).

2.2.2 Ergänzende Erhebungsverfahren

Aufgrund der Komplexität mancher Patientenkarrieren ist bei Patienten mit chronischen Schmerzen eine standardisierte Diagnostik im Vorfeld des Patientenkontaktes sinnvoll. Fragebögen, welche der Patient bereits vor dem ersten Arztkontakt ausfüllt, können die Diagnostik vereinfachen und beschleunigen. Hier können wesentliche Patientendaten, bisher durchgeführte Diagnostik und Therapien, die aktuelle Medikation, eine schriftliche Beschwerdeschilderung sowie verschiedene andere Aspekte einer Schmerzerkrankung abgefragt werden.

Ein einfaches, wenn auch grobes Hilfsmittel ist die visuelle Analogskala (VAS) zur Erfassung der Schmerzstärke. Hier kann die empfundene Stärke der Schmerzen auf einer numerischen Skala von 1–10 angegeben werden. Zur visuellen Unterstützung wird ein Schieberegler verwendet (☞ Abb. 2.2-1). Die VAS ist die gebräuchlichste Methode in der Schmerzdiagnostik. Sie ist als Schieberegler von der Pharmaindustrie zu beziehen.

Es stehen verschiedene Inventarien z. B. zur Beurteilung der sozialen Beeinträchtigung (Pain Disability Index, PDI) oder der Depressivität (Allgemeiner Depressions-Score, ADS) zur Verfügung. Ein umfassender Schmerzfragebogen kann bei der Deutschen Gesellschaft zum

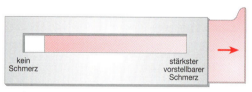

Vorderseite
(wird vom Patienten eingestellt)

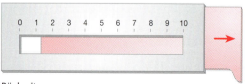

Rückseite
(wird vom Arzt oder Patienten abgelesen)

Abb. 2.2-1 Schieberegler VAS

2.2 Diagnostik chronischer Schmerzen

Studium des Schmerzes (DGSS), ein kürzerer Fragebogen beim schmerztherapeutischen Kolloquium bezogen werden (☞ Tab. 2.6; Adressen zum Download von Fragebögen aus dem Internet im Anhang).

2.2.3 Besonderheiten der körperlichen Untersuchung

Nicht selten wird man von Patienten mit chronischen Schmerzen beim Erstkontakt mit einer Fülle an diagnostischen Vorbefunden, Arztbriefen und radiologischen Bildern überhäuft. Dies kann dazu verleiten, über die Mühe, in die Voruntersuchungen Ordnung zu bringen, die körperliche Untersuchung zu vernachlässigen. Vor allem bei Patienten mit chronisch rezidivierenden Schmerzen, die akut wieder auftreten, läuft man jedoch ohne gründliche körperliche Untersuchung Gefahr, den Progress einer Erkrankung (wie z.B. ein neu aufgetretener Bandscheibenprolaps bei chronischer Lumbalgie oder der Übergang einer Trigeminusneuralgie in eine Trigeminopathie) zu übersehen. Ferner ist die körperliche Untersuchung wichtig für das Arzt-Patienten-Verhältnis, da der Patient sich auch in seiner Körperlichkeit ernst genommen fühlt. Die Untersuchung ist allgemeinmedizinisch orientiert und zudem fokussiert auf das schmerzhafte Areal. Sie sollte folgende Untersuchungsschritte beinhalten:

- Bestimmung des Allgemein- und Ernährungszustands des Patienten
- Bestimmung der Vitalparameter (Blutdruck, Herzfrequenz, Atemfrequenz- und Tiefe)
- Orientierende internistische Untersuchung
- Orientierende orthopädische und neurologische Untersuchung
- Untersuchung des schmerzhaften Areals (falls lokalisierte Schmerzen vorliegen):
  – Druckdolenz?
  – Sensibilität?
  – Hyperpathie, Allodynie?
  – Trophische Störungen?
  – Einschränkung der aktiven und passiven Beweglichkeit bei betroffenen Gelenken?
  – Schmerzprovokation möglich?

Tabelle 2.6 Zusammenfassung möglicher Inventarien (DGSS Schmerztagebuch, ADS, BAI, PDI etc.) (aus Diener, Maier 2003)

Variable	Instrument	Erhebungszeitpunkt	Autor
Schmerztagebuch	Keine Einzelempfehlung; Basisvariablen – Intensität, Frequenz, Dauer, Medikamenteneinnahme, weitere Maßnahmen – sind dem Setting anzupassen	Prä para post Katamnese	DGSS-Arbeitsgruppe (Redegeld et al. 1995)
Depressivität	Allgemeine Depressionsskala (ADS)	Prä post Katamnese	Hautzinger, Bailer 1991
Angst	Beck Anxiety Inventory (BAI)	Prä post Katamnese	Beck et al. 1988
Kausal- und Kontroll-Attributionen	Fragebogen zur Erfassung kognitiver Reaktionen auf Schmerz (KRSS)	Prä post	Hasenbring 1994
Bewältigung	Fragebogen zur Erfassung der Schmerzverarbeitung (FESV)	Prä post	Geissner 1998
Beeinträchtigung	Pain Disability Index (PDI)	Prä post Katamnese	Dillmann et al. 1994
Partner, Familie	Multidimensionales Schmerzinventar (MPI-D-Subskalen)	Prä para post	Flor et al. 1990

2.2.4 Fachübergreifende Zusatzdiagnostik

Verschiedene Schmerzsyndrome bedürfen einer fachübergreifenden Zusatzdiagnostik. Dem behandelnden Fach- oder Allgemeinarzt kommt die Funktion der Koordination zu. Dabei muss er entscheiden, was er selbst leisten und welche diagnostischen Aufgaben er an andere Kollegen delegieren muss. Seine primäre Rolle besteht darin, sozusagen alle Fäden in der Hand zu halten, die Befunde zu sammeln und zu einem kohärenten Bild zusammenzutragen.

Alle Patienten mit Schmerzen, die länger als sechs Monate andauern, bedürfen – wenn möglich – einer psychosomatischen Diagnostik. Wenn dem Patienten von Anfang an ein bio-psycho-soziales Verständnis von Schmerz vermittelt wird, besteht in der Regel eine gute Compliance hinsichtlich psychologischer Diagnostik und Therapie. Wenn eine Abklärung psychosozialer Faktoren erst geschieht, wenn alle denkbaren somatischen Ursachen mehrfach ausgeschlossen sind und das Fehlen von hinreichenden somatischen Befunden quasi als Beleg einer psychischen Genese verwendet wird, fühlen sich Patienten zu Recht in die „psychische Ecke" geschoben. Die Folge ist häufig der Beginn einer langen Patientenkarriere mit einer Odyssee von Arzt zu Arzt in der Hoffnung, endlich den wegweisenden Befund für die Schmerzen zu finden.

Eine Überweisung zum psychologischen Therapeuten ist indiziert bei:
- Zeichen inadäquater Krankheitsbewältigung (zunehmende Passivität oder Überaktivität, sozialer Rückzug, Vermeidungsverhalten, Hoffnungslosigkeit)
- Anhaltenden psycho-sozialen Belastungssituationen
- Manifester Depression oder Angstsymptomatik (beides erniedrigt die Schmerzschwelle und verhindert eine adäquate Krankheitsbewältigung)
- Vereinsamung oder sozialer Isolation
- Auffälligem Medikamentenkonsum (u.a. Suchtverhalten)
- Hinweisen für eine somatoforme Genese der Schmerzen: fehlende Abhängigkeit der Schmerzen von der Willkürmotorik, Fehlen schmerzverstärkender oder -lindernder Faktoren, Fehlen schmerzfreier Intervalle mit immer gleicher Intensität der Schmerzen, vage Lokalisation, inadäquate Affekte mit entweder theatralischer oder völlig affektloser Beschwerdeschilderung.

2.3 Allgemeine Therapieleitlinien chronischer Schmerzen

Auf die differenzierte Therapie einzelner Krankheitsbilder wird in Kapitel 9 eingegangen. Hier sollen grundsätzliche Leitlinien für die Therapie von Patienten mit chronischen Schmerzen formuliert werden.

2.3.1 Bio-psycho-soziale Sichtweise

Wie in Kapitel 2.1.3 dargestellt, kann chronischer Schmerz als eine Störung des Gesamtsystems „Mensch" aufgefasst werden. Aus dieser Sicht ergeben sich einige therapeutische Konsequenzen.

Wie Seemann und Zimmermann (1999) treffend darlegen, braucht ein System wenn es sich dysfunktional festgefahren hat, vor allem Flexibilität. „Es muss seine eigene Rhythmik wieder finden, es muss dynamisch werden, um kreativ reagieren und sich fortentwickeln zu können. All dies unterstützt ein therapeutisches Angebot, das Suchprozesse fördert und Freiheitsgrade und Wahlmöglichkeiten eröffnet". Es kann vor diesem Hintergrund fruchtbarer sein, „eine Person in eine annehmende Stimmungslage zu versetzen, wie sie durch Entspannungstherapie und positive Imagination hervorgerufen wird, ihre Neugier, ihren Spieltrieb, ihre Begeisterungsfähigkeit zu wecken und durch erfreuliche Zukunftsvisionen und -wünsche den Boden zu bereiten, auf dem sich eine positive Entwicklung ereignen kann", als einen eher lenkenden und rigiden Therapieplan zu verfolgen.

Bei akuten Schmerzen sind häufig eingreifende Maßnahmen zur Stabilisierung des Systems und Verhinderung einer Chronifizierung notwendig und sinnvoll. Bei chronischen Schmerzen hingegen kann ein rigides und invasives Vorgehen den Patienten noch weiter destabilisieren (☞ Kap. 2.1.4).

Begreift man eine chronische Schmerzerkrankung immer auch als Störung der Adaptation eines Individuums, so wird deutlich, wie wichtig Maßnahmen sind, die die Selbstregulation des Patienten aktivieren und die Adaptation fördern. Vermutlich bietet die Akupunkturtherapie hier einen geeigneten Therapieansatz. Verschiedene Daten deuten darauf hin, dass sich bei wiederholter Anwendung von Akupunktur der Grundzustand eines Individuums sowie seine Reaktion auf Akupunkturreize verändern. Es ist denkbar, dass die Akupunktur einen adäquaten Stimulus für eine Förderung adaptiver Prozesse des nociceptiven Systems darstellt. Möglicherweise führt eine im Lauf der Akupunkturtherapie stattfindende Adaptation an die Nadelstimulation zu einer verbesserten Kompensationsmöglichkeit natürlicher Schmerzreize und damit zu einer Begrenzung der schmerzfördernden Prozesse (für eine ausführliche Darstellung dieser Hypothese ☞ Kap. 6.2.3).

Auf eine Verbesserung adaptiver Prozesse zielen zudem psychologische und ordnungstherapeutische Ansätze (☞ Kap. 2.4.4 und 2.5.5). Hier geht es um eine Verbesserung der Schmerzbewältigung und Erhöhung der Selbstwirksamkeit der Patienten. Durch Vermittlung von Kompetenz zur Krankheitsbewältigung wird der Patient vom Bchandelten zum Handelnden.

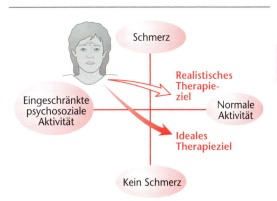

Abb. 2.3-1 Psycho-soziale Aktivität und Schmerz als zwei Dimensionen der Schmerzkrankheit

2.3.2 Formulieren realistischer Therapieziele

Versteht man Schmerz und Gesundheit nicht als Gegensätze auf einem Kontinuum, sondern als zwei voneinander unabhängige Dimensionen, so ist es denkbar, dass Schmerz und Gesundheit gleichzeitig existieren können. Unter dieser Perspektive könnte man einen Menschen, der unter chronischen (nicht malignom-assoziierten) Schmerzen leidet als „gesund" betrachten, insofern er voll und ganz am Leben teilnehmen kann. Wie bereits mehrfach betont, leiden Patienten mit chronischen Schmerzen zumeist nicht nur unter dem Schmerz an sich, sondern auch unter einer Einschränkung ihrer persönlichen psycho-sozialen und beruflichen Aktivität.

Es kann daher für die therapeutische Situation nützlich sein, Schmerz und Aktivität als zwei sich zueinander orthogonal verhaltende Dimensionen der Schmerzkrankheit zu betrachten. Zur Veranschaulichung dieser Sichtweise dient Abbildung 2.3-1. Ein Patient mit chronischem Schmerz könnte dem linken oberen Quadranten der Abbildung zugeordnet werden. Eine optimale Therapie würde zu einem Wechsel in den rechten unteren Quadranten führen, in welchem der Schmerz minimiert und die Aktivität optimiert wird. Dieses Ziel ist bei Patienten mit hoher Chronifizierung jedoch häufig unrealistisch. Im Vordergrund der therapeutischen Bemühungen stehen vielmehr das Ziel einer verbesserten Krankheitsbewältigung und Funktionalität (z. B. Arbeitsfähigkeit) sowie zusätzlich eine Linderung der Schmerzen. Eine Veränderung vom linken oberen in den rechten oberen Quadranten ist daher bei den meisten Patienten mit chronischen Schmerzen das primäre Therapieziel.

Das gemeinsame Erarbeiten eines realistischen Therapieziels kann die Motivation für die Therapie erhöhen und schützt vor Frustration durch unrealistische Erwartung bei Patient und Arzt.

2.3.3 Interdisziplinarität

Sowohl für Patienten als auch für Ärzte ist die Betrachtung von Schmerz als Symptom einer zugrunde liegenden körperlichen Ursache ein einfaches und daher beliebtes Modell. Im Kontext einer linear-kausalen Vorstellung (☞ Kap. 2.1.1) muss die Ursache der Schmerzen gefunden d. h. objektiviert werden. Durch die gezielte Beseitigung des pathologischen Prozesses verschwindet auch der Schmerz.

Während bei Patienten mit akuten Schmerzen dieses Behandlungsmodell zumeist ausreicht, versagt es häufig bei Patienten mit chronischen Schmerzen. Dies liegt einerseits, wie bereits besprochen, daran, dass der Schmerz vom ursprünglich auslösenden Ereignis abgekoppelt ist (☞ Kap 2.1.4, Schmerzgedächtnis). Andererseits treten im Verlauf der Chronifizierung zunehmend psycho-soziale Aspekte der Erkrankung in den Vordergrund. So entsteht häufig ein Geflecht von Störungen auf verschiedenen Ebenen, das auch einer Therapie auf verschiedenen Ebenen bedarf.

Dic Notwendigkeit von therapeutischen Ansätzen, die biologische, psychische und soziale Aspekte einer

Schmerzerkrankung berücksichtigen, ist in der Schmerztherapie mittlerweile allgemein anerkannt und hat seit Ende der 80er Jahre zur Gründung von interdisziplinären Schmerzambulanzen geführt. Ob als spezialisierter Therapeut in einer Schmerzklinik oder als niedergelassener Hausarzt, wichtig ist, dass ein behandelnder Arzt die Koordination der verschiedenen therapeutischen Bemühungen übernimmt und als primäre therapeutische Bezugsperson fungiert. Dazu ist es notwendig zu überprüfen, welchen Teil der Behandlung man selbst mit seinen Möglichkeiten und seiner Ausbildung abdecken kann und welchen Teil man ggf. an andere (z. B. Psychotherapeuten, Anästhesisten, TCM Phytotherapeuten etc.) delegieren muss (☞ Abb. 2.3-2).

■ Chronische Schmerzpatienten bedürfen in der Regel einer interdisziplinären Therapie. Hier ist wichtig, dass ein Therapeut die Koordination der verschiedenen (somatischen und ggf. psychologischen) therapeutischen Ansätze übernimmt. ■

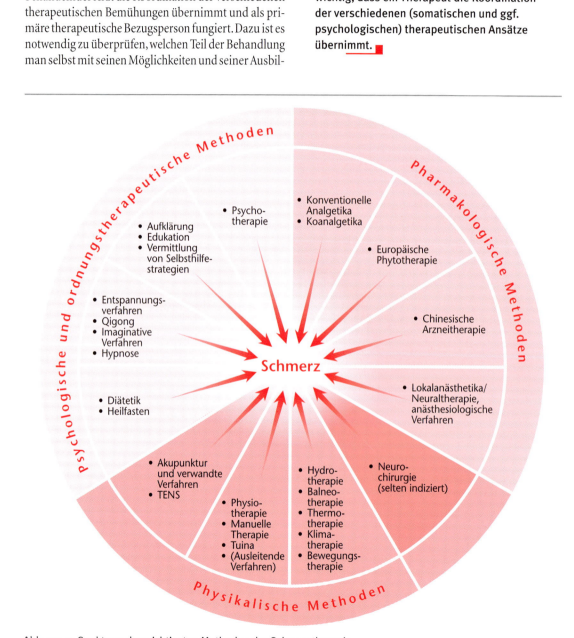

Abb. 2.3-2 Spektrum der wichtigsten Methoden der Schmerztherapie

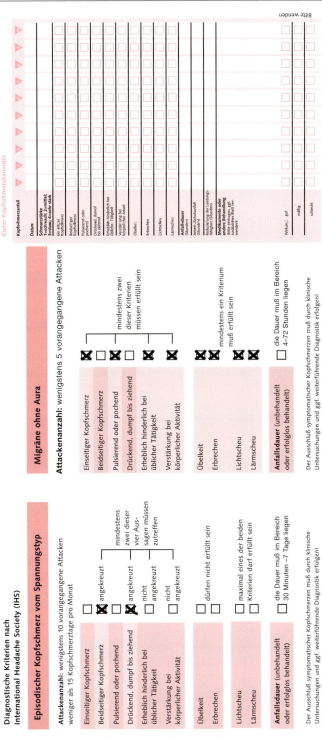

Abb. 2.3-3 Der Kieler Kopfschmerzkalender (aus Schockenhoff 2002)

2.3.4 Dokumentation des Therapieverlaufs

Zur Beurteilung des Therapieeffekts und eventuellen Modifikation des Therapiekonzepts ist es sinnvoll, dass die Patienten ihre Schmerzen protokollieren. Hilfreich sind hierbei entsprechende „Schmerztagebücher", in die täglich mindestens eine Eintragung gemacht werden muss. Die Compliance eines Patienten wird gefördert, wenn ihm deutlich gemacht wird, dass sowohl ein guter wie auch eine schlechter Therapieeffekt dokumentiert wird und so eine entsprechende Anpassung der Therapie vorgenommen werden kann. In der Kopfschmerzdiagnostik sind Kopfschmerztagebücher (z. B. Kieler Kopfschmerzkalender, ☞ Abb. 2.3-3) darüber hinaus eine wichtige diagnostische Hilfe (Schockenhoff 2002).

Zu beachten ist, dass es bei der Akupunkturtherapie häufig zu einer subjektiven Verbesserung des Wohlbefindens und der Lebensqualität sowie zu einer Verminderung der affektiven Belastung durch die Schmerzen kommt, während sich das sensorische Schmerzerleben nur unwesentlich verändert. Wird dies nicht beachtet, laufen Arzt und Patient Gefahr, eine Behandlung fälschlicherweise als nicht wirksam zu beurteilen. Die Beurteilung des Therapieverlaufes sollte daher unbedingt „Akupunktur-sensitive" Parameter wie z. B. das affektive Schmerzerleben (bestimmbar über die Schmerz-Empfindungsskala nach Geissner), Schmerzbewältigung und Lebensqualität mit einbeziehen (Kap. 2.2.2). Den Autoren ist bewusst, dass das derzeitige Gesundheitswesen mit den hier vorgestellten Leitlinien schwer kompatibel ist. Da für derart intensive Bemühungen im ambulanten Bereich nur begrenzte kassenärztliche Abrechnungsmöglichkeiten existieren, die einen adäquaten Umgang mit chronischen Schmerzpatienten gewährleisten, wird dieses Thema zu einer Frage der individuellen Organisation und des persönlichen Engagements. Der Bedarf an qualifizierter Schmerztherapie ist enorm. Zahlreiche Patientenkarrieren nehmen leider den Lauf der Chronifizierung nicht zuletzt aufgrund einer nicht konsequenten Therapie zu einem frühen Zeitpunkt der Erkrankung (☞ Kap 2.1.4).

2.4 Konventionelle Therapieverfahren

2.4.1 Medikamentöse Schmerztherapie

Die medikamentöse Behandlung und Akupunkturtherapie von Schmerzen lassen sich gut kombinieren. Es existieren eine Reihe synergistischer und additiver Therapieeffekte. Beispielsweise besteht eine Gemeinsamkeit mit Antidepressiva in der Modulation des serotoninergen Systems. Ferner stellt das endorphinerge System (☞ Kap. 2.1.2, 6.2) einen gemeinsamen Angriffspunkt mit den exogenen Opioiden dar. Zahlreiche weitere Beispiele ließen sich aufzählen. Hier besteht noch ein großer Bedarf an wissenschaftlichen klinischen Untersuchungen.

Die Akupunkturtherapie kann darüber hinaus zu einer Einsparung an Medikamenten und der damit verbundenen Verminderung von Nebenwirkungen beitragen. Es handelt sich hierbei jedoch nicht um ein „Entweder-oder". Vielmehr ist es häufig im Zuge einer Akupunkturtherapie möglich, konventionelle Pharmaka allmählich auszuschleichen oder zu reduzieren. Es ist zu beachten, dass Schmerzen durch ein zu schnelles Absetzen von Analgetika exazerbieren können, was das Vertrauen des Patienten in das therapeutische Bündnis zerstören kann.

Das folgende Kapitel stellt die Grundzüge der medikamentösen Therapie von Schmerzen dar. Bezüglich einer weiterführenden Darstellung wird zusätzlich auf entsprechende Standardwerke verwiesen (z. B. Wörz 2001).

> **Synergie Akupunktur und Pharmakotherapie:** Akupunktur ist gut mit der medikamentösen Therapie von Schmerzen kombinierbar. Es ergeben sich vielfältige synergistische Effekte (z. B. Angriffspunkt opioiderges, serotoninerges System), die zu einer Erhöhung des Therapieeffektes führen können. Ferner können durch Akupunktur Pharmaka eingespart und damit Nebenwirkungen reduziert werden.

Analgetika

▸▸ Opioide

Substanzen: u. a. Tilidin, Tramadol, Morphiumsulfat, Fentanyl, Buprenorphin, Hydromorphon

2.4 Konventionelle Therapieverfahren

Indikationen: mittelstarke bis starke Schmerzen, die mit Analgetika allein nicht beherrschbar sind
Nebenwirkungen: Obstipation, Nausea, Erbrechen, Sedierung, Atemdepression bei Überdosierung (Gefahr häufig überschätzt, da Schmerz selbst effektiver Antagonist der Atemdepression ist), Harnverhalt, zentrale Sympathikolyse, Histaminfreisetzung (selten Pruritus, Bronchokonstriktion bei entspr. Disposition), Ödeme
Organtoxizität: keine, deshalb im Gegensatz zu den meisten Nichtopiodanalgetika für Langzeittherapie geeignet
Kontraindikationen: Prostatahypertrophie mit Restharn, Gallenwegserkrankungen, Pankreatitis, floride entzündliche oder obstruktive Darmerkrankungen, Phäochromozytom, erhöhter Hirndruck, erhöhte cerebrale Krampfbereitschaft, Volumenmangelschock, Myxödem, Schwangerschaft und Stillzeit (Entzugserscheinungen beim Neugeborenen nach längerer Therapie)
Therapie:
- Initiale Dosierung (☞ Tab. 2.7)
- Konsequente Prophylaxe und Therapie der NW, langfristig Obstipationsprophylaxe (z. B. Lactulose 1–3-mal 10–20 mg/Tag) und Antiemese für die ersten Einnahmetage (z. B. Metoclopramid 10–20 mg, oral, 3-mal/Tag)
- **Tumorschmerzen:** Vorgehen nach WHO-Stufenschema (☞ allgemeine Therapieleitlinien)
- **Chronische, nicht tumorassoziierte** Schmerzen:
  - Indikation bei Versagen aller anderen klassischen Therapien
  - Kontraindikationen: somatoforme Schmerzstörung, Persönlichkeitsstörung, gestörtes soziales Umfeld, Drogen/Alkoholabusus in der Anamnese
  - Behandlung in **einer** ärztlichen Hand
  - Therapievertrag, feste Einnahmezeiten einer Basisdosierung, evtl. zusätzlich festgelegte „Notfalldosis", Abbruch der Therapie bei unkontrollierter Dosissteigerung durch Patienten oder Einnahme anderer Mittel.

▶▶ Nichtopioide
Nichtsteroidale Antirheumatika (NSAR)
Substanzen: u. a. ASS, Diclofenac, Ibuprofen, Piroxicam, Rofecoxib, Celecoxib
Indikationen: Schmerzen mit entzündlicher Komponente
Nebenwirkungen: Magen-Darm-Ulzera v. a. bei älteren Patienten, Analgetikanephropathie, Analgetikainduzierte Kopfschmerzen, Tinnitus, allergische Reaktionen, Bronchospasmus, Verlängerung der Blutungszeit (ASS), **Cave:** bei Kindern Reye-Syndrom
Kontraindikationen: Magen-Darm-Ulzera, Nierenfunktions-, Blutbildungsstörungen, Gravidität, Stillzeit

> **Cave:** NSAR sind aufgrund ihrer Nebenwirkungen (v. a. Magen-Darm-Ulzera, Nephropathie) für eine Langzeittherapie nicht geeignet.

Nichtsaure antipyretische Analgetika
Paracetamol
Indikationen: günstig bei Kindern und alten Patienten (geringe NW)
Nebenwirkungen: günstiges Nebenwirkungsspektrum, selten Überempfindlichkeit, bei Überdosierung hepato- und nephrotoxisch
Kontraindikationen: schwere Leber- oder Nierenfunktionsstörung, Blutbildungsstörungen

Tabelle 2.7 Dosierung ausgewählter Opioide

Opioid	Initiale Einzeldosis	Gaben	Anmerkungen
Tilidin/Naloxon ret (z. B. Valoron®)	50–100 mg	2–4-mal/Tag	Geringe Obstipation
Tramadol ret (z. B. Tramal long®)	50–100 mg	2–4-mal/Tag	Umstellung auf Morphin ab > 600 mg
Fentanyl-TTS (z. B. Durogesic®)	25 µg/h	Alle 48–72 h (Pflasterwechsel)	Einfache Anwendung, bei Schluckstörungen günstig
Morphinsulfat (z. B. Sevredol®)	10 mg	Nach Bedarf	Bei Schmerzspitzen
Morphium ret. (z. B. MST®)	10–30 mg	2–3-mal/Tag	Goldstandard (WHO-Stufe 3)
Hydromorphon ret. (Palladon®)	4 mg	2–3-mal/Tag	Vermutlich gut geeignet bei Niereninsuffizienz

Metamizol
Indikationen: viscerale Schmerzen, Koliken
Nebenwirkungen: Hypotonie bei rascher i. v.-Gabe, pseudoallergisches Asthma bronchiale, Agranulozytose (Risiko 1:1000000)
Kontraindikationen: schwere Leber- oder Nierenfunktionsstörung, Blutbildungsstörungen, Gravidität und Stillzeit

Nichtantipyretische Analgetika
Flupirtin
Indikationen: muskuloskettale Schmerzen
Nebenwirkungen: v.a. Sedierung, Schwindel, gastrointestinale Beschwerden, selten: Hyperhidrosis, Pruritus, Sehstörungen, Transaminasenanstieg, grüner Urin bei hoher Dosierung
Kontraindikationen: schwere Leber- oder Nierenfunktionsstörung, Cholestase, Myasthenia gravis, Gravidität und Stillzeit

Ko-Analgetika
▸▸ Antidepressiva
Substanzen: u.a. Amitriptylin, Mirtazapin, Doxepin, Clomipramin, Imipramin
Indikationen: Schmerzen mit neuropathischer Komponente (Schwerpunkt Brennschmerz), Spannungskopfschmerz, andere chronifizierte Schmerzsyndrome (z.B. chronische Rückenschmerzen), adjuvant in der Tumorschmerztherapie

Nebenwirkungen: sedierend oder antriebssteigernd, anticholinerg (Mundtrockenheit, Obstipation, Miktionsstörungen, Potenzstörungen, Sehstörungen), Gewichtszunahme, Reizleitungsstörungen am Herzen
Kontraindikationen: schwere Herzerkrankungen (AV-Block 2./3. Grades, Myokardinfarkt, schwere Herzinsuffizienz), Prostatathypertrophie mit Restharn, Glaukom, manifeste Psychosen, Epilepsie, Nieren- und Leberfunktionsstörungen, Hyperthyreose, strenge Indikationsstellung in Gravidität und Stillzeit (vermutlich teratogene Wirkung)
EKG: vor Beginn und im Verlauf der Therapie EKG-Kontrollen
Therapie: einschleichende Dosierung, sedierende Mittel (Amitriptylin, Doxepin) einmalige Dosis am frühen Abend, antriebssteigernde Mittel (Clomipramin, Imipramin) morgens und mittags; stufenweise Steigerung der Dosis bis zum Erreichen einer adäquaten Wirkung oder nicht tolerabler NW.

▸▸ Antikonvulsiva
Substanzen: u.a. Carbamazepin, Gabapentin, Phenytoin, Clonazepam
Indikationen: Schmerzen mit neuropathischer Komponente (Schwerpunkt neuralgiform einschießender Schmerz, z.B. Trigeminusneuralgie)
Nebenwirkungen: Schwindel, Ataxie, Sehstörungen, Nausea, Herzinsuffizienz (nur Carbamazepin), Leberenzyminduktion, Blutbildstörungen, Elektrolytstörungen (Hyponatriämie)

Tabelle 2.8 Dosierungen verschiedener Nichtopiodanalgetika

Wirkstoff	Einzeldosis (mg)	Gaben (Anzahl/Tag)	Höchstdosis mg/Tag (Erwachsene)	Bemerkungen
ASS (z. B. Aspirin®)	500–1000	4–6	3000	Hauptindikation: Migräne
Diclofenac (z. B. Voltaren®)	50–75	2–3	150	Stark wirksam, v.a. gastrointestinale NW, keine Langzeit-Therapie
Ibuprofen (z. B. Ibuprof®)	400–600	3–4	2400	s. Diclofenac
Celecoxib (z. B. Celebrex®)	200	1–2	400	Möglicherweise geringeres Ulcusrisiko, etwas schächer wirksam als Diclofenac
Metamizol (z. B. Novalgin®)	500–1000	4	4000	Viscerale Schmerzen, Koliken
Paracetamol (z. B. Paracetamol®)	500–1000	4–6	4000	Am besten verträglich, Einsatz bei Kindern und älteren Patienten
Fupirtin (z. B. Katadolon®)	100–200	3	600	Muskuläre Schmerzen

2.4 Konventionelle Therapieverfahren

Kontraindikationen: Reizleitungsstörungen des Herzens, Leberfunktionsstörungen, strenge Indikationsstellung in Gravidität und Stillzeit (doppeltes Risiko für Missbildungen)
EKG und Laborwerte: vor Beginn und im Verlauf der Therapie EKG-Kontrollen und Laborkontrollen: Leber- und Pankreasenzyme, Blutbild, Elektrolyte
Therapie: einschleichende Dosistitration mit stufenweiser Steigerung der Dosis bis zum Erreichen einer adäquaten Wirkung oder nicht tolerabler NW (Plasmaspiegel nicht relevant)

> **Cave:** Ältere Patienten zeigen häufig verminderte Elimination der Pharmaka und höhere Sensitivität für zentrale und kardiale Nebenwirkungen. Deshalb vorsichtige Indikationsstellung und Dosisreduktion vor allem von Anitdepressiva und Antikonvulsiva bei älteren Patienten.

Pharmaka zur Therapie besonderer Schmerzformen

Zentrale Muskelrelaxanzien/Benzodiazepine
Substanzen: u. a. Tetrazepam
Indikationen: Muskelverspannung, Angstzustände
Nebenwirkungen: Sedierung, orthostatische Dysregulation, Anstieg von Leberenzymen, **cave:** Suchtentwicklung!
Kontraindikationen: Gravidität und Stillzeit, Myasthenia gravis
Therapie: Anwendung ausschließlich in der Therapie akuter Schmerzen, z. B. Tetrazepam bis zu 200 mg/Tag, einschleichend dosieren

> **Cave:** Hinter zentralen Muskelrelaxanzien verbergen sich häufig Benzodiazepine mit einer entsprechenden, potenziellen suchterzeugenden Wirkung. Die Gabe dieser Substanzgruppe ist ausschließlich bei akuten Schmerzzuständen indiziert!

Corticosteroide
Substanzen: u. a. Dexamethason, Prednisolon
Indikationen: bei tumorassoziiertem Schmerz (u. a. Stimmungsaufhellung, Appetitverbesserung), neuropathische Schmerzen durch Nervenkompression, akute Schübe bei Schmerzen chronisch-entzündlicher Genese (z. B. Arthritis)
Nebenwirkungen: u. a. Blutzuckererhöhung, erhöhtes Thromboserisiko, v. a. in Kombination mit NSAR gastrointestinale Läsionen, Osteoporose, Cushing-Syndrom
Kontraindikationen: u. a. Infektionen, Glaukom, Katarakt, Diabetes mellitus, ausgeprägte Osteoporose, strenge Indikationsstellung in Gravidität und Stillzeit
Therapie nach Schmerzursache:
- Akuter Bandscheibenprolaps mit Radikulopathie: z. B. Dexametason 3-mal 4 mg über 3 Tage
- Tumorschmerz z. B. Dexamethason 8–24 mg/Tag, nach 1 Woche ggf. reduzieren

Tabelle 2.9 Dosierungen verschiedener Ko-Analgetika

Wirkstoff	Initiale Dosierung	Mögliche Dosistitration, max. Dosierungen	Bemerkung
Amitriptylin (z. B. Saroten®)	0-0-0-10 mg	Bis 0-0-0-75 mg innerhalb von 3–4 Wochen	Schlaffördernd
Mirtazapin (z. B. Remergil®)	0-0-15 mg	Falls notwendig auf 0-0-30 mg steigerbar	Sedierend, schlaffördernd
Imipramin (z. B. Imipramin®)	10-10-0 mg	Bis 50-50-0 mg innerhalb von 3–4 Wochen	Antriebssteigernd
Clomipramin (z. B. Anafranil®)	10-10-0 mg	Bis 25-25-0 innerhalb von 3–4 Wochen	Antriebssteigernd
Carbamazepin (z. B. Tegretal®)	0-0-100 mg	Alle 3–5 Tage um 100–200 mg steigern (Richtwert: 600–1200 mg/Tag)	Standardmittel, kostengünstig
Gabapentin (Neurontin®)	0-0-300 mg	Täglich um 100–300 mg bis zunächst 1200 mg steigern, max. Dosis 2400 (3600) mg/Tag	Vermutlich geringere NW als Carbamazepin, teuer

▸ Calcitoninpräparate

Indikationen: Schmerzen durch Knochenmetastasen, M. Paget, Osteoporose oder Phantomschmerzen

Nebenwirkungen: Nausea, Erbrechen, Kopfschmerzen, Diarrhö, weitere vegetative Störungen, Flush-Symptomatik, besonders bei zu schneller Infusion

Kontraindikationen: Hypokalziämie, bekannte allergische Reaktion, Stillzeit, strenge Indikationsstellung: bei Kindern und in der Gravidität

Therapie:
- Phantomschmerz: 100–200 IE/Tag (z. B. Karil®) i. v. über 5 Tage
- Osteoporose: 50–100 IE/Tag intranasal in Kombination mit Kalzium (evtl. intial 100–200 IE i. v.)
- Knochenmetastasen: 100 IE/Tag i. v. oder s. c.

▸ Bisphosphonate

Substanzen: Alendronat (z. B. Fosamax®), Clodronat (z. B. Ostac®)

Indikationen: Schmerzen bei gesteigertem osteoklastischen Knochenabbau z. B. Knochenmetastasen oder hämatologische Neoplasien, Osteoporose

Nebenwirkungen: Cave: akutes Nierenversagen bei zu schneller i. v.-Gabe, Hypokalziämie, Interferenz mit Aminoglykosiden, Osteomalazie bei langer Gabe, gastrointestinale Beschwerden

Kontraindikationen: akute Entzündungen des Gastrointestinaltrakts, Ösophagusstrikturen, frische Frakturen, Gravidität und Stillzeit

Therapie:
- Osteoporose: z. B. Alendronat 5 mg/Tag oral zur Prävention, 10 mg/Tag oral bei manifester Osteoporose
- Knochenmetastasen: z. B. Clodronat 300 mg in 500 ml NaCl 0,9 % langsam i. v. über mindestens 2 Stunden, als Intervalltherapie über 10 Tage

Auswahl der Medikamente

■ Die Auswahl und Applikationsform der Schmerzmittel orientiert sich an:
  – Dauer der Schmerzen: akut oder chronisch (> 6 Monate)?
  – Pathogenese der Schmerzen: nociceptiv (Muskeln, Knochen, Viscera) oder neuropathisch (brennend/neuralgiform)?
  – Stärke der Schmerzen: WHO-Stufenschema

Nach Dauer der Schmerzen

Bei akuten und chronischen Schmerzen ergibt sich eine differenzielle Herangehensweise hinsichtlich der Applikationsform und Auswahl der Pharmaka (☞ Tab. 2.10).

Nach Pathogenese der Schmerzen

Aufgrund seines individuellen Wirkmechanismus ist ein Schmerzmittel bei verschiedenen Schmerzsyndromen unterschiedlich wirksam. Tabelle 2.11 gibt einen Überblick über die differenzielle Auswahl von Nichtopiodanalgetika und Ko-Analgetika entsprechend der Pathogenese der Schmerzen.

Opioide entfalten eine gute Wirksamkeit bei den meisten Formen nociceptiver Schmerzen und sind, auf der Basis neuer Studienergebnisse, ebenfalls wirksam bei verschiedenen neuropathischen Schmerzsyndromen (u. a. Post-Zoster-Neuralgie, CRPS, Polyneuropathie).

Nach Stärke der Schmerzen (WHO-Stufenschema)

Für den Einsatz von Opioiden in der Tumorschmerztherapie empfahl die Weltgesundheitsorganisation (WHO) 1986 ein Stufenschema:
1. Stufe: Nichtopioidanalgetika

Tabelle 2.10 Unterschiede der medikamentösen Schmerztherapie bei akutem und chronischem Schmerz

	Akute Schmerzen	Chronische Schmerzen
Therapieziel	Schmerzfreiheit	Schmerzlinderung
Applikationsform	Intravenös	Oral/transdermal
Dosisintervall	Nach Bedarf	Nach Zeitplan
Pharmakokinetik	Schneller Wirkungseintritt, kurze Wirkdauer	Lange Wirkdauer
Dosis	Standarddosis	Individuelle Anpassung
WHO-Stufenplan	Nein	Ja
Ko-Analgetika	Selten sinnvoll	Häufig sinnvoll
Nicht medikamentöse Verfahren	Selten sinnvoll	Häufig sinnvoll

2.4 Konventionelle Therapieverfahren

Tabelle 2.11 Medikamentöse Therapie mit Nichtopioidanalgetika und Ko-Analgetika nach Pathogenese der Schmerzen

Pathogenese	Pharmaka mit guter Wirksamkeit
Muskelschmerz	Fupirtin, NSAR, (Muskelrelaxantien)
Knochenschmerz	NSAR, Calcitonin, Biphosphonate
Entzündung, Schwellung	NSAR, (Cortison)
Visceraler Schmerz	Metamizol, Spasmolytika
Neuropathisch-brennender Schmerz	Antidepressiva (Antikonvulsiva)
Neuropathisch-neuralgiformer Schmerz	Antikonvulsiva (Antidepressiva)
Somatoformer Schmerz	Keine, Psychotherapie, evtl. Antidepressiva

2. Stufe: Nichtopioidanalgetika plus niedrigpotente Opioide (Tramadol oder Tilidin)
3. Stufe: Nichtopioidanalgetika plus stark wirksame Opioide (u. a. Morphium, Fentanyl).

Zur nächsten Stufe wird jeweils übergegangen, wenn durch die Medikamente der aktuellen Stufe allein keine ausreichende Schmerzlinderung zu erreichen ist. Entsprechend der Pathogenese der Schmerzen kommen auf allen drei Stufen kausale Ansätze, Ko-Analgetika oder invasive Maßnahmen zur Anwendung. Bei rein neuropathischen Schmerzsyndromen werden die Nichtopioidanalgetika durch Ko-Analgetika (Antikonvulsiva, Antidepressiva) ersetzt.

Unter kritischer Beachtung der Kontraindikationen und Therapieleitlinien für den Einsatz von Opiaten (s. o.) ist das WHO-Stufenschema auch anwendbar auf die Therapie chronischer nicht tumorassoziierter Schmerzen.

2.4.2 Physikalische Medizin

Das Ziel der physikalischen Medizin ist die Wiederherstellung gestörter Körperfunktionen und die Verbesserung der Körperwahrnehmung. Dabei wird auf ein breites Spektrum an aktiven und passiven Therapiemaßnahmen zurückgegriffen, die auf der Anwendung von physikalischen Reizen basieren:

- Dynamische Kräfte: Krankengymnastik, Ergotherapie, Bewegungstherapie
- Statisch-mechanische Kräfte: Massage
- Wärme und Kälte: Thermotherapie
- Elektrische Reize: Elektrotherapie
- Wasser/Heilquellen: Hydro-/Balneotherapie
- Luft: Klimatherapie.

In gewisser Hinsicht ist auch die Akupunktur als physikalisch-medizinisches Verfahren einzuordnen. Die Gemeinsamkeit liegt vor allem im therapeutischen Wirkprinzip. Sowohl der physikalischen Medizin als auch der Akupunkturtherapie liegt nämlich ein Reiz-Reaktions-Prinzip zugrunde (☞ Kap. 6.2), welches die körpereigenen adaptiven Fähigkeiten unterstützt. Dadurch sind physikalische Verfahren, wie zum Beispiel die Thermotherapie, Manuelle Therapie oder Massagetherapie ideal mit Akupunktur kombinierbar. Dies wird auch klassischerweise in der TCM über die Integration von Bewegungs- und manuell therapeutischen Elementen (*Qigong* und *Tuina* ☞ Kap. 8.3, 8.4) realisiert.

Interessanterweise deuten Daten aus der Grundlagenforschung darauf hin, dass durch eine Akupunkturtherapie physiologische Effekte erzielt werden, die teilweise denen eines milden Ausdauertrainings ähneln (Hammes, Jung 2004).

Aufgrund der verwendeten natürlichen Reize ergeben sich zudem zahlreiche Überschneidungen zur westlichen Naturheilkunde (☞ Kap. 2.5). Im Folgenden werden nur die wesentlichen für die Schmerztherapie relevanten Therapieansätze dargestellt.

> **Synergie Akupunktur und physikalisch-medizinische Verfahren:** Akupunktur kann in gewisser Hinsicht als physikalisch-medizinisches Verfahren eingeordnet werden. Wesentliche Wirkungen werden über ein Reiz-Reaktions-Adaptationsprinzip (☞ Kap. 6.2.3) erreicht. Daraus ergeben sich gute Kombinationsmöglichkeiten sowie Synergieeffekte mit anderen physikalisch-medizinischen Verfahren wie manueller Therapie, Massage, Anwendung thermischer Reize und Bewegungstherapie.

Physiotherapie

▸▸ **Indikationen**

Schmerzhafte Erkrankungen des Bewegungsapparates verschiedenster Ätiologie, Paresen, primäre Kopfschmerzsyndrome, (Lymph-)Ödeme, u.a.

▸▸ **Passive Methoden**

- Passiv-assistiertes Durchbewegen der Gelenke zur Erhaltung der Gelenkfunktion und Thromboseprophylaxe
- Entstauende Maßnahmen: Hochlagerung, Kompressionsverbände, Bürstungen im Stammgebiet
- Dehnung/Traktion zur Verbesserung der Mikrozirkulation (u.a. bei kontraktem Gewebe, muskulären Verspannungen)
- Massage:
  - Klassische Massage: Bearbeitung von Muskeln und -fascien mittels spezieller Grifftechniken zur Detonisierung der Muskulatur und Verbesserung der Mikrozirkulation
  - Bindegewebsmassage: Therapie über cutivisceralle Reflexe
  - Lymphdrainage: feine Massagetechnik zur Förderung des Lymphabflusses
  - Unterwassermassage: Massage durch Wasserstrahl, additiv-relaxierende Wirkung durch warmes Wasser
  - Fußreflexzonenmassage: Behandlung nach Somatotop auf der Fußsohle, korrespondierende Stellen werden mit Fingern, Nägeln oder Massagestäbchen bearbeitet
  - Tuina-Massage (☞ Kap. 8.3).

▸▸ **Aktive Methoden**

- Muskelaufbautraining: verschiedene gerätegestützte oder freie Übungen zur Verbesserung von Beweglichkeit (isotonisch-dynamische Übungen) und Muskelkraft (isometrisch-statische Übungen)
- Spezielle Verfahren
  - Propriozeptive Neuromuskuläre Faszilitation (PNF): Übung von Bewegungsmustern durch Bahnung über proprio- und exterozeptive Stimuli
  - Therapie nach Brügger: Korrektur von schmerzreflektorischen Fehlhaltungen
  - Rückenschule: edukative und übungsgestützte Anleitung zur Korrektur und Vermeidung von Fehlhaltungen z.B. am Arbeitsplatz
- Weitere: Feldenkrais, Mc Kenzie, Cyriax, Bobath

▸▸ **Allgemeine Wirkungen**

- Verbesserung der aktiven Beweglichkeit, der Körperwahrnehmung und der Koordination
- Kräftigung der Muskulatur, Korrektur von Haltung, Bewegung und muskulären Dysbalancen
- Prophylaxe von Schonhaltungen und Kontrakturen
- Förderung der regionalen Mikrozirkulation und des Lymphabflusses
- Schmerzlinderung

Manuelle Therapie

▸▸ **Indikationen**

Reversible Funktionsstörung von Gelenken i.S. einer Hypomobilität

▸▸ **Maßnahmen**

- Komplexes diagnostisches und therapeutisches System (eigene ärztliche Zusatzbezeichnung „Chirotherapie")
- Segmentreflektorischer Ansatz
- Therapie von reversiblen Gelenkblockaden über
  - Mobilisation: Straffen, Dehnen (kann von Krankengymnasten durchgeführt werden)
  - Manipulation: schneller Impuls mit kleiner Kraft (darf nur von Ärzten durchgeführt werden)

Gute Kombinationsmöglichkeit mit Akupunktur!

▸▸ **Wirkung**

Erhalt und Wiederherstellung der normalen Funktion von Gelenken und allen anatomisch und funktionell verbundenen Strukturen, reflektorischer Mechanismus.

Bewegungstherapie

☞ 2.5.2

Wärmetherapie

▸▸ **Indikationen**

- Erkrankungen des Bewegungsapparates, häufig zur Unterstützung vor oder nach anderen physikalischen Maßnahmen
- Aus TCM-Sicht bei pathogenem Faktor Kälte und/oder Yang-Mangel.

▸▸ **Maßnahmen**

- Wickel, Heublumensack, heiße Rolle
- Fangopackung (Pelloide), warme Bäder, Sauna

- Elektromagnetische Wellen z. B. Ultraschall, Infrarot, Hochfrequenzdiathermie (Absorption im Gewebe mit Umwandlung in Wärme)
- Moxibustion (☞ Kap. 6.8).

▸▸ Wirkung
- Lokale Wärme:
  - Steigerung der lokalen Durchblutung mit Beschleunigung von Diffusions- und Resorptionsvorgängen
  - Verbesserung der Gewebeeigenschaften (Elastizität des Bindegewebes, Viskosität der Synovialflüssigkeit)
  - Afferente Hemmung nociceptiver Impulse auf Rückenmarksebene mit reflektorischer Tonusminderung der Muskulatur („Gate-control"-Mechanismus)
- Ganzkörpererwärmung:
  - Steigerung von Stoffwechsel und Enzymaktivität
  - Psychisch entspannende Wirkung.

Kryotherapie
▸▸ Indikationen
- Akute Verletzungen (Distorsion, Hämatom)
- Akute Kopfschmerzattacke (Eisbeutel auf die Stirn, „Kältebrille")
- Akute Schübe von Erkrankungen des rheumatischen Formenkreises
- CRPS (Stadium 1).

▸▸ Maßnahmen
- Kältespray (z. B. bei akuter Sportverletzung)
- Kryopackungen (käuflich zu erwerbende Kältepackungen, werden im Gefrierfach gelagert und bei Anwendung in ein Handtuch gewickelt)
- Eistauchbad (zerkleinertes Eis mit 50 % Wasser mischen, Eintauchen einer Extremität bis zum Einsetzen des Kälteschmerzes)
- Kältekammer (z. B. bei rheumatoider Arthritis)
- Wassertreten und kalte Güsse nach Kneipp: allgemein roborierende Maßnahme, Stärkung der Immunabwehr
- Quarkumschläge (z. B. bei CRPS Stadium 1).

▸▸ Wirkung
- Verlangsamung entzündlicher Prozesse
- Anheben der Schmerzschwelle
- Vegetative Adaptation an Kältereize.

Elektrotherapie
▸▸ Indikationen
Schmerzhafte Erkrankungen des Bewegungsapparates, muskuläre Schwäche/Paresen, posttraumatische Beschwerden, Gelenkergüsse, Ödeme.

▸▸ Maßnahmen
- Gleichstromanwendungen:
  - Galvanischer Strom: Gleichstrom mit lokal hyperämisierender, antiphlogistischer und analgetischer Wirkung
  - Iontophorese: verbesserte Wirkstoffaufnahme z. B. von Salben durch die Haut
  - Hydroelektrisches Vollbad (Stangerbad): je nach Polung anregende oder dämpfende Wirkung auf das ZNS
- Niederfrequenzanwendungen:
  - Reizstrommassage (nach Träbert): lokal analgetisch
  - Diadynamische Ströme (nach Bernhard): lokal analgetisch, hyperämisierend und muskelrelaxierend
- Mittelfrequenzanwendungen:
  - Interferenzstrombehandlung (nach Nemec): Therapie tiefer liegender Strukturen (Gelenke, Wirbelsäule)
- Hochfrequenzanwendungen (elektromagnetisches Feld, keine elektrische Reizung):
  - Mikrowelle: Therapie oberflächennaher Strukturen (z. B. Reflexzonen)
  - Kurzwelle: oberflächliche und tiefe Wärmewirkung
  - Dezimeterwelle: Therapie tiefer liegender Strukturen (Gelenke, innere Organe)
- TENS (☞ Kap. 6.9.6).

▸▸ Wirkung
- Positiver Einfluss auf neuronale und muskuläre Funktionen sowie Stoffwechselprozesse
- Förderung der lokalen Regeneration
- In der Regel lokal hyperämisierend, antiphlogistisch, analgetisch und muskelrelaxierend
- Tiefe der Wirkung im Gewebe (Haut, Muskel, Gelenke) abhängig von verwendeter Methode (s. o.).

2.4.3 Interventionelle Verfahren

Anästhesiologische Verfahren

Bis auf die therapeutische Lokalanästhesie gehören die Durchführung von Blockadetechniken und die rückenmarksnahe Anästhesie in die Hände eines anästhesiologischen Schmerztherapeuten. Zur technischen Durchführung wird auf entsprechende Fachliteratur verwiesen.

Als Leitregel zur Anwendung anästhesiologischer Verfahren sollte gelten: „Je chronischer der Schmerz desto weniger ist ein invasives Vorgehen indiziert" (☞ 2.1.4).

▸▸ Therapeutische Lokalanästhesie (TLA)

> **Synergismus Akupunktur und TLA:** Akupunktur und TLA können gut zur Behandlung von Beschwerden des Bewegungssystems kombiniert werden. Synergistische Effekte ergeben sich vor allem aus einem Durchbrechen des Circulus vitiosus aus Schmerz und muskulärer Verspannung (☞ Kap. 6.9.7 und 6.9.8, Dry Needling und Neuraltherapie).

Indikationen: Akute oder exazerbierte Schmerzen des Bewegungsapparates
Maßnahmen:
- siehe auch Neuraltherapie nach Hunecke (☞ Kap. 6.9.8)
- Verwendung eines niedrig konzentrierten, kurzwirksamen Lokalanästhetikums (z. B. Procain 1%, nicht mehr als 20 ml/Sitzung) oder Mepivacain, Bupivacain (langwirksam)
- Oberflächliche Quaddelung (Infiltration von Corium und Epidermis) z. B. paravertebrale Reihe oder um eine Gelenk herum, auch als Vorbereitung einer tieferen Infiltration
- Infiltration von Gelenken, Sehnen, Muskeln: Myogelosen/Triggerpunkten
- Achtung: Kausale Therapie von Fehlbelastungen durch Krankengymnastik, Bewegungstherapie und Entspannungsverfahren anschließen
- Keine Daueranwendung bei chronischen Schmerzen, da Förderung der Passivität der Patienten.

Wirkungen:
- Durchbrechen des Circulus vitiosus aus Schmerz und muskulärer Verspannung, segmentreflektorische Wirkung
- Wirkungen durch den Nadelreiz an sich! ☞ Wirkmechanismen der Akupunktur (Kap. 6.2).

▸▸ Periphere Nervenblockaden
Indikationen: Neuropathische Schmerzsyndrome, postoperative Schmerzen, diagnostische Zwecke
Maßnahmen:
- Injektion eines Lokalanästhetikums an schmerzleitenden peripheren Nerven oder Nervenplexus
- Häufige Lokalisationen:
  – Kopf: N. occipitalis major (zervikogener Kopfschmerz)
  – Stamm: Interkostalnerven (Interkostalneuralgie)
  – Obere Extremität: Plexus brachialis (z. B. kontinuierlicher Plexuskatheder bei postoperativer oder posttraumatischer Übungsbehandlung)
  – Untere Extremität: N. cutaneus femoris lateralis (Meralgia parästhetica), V. femoralis, N. ischiadicus (verschiedene Zugangswege), N. fibularis comm.

Wirkungen:
- Diagnostische Blockade: bestimmt Schmerzursache bzw. schmerzauslösende Struktur, z. B. Blockade des N. cutaneus femoris lateralis bei V. a. Meralgia parästhetica
- Therapeutische Blockade: Analgesie, Unterbrechung von Fehlreaktionen und zentraler Sensitivierung.

▸▸ Sympathikusblockaden
Indikationen: sympathisch unterhaltener Schmerz/CRPS (☞ Kap. 13.7), Ischämieschmerz (☞ Kap. 14.3), (Post-)Zoster-Neuralgie (☞ Kap. 13.5).
Maßnahmen:
- Injektion eines Lokalanästhetikums an prävertebrale, sympathische Ganglien (z. B. Ggl. stellatum bei Schmerzen der oberen Extremität, Ggl. coeliacum bei abdominalem Tumorschmerz)
- Injektion eines hochverdünnten Opioids (Buprenorphin) an sympathische Ganglien (GLOA), (z. B. an Ggl. cervicale superius bei Trigeminusneuralgie), Methode risikoärmer mit vergleichbarer Wirksamkeit
- Intravenöse regionale Guanethidinblockade (IVRGB), Guanethidin blockiert alpha-Rezeptoren (z. B. bei V. a. sympathisch unterhaltenen Schmerz, M. Raynaud), Injektion in Blutleere an betroffener Extremität; die Wirksamkeit des Verfahrens ist umstritten.

2.4 Konventionelle Therapieverfahren

Wirkungen:
- Normalisierung pathologisch entgleister Veränderung der efferenten Sympathikusaktivität bei sympathisch unterhaltenem Schmerz
- Afferente Blockierung (u. a. Neurolyse Ggl. coeliacum bei Tumorschmerz) mit Unterbrechung schmerzleitender Fasern
- Vasodilatation bei ischämiebedingtem Schmerz.

▶▶ Rückenmarksnahe Anästhesie
Indikationen: akuter Herpes zoster, Phantomschmerz, ausgeprägte lokale Schmerzen (z. B. Gelenkmobilisation bei Polyarthritis), Ischämieschmerz (pAVK mit Ruheschmerz), Tumorschmerztherapie (spinale Opioidanalgesie).

Maßnahmen:
- Epiduralanästhesie/(Spinalanästhesie): Injektion eines Lokalanästhetikums in den Spinal- bzw. Epiduralraum
- Spinale Opioidanalgesie: Injektion des Opioids über einen Katheder in den Spinalraum, bei Tumorschmerzen als Alternative zur oralen Therapie als kontinuierliche Infusion über spezielles Pumpensystem.

Wirkungen: Blockierung der Afferenzen einer gesamten Körperregion

■ Vor Implantation einer „Opiatpumpe" sollte die orale Opiattherapie konsequent ausgereizt werden, da diese eine deutlich größere Eigenständigkeit des Patienten gewährleistet. ■

Neurochirurgische Verfahren

▶▶ Destruierende Verfahren
Indikationen:
- Therapieresistenter Tumorschmerz, therapieresistenter Deafferenzierungsschmerz (z. B. bei Plexus oder Wurzelabriss), Trigeminusneuralgie (Patient in vermindertem AZ)
- Jede Läsion des schmerzverarbeitenden Systems birgt das Risiko eines konsekutiven Deafferenzierungsschmerzes, deshalb destruierende Verfahren nur als **Ultima Ratio** nach konsequenter Ausschöpfung aller anderen konservativen Verfahren!

Maßnahmen:
- Perkutane Chordotomie: lokale Läsion des Tractus spinothalamicus (Ind.: opioidresistente Tumorschmerzen)
- Läsion der Hinterwurzeleintrittszone, DREZ-Läsion (Ind.: therapieresistenter Deafferenzierungsschmerz, Z. n. zervikalem oder lumbalem Wurzelausriss/Plexusschaden)
- Selektive perkutane Thermokoagulation des Ganglion Gasseri (N. trigeminus) (Ind.: Trigeminusneuralgie bei Patienten in schlechtem AZ)
- Thermische Denervierung der Wirbelgelenke (Facettengelenkssyndrom)
- Neurolyse peripherer Nerven (z. B. N. intercostales bei therapieresistenter Intercostalneuralgie).

Wirkungen: Unterbrechung schmerzleitender Systeme, Analgesie, Komplikationen: sensomotorische Defizite, Deafferenzierungsschmerz.

■ Neurodestruktive Verfahren nur Ultima Ratio: „Den Nerv einfach durchzuschneiden" mit der Erwartung dadurch die Schmerzen beseitigen zu können ist ein nicht seltener Gedanke bei Patienten mit chronischen, schwer zu therapierenden Schmerzen. Dass diese einfache (linear-kausale) Vorstellung von Schmerz (☞ 2.1.1) eine trügerische ist, muss dem Patienten über die Erläuterung der Entstehungsbedingungen chronischer Schmerzen (Schmerzgedächtnis, Bedeutung psycho-sozialer Faktoren) verdeutlicht werden. ■

▶▶ Neurostimulation
Indikationen: konservativ therapieresistente Phantom-/Stumpfschmerzen, Plexusläsionen, CRPS I, pAVK mit Ruheschmerz, therapieresistentes radikuläres Syndrom bei Z. n. Bandscheiben-OP

Maßnahmen: Rückenmarksstimulation (spinal cord stimulation, SCS), periphere Nervenstimulation

Wirkungen: hypothetisch: segmentale („Gate control"?) und supraspinal-descendierende Hemmung.

▶▶ Dekompressionsverfahren
Indikationen: idiopathische Trigeminusneuralgie (TN)

Maßnahmen: mikrochirurgische vaskuläre Dekompression nach Janetta

Wirkungen: Kausaltherapie der idiopathischen TN: Interposition von Muskelstückchen oder alloplastischem Material zwischen N. trigeminus und komprimierendem Gefäß.

2 Schmerz aus Sicht der westlichen Medizin

2.4.4 Psychologische Schmerztherapie

Im Laufe der Chronifizierung von Schmerzen treten psycho-soziale Komponenten der Erkrankung zunehmend in den Vordergrund. Je chronifizierter ein Schmerz ist, desto wichtiger ist es psychologische Therapieansätze in die Behandlung mit einzubeziehen.

Ein hilfreiches diagnostisches Gerüst zur Beurteilung des Anteils psychischer Faktoren bietet die Klassifikation nach Egle und Nix (☞ Kap. 2.1.5). In der Praxis zeigt ein großer Anteil der Patienten, die an einem chronischen Schmerzsyndrom leiden, eine inadäquate Krankheitsbewältigung (Gruppe 2 nach Egle). Hier liegt eine der Hauptindikationen der psychologischen Schmerztherapie: in der **Vermittlung von Kompetenz zur verbesserten Bewältigung der Schmerzen**.

Für folgende Verfahren besteht ein wissenschaftlicher Wirksamkeitsnachweis (Kröner-Herwig, 1999):
- Edukation: Aufklärung des Patienten über die Bedingungen und Entstehungsmechanismen chronischer Schmerzen
- Entspannungsverfahren
- Imaginative Verfahren
- Hypnose
- Biofeedback-Verfahren
- Kognitiv-verhaltenstherapeutische Verfahren.

Im Gegensatz zur **adjuvanten** Anwendung psychologischer Verfahren bei Patienten mit inadäquater Schmerzbewältigung, stellen psychotherapeutische Verfahren in der Therapie somatoformer (und u. U. funktioneller) Schmerzstörungen (Gruppe 4 und 5 nach Egle) einen **kausalen** Ansatz dar. Hier kommen u.a. psychoanalytisch orientierte Einzel- oder Gruppentherapien in Frage. Ferner hat bei psychischer Komorbidität i. S. einer ausgeprägten Depression (Kategorie 3 nach Egle) eine Psychotherapie bzw. eine Psychopharmakotherapie einen kausal-therapeutischen Wert.

> Ein großer Anteil der Patienten mit chronischen Schmerzen zeigt eine inadäquate Krankheitsbewältigung. Hier sind zusätzlich zu anderen schmerztherapeutischen Interventionen psychologische Therapieansätze indiziert. Ziel: Der Patient wird vom Behandelten zum Handelnden.

Für die **Akupunkturtherapie** ergeben sich synergistische Effekte mit psychologischen Ansätzen vor allem bei solchen Patienten, die begrenzt introspektionsfähig oder gering motiviert sind für psychologische Verfahren.

Über einen somatopsychischen Zugang, den die Akupunktur bietet, kann oftmals die Bereitschaft zu weitergehenden psychologischen Ansätzen geschaffen werden. Durch die sedierenden Eigenschaften der Akupunktur und die schlichte Tatsache, dass die Patienten während des Liegens der Nadeln Zeit haben, zur Ruhe zu kommen, hat die Akupunkturtherapie zudem einen entspannungsfördernden Effekt. Dieser kann durch entspannungsfördernde Instruktionen, Musik oder auch hypnotische Suggestionen verstärkt werden.

Die positive Erfahrung von Entspannung, die viele Schmerzpatienten nur noch selten erleben, kann als Ausgangspunkt und Motivation zum selbstständigen Erlernen eines aktiven Entspannungsverfahrens (s. u.) genutzt werden.

> Synergismus Akupunktur und psychologische Verfahren: Akupunktur kann über einen somatopsychischen Zugang die Motivation zu weitergehenden psychologischen Ansätzen erhöhen. Ferner kann die positive Erfahrung von Entspannung unter einer Akupunkturbehandlung eine Motivation zum selbstständigen Erlernen eines Entspannungsverfahrens sein.

Entspannungsverfahren

▸▸ **Indikationen**
- Bei den meisten Patienten mit chronischen Schmerzen sinnvolle adjuvante Therapieansätze, da aufgrund der Schmerzerkrankung in vielen Fällen ein Circulus vitiosus aus Schmerz und Stress besteht (☞ Tab. 2.12)
- Insbesondere bei
  - Stress als Auslöser für Schmerzattacken oder -verstärkung (z.B. Migräne, Kopfschmerz vom Spannungstyp, chronischen Rückenschmerzen)
  - fehlender Sensitivität für innere Spannungen („Alexythymie") zur Verbesserung der Eigenwahrnehmung:

2.4 Konventionelle Therapieverfahren

▸▸ **Formen**
- Progressive Muskelentspannung nach Jacobson (PMR): einzelne Muskelgruppen werden angespannt und anschließend entspannt, psychophysische Entspannung wird erreicht durch verbesserte Wahrnehmung und Induktion unterschiedlicher Spannungszustände
- Autogenes Training (AT): konzentrativer autosuggestiver Prozess mit formelhafter Vorsatzbildung („Mein Arm wird ganz schwer") führt zu erhöhtem Vagotonus und Entspannung
- Imaginative Verfahren: beruhigende, tagtraumähnliche Vorstellungen zur Schmerzablenkung (Beispiel zur Erklärung für Patienten: Analogie zum Fernsehschauen anführen: „Man kann immer nur ein Programm anschauen, aber zwischen den Kanälen wechseln")
- Meditation und Body Scan nach Kabat-Zinn
- Hypnose (s. u.)
- Biofeedback (s. u.)
- Qigong (☞ Kap. 8.4).

▸▸ **Wirkung**
- Entspannungsreaktion („relaxation response"), im Sinne einer parasympathischen Reaktionslage als Kontrasterlebnis zur sympathisch vermittelten Stressreaktion
- Erfahrung der „Selbsteffektivität" (eine erlebbare Kontrolle über die eigenen psychophysischen Vorgänge) und daraus folgende verbesserte Stressabwehr
- Verbesserung der Schmerzbewältigung durch Lenkung der Aufmerksamkeit (imaginative Techniken, Ablenkung, Schmerzdistanzierung)
- Verbesserung des Körperempfindens
- Psychovegetative Effekte (nach längerfristiger Praxis): größere innere Gelassenheit, besserer Schlaf und erhöhte Erholungsfähigkeit.

▸▸ **Kontraindikationen**
- Psychosen
- Ausgeprägte Zwangsneurose
- Hypochondrie (weitere Fokussierung auf Symptome)
- Herzneurosen

Hypnose

Induktion eines Trancezustandes ist eines der ältesten Verfahren zur Schmerzkontrolle (Verwendung bereits im Altertum, Schamanismus etc.)

▸▸ **Indikationen**
- Akute somatisch bedingte Schmerzen ohne wesentliche psychische Faktoren
- Störungen der Erlebnisverarbeitung, die zur Aufrechterhaltung der Schmerzen beitragen.

▸▸ **Maßnahmen**
- Formen:
  – Symptomorientierte Hypnose
  – Problemorientierte Hypnose
  – Suggestive Elemente in Entspannungsverfahren (s. o.).

Tabelle 2.12 Kriterien zur Differenzialindikation von Progressiver Muskelrelaxation und Autogenem Training

Form	Progressive Muskelrelaxation	Autogenes Training
Zugang	Über Willkürmuskulatur	Über Konzentration
Dauer der Einzelübung	Relativ lang: 10–20 min	Kurz: 3–4 min
Erste Übungserfolge	Rasch, meist schon in den ersten Übungen	Längere Zeit bis zu ersten Erfolgen
Übung in Anwesenheit anderer Personen	Problematisch	Unproblematisch
Transfer in den Alltag	Erst im Fortgeschrittenenstadium	Wird von Anfang an geübt
Patienten	Rational-skeptische Patienten	Patient mit guter Suggestibilität
Symptome am Bewegungsapparat	Muskuläre Verspannungen	Bestimmte Schonhaltung notwendig
Übergeordnetes Therapiekonzept	Integration in multimodale kognitiv-behaviorale Konzepte (s. u.)	Einsatz im Rahmen einer Psychotherapie mit formelhafter Vorsatzbildung

2 Schmerz aus Sicht der westlichen Medizin

- Vorgehen (Egle 1999):
  - Problemanalyse der schmerzauslösenden und -aufrechterhaltenden Faktoren
  - Einleitung der Trance: visuelle (z. B. Fixation eines Punktes), motorische oder verbale Induktionsformen (z. B. Konfusionsmonologe, denen der Patient rational nicht mehr folgen kann)
  - Symptombezogene Anwendung: Hervorrufen von schmerzunverträglichen Einstellungen oder Bildern (z. B. brennende Missempfindung wird durch Suggestion von Kälte blockiert)
  - Erlebnisorientierte Anwendung: komplexer Interaktionsprozess mit dem Ziel Lösungen für Probleme zu erarbeiten, die den Schmerz aufrechterhalten (u. a. hypnotische Altersregression mit imaginativem Zurückschreiten zu positiveren Lebensabschnitten des Patienten zur Aktivierung innerer Ressourcen)
  - Bei chronischen Schmerzen Kombination von symptombezogener und erlebnisorientierter Anwendung sinnvoll
  - Überführen der erarbeiteten Strategien in autosuggestive Techniken (Selbsthypnose) durch den Patienten (entscheidender Schritt für Langzeitwirkung).

▸▸ Wirkung
- Veränderung der cerebralen Schmerzverarbeitung
- Aktivierung descendierender Hemmsysteme
- Häufig Entspannungsreaktion (s. o.), vegetativ-humorale Schmerzreaktion aber potenziell unbeeinflusst (erhöhter Blutdruck, Herzfrequenz, Plasmacortisolspiegel).

Biofeedbackverfahren
▸▸ Indikationen
- Da sehr aufwändiges Verfahren: Indikation nur bei Patienten mit extrem schlechtem Zugang zum eigenen Körper, die nicht initial in der Lage sind andere Entspannungsverfahren (PMR, AT) zu erlernen (Egle 1999)
- Vasokonstriktortraining (A. temporalis) bei Migräne
- EMG-Biofeedback bei Kopfschmerz vom Spannungstyp, temporomandibulärer Dysfunktion und Rückenschmerz.

▸▸ Prinzip
Rückmeldung eines autonomen physiologischen Prozesses, der sonst für den Patienten nicht oder nur begrenzt wahrnehmbar ist (z. B. akustische Kodierung des aktuellen Muskeltonus).

▸▸ Wirkung
- Patient lernt über kontinuierliche Rückmeldung den physiologischen Prozess (z. B. Muskelverspannung) zu kontrollieren
- Verbesserung der Entspannungsfähigkeit.

Kognitiv-verhaltenstherapeutische Verfahren
▸▸ Indikation
Patienten mit chronischen Schmerzsyndromen und inadäquater Schmerzbewältigung.

▸▸ Grundannahmen
- Individuen sind nicht passive Reizempfänger sondern aktive Reizverarbeiter (☞ Kap. 2.1.1 systemtheoretisches Modell der Schmerzverarbeitung)
- Gedanken können Gefühle, physiologische Prozesse und Verhalten beeinflussen. Umgekehrt können Gefühle, physiologische Prozesse und Verhalten die Gedanken beeinflussen
- Individuen können ihre Gedanken, ihre Gefühle und ihr Verhalten modifizieren um Schmerzen besser bewältigen zu können.

▸▸ Therapieansätze
Die Durchführung ist in Form von Schmerzbewältigungsgruppen möglich (geschlossene Gruppe, 10–12 Sitzungen)
Es gibt fünf überlappende Therapiephasen (nach Turk 1999):
1. Untersuchung des psychophysischen Zustandes des Patienten, Bestimmung der Schmerz aufrechterhaltenden Faktoren
2. Rekonzeptualisierung des Schmerzbildes des Patienten
   - Vermittlung eines bio-psycho-sozialen Modells von Schmerz
   - Einbeziehung persönlicher Erfahrungen des Patienten („Welche Situationen oder Bedingungen haben Einfluss auf Ihre Schmerzen?"), sinnvolles Hilfsmittel Schmerztagbuch

- Identifikation dysfunktionaler Gedanken („mir kann keiner helfen"), und Analyse sozialer Schmerzverstärker (z. B. überfürsorgliche Ehefrau)
- Formulierung von Therapiezielen: „Was würden Sie tun wenn Sie weniger Schmerzen hätten?"
- Gemeinsame Ermittlung einer Therapiestrategie
3. Erlernen von Techniken zur Stress- und Schmerzbewältigung
    - Entspannungsverfahren (PMR, AT, Meditation, Body Scan)
    - Aufmerksamkeitslenkung
    - Stufenweise Erhöhung körperlicher Aktivität (u. a. kardiovaskuläres Fitnesstraining)
    - Kognitive Strategien: dysfunktionale Gedanken werden durch konstruktive Gedanken ersetzt: z. B. Schmerzerleben wird zerlegt in größere und kleinere Einzelprobleme (berufliche, finanzielle, familiäre, emotionale, physische Aspekte, etc.), die dadurch handhabbarer werden
    - Genusstraining: verstärkte Zuwendung zu verbliebenen positiven Erlebnismöglichkeiten („gönne dir Genuss", „nimm dir Zeit zum Genießen" „genieße bewusst", „genieße die kleinen Dinge des Lebens" (Basler 2001)
4. Generalisierung, Aufrechterhaltung und Prävention von Rückfällen
    - Anwendung der erlernten Techniken in verschiedenen Alltagssituationen
    - Erkennen und Diskussion von auftretenden Schwierigkeiten
    - Regelmäßige Visiten mit positiver Verstärkung des Patienten („Hat es funktioniert? Wie hat sich das angefühlt?")
5. Follow up
    - Wiedervorstellung wird nicht als Versagen betrachtet sondern als Möglichkeit die Kontrollstrategien nochmals zu verbessern.

▸▸ **Wirkung**
- Seelische Bewältigung des Schmerzes
- Aktivierung und Erhöhung der Funktionalität
- Verbesserung der Lebensqualität.

Tiefenpsychologische Verfahren

▸▸ **Indikationen**
Somatoforme Schmerzstörungen

▸▸ **Therapie**
- Fokus nicht auf Schmerzsymptomatik, sondern auf Bearbeitung dahinter liegender psychischer Konflikte
- Klassische psychoanalytische Herangehensweise für Schmerzpatienten in der Regel zu indirekt und zeitlich aufwändig
- Modifizierte Ansätze mit Integration auch kognitivverhaltenstherapeutischer Ansätze.

Für weitergehende Ausführungen zur psychoanalytisch orientierten Psychotherapie siehe einschlägige Fachliteratur.

▸▸ **Wirkung**
Ziel ist Schmerzfreiheit (häufig jedoch aufgrund sekundärer körperlicher Läsionen durch vorherige invasive Therapieversuche nicht mehr erreichbar), welche durch Einsicht in die Bedingungen des Krankseins erreicht werden soll. Dadurch, dass der Patient lernt, die psychologischen Mechanismen zu durchschauen, ist die Bildung des Surrogatsymptoms „Schmerz" nicht mehr nötig.

2.5 Westliche Naturheilverfahren

2.5.1 Ausleitende Verfahren

Baunscheidt-Therapie
Michael Elies und Andreas Michalsen

▸▸ **Definition**
Kombinierte Anwendung von physikalischen und chemischen Hautreizmitteln zur reflektorischen Segmenttherapie.

▸▸ **Grundsätzliche Überlegungen**
Die Baunscheidt-Therapie wird als Hautreizmethode dem Bereich der Humoralmedizin zugeordnet und mitunter als „Akupunktur des Westens" bezeichnet. Die Methode geht auf den Ingenieur Carl Baunscheidt (1809–1874) zurück. In ihrer physiologischen Beschreibung beinhaltet die Anwendung lokal durchblutungsfördernde Effekte sowie segmental-kuti-viscerale bzw. kontrairritierende Elemente.

▸▸ **Indikationen**
Auf der Basis empirischer Befunde wird eine Eignung der Baunscheidt-Therapie bei degenerativen und entzündlichen Wirbelsäulenerkrankungen, Osteopo-

rose, Tendinosen sowie diffuser Wirbelsäulenmetastasierung bei Versagen anderer Therapieoptionen postuliert.

▸▸ **Anwendung**

Die behandlungsbedürftigen Areale werden mit dem Baunscheidt-Instrument topisch behandelt. Hierbei wird ein sterilisierbares Gerät mit 33 feinen Nadeln auf das schmerzende Areal aufgesetzt, die Nadeln werden mittels eines Federschneppers durch plötzliches Loslassen oberflächlich in die Haut eingebracht. Der Reiz wird durch nachfolgendes Einreiben mit einem leicht hautreizenden Öl (zumeist Baunscheidt-Öl, **cave:** Schleimhautkontakt) verstärkt, das Areal danach mit exanthemischer Watte für 48 Stunden abgedeckt. Es bilden sich in der Regel ein lokal begrenzter Ausschlag mit Pustelbildung, Juckreiz und Wärmegefühl. Gelegentlich wird eine initiale Schmerzverstärkung beobachtet. Die Nachbehandlung erfolgt mit Externa.

▸▸ **Nebenwirkungen und Kosten-Nutzen-Abwägung**

Entzündungen bzw. Superinfektionen sind möglich, werden bei sachgerechter Anwendung ebenso wie eine Narbenbildung aber nicht beobachtet. Die Kosten-Nutzen-Abwägung ist nicht überprüft.

▸▸ **Kontraindikationen**
- Mangelnde Compliance
- Allergien auf Behandlungsmaterialien
- Offene Hauterkrankungen
- Ausgeprägte arterielle Durchblutungsstörungen
- Zustand nach Radiatio im Behandlungsareal
- Schwangerschaft
- Immunsuppressive Erkrankungen
- Tuberkulose.

▸▸ **Besonderheiten**

Das Baunscheidt-Verfahren erfordert aufgrund der damit verbundenen iatrogenen lokalen Reizung einen besonders sachgerechten Umgang durch einen ausgebildeten Therapeuten.

▸▸ **Wissenschaftliche Bewertung**

Sammelstatistiken und Erfahrungsberichte zur Anwendung der Baunscheidt-Therapie aus einer universitären schmerztherapeutischen Einrichtung liegen vor, kontrollierte Studien hingegen stehen aus. Die Plausibilität erscheint ähnlich wie bei anderen segmentalen Reizkörpertherapien mittelgroß.

Blutegeltherapie
Gustav Dobos und Thomas Rampp

▸▸ **Grundsätzliche Überlegungen**

Der Hirudo medicinalis, der medizinische Blutegel, wurde erstmals von den Griechen vor fast 2200 Jahren eingesetzt und beschrieben, wobei die Indikationen vielfältig waren (u.a. unterschiedliche Schmerzzustände). Wissenschaftliche Untersuchungen heute zu Infektions- und Blutungsrisiken wurden im Rahmen des Einsatzes in der plastischen Chirurgie, bei der Behandlung der postoperativen venösen Stauung, durchgeführt. Aktuell werden in Deutschland pro Jahr ca. 350 000 Blutegel für therapeutische Zwecke gezüchtet.

▸▸ **Indikationen**

Untersuchungen zur Therapie von chronischen Schmerzen liegen lediglich für die Indikationen der chronischen Gonarthrose vor.

▸▸ **Anwendung**

Bei der Therapie der Kniegelenksarthrose kommen in der Regel 4–6 Blutegel zum Einsatz. Die Tiere werden mit Hilfe einer stumpfen Plastikpinzette oder eines Glases vorsichtig auf die creme- und seifenfreie Haut aufgesetzt. Quetschungen der Tiere sollten dabei vermieden werden.

▸▸ **Nebenwirkungen und Kosten-Nutzen-Abwägung**

Nebenwirkungen sind bei sachgerechter Anwendung selten. Es kann zu Nachblutungen aus den Bissstellen kommen, zu allergischen Reaktionen und zu lokalen Infektionen. Die Gonarthrose ist eine häufige Erkrankung vor allem im Alter und führt in vielen Fällen zu einer deutlichen Immobilisierung und Einschränkung der Lebensqualität. Die konventionellen Therapiemöglichkeiten sind beschränkt. Nichtsteroidale Schmerzmittel (NSAR) und Morphinderivate haben gerade bei älteren Menschen ein hohes Nebenwirkungspotenzial. An den Nebenwirkungen von NSAR sterben in den USA jährlich 16 500 Menschen. Die operative Kniegelenksversorgung ist kostenaufwändig und aufgrund eingeschränkter Operabilität nicht immer möglich. In Anbetracht dieser Gesamtsituation ergibt sich speziell bei der Kniegelenksarthrose älterer Menschen eine äußerst günstige Kosten-Nutzen-Relation.

▸▸ Kontraindikationen

- Gerinnungsstörung
- Therapie mit gerinnungshemmenden Medikamenten
- Immunsuppression
- Bekannte Allergien gegen Blutegelbestandteile
- Abneigung gegen die Therapie von Seiten des Patienten.

▸▸ Besonderheiten

In der Regel dauert der Saugvorgang 30–90 min. Danach löst sich der Blutegel nach Beendigung des Saugaktes von allein. Eine gewaltsame Lösung und auch das Auftäufeln von Kochsalzlösung zur vorzeitigen Ablösung sollte vermieden werden, da sonst ein erhöhtes Infektionsrisiko besteht. Blutegel dürfen nur einmal verwendet werden und müssen danach entsorgt werden.

▸▸ Wissenschaftliche Bewertung

Es existieren zwei kontrollierte Studien, davon eine kontrolliert-randomisierte crossover-Studie, welche eine schmerzlindernde Wirkung der Blutegeltherapie bei der Kniegelenksarthrose dokumentieren. In beiden Untersuchungen erbrachte die Therapie eine signifikante Schmerzreduktion innerhalb von 2–3 Tagen, die während der gesamten Beobachtungszeit von 4 bzw. 9 Wochen erhalten blieb. In Einzelfällen hielt die schmerzlindernde Wirkung über einen Zeitraum von mehr als 4 Monaten an. Diesbezüglich könnte eine nach initialer Schmerzreduktion gesteigerte Alltagsbeweglichkeit von Bedeutung sein. Es traten keine ernsthaften Nebenwirkungen auf. Eine Wiederholung der Behandlung war problemlos möglich und erbrachte den gleichen Effekt. Ein möglicher Wirkmechanismus könnte eine direkte schmerzlindernde und antiphlogistische Wirkungsweise von Blutegel-Inhaltsstoffen sein, zusätzlich kommt es vermutlich zu einer Verbesserung der Gewebedurchblutung und zu einer lokalen Entstauung. Neben dem bekannten Hirudin sind aktuell 20 weitere Substanzen identifiziert worden. Für die beobachtete Wirkung kämen zum Beispiel neben dem Hirudin: Hyaluronidase, histaminähnliche Vasodilatatoren, wenig charakterisierte Proteasen und schmerzlindernde Substanzen wie z. B. Kallikrein-Inhibitoren in Frage.

Cantharidenpflaster

Michael Elies und Andreas Michalsen

▸▸ Definition

Anwendung eines chemischen Hautreizmittels in Form einer Zubereitung aus Lytta vesicatoria (Cantharis, spanische Fliege) zur lokalen Schmerztherapie.

▸▸ Grundsätzliche Überlegungen

Das Cantharidenpflaster entstammt der Empirie und dem Denkmodell der antiken Humoral-Medizin. In ihrer physiologischen Beschreibung beinhaltet die Anwendung lokal durchblutungs- und lymphstromfördernde Effekte sowie reflektorische, segmental-cutivisceraler bzw. kontrairritierende Elemente.

▸▸ Indikationen

Entsprechend der empirischen und historischen Literatur werden Cantharidenpflaster als symptomreduzierend zur Schmerztherapie bei chronifizierten degenerativen Wirbelsäulen- und Gelenkerkrankungen sowie nicht operationsbedürftigen Bandscheibenleiden beschrieben.

▸▸ Anwendung

Ein konfektioniertes Cantharidenpflaster wird lokal auf das Schmerzareal aufgelegt und für 12–20 Stunden belassen. Es entwickelt sich eine intrakutane Blase, die dann steril punktiert und mittels Puderverband weiterbehandelt wird, bis keine Sekretion mehr erfolgt.

▸▸ Nebenwirkungen und Kosten-Nutzen-Abwägung

Es resultiert eine Hyperpigmentation der Haut im Behandlungsareal, die über 6–12 Monate anhalten kann. Entzündungen/Superinfektionen sind möglich, werden in der Praxis bei sachgerechter Anwendung jedoch sehr selten beobachtet. Während der Einwirkzeit des Pflasters kann es zu einem Brennschmerz lokal sowie im Bereich der ableitenden Harnwege beim Wasserlassen kommen. Die Kosten-Nutzen-Abwägung ist nicht überprüft.

▸▸ Kontraindikationen

- Mangelnde Compliance
- Allergien auf Behandlungsmaterialien
- Offene Hauterkrankungen
- Ausgeprägte arterielle Durchblutungsstörungen
- Zustand nach Radiatio im Behandlungsareal

- Schwangerschaft
- Eingeschränkte Nierenfunktion (aufgrund der dosisabhängigen nephrotoxischen Wirkung von Cantharidin).

Besonderheiten

Das Cantharidenpflaster erfordert aufgrund der damit verbundenen iatrogenen lokalen Reizung einen besonders sachgerechten Umgang durch einen ausgebildeten Therapeuten.

Wissenschaftliche Bewertung

Es liegen nur Sammelstatistiken und Erfahrungsberichte zur Anwendung des Cantharidenpflasters aus einer universitären schmerztherapeutischen Einrichtung vor, kontrollierte Studien hingegen stehen aus. Die Plausibilität zur Anwendung erscheint aufgrund der physiologischen Grundlagen mittelgroß. Zukünftige kontrollierte Studien mit Abwägung der Kosten-Nutzen-Relation und der Dokumentation der Sicherheit der Methode sind notwendig.

Schröpfen
Ulrich Deuse

Grundsätzliche Überlegungen

Schröpfbehandlungen dienen der Lockerung und Massage von verhärteten, verspannten Arealen im Bereich der Haut, des Bindegewebes und der oberflächlichen Muskulatur. Geschröpft wird über so genannten Gelosen. Darunter versteht man eine umschriebene Verhärtung, eine Verquellung und Schwellung des subkutanen Bindegewebes. Die Haut und das darunter liegende Bindegewebe haben einen erhöhten Spannungszustand und lassen sich schwer von ihrem Untergrund abheben.

Gelosen können in kalte/blasse („Leere"-) und in heiße/rote („Fülle"-) Gelosen unterschieden werden. Kalte Gelosen stellen sich als blasse, blutarme Bindegewebsverhärtungen dar, zeigen eine „zäh-sulzige" Konsistenz und sind erst bei tiefem Druck schmerzhaft. Die heiße Gelose ist dagegen blutgefüllt, prall elastisch und schmerzhaft auf Druck oder Kneifen.

Bindegewebige Gelosen kommen häufig vergesellschaftet mit Myogelosen vor, und zwar in der Regel dann, wenn ein Reizzustand im betreffenden Segment vorliegt. Dieser kann durch lokale Ursachen (segmentale Funktionsstörung der Wirbelsäule, Nervenwurzelirritation u. a.) hervorgerufen werden.

In der Naturheilkunde wird darüber hinaus – im Sinne der Reflexzonentheorie (z. B. nach Head) – ein reflektorischer Zusammenhang zwischen erkrankten Organen und bindegewebigen Gelosen postuliert.
Daraus wurden die sog. Schröpfzonen (z. B. nach Abele, ☞ Abb. 2.5-1) entwickelt.

Indikationen

Durch die Therapie kann also ein lokaler Schmerz- und Verspannungszustand gebessert werden. Dabei kommen besonders schmerzhafte paravertebrale Verspannungen in Betracht. Nach der ganzheitlichen, naturheilkundlichen Vorstellung wäre darüber hinaus auch eine reflektorische Behandlung erkrankter innerer Organe möglich.

Geschichte

Das Schröpfen zählt wohl zu den ältesten Heilverfahren der Menschheit und wird in vielen Kulturen angewendet. Schon in der antiken babylonischen und ägyptischen Medizin wurde geschröpft. Bei Hippokrates hatte es einen ebenso hohen Stellenwert wie bei Hufeland. In der arabischen, der indischen und der chinesischen Medizin wird es bis heute im Rahmen der traditionellen Medizin angewendet.

Anwendung

Trockenes Schröpfen

Ein geschlossenes Gefäß in dem zuvor ein Unterdruck erzeugt wurde, wird an einer vorher definierten Schröpfzone auf die Haut aufgesetzt. In diesem Segment (Haut, darunter liegendes Bindegewebe, darunter liegende Muskulatur) wird eine Sogwirkung erzeugt. Der Unterdruck kann sowohl durch eine Flamme als auch durch Luftanzug (z. B. über einen Saugball) erzeugt werden. Durch den Sog wird das Gewebe gedehnt und es kommt zu einer Rötung und kleinen Blutungen unter der Haut, die in Form von kleinen Blutergüssen („blauen Flecken") sichtbar werden. Durch die Dehnung und die Blutung entsteht eine Reizwirkung auf das Segment (Haut, Bindegewebe, Muskulatur).

Es sollte immer über Weichteilgewebe und nie über Knochen geschröpft werden. Das Schröpfgefäß wird 10–15 min belassen und dann vorsichtig abgenommen. Bei der Schröpfkopfmassage wird der Schröpfkopf in einer streichenden Bewegung über die zuvor eingeölte Haut neben der Wirbelsäule langsam von der Schulter bis zum Gesäß gezogen.

2.5 Westliche Naturheilverfahren

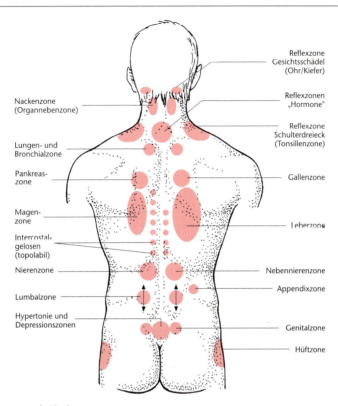

Abb. 2.5-1 Schröpfzonen nach Abele

Blutiges Schröpfen
Zunächst muss die zu schröpfende Haut desinfiziert werden. Danach wird die Haut mit einer sterilen Lanzette oder Nadel ca. 10–15-mal durchstoßen (ca. 3–5 mm tief), sodass kleine Bluttropfen austreten. Zuletzt wir das Schröpfgefäß wie oben beschrieben aufgesetzt und so lange belassen, bis kein weiteres Blut mehr austritt (ca. 5 min).
Kalte Gelosen sollten immer unblutig geschröpft werden, heiße Gelosen können sowohl blutig als auch unblutig geschröpft werden.

▸▸ Nebenwirkungen
- Große Blutergüsse
- Verletzungen der Haut (z. B. bei Hautkrankheiten)
- Blutiges Schröpfen: Infektion.

▸▸ Kontraindikationen
- Krankheiten und Irritationen der Haut (z. B. Sonnenbrand, nie an der befallenen Stelle schröpfen)
- Hohes Blutungsrisiko (z. B. bei bekannten Blutgerinnungsstörungen, Antikoagulationstherapie)
- Alle Hautveränderungen, die ein erhöhtes Infektions- und Verletzungsrisiko mit sich bringen (z. B. Cortisonhaut).

▸▸ Kosten
- Ca. 2–4 € pro Schröpfglas
- Zusätzlich: Massageöl.

▸▸ Zeitaufwand
- Ansetzen der Schröpfköpfe ca. 5 min, Dauer der Behandlung ca. 25 min, separater Raum erforderlich
- Anleitung von Angehörigen: ca. 10 min.

▸▸ Wissenschaftliche Bewertung
Kontrollierte wissenschaftliche Untersuchungen, die eine Wirksamkeit bei den o. g. Indikationen belegen könnten, fehlen bisher, sodass die Plausibilität der Schröpftherapie sich nur aus dem immensen Er-

fahrungswissen (Anwendung seit Jahrtausenden, Anwendung in unterschiedlichen Kulturen) und der aus wissenschaftlicher Sicht nachvollziehbaren Theorie ableitet.

2.5.2 Bewegungstherapie
Gustav Dobos und Thomas Rampp

▸▸ **Grundsätzliche Überlegungen**

Die Bewegungstherapie zählt ursprünglich zu der klassischen Naturheilkunde nach Kneipp. In der Regel wird darunter ein mittleres aerobes Ausdauertraining verstanden, dessen Wirksamkeit für eine Reihe von Schmerzerkrankungen gezeigt werden konnte. Ein erfolgreiches und risikoarmes Training hängt allerdings von der genau dosierten Trainingsbelastung ab. Vor allem bei Herzkranken, die häufig jahrelang inaktiv waren und bei älteren Menschen, die unter altersbedingten organischen Veränderungen leiden können, muss dies mit berücksichtigt werden.

▸▸ **Indikationen**

Untersuchungen, die eine positive Wirkung der Bewegungstherapie bei Schmerzen unterstützen liegen zu den Indikationen der Cephalgie, Fibromyalgie, Gonarthrose, Migräne, PCP und chronischen Rückenschmerzen vor.

▸▸ **Anwendung**

Die Trainingsherzfrequenz ist ein Orientierungswert für ein optimales Kreislauftraining im Bereich der allgemeinen aeroben Ausdauer, also im Bereich von 60–80 % der maximalen Belastbarkeit. Bei Herz-Kreislauf-Erkrankten sollte die Trainingsherzfrequenz individuell anhand eines Belastungs-EKG's ermittelt werden, um dadurch eine gut dosierte individuelle Belastungssteuerung zu erreichen. Einen guten Einstieg für ungeübte oder übergewichtige Patienten bietet das Walking, das ab einer Belastbarkeit von 100 Watt möglich ist. Es kann als Vorbereitung auf ein Lauftraining (Jogging) gesehen werden, das ab einer Belastbarkeit von 125 Watt durchgeführt werden kann.

▸▸ **Nebenwirkungen und Kosten-Nutzen-Abwägung**

Bei sachgerechter Durchführung sind Nebenwirkungen gering. Die Kosten-Nutzen-Abwägung ist äußerst günstig.

▸▸ **Kontraindikationen**

Die Kontraindikationen hängen in erster Linie von der Belastbarkeit des Patienten ab. Dies trifft insbesondere für Patienten mit schweren Herzerkrankungen und bei älteren Menschen zu. Grundsätzlich sollte die Belastungsintensität entsprechend individuell angepasst werden.

▸▸ **Wissenschaftliche Bewertung**

In einer Übersichtsarbeit konnte gezeigt werden, dass ein aerobes Ausdauertraining 3-mal pro Woche zu einer deutlichen Schmerzreduktion bei Patienten mit Fibromyalgie führt. Mehrere Arbeiten konnten den positiven Zusammenhang zwischen einer intensiven aeroben Bewegungstherapie und einer signifikanten Schmerzreduktion bei Patienten mit chronischen, nicht jedoch bei akuten Rückenschmerzen, zeigen. Bewegungstherapie gilt seit langem als eine potenzielle prophylaktische Behandlung der Migräne, auch wenn größere, eindeutige Untersuchungen noch fehlen. Es konnte an 34 Migränepatienten gezeigt werden, dass 2- bis 3-mal wöchentliches, einstündiges aerobes Geh- und Lauftraining nach dreimonatiger Dauer bei 80 % der Patienten zu einem signifikanten Abfall der Anzahl der Migräneanfälle geführt hatte. Der Zustand blieb nach Beendigung des Lauftrainings für 6 Monate konstant, um sich dann jedoch erneut zu verschlechtern. Diese Ergebnisse sind angesichts weiterer beobachteter Befunde einer signifikant reduzierten aeroben Leistungsfähigkeit von Migränepatienten von besonderem Interesse.

> Die Bewegungstherapie ist ein wichtiger Therapiebaustein in der Behandlung chronischer Schmerzen, wichtig ist dabei insbesondere die konstante Durchführung eines Trainingsprogrammes von 30- bis 60-minütiger Dauer, von durchschnittlich 2–3-mal pro Woche.

2.5.3 Heilfasten
Gustav Dobos und Thomas Rampp

▸▸ **Definition**

Unter dem therapeutischen Fasten (Heilfasten) versteht man den freiwilligen Verzicht auf feste Nahrung für einen begrenzten Zeitraum unter therapeutischen Gesichtspunkten. Dabei kommt es bei einer Kalorienreduktion auf unter 300 kcal/Tag zu verschiedenen neuroendokrinen Anpassungsvorgängen und metabolischen Reaktionen, welche initial mit adrenergen vegetativen Begleiterscheinungen und einem signifikanten Catecholaminanstieg in Urin einhergehen.

▸ Grundsätzliche Überlegungen

Der freiwillige und bewusste Verzicht auf feste Nahrung für einen begrenzten Zeitraum ist Bestandteil fast aller großen Weltreligionen. Die heilende Wirkung des Fastens wurde bereits im Altertum therapeutisch eingesetzt. Der Arzt Otto Buchinger entwickelte in den 30er Jahren des vergangenen Jahrhunderts Therapiestandards des sog. Heilfastens, die mit einigen Modifikationen heute noch Gültigkeit haben. Es gibt eine weitere Vielzahl von modifizierten Fastenmethoden (F. X. Mayr, Schroth, Saft-Fasten). Grundlagenorientierte wissenschaftliche Untersuchungen, die über den Effekt der kurzzeitigen Gewichtsreduktion hinausreichen sind erst in den letzten 10 Jahren entstanden und lassen eine neue Bewertung des therapeutischen Fastens als eine so genannte Umstimmungstherapie zu.

Das therapeutische Fasten ist die Basis einer naturheilkundlichen Schmerztherapie. Insbesondere kommt es bei den Indikationen rheumatoide Arthritis, Migräne und chronischer Schmerzen als Verfahren zum Einsatz.

▸ Anwendung

Im Gegensatz zum Fasten für Gesunde soll therapeutisches Fasten stationär durchgeführt werden. Bei leichtgradigen Schmerzsyndromen kann ein ambulantes Fasten unter Anleitung durchgeführt werden.

▸ Nebenwirkungen und Kosten-Nutzen-Abwägung

Die Nebenwirkungen sind bei korrekter Durchführung (Medikation entsprechend reduzieren) gering. Initial können kurzzeitig Kopfschmerzen, Frösteln, Sehstörungen, Gliederschmerzen und Schlafstörungen auftreten, die sich in der Regel innerhalb von drei Tagen bessern, manchmal aber auch einen vorzeitigen Abbruch erfordern. Gelegentlich können Hyponatriämien auftreten (**cave:** Diuretika-Einnahme).

▸ Kontraindikationen

- Starkes Untergewicht
- Vorliegen einer Essstörung
- Kurz zurückliegende Tumorerkrankungen
- Psychotische Erkrankungen
- Depressionen.

▸ Besonderheiten

Während der ersten 3 Fastentage kann es zum Auftreten von vegetativen Begleiterscheinungen kommen. Hunger tritt in der Regel nach dem 3. Tag bei über 90 % der Fastenden nicht mehr auf. Ab dem 3. Tag kommt es bei dem größeren Teil der Patienten zu einer deutlichen Stimmungsverbesserung, die in der Regel während der gesamten Fastenzeit bestehen bleibt. Bei Patienten mit rheumatoider Arthritis sollte die Medikation bei Einleitung des Fastens angepasst werden. Mit einem Wirkungseintritt ist nach ca. 4–7 Tagen zu rechnen. Sinnvoll ist es, nach dem Fasten die Ernährungsgewohnheiten auf eine arachidonsäurearme, halbvegetarische und fischölreiche Kostform umzustellen. Bei Patienten mit Migräne kommt es initial oft zu starken Migräne-Anfällen, im weiteren Verlauf kommt es jedoch regelmäßig zu einer deutlichen Reduktion weiterer Kopfschmerz-Attacken. In der Regel scheint der Schmerzmittelentzug während des Heilfastens erleichtert zu sein. In jedem Fall ist es sinnvoll, die Fastentherapie mit einer ordnungstherapeutischen Lebensstilveränderung zu kombinieren, z. B. mit dem Meiden von auslösenden Noxen, der Entwicklung von Coping-Strategien gegen Stress, der regelmäßigen Durchführung von Entspannungsverfahren u.a. Fastenunerfahrene sollten während der Fastentherapie nicht aktiv am Straßenverkehr teilnehmen.

▸ Wissenschaftliche Bewertung

Wesentliche Indikationen des Heilfastens sind die chronische Polyarthritis (PCP) sowie chronische Schmerzerkrankungen, insbesondere die Migräne. Klinische Studien zur Therapie der chronischen Polyarthritis (PCP) zeigten einen positiven Langzeiteffekt der Behandlung. Insofern kann für die Indikation PCP von einem Evidenzgrad Ia ausgegangen werden. Als mögliche Wirkmechanismen des Fastens kämen bei der PCP, neben einer intestinalen Allergenkarenz, die Modulation der Darmflora, die Steigerung der körpereigenen Katecholaminproduktion, die Hemmung des Arachidonsäure-Metabolismus sowie die Fasten-induzierte Leptin-Depletion mit konsekutiver Hemmung der T-Zell-Proliferation in Frage. Wissenschaftliche Untersuchungen zur Therapie von Schmerzerkrankungen nicht-rheumatischer Genese, z. B. zur Behandlung der

Migräne, liegen noch nicht vor. Tierexperimentell konnte nach einigen Tagen der Nahrungsrestriktion eine verringerte Serotonintransporterdichte im Kortex mit konsekutiv reduzierter Serotonin-Wiederaufnahme gezeigt werden. Diese Beobachtung deckt sich mit Untersuchungen, die einen Zusammenhang zwischen dem therapeutischen Fasten und einer signifikanten Stimmungsverbesserung zeigen konnten. Einhergehend mit der Hypothese einer gestörten cerebralen Serotonin-Regulation im Verlauf einer Migräne ergibt sich für die Fastentherapie zur Behandlung der Migräne eine hohe Plausibilität.

2.5.4 Homöopathie
Michael Elies und Andreas Michalsen

▶ Definition
Homöopathie ist die ereignisgesteuerte Anwendung kleiner Gaben eines nach besonderen Kriterien geprüften und hergestellten Arzneimittels, dessen Wirkdauer und Wirkstärke sich unter anderem nach dem spezifischen Verdünnungsgrad (Potenz) bemessen soll.

▶ Grundsätzliche Überlegungen
Die Homöopathie wird zusammen mit der Anthroposophie und Phytotherapie den so genannten besonderen Therapierichtungen zugeordnet. Die Homöopathie geht auf den deutschen Arzt Samuel Hahnemann (1755–1843) zurück, dessen wesentliche Postulate auch heute noch die Basis der angewandten Homöopathie sind.

▶ Indikationen
Das homöopathische Behandlungsverfahren orientiert sich primär an der phänomenologischen Beschreibung des Erkrankten/der Erkrankung und erst sekundär an der spezifischen Indikation. In der Behandlungspraxis nehmen allerdings akute und chronische Schmerzerkrankungen einen breiten Raum ein. Untersuchungen von unterschiedlicher methodischer Qualität und mit uneinheitlicher Aussage liegen zu den Indikationen Kopf-, Rücken-, Gelenk- und Muskelschmerzen vor. Vor dem Hintergrund der weitgehend nicht abgeklärten Wirksamkeit aber gleichzeitigen Abwesenheit von Nebenwirkungen wird die Homöopathie insbesondere als Selbsthilfemaßnahme für akute Schmerzen und als supportives Therapieprinzip bei unterschiedlichsten chronifizierten Schmerzsyndromen eingesetzt.

▶ Anwendung
Die Gesamtheit der Symptome (Befunde) des Patienten wird anhand katalogisierter Symptomverzeichnisse („Repertorium" in Buchform bzw. PC-gestützt) und Arzneimittellehren mit den infrage kommenden Arzneistoffen (Arzneimittelbildern) verglichen. Das Arzneimittel mit der größten Übereinstimmung (Ähnlichkeitsprinzip, „similia similibus curentur") zwischen Patientensymptomatik und Arzneimittelbild wird dann verordnet. Bezüglich der auszuwählenden Dosierung bzw. Verdünnungsstufe (Tief- bzw. Mittel-, Hochpotenz) der homöopathischen Arznei bestehen weit reichende Unterschiede zwischen verschiedenen homöopathischen Schulen. Mittels der homöopathischen Arznei sollen die Selbstheilungskräfte bzw. autoregulativen Prozesse stimuliert werden.

▶ Nebenwirkungen und Kosten-Nutzen-Abwägung
Allergische Reaktionen speziell bei tiefen und mittleren Potenzen sind möglich, ernste Zwischenfälle jedoch nicht publiziert. Bei unkritischer Selbstmedikation sind toxische Effekte im Tiefpotenzbereich speziell bei Einnahme von Atropa Belladonna oder Acidum Arsenicosum denkbar. Zur Kosten-Nutzen-Abwägung liegen keine methodisch ausreichenden Studien vor. Insgesamt sind die Kosten einer homöopathischen Behandlung aufgrund der niedrigen Arzneimittelkosten und des nur initial höheren Personalaufwandes relativ gering.

▶ Kontraindikationen
- Vielfach wird eine homöopathische Therapie bei nur eingeschränkter Autoregulationsfähigkeit als nicht Erfolg versprechend gewertet. Eine solche Einschränkung der Regulationsfähigkeit wird u.a. bei schwerster Komorbidität, psychotroper bzw. sedierender Komedikation und unter Kortikoidtherapie postuliert.
- Allergien gegen Arzneimittel.

▶ Besonderheiten
Neben der von S. Hahnemann entwickelten Einzelmittelhomöopathie (sog. „klassische Homöopathie") gibt es weitere Behandlungssysteme, die homöopathische Arzneimittel als Zubereitungen von Arzneistoffen gemäß Homöopathischem Arzneibuch (HAB), nicht jedoch entsprechend den Vorgaben der klassischen

Homöopathie verwenden. Schmerztherapeutisch eingesetzt wird z. B. die so genannte Biochemie nach Schüssler mit 24 mineralischen Arzneimitteln und die Komplexmitteltherapie mit fixen Kombinationen mehrerer homöopathischer Einzelmittel in zumeist geringer Verdünnungsstufe (D1 – D6).

▸▸ **Wissenschaftliche Bewertung**

Insgesamt wird der Wirksamkeitsnachweis zur Homöopathie weiterhin kontrovers beurteilt. In der bislang umfangreichsten Metaanalyse zu über 100 vorliegenden randomisiert kontrollierten Studien bei verschiedensten Indikationen zeigte sich ein leicht signifikanter Vorteil für die homöopathische Behandlung gegenüber Placebo. Studien zur Therapie und Prophylaxe der Migräne/Kopfschmerz mit Homöopathie zeigten uneinheitliche Ergebnisse, hierbei fand sich insbesondere in einer methodisch hochwertigen Studie keine Überlegenheit der klassisch homöopathischen Behandlung gegenüber Placebo. Erschwerend für die Beurteilung kommt jedoch hinzu, dass die unspezifischen (Placebo-) Effekte in den Kontrollgruppen der vorliegenden Studien aufgrund der intensiven Arzt-Patient-Interaktion stärker sind als in herkömmlichen konventionellen Arzneimittelstudien. Insgesamt fünf Studien untersuchten (nichtklassisch) homöopathische Behandlungen bei Arthroseschmerz. In zwei kontrollierten Studien erwies sich hierbei eine externe lokale homöopathische Arznei bei Arthroseschmerzen äquivalent wirksam zu einer lokalen Therapie mit NSAID und Capsaicin. Zwei kleinere Studien fanden, dass homöopathische Arzneimittel bei degenerativen Gelenkschmerzen wirksam und einer Standardtherapie vergleichbar sind, Rhus toxikodendron erwies sich hingegen als inferior gegenüber einer Standardmedikation. Die Datenlage zur postoperativen Schmerztherapie, speziell mit dem Arzneistoff Arnica, ist ebenfalls uneinheitlich. Analog gilt dies für Kopf- und Gesichtsschmerzen. Bewährte Indikationen aus dem Hals-Nasen-Ohren-Bereich sind kasuistisch beschrieben, kontrollierte Studien zu diesem Indikationsbereich liegen hingegen nicht vor.

Insgesamt besteht für die Anwendung der Homöopathie in der Schmerztherapie eine schwache Evidenz. Die Plausibilität des homöopathischen Prinzips ist weiterhin umstritten. Die Durchführung weiterer kontrollierter Studien ist notwendig.

2.5.5 Ordnungstherapie
Gustav Dobos und Thomas Rampp

▸▸ **Grundsätzliche Überlegungen**

Die Ordnungstherapie ist eine der fünf Kneipp-Säulen der klassischen Naturheilkunde. Die ursprüngliche Namensgebung basiert auf einer Definition Bircher-Benners. Anschaulicher ist allerdings ein Zitat Kneipps: „Oft konnte ich den kranken Menschen erst helfen, als ich Ordnung in ihre Seele brachte". Diese Aussage wurde über die letzten 130 Jahre tradiert, die Vorstellung über den Inhalt der Ordnungstherapie veränderte sich allerdings kontinuierlich.

Heute werden bei der ambulanten und stationären Ordnungstherapie dem Patienten u. a. strukturierte Selbsthilfestrategien in den Bereichen Ernährung, Bewegung, Stressreduktion und Entspannung vermittelt, deren Transfer mittels pädagogisch-kognitiver Elemente von speziell ausgebildeten Ordnungstherapeuten (mind-body instructor) und Ärzten zur dauerhaften Lebensstilmodifikation führt. In der Regel wird der Anspruch einer anhaltenden Verhaltensmodifikation durch konventionell rehabilitative Einrichtungen aufgrund der geringen Personalressourcen und der reduzierten Integrationsmöglichkeit in den Alltag nicht erreicht. Beispielhaft wäre diesbezüglich aus dem kardiologischen Rehabilitationsbereich die PIN-Studie zu erwähnen, bei der sich an 2400 Patienten mit einer koronaren Herzkrankung bereits 3 Monate nach Entlassung aus der Rehabilitationsklinik ein deutliches Nachlassen des Hafteffektes zeigte. In den USA wurden in den vergangenen 20 Jahren wissenschaftliche Grundlagen der Ordnungstherapie, im Schwerpunkt Lebensstilmodifikation und Stressreduktion, geschaffen, die unter den Synonymen der **Mind-Body-Medicine** oder der **Mindfullness-Based-Stressreduction (MBSR)** bekannt wurden. Darunter werden Konzepte einer Lebensstilmodifikation verstanden, die verhaltenstherapeutische Elemente mit körperorientierten Verfahren, wie z. B. Yoga, *Qigong*, Entspannungsübungen oder Meditation, zu einem Gesamtkonzept kombinieren. Ziel ist die dauerhafte Integration von Verhaltensänderungen und Entspannungsverfahren in den Alltag. Autoren wie Herbert Benson von der Harvard Medical School und Jon Kabat-Zinn von der University of Massachusetts waren hierbei die ersten, die solche ordnungstherapeutischen, nicht-medikamentösen Konzepte in die Therapie der chronischen Schmerzen einbrachten.

2 Schmerz aus Sicht der westlichen Medizin

» Indikationen
Wissenschaftliche Untersuchungen zur Ordnungstherapie liegen für die Indikationen chronischer Schmerz, Fibromyalgie, Tumorschmerzen bei Brustkrebs, chronische Kopfschmerzen und rheumatische Erkrankungen vor.

» Setting und Anwendung
Der ordnungstherapeutische Behandlungsansatz lässt sich ambulant, teilstationär oder stationär verwirklichen. Der kognitiv-verhaltenstherapeutische Anteil des Originalprogramms aus dem **Mind/Body Medical Institute** der Harvard Medical School ist im Vergleich zu dem **MBSR-Programm** der University of Massachusetts stärker ausgeprägt. Beide Programme werden in Gruppen durchgeführt und finden z. B. über jeweils 2 $\frac{1}{2}$ Stunden einmal pro Woche über einen Zeitraum von 8 Wochen statt. Entscheidend für den langfristigen Therapieerfolg beider ordnungstherapeutischer Programme ist das tägliche Üben/Durchführen für 20–45 min sowie die Integration von Entspannungs- und sog. Achtsamkeits-Elementen in den Alltag.

» Nebenwirkungen und Kosten-Nutzen-Abwägung
Vorsicht ist bei Patienten mit psychotischen Episoden in der Vergangenheit geboten. Erfahrungsgemäß wird eher von Patienten mit starkem Leidensdruck eine konsequente Einübung der täglichen Meditation o.ä. Verfahren praktiziert. In der Regel handelt es sich um Patienten mit chronischen Schmerzen, bei denen alle vorherigen Therapieversuche ergebnislos blieben. Unter diesem Gesichtspunkt erscheint das Ergebnis einer Kosten-Nutzen-Abwägung als günstig.

» Kontraindikationen
Psychotische Vorerkrankung und starke Depressionen.

» Besonderheiten
Das gleichzeitige Vorliegen einer leichten Angststörung sowie einer zwanghaften Persönlichkeitsstruktur scheint die Compliance für das Achtsamkeitsmeditations-Training zu fördern. Ein Vorteil des Trainings ist der Einsatz in der Gruppe (soziale Kompetenz) sowie die Wohnortnähe, welche die Integration der Lebensstiländerung in den Alltag erleichtert. Die Praxis der Meditation muss von erfahrenen Therapeuten vermittelt werden. Eine wesentliche Voraussetzung für die Wirksamkeit der Therapie ist das regelmäßige Üben/Durchführen der Verfahren. Die Compliance ist hierbei abhängig von der Persönlichkeitsstruktur und dem Leidensdruck des Patienten und liegt nach 4 Jahren bei bis zu 70%. Das von Herbert Benson entwickelte Konzept der **Mind-Body-Medicine** wird an 17 sog. **affiliated**, also angegliederten Zentren in den USA, Kanada, Irland und in Kürze auch in Deutschland durchgeführt und könnte zu einer signifikanten Kostenreduktion der Behandlung von Patienten mit chronischen Schmerzen führen.

» Mindfullness-based-Stressreduction (MBSR)
Die **MBSR** nach Jon Kabat-Zinn stellt die Kombination meditativer Praktiken asiatischer Traditionen, wie z.B. des Zen-Buddhismus und Yoga dar, ohne deren spezifische religiöse, kulturelle oder ideologische Inhalte zu übernehmen. Diese Praktiken wurden therapeutisch als Strategien der Selbstregulation übernommen, welche beispielsweise zu einer Modifikation der Schmerzwahrnehmung (mittels des Achtsamkeitsprinzips) führen.

> Unter Achtsamkeit wird ein klares und nichtwertendes Gewahrsam dessen, was in jedem Augenblick geschieht, verstanden, ein Leben „im Augenblick".

Im Gegensatz zu dem eher kognitiv orientierten Konzept der **Mind-Body-Medicine** der Harvard Medical School (s. u.) ist der Ansatzpunkt der MBSR eher der Körper mit seiner „Spürfähigkeit" sowie der achtsame Umgang mit sich selbst und seiner Umgebung.

» Mind-Body-Medicine
Ziel der **Mind-Body-Medicine** nach Herbert Benson an der Harvard Medical School ist u.a. die Stärkung der sog. **stresshardiness** des Patienten. Dem Patienten werden Fähigkeiten und Techniken vermittelt, welche ihn in die Lage versetzen, Kontrolle über sein Leben zurückzuerlangen. Basis ist die tägliche Praxis der **relaxation response** durch nicht-kultische Meditations- oder Entspannungsverfahren, die in ein klar strukturiertes Schulungsprogramm mit Information, kognitiver Umstrukturierung sowie Motivationsstützung eingebettet sind. Mögliche Entspannungsverfah-

ren in diesem Zusammenhang sind die Meditation, Yoga, Qigong sowie die progressive Muskelentspannung. Im Gegensatz zu dem Programm von Kabat-Zinn ist hier der gesamte Ansatz kognitiv bzw. verhaltenstherapeutisch ausgerichtet. Der Schulungs- und Übungszeitraum ist bei beiden Methoden zwischen 8 und 14 Wochen für jeweils 2 $^1/_2$ Stunden. Das tägliche Üben (Durchführen) von Meditationen oder Entspannungstechniken findet (z. B. unter Zuhilfenahme von Kassetten) Zuhause statt. Der tägliche Zeitaufwand liegt bei 20–60 min.

▸▸ **Wissenschaftliche Bewertung**

Hoffmann et al. konnten zeigen, dass die regelmäßige Durchführung von Meditationen oder Entspannungsverfahren zu einer sog. **relaxation response** führt. Dabei handelt es sich um eine physiologische Reaktion, die im Anschluss bzw. als Gegenspieler der Stress-Reaktion (fight-or-flight-response) eintritt und als trainierbarer selbst-induzierbarer Vorgang zu einer Vielzahl positiver Veränderungen führen kann. Experimentell konnte unter anderem gezeigt werden, dass es bei täglicher Meditation nach vier Wochen zu einer veränderten Stressreaktion auf Endorganebene kommt. Das von Jon Kabat-Zinn seit Beginn der 80er Jahre entwickelte Konzept der MBSR basiert im Wesentlichen auf Elementen der buddhistischen Achtsamkeitsmeditation. Das Konzept wurde im Rahmen der wissenschaftlichen Evaluation zu einem 8-wöchigen Therapieprogramm entwickelt und wird mittlerweile an 240 amerikanischen Kliniken praktiziert. In einer Evaluation zeigten am Ende des Trainings 65 % der Patienten eine Schmerzreduktion von mehr als 33 % und 50 % der Patienten eine Reduktion von über 50 % an.

2.5.6 Phytotherapie (europäisch)
Thomas Rampp

▸▸ **Definition**

Zusammenfassend lauten amtliche nationale wie auch EU-Definitionen folgendermaßen: Phytotherapie ist die Vorbeugung, Linderung und Heilung von Krankheiten, einschließlich von Befindlichkeitsstörungen durch Arzneipflanzen, deren Teile (z. B. Blüten, Blätter, Wurzeln, Rinde) oder Bestandteile (z. B. ätherische Öle) sowie deren Zubereitung (z. B. Frischpflanzenzubereitungen, Teezubereitungen, Extrakte etc.). In der Phytotherapie werden Arzneimittel als Phytotherapeutika oder Phytopharmaka bezeichnet, in der EU als Herbal medicinal products, Herbal remidies oder Phytomedicines. Isolierte Pflanzeninhaltsstoffe (z. B. Digitoxin, Atropin, Reserpin, etc.) oder nachgeahmte synthetische Inhaltsstoffe gelten nicht als Phytotherapeutika.

▸▸ **Grundsätzliche Überlegungen**

Das Wissen um die Heilkraft von Pflanzen ist in sämtlichen Weltkulturen vorhanden. Seit dem Altertum ist der Einsatz von Heilpflanzen überliefert und schon damals wurde reger Drogen- und Gewürzhandel betrieben. Der Ursprung der Pflanzenheilkunde in Europa ist eng verknüpft mit bekannten Namen wie Hippokrates (5. Jh. v. Chr.), Dioskurides (1. Jh. v. Chr.), Hildegard von Bingen und Paracelsus. Heutzutage zählt die Phytotherapie neben Ernährungs-, Bewegungs-, Hydro- und Ordnungstherapie zu den fünf Grundsäulen der klassischen Naturheilverfahren (nach Kneipp). Phytotherapie ist die allopathisch orientierte Anwendung von Pflanzen, Pflanzenteilen oder Pflanzeninhaltsstoffen in der Medizin. Zum ersten Mal systematisch bekannt im deutschsprachigen Raum wurde die moderne Phytotherapie durch die 1. Ausgabe des „Lehrbuches für Phytotherapie" von Prof. Dr. med. R. F. Weiß aus dem Jahre 1943. Die moderne Phytotherapie ist im Gegensatz zur vornaturwissenschaftlichen „Kräuter-Medizin" Teil der heutigen naturwissenschaftlich orientierten Schulmedizin. Das zugrunde liegende Wirkmodell ist wie bei chemisch-synthetischen Arzneimitteln die kausale, möglichst direkte und experimentell begründbare, reproduzierbare Beeinflussung von gestörten Körperfunktionen. Diese Voraussetzung erfüllen heutzutage so genannte „rationale Phytopharmaka" (und nur solche werden anschließend genannt), welche exakten Standardisierungsanforderungen unterliegen und deren Wirksamkeit in placebokontrollierten Doppelblindstudien gemäß geltenden Anforderungen an klinische Studien getestet wurden. Auch wenn hier aus wissenschaftlicher Sicht die Kriterien einer evidenzbasierten Medizin Vorrang haben, sollte doch die klinisch-praktische Erfahrung seitens der Anwender nicht völlig außer Acht gelassen werden. Eine rein dogmatisch ausgerichtete, theoretische Qualitätsbewertung der ca. 400 aktuell angewendeten Arzneipflanzen würde das therapeutische Spektrum unangemessen einengen, und das nicht unbedingt zum Wohle der Patienten.

2 Schmerz aus Sicht der westlichen Medizin

Die Erstattungsfähigkeit von Phytopharmaka hat sich im Zuge des Gesundheitsmodernisierungsgesetzes der Bundesregierung (GMG) dahingehend geändert, dass gesetzliche Krankenkassen seit dem 1 Januar 2004 die Kosten für pflanzliche Arzneimittel (wie für alle nicht rezeptpflichtigen Mittel) nur noch in seltenen, noch zu definierenden Ausnahmefällen erstatten müssen.

▸ Indikationen

Phytopharmaka sind bis auf wenige Ausnahmen keine Arzneimittel der Akut- und Notfallmedizin. In der Schmerztherapie sind sie vorrangig bei leichten bis mittelschweren meist chronischen Beschwerden indiziert. Eine sehr sinnvolle Anwendung ist der adjuvante Einsatz von geeigneten Phytotherapeutika, z. B. um dadurch NSAR einzusparen und somit die Nebenwirkungsrate zu senken.

▸ Phytotherapeutika

Folgende wissenschaftlich geprüfte, standardisierte, rationale phytotherapeutische Fertigarzneimittel stehen zurzeit in der Schmerztherapie zur Verfügung. Aufgrund der aktuellen gesundheitspolitischen Gesetzgebung können sich immer wieder kurzfristige Veränderungen in der Verfügbarkeit einzelner Präparate ergeben. Die Angaben zu den jeweiligen Präparaten und Dosierungen wurden sorgfältig überprüft, können jedoch nicht die klinische Erfahrung und Gewissenhaftigkeit des jeweiligen Anwenders ersetzen.

Beinwellwurzel (Symphyti radix)

Beinwell hat eine lange Tradition in der Volksmedizin einschließlich der Veterinärmedizin. Er enthält je nach Herkunft und Anbausorte geringe Mengen bis Spuren von Pyrrozolinalkaloiden, die als hepatotoxisch gelten, aber bei topischer Anwendung nicht in den Blutkreislauf gelangen.

Dosierung: Salben oder andere Zubereitungen zur äußeren Anwendung mit 5–20% getrockneter Droge, andere Zubereitungen entsprechend. Anwendungsdauer nicht länger als 4–6 Wochen pro Jahr und die pro Tag applizierte Dosis darf nicht mehr als 100 µg Pyrrozolinalkaloide enthalten.

Fertigpräparate: Kytta-Plasma® f Umschlagpaste, ein angefeuchtetes Stück Verbandsmaterial in der Größe des betroffenen Areals mit Plasma bestreichen und auflegen. 1–2-mal tgl. bis zu 5 h (warme Umschläge max. 2 h), Kytta-Salbe® f, 2–4-mal tgl. z. B. als Salbenverband, Traumaplant® Salbe (in 100 g 10 g Frischpflanzenextrakt), mehrmals tgl. auf die Haut über dem zu behandelnden Areal auftragen, auch als Salbenverband.

Wirkung: Antiphlogistisch, abschwellend, lokal reizmildernd; **außerhalb der Schmerztherapie:** Förderung der Kallusbildung, antimitotisch, Förderung der Wundheilung (Allantoin), Förderung der Granulation (Allantoin), Verflüssigung des Wundsekrets (Allantoin), wundreinigend.

Indikationen: Prellungen, Zerrungen, Verstauchungen (äußere Anwendung), Sehnen-, Sehnenscheiden- und Schleimbeutelentzündung, Nagelbettentzündung, Furunkel, Thrombophlebitis, Muskelkater; **außerhalb der Schmerztherapie:** Schlecht heilende Frakturen, Blut- und Reizerguss, Lymphknotenschwellung bei fieberhaftem Infekt.

Nebenwirkungen: Keine bekannt.

Kontraindikationen: Aufgrund der Spuren von Pyrrozolidinalkaloiden ist die Anwendung in der Schwangerschaft und Stillzeit, sowie bei Kindern unter 2 Jahren kontraindiziert. Nur auf intakter Haut anwenden!

Interaktionen: Keine bekannt.

Brennnesselkraut/-blätter (Urtica herba/-folium)

Wirksamkeit mitbestimmende Inhaltsstoffe sind vor allem ungesättigte Fettsäuren und Caffeoylsäuren (darunter die selten vorkommende Caffeoylapfelsäure), Mineralsalze, Kieselsäure, sowie in den so genannten „Brennhaaren" der Blätter biogene Amine (wie Histamin, Serotonin etc.).

Dosierung: Mittlere Tagesdosis 8–12 g Droge, Zubereitungen entsprechend. Besonders Frischpflanzensäfte sind zu empfehlen, da sie einen hohen Gehalt an Wirksamkeit mitbestimmenden Inhaltsstoffen aufweisen (3-mal tgl. 1 EL).

Die Applikation als Brennnesselblättermus (50 g gedämpfte Brennnesselblätter) 3-mal tgl. hilft bei exacerbierten chronischen Gelenkerkrankungen NSAR einzusparen.

Fertigpräparate: Hox alpha® Hartkapseln (145 mg Trockenextrakt aus Brennnesselblättern) 2–3-mal tgl. 1 Hartkps., Rheuma Hek® Hartkps. (335 mg standardisierter Trockenextrakt), 2-mal tgl. 2 Kps., u. a. m.

Wirkung: Antiphlogistisch (Caffeoyläpfelsäure, ungesättigte Fettsäuren); **außerhalb der Schmerztherapie:** Diuretisch (aquaretisch).
Indikationen: Adjuvant bei rheumatischen Beschwerden (innere und äußere Anwendung), Arthrose; **außerhalb der Schmerztherapie:** Durchspülungstherapie bei entzündlichen Erkrankungen der ableitenden Harnwege (innere Anwendung), vorbeugend und zur Behandlung bei Nierengrieß.
Nebenwirkungen: Keine bekannt.
Kontraindikationen: Ödeme infolge eingeschränkter Herz- und Nierentätigkeit bedürfen einer anderen Therapie.
Interaktionen: Keine bekannt.

Cayennepfefferfrüchte (Capsici fructus acer)

Die Wirksamkeit mitbestimmenden Inhaltsstoffe sind Capsaicinoide (darunter als Hauptkomponente das Capsaicin), Carotinoide, Flavonoide, fettes Öl.
Fertigpräparate: Capsamol®-Salbe (in 100 g 50 mg Capsaicinoide), 2–3-mal tgl. sehr dünn auftragen, Dolenon® Liniment (in 100 g 5 mg Capsaicinoide) 2–3-mal tgl. auf die schmerzenden Stellen auftragen, u. a. m.
Dosierung: In halbfesten Zubereitungen entsprechend 0,02–0,05 % Capsaicinoide, in flüssigen Zubereitungen entsprechend 0,005–0,01 % Capsaicinoide, in Pflastern entsprechend 10–40 µg Capsaicinoide/ cm^2. Ausschließlich zur äußeren Anwendung.
Wirkung: Lokal analgetisch, antiphlogistisch, kortisonähnlich, lokal hyperämisierend; **außerhalb der Schmerztherapie:** Juckreiz lindernd, (lokal nervenschädigend).
Indikationen: Schmerzhafter Muskelhartspann im Schulter-Arm-Bereich sowie im Bereich der Wirbelsäule bei Erwachsenen und Schulkindern, Arthrose, Erkrankungen des rheumatischen Formenkreises, diabetische Polyneuropathie, Postzoster-Neuralgie; **außerhalb der Schmerztherapie:** Psoriasis vulgaris, Pruritus.
Nebenwirkungen: In seltenen Fällen treten Überempfindlichkeitsreaktionen auf (urtikarielles Exanthem). Bei längerer Applikation am gleichen Ort (mehr als 6 Wochen oder in hoher Dosierung bzw. als Pflaster schon nach 4 Tagen) kommt es zur Schädigung sensibler Nerven (dies konnte allerdings in den klinischen Studien z. B. mit Dolenon® Liniment nicht bestätigt werden!). Pustulöse Dermatitis bis zur Blasen- und Geschwürsbildung sind möglich.

Kontraindikationen: Anwendungen auf nicht intakter Haut, Schleimhäuten, Überempfindlichkeit gegen Paprika-Zubereitungen.
Interaktionen: Keine bekannt. Zusätzliche lokale Wärmeapplikation ist verboten!

Johanniskraut (Hypericum perforatum)

Hauptwirksamkeit mitbestimmende Inhaltsstoffe sind u. a. Gesamthypericine, Phloroglucinderivate (darunter Hyperforin), Flavonoide, Biflavonoide.
Kann in der Schmerztherapie ähnlich wie Amitriptylin eingesetzt werden, zur Schmerzdistanzierung und zur antidepressiven Therapie.
Dosierung: Mittlere Tagesdosis für die innere Anwendung 2–4 g Droge oder 0,2–1 mg Gesamthypericin in anderen Darreichungsformen. In der Regel sollten Präparate mit einer Konzentration von 900 mg Gesamtextrakt pro Tag verabreicht werden.
Fertigpräparate: Laif® 900 Tabletten, 1-mal tgl. 1 Tbl., u. v. a.
Wirkung: Mild antidepressiv, antiphlogistisch (ölige Zubereitungen); **außerhalb der Schmerztherapie:** Wundheilung fördernd (ölige Zubereitungen), Durchblutung fördernd (ölige Zubereitungen), antibakteriell (ölige Zubereitungen).
Indikationen: Leichte und mittelschwere Depressionen (innere Anwendung), Angstzustände (innere Anwendung), nervöse Unruhe (innere Anwendung), psychovegetative Störungen (innere Anwendung), Behandlung und Nachbehandlung von Myalgien (ölige Zubereitungen, äußere Anwendung), Behandlung und Nachbehandlung von scharfen und stumpfen Verletzungen sowie Verbrennungen 1. Grades (ölige Zubereitung, äußere Anwendung); sowie **außerhalb der Schmerztherapie:** Dyspeptische Beschwerden (ölige Zubereitung, äußere Anwendung), Reizblase (Erfahrungsheilkunde), Enuresis nocturna (Erfahrungsheilkunde).
Nebenwirkungen: Insbesondere bei hellhäutigen Personen Photosensibilisierung möglich, daher sollte eine intensive Sonnen- bzw. UV-Bestrahlung während der Behandlung vermieden werden. Ob eine Dosisabhängigkeit besteht, ist derzeit noch ungeklärt.
Kontraindikationen: Keine bekannt. Es muss allerdings unbedingt auf Interaktionen mit anderen Medikamenten (z. B. Cyclosporin) geachtet werden. Für die Behandlung von schweren depressiven Episoden ist das Präparat nicht geeignet.

Interaktionen: In Einzelfällen wurde eine Abschwächung der Wirksamkeit folgender Arzneimittel beobachtet: Antikoagulanzien vom Cumarintyp, Ciclosporin, Digoxin, Indinavir, Camphtothecin und andere Proteaseinhibitoren bzw. Non-Nucleoside reverse Transkriptase-Inhibitoren in der HIV-Behandlung, Nefazodon, Amitriptylin, Nortriptilin, Paroxetin, Dertralin, orale Antikonzeptiva, Theophyllin. Bei gleichzeitiger Einnahme zentral dämpfender Antidepressiva kann sich deren Wirksamkeit verstärken.

Keuschlammfrüchte (Agni casti fructus)

Die Inhaltsstoffe können als „Phyto-SERMS" (Selective estrogen receptor modulators) bezeichnet werden.
Dosierung: Tagesdosis 30–40 mg Droge in Form wässrig-alkoholischer Auszüge. Die Einnahme ist nur in Form von standardisierten Fertigarzneimitteln zu empfehlen, weil diese konstante Mindestgehalte an Wirksamkeit mitbestimmenden Inhaltsstoffen, insbesondere an hochwirksamen Diterpenen, garantieren.
Fertigpräparate: Agnolyt® Lösung bzw. Kapseln, morgens 40 Tr. bzw. Kps. über mehrere Monate ohne Unterbrechung einnehmen, Agnucaston® Lösung bzw. Filmtabletten, morgens 40 Tr. bzw. 1 Filmtbl. über mehrere Monate ohne Unterbrechung einnehmen, Cefanorm® Lösung oder Kapseln, morgens nüchtern 35–45 Tr. oder 1 Kps. in etwas Flüssigkeit einnehmen. Die Einnahme sollte mindestens 3 Monate ohne Unterbrechung erfolgen, bewährt hat sich auch ein homöopathisches Präparat (Mastodynon®), das aufgrund seiner Niedrigpotenzen als phytotherapeutisches Kombinationspräparat betrachtet werden kann. Als Tablette 2-mal tgl. 1 Tbl., als Tropfen morgens u. abends je 30 Tr. in etwas Flüssigkeit einnehmen. Die Einnahmedauer sollte mind. 3 Monate ohne Unterbrechung betragen.
Wirkung: Hemmung der Prolaktinsekretion (in vitro), dopaminerge Wirkung (tierexperimentell).
Indikationen: Prämenstruelles Syndrom (PMS), Langzeiteinnahme mindestens 4–6 Monate erforderlich, Mastodynie; sowie **außerhalb der Schmerztherapie:** Regeltempoanomalien, klimakterische Beschwerden, Abstillen, Menstruationsstörungen infolge primärer und sekundärer Gelbkörperinsuffizienz.
Nebenwirkungen: Gelegentlich juckende, urtikarielle Exantheme.
Kontraindikationen: Schwangerschaft, Stillzeit.
Interaktionen: Keine bekannt. Aufgrund der dopaminergen Wirkung der Droge könnte eine wechselseitige Wirkungsabschwächung bei Gabe von Dopamin-Rezeptor-Antagonisten auftreten.

Pestwurz (Petasites Hybridus)

Bereits in der Antike zu Heilzwecken verwendet, im Mittelalter zur Therapie der Pest eingesetzt, Leitsubstanz Petasin (Sesquiterpen)
Dosierung: Beste Therapieerfolge mit 2-mal 3 Kps. (Petadolex®) tgl. über 6 Monate, **alternativ:** 1. Monat: 2-mal 3 Kps. tgl., 2.–6. Monat: 2-mal 2 Kps. tgl., Wirkungsbeginn meist nach 4 Wochen, evtl. erst nach 2–3 Monaten.
Therapiepause nach 6 Monaten, da der Behandlungserfolg nach Einnahme von Petadolex® weiter anhalten kann. Bei wieder zunehmenden Beschwerden kann mit der Einnahme von Petadolex® wieder begonnen werden.
Wirkung: Schmerzstillend, krampflösend (glatte Muskulatur), entzündungshemmend, Hemmung der Leukotrien-Synthese (Synthesehemmung des Cox-2-Enzyms); **sowie außerhalb der Schmerztherapie:** (choleretisch).
Indikation: Migräneprophylaxe, (krampfartige Schmerzen im Bereich der ableitenden Harnwege, z. B. Steinleiden), traditionelle Anwendung; **sowie außerhalb der Schmerztherapie:** Bronchialerkrankungen (Studien in Vorbereitung!), Heuschnupfen.
Nebenwirkungen: Hepatotoxisch (aufgrund von einigen wenigen Fällen von Leberschädigungen, die möglicherweise im Zusammenhang mit der Einnahme von Petadolex® auftraten, ist in der Gebrauchs- und Fachinformation eine Transaminasenkontrolle bei längerer Anwendung als 4 Wochen gefordert), gastrointestinale Beschwerden wie Aufstoßen.
Kontraindikationen: Schwangerschaft und Stillzeit.
Interaktionen: Bisher nicht bekannt.

Pfefferminzöl (Menthae piperitae aetheroleum)

Die Zusammensetzung und Qualität des Pfefferminzöls variiert je nach Anbaugebiet, Sorte, Erntezeitpunkt und Herkunft sehr stark. Man sollte daher nur arzneibuchgeprüftes Pfefferminzöl (standardisiert auf 9 Monoterpene) anwenden, das auch auf Pestizidrückstände geprüft ist. Aus Kostengründen wird Pfefferminzöl oft mit dem billigeren Minzöl verschnitten!
Dosierung: Bei äußerer Anwendung in halbfesten und öligen Zubereitungen 5-max. 20 % ätherisches Öl. Min-

destens aber 10%ige ethanolische Lösung, ätherisches Öl: mehrmals tgl. bis zu alle 15 min auf Stirn und Schläfe bzw. flächig auf schmerzende Körperareale auftragen. Wenige Tr. Pfefferminzöl können auch direkt aufgetragen werden.

Bei innerer Anwendung mittlere Tagesdosis 6–12 Tr., zur Inhalation 3–5 Tr. in heißes Wasser geben. Bei Colon irritabile mittlere Einzeldosis 0,2 ml (ca. 180 mg), mittlere Tagesdosis 0,6 ml in magensaftresistenter Umhüllung.

Cave: Nicht bei Säuglingen und Kleinkindern im Gesichtsbereich verwenden! Kein Augenkontakt!

Fertigpräparate: China-Öl-Destillat, einige Tr. vorsichtig auf Stirn und Schläfen einreiben oder auf die schmerzenden Körperpartien auftragen, Euminz® Lösung (10%ige ethanolische Pfefferminzöllösung), bei leichten bis mittelschweren Kopfschmerzen mit Hilfe des Applikators auf Stirn und Schläfen oder auf die schmerzenden Körperpartien auftragen, Inspirol Heilpflanzenöl Lösung, einige Tr. vorsichtig auf Stirn und Schläfen einreiben oder auf die schmerzenden Körperpartien auftragen, bei sehr großen Körperarealen ist auch eine Anwendung im Sinne von (Ganzkörper-) Waschungen möglich. Hierzu 5–10 Tr. Droge in ca. 1 l Wasser durch heftiges Schütteln verteilen und an den Extremitäten beginnend von distal nach proximal mit der Waschung beginnen, nicht abtrocknen (Verdunstungskälte verstärkt den Effekt!).

Wirkung: Kühlend, beruhigend auf Hautnerven, lokal anästhesierend, analgetisch; **sowie außerhalb der Schmerztherapie:** Juckreiz stillend, hyperämisierend, spasmolytisch, karminativ, cholagog, antibakteriell, sekretolytisch.

Indikationen: Kopfschmerzen, v.a. Spannungskopfschmerz (äußere Anwendung), Myalgien (äußere Anwendung), neuralgiforme Beschwerden (äußere Anwendung), krampfartige Beschwerden im oberen Gastrointestinaltrakt und im Bereich der Gallenwege (innere Anwendung), stumpfe Verletzung/Kontusion (äußere Anwendung); **sowie außerhalb der Schmerztherapie:** Colon irritabile (innere Anwendung), Pruritus, Mundschleimhautentzündungen (äußere Anwendung z.B. in Kombinationspräparat Salviathymol®N Flüssigkeit), Katarrhe im Bereich der oberen Luftwege (innere und äußere Anwendung, Nasensalben).

Nebenwirkungen: Magenbeschwerden (bei empfindlichen Patienten).

Kontraindikationen: Verschluss der Gallenwege, Gallenblasenentzündung, schwere Leberschäden. Bei Cholezystolithiasis nur unter ärztlicher Aufsicht und unter strenger Abwägung des Kosten-Nutzen-Risikos. Bei Säuglingen und Kleinkindern nicht im Bereich des Gesichtes (der Nase!) anwenden, da es hierbei unter Umständen zu einem Glottiskrampf (so genannter Kratschmer-Reflex) mit Atemdepression bis zur Erstickung kommen kann.

Interaktionen: Keine bekannt.

Phytodolor® Tinktur

(Standardisierter Alkohol, Frischpflanzenauszug aus Eschenrinde, fraxinus excelsior 20%, Zitterpappelrinde u. -blätter, *populus tremula cortex u. folium* 60%, echtem Goldrutenkraut, *solidago virgaurea* 20%), vor allem Salicylderivate u. Flavonoide

Dosierung: 3–4-mal tgl. 20–30 Tr., bei starken Schmerzen mehrmals tgl. 40 Tr.

Wirkung: Antiphlogistisch, analgetisch; **sowie außerhalb der Schmertherapie:** Spasmolytisch, antibakteriell.

Indikationen: Schmerzen im Bewegungsapparat wie z.B. akute und subakute rheumatische Erkrankungen, Kniegelenksarthrose, Lumbago, Ischialgien; außerdem: Neuralgien.

Nebenwirkungen: In seltenen Fällen Magen- und Darmbeschwerden sowie Überempfindlichkeitsreaktionen.

Kontraindikationen: Überempfindlichkeit gegen Salicylate.

Interaktionen: Bisher keine bekannt.

Teufelskralle (Harpagophytum procumbens)

In der Ethnomedizin des südlichen Afrika bei Verdauungsbeschwerden, als Abführmittel, zur Fiebersenkung, bei Malaria, zur Behandlung von Geschwüren, Furunkeln und Hautverletzungen und zur Linderung von Schmerzen z.B. bei der Geburt, oder bei Dysmenorrhö eingesetzt. Vielstoffgemisch, Leitsubstanz Hapargosid (Iridoidglycosid).

Dosierung: Fertigpräparate eines auf 50–100 mg Harpagosid standardisierten ethanolisch-wässrigen Trockengesamtextraktes in einer Menge von 800–240 mg.

Fertigpräparate: Arthrotabs® Filmtabletten (410 mg Trockenextrakt), 3-mal tgl. 2 Filmtbl., Doloteffin® Filmtabletten (400 mg Trockenextrakt), 3-mal tgl. 2 Filmtbl., u.a.m.

Wirkung: Analgetisch, antiphlogistisch („exsudative Phase") und antiinflammatorisch („zelluläre Phase"); **sowie außerhalb der Schmerztherapie:** Antidyspeptisch, appetitanregend, choleretisch, (negativ chronotrop, positiv introp, antiarrhythmisch).
Indikation: Unterstützende Therapie bei degenerativen Erkrankungen des Bewegungsapparates (Arthrose, Rückenschmerzen, aber auch Muskelschmerzen und Weichteilrheumatismus), Tendinitis; **sowie außerhalb der Schmerztherapie:** Appetitlosigkeit und Dyspepsie (Anwendung als Tee, vermutliche Wirkung durch bitteren Geschmack).
Nebenwirkungen: Gelegentlich gastrointestinale Beschwerden (Magenbeschwerden, Übelkeit, Diarrhö), bei extremer Überdosierung möglicherweise kardiale Effekte.
Kontraindikationen: Magen- und Zwölffingerdarmgeschwüre (insbesondere Teezubereitungen), Kinder <12 Jahre, strenge Indikationsstellung in Schwangerschaft und Stillzeit, Gallensteinleiden.
Interaktionen: Möglicherweise Erhöhung des antikoagulativen Effektes von Marcumar® bzw. Warfarin®. Theoretisch könnte eine Interaktion mit kardial wirksamen Medikamenten stattfinden.

Weidenrinde (Salcis Cortex)
Erste Erwähnung 700 v. Chr., Vielstoffgemisch, dessen Inhaltsstoffe als Prodrugs vorliegen, Leitsubstanz Salicin (Phenolglykosid)
Dosierung: Mittlere Tagesdosis 60–120 mg Gesamtsalicin
Fertigpräparate: ASSALIX® Dragees (60 mg Gesamtsalicin), 2–3-mal tgl. 1–2 Drg. nach den Mahlzeiten, Assplant® Dragees (60 mg Salicin), morgens und abends 1–2 Drg. nach der Mahlzeit einnehmen, Rheumakaps®, Kapseln, 1–2-mal tgl. 1 Kps. mit reichlich Flüssigkeit einnehmen, Salix Bürger® Lösung (in 100 ml 3 mg Salicin), 1-mal tgl. 2–4 ml (= 45–90 Tr.).
Wirkung: Antipyretisch, antiphlogistisch, analgetisch.
Indikationen: Rheumatische Beschwerden (speziell chronische Schmerzen), Kopfschmerzen (es werden hierbei 180–240 mg Gesamtsalicin empfohlen!); **sowie außerhalb der Schmerztherapie:** Fieberhafte Erkrankungen (z. B. „common cold").
Nebenwirkungen: Können aufgrund der Wirksamkeit bestimmenden Bestandteile wie bei Salicylaten auftreten. Selten Übelkeit und Magenschmerzen (Gerbstoffe), gelegentlich Überempfindlichkeitsreaktionen (Erythem, Urticaria), aber **nicht die für ASS typischen Nebenwirkungen durch Hemmung der Prostaglandinsynthetase!** Es liegen jedoch noch keine Langzeit-Erfahrungen mit Salicin-Mengen über 200 mg/Tag vor.
Kontraindikationen: Neigung zu spastischen Bronchitiden, Asthma bronchiale, Schwangerschaft und Stillzeit, bekannte Unverträglichkeit von Salicylaten, relativ bei antikoagulativer Therapie (bisher keine relevanten Interaktionen bekannt).
Interaktionen: Interaktionen mit Antikoagulantien möglich, Kontrolle empfohlen.

Weihrauch, Gummiharz (indisch) (Boswelia serrata)
Wirksamkeit mitbestimmende Inhaltsstoffe sind vor allem Harz (50–70%), dieses besteht zur Hälfte aus Boswelliasäuren.
Dosierung: 1–3-mal tgl. 400 mg standardisierter Weihrauch-Trockenextrakt.
Fertigpräparate: Ayurmedica H 15, 3-mal 2 Tbl. tgl., Olibanum RA-Weihrauch® Tropfen, 2–3-mal tgl. 30–5 Tr., Olibanum RA-Weihrauch® Salbe (mit 10% Urtinktur), mehrmals tgl. auf die schmerzenden Stellen dünn auftragen.
Zurzeit ist es in Deutschland lediglich möglich, für Patienten Präparate zu verordnen, die in einem anderen Land (z. B. Schweiz) zugelassen sind. Nach § 73 Abs. 3 AMG 76 dürfen solche Präparate in einer deutschen Apotheke zwar nicht vorrätig gehalten werden, können aber als individuelle Verordnung für den Patienten beschafft werden.
Wirkung: Antiphlogistisch, analgetisch, Hemmung der Komplementaktivierung (Bossweliasäure), immunsuppressiv; **sowie außerhalb der Schmerztherapie:** Antimikrobiell.
Indikationen: Adjuvant bei chronischer Polyarthritis; **sowie außerhalb der Schmerztherapie:** Remissionsbehandlung bei Colitis ulcerosa und Morbus Crohn.
Nebenwirkungen: Selten gastrointestinale Beschwerden, allergische Reaktionen.
Kontraindikationen: Keine bekannt.
Interaktionen: Keine bekannt.

Nebenwirkungen und Kosten-Nutzen-Abwägung

Auch für Phytopharmaka gilt, dass eine exakte Indikationsstellung, adäquate Dosierung und natürlich die Beachtung von Kontraindikationen und Wechselwirkungen absolute Voraussetzung für eine erfolgreiche und nebenwirkungsarme Therapie sind. Aufgrund der großen therapeutischen Breite, des günstigen Nebenwirkungsprofils und der damit verbundenen niedrigen Komplikationsrate, im Gegensatz zu herkömmlichen NSAR, entstehen so gut wie keine Folgekosten bei einer Therapie mit Phytopharmaka. Auch müssen Phytotherapeutika wegen ihrer guten Verträglichkeit selbst bei lang dauernder Anwendung nicht mit anderen Medikamenten (z. B. Magenschutzpräparaten) kombiniert werden. Aufgrund der genannten Vorteile gegenüber herkömmlichen chemisch-synthetischen Präparaten und des vielfach günstigeren Preises ist das Kosten-Nutzen-Verhältnis bei fachgerechter Anwendung insgesamt als sehr positiv zu bewerten. Allerdings müssen im Zuge des Gesundheitsmodernisierungsgesetzes der Bundesregierung (GMG) seit dem 1. Januar 2004 nicht verschreibungspflichtige Arzneimittel nur noch in seltenen Ausnahmefällen erstatten. Somit hat sich der Vorteil von Phytopharmaka gegenüber chemisch-synthetischen Medikamenten – nämlich die geringen Nebenwirkungen, die eine ärztliche Verschreibung nicht notwendig machen – zu einem finanziellen Nachteil für die Patienten entwickelt.

Kontraindikationen

Die Kontraindikationen ergeben sich aus den jeweiligen Bestandteilen des Phytotherapeutikums. Das Wissen des Therapeuten um mögliche Interaktionen und unerwünschte Nebenwirkungen z. B. mögliche Allergien gegen Pflanzeninhaltsstoffe ist hierbei unbedingte Voraussetzung.

Besonderheiten

Die Besonderheit eines Phytotherapeutikums ist, dass es sich dabei um ein komplexes Gemisch aus unterschiedlichen Pflanzeninhaltsstoffen handelt. Arzneimittelrechtlich wird dieses „Vielstoffgemisch" als der wirksame Bestandteil betrachtet. Pharmakologisch, zum Zwecke der Qualitätssicherung und zur besseren Standardisierung ist eine Unterteilung in Hauptinhaltsstoffe, Nebenwirkstoffe und Begleitstoffe sinnvoll.

Wissenschaftliche Bewertung

Zu allen hier im Zusammenhang mit der Schmerztherapie genannten Phytotherapeutika gibt es zumindest eine wissenschaftliche, klinische Untersuchung, welche deren Wirksamkeit belegt. Auch wenn man sich aus wissenschaftlicher Sicht heutzutage vor allem an der evidenzbasierten Medizin orientiert, so sollte man die naturwissenschaftlich orientierte Erfahrung seitens der zahlreichen, langjährigen Anwender nicht völlig negieren. Eine Synthese aus beiden Bewertungsmöglichkeiten würde sowohl dem Patienten als auch dem Gesundheitswesen gleichermaßen nutzen.

Literatur
Kapitel 2.1 2.4

Baron R, Jänig W: Neuropathische Schmerzen. in Zenz M und Jurna I (Hrsg.) Lehrbuch der Schmerztherapie (2001), Wiss.-Verl.-Ges. Stuttgart

Basler HD: Psychologische Methoden zur Behandlung chronisch Schmerzkranker. In Zenz M und Jurna I. (Hrsg.), Lehrbuch der Schmerztherapie (2001), Wiss.-Verl.-Ges. Stuttgart

Besson JU: The Neurobiology of Pain. Lancet (1999) 353: 1610–15

Carlson CPO: Long Term Effects of Acupuncture. Thesis. University of Lund 2000

Chrousos GP, Gold PW: The concepts of stress and stress system disorders. Overview of physical and behavioral homeostasis. JAMA. 1992 Mar 4; 267(9): 1244–52

Craig T, Boardman P, Mills K, Daly-Jones D, Drake H: The South London somatisation study I: longitudinal course and the influences of early life experiences. Br J Psychiatry (1993) 163: 579–88

Doubell TP, Mannon RJ, Woolf CJ: The dorsal horn: state-dependent sensory processing, plasticity and the generation of pain. in Melzack and Wall (Eds.) Textbook of pain (2000), S. 165–81

Egle UT: Psychosozialer Stress und Schmerz. In: Egle UT, Hoffman SO, Lehmann KA und Nix WA (Hrsg.): Handbuch chronischer Schmerz. 2003, Schattauer, Stuttgart

Egle UT, Derra C, Nix WA, Schwab R: Spezielle Schmerztherapie (1999), Schattauer, Stuttgart

Egle UT, Hoffman SO, Lehmann KA und Nix WA (Hrsg.): Handbuch chronischer Schmerz. Schattauer, Stuttgart, 2003

Goodman RR, Snyder SH, Kuhar MJ, Young WS: Differentiation of delta and mu opiate receptor localizations by light microscopic autoradiography. Proc Nat Acad Sci USA (1980) 77: 6239–6243

Hammes MG, Flatau B, Backer M, Ehinger S, Conrad B, Tölle TR: Untersuchungen zur Wirkung der Akupunktur auf die affektive und sensorische Schmerzbewertung bei Schmerzpatienten in unterschiedlichen Chronifizierungsstadien. Schmerz. 2002 Apr; 16(2): 103–13

Hammes M, Jung K: Akupunktur und körperliche Leistungsfähigkeit. Deutsche Zeitschrift für Akupunktur. (2004), 47(1): 6–18

Hofer MA: Early relationships as regulators of infant physiology and behavior. Acta Paediatr Suppl. 1994 Jun; 397: 9–18

Hoffmann SO: Diagnostische Klassifikation bei Schmerz. In Egle, Hoffmann, Lehmann, Nix (Hrsg.): Handbuch chronischer Schmerz, Schattauer (2002), Stuttgart, New York

Hoffmann SO, Hochapfel G: Neurosenlehre, Psychotherapeutische und Psychosomatische Medizin. Compact-Lehrbuch, 6. Aufl. Schattauer, Stuttgart, 1999

Hughes J, Smith TW, Klosterlitz HW: Identification of two related pentapeptides from the brain with potent opiat agonist activity. Nature (1975), 258: 577–579

ICD 10-GM, Version 2004, DIMDI, http://www.dimdi.de/de/klassi/diagnosen/icd10/htmlgm2004/fr-icd.htm

Jage J, Jurna I: Opioidanalgetika. In Zenz M und Jurna I (Hrsg.): Lehrbuch der Schmerztherapie (2001), Wiss.-Verl.-Ges. Stuttgart

Kröner-Herwig B: Die Behandlung chronischer Schmerzsyndrome: Plädoyer für einen integrativen Therapieansatz. In Basler et al.: Psychologische Schmerztherapie. (1999), Springer, Berlin – Heidelberg – New York

Laing RD: Die Tatsachen des Lebens. Deutscher Taschenbuch Verlag, München, 1990, (englische Originalausgabe 1976 Penguin Books)

Liu XG, Morton CR, Azkue JJ, Zimmermann M, Sandkuhler J: Long-term depression of C-fibre-evoked spinal field potentials by stimulation of primary afferent A delta-fibres in the adult rat. Eur J Neurosci 1998 Oct; 10(10): 3069–75

Lundeberg T: Effects of sensory stimulation (acupuncture) on circulatory and immune systems. in Ernst A and White A (Eds.): Acupuncture a scientific appraisal, Butterworth-Heinmann, Oxford (1999), pp. 93–106

Lumeley MA, Asselin LA, Norman S: Alexithymia in chronic pain patients. Compr. Psychiatry. (1997) 38: 160–5

Maturana HR: Die Organisation des Lebendigen. In Maturana HR (Hrsg.) Erkennen: Die Organisation und Verkörperung von Wirklichkeit. Wissenschaftstheorie, Wissenschaft und Philosophie. Vieweg, Braunschweig (1982), Wiesbaden, S 138–156

Melchart D: Prinzip der Selbstheilung als eine zentrale Rahmentheorie für Naturheilverfahren. In Mechart, Brene, Dobos, Gaisbauer, Saller (Hrsg.): Naturheilverfahren. Schattauer, Stuttgart 2002

Melzack R: From the gate to the neuromatrix. Pain, suppl. 6 (1999), p. 121–126

Melzack R, Wall PD: Pain mechanisms: a new theory. Science 1965 Nov 19; 150(699): 971–9

Nix WA: Neuropathischer Schmerz. In Egle et al. (Hrsg.): Handbuch chronischer Schmerz, Schattauer, Stuttgart 2002, S. 64–65

Parker AJ, Wessely S, Cleare AJ: The neuroendocrinology of chronic fatigue syndrome and fibromyalgia. Psychol Med., 2001 Nov; 31(8): 1331–45

Puig MM, Laorden ML, Miralles FS, Olaso MJ: Endorphin levels in cerebrospinal fluid of patients with postoperative and chronic pain. Anesthesiology. 1982 Jul; 57(1): 1–4

Raud J, Lundeberg T, Brodda Jansen G, Theodorsson E, Hedquvist P: Potent antiinflammatory action of calcitonin gene-related peptide. Biochemical and Biophysical Research Communications (1991), 180: 1419–1435

Redegeld M et al.: Qualitätssicherung in der Therapie chronischer Schmerzen. Ergebnisse einer Arbeitsgruppe der Deutschen Gesellschaft zum Studium des Schmerzes (DGSS) zur psychologischen Diagnostik – II. Verfahren zur Erfassung des Schmerzerlebens. III. Verfahren zur Erfassung der Schmerzintensität und Schmerztagebücher. Der Schmerz (1995), 9, 151–158

Reynolds DV: Surgery in the rat during electrical analgesia induced by focal brain stimulation. Science 1969; 164: 444–445

Sandkuehler J: Schmerzgedächtnis: Entstehung, Vermeidung und Löschung. Dt Ärzteblatt 2001; 98: (41) A 2725–2730

Sandkühler J: The organisation and function of endogenous antinociceptive systems. Progress in Neurobiology (1996), 50: 49–81

Schmidt RF, Lang F, Thews G: Physiologie des Menschen. Springer, Heidelberg, Berlin 2004

Schockenhoff B (Hrsg.): Spezielle Schmerztherapie. Urban & Fischer, München 2002

Schüssler G: Funktionelle Magenbeschwerden. Deutsches Ärzteblatt 96, Heft 7, 19. Februar 1999 (47), S. 419–23

Seemann und Zimmermann in Basler (Hrsg.) et al.: Psychologische Schmerztherapie (1999)

Seyle H: The stress concept today. In: Kutash I.L., Schlesinger LB et al. (Hrsg): Handbook on stress and anxiety (1981), Jossey Bass, San Francisco

Stein C, Machelska H, Schäfer M: Peripheral analgesic and antiinflammatory effects of opioids. Z Rheumatol (2001) 60: 416–24

Taddio A, Katz J, Ilersich AL, Koren G: Effect of neonatal circumcision on pain response during subsequent routine vaccination. Lancet 1997; 349: 599–603

Stein et al.: Peripheral Opioid Analgesia. Editorial. Pain (1997) 71: 119–21

Tölle R: Funktionelle Beschwerden – Somatisierungsstörungen. Deutsches Ärzteblatt 96, Heft 3, 22. Januar 1999, S. 128–30

Tölle TR, Berthele A, Conrad B. In Zenz M und Jurna I (Hrsg.): Lehrbuch der Schmerztherapie (2001), Wiss.-Verl.-Ges. Stuttgart

Turk D, Okifuji A: A cognitive-behavioural approach to pain management. In Wall PD and Melzack R (Eds.). Textbook of Pain, 4th Edition, (1999), Churchill Livingstone, Edinburgh

Villanueva L, Le Bars D: The activation of bulbo-spinal controls by peripheral nociceptive inputs: diffuse noxious inhibitory controls. Biol- Res. 1995; 28: 113–125

Wörz R: Differenzierte medikamentöse Schmerztherapie (2001). Urban & Fischer, München

Zimmermann M: Physiologie von Nociception und Schmerz. In Basler et al. (1999): Psychologische Schmerztherapie. Springer, Berlin (1999)

Kapitel 2.5 Westliche Naturheilverfahren

Ausleitende Verfahren

Abele U, Stiefvater EW: Aschner-Fibel 11. Aufl., Haug, Heidelberg 1989

Literatur

Elies MKH; Ogal HP: Aus- und ableitende Verfahren. Hippokrates, Stuttgart 1998

Baunscheidt-Therapie
Adler M: Der Baunscheidtismus. Müller & Steinicke, München 1993

Blutegeltherapie
Baskova IP, Khalil S, Nartikova VF, Paskhina TS (1992): Inhibition of plasma Kallikrein. Kininase and Kinin-like activities of preparations from medicinal leeches. Thromb Res 15; 67(6): 721–30

Dobos G, Wessel A, Mensing B: Blutegeltherapie. Aus: Kursbuch Naturheilkunde. Schattauer 2001

Michalsen A, Moebus S, Esch T, Deuse U, Dobos G (2001): Leeches therapy in painful osteoarthritis of the knee – a pilot study–. Annals of the Rheumatic Disease 60(10): 986

Moser C, Stange R, Mannsmann U, Augustin M, Bühring M (1998): Wirksamkeit einer lokalen Blutegelbehandlung bei Patienten mit Gonarthrose – Ergebnisse einer prospektiven randomisierten, offenen kontrollierten Therapiestudie mit Cross-over Design. Abstract Bodenseekonferenz

Cantharidenpflaster
Raupp T, Michalsen A, Deuse U, Lüdtke R, Spahn G, Dobos G: Pain relieving effects of topical catharidian plaster in patients with lumbar spinal stenosis. FACT (2003) (8) 4: 531

Schröpfen
Abele J: Schröpfkopfbehandlung: Theorie und Praxis, Haug, Heidelberg 2003

Matejka, R: Ausleitende Verfahren. In: Brock, FE: Handbuch der Naturheilkundlichen Medizin, Ecomed, Landsberg 2004

Albrecht U, Lüdke R, Bühring M: Offene randomisierte Studie zur Schröpfbehandlung der Brachialgia parästhetica nocturna. In: Albrecht H, Frühwald, M (Hrsg.): Jahrbuch der Karl und Veronica Carstens Stiftung, Band 5, 1998, KVC, Essen, 65 – 75.

Bewegungstherapie
Buljina AI, Taljanovic MS, Avdic DM, Hunter TB (2001) Physical and exercise Therapy for treatment of the rheumatoid hand. Arthritis Rheum. 45(4) 392 – 7

Darling M (1991): Exercise and migraine. A critical review. J Sports Med Phys Fitness 31(2): 294 – 302

Fischer HG, Heller R, Gieseler A, Hollmann W (1994): Aerobes Ausdauertraining bei Migräne: Eine Pilotstudie. In: Liesen H, Weiss M, Baum M (Hrsg.): Regulations- und Repairmechanismen. 33. Deutscher Sportärztekongreß 1993. Deutscher Ärzteverlag, Köln

Meiworm L, Jakob E, Walker UA, Peter HH, Keul J (2000): Patients with fibromyalgia benefit from aerobic endurance exercise. Clin Rheumatol 19(4): 253 – 7

Neusüss K, Neumann W, Steinhoff H, Thegeder, Bauer A, Reimers D (1997): Physical activity and fitness in patients with headache Disorders. Int J Sports Med 18: 607

Nichols DS, Glenn TM (1994): Effects of aerobic exercise on pain perception, affect, and level of disability in individuals with fibromyalgia. Phys Ther 74: 327 – 32

Petrella RJ (2000): Is exercise effective treatment for osteoarthritis of the knee? Br J Sports Med. 34(5): 326 – 31

Van Tulder M, Malmivaara A, Esmail R, Koes B (2000): Exercise therapy for low back pain: A systemic review within the framework of the cochrane collaboration back review group. Spine 1; 25(21): 2784 – 96

Yocum DE, Castro WL, Cornett M (2000): Exercise, education, and behavioral modification as alternative therapy for pain and stress in rheumatic disease. Rheum Dis Clin North Am 26(1): 145 – 59

Heilfasten
Adam O (1993): Nutrition as adjuvant therapy in chronic polyarthritis. Z Rheumatol 52(5): 275 – 80

Buchinger M: Heilfasten. Die Buchinger-Methode, 2. Aufl., Deutscher Taschenbuch Verlag, München 1995

Huether G, Zhou D, Schmidt S, Wiltfang J, Rüther E (1997): Long-Term food restriction down regulates the density of serotonin in the rat frontal cortex. Biol Psychiatry; 41. 1174 – 1180

Kjeldsen-Kragh J et al. (1991): Controlled trial of fasting and one-year vegetarian diet in rheumatoid arthritis. Lancet 338: 899 – 902

Lützner H, Million H, Hopfenzitz P: Fasten – Selbstständiges Fasten für Gesunde. 2. Aufl., Gräfe und Unzer, München 1994

Michalsen A, Schumann RR, Janert S, Huether G, Melchart D, Dobos G (2000): Fasting-induced mood enhancement – the neuro-endocrine link: effects of fasting on urinary catecholamine excretion, heart-rate variability and mood in patients with chronic pain syndrome Symposium: German-Brain-Immune-Network (GEBIN), Essen

Müller H, Wilhelmi de Toledo F, Resch KL (2001): Fasting followed by vegetarian diet in patients with rheumatoid arthritis: a systematic review. Scand J Rheumatol 30(1): 1 – 10

Homöopathie
Astrup C et al. (1976): Die Behandlung von Gesichtsschmerzen mit homöopathischen Heilmitteln, eine prospektiv geplante Nachuntersuchung. EHK 25(3): 89 – 96

Friese K-H (1998): Homöopathische Schmerztherapie bei HNO-Erkrankungen. AHZ 243(3): 91 – 96

Hart O, Mullee M, Lewith G, Miller J (1997): Double blind placebo-controlled trial of homeopathic arnica for pain and infection after total abdominal hysterectomy. J R Soc Med 90: 73 – 78

Hadjigeorgiu GM, Kiriakopoulou H, Kivelou P, Hadjigeorgiu G, Diamantidis S (1988): Proc Congr LMHI Athen 43: 34 – 39

Linde K et al. (1997): Are the clinical effects of homeopathy placebo effects? A meta analysis of placebo controlled trials. Lancet 350: 834 – 43

Lökken P, Straumsheim PA, Tveiten D, Skjelbred P, Borchgrevink CF (1995): Effect of homoeopathy on pain and other events after acute trauma: placebo controlled trial with bilateral oral surgery. BMJ 310: 1439 – 1442

Long L, Ernst E (2001): Homeopathic remedies for the trearment of osteoarthritis: a systematic review. Br Homeopath J 90: 37 – 43

Lüdtke R, Wilkens J (1999): Klinische Wirksamkeitsstudien zu Arnica in homöopathischen Zubereitungen. In: Albrecht H, Frühwald M (Hrsg.): Jahrbuch Bd. 5, KVC, Essen 1998

Nahler G, Metelmann H, Sperber H (1998): Treating osteoarthritis of the knee with a homeopathic preparation. Biomed. Ther. 16: 186–91.

Shipley M, Berry H (1983): Controlled trial of homeopathic treatment of osteoarthritis. Lancet 15(1): 97–98

Stam C, Bonnet MS, van Haselen RA (2001): The efficacy and safety of a homeopathic gel in the treatment of acute low back pain: a multi-centred, randomised, double-blind comparative clinial trial. Br. Homeopath. J.: 90: 21–28

Van Haselen RA, Fisher PA (2000): A randomized controlled trial comparing topical piroxicam gel with a homeopathic gel in osteoarthritis of the knee. Rheumatology 39: 714–19

Walach H, Lowes T, Mussbach D, Schamell U, Springer W, Stritzl G, Haag G (2000): The long term effects of homeopathic treatment of chronic headaches: 1 year follow-up. Cephalalgia 20: 835–7

Whitmarsh TE, Coleston-Shields DM, Steiner TJ (1997): Double blind randomized placebo-controlled study of homeopathic prophylaxis of migraine. Cephalalgia 17: 600–4

Ordnungstherapie

Benson H, Klemchuk HP, Graham JR (1974): The usefulness of the relaxation response in the therapy of headache. Headache, 14 (1): 49–52

Hoffman JW et al. (1982): Reduced sympathetic nervous system responsability associated with the relaxation response. Science 215, 190–192

Kabat-Zinn J, Lipworth L, Burney R (1985): The clinical use of mindfulness meditation for the self-regulation of chronic pain. J Behav Med Vol 8: 163–190

Kabat-Zinn J (1982): An outpatient program in behavioral medicine for chronic pain based on the practice of mindfulness meditation: theoretical considerations and preliminary results. Gen Hosp Psychiatry 4(1): 33–47

Kabat-Zinn J, Massion O et al. (1992): Effectiveness of a meditation-based stress reduction program in the treatment of anxiety disorders. Am J Psychiatry 149(7): 936–43

Kaplan KH, Goldenberg DL, Galvin-Nadeau M (1993): The impact of a meditation-based stress reduction programm on fibromyalgia. Gen Hosp Psychiatry 15(5): 284–9

Meares A (1980): What can the cancer patient expect from intensive meditation. Aust Fam Physician 9(5): 322–5

Phytotherapie (europäisch)

Augustin M Schmiedel V: Leitfaden Naturheilkunde, Urban & Fischer, 4. Aufl. München, Jena 2003

Eberwein B, Kemper FH, Steinhoff B: Situation pflanzlicher Arzneimittel in Deutschland und Europa, Zeitschr. f. Phytotherapie 1998; 19 und 1999; 20 Hippokrates, Stuttgart 2000

Hänsel R, Steinegger E, Stricher O: Pharmakognosie, 9. Aufl., Springer, Berlin, Heidelberg, New York 1999

Schilcher H, Kammerer S: Leitfaden Phytotherapie, Urban & Fischer, 2. Aufl. München, Jena 2003

Wagner H: Arzneidrogen und ihre Inhaltsstoffe, Pharmazeutische Biologie Band 2, 6. Aufl., Wissenschaftliche Verlagsgesellschaft Stuttgart 1999

Weiss RF, Fintelmann V: Lehrbuch der Phytotherapie, 10. Aufl. Hippokrates, Stuttgart 2002

Wenigmann M: Phytotherapie-Arzneipflanzen, Wirkstoffe, Anwendung, Urban & Fischer, München, 1999

3 Schmerz aus Sicht der traditionellen chinesischen Medizin

Michael Hammes und Marcus Bäcker

3.1	Grundzüge der traditionellen chinesischen Medizin	69	3.2 Pathogenese von Schmerzen........	81
3.1.1	Yin/Yang	69	3.2.1 „Antipathogenes *Qi*" (Zhenqi) und Abwehrkraft	81
3.1.2	Die 5 Wandlungsphasen	74	3.2.2 Pathogene Faktoren................	82
3.1.3	Die Grundwirksamkeiten	76	3.2.3 Manifestation von Schmerz	88
3.1.4	Leitbahnbegriff *(Jingluo)*	80	**3.3 Das Konzept der „*Bi*-Obturation"**	**93**
3.1.5	Die Organlehre *(Zangfu)*	80	**3.4 Prävention**	**94**

Das Theoriengerüst der Traditionellen Chinesischen Medizin ist zum einen das über verschiedene Jahrhunderte entstandene Ergebnis sorgfältiger Beobachtungen und naturalistischer Beschreibung der Manifestationen und Bedingungen von Krankheit und Gesundheit. Diese Beobachtungen basieren auf klinischer Erfahrung und empirischer Untersuchung. Zum anderen hält die Theorie der TCM zahlreiche sekundäre Systematisierungen und Ableitungen vor, die nur in Teilen empiriegestützt sind. Die Validität der Theoreme der TCM erwartet noch eine Überprüfung. Bereits bei der Sichtung des überlieferten Materials fallen Erklärungslücken ins Auge, die nicht von den gängigen Angeboten der chinesischen Medizin und ihrer Interpreten geschlossen werden können. Wissenschaftliche Untersuchungen auf Ebene historischer Analysen, klinischer Studien wie auch Grundlagenexperimenten müssen unternommen werden, um „die Spreu vom Weizen zu trennen". Im Status quo sind die chinesischen Medizintheorien als Arbeitshypothesen bzw. metaphorische Analogien anzusehen, deren Zweck darin besteht, bestimmte Erkrankungszustände mit bestimmten Behandlungsmaßnahmen zu verknüpfen. Die chinesischen Begrifflichkeiten wurden direkt aus chinesischen Originaltexten übersetzt, in der vorliegenden Form neu kompiliert und durch eigene Kommentare ergänzt. Wörtliche Übersetzungen oder Zitate sind durch Anführungsstriche gekennzeichnet. Diese Art der Darstellung beabsichtigt, einen Eindruck von der Entstehung der chinesischen Medizintheorien im Ursprungskontext zu vermitteln.

3.1 Grundzüge der traditionellen chinesischen Medizin

In diesem Kapitel werden allgemeine theoretische Grundlagen der traditionellen chinesischen Medizin skizziert, die für das Verständnis und die Behandlung von Schmerzen relevant erscheinen. Für eine ausführliche Darstellung wird die Lektüre weitergehender Literatur empfohlen (☞ Anhang).

3.1.1 *Yin/Yang*

Zitate aus antiken Quellen (Beijing Zhongyixueyuan, 1986):
„Die zehntausend Wesen stützen sich auf das Yin und umfassen das Yang."
„Ein Yin, ein Yang, das nennt man Dao."
„Yin und Yang, ein (Ganzes) wird in zwei geteilt."
„Yin und Yang tragen eine Bezeichnung aber haben keine Gestalt."
„Das klare Yang entspricht dem Himmel, das Trübe Yin entspricht der Erde. Das Erd-Qi steigt auf als Wolke, das Himmels Qi fällt herab als Regen."
„Yin und Yang sind das Dao von Himmel und Erde, die Zusammenfassung der zehntausend Wesen, Vater und

3 Schmerz aus Sicht der traditionellen chinesischen Medizin

Mutter des Wechsels, Wurzel von Leben und Tod, Herberge des strahlenden Geistes."
„Der Himmel ist Yang, die Erde ist Yin."
„Wasser ist Yin, Feuer ist Yang."
„Das Ruhige ist Yin, das Bewegte ist Yang."
„Yang wandelt sich in Qi, Yin bildet die Gestalt."
„Yin und Yang, aufgezählt sind es zehn, treibt man sie voran ergibt es hundert, aufgezählt sind es dann tausend, treibt man sie voran ergibt es zehntausend, größer als zehntausend reicht keine Zahl. Das ist das eine Wesentliche daran."

Kerninhalte der *Yin*- und *Yang*-Lehre

Das Konzept von *Yin* und *Yang* ist das wichtigste Konzept der traditionellen chinesischen Medizin, welches aus einer sich etwa ab der Zeit der streitenden Reiche (ca. 500 v. Chr.) entwickelnden Naturphilosophie entwickelt hat. Es beinhaltet die folgenden 4 Kerninhalte:

▸▸ *„Yin* und *Yang* opponieren und zügeln sich gegenseitig"

Alles in der Natur besteht aus zwei gegensätzlichen Aspekten, die als *Yin* und *Yang* bezeichnet werden (☞ Tab. 3.1). Aspekte von *Yin* und *Yang* sind beispielsweise links und rechts, oben und unten, Himmel und Erde, Ruhe und Dynamik, Eingang und Ausgang, Aufsteigen und Absteigen, Tag und Nacht, Helligkeit und Dunkelheit, Kälte und Hitze, Wasser und Feuer. Die Gegensätzlichkeit von *Yin* und *Yang* ist niemals absolut, so ist beispielsweise der Frühling *Yang* in Relation zum Winter, jedoch *Yin* im Vergleich zum Sommer.
Symbol für *Yin* und *Yang* ist die Monade (☞ Abb. 3.1-1), ein Kreis, der durch eine Sinuskurve in eine dunkle und eine helle Hälfte aufgeteilt ist. *Yin* und *Yang* können zwei gegensätzliche Objekte aber auch gegensätzliche Aspekte innerhalb eines Objektes sein. *Yin* und *Yang* zügeln sich gegenseitig, sodass deren Abnahme und Zunahme sich die Waage hält (s.u.). Gesundheit wird dabei als dynamisches Gleichgewicht der beiden Antagonisten aufgefasst.

▸▸ *„Yin* und *Yang* wurzeln ineinander und benutzen sich gegenseitig"

Yin und *Yang* existieren aufgrund ihrer Gegensätzlichkeit. Keines von beiden kann isoliert existieren. So gibt es kein oben ohne unten, kein links ohne rechts, keine Hitze ohne Kälte usw. Die gegenseitige Abhängigkeit von *Yin* und *Yang* äußert sich auch in der Abhängigkeit der organischen Funktionen voneinander. So bewegt das *Qi* das Blut, während das Blut im Gegenzug die materielle Basis des *Qi* ist. Diese gegenseitige Bezogenheit bestimmt auch den Zusammenhang zwischen Substanz und Funktion. Substanz ist *Yin* und Funktion ist *Yang*. So hat jede Substanz ihre Funktion und jede Funktion kommt von der ständigen Bewegung der Substanz.

▸▸ *„Zunahme und Abnahme von Yin* und *Yang* halten sich die Waage"

Das Verhältnis von *Yin* und *Yang* innerhalb eines Objektes ist nicht fest, sondern vielmehr das Ergebnis eines ständigen Wandels. Die Zunahme und Abnahme von *Yin* und *Yang* halten sich dabei die Waage und bilden ein dynamisches Gleichgewicht. Der Wechsel der Jahreszeiten ist ein gutes Beispiel für die Zunahme und Abnahme von *Yin* und *Yang*. Die Abnahme von Kälte und Zunahme der Wärme vom Winter zum Frühling und Sommer repräsentiert die Abnahme von *Yin* und

Tabelle 3.1 *Yin*- und *Yang*-Aspekte in der Natur

Yin	Yang
Bergschattenseite	Bergsonnenseite
Erde	Himmel
Mond	Sonne
Neumond	Vollmond
Wasser	Feuer
Nässe, Feuchtigkeit	Trockenheit
Stoff	Kraft, Prozess
Ruhe	Bewegung

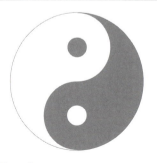

Abb. 3.1-1 Monade

die Zunahme von *Yang*. In der zweiten Jahreshälfte nimmt das *Yin* allmählich wieder zu und das *Yang* wieder ab. Bezogen auf die zirkadiane Rhythmik des Menschen ist das *Yang* während des Tages stark und schwach während der Nacht. Es beginnt sich um Mitternacht aufzubauen und erreicht seine größte Stärke in der Mitte des Tages. So ist weder *Yin* noch *Yang* konstant. Das Einzige was konstant ist, ist der ständige Wandel.

> Gesundheit wird als harmonisches Gleichgewicht von *Yin* und *Yang* aufgefasst. Dieses Gleichgewicht ist jedoch nicht statisch, sondern vielmehr einem ständigen Wandel unterworfen.

„Yin und Yang können sich ineinander verwandeln"

Wenn einer der beiden Gegenspieler einen extremen Zustand annimmt, kann er sich in sein Gegenteil verwandeln. Wenn die oben beschriebene Zunahme und Abnahme von *Yin* und *Yang* als quantitative Veränderung beschrieben wird, so repräsentiert dieser Wandel eine qualitative Veränderung, die langsam oder auch abrupt ablaufen kann. Auf physiologischer Ebene lässt sich dieses Phänomen anhand der Beziehung von Erregung und Hemmung nachvollziehen. So kann anhaltende und übermäßige Erregung (Überaktivität des *Yang*) zur Erschöpfung des Individuums mit einem Kollaps des *Yang* führen, welcher in einer Hemmung jeglicher Aktivität mündet. (Ein typisches Beispiel hierfür ist die Migräneattacke).

Aus übergeordneter Perspektive ist die qualitative Verwandlung von *Yang* in *Yin* oder umgekehrt häufig der Wegbereiter für die Entstehung von Neuen auf der Basis der Zerstörung des Alten und fungiert damit als Quelle von Entwicklung.

Anwendung der Yin- und Yang-Theorie in der TCM

Erläuterung des grundsätzlichen Aufbaus des menschlichen Organismus

Yin und *Yang* können zur Beschreibung des menschlichen Organismus verwendet werden. Alle Teile des Körpers formen ein organisches Ganzes, gleichzeitig können sie entweder als *Yin* oder *Yang* klassifiziert werden. In Bezug auf die Funktionsweise der inneren Organe sind die *Fu*-Organe (Gallenblase, Magen, Dickdarm, Dünndarm, Harnblase und Drei Erwärmer) *Yang* und die *Zang*-Organe (Leber, Herz, Milz, Lunge und Niere) *Yin*. Die einzelnen Organe haben in sich wiederum *Yin*- und *Yang*-Anteile. So spricht man beispielsweise von einem Nieren-*Yin* und Nieren-*Yang*.

In Bezug auf die anatomische Lokalisation ist der obere Teil des Körpers *Yang* und der untere Teil *Yin*, die Oberfläche des Körpers ist *Yang* und das Innere ist *Yin*, der Rücken ist *Yang* und der Bauch ist *Yin*, die lateralen Aspekte der Extremitäten sind *Yang* und die medialen Anteile *Yin* usw. (☞ Tab. 3.2).

Erläuterung der Basisfunktionen des menschlichen Organismus

In Bezug auf die Beziehung zwischen Struktur und Funktion wird die Funktion als *Yang* und die Struktur als *Yin* betrachtet. Die physiologischen Funktionen wiederum können weiter in das *Yin* und *Yang* klassifiziert werden. So wird beispielsweise das Nähr-*Qi* (*Yingqi*) dem *Yin* und das Abwehr-*Qi* (*Weiqi*) dem *Yang* zugeordnet.

Erläuterung eines krankhaften Ungleichgewichtes

In der Praxis erfährt die Theorie von *Yin* und *Yang* ihre Hauptanwendung in der Einteilung von pathologischen Veränderungen. Krankheit wird verstanden als

Tabelle 3.2 *Yin*- und *Yang*-Aspekte beim Menschen (mod. nach Focks, Hillenbrand 2003)

Yin	Yang
Frau	Mann
Rechts	Links
Bauch, Vorderseite	Rücken, Hinterseite
Körperinneres	Körperäußeres
Taille abwärts	Taille aufwärts
Speicher-Zang-Organe	Durchgangs-Fu-Organe
Blut	Qi
Nähr-*Yingqi*	Abwehr-*Weiqi*
Morphe	Organfunktion
Renmai = Meer des Yin	*Dumai* = Meer des Yang
Absteigend	Aufsteigend
Rollt sich zusammen	Streckt sich aus

der Verlust des relativen Gleichgewichts zwischen *Yin* und *Yang*, welche sich in Leere mit relativer Fülle des einen oder anderen Gegenspielers äußert.

Das Auftreten und die Entwicklung einer Erkrankung werden bestimmt durch die Auseinandersetzung der körpereigenen Abwehrkräfte mit pathogenen Faktoren. Hierbei existieren *Yin-* und *Yang*-Faktoren.

Auch durch einen Mangel an *Yin* oder *Yang* können Krankheiten entstehen. Wenn das *Yang* durch einen Mangel das *Yin* nicht mehr kontrollieren kann, wird das *Yin* übermäßig und es können Kälte-Symptome entstehen. Auf der anderen Seite kann aufgrund eines Mangels an *Yin* das *Yang* übermäßig werden und es resultiert dadurch Leere-Hitze. Abbildung 3.1-2 verdeutlicht die verschiedenen, möglichen Disharmonien zwischen *Yin* und *Yang*. Die Ausprägung der Symptomatik variiert dabei mit dem Ungleichgewicht zwischen *Yin* und *Yang*. Abbildung 3.1-2c verdeutlicht dies anhand verschiedener Leber-Pathologien.

▸▸ **Anwendung als diagnostische Leitlinie (☞ *Bagang*)**

Die Theorie von *Yin* und *Yang* ist die Grundlage der Differenzierung von Krankheiten entsprechend der 8 Prinzipien *(Bagang)*. Dieses Konzept bietet in der klinischen Praxis ein wichtiges Grundgerüst und einen möglichen Startpunkt zur Differenzierung des zugrunde liegenden Krankheitsmusters (☞ Kap. 4.4.2).

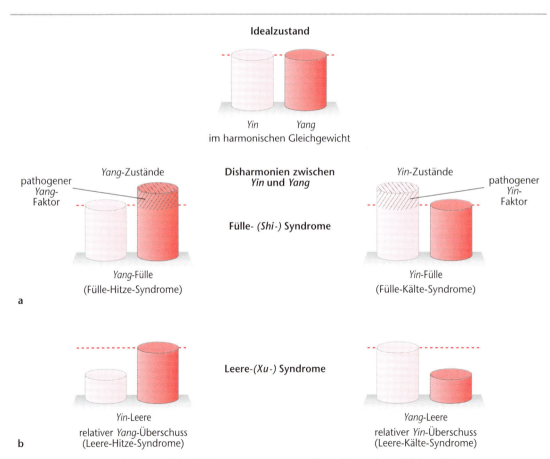

Abb. 3.1-2 Idealzustand und mögliche Disharmonien zwischen *Yin* und *Yang* (a und b) (modifiziert nach Focks, Hillenbrand 2003) *Fortsetzung*

3.1 Grundzüge der traditionellen chinesischen Medizin

▸▸ Anwendung in der Erstellung von Behandlungsprinzipien

Da die Wurzel von Erkrankungen ein Ungleichgewicht von *Yin* und *Yang* ist, besteht das therapeutische Ziel darin, Fülle zu vermindern und Leere aufzufüllen. Der Therapeut muss dazu den Patienten unterstützen das harmonische Gleichgewichtes der beiden Pole wiederherzustellen.

Fülle von *Yin*- oder *Yang*-Faktoren

Liegen *Yang*-Faktoren im Übermaß vor, kommt es zu Hitze, welche ausgeleitet werden muss. Liegen *Yin*-Faktoren im Übermaß vor, so kommt es zu Kälte, die mit Wärme behandelt werden muss. Es muss jedoch darauf geachtet werden, dass durch die Fülle des einen Gegenspielers eine Leere des anderen Gegenspielers auftreten kann. Ist dies der Fall, ist es notwendig, nicht nur Fülle zu reduzieren, sondern auch Leere aufzufüllen.

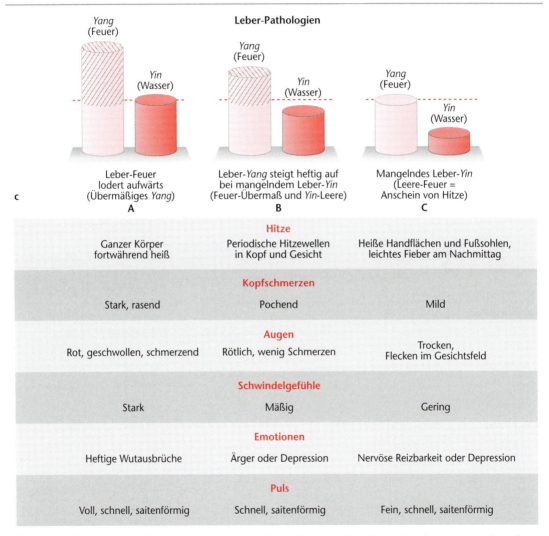

Abb. 3.1-2 c) Kontinuum der Disharmonien zwischen *Yin* und *Yang* am Beispiel von Syndrommustern der Leber (nach Kaptschuk 1999)

Leere von Yin oder Yang

Im Gegensatz zu den Fülle-Syndromen kann bei einer Leere von *Yin* oder *Yang* nicht mit dem antagonistischen oder eliminierenden Prinzip behandelt werden. Kommt es aufgrund einer *Yin*-Leere zu einem Übermaß an *Yang* mit Hitze-Symptomen, so steht ein Auffüllen der Leere im Vordergrund. Analog hierzu steht bei Kälte-Symptomen aufgrund einer *Yang*-Leere eine auffüllende Therapie im Vordergrund.

3.1.2 Die 5 Wandlungsphasen

Zitate aus antiken Quellen (Beijing Zhongyixueyuan, 1986):
„Holz heißt, was sich biegt und wieder gerade wird."
„Feuer heißt, was nach oben lodert."
„Erde liebt die Landarbeit."
„Metall heißt was sich wandelt."
„Wasser heißt was befeuchtet und sich herab bewegt."
„Holz bringt Feuer hervor, Feuer bringt Erde hervor, Erde bringt Metall hervor, Metall bringt Wasser hervor, Wasser bringt Holz hervor."
„Holz zügelt Erde, Erde zügelt Wasser, Wasser zügelt Feuer, Feuer zügelt Metall, Metall zügelt Holz."

„Ohne Förderung gibt es keine Entwicklung, ohne Hemmung zeigt sich unbegrenztes, schadvolles Wachstum."

Grundkonzept

Auch die Theorie der 5 Wandlungsphasen ist auf Ideen der antiken chinesischen Naturphilosophie zurückzuführen. Sie stellt neben der Theorie von Yin und Yang einen weiteren Versuch der TCM zur Formulierung eines ubiquitär gültigen Konzeptes zur Erklärung von Naturphänomenen dar. Dabei werden alle Phänomene fünf grundsätzlichen Prozessen zugeordnet, die symbolisch durch die Urstoffe Holz, Feuer, Erde, Metall und Wasser repräsentiert werden.

Wie Kaptchuk (1999) treffend betont, geht es bei der Theorie der 5 Wandlungsphasen vor allem um eine Darstellung der Dynamik und Entwicklung der Dinge. So beschreiben die 5 Phasen beispielsweise den biologischen Jahreszyklus. Holz repräsentiert den Frühling, Feuer den Sommer, Erde den Spätsommer, Metall den Herbst und Wasser den Winter. Im Laufe der Zeit wurden verschiedenste Phänomene den Wandlungsphasen zugeordnet bis schließlich alles sinnlich Erfassbare mit einer Wandlungsphase korrespondierte. Tabelle 3.3 zeigt die systematische Korres-

Tabelle 3.3 Einteilung der Erscheinungen nach der systematischen Korrespondenz

Aspekte	Holz	Feuer	Erde	Metall	Wasser
Himmelsrichtung	Osten	Süden	Mitte	Westen	Norden
Jahreszeit	Frühling	Sommer	Spätsommer	Herbst	Winter
Witterungseinfluss	Wind	Sommerhitze	Feuchtigkeit	Trockenheit	Kälte
Entwicklung	Keimen, Entstehen	Wachstum	Umwandlung	Reifung/Ernte	Speicherung
Farbe	Grün	Rot	Gelb	Weiß	Schwarz
Geschmack	Sauer	Bitter	Süß	Scharf	Salzig
Zang-Organ	Leber	Herz	Milz	Lunge	Niere
Fu-Organ	Gallenblase	Dünndarm	Magen	Dickdarm	Harnblase
Sinnesorgane/Sinnesfunktion	Auge/Sehen	Zunge/Sprechen	Mund/Schmecken	Nase/Riechen	Ohr/Hören
Gewebe	Sehnen	Blutgefäße	Fleisch	Poren der Haut	Knochen
Emotion	Wut/Zorn	Freude/Hektik	Grübeln/Sorgen	Trauer	Angst/Furcht
Laut	Rufen	Lachen	Singen	Schluchzen	Seufzen
Geruch	Ranzig	Verbrannt	Wohlriechend	Verdorben	Faulig

3.1 Grundzüge der traditionellen chinesischen Medizin

pondenz verschiedener Phänomene mit den 5 Wandlungsphasen.

Erst relativ spät (um 1000 n. Chr.) wurde die Theorie der Wandlungsphasen dazu benutzt die Entstehung und Phänomenologie von Krankheiten zu erklären. Dabei erwies diese sich jedoch als relativ starres System, sodass die Theorie auf recht freizügige Weise an die praktische medizinische Erfahrung angeglichen werden musste (Kaptchuk 1999). Die zahlreichen Entsprechungen, die die Theorie bereithält, sind daher manchmal brauchbar, häufig jedoch auch nicht.

Physiologische und pathologische Beziehungen der Wandlungsphasen

Das Wesentliche an der Theorie der 5 Wandlungsphasen ist nicht allein die Zuordnung einzelner Phänomene sondern vor allem die Beschreibung der Interaktionen der einzelnen Phasen. Hier liegt ein wesentlicher Verdienst der Theorie in der Einführung eines kybernetisch orientierten Modells, welches – obgleich es vor mehr als 2000 Jahren entstanden ist – an westliche Konzepte physiologischer Regelkreise erinnert (☞ Kap. 2.1.1).

▸▸ Physiologische Beziehungen

Abbildung 3.1-3 zeigt die physiologischen Beziehungen der Wandlungsphasen untereinander (*Sheng*- und *Ke*-Zyklus).

Hervorbringen

Eine Wandlungsphase erzeugt und stärkt die nächste. Dabei ist jede Phase Erzeugerin (Mutter) und Erzeugte (Kind) zugleich. Holz erzeugt Feuer, Feuer erzeugt Erde, Erde erzeugt Metall, Metall erzeugt Wasser, Wasser erzeugt Holz.

Kontrolle („Zügelung")

Eine Wandlungsphase zügelt die übernächste Wandlungsphase. Auch hier übt jede Phase Kontrolle aus und wird kontrolliert. Holz zügelt Erde, Erde zügelt Wasser, Wasser zügelt Feuer, Feuer zügelt Metall, Metall zügelt Holz.

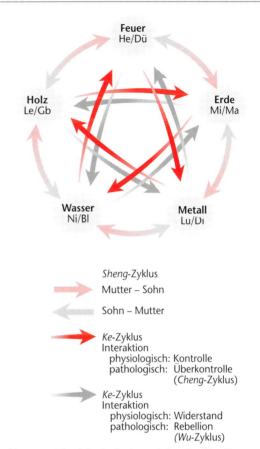

Abb. 3.1-3 Physiologische Interaktion der Wandlungsphasen (modifiziert nach Focks, Hillenbrand 2003)

▸▸ Pathologische Beziehungen

Abbildung 3.1-4 verdeutlicht exemplarisch mögliche Pathomechanismen bei Fülle oder Leere der Wandlungsphase Holz.

Überkontrolle („Unterwerfung")

Die kontrollierte Phase wird pathologisch unterdrückt und geschwächt. Ursache kann eine Fülle der kontrollierenden Phase oder eine Leere der kontrollierten Wandlungsphase sein.

Rebellion („Beleidigung")

Eine Wandlungsphase widersetzt sich der Kontrolle einer anderen Phase. Ursache kann eine Fülle der kontrollierten oder eine Leere der zügelnden Wandlungsphase sein.

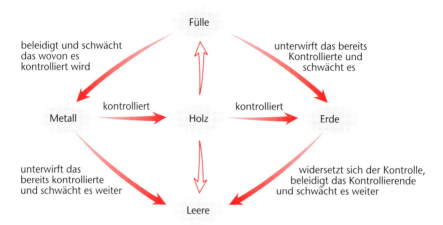

Abb. 3.1-4 Pathomechanismen bei Fülle oder Leere der Wandlungsphasen Holz

Klinische Anwendung

▸ Pathophysiologische Erklärung

In der klinischen Praxis findet man die oben skizzierten Beziehungen zwischen den Funktionskreisen in erster Linie in Bezug auf die Leber (Holz) wieder. Fülle- oder Leere-Zustände der Leber (Holz) können nachteilige Folgen für die Funktionskreise Milz und Magen (Erde) sowie Lunge (Metall) haben. Weiterhin findet sich in manchen Krankheitsbildern die Beziehung zwischen Niere (Wasser) und Herz (Feuer) wieder. Klinische Beispiele sind gastrointestinale Beschwerden durch eine Attacke auf Milz und Magen durch die Leber bei Leber-*Qi*-Stagnation (Ärger-Stau). Oder Globusgefühl und Brustbeklemmung aufgrund einer Beleidigung der Lunge durch die Leber bei Leber-*Qi*-Stagnation. Ferner sind psychoemotionale Symptome aufgrund eines auflodernden Herz-Feuers bei fehlender Zügelung des Herzens durch die Niere bei Nieren-Leere zu nennen.

▸ Diagnostik

Das Vorherrschen von Aspekten einer Wandlungsphase wie z. B. die präferentielle Affektion bestimmter Körpergewebe, eine Abneigung gegen bestimmte klimatische Faktoren, eine Vorliebe oder Abneigung für einen bestimmten Geschmack oder die Dominanz einer bestimmten Emotion kann auf eine relevante Beteiligung der Wandlungsphase an einem Krankheitsprozess hindeuten.

▸ Therapie

In der chinesischen Arzneitherapie und Diätetik werden Kräuter und Nahrungsmittel entsprechend ihres Geschmacks den einzelnen Wandlungsphasen zugeordnet, woran sich spezifische Wirkrichtungen knüpfen. Für die Akupunkturtherapie sind komplexe Konzepte wie die Behandlung über die „5 Transport-*Shu*" (z. B. bei Leere einer Phase wird der Akupunkturpunkt tonisierend genadelt, der der Mutter-Phase entspricht) zur Hand, welche nach Ansicht der Autoren allerdings eine untergeordnete klinische Bedeutung besitzen.

3.1.3 Die Grundwirksamkeiten

Essenz, *Qi*, Blut und die Körperflüssigkeiten werden als die vier Grundsubstanzen oder auch Grundwirksamkeiten bezeichnet.

Essenzen *(Jing)*

Zitat aus antiken Quellen (Beijing Zhongyixueyuan 1986):
„Die Essenzen sind die Wurzel des Körpers."
Das chinesische Schriftzeichen *Jing* bezeichnet die Auslese der besten für die Saat geeigneten Samenkörner. Im übertragenen Sinne ist es die essenzielle feinstoffliche Grundlage für alle materiellen Erscheinungen. Aus Sicht der TCM sind die Samenflüssigkeit des Mannes und die reproduktiven Säfte der Frau konkrete

Manifestationen der Essenz der Nieren. Im klinischen Kontext finden regelmäßig nur die Essenzen *(Jing)* der Niere, nicht aber der anderen Organe Erwähnung.

Es werden zwei Formen der Essenz unterschieden: die vererbte („pränatale") und die erworbene Essenz. Die vererbte Essenz ist verantwortlich für die Förderung des Wachstums, der Entwicklung und der Reproduktion des Organismus.

Die erworbene Essenz entsteht durch die Funktion der *Zangfu*-Organe aus der Umwandlung der Nahrung. Andererseits stellt die erworbene Essenz die materielle Basis für die ungestörte Funktion der *Zangfu* dar. Auch die vererbte und die erworbene Essenz besitzen eine reziproke Wechselwirkung: während vor der Geburt die vererbte Essenz die Entstehung der erworbenen Essenz vorbereitet, füllt nach der Geburt die erworbene Essenz die vererbte Essenz fortwährend auf (Liu Yanchi et al. 1995).

Universale Lebenskraft *(Qi)*

Zitate aus antiken Quellen (Beijing Zhongyixueyuan 1986):
„Himmel und Erde vereinigen ihr Qi, daraus wird bestimmt, was man den Menschen nennt."
„In den Leitbahnen fließen Qi und Blut wie das Wasser in den Bewässerungskanälen der Äcker."

Das Schriftzeichen für *Qi* leitet sich zunächst von dem Bild übereinander geschichteter Wolken ab (☞ 3.1-5). Es kennzeichnet ein Leben spendendes Prinzip, nämlich die Verheißung des zur Erde fallenden Regens, der das Wachstum im Boden ermöglicht. Beim Menschen ist das *Qi* präsent im Vorgang der Atmung, der zum Beispiel beim kalten Wetter als Hauch vor dem Mund sichtbar wird. Ein weiterer Zusatz im Schriftzeichen steht für den geernteten Reis und repräsentiert ein zweites Leben spendendes und erhaltendes Prinzip, nämlich das der Nahrung. Das *Qi* ist folglich das unentbehrliche Moment, welches der Materie die Kraft zum Leben und zur Veränderung verleiht.

Qi kann als universales Prinzip verstanden werden: alles was existiert besteht aus und besteht durch *Qi*. Das *Qi* des menschlichen Körpers entsteht aus drei Quellen: die erste Quelle ist das angeborene *Qi* aus der Essenz beider Eltern (Konstitution), die zweite Quelle ist die Nahrung und die dritte Quelle die Atmung. Damit ist *Qi* insbesondere abhängig von der Funktion der Niere, da diese die Essenz speichert, von der Funktion der Milz und des Magens, da diese die Nahrung verwerten, sowie von der Funktion der Lunge, da diese für die Atmung verantwortlich ist. Klinisch werden *Qi*-Leere-Zustände häufig durch Stärkung der Milz und/oder Niere ausgeglichen.

> *Qi* hat drei Quellen: die 1. Quelle ist das angeborene *Qi* aus der Essenz beider Eltern (Konstitution), die 2. Quelle ist die Nahrung und die 3. Quelle die Atmung. Damit ist das *Qi* des Körpers vor allem abhängig von der intakten Funktion der Niere (speichert die Essenz), der Milz (verwertet die Nahrung) und der Lunge (verantwortlich für Atmung).

▸▸ Die Funktionen des *Qi*

Auch wenn *Qi* selbst nicht direkt, sondern nur vermittels seiner Wirkungen sichtbar ist, wird es in der chinesischen Kultur doch als reales Phänomen betrachtet. Die Funktionen, in denen sich *Qi* manifestiert, sind:
- Quelle für alle Arten von Bewegung und Wandlung zu sein
- Den Körper vor dem Angriff äußerer schädigender Einflüsse zu schützen
- Quelle für alle im Körper ablaufenden Transformationen zu sein
- Für eine harmonische Verteilung aller Substanzen zu sorgen
- Die Integrität des Organismus zu bewahren
- Die lebensnotwendige Assimilation von Substanzen aufrechtzuerhalten
- Die Körperwärme zu transportieren.

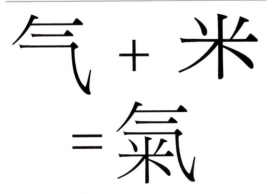

Abb. 3.1-5 Schriftzeichen *Qi*

3 Schmerz aus Sicht der traditionellen chinesischen Medizin

▸ Die Arten des *Qi*

Qi manifestiert sich in zahlreichen Formen. Zur Vereinfachung lassen sich folgende Hauptformen zusammenfassen.

Yuanqi, Ursprungs-*Qi*

Im engeren Sinne ist das *Yuanqi* das grundsätzliche *Qi*, die ursprüngliche Leben erhaltende, fördernde und spendende Antriebskraft des Organismus. Es hat zwei Quellen: Die erste Quelle liegt in der Essenz der Niere *(Jingqi)*. Die zweite Quelle liegt in der Nahrung, sie ist von der Aktivität von Milz und Magen abhängig. Die Wurzel des *Yuanqi* liegt im *Mingmen*, dem Bereich zwischen den beiden Nieren, in dem nach chinesischer Vorstellung als Pforte der Lebensbestimmung die von den Eltern stammenden Erbanlagen gespeichert werden. Mit Hilfe des Drei Erwärmers *(Sanjiao)* breitet sich das *Yuanqi* von der Niere in den gesamten Körper aus und fördert das Wachstum und die Entwicklung aller Organe und Gewebe.

Einen Mangel an pränataler Essenz, Mangel an erworbener Essenz (s. o.) oder exzessiver Verbrauch der Essenzen kann zu einer verminderten Produktion des Ursprungs-*Qi* mit der Folge einer erhöhten Anfälligkeit des Körpers für Krankheiten führen.

Zongqi, das in der Brust vereinte Basis-*Qi*

Den chinesischen Ärzten war bewusst, dass ererbtes *Qi* und Nahrungs-*Qi* nur zur Wirkung kommen können, wenn sie sich mit dem Atmungs-*Qi* vereinigen. Diese Vereinigung zu einer grundlegenden Lebenskraft im menschlichen Organismus findet in der Brust statt. Die regelrechte Funktion des *Zongqi* drückt sich in einem gleichmäßigen Atemrhythmus, einer klaren Sprache und einer glanzvollen Stimme aus. Diese Lebenskraft bewegt *Qi* und Blut durch alle vom Herz ausgehenden Adern im gesamten Körper.

Yingqi, das nutritive *Qi* und *Weiqi*, das Abwehr-*Qi*

Das nutritive *Qi* und das Abwehr *Qi* werden als gegensätzliches Paar betrachtet und auch als „nutritives *Yin*" und „abwehrendes *Yang*" bezeichnet (Liu Yangchi et al. 1995). Das nutritive *Qi* zirkuliert in den Blutgefäßen während das Abwehr-*Qi* sich außerhalb der Blutgefäße bewegt.

Die Aufgabe des *Yingqi* besteht in der Versorgung des Körpers mit Nährstoffen und der Förderung der Produktion von Blut zur Nährung der *Zangfu*-Organe und der Leitbahnen.

Das **Weiqi** hat die Funktion des Wächters an der Außenhülle, welcher den Menschen vor dem Eindringen schädlicher Faktoren schützt. Es bewegt sich unaufhörlich durch den gesamten Körper und reguliert den Öffnungszustand der Poren um überschüssige Körpersäfte abzugeben bzw. den Organismus von eindringenden pathologischen Einflüssen abzuschotten. Beim Angriff schädigender Einflüsse findet an der Oberfläche ein Kampf der so genannten aufrechten mit den schädigenden Einflüssen statt. Sind die körpereigenen Abwehrkräfte stark genug ausgebildet, werden die eindringenden Faktoren besiegt und wieder nach außen vertrieben. Sind die schädigenden Faktoren zu stark, können sie zunächst in der Außenhülle verweilen oder sogar weiter nach innen vordringen und andere Körperfunktionen beeinträchtigen.

Zangfuzhiqi und *Jingluozhiqi*: das *Qi* der *Zang*- und *Fu*-Organe das *Qi* der Leitbahnen und Netzgefäße

Die von einem inneren Organ ausgeübten Funktionen, bzw. das dazu notwendige Vermögen wird in der TCM als das *Qi* der *Zang*- und *Fu*-Organe **(Zangfuzhiqi)** bezeichnet. Wenn die Krankheitssymptome auf die Verminderung der funktionalen Aktivitäten eines bestimmten Organs hinweisen, sollte durch die Behandlung das *Qi* des betroffenen Organs gestärkt werden.

Die Aufgabe der Leitbahnen und Netzgefäße besteht hauptsächlich im Transportieren und Verteilen von *Qi* und Blut. Das *Qi* der Leitbahnen und Netzgefäße **(Jingluozhiqi)** erkrankt typischerweise durch Stagnation, also die Blockierung seiner Bewegungsfunktion. Leitsymptom dabei ist der auftretende regionale Schmerz. Die Akupunktur ist in besonderer Weise dazu geeignet, solche Blockaden des *Qi*-Flusses zu beseitigen.

Zhenqi: das wahre (antipathogene) *Qi*

Das antipathogene *Qi* ist ein Oberbegriff für die Gesamtheit der körpereigenen vitalen Funktionen, sowie die Widerstandskraft gegenüber Erkrankungen bzw. pathogenen Faktoren. Der Begriff *Xieqi*, wird als Antithese zum **Zhenqi** verwendet und meint die Gesamtheit der pathogenen Faktoren (☞ Kap. 3.2) (Advanced Textbook of Traditional Chinese Medicine and Pharmacology 1995).

Blut *(Xie, Xue)*

Zitate aus antiken Quellen (Beijing Zhongyixueyuan 1986):

„Die Gefäße sind die Herberge des Blutes."

„Der Mittlere Erwärmer empfängt das Qi und ergreift die Säfte, wandelt sie in eine kräftig rote (Substanz). Dies nennt man das Blut."

Das chinesische Schriftzeichen für Blut bezeichnet die aus einer verletzten Ader eines Opfertieres in ein Ritualgefäß fallenden Blutstropfen. Verliert der Organismus zu viel dieses Leben spendenden Saftes ist dies nicht mit dem Leben vereinbar.

Das Blut ist die sichtbare im Organismus zirkulierende Substanz, deren Hauptaufgabe darin besteht die inneren Organe und die Gewebe des Körpers zu ernähren und zu befeuchten. Ferner wird das Blut als die materielle Basis für geistige Aktivität betrachtet. Ein Mangel an Blut, Blut-Hitze oder eine Störung der Blutzirkulation kann zu Gedächtnisstörungen, einen durch Träume gestörten Schlaf, Schlaflosigkeit oder Rastlosigkeit führen.

Analog zur westlichen Vorstellung zirkuliert das Blut in den Blutgefäßen. Nach chinesischer Vorstellung extrahiert der Organismus durch die Tätigkeit der Milz aus der Nahrung sowohl feinstoffliches *Qi* als auch substanzhafte Säfte, aus denen er das Blut bildet. Blut wird „kommandiert" durch das Herz (Pumpfunktion), gespeichert in der Leber und durch die Milz in den Adern gehalten.

Geist *(Shen)*

Zitate aus antiken Quellen (Beijing Zhongyixueyuan 1986):

„Ist der Geist ruhig, dann ist das Herz in Harmonie. Ist das Herz in Harmonie, dann ist die Gestalt vollkommen. Ist der Geist erregt dann ist das Herz wankend. Ist das Herz wankend, dann wird die Gestalt verletzt."

„Ist das Herz ruhig dann löst sich das Feuer von selbst auf. Sind die Begierden beendet dann steigt das Nierenwasser von alleine auf."

„Steht der Geist im Überfluss, so erzeugt dies Lachen ohne Unterlass. Ist der Geist ungenügend so erzeugt dies Kummer."

Shen ist ein schwierig zu fassender, da vielgestaltiger Begriff. Eine häufig gebrauchte Übersetzung ist Geist oder Intellekt. Das Herz ist die Herberge des *Shen*. Als Herz-Pathologien betrachtet man Störungen des Denkens, des Gedächtnisses oder des Bewusstseins.

Auch Bedeutungen wie Vitalität, Persönlichkeit und der Bereich emotionaler und spiritueller Aspekte des Menschen fallen in das Konzept von *Shen*. In diesem Kontext besteht nicht nur eine enge Beziehung zum Herzen, sondern auch zu den emotional-geistigen Aspekten der anderen *Zang*-Organe. So wird beispielsweise Willenskraft *(Zhi)* und Entschlossenheit der Niere zugeordnet, während das Denken *(Yi)*, die Fähigkeit zum Studieren und zur Konzentration mit der Funktion der Milz korrespondiert.

Wichtig ist, dass in der traditionellen chinesischen Medizin *Shen* als Teil eines organischen Ganzen verstanden wird und nicht als eigenständige Entität im Sinne eines cartesianischen Dualismus von Körper und Geist (☞ Kap. 2.1.1). Der Zustand von *Shen* ist damit unmittelbar vom Gesamtzustand des Organismus und insbesondere vom Zustand des *Qi* und der Essenz abhängig, ganz nach der antiken Weisheit unseres Kulturkreises „mens sana in corpore sano".

Körpersäfte *(Jinye)*

Zitate aus antiken Quellen (Yin Hui-he u. Zhang Bo-ne 1989):

„Der Mensch nimmt Yin und Yang, diese beiden Qi entgegen um zu wachsen. Es gibt Klares und Trübes. Das Klare des Yang wird zum Ursprungs-Qi, das Trübe des Yang wird zu Feuer. Das Klare des Yin wird zu Körpersäften (Jinye), das Trübe des Yin wird zu Schleim."

Körpersäfte *(Jinye)* ist ein Sammelbegriff für verschiedenste Körperflüssigkeiten wie beispielsweise die Verdauungssäfte, die Tränenflüssigkeit, Schweiß oder synoviale Flüssigkeit. Mit dem Ausdruck *Jin* werden leichte und klare Säfte, mit dem Begriff *Ye* schwere und dickflüssige Säfte bezeichnet.

Analog zur westlichen Physiologie ist Flüssigkeit ein essenzieller Grundbaustein des Lebens. Ihre Funktionen bestehen vor allem im Befeuchten der Körperöffnungen und Nähren und Befeuchten von Haut, Schleimhäuten sowie der Zangfu.

Der Flüssigkeitshaushalt wird aus Sicht der chinesischen Medizin reguliert durch die Funktionen von Milz/Magen, Lunge und Niere: Milz und Magen kommt dabei vor allem die Funktion der Resorption und Umwandlung verwertbarer Säfte aus der Nahrung zu. Diese werden zur Lunge transportiert, welche die Säfte in den gesamten Körper und die Körperoberfläche verteilt (eine Analogie aus der westlichen Physiologie bietet die perspiratio insensibilis). Der Niere kommt bei der

Regulation des Flüssigkeitshaushaltes eine quasi katalysierende Rolle zu. Das Nieren-*Qi* unterstützt durch seine wärmende Funktion Milz und Lunge bei der Umwandlung und beim Transport der Flüssigkeiten. Eine weitere Funktion der Niere besteht, analog zur westlichen Physiologie, in der Kontrolle der Ausscheidung von Flüssigkeiten über den Urin.

Zumeist ist eine Störung des Flüssigkeitshaushaltes von Trockenheit begleitet: man beobachtet vor allem trockene Schleimhäute, Augen sowie eine trockene Haut.

3.1.4 Leitbahnbegriff *(Jingluo)*

Zitate aus antiken Quellen (Beijing Zhongyixueyuan 1986):
„Die Leitbahngefäße entscheiden über Leben und Tod, indem sie die Hundert Erkrankungen regeln und Leere und Fülle ausgleichen. Sie dürfen nicht verstopft sein."
Aus Sicht der TCM sind die Leitbahnen *(Jing)* und Netzgefäße *(Luo)* das funktionelle Substrat, in welchem *Qi* und Blut zirkulieren können. Sie bilden ein Netzwerk, welches eine Kommunikation der inneren Organe untereinander erlaubt, und welches den oberen Teil des Körpers mit dem unteren und Außen mit Innen verbindet. Die Leitbahnen werden als longitudinales System betrachtet, von welchen die Netzgefäße abzweigen. Das System der Leitbahnen und Netzgefäße erstreckt sich über den gesamten Körper und ermöglicht es auf diese Weise dem Individuum als organisches Ganzes zu fungieren (Liu Yangchi et al. 1995).

Eine ausführliche Darstellung des Leitbahnsystems und wichtiger Akupunkturpunkte sowie eine Diskussion aus westlicher Perspektive finden sich im Kapitel 7.

3.1.5 Die Organlehre *(Zangfu)*

Zitate aus antiken Quellen (Yin Hui-he u. Zhang Bo-ne 1989):
„Die so genannten Fünf Zang (-Organe) speichern Essenzen (Jing) und Qi, aber leiten nichts heraus. Daher sind sie (wie Kornspeicher) aufgefüllt, aber können nicht ausgefüllt sein (wie ein Leitungsrohr). Die Sechs Fu (-Organe) geben Substanzen weiter und wandeln sie um, aber speichern nichts. Daher sind sie (wie Leitungsrohre) ausgefüllt, aber können nicht aufgefüllt sein (wie Kornspeicher)."

„Die Fünf Zang (-Organe) speichern Essenzen (Jing), Geist (Shen), Qi, Blut, Ätherseele (Hun) und Körperseele (Po). Die Sechs Fu (-Organe) wandeln Wasser und Getreide um und bewegen die Körpersäfte (Jinye)."

Das theoretische Konzept der *Zangfu* geht ursprünglich auf eine antike, fragmentarische Vorstellung von der Anatomie innerer Organe zurück. Diese Vorstellung ist im Laufe der Entwicklung der traditionellen chinesischen Medizin fortlaufend weiterentwickelt worden und hat ein quasi vorwissenschaftliches Modell der Physiologie und Pathophysiologie innerer Prozesse hervorgebracht. Infolgedessen ergeben sich einige begriffliche und inhaltliche Überschneidungen mit der westlichen Medizin. Die TCM spricht beispielsweise von Herz, Lunge oder Niere und ordnet diesen Organen Funktionen zu, die mit der westlichen Physiologie gut vereinbar sind. Im Vergleich zur westlichen Medizin ergeben sich jedoch auch unterschiedliche Vorstellungen. Insbesondere begreift die chinesische Medizin ein Organ nicht nur als anatomische Entität sondern auch als übergeordnete Systemeigenschaft des Organismus. So steht beispielsweise hinter Erkrankungen der Milz häufig eine Pathologie des Stoffwechsels oder der Verdauung, hinter Leberpathologien verbergen sich zumeist psychosomatisch getönte Erkrankungen.

Die Organe werden unterteilt in Speicher- *(Zang)* und Hohlorgane *(Fu)*. Die gemeinsamen Funktionen der *Zang*-Organe ist die Produktion und Aufbewahrung von Essenz, *Qi*, Blut und Körpersäften. Zu ihnen werden das Herz, die Lunge, die Milz, die Leber und die Nieren gezählt. Die gemeinsame Aufgabe der *Fu*-Organe (Gallenblase, Magen, Dünndarm, Dickdarm, Harnblase und Drei Erwärmer) besteht, analog zur westlichen Vorstellung, im Transport und in der Verdauung von Nahrung sowie der Ausscheidung von Urin und Faeces.

Für das Verständnis der Entstehung von inneren Erkrankungen ist vor allem die Kenntnis der Manifestationen der *Zang*-Organe wichtig. Diese werden im Folgenden stichpunktartig dargestellt.

Die pathophysiologischen Zusammenhänge zur Entstehung und Aufrechterhaltung von Disharmonien der *Zangfu* sind komplex und erinnern an die in Kapitel 2.1.1 vorgestellte systemtheoretische Vorstellung von Schmerz. In Analogie zu dieser Vorstellung macht es Sinn, die inneren Disharmonien als ein Netzwerk verschiedener pathophysiologischer Faktoren und Prozesse aufzufassen. Eine detaillierte und übersichtliche

Darstellung sog. „Syndromnetzwerke" findet sich bei Wühr (1999).

▸▸ Manifestationen des Funktionskreises Lunge
- Regiert das *Qi* und steuert die Atmung
- Ist für das Ausbreiten und Absenken des *Qi* im ganzen Körper zuständig
- Reguliert die Wasserwege (Regulation der Schweißabsonderung durch das Abwehr-*Qi*, Ödembildung der oberen Körperhälfte)
- Regiert das Abwehr-*Qi* und die Poren der Haut (Immunsystem)
- Öffnet sich in die Nase (Riechvermögen, obere Atemwege).

▸▸ Manifestationen des Funktionskreises Herz
- Regiert die Blutgefäße (Puls, Blutkreislauf)
- Beherbergt und regiert die Geisteskraft (*Shen*, d. h. die emotional-psychisch-mentalen Funktionen)
- Öffnet sich in die Zunge (klare, geordnete Artikulation)
- Das Herz findet seinen Glanz im Gesicht (Gesichtsausdruck, Mimik)
- **Die Herzhülle (das Perikard)** schützt das Herz vor äußeren schädigenden Einflüssen
(Die Herzhülle entspricht weitgehend dem Herzmuskel als Pumpe in der modernen Medizin, einschließlich der Koronarien und des Reizleitungssystems.)

▸▸ Manifestationen des Funktionskreises Milz
- Ist für Transport und Transformation zuständig (Verdauung und Assimilation)
- Umschließt das Blut (bildet es und hält es in den Adern)
- Ist für das Aufsteigen verantwortlich und hält so die Organe an Ihrem Platz (verhindert Prolapszustände und Organsenkungen)
- Regiert das Fleisch und die vier Gliedmaßen (Ernährungszustand, Gewebsdrainage, Kraft der Arme und Beine)
- Öffnet sich in den Mund (Geschmack/Appetit).

▸▸ Manifestationen des Funktionskreises Leber
- Speichert das Blut (Menstruation, Sehstörungen, Muskelkrämpfe)
- Ist für das Verteilen und Drainieren zuständig (hält das *Qi* in Fluss, verleiht den Lebensäußerungen Schwung und Dynamik)
- Reguliert die Emotionen und Stimmungen
- Regt die Verdauung an (Gallefluss)
- Regiert die Sehnen (Anspannung und Kraftübertragung im Bewegungssystem)
- Öffnet sich in die Augen (Sehvermögen)
- Die Leber findet ihren Glanz in den Nägeln (Nageldystrophie).

▸▸ Manifestationen des Funktionskreises Niere
- Speichert die Essenzen (*Jing*, genetische Ausstattung)
- Ist zuständig für Wachstum, Reifung, Entwicklung und Fortpflanzung (Sexualfunktionen, Funktionalität des Organismus in den einzelnen Lebensphasen)
- Regiert die Körpersäfte sowie das Öffnen und Schließen von Blase und Mastdarm
- Ist für das Aufnehmen des *Qi* verantwortlich (vollendet die Atmung)
- Regiert die Knochen und bringt das Mark hervor
- Öffnet sich in die Ohren (Hörvermögen)
- Die Niere findet ihren Glanz im Kopfhaar.

3.2 Pathogenese von Schmerzen

Wie in der westlichen Medizin basiert auch in der TCM eine spezifische Therapie – ob mit Akupunktur, Moxibustion, Schröpfen, Heildrogenverschreibungen oder anderen Maßnahmen – auf der Rückführung des Krankheitszustandes auf die Pathogenese und die krankheitsauslösenden Faktoren.

3.2.1 „Antipathogenes *Qi*" (Zhenqi) und Abwehrkraft

Die Vorstellung der TCM zur Pathogenese von Krankheiten ist geprägt durch die Konfrontation Chinas mit im Verlaufe der letzen zwei Jahrtausende wiederholt auftretenden Seuchen und Epidemien, die eine maßgebliche Bedrohung für die Bevölkerung darstellten und darstellen (Zhen Zhiya).

Analog der westlichen Auffassung von Infektionsabläufen betrachtet die TCM die Entstehung und den Verlauf einer Erkrankung als Resultat der Auseinan-

dersetzung des Individuums mit einem schädigenden Agens.
Trifft ein Krankheit auslösender Faktor auf intakte Abwehrkräfte (antipathogenes *Qi* oder *Zhenqi*) des Individuums, so kommt es in der Regel zu einer Elimination des pathogenen Faktors und Begrenzung des Krankheitsgeschehens. Akute Symptome, beispielsweise in Form von Schwellungen, Rötungen, schnellem Herzschlag etc., werden dabei als Zeichen der Auseinandersetzung der beiden Kräfte interpretiert und als „**Fülle-Symptomatik**" bezeichnet. Ist hingegen die Abwehrkraft des Individuums geschwächt („**Leere-Symptomatik**") oder der Krankheit auslösende Faktor übermächtig, so kommt es zu einer weiteren Entkräftung des Organismus und einer Ausbreitung des Krankheitsgeschehens mit der maximalen Konsequenz des Untergangs des Individuums.

Diese Vorstellung wird in modernen Texten auch auf die Entstehung von Schmerzen übertragen (Sun Peilin 2002). Dies bedeutet: Schmerz tritt auf und breitet sich aus, wenn das antipathogene *Qi* des Körpers schwach oder der pathogene Faktor besonders stark ist. Wenn der Schmerz spontan oder nach einer adäquaten Behandlung sistiert (akuter Schmerz) deutet dies auf eine starke Abwehrkraft des Individuums hin. Kommt es zu einer **Chronifizierung** unterliegen die antipathogenen Kräfte des Individuums dem pathogenen Faktor. Interessanterweise finden sich Parallelen zu dieser bildhaften Vorstellung in neueren Erkenntnissen der Neurobiologie (☞ Kap. 2.1.2). Hier wird die Entstehung von Schmerz als das Resultat Schmerz fördernder und -hemmender Mechanismen aufgefasst. Die Chronifizierung von Schmerzen resultiert nicht zuletzt daraus, dass die körpereigene Schmerzabwehr den Schmerz fördernden Kräften unterliegt(☞ Kap. 2.1.4). Aus Sicht der TCM kann die ständige oder übermäßige Anwesenheit von pathogenen Faktoren (☞ Kap. 3.2.2) die Abwehrkraft schwächen und die Anfälligkeit des Organismus für Krankheiten erhöhen. Hieraus ergeben sich Konsequenzen für die Prophylaxe von Erkrankungen (☞ Kap. 3.4). Ferner spielt die Konstitution eines Menschen eine wichtige Rolle für seine Abwehrkraft. Die Konstitution wird aus chinesischer Sicht vor allem determiniert durch die von den Eltern vererbte „Vor-Himmels-Essenz", welche Wachstum und Entwicklung des Organismus bestimmt sowie der „Nach-Himmels-Essenz", welche durch die Funktion der *Zangfu* ständig ergänzt wird und ihrerseits als materielle Basis der Aktivität der *Zangfu* fungiert. Nach chinesischer Auffassung schwindet die Essenz ab der Mitte des Lebens zunehmend, was die erhöhte Anfälligkeit älterer Menschen gegenüber Krankheiten erklärt.

> Schmerz kann als das Resultat einer Auseinandersetzung der antipathogenen Kräfte des Körpers mit pathogenen Faktoren aufgefasst werden. Akute Schmerzen, die selbstlimitierend verlaufen, deuten auf eine starke Abwehrkraft des Individuums (oder begrenzte pathogene Faktoren) hin. Kommt es zu einer Chronifizierung unterliegen die antipathogenen Kräfte den pathogenen Faktoren. Aufgabe der Therapie ist es, die Abwehrkraft des Körpers zu stärken und die pathogenen Kräfte zu eliminieren.

3.2.2 Pathogene Faktoren

Schmerz kann im Sinne der chinesischen Medizin durch die folgenden Faktoren hervorgerufen werden:
- „Zuzug der 6 klimatischen Exzesse von außen"
- „Innere Schädigung durch die 7 Emotionen"
- „Schleim" und „gestautes Blut"
- Fehler der Lebensführung (mangelnde körperliche Betätigung oder Überanstrengung, Ernährungsfehler, ☞ Kap. 3.4, „Prävention")
- Traumata, Infektionskrankheiten.

„Zuzug der 6 klimatischen Exzesse von außen"

Die Lektüre klassischer chinesischer Medizinliteratur vermittelt den Eindruck, dass die Ärzte im alten China scharfe Beobachter waren. Sie haben die Auslösung von Erkrankungen durch Zugluft, kalte und heiße Außentemperaturen sowie trockene oder feuchte Umgebungsluft nachvollziehbar beschrieben. Es ist allerdings zu beachten, dass in der Theorienbildung der chinesischen Medizin nicht zwischen realen Auslösefaktoren und der metaphorischen Beschreibung eines Zustandsbildes im Sinne einer „Als-ob"-Analogie (ein gerötetes und überwärmtes Knie sieht aus, als ob Feuer darin wüten würde) unterschieden wird.

In der Natur ist der Wind dadurch gekennzeichnet, dass er keine sichtbare Form aufweist und regellos umherzieht. In einer Art Analogieschluss bezeichnet die

3.2 Pathogenese von Schmerzen

chinesische Medizin daher auch alle solchen Zustände als Wind-Erkrankung, die eine wandernde und schwer greifbare Symptomatik aufweisen. Hitze-Erkrankungen – von der Sommerhitze abgesehen – werden üblicherweise nicht durch von außen einwirkende Hitze verursacht. Ihre Symptomatik stellt sich aber in einer Weise dar, als ob in dem betroffenen Bereich ein Feuer wüten würde. Den alten Chinesen war bereits bewusst, dass Hitze-Zustände (also in erster Näherung Entzündungsreaktionen) nicht durch die reale Einwirkung äußerer Hitze zustande kommen. Vielmehr wird das Feuer nach ihren Angaben durch Umwandlung anderer Krankheitsfaktoren entfacht, ist also kein realer Tatbestand, sondern eine deskriptive **Metapher** des Zustandsbildes eines Patienten.

> In der chinesischen Medizin wird nicht zwischen realen Auslösefaktoren und der metaphorischen Beschreibung eines Zustandsbildes im Sinne einer „Als-ob"-Analogie (ein gerötetes und überwärmtes Knie sieht aus, als ob Feuer darin wüten würde) unterschieden.

▸ Wind

„Wind ist ein schädigender Yang-Einfluss, er befällt vornehmlich Yang-Regionen. Sein Charakter ist öffnend und ausleitend. Seinem Charakter entspricht es, sich zu bewegen und häufig zu verändern. Wind ist der Anführer der hundert Erkrankungen."

Störungen durch Wind betreffen zumeist den Kopf und die oberen Körperregionen, die *Yang*-Leitbahnen und die Oberfläche mit Haut und Muskeln. Wind öffnet die Poren und erzeugt so Windempfindlichkeit der Oberfläche sowie Schweißaustritt. Wind erzeugt Symptome von wechselnder Lokalisation, Stärke und Art. Wind vermischt sich häufig mit anderen schädigenden Einflüssen und verhilft ihnen zum Eintritt in den Körper.

▸ Kälte

„Kälte ist ein schädigender Yin-Einfluss und schädigt besonders das Yangqi. Der Charakter der Kälte ist erstarrend und stagnierend sowie verschließend und zusammenziehend."

Kälte setzt sich gerne an einem Ort fest und ruft dort Kälteempfindlichkeit hervor. Sie hemmt stark die fließende Bewegung von *Qi* und Blut und ruft somit Schmerz hervor. Kälte führt zu Verhärtungen, Versteifungen und Krämpfen. Die Poren werden verschlossen, sodass kein Schweiß austritt.

▸ Sommerhitze

„Sommerhitze ist ein schädigender Yang-Einfluss und vom Charakter her glühend. Der Charakter der Sommerhitze ist aufsteigend und zerstreuend. Sie schädigt die Säfte und verbraucht das Qi. Die Sommerhitze führt oft Feuchtigkeit mit sich."

Sommerhitze ruft Fieber, Unruhe, Gesichtsrötung und einen übervollen Puls hervor. Sie führt zu starken Schweißausbrüchen, was die Körpersäfte aufzehrt und zu Mundtrockenheit, Durstgefühl und der Ausscheidung von wenig dunklem Urin führt. Der Verbrauch von *Qi* wird durch das Auftreten von Kurzatmigkeit, Kraftlosigkeit und Abgeschlagenheit angezeigt. Sommerhitze verdunstet die Feuchtigkeit, was Sommergewitter nach sich zieht. Als Reaktion auf die Sommerhitze nimmt der Mensch viele kühle Speisen und Getränke zu sich, welche Feuchtigkeit in den Körper einschleusen. Die Gesichtsfarbe wird gräulich, der Leib schwer und abgeschlagen, die Brust beklommen, und es treten Übelkeit, Erbrechen und Durchfall auf.

▸ Feuchtigkeit

„Feuchtigkeit ist ein schädigender Yin-Einfluss, blockiert die Ausbreitung des Qi und schädigt besonders das Yang-Qi. Der Charakter der Feuchtigkeit ist schwer und trübe, klebrig und stagnierend. Der Charakter der Feuchtigkeit tendiert nach unten; sie befällt gerne Yin-Regionen."

Die Hemmung des *Qi*-Flusses führt zu Brustbeklemmung und Druckgefühl in der Magengrube. Harnverhalt, zäher Stuhl, Bauchschmerzen mit Stuhldrang und Druckgefühl am After sind typisch. Feuchtigkeit beeinträchtigt das Milz-*Yang*, sodass Verdauungsstörungen und Ödeme auftreten können. Schweregefühl des Kopfes und das Empfinden des Eingeschnürtseins, Schweregefühl der Glieder oder des ganzen Leibes und starke Abgeschlagenheit sind typische Symptome der Feuchtigkeit. Es können Missempfindungen der Gliedmaßen und Schmerzen mit Schweregefühl der Gelenke auftreten. Sekrete zeigen eine Trübung wie etwa die Tränenflüssigkeit oder der Urin, der Stuhl wird breiig, es kommt zu Eiterungen, Blasen bildenden Hauterkrankungen oder Ausfluss bei Frauen. Sekrete und Ausscheidungen werden zäh und klebrig. Die Krankheitserscheinungen treten immer wieder auf und sind lange Zeit vorhanden. Typische Zeichen sind Ödeme der unteren Extremitäten, Trübung des Urins, Ausfluss und Durchfall.

▸▸ Trockenheit

„Der Charakter der Trockenheit ist austrocknend und aufrauend; sie schädigt besonders die Körpersäfte. Trockenheit schädigt besonders die Lunge."

Typische Zeichen sind trockener Mund, trockener Rachen sowie trockene Nase und trockene bis rissige Haut, Durstgefühl, struppige Haare, wenig Urin, fester Stuhl. Trockenheit ruft trockenen, wenig produktiven Reizhusten hervor. Mund, Nase und Haut sind trocken. Es können leicht blutiges Sputum, Atemnot und Brustschmerz auftreten.

▸▸ Feuer (Hitze)

„Feuer (Hitze) ist ein schädigender Yang-Einfluss; der Charakter des Feuers (der Hitze) ist auflodernd. Feuer (Hitze) verbraucht vor allem Qi und schädigt die Körpersäfte. Feuer (Hitze) bringt vor allem Wind hervor und stößt das Blut an. Feuer (Hitze) führt insbesondere zu Geschwüren."

Hohes Fieber, Abneigung gegen Hitze, verzehrender Durst, Gesichtsröte, rote Augen, Schweißausbrüche und übervoller Puls sind die typischen Zeichen für Feuer (Hitze). Unter dem Einfluss von Feuer (Hitze) entstehen Durstgefühl und Verlangen nach kühlen Getränken, Trockenheit von Zunge und Rachen. Es wird wenig Urin ausgeschieden, und der Stuhl ist verstopft und fest. Die Grundfunktionen des Organismus werden stark eingeschränkt. Unter dem Einfluss von Feuer (Hitze) können Krämpfe und Nackensteife sowie Blutungen und rote Hauterscheinungen auftreten. Umschriebenes Auftreten von Rötung, Schwellung und Überwärmung (rubor, tumor, calor) ggf. mit Eiterung zeigt Feuer (Hitze) an.

„Innere Schädigung durch die 7 Emotionen"

> In der chinesischen Medizin kommt den Emotionen ein hoher Stellenwert für die Auslösung von Erkrankungen zu. Die 7 Emotionen können psychische Störungen, funktionelle Störungen und langfristig auch organische Störungen hervorrufen.

Offenbar ruft die chinesische Medizin schon in ihren frühen Texten zu einer psychosomatischen Betrachtungsweise von Erkrankungsprozessen auf. Die Beschreibung der Einflussnahme von emotionalen Faktoren auf die Bewegung des *Qi* deckt archetypische Reaktionen auf, die in gleicher Form in unzähligen sprichwörtlichen Redewendungen festgehalten sind („sich vor Angst in die Hose machen", „die Galle läuft über", „eine Laus läuft über die Leber", „das Herz auf der Zunge tragen", „ein Stein fällt vom Herzen", „das schlägt auf den Magen", „das geht an die Nieren" etc.). Dabei legt die chinesische Medizin nahe, dass bestimmte emotionale Konflikte jeweils spezifische leibliche Störungsmuster ausprägen. Dieses Postulat spezifischer leiblicher Korrelate intrapsychischer Spannungssituationen bedarf allerdings noch der Überprüfung. Dass es für das Phänomen Schmerz generell oder für bestimmte Schmerzarten und -lokalisationen im Einzelnen jeweils spezifische affektive Korrelate gibt, kann derzeit nicht sicher behauptet werden.

Letztlich ist jedoch die chinesische Auffassung, dass jede Form eines indadäquaten Umgangs mit Emotionen zum Auftreten von Schmerzen führen kann, auch aus moderner Sicht sehr zutreffend. Bei somatoformen Schmerzstörungen können die Patienten eigene (abgespaltene) Gefühle nur noch als Schmerz wahrnehmen (☞ Kap. 2.1.3 und 17). Aber auch bei vielen anderen chronischen Schmerzzuständen ist eine Beeinflussung des Schmerzempfindens durch emotionale Faktoren relevant (☞ Kap. 2.1.5).

▸▸ Verhältnis der 7 Emotionen zu *Qi* und Blut der *Zang*- und *Fu*-Organe

„Das Herz äußert sich im Gemüt als Freude"

Allgemein ist die Freude als positiver Stimulus anzusehen, der Herz und Geist stabilisiert. Freude hat eine zerstreuende Wirkung auf die Geisteskraft. Nach antiken chinesischen Vorstellungen führt eine Fülle von Herz und Geist zu unstillbarem Lachen – gemeint ist wahrscheinlich ein manischer Zustand – und eine Leere von Herz und Geist zu Traurigkeit – gemeint ist wahrscheinlich ein depressiver Zustand. Der Zusammenhang mit Freude als schädigendem Faktor ist jedoch nicht evident. Als einzige Anekdote wird von einem Bauernsohn berichtet, der nach jahrelangen vergeblichen Versuchen, die Beamtenprüfung zu bestehen, schließlich einen positiven Bescheid erhält, nachdem er schon alle Hoffnung aufgegeben hatte. Diese freudige Nachricht lässt ihn dann wie verrückt durch das Dorf ziehen, immer die Worte wiederholend „ich habe bestanden, ich habe bestanden". Die chinesi-

3.2 Pathogenese von Schmerzen

sche Gesellschaft legt im Allgemeinen großen Wert auf die Beherrschung der Gemütsregungen. Da mag ein durch Freude Entrückter durchaus als „Störfall" angesehen werden. Die Funktion der Freude als Krankheit auslösender Faktor ist jedoch aus heutiger Sicht anzuzweifeln. Allenfalls wäre eine Sucht nach Ablenkung und Zerstreuung zu diskutieren.

„Die Leber äußert sich im Gemüt als Zorn"

Wut, Ärger und Zorn werden in der chinesischen Medizin sowohl der Leber als auch der Gallenblase zugeordnet. Sie können zu einer Umkehrung der Bewegung von *Qi* und Blut nach oben führen. *Yang* und *Qi* steigen auf und strömen aus. Leber-Feuer kann auflodern. Unterdrückter Ärger kann zu einer Stagnation des Leber-*Qi* führen. Umgekehrt geht die chinesische Medizin davon aus, dass ein übermäßig stark aufsteigendes *Yang* dazu führt, dass der Betroffene leicht in Wut gerät, eine Stagnation des Leber-*Qi* führt zu Launigkeit mit möglichen Wutausbrüchen.

„Die Milz äußert sich im Gemüt als Grübeln"

Die Chinesen des Altertums waren der Ansicht, dass Grübeln und Nachdenklichkeit der Milz entspringen und im Herzen vollendet werden. Übertriebene Grübelei kann daher Herz (Geist) und Milz schädigen.

„Die Lunge äußert sich im Gemüt als Sorge"

Sorge und Trauer sind emotionale Reaktionen auf verschiedene negative Stimuli. Diese Emotionen beeinträchtigen in erster Linie das Lungen-*Qi*, wobei die Trauer auch mit dem Herzen in Beziehung steht und die Sorge auch die Milz beeinflussen kann.

„Die Niere äußert sich im Gemüt als Angst"

Angst und Schreck erzeugen negative Stimuli für die physiologischen Aktivitäten des Organismus und können Erkrankungen hervorrufen. Der Einfluss der Angst erstreckt sich auf die Niere, das Herz, die Leber und Gallenblase sowie den Magen. Wenn *Qi* und Blut sich nach innen zurückziehen, entsteht nach antiken chinesischen Vorstellungen eine Neigung zu Angst. Existenziell bedrohliche Situationen werden sprichwörtlich der Niere zugeordnet: „Es geht uns an die Nieren".

> Aus Sicht der TCM weisen die Emotionen zwar eine gewisse Präferenz zur Beeinträchtigung bestimmter Organe auf, darüber hinaus spiegeln sich emotionale Belastungen jedoch auch im Herz und im Zustand des Geistes *(Shen)* wider und können Funktionsstörungen auch in den nicht präferierten Organen hervorrufen.

▸▸ **Besonderheiten der Auslösung von Erkrankungen durch die 7 Emotionen**
- Direkte Beeinträchtigung der inneren Organe
- Beeinträchtigung des *Qi*-Flusses.

Direkte Schädigung

„Zorn schädigt die Leber"

Übermäßiger Zorn führt zur Umkehr des Leber-*Qi* nach oben, zu aufsteigendem Leber-*Yang* oder zu auflodernden Leber-Feuer, was Blut und *Yin* der Leber aufzehrt. Es entstehen Reizbarkeit, Neigung zu Wutausbrüchen und innere Unruhe.

„Freude schädigt das Herz"

Übermäßige Freude führt zur Zerstreuung des Herz-*Qi*, sodass der Geist nicht in seiner Herberge ruht. Die Problematik dieser Sichtweise wurde bereits oben ausgeführt.

„Grübelei schädigt die Milz"

Durch übermäßige Grübelei verliert die Milz ihre Fähigkeit zur gesunden Beförderung von *Qi* und Blut. Die Bewegung des *Qi* wird unterdrückt und verknotet (gehemmt). Es entsteht eine Niedergeschlagenheit, eine Depression.

„Sorge schädigt die Lunge"

Übermäßiger Kummer braucht das Lungen-*Qi* auf. Man kann nicht mehr richtig durchatmen. Es entsteht eine Beklommenheit, eine weitere Form der Depression.

„Angst schädigt die Niere"

Anhaltende Angst braucht die Essenzen und das *Qi* der Niere auf. Das Nieren-*Qi* ist nicht fest. Es entstehen Angst- und Panikstörungen, Unsicherheit, chronische Kopf- und Rückenschmerzen und urogenitale Störungen.

Es muss betont werden, dass die Emotionen zwar eine gewisse Präferenz zur Beeinträchtigung bestimmter Organe und Funktionen aufweisen. Die Beziehung zwischen Emotion und gestörter Funktion erschöpft sich allerdings nicht in den oben dargestellten Zusammenhängen. Alle emotionalen Belastungen spiegeln sich auch im Herz und im Zustand des Geistes *(Shen)* wider und können Funktionsstörungen auch in den nicht präferierten Organen hervorrufen. Genauer betrachtet wirken die 7 Emotionen im Sinne der chinesischen Medizin nicht direkt auf einzelne Organe, sondern immer durch Vermittlung des Geistes *(Shen)* im Herzen.

Beeinflussung des *Qi*-Flusses in den Organen

„Bei Zorn steigt das *Qi* auf"
Unter dem Einfluss übermäßiger Wut kommt es zur *Qi*-Umkehr mit rotem Gesicht und roten Augen, zu Bluterbrechen oder zum Bewusstseinsverlust.

„Bei Freude wird das *Qi* gelockert"
Freude mildert die Anspannung, kann aber auch zu übermäßiger Zerstreuung oder Sucht nach Zerstreuung führen. Übersteigerte Freude (Hypomanie) kann das Konzentrationsvermögen beeinträchtigen oder eine Vorstufe einer echten Manie darstellen.

„Bei Trauer verbraucht sich das *Qi*"
Anhaltende Trauer drückt das Lungen-*Qi* nieder, der Gemütszustand ist entmutigt, das Lungen-*Qi* erschöpft sich. Es stellen sich Apathie und Kurzatmigkeit ein.

„Bei Angst wird das *Qi* nach unten gedrückt"
Anhaltende Angst führt dazu, dass das Nieren-*Qi* nicht fest ist und das *Qi* sich nach unten verströmt. Es können Inkontinenz, Angst- und Panikstörungen, chronische Schmerzzustände und Sexualfunktionsstörungen auftreten.

„Bei Schreck gerät das *Qi* in Unordnung"
Plötzliches Erschrecken bringt das Herz in Unordnung, der Geist *(Shen)* findet keine Einkehr und es kann kein klarer Gedanke gefasst werden. Es können Palpitationen auftreten.

„Bei Grübelei verknotet sich das *Qi*"
Durch übermäßige Erschöpfung des Geistes infolge Grübelei wird die Bewegung des *Qi* niedergedrückt und verknotet. Herz und Geist nehmen Schaden und das *Qi* der Milz wird beeinträchtigt. Es kommt zu Palpitationen, Vergesslichkeit, Schlafstörungen und Vielträumerei. Die Hemmung der Bewegung des *Qi* schwächt das Vermögen der Milz zur Beförderung und Umwandlung von *Qi* und Blut und die Funktion des Magens in der Aufbereitung der Speisen. Es kommt zu Appetitverlust und epigastrischem Völlegefühl sowie Unregelmäßigkeiten des Stuhlgangs.

▸▸ „Emotionale Antidote"

Das chinesische Altertum überliefert folgende Thesen: *„Zorn schädigt die Leber, Trauer besiegt den Zorn. Freude schädigt das Herz, Angst besiegt die Freude. Grübeln schädigt die Milz, Zorn besiegt das Grübeln. Sorge schädigt die Lunge, Freude besiegt die Sorge. Angst schädigt die Niere, Grübeln besiegt die Angst."* (Huang-di-nei-jing, Unbefangene Fragen: Große Abhandlung über die Yin und Yang entsprechenden Manifestationen)

„Schleim" und „gestautes Blut"

Schleim und gestautes Blut sind gleichzeitig pathologische Zustände und ätiologische Faktoren.

▸▸ Schleim

Für die klinische Praxis ist das Konzept von Schleim äußerst wichtig, da Schleim vor allem in der westlichen Hemisphäre ein sehr häufiges Problem darstellt. Schleim ist immer das Resultat eines gestörten Flüssigkeits-Metabolismus. Er kann aufgrund der Einwirkung der 6 klimatischen Exzesse, aufgrund von Ernährungsfehlern und unter dem Einfluss der 7 Emotionen entstehen. Durch das Einwirken der pathogenen Faktoren werden die Funktionen der Lunge, Milz, Niere und des Drei Erwärmers beeinträchtigt, was die Umwandlung der Körpersäfte behindert und die Bildung von Schleim begünstigt. Die chinesische Medizin unterscheidet zwischen festen *(tan)* und flüssigen *(yin)*, substantiellen und nicht-substantiellen Formen von Schleim.

Flüssiger Schleim sammelt sich im Magen-Darm-Trakt, in der Lunge und in der Haut an. Fester Schleim kann überall im Organismus auftreten. Während substantieller Schleim sichtbar ist, ist nicht-substantieller Schleim nicht direkt sinnlich erfassbar. Nicht-substantieller Schleim geht mit Symptomen wie Schwindel, Nausea, Kurzatmigkeit und Störungen des Bewusstseins oder des Geistes einher. In den Leitbahnen behindert Schleim die Zirkulation von *Qi* und Blut, in den Organen stört er deren Funktion und beeinträchtigt ebenfalls den normalen Fluss des *Qi*.

Zur Diagnosestellung wird häufig auf den Puls- und Zungenbefund geachtet. Der Belag sollte fett und klebrig sein und der Puls schlüpfrig oder saitenförmig. Tabelle 3.4 verdeutlicht verschiedene Möglichkeiten der Manifestation von Schleim.

▸▸ Gestautes Blut

Gestautes Blut entsteht, wenn der reguläre Blutfluss gehemmt wird. Das Blut kann sich in den Leitbahnen und den Organen stauen oder auch die Leitbahnen verlassen und eine Blutung verursachen. Gestautes Blut kann entweder auf *Qi*-Leere, *Qi*-Stagnation, Blut-Kälte bzw. Blut-Hitze zurückgeführt werden, oder durch innere oder äußere Schädigung hervorgerufen werden. Das *Qi* ist der Anführer des Blutes. Ist das *Qi* schwach oder stagnierend, kann auch das Blut nicht mehr ungehemmt bewegt werden. Kälte kann das Blut gefrieren,

3.2 Pathogenese von Schmerzen

Tabelle 3.4 Manifestationsformen von Schleim

Schleim blockiert die Lunge	Atemwegsobstruktion, Schleimhusten und Atemnot
Schleim blockiert das Herz	Brustbeklemmung, Palpitationen
Schleim verwirrt die Herz-Öffnungen (Sinnesorgane)	Verwirrtheitszustände, Demenz
Schleim-Feuer belästigt das Herz	Epilepsie, Manie
Schleim verbleibt im Magen	Übelkeit, Erbrechen, epigastrisches Völlegefühl
Schleim in den Leitbahnen, Netzgefäßen, Sehnen und Knochen	Lymphstau, Unterhauttumoren, Parästhesien (Taubheitsempfinden), Hemiparese
Schleim greift den Kopf an	Schwindel, Benommenheit, Bewusstlosigkeit
Schleim-*Qi* verklebt den Rachen	Schluckbeschwerden, Globusgefühl
Schleim im Darm	Darmgrimmen
Schleim in der Brust	Spannungs- und Völlegefühl im Brustkorb, Schmerzen beim Husten
Schleim im Zwerchfell	Brustbeklemmung, Husten und Atemnot, Verschlimmerung der Beschwerden im Liegen, allgemeine Aufgedunsenheit
Schleim fließt in die Haut über	Ödemneigung, Schweißlosigkeit, Schmerzen und Schweregefühl im ganzen Körper

Hitze kann das Blut eindicken, sodass der reguläre Fluss gestört wird.
Gestautes Blut hat die Fähigkeit zur Befeuchtung und Ernährung verloren. Die entstehende lokale Blut-Stase erzeugt Schmerzen, Blutungen, Gefäßverstopfungen, Organtumoren, Hämatome und Geschwüre. Tabelle 3.5 verdeutlicht die verschiedenen Manifestationen von Blut-Stase.
Gestautes Blut kann nicht nur lokale Probleme bereiten, sondern auch die Blutzirkulation des Gesamtorganismus stören und weitere Erkrankungen begünstigen.
Die klinische Symptomatik einer Blut-Stauung äußert sich meist in stechenden und fix lokalisierten Schmerzen, die nächtlich zunehmen können. An den inneren Organen können krampfartige Beschwerden auftreten (z. B. Nierenkolik). Es können Schwellungen und Verhärtungen (u. a. Organtumoren), Blutungen (zunächst hellrotes Blut, im weiteren Verlauf dann dunkel-purpurn, Verklumpung) sowie Fieber (meist

Tabelle 3.5 Manifestationsformen von gestautem Blut

Gestautes Blut verstopft das Herz	Palpitationen, Brustbeklemmung, Herzschmerzen, Lippen- und Akrozyanose, Angina pectoris, Bewusstseinsstörungen, Schweißausbrüche, kalte Glieder
Gestautes Blut verstopft die Lunge	Brustschmerz, Bluthusten, blutig-eitriges Sputum
Gestautes Blut verstopft Magen und Darm	Epigastrische und abdominelle Schmerzen, Bluterbrechen, Teerstühle
Gestautes Blut verstopft die Leber	Flankenschmerz, tastbare Knoten im Leber-Areal
Gestautes Blut greift das Herz an	Manie
Gestautes Blut verstopft die Gebärmutter	Unterleibsschmerzen, Regelstörungen, Dysmenorrhö, Amenorrhö, dunkles und klumpiges Menstrualblut, Zwischenblutungen, Hypermenorrhö
Gestautes Blut verstopft die Akren	Gangrän
Gestautes Blut verstopft die Haut	Purpurfarbene, schmerzende Schwellungen der Haut

nächtlich), Mundtrockenheit und Durst mit dem Bedürfnis den Mund auszuspülen, aber ohne Bedürfnis zu Trinken auftreten. Bei der Inspektion fallen nach langem Verlauf eine düstere Gesichtsfarbe, rissige Haut, Lippen- und Akrozyanose, düster-purpurner Zungenkörper, ekchymosenartige Flecken an der Zunge und gestaute Zungengrundvenen auf. Der Puls ist meist fein und rau, tief und saitenförmig oder arrhythmisch.

Fehler der Lebensführung

In der TCM wird ausführlich zu Fragen einer gesundheitsschädigenden Lebensweise Stellung genommen. Zu nennen sind hier Fehler in der Ernährung, vor allem der Genuss Schleim fördernder Speisen und Getränke sowie das übermäßige und zu hastige Essen. Die Grundlagen einer gesundheitsfördernden Diätetik werden in Kapitel 8.2 vorgestellt. Ferner wird der schädliche Einfluss von zu wenig körperlicher Ertüchtigung aber auch psychophysischer Überlastung betont. Ein umfangreiches körperorientiertes System zur Erhaltung und Förderung von Gesundheit findet sich im *Qigong* (☞ Kap. 8.4). Aus den lebensstilbedingten, Krankheit verursachenden Faktoren ergeben sich Konsequenzen für die **Prophylaxe** von Krankheiten (☞ Kap. 3.4).

Traumata, Parasiten und Steinleiden

Differenzierte Vorstellungen zur Biomechanik sind erst ab dem 18. Jahrhundert in die TCM eingegangen. Seitdem sind auch Verletzungsmechanismen genauer beschrieben worden. Grundsätzlich bestand jedoch auch vorher die Auffassung von Traumata als eingeständiges pathogenetisches Prinzip. Der allen äußeren Verletzungen zugrunde liegende Pathomechanismus sind die Blut-Stase und *Qi*-Stagnation. Auch Parasiten, Gallen- und Nierensteine werden in den klassischen Texten als Ursache von Schmerzen genannt. Diese Konzepte spielen für die Anwendung der TCM innerhalb einer integrativen modernen Medizin allerdings keine entscheidende Rolle.

3.2.3 Manifestation von Schmerz

Schmerz kann prinzipiell aufgrund von zwei Prinzipien entstehen:
„**Was nicht durchgängig ist, schmerzt**" *(bu tong ze tong)*. Hiermit wird eine Störung oder Obstruktion des freien Flusses von Qi und/oder Blut in den Leitbahnen oder den *Zangfu* bezeichnet. Und „**Was nicht gedeiht, schmerzt**" *(bu rong ze tong)*. Hiermit ist ein Zustand mangelnder Ernährung, Erwärmung und Regeneration des Organismus mit einer Leere von *Qi*, Blut, *Yin* oder *Yang* aufgrund einer Funktionsbeeinträchtigung der *Zangfu* gemeint.

Wie in Kapitel 3.2.1 dargestellt, hängen die Art und der Verlauf einer Erkrankung von dem Widerstreit der antipathogenen Kräfte des Individuums mit dem pathogenen Faktor ab. Während bei intakter Abwehrkraft des Organismus und begrenztem pathogenem Faktor das Schmerzgeschehen selbst limitierend verläuft (akuter Schmerz), kann die Persistenz und das Fortschreiten eines pathogenen Faktors bei schwacher Abwehrkraft zu anhaltenden Schmerzen (chronischen Schmerzen) und einer Entkräftung des Organismus führen.

Wesentlicher Aspekt ist, dass eine Leere-Disharmonie einerseits direkt zu Schmerzen führen kann und andererseits eine Disposition für eine Invasion pathogener Faktoren mit der Folge einer Obstruktion des *Qi*-Flusses verursachen kann. Ferner kann eine Störung der Zirkulation von *Qi* und/oder Blut auch unmittelbar durch eine Leere von *Qi* und Blut hervorgerufen werden.

Schmerzen aufgrund einer Leere-Symptomatik haben besondere Relevanz für chronische Schmerzsyndrome, während eine Obstruktion der *Qi*- und/oder Blut-Zirkulation sowohl bei akuten als auch chronischen Schmerzen eine Rolle spielt.

Offenbar hatten die Chinesen im Altertum bereits die Idee, dass die Empfindung von Schmerz an den Geist *(Shen)*, also das Bewusstsein gebunden ist und psychologischen Einflüssen unterliegt. So ist als 3. pathogenetisches Prinzip zu nennen: „**Alle Schmerzen gehören zum Herzen**" *(zhu tong shu xin)*. Die moderne Formulierung wäre: „the pain is in the brain". Darüber hinaus soll die gesunde und kräftige Pulsation von *Qi* und Blut, die das Herz hervorruft, vor dem Auftreten von Schmerzen schützen. Anders ausgedrückt entstehen Schmerzen dann, wenn das Herz nicht mehr dazu in der Lage ist, blockierende Faktoren des natürlichen Flusses von *Qi* und Blut zu überwinden. Dies dürfte als Anspielung auf Phänomene betrachtet werden, die heute als psychologische Mechanismen der Schmerzentstehung verstanden werden.

3.2 Pathogenese von Schmerzen

■ Die drei pathogenetischen Prinzipien der TCM für die Entstehung von Schmerzen:
- „Was nicht durchgängig ist, schmerzt" *(bu tong ze tong)*
- „Was nicht gedeiht, schmerzt" *(bu rong ze tong)*
- „Alle Schmerzen gehören zum Herz" *(zhu tong shu xin)*. ■

„Was nicht durchgängig ist, schmerzt" *(bu tong ze tong)*

Als pathogenetische Faktoren für eine Obstruktion des Flusses von *Qi* und Blut kommen in Frage:
- „Einfrierung und Stagnation durch schädigende Kälte"
- „Blockade durch schädigende Hitze"
- „Blockade durch schädigende Feuchtigkeit"
- „Blockade durch feuchte Kälte"
- „Blockade des *Qi*-Flusses bei Dysfunktion der *Zangfu*"
- „Gestautes Blut verstopft die Netzgefäße."

▸ „Einfrierung und Stagnation durch schädigende Kälte"

Kälte ist ein erstarrendes, zusammenziehendes, anspannendes, verkrampfendes, hemmendes und blockierendes Prinzip. Der Fluss von *Qi* und Blut wird eingeschränkt, wodurch die Schmerzen hervorgerufen werden. Patienten mit einer *Yang*-Mangel-Konstitution neigen zu Kälteerkrankungen. Kälte kann in Leitbahnen und Organe eindringen. Zur Unterscheidung des jeweils betroffenen Bereichs werden nach der klinischen Erfahrung die vier Kategorien *Taiyang*, *Taiyin*, *Shaoyin* und *Jueyin* herangezogen.

„Kälte wohnt im *Taiyang*"

Das *Taiyang* ist die Umzäunung des Leibes. Es regiert die Oberfläche. Äußere Kälte dringt zunächst in die Fuß-*Taiyang* Blasen-Leitbahn ein, was zu Kopf- und Gliederschmerzen sowie Bewegungsblockierung im Nackenbereich führen kann. Wenn sich die Kälte mit Wind oder Feuchtigkeit vermischt und lange Zeit einwirkt, können die hervorgerufenen Schmerzen im Bereich der Muskeln und Gelenke im Sinne eines *Bi*-Zustandes der Obturation (☞ Kap. 3.2.3) imponieren.

„Kälte trifft das *Taiyin*"

Wenn die Kälte in die Fuß-*Taiyin*-Milz-Leitbahn eindringt, wird das Milz-*Yang* geschädigt und der *Qi*-Fluss gehemmt. Der Bauch wird träge und schmerzhaft mit deutlicher Abwehrspannung. Die Bauchschmerzen können von Diarrhöen begleitet sein.

„Kälte überfällt das *Shaoyin*"

Die Hand-*Shaoyin*-Leitbahn gehört zum Herz, die Fuß-*Shaoyin*-Leitbahn umspannt das Herz. Bei konstitutionellem Yang-Mangel im Bereich des Brustkorbs kann äußere Kälte leicht einfallen und typischerweise kälteinduzierte Brustschmerzen hervorrufen.

„Kälte trifft das *Jueyin*"

Wenn Kälte in die Fuß-*Jueyin*-Leber-Leitbahn eindringt können Kopfschmerzen am Vertex auftreten. Befindet sich Kälte in der Leber-Leitbahn können ziehende Schmerzen im Hypochondrium, im Unterbauch, am Hoden oder an den Labien auftreten.

▸ „Blockade durch schädigende Hitze"

Stehen die aufrechten Einflüsse mit schädigenden Hitze-Einflüssen im Kampf, so wird die Bewegung von *Qi* und Blut behindert. Zudem schädigt die Hitze das *Yin* und verbraucht Körpersäfte, was ebenfalls die Bewegung von *Qi* und Blut erschwert und Schmerzen hervorrufen kann.

„Hitze versperrt die Netzgefäße der Lunge"

Übermäßiger Genuss scharfer und heißer Speisen und Getränke kann den Oberen Erwärmer schädigen. Die 7 Emotionen können das *Qi* umkehren, Kälte kann das *Qi* verknoten, und das unterdrückte *Qi* kann sich in Feuer verwandeln. Leber-Feuer kann die Lunge befallen. Wenn Wind und Kälte der Oberfläche das Lungen-*Qi* blockieren, kann eine länger währende Stagnation sich in Feuer verwandeln. Wind-Hitze kann die Oberfläche befallen und das Abwehr-*Qi* erkranken lassen, sodass Hitze-Gifte die Lunge blockieren können. In allen diesen Fällen können atemabhängige Schmerzen auftreten. Häufig handelt es sich um fieberhafte, entzündliche Erkrankungen der Lunge und der Atemwege.

„Hitze unterdrückt Leber und Gallenblase"

Ist das Leber-*Qi* lange Zeit unterdrückt und verknotet, kann es sich in Feuer verwandeln, welches dann in Leber und Gallenblase wütet. Typischerweise treten

Schmerzen im Hypochondrium auf. Wenn die Hitze das Blut erreicht und eine Blut-Stase entsteht, können zuweilen im Leberareal Knoten und Verhärtungen getastet werden. Das Feuer kann auch stärker auflodern und entlang der Leitbahnen den Kopf, das Ohr und die Augen erreichen. Dies führt zu Empfindungen, als wolle der Kopf platzen, zu schmerzenden und geröteten Augen sowie zu Druckgefühl und Schmerzen am Ohr. Wenn feuchte Hitze von außen einfällt, oder aufgrund ungeordneter Ernährung in der Milz Feuchtigkeit entsteht, und somit Hitze und Feuchtigkeit Leber und Gallenblase angreifen, können Gelbsucht und Schmerzen im Hypochondrium auftreten.

„Hitze verknotet das *Yangming*"

Hitze in Magen und Darm verbraucht die Körpersäfte und führt zur Eindickung des Darminhalts. Dadurch entstehen abdominelle Spannungs- und Völlegefühle sowie Schmerzen mit Abwehrspannung. Die Bauchschmerzen können auch mit Diarrhö einhergehen.

„Hitze attackiert die Herz-Leitbahn"

Wenn Hitze in die Herz-Gefäße eindringt, können Schmerzen in der Herzgegend auftreten.

„Hitze belästigt die klaren Körperöffnungen"

Wenn Wind und Hitze die Oberfläche befallen, oder wenn Hitze in bestimmte Leitbahnen eindringt, können dadurch die Körperöffnungen beeinträchtigt werden. Dies führt zu Kopfschmerzen, Zahnschmerzen, Halsschmerzen und schmerzenden Geschwüren im Mund und an der Zunge.

„Hitze bewohnt die Haut und Weichteile"

Befällt Hitze die Leitbahnen und Netzgefäße im Bereich der Haut und Weichteile, so wird die Bewegung von *Qi* und Blut gehemmt, wodurch brennende Schmerzen entstehen. Auch die Gelenke können dabei schmerzhaft erkranken. Es können Hautgeschwüre und Abszesse auftreten.

▸▸ „Blockade durch schädigende Feuchtigkeit"

Die schädigende Feuchtigkeit ist als Agens schwer, trübe, zäh und klebrig. Sie hemmt besonders leicht die Bewegung von *Qi* und Blut und führt zu Schmerzen.

„Feuchtigkeit benebelt die klaren Körperöffnungen"

Es treten Kopfschmerzen mit einem Benommenheitsgefühl auf, als sei der Kopf eingewickelt und in Watte gepackt.

„Feuchtigkeit blockiert die Gefäße"

Die Gelenke werden steif und schmerzen, die Glieder fühlen sich schwer und unbeweglich an.

„Feuchtigkeit beschwert das *Yang* der Mitte"

Die Milz verabscheut die Feuchtigkeit. Von außen eingedrungene Feuchtigkeit oder im Inneren entstandene Feuchtigkeit bei schwacher Milz können beide das *Yang* des Mittleren Erwärmers beeinträchtigen und die *Qi*-Bewegung hemmen. Dies ruft epigastrische und abdominelle Völle- und Spannungsgefühle sowie Schmerzen hervor, die von Diarrhöen begleitet sein können.

▸▸ „Eindampfung durch feuchte Hitze"

Feuchtigkeit und Hitze verstärken sich gegenseitig in ihrem blockierenden Charakter und ihrer Erzeugung einer Zähflüssigkeit von *Qi* und Blut.

„Feuchtigkeit und Hitze dampfen in den Oberen Erwärmer hinauf"

Feuchte Hitze, ob von außen eingefallen oder im Inneren entstanden, kann entlang der Leitbahnen zu den klaren Körperöffnungen aufsteigen. Dabei treten Kopfschmerzen, Ohrenschmerzen, Zahnschmerzen, Mundhöhlenschmerzen oder Halsschmerzen auf. Feuchtigkeit und Hitze können auch *Qi* und *Yang* im Bereich der Brust beeinträchtigen und thorakale oder kardiale Schmerzen hervorrufen.

„Feuchtigkeit und Hitze dampfen den Mittleren Erwärmer ein"

Feuchte Hitze in Leber und Gallenblase ruft Schmerzen im Hypochondrium und Gelbsucht hervor. Befällt die feuchte Hitze Milz und Magen, so sind epigastrische und abdominelle Schmerzen die Folge. Ist auch der Darm betroffen, führt dies zu Diarrhöen.

„Feuchtigkeit und Hitze strömen in den Unteren Erwärmer hinab"

Dringt feuchte Hitze in die Blase ein, so entstehen Harndrang und Schmerzen beim Wasserlassen. Breiten sich Feuchtigkeit und Hitze entlang der Gefäße *Chong* und

Ren (Konzeptionsgefäß) aus, so können Bauchschmerzen und Fluor vaginalis auftreten. Feuchte Hitze im Dickdarm führt zu Hämorrhoiden, Analgeschwüren und -fissuren.

▸ „Blockade durch feuchte Kälte"

Kälte schädigt das *Yangqi* und verlangsamt die Bewegung von *Qi* und Blut. Zusammen mit der Feuchtigkeit wird die hemmende Wirkung noch verstärkt.

„Feuchte Kälte schädigt die Netzgefäße der Niere"

„Der untere Rücken und Lendenbereich ist die Residenz der Niere". Feuchte Kälte kann zu Schmerzen im Bereich des unteren Rückens und der Lenden führen.

„Feuchte Kälte strömt in die Gelenke"

Wenn Feuchtigkeit und Kälte lange Zeit auf die Gelenke einwirken, entsteht ein Zustandsbild der so genannten *Bi*-Obturation (☞ Kap. 3.3).

„Feuchte Kälte bedrängt die Mittleren Gefilde"

Wird die Leber betroffen, so entstehen Schmerzen im Hypochondrium. Werden Milz und Magen betroffen, so entstehen abdominelle und epigastrische Schmerzen.

▸ „Blockade des *Qi*-Flusses bei Störungen der *Zangfu*"

Der freie Fluss von *Qi* setzt die ungestörte Funktion der *Zangfu* voraus. Das Ein- und Austreten sowie das Auf- und Absteigen des *Qi* wird durch die Lunge reguliert. Die Leber verteilt und drainiert den *Qi*-Fluss. Angelpunkt des Auf- und Absteigens des *Qi* ist das Gespann von Milz und Magen. Eine Störung von Lunge, Leber oder Milz kann damit die Entstehung einer Schmerzerkrankung infolge einer *Qi*-Stagnation begünstigen oder verursachen.

„*Qi*-Stagnation bei unterdrückter Leber"

Aufgrund anhaltend niedergedrückter Stimmung, unterdrückter Wut, Frustration und Enttäuschung wird das Leber-*Qi* deprimiert und verknotet. Typischerweise an den Flanken, im Unterbauch und an den Brüsten aber auch in anderen Körperregionen entstehen Schmerzen, die mit einem Spannungs- und Völlegefühl verbunden sind. Unterdrücktes und verknotetes Leber-*Qi* kann sich leicht in Feuer verwandeln, welches die oberen Körperregionen angreift und Kopfschmerzen mit einem Spannungsgefühl hervorruft. Anhaltende *Qi*-Stagnation kann auch zu Blut-Stase führen, was stechende, scharf umschriebene und fix lokalisierte Schmerzen verursacht. Wenn das Leber-Feuer die Lunge befällt können Brustbeklemmung, Husten, Brustschmerzen und Spannungsgefühle auftreten. Verletzt das Leber-*Qi* den Magen, so entstehen Magenschmerzen und abdominelle Spannung. Wenn die unterdrückte Leber das Herz angreift, können Schmerzen in der Herzgegend empfunden werden.

„Unterdrücktes und eingeschlossenes Lungen-*Qi*"

Das Lungen-*Qi* kann durch Wind-Kälte, Wind-Hitze, Leber-Feuer, trüben Schleim und gestautes Blut blockiert werden. Dabei entstehen Brustschmerzen, teilweise mit Ausstrahlung in den Rücken oder umgekehrt bzw. Ganzkörperschmerzen.

„*Qi*-Stagnation von Milz und Magen"

Durch Stagnation von Speisen, Kälte-Feuchtigkeit oder feuchte Hitze kann das Auf- und Absteigen des *Qi* im Mittleren Erwärmer blockiert werden, was abdominelle Schmerzen hervorruft. Wenn bei langem Verlauf die Stagnation sich in Hitze verwandelt, können brennende Schmerzen im Epigastrium von wechselnder Intensität auftreten. Die Schmerzen können sich weiter im Abdomen ausbreiten und eine Abwehrspannung hervorrufen. Zudem kann sich eine Obstipation einstellen.

▸ „Gestautes Blut verstopft die Netzgefäße"

„*Qi*-Stagnation und Blut-Stase"

Meist führt eine anhaltende *Qi*-Stagnation zur Stauung des Blutes. Hinweisend auf die *Qi*-Stagnation sind der Einfluss emotionaler Faktoren und die mit dem Schmerz verbundene Distensionsempfindung. Die Blut-Stase wird angezeigt durch die Heftigkeit der Schmerzen, einen eher stechenden oder durchstoßenden Charakter und die relativ beständige Lokalisation der Beschwerden.

„Einfrierende Kälte führt zu Blut-Stase"

Kälte verlangsamt die Bewegung von *Qi* und Blut und kann Stauungen bedingen. Häufige Symptome sind Kopfschmerzen, Rückenschmerzen, Leibschmerzen und Gelenkschmerzen.

„Blut-Stase durch Feuchtigkeits-Blockade"
Feuchtigkeit beeinträchtigt das Yang und hemmt den *Qi*-Fluss. Bei anhaltender Verstopfung der Leitbahnen durch Feuchtigkeit kann das Blut stagnieren und Schmerzen erzeugen. Kopfschmerzen sind dann mit einem Schwere- und Benommenheitsgefühl verbunden, bei Muskel- und Gelenkschmerzen tritt eine Empfindung von Steifigkeit und Schwere auf.

„Blut-Stase durch Hitze-Sperre"
Hitze schädigt das *Yin* und dickt das Blut ein, sodass Stauungen entstehen können. Häufig betroffen sind der Kopf, die Zähne und der Rachen. Auch brennende Gelenkschmerzen mit Entzündungszeichen oder Bauchschmerzen können durch dieses Prinzip hervorgerufen werden.

„Schleim und Blutstau verbinden sich miteinander"
Schleim entsteht aus trüben Säften, Blutstau bildet sich aus verdorbenem Blut. Beide gehen gerne eine Verbindung ein und verstärken sich gegenseitig in ihrer blockierenden Wirkung. Schmerzen treten meist am Bewegungssystem auf und können unerträglich sein. Schwellungen und Parästhesien können die Schmerzen begleiten.

„Chronischer Schmerz tritt in die Netzgefäße ein"
Anhaltende Schmerzzustände zeigen eine topographische Ausbreitung von den Leitbahnen in die Verästelungen der Netzgefäße und den Übergang von *Qi*-Stagnation mit dumpf-diffusen Schmerzen zu Blut-Stase mit heftigeren und lokalisierbareren Schmerzen.

„*Qi*-Leere führt zu Blut-Stase"
Bei *Qi*-Leere wird die Bewegung des Blutes verlangsamt und abgeschwächt, was schließlich zur Stauung des Blutes führen kann. Schmerzen bei erschöpften Patienten können auf eine Lungen-*Qi*-Leere, eine Herz-*Qi*-Leere oder Milz- und Nieren-*Qi*-Leere nach langer und schwerer Erkrankung zurückzuführen sein.

Was nicht gedeiht, schmerzt
(bu rong ze tong)
Führt der Krankheitsprozess zu einer Funktionsbeeinträchtigung der *Zang*- und *Fu*-Organe und damit zu einem Defizit an *Qi*, Blut, *Yin* oder *Yang*, so entbehrt der Organismus der ausreichenden Ernährung, Erwärmung, Durchsaftung und Regeneration. Auch dies kann Schmerzzustände bedingen.

Man unterscheidet allgemein in
- *Yang*-Leere-Störungen („Das *Yangqi* ist leer und schwach, die Leitbahnen und Gefäße werden nicht versorgt")
- *Yin*-Leere-Störungen („*Yin* und Blut weisen ein Defizit auf, die Leitbahnen und Gefäße entbehren der Befeuchtung").

▸▸ „Das *Yangqi* ist leer und schwach, die Leitbahnen und Gefäße werden nicht versorgt"
Das *Qi* ist die dem Organismus innewohnende lebenserhaltende Kraft. Sind *Qi* und *Yang* schwach, dann ermatten die Funktionen des Organismus, und es können Schmerzen entstehen. Das Charakteristikum von Schmerzen bei *Qi*- oder *Yang*-Leere ist die meist eher geringe Intensität, die Verstärkung bei Anstrengung oder im Tagesverlauf, am Rumpf die leichte Linderung durch Druck und Massage, die geringe oder fehlende Abwehrspannung und bei *Yang*-Mangel die Verschlimmerung durch Kälteeinwirkung und Besserung durch Wärme.

„Unzureichendes Mitten-*Qi*"
Nach langer Erkrankung, bei fortgesetzter Überforderung oder nach direkter Schädigung des Mitten-*Qi* können Kopfschmerzen vom *Qi*-Leere-Typ, epigastrische Schmerzen, Magen- und Gebärmuttersenkung auftreten.

„Nieren-*Qi*-Leere"
Bei Nieren-*Qi*-Leere können Dysmenorrhö sowie schmerzhafte Beschwerden am unteren Rücken, im Lendenbereich und an den Knien auftreten.

„Abwehr-*Qi*-Leere"
Eine Schwäche des Abwehr-*Qi* kann ein prädisponierender Faktor für den äußeren Angriff von Wind, Kälte und Feuchtigkeit sein. Ein Anzeichen für einen Abwehr-*Qi*-Mangel ist die Infektanfälligkeit.

▶▶ „*Yin* und Blut weisen ein Defizit auf, die Leitbahnen und Gefäße entbehren der Befeuchtung"

Alle Organe und Gewebe des Organismus bedürfen der Ernährung und Befeuchtung. Eine Mangelversorgung bedingt eine verminderte Funktion der Leitbahnen und Gefäße, worunter der Fluss von *Qi* und Blut leidet. Dies führt schließlich zum Auftreten von Schmerzen.

„Leber-Blut-Leere"
Typische Anzeichen sind Kopfschmerzen und Schwindel, Muskelkrämpfe und -schmerzen.

„Leere von Herz und Milz"
Typische Anzeichen für die zugrunde liegende Blut-Leere sind Kopfschmerzen, Glieder- und Ganzkörperschmerzen, untere Rückenschmerzen, Brust- und Bauchschmerzen unter der Menstruation, während der Schwangerschaft oder nach der Entbindung. Bei langem Verlauf können auch Aspekte der Blut-Stase auftreten.

„*Yin*-Leere der *Zang*- und *Fu*-Organe"
Besonders relevant sind hypogastrische Beschwerden bei Leber-*Yin*-Leere und Magen-*Yin*-Leere mit brennenden epigastrische Schmerzen.

„*Yin*-Leere mit *Yang*-Überschuss"
Typische Konstellationen sind:
- (Nieren-)*Yin*-Leere führt zu aufsteigendem Leber-*Yang* oder -Feuer mit Kopfschmerzen
- Magen-*Yin*-Leere mit aufsteigendem Feuer führt zu Zahnschmerzen
- Herz-*Yin*-Leere mit Leere-Feuer führt zu schmerzhaften Geschwüren der Mundhöhle sowie brennenden Brust- und Herzschmerzen
- *Yin*-Leere mit Lungen-Hitze führt zu trockenem und schmerzhaften Rachen sowie Brustschmerzen
- *Yin*-Leere von Milz und Magen mit Leere-Feuer führt zu brennenden epigastrischen Schmerzen

„Das erschöpfte *Yin* erzeugt Schmerz"
Bei hochgradiger Erschöpfung des *Yin* etwa im Rahmen einer krisenhaften Zuspitzung des Krankheitszustands können heftigste Schmerzattacken ausgelöst werden.

„Alle Schmerzen gehören zum Herz" *(zhu tong shu xin)*

▶▶ „Fallen Herz und Geist *(Shen)* aus der Ordnung, entstehen Schmerzen an verschiedenen Lokalisationen"

Ist ein Patient kognitiv oder affektiv beeinträchtigt, können Schmerzen verstärkt wahrgenommen werden, sich zunehmend ausbreiten und üblichen somatischen Therapien widerstehen. Angesprochen sind hier also Schmerzzustände mit deutlichen psychologischen Einflussfaktoren und **somatoforme Schmerzstörungen**.

▶▶ „Verlieren die Gefäße des Herzens ihre Harmonie, ist dies eine Hauptursache für die Entstehung von Schmerzen"

Insbesondere anhaltende Schmerzen sind aus chinesischer Sicht nur verständlich, wenn das Herz *Qi* und Blut nicht mehr in regulärer Weise durch die Adern befördern kann. Aus moderner Sicht kann man schlussfolgern, dass auch in der chinesischen Medizin die Aktivierung des Herz-Kreislauf-Systems ein wichtiges Prinzip der Schmerzbehandlung darstellt.

3.3 Das Konzept der „*Bi*-Obturation"

Zusätzlich zu den oben formulierten Prinzipien hat die chinesische Medizin das Konzept des *Bi*-Syndroms entwickelt. Dieses dient zunächst der Beschreibung und Einteilung von Gelenk- und Gliederschmerzen, wird aber darüber hinaus auch für andere Erkrankungen verwendet.

Aus westlicher Sicht ist gemeinsames Charakteristikum der *Bi*-Syndrome im engeren Sinne vermutlich die immunologisch oder metabolisch bedingte Inflammation körpereigener Gewebe, also der rheumatische Formenkreis. Im weiteren Sinne werden alle Schmerzzustände mit ähnlicher klinischer Symptomatik wie z. B. einige neuropathische Schmerzsyndrome dem *Bi*-Syndrom zugeordnet. Auch Störungen der Zirkulation wie Angina pectoris (Thorax-*Bi*-Syndrom) oder die periphere arterielle Verschlusskrankheit (vaskuläres *Bi*-Syndrom) werden mitunter als *Bi*-Syndrome beschrieben.

Bi-Syndrome sind aus chinesischer Sicht durch den Einfall von äußeren schädigenden Einflüssen wie Wind, Kälte, Feuchtigkeit und Hitze in die Außenhülle mit den Leitbahnen und Netzgefäßen charakterisiert. Die schädigenden Einflüsse behindern die Bewegung von *Qi* und Blut, was zu Schmerzen, Sensibilitätsstörungen, Schwellungen und Funktionseinschränkungen führt.

> Aus westlicher Sicht ist gemeinsames Charakteristikum der *Bi*-Syndrome im engeren Sinne vermutlich die immunologisch oder metabolisch bedingte Inflammation körpereigener Gewebe, also der rheumatische Formenkreis. Im weiteren Sinne werden alle Schmerzzustände mit ähnlicher klinischer Symptomatik wie zum Beispiel neuropathische Schmerzsyndrome dem *Bi*-Syndrom zugeordnet.

Das Krankheitsbild der *Bi*-Obturation findet bereits in frühen Texten der chinesischen Medizin Erwähnung. Im Huang-di-nei-jing, Buch Su-wen, Kapitel Bi-lun (Leitfaden des gelben göttlichen Ahnherrschers – Elementare Fragen: Erörterung der *Bi*-Obturation) heißt es:

„Wind, Kälte und Feuchtigkeit, diese 3 Qi treten vermischt auf. Sie verbinden sich miteinander und bilden die Bi-Obturation. Wo das Wind-Qi überwiegt, entsteht die wandernde Bi-Obturation. Wo das Kälte-Qi überwiegt, entsteht die schmerzende Bi-Obturation. Wo das Feuchtigkeit-Qi überwiegt, entsteht die anhaftende Bi-Obturation."

Wesentlich für die Entstehung von *Bi*-Syndromen ist die Anfälligkeit des Organismus für die Invasion klimatischer Faktoren aufgrund einer inneren Leere-Symptomatik bzw. einer Schwäche der antipathogenen Kräfte (☞ Kap. 3.2.1). Beispielsweise prädisponiert eine *Yin*-Leere zur Invasion von Hitze, eine Schwäche des *Weiqi* und/oder Blut-Leere erleichtert die Invasion von Wind, eine Nieren-*Yang*-Leere prädisponiert zur Invasion von Kälte und eine Milz-*Qi*-Leere erleichtert die Invasion von Feuchtigkeit. Bei innerer Schwäche können die pathogenen Faktoren in der äußeren Hülle des Körpers persistieren oder in die Tiefe vordringen und zu tiefer greifenden Störungen führen. Folge sind dann strukturelle Deformierungen z. B. der Gelenke oder ein Fortschreiten innerer Disharmonien.

Die Differenzierung der *Bi*-Syndrome erfolgt im Wesentlichen über:
- Die auslösenden Faktoren
- Den Manifestationsort

▸ Differenzierung nach auslösenden Faktoren
- Die wandernde *Bi*-Obturation (Wind)
- Die schmerzende *Bi*-Obturation (Kälte)
- Die anhaftende *Bi*-Obturation (Feuchtigkeit)
- Die Hitze-*Bi*-Obturation (Feuer).

▸ Differenzierung nach Manifestationsort
- Ganzkörper-*Bi*
- Verkrüppelndes *Bi* der kleinen Gelenke (Knochen-*Bi*)
- Haut-*Bi*
- Muskel-*Bi*
- Sehnen-*Bi*
- *Bi* der Zangfu.

▸ Krankheitsbilder der westlichen Medizin, die als *Bi*-Syndrom zu deuten sind
- Arthritis urica
- Chronische Polyarthritis
- Infekt reaktive Arthritiden
- Sakroiliitis-, Spondylitis-, Arthritis-Syndrome
- Vaskulitiden
- Dermatomyositiden
- Im weiteren Sinne: Verschiedene Neuropathien, Angina pectoris, pAVK.

Für eine differenzierte Darstellung der therapeutischen Implikationen des *Bi*-Syndroms für einzelne Krankheitsbilder ☞ Kapitel 10.

3.4 Prävention

Die Prävention von Krankheiten hat in der TCM einen hohen Stellenwert. So ist im Buch „Elementare Fragen" des „Leitfadens des göttlichen Ahnherrschers" zu finden (Advanced Textbook of Traditional Chinese Medicine and Pharmacology 1995):

„Zu behandeln, wenn eine Erkrankung auftritt, ist spät. Dies ist vergleichbar damit, erst einen Brunnen zu graben, wenn man durstig ist oder erst Waffen zu schmieden, wenn der Krieg ausbricht".

Vorbeugung von Krankheiten
▸ Stärkung von Gesundheit und Abwehrkraft
Die Stärkung der antipathogenen Kräfte des Organismus umfasst nach chinesischer Ansicht vor allem eine „Regulierung" der Emotionen, regelmäßige kör-

perliche Betätigung, eine angemessene Ernährung und einen ausgewogenen Lebensstil (s. u.).

„Regulierung der Emotionen"
Hier kommt die Bedeutung psychosomatischer Prozesse zum Ausdruck. Es ist anzumerken, dass die chinesische Gesellschaft im Allgemeinen Wert auf die Beherrschung allzu starker Gemütsregungen legt. Dies soll ein Zitat aus einem aktuellen Lehrbuch, herausgeben von der chinesischen Gesundheitsbehörde für traditionelle Medizin (State Administration of TCM, 1995), verdeutlichen:
„Strong, abrupt or repeated emotional stimulations may cause disturbances in qi and blood, yin and yang as well as a weakening of antipathogenic qi and results in diseases."
☞ Kapitel 3.2.2 „Innere Schädigung durch die 7 Emotionen".

„Regelmäßige körperliche Betätigung"
Die Bedeutung regelmäßiger körperlicher Betätigung geht u. a. auf Hua Tuo, einen berühmten Arzt der Han-Dynastie zurück, der verschiedene körperliche Übungen erfand, die darin bestanden die Bewegungen von Tieren (Tiger, Hirsch, Bär, Vogel) zu imitieren. Im heutigen China stellen die Systeme des **Qigong** und *Taijiquan* relevante und häufig praktizierte Übungsformen dar (☞ Kap. 8.4).

„Angemessene Ernährung"
Eine an die Konstitution und äußere Bedingungen (u. a. die Jahreszeit) angepasste Ernährung wird in der TCM als eine Quelle der Gesundheit empfunden (☞ Kap. 8.2).

Ausgewogener Lebensstil („Regulierter Lebensstil")
Ein ausgewogener Lebensstil ist nach chinesischer Ansicht ebenso wesentlich für die Erhaltung der Gesundheit. Dieser verhindert einen zu schnellen Verbrauch der Essenz und erhält damit die Abwehrkräfte des Körpers. Auch den Chinesen im Altertum war klar, dass hierzu vor allem ein adäquates Verhältnis zwischen Arbeit und Ruhe gehört. Bemerkenswert ist die stets vorzufindende Warnung vor sinnlichen und vor allem sexuellen Exzessen. So zitiert das 1995 herausgegebene Textbook of TCM and Pharmacology (State Administration of TCM) die **„Elementaren Fragen"**:

„… one should have a regular style of life, proper diet and proportionate time for work and leisure." … moreover …„one should abstain from alcoholism, restrain from making love when drunk and overcome wordly desires…"

▶▶ Meiden pathogener Faktoren
Natürlich gehört neben den gesundheitsfördernden Aktivitäten auch das Meiden pathogener Faktoren zur Vorbeugung von Krankheiten (☞ Kap. 3.4).
Als Zusammenfassung der Sicht der TCM zu einer gesundheitsfördernden Lebensweise kann folgendes Zitat aus dem Huang-di-nei-jing gelten:
„Die auf uns herabgekommenen Lehren der Weisen des Altertums besagen: Vor den durch Leere sich einstellenden üblen Einflüssen und den diebischen Winden muss man sich beizeiten zurückziehen, die Stille suchen und in sich ruhen. Dann finden die wahren Ursprünge wieder ihre Ausrichtung, Essenz und Geist werden im Inneren bewahrt. Woher soll dich dann Krankheit befallen? Mit sorglosem Wollen und gemindertem Verlangen beruhigt sich das Herz und wird ohne Furcht. Die Arbeit ermüdet deinen Leib nicht und das Qi gehorcht seiner Richtung. Alles nimmt den gewünschten Lauf und findet Erfüllung. Daher verschönere dein Essen, lockere deine Kleidung, bereichere deinen Umgang mit Freude, sehne dich nicht nach hoher oder niedriger Position. Solche Menschen nennt man wohl schlicht. Auf diese Weise können deine Begehren deine Sinne nicht ermüden und üble Einflüsse nicht dein Herz verwirren. Ob dumm, weise, tugendhaft oder ehrlos, die Angst vor den Dingen ist gebannt und der Einklang mit dem rechten Weg (Dao) hergestellt. Daher ist es für alle möglich, hundert Jahre zu verbringen, ohne ihre Bewegung zu erschöpfen. So ist ihre Tugend vollkommen und ungefährdet."

Vorbeugung einer Verschlechterung bei bereits bestehender Krankheit
Das Ideal jeglicher Medizin sollte darin bestehen eine Krankheit zu verhindern bevor sie überhaupt ausgebrochen ist. Wenn eine Erkrankung erst vorhanden ist, steht neben der Heilung auch die Verhinderung einer Verschlechterung im Vordergrund. Dies kann nur durch eine zeitige Behandlung erreicht werden. Hier sind sich TCM und konventionelle Medizin einig:

■ Die beste Prophylaxe einer Chronifizierung von Schmerzen ist eine frühe und konsequente Therapie akuter Schmerzen (☞ Kap. 2.1.4). ■

Wie der konventionellen Schmerztherapie durch die systemische Sichtweise von Schmerzen bekannt, ist auch der TCM die Vorstellung des Vordringens eines Krankheitsprozesses auf tiefere oder andere Ebenen des Organismus geläufig. Beispiele hierfür sind das Vordringen eines pathogenen Faktors in das Innere bei Schwäche des antipathogenen *Qi (Weiqi)* oder auch die Entstehung einer Milz-Pathologie aufgrund einer Leber-Pathologie. Dies muss bei der Therapie berücksichtigt werden. So wird im **„Leitfaden der schwierigen Einwendungen"** postuliert:

„*... for example, since the spleen may be involved in liver diseases, it is essential to strengthen spleen qi so as to prevent it from being affected by the liver disease. This is usually done by experienced practitioners. As for inexperienced, often they treat only the declared diseases.*"

Literatur

Beijing Zhongyixueyuan: Zhong-yi ji-chu li-lun. Zhong-yi gu-ji chu-ban-she, Beijing 1986 (von der Hochschule für TCM in Peking herausgegebenes Lehrbuch über Grundlagen der TCM für die Ausbildung von Ärzten der westlichen Medizin)

Hammes M, Ots T: 33 Fallbeispiele zur Akupunktur-Therapie aus der VR China. Hippokrates, Stuttgart 1996

Kaptchuk T: Das große Buch der chinesischen Medizin. O.W. Barth, Bern 1999, pp. 390 ff.

Liu Y, Zhang R, Dong L: Basic Theory of Traditional Chinese Medicine. In: Advanced Textbook of Traditional Chinese Medicine and Pharmakology. Vol I, State Administration of Tradtional Chinese Medicine, New World Press, Beijing, China, 1995, pp. 153 ff.

Pollmann N: Basislehrbuch Akupunktur. Urban & Fischer, München 2002

Shang-hai Zhong-yi-xue-yuan (Hrsg.): Zhong yi nei ke xue. Zhong yi gu ji chu ban she, Beijing 1987 (von der Hochschule für TCM in Shanghai herausgegebenes Lehrbuch der „Inneren Medizin" der TCM)

Sun P: The treatment of pain with chinese herbs and acupuncture. Churchill Linvingstone, London 2002, p. 9

Wei Xu-xing (Hrsg.): Zhong xi yi lin chuang teng tong xue. Zhong guo zhong yi yao chu ban she, Beijing 1996 (Lehrbuch der integrierten westlichen und traditionellen chinesischen Algesiologie)

Wühr E: Chinesische Syndromdiagnostik. Verlag für ganzheitliche Medizin, Dr. Erich Wühr GmbH, Kötzting/Bayer. Wald 1999

Wu L, Wu Q (Übers.): Huang-di-nei-jing, han ying dui zhao. Zhong guo ke xue ji shu chu ban she, Beijing 1997 (Chinesisch-englische Ausgabe des „Leitfadens des gelben göttlichen Ahnherrschers")

Yin H., Zhang B. (Hrsg.): Zhong-yi-ji-chu li-lun. Ren min wei sheng chu ban she, Beijing 1989 (Theoretische Grundlagen der Chinesischen Medizin)

Zhen Zhiya: History of Traditional Chinese Medicine, in: Advanced Textbook of Traditional Chinese Medicine and Pharmacology. State Administration of Traditional Chinese Medicine and Pharmakology, Vol I, New World Press, Beijing (1997)

4 | Diagnostik und Differenzialdiagnose in der TCM
Marcus Bäcker und Michael Hammes
mit einem Beitrag von Thomas Ots (Integrative Anamnesetechnik)

4.1	Sichtweisen in „West" und „Ost"	97	4.4.3 Leitsymptome bei Vorliegen pathogener Faktoren	112
4.2	Anamnese	98	4.4.4 Leitsymtpome der Funktionskreise	
4.2.1	Klassische Fragen	98	(Zangfu)	114
4.2.2	Integrative Anamnesetechnik	98	4.4.5 Leitsymptome bei Störungen	
4.3	Besonderheiten der körperlichen Untersuchung	104	der Grundwirksamkeiten	115
4.3.1	Pulsdiagnose	104	4.5 Korrelation zwischen westlicher Diagnose und Syndrommuster	116
4.3.2	Zungendiagnose	106	4.6 Therapeutische Wertigkeit	
4.4	Differenzierung des Zustandmusters	109	der Syndrom-Diagnose	117
4.4.1	Erstellung einer Syndromdiagnose ...	109		
4.4.2	*Bagang*	112		

Der traditionell chinesische Mediziner untersucht seinen Patienten durch Beobachtung, Hören und Riechen, Anamnese und Palpation. Eine tiefer gehende Darstellung dieses Vorgehens, sowie ausführliche Hinweise zur Interpretation der Befunde können in Grundlagenwerken zur TCM-Diagnostik nachgelesen werden (☞ Anhang).

In diesem Kapitel wird zunächst auf die Vor- und Nachteile der traditionellen chinesischen Diagnostik im Vergleich zur westlichen Diagnostik eingegangen. Ferner werden wesentliche Aspekte der Anamnese sowie der Zungen- und Pulsdiagnostik erörtert. Es wird eine integrative Anamnesetechnik vorgestellt, welche die Vorzüge der chinesischen Syndrom-Diagnostik mit dem Subjekt-orientierten Ansatz der modernen psychosomatischen Medizin verbindet. Abschließend wird ein pragmatischer Ansatz zum Erstellen einer Syndromdiagnose vorgeschlagen sowie Leitsymptome der verschiedenen organismischen Aspekte (*Zangfu*, Grundsubstanzen, pathogene Faktoren) dargestellt.

4.1 Sichtweisen in „West" und „Ost"

Die TCM unterscheidet sich von der konventionellen Medizin hinsichtlich ihres diagnostischen Vorgehens: Die westliche Diagnostik zielt auf die Isolierung eines präzisen pathologischen Prozesses ab, in der TCM wird versucht, ein gemeinsames Prinzip hinter allen Äußerungen eines Individuums zu erkennen (Kaptchuk 1999). Jedes Symptom bekommt seine Bedeutung ausschließlich im Kontext der anderen Symptome.

Die Verschiedenheit dieser Ansätze bringt eine präferenzielle Überlegenheit der Medizinformen in jeweils anderen Bereichen mit sich: Die westliche Medizin besitzt einen Vorteil bei den Erkrankungen, bei denen man eine differenzierte pathophysiologische Vorstellung des Krankheitsprozesses hat (akute Appendizitis, akuter Myokardinfarkt, Tumorerkrankung etc.). Die TCM hingegen hat einen hohen Wert in der Beurteilung von eher systemischen Störungen, die den gesamten Organismus betreffen. Zu diesen Erkrankungen zählen u. a. funktionelle und (psycho-)vegetative Störungen sowie zahlreiche chronische Schmerzsyndrome.

4 Diagnostik und Differenzialdiagnose in der TCM

Die Diagnostik psychovegetativer Störungen erscheint im Rahmen der morphologisch orientierten Schulmedizin in Ermangelung struktureller und labordiagnostischer Veränderungen häufig schwierig. Hier stellt die TCM eine hilfreiche Ergänzung der konventionellen Medizin dar. Die diagnostische Sicherheit der westlichen Medizin im Bereich morphologisch fassbarer Prozesse auf der anderen Seite komplementiert die TCM vor allem hinsichtlich der Ausschluss-Diagnostik schwerwiegender Erkrankungen und der Behandlung von Verletzungsfolgen und Organschäden.

4.2 Anamnese

4.2.1 Klassische Fragen

Die Zusammenfassung der Hauptaspekte der Anamneseerhebung in zehn Punkten geht in der Geschichte der TCM auf Zhang Jing-yue (1563–1640) zurück. Der Merkspruch zu den zehn wichtigsten Aspekten der Patientenbefragung hat bei Chen Xiu-yuan (1753–1823) folgenden Wortlaut:

„Als Erstes frage man nach Hitze und Kälte, als Zweites nach dem Schweiß, als Drittes nach dem Kopf und dem ganzen Körper, als Viertes nach den Ausscheidungen, als Fünftes nach Speise und Trank, als Sechstes nach Brust und Bauch, als Siebtes nach Hörvermögen (und Sehkraft), als Achtes nach dem Durst, alles will genau erwogen und unterschieden sein. Als Neuntes erfrage man die früheren Erkrankungen, als Zehntes die krankheitsauslösenden Faktoren. Außerdem ist bei der Einnahme von Heildrogen auf Angelpunkte der Veränderung zu achten. Frauen müssen unbedingt nach ihrer Periode befragt werden, die Verlängerung, die Verkürzung, das Ausbleiben und zusätzliche Blutungen, alles ist offen zu legen. Und noch ein paar Worte zur Kinderheilkunde, wo (Hinweise auf) Masern, Pocken, Krampfanfälle und Unterernährung zu prüfen sind."

Aus historischen Gründen ist die Krankheitskonzeption und die Anamnese-Technik in der chinesischen Medizin klassischerweise auf äußere Erkrankungen ausgerichtet. So wird als Erstes nach Symptomen febriler Infektionskrankheiten wie Hitze, Kälte und Schwitzen gefragt.

Für die anamnestische Untersuchung chronischer Schmerzerkrankungen eignet sich dieses Vorgehen nur bedingt. Im Folgenden wird daher eine Anamnesetechnik vorgestellt, welche das bio-psycho-soziale Modell der westlichen Schmerztherapie mit den Vorzügen der chinesischen Syndrom-Diagnostik verbindet.

4.2.2 Integrative Anamnesetechnik

Thomas Ots

Zusammenfassung

Bei der integrativen Anamnesetechnik handelt es sich um eine Integration der Vorteile zweier Medizinsysteme: Die Syndrom-Diagnostik der chinesischen Medizin mit ihren genauen Beobachtungen und Zuordnungen der vielfältigen Phänomene von Gesundheit und Krankheit wird mit dem Subjekt-orientierten Ansatz der modernen psychosomatischen und anthropologischen Medizin verwoben. Das Ziel dieser Anamnese ist es, ein plastisches Bild vom Kranksein eines Menschen in Raum und Zeit zu erhalten, zu dessen Erstellung der betroffene Patient die wichtigsten Informationen liefert. Dies erfordert spezielle Fragen sowie einen speziellen Ablauf eines Kataloges „offener" und „geschlossener" (determinierter) Fragen. Um Missverständnissen vorzubeugen: Hier handelt es sich um eine Technik bei chronischen (Schmerz-) Störungen, akute Schmerzen (z. B. eine akute Blockierung des Ileosacralgelenks), können weitgehend symptombezogen therapiert werden.

Einleitung

▸▸ **Subjekt Mensch**

Der Internist und Medizinanthropologe Viktor von Weizsäcker (1987), der englische Psychotherapeut Michael Balint (1957), George L. Engel (1977), der Entwickler des bio-psycho-sozialen Ansatzes, Peter Hahn (1988), Nachfolger von Weizsäcker und Verfechter einer anthropologischen Psychosomatik, der Psychosomatiker Thure von Uexküll (1986), Pate der modernen deutschsprachigen Psychosomatik, und viele mehr haben die Bedeutung einer auf den Kranken orientierten Medizin (Balint 1957) im Gegensatz zu einer krankheitsorientierten Medizin hervorgehoben. Mit anderen Worten: Es geht um das Subjekt Mensch (Weizsäcker 1987) und nicht um das „Objekt Patient", um eine **Medizin der Person** (Jores 1981).

Im Patienten nicht nur den Träger einer Krankheit, nicht nur einen „Schmerzpatienten" zu sehen, sondern sich um sein Kranksein zu kümmern, ihn als ein krankes Individuum zu begreifen, bedeutet, ihn in seiner Biographie, in seinem soziokulturellen Kontext, das heißt in seiner subjektiven Lebenswelt bzw. seiner individuellen Wirklichkeit (Wesiack 1986) zu verstehen.

Objekt Mensch

Wir wissen – und das war für viele von uns der Grund, sich auch alternativen Medizinformen zuzuwenden –, dass die westliche, naturwissenschaftlichgeprägte Medizin durch eine andere Wertung der Begriffe „Objekt/Subjekt – objektiv/subjektiv" gekennzeichnet ist. Untersuchungsmethoden wie Labor, Röntgen, Ultraschall, Computertomographie etc., also Methoden, die quantitative Aussagen machen oder Bild gebend sind, werden als objektiv angesehen. Objektive Ergebnisse verdrängen zunehmend subjektive Aussagen der Patienten: Oft durchlaufen Patienten nach der initialen Angabe einer Beschwerde in der Facharztpraxis eine diagnostische Schleife und bekommen erst dann, wenn die „objektiven" Ergebnisse vorliegen, den Arzt zu Gesicht; manchmal auch nur zwecks Mitteilung der erhobenen Befunde. In vielen Untersuchungen wurde gemessen, wie lange ein Patient beim Erstkontakt reden darf (Mishler 1984; Braun 1965, 1970; Erdmann et al. 1974; zitiert bei Wesiack 1986). Es wäre vielleicht ebenso interessant, den direkten Sichtkontakt zwischen Arzt und Patient zu messen: Das Bild des über seine Befunde gebeugten Arztes, der dem Patienten einige Mitteilungen macht, manchmal gar, dass er keine Krankheit hat, während der Patient sich aber krank fühlt, d. h. krank ist (Kranksein, Weizsäcker 1987).

„So entstand das imponierende Gebäude der modernen Medizin, das den menschlichen Körper nach dem Paradigma einer hochkomplexen physikalisch-chemischen Maschine interpretiert. Krankheit ist nach diesem Modell eine räumlich lokalisierbare Störung in einem technischen Betrieb… Damit geriet der einfache Tatbestand, dass die „Sache" der Medizin immer gemeinsame Angelegenheit eines Kranken und eines Arztes ist, mehr und mehr in Vergessenheit…" (Uexküll 1986)

Diagnostik der chinesischen Medizin

Und die chinesische Medizin? Ist sie so ganz anders? Für die chinesische Medizin gilt meist als prototypisch das klassische Bild des Arztes der *Ming-* und *Qing-*Zeit, der sich der Dame des Hauses mit gesenktem Blick oder gar rückwärts näherte, an dem durch eine Öffnung des Bettvorhangs herausgehaltenen Arm eine Pulstastung durchführte, keine Fragen stellte, um alsdann in kunstvoller Schrift seine Rezeptur anzufertigen und von der Bildfläche zu verschwinden. Die Ironie dieses Bildes: Die chinesische Medizin besitzt eine Reihe guter diagnostischer Parameter, aber gerade die Puls- und Zungendiagnostik gehören zu ihren unsichersten und spekulativsten Werkzeugen. Die sichersten Aussagen einer auf das Funktionelle orientierten Medizin – und eine solche ist die chinesische Medizin – gründen in den jahrhundertelangen Beobachtungen der Phänomene von Gesundheit und Krankheit: Nur der Patient vermag zu sagen, ob die Schmerzen fixiert oder ziehend sind, ob die Kopfschmerzen parietal, frontal oder temporal lokalisiert sind, ob Druck auf das schmerzhafte Areal als gut oder schlecht empfunden wird. Priorität hat somit die Selbstdarstellung bzw. Befragung des Patienten über seine subjektiven Empfindungen.

„Die Anamnese gilt im ärztlichen Bereich als das Kernstück der Untersuchung. Nach Lauda (1958) sollen 70 % aller Diagnosen in der Praxis durch die Anamnese zu klären sein, 10–20 % in Verbindung mit der unmittelbaren Krankenuntersuchung; nach Bauer (1950) sind es 50 %, nach Hegglin (1963) ca. 50 % und weitere 30 % durch die unmittelbare Krankenuntersuchung, nur 20 % durch Labordiagnostik." (Hahn 1988)

Der integrative Ansatz

Es spricht viel dafür, sich auf dem Wege zu einer ganzheitlicheren, am Menschen orientierten Medizin eines integrativen Ansatzes zu bedienen. Jede Medizin hat ihre blinden Flecken. Eine ideale Verbindung der Stärken verschiedener Medizinsysteme liegt in der Verbindung der chinesischen Syndrom-Diagnostik mit der Subjekt-orientierten Anamnesetechnik der westlichen psychosozial und anthropologisch orientierten Medizin.

Für die Anamnese bedeutet dies:

1. Den Patienten sich darstellen lassen

Der Patient in Selbstdarstellung ist die Grundlage einer guten Diagnose. Oft wird durch die Selbstbeschreibung die Diagnose bzw. die Einbettung eines schmerzhaften Geschehens in den Gesamtkontext schon klar. Außerdem fühlt sich der Patient als Gesprächspartner ernst genommen. Der spezielle Fachbegriff ist hier „Empowerment". Dieser Einstieg ist die beste Garantie für eine konstruktive Arzt-Patient-Beziehung.

Ricoeur (1996) nannte die Selbstdarstellung des Patienten die „narrative Einheit des Lebens". Diese erfahre ich vom Patienten nicht, „wenn ich ihn ausfrage; denn dann erfahre ich nicht seine, sondern meine Wahrheit."
(Dörner 2001)

2. Den Patienten im ersten Beschwerdevortrag nicht unterbrechen

Durch so einfache Dinge wie ärztliches Nachfragen kann eine Umgewichtung des Beschwerdevortrages eintreten (Rehbein 1994), d.h., der Arzt begibt sich in Gefahr, nicht das zu hören zu bekommen, was der Patient eigentlich erzählen wollte. Verständnisfragen können anschließend nachgeholt werden.

„Wird zu früh aktiv und detailliert gefragt, so gerät der Patient in passives Abwarten, das Interview führt zum ‚Ausfragen' und läuft Gefahr, diejenige Anamnese zu erheben, die der Arzt in den Patienten hineinlegt und nicht mehr dessen eigene Krankengeschichte." (Adler 1986)

3. Alle Beschwerden notieren

Dies sollte unabhängig davon sein, ob die Beschwerden von uns augenblicklich als medizinisch relevantes Zeichen erkannt werden. Durch die chinesische Medizin haben wir unser Repertoire für wichtig erachtete Beschwerden gegenüber der Schulmedizin vervielfacht. Aber immer noch harren viele Beschwerden der Zuordnung bzw. Entsprechung zu bestimmten Syndrombildern. Ihre Deutung ergibt sich vielleicht erst später.

4. Die Beschwerden in Reihenfolge der Nennung notieren

Häufig ist die Reihenfolge der Beschwerden wichtig. Sie sagt aus, worunter der Patient am meisten leidet, was für ihn subjektiv von Bedeutung ist. **Cave:** Peinliche Dinge werden oft erst im weiteren Verlauf des Patient-Arzt-Kennenlernens genannt.

5. Die Eigendeutungen des Patienten notieren

Häufig geben Patienten entscheidende Tipps über bio-psycho-sozio-pathologische Zusammenhänge. Auch dort, wo wir spontan dagegen reden möchten, weil wir glauben es besser zu wissen, heißt es, den Patienten zunächst zu unterstützen (Achenbach 1993) und ihn nicht mit der harten „Wahrheit" zu konfrontieren. Wenn wir herausfinden, warum der Patient zu dieser Meinung gekommen ist – sein Erklärungsmodell (Kleinmann 1982) –, erfahren wir etwas Wichtiges über ihn, außerdem haben wir dann einen gemeinsamen Ansatz, eine gemeinsame Sprache. Es kann auch notwendig sein, ihn selbst zu Beurteilungen zu ermuntern.

6. Alle Beschwerden zu einer Gesamtschau vereinen

Was ist die innere Beziehung zwischen den verschiedenen Beschwerden? Handelt es sich hier um verschiedene Krankheiten oder um Symptome eines zusammenhängenden Syndromkomplexes? Wir wissen, dass Diagnosen der westlichen Medizin – Beispiel: Migräne, Globusgefühl, Blähungen, Obstipation, Dysmenorrhö – in der chinesischen Medizin nur als Symptome eines Syndroms angesehen werden, in dem genannten Beispiel eine Leber-*Qi*-Stagnation. Obwohl hier Schmerzen im Vordergrund stehen, handelt es sich nicht um eine Schmerzpatientin.

7. Das Ergebnis sollte ein Bild, eine „Gestalt" von einer bestimmten Plastizität sein

Oft ergibt sich ein Bild eines Menschen erst durch Einbeziehung seiner Beschwerden in seine Biographie. Die Familien- und Sozialanamnese geben wichtige Hinweise zur psychosomatischen und lebensweltlichen Einordnung. Die Diagnose sollte die kranke Person in Raum und Zeit plastisch werden lassen.

8. Das Diagnosebild mit dem Patienten bereden

Es ist sinnvoll, den Patienten zu fragen, ob er mit der von uns gestellten Diagnose einverstanden ist; d.h. auch, dass wir bereit und fähig sein müssen, Diagnosen der chinesischen Medizin in Patientensprache zu übersetzen, integrativ darzustellen. Der Begriff „Leber-*Qi*-Stagnation" sagt dem Patienten nichts, wird er einverstanden sein, wenn wir ihm sagen, dass er „aggressionsgehemmt" ist, zu oft seinen Ärger hinunterschluckt? Oft ergeben sich hier noch Korrekturen.

9. Das Therapieziel, den Therapiewunsch mit dem Patienten bereden

Vor allem bei einer Vielzahl von Beschwerden ist es manchmal überraschend, was für den Patienten als Wunsch und Ziel für die Zukunft im Vordergrund steht. Beispiel: Ein Patient, der uns wegen Migräne aufsuchte, erklärte auf die Frage nach dem Therapieziel, dass er lernen möchte, sich besser auseinanderzusetzen.

Diese Forderungen decken sich teilweise mit den Gedanken der TCM, gehen aber über die Praxis eines Arztes der TCM in China deutlich hinaus.

Diskussion des Schemas der Integrativen Anamnese

Von der ersten **Selbstdarstellung** des neuen Patienten dürfen wir nicht erwarten, dass er gleich alle wichtigen Dinge, auch intime Angelegenheiten, berichtet. Also geht es darum, etwas Zeit zu gewinnen, um ihn später, in der Syndrom-Diagnostik, noch einmal zu befragen. Jedes Medizinsystem erzieht seine Patienten: Unsere Patienten haben gelernt, Beschwerden zu minimieren, sich möglichst auf das Leitsymptom zu beschränken. Bei den nächsten Konsultationen werden meist auch noch „vergessene" Beschwerden nachberichtet.

Oft bestehen hier Ängste, dass Patienten endlos lange erzählen und damit den Praxisablauf blockieren. Im Durchschnitt beenden Patienten innerhalb von drei Minuten ihren Beschwerdevortrag. Wird dem Patienten beim ersten Mal nicht die Gelegenheit geboten, „sein Bild", zu entwerfen, bedarf es sehr viel längerer ärztlicher Zeit, selbiges hinterher zu synthetisieren.

Bei der **Vorgeschichte** handelt es sich um das Erfassen historischer Daten. Außerdem erhalte ich ein Bild über die konstitutionelle Verfassung des Patienten (oft krank gewesen, wann welche Erkrankung?). Eine wichtige Frage ist hier die nach der augenblicklichen Medikation: Oft geben erst die Medikamente Auskunft über eine vorliegende Störung.

Die Vorgeschichte erhält eine zusätzliche Erklärung durch die **Familien-** und **Sozialanamnese**. Diese ersten vier Einheiten ergeben bereits ein gutes biographisches Bild: Die Einordnung des Patienten in Familie und Gesellschaft, in Raum und Zeit.

Die Siebmethode der **Speziellen Symptomselbstbeschreibung** wurde von einer Figur des Kranich-Qigong abgeleitet. Indem der Patient langsam seinen Körper durchfühlt, dazu angehalten wird sich leiblich zu spüren, werden ihm viele seiner Beschwerden erst so richtig bewusst. Andererseits besteht durch diese Oben-Unten-Systematik weniger Gefahr, dass er Symptome vergisst. Meistens muss diese Selbstdarstellung des Patienten durch einige gezielte Fragen ergänzt werden.

Bei der **Emotionellen Selbstdarstellung** liegt die Betonung in der Selbst-Beschreibung. Sie erfolgt bewusst am Ende der Anamnese. Denn inzwischen haben wir uns etwas kennen gelernt, der Patient ist nun eher bereit, sich mir gegenüber zu öffnen.

Puls- und Zungendiagnostik spielen hier eine eindeutig eingeschränkte Rolle. Sie dienen als Bestätigung der vorher abgelaufenen Anamnese. Widersprechen sie den Symptomen, werden diese vermeintlich objektiven Parameter den subjektiven Aussagen des Patienten untergeordnet, d.h. verworfen. Die einzige mir bekannte chinesische Textstelle, die auf diese Möglichkeit verweist, ist in „Common Terms of Traditional Chinese Medicine in English" (Beijing Medical College 1980).

Durch die **letzte** diagnostische **Frage**, ob es noch irgendetwas gibt, was noch nicht besprochen worden ist, „soll der Patient Gelegenheit erhalten, Fragen aufzuwerfen und noch nicht Besprochenes hinzuzufügen" (Adler 1986). Sie gibt dem Patienten erneut die Möglichkeit, „sein Bild" zu komplettieren. Diese Frage macht ihn zum Akteur, der die Fallerhebung erweitert oder abschließt. Auch Peinliches findet hier oft seinen Platz.

Die Aussage des Patienten über seinen **Therapiewunsch** hilft uns, die subjektive Rangfolge bestimmter Störungen, Probleme etc. zu ordnen. Sollte der Therapiewunsch falsch oder utopisch sein, dann heißt es, diesbezüglich auf den Patienten einzugehen:

„Nicht abraten. – Wer um Rat gefragt wird, tut gut, zuerst des Fragenden eigene Meinung zu ermitteln, um sie sodann zu bekräftigen… Darum ist dem, der Rat sucht, schon halb geholfen, und wenn er Verkehrtes vorhat, so ist, ihn skeptisch zu bestärken, besser, als ihm überzeugt zu widersprechen." (Achenbach 1993)

Schlussbemerkung

Die integrative Anamnesetechnik setzt sich aus einer Passage „offener" Fragetechnik (die einleitende Selbstbeschreibung), zwei „halboffenen" Techniken (die Spezielle Symptomselbstbeschreibung und die Emotionelle Selbstbeschreibung) sowie mehreren Passagen „geschlossener" Fragen zusammen. Diese Mischung als Integration zweier unterschiedlicher medizinischer Ansätze ermöglicht ein plastisches Bild des Patienten als Mensch in seiner Krankheit.

Diese Anamnesetechnik fordert ihre Zeit. Unter 30 Minuten ist es kaum möglich, die „Gestalt" des Patienten zu erfassen. In einer Kassenpraxis erfordert dies logistische Planung. Wenn wir jedoch diese halbe Stunde auf

4 Diagnostik und Differenzialdiagnose in der TCM

Die integrative Anamnesetechnik	
Die jeweiligen Anteile der Anamnese	**Welche Entscheidungen im Sinne der TCM bzw. eines integrativen Verständnisses?**
Jetzige Anamnese „Was führt Sie zu mir?" • Nun den Patienten sich darstellen und ausreden lassen. Zunächst keine Nachfragen, auch keine Verständnisfragen. Jedes Nachfragen verändert die Selbstdarstellung des Patienten. • Achten Sie auf ihr Gefühl, auf Übertragungs- und Gegenübertragungsphänomene.	• Sehr schnell Klarheit über: Innen-/Außenstörung • Falls Innen: Hier finden sich die ersten wichtigen Aussagen über Funktionskreise (☞ Kap. 4.4.4) • Aussehen, Sprache, Verhalten etc. formen einen ersten Gesamteindruck
Vorgeschichte • Welche weiteren wichtigen Erkrankungen, Operationen etc.? Früher schon unter Schmerzen gelitten? Häufiger Wechsel des Schmerz-Fokus? • Gegenwärtige Medikamente?	• Konstitution, Funktionskreise • Schmerzen als Somatisierung • Chronologie des Krankseins
Familienanamnese • Beziehung zu Eltern, Geschwistern, wann geheiratet, Geburt der Kinder, die Zeit danach? • Bedeutung von schmerzhaften Störungen in der Familie.	• Chronologie, Belastungen, Ressourcen
Sozialanamnese • Ausbildungen, Arbeitsplatzsituation, wann Pensionierung, Hobbys, Freizeit?	• Chronologie, Belastungen, Ressourcen

Spezielle Symptomselbstbeschreibung
• Wir müssen davon ausgehen, dass Patienten bei der initialen Selbstdarstellung nicht alle Beschwerden parat haben. Deswegen an dieser Stelle folgende Technik:
  – „Bitte gehen Sie wie mit einem Sieb vom Scheitel bis zur Sohle durch ihren Körper hindurch und berichten Sie mir von jeder Beschwerde, die zu Ihnen gehört. Dies kann eine Beschwerde sein, die die Ärzte bislang nie interessiert hat, also auch das kleinste Zipperlein oder einfach nur eine Beobachtung. Erzählen Sie mir auch von Beschwerden, die Sie nicht im Augenblick haben, sondern früher, oder die vielleicht nur einige Male im Jahr auftauchen."
• Die Selbstdarstellung des Patienten muss i. A. noch durch einige Fragen ergänzt werden:
  – Hitze/Kälte? Fülle/Leere?
  – Schlaf? Träume?
  – Ernährung?
  – Durst? Schwitzen?
	Die meisten Anteile der TCM-Diagnose:
	• Leitbahnen, Funktionskreise
	• Grundwirksamkeiten
	• *Qi*, Blut *Jing*, *Shen* (☞ Kap. 4.4.5)
	• Das Ausmaß körperlicher Entfremdung, Somatisierungstendenzen
	• Die noch fehlenden Anteile der *Bagang* (☞ Kap. 4.4.2)
	• Hitze/Kälte
	• Fülle/Leere
	• *Yin-Yang*

Spezielle Schmerzanamnese • Genaue Beschreibung der Schmerzen, evtl. mit körperlicher Untersuchung (s. unten)	• Leitbahnen, Funktionskreise, Fülle/Leere; Segmente, Somatisierungstendenzen

4.2 Anamnese

Die integrative Anamnesetechnik	
Die jeweiligen Anteile der Anamnese	**Welche Entscheidungen im Sinne der TCM bzw. eines integrativen Verständnisses?**
Emotionelle Selbstbeschreibung „Wie würden Sie sich emotionell selbst beschreiben?" • Häufig entsteht hier eine Pause. Der Patient sagt zunächst „Hm!" und schaut Sie fragend an: Bitte nicht anfangen zu reden und dem Patienten Vorschläge machen. Zählen Sie heimlich die Sekunden, bis der Patient zu sprechen beginnt. Das Maß der Spontaneität ist ein Teil Ihrer Diagnose. • Zumeist müssen Sie im Anschluss noch einige Fragen stellen, denn Patienten reden selten spontan über das Maß ihrer Auseinandersetzungsfähigkeit: • „Wie gehen Sie mit Meinungsverschiedenheiten um?" • „Können Sie explodieren?" • „Wann zuletzt?" • „Wie sieht so eine Explosion aus?" • „Wie fühlen Sie sich hinterher?" • Manchmal ist es sinnvoll, den Patienten zu Affinitäten zu den fünf emotionellen Blöcken (Ärger, Wut, Zorn; Freude; Grübeln, Sorgen, Depressivität; Trauer; Angst) zu fragen.	• Emotionelle Entsprechung des Funktionskreises • Offensivität, Aggressionshemmung • Das Verhältnis von explosiver Galle zu „beleidigter Leberwurst" • Gewisse Typologisierung
Puls, Zunge	• Evtl. Bestätigung der bisherigen Sicht; ergänzende Aspekte
Letzte (diagnostische) **Frage:** „Gibt es noch irgend etwas, was wir nicht besprochen haben?"	• Bislang zurückgehaltene Informationen, Nichtangesprochenes; oft wird hier erst Peinliches geäußert
Therapiewunsch: „Was ist Ihr Therapiewunsch?"	• Die subjektive Wichtigkeit der angestrebten Veränderung

TCM-Diagnose
Bei der TCM-Diagnose geht es nicht darum, möglichst viele Leitbahnen, Funktionskreise und Grundwirksamkeiten als betroffen zu erkennen, sondern diese im Sinne einer „Gestalt" zu ordnen (☞ Kap.4.4.1). Hilfreich sind hierfür die Biographie mit dem allfälligen Symptom- bzw. Syndromwandel sowie das ärztliche Wissen der regelhaften Beziehungen bestimmter Funktionskreise untereinander.

Westliche Diagnose
Das Verständnis des „Schmerzpatienten" in seinen bio-psycho-sozialen Dimensionen, aus biographischer und psychosomatischer Sicht; Schmerz häufig als Ausweg.

Therapie-Prinzip: Prognostik, wahrscheinliche Anzahl der Sitzungen, therapeutische Verfahren insgesamt

Methoden (Akupunkturpunkte-Kombinationen, Rezeptur gemäß der chinesischen Arzneitherapie)

Diskussion mit dem Patienten über Prognostik, wahrscheinliche Anzahl der Sitzungen, therapeutische Verfahren insgesamt

Nachtrag
Der Zeitpunkt der körperlichen Untersuchung muss der „ärztlichen Kunst" des Therapeuten überlassen werden. Manchmal ist es sinnvoll, den Patienten sehr schnell zu untersuchen, zu betasten etc. Gerade bei Patienten mit einer starken Somatisierungstendenz, einem wenig ausgeprägten „Leibgefühl", einer langen „Patientenkarriere" und vielen Arztwechseln kann es sinnvoll sein, die körperliche Untersuchung erst spät durchzuführen, um vom Fokus des Patienten abzuweichen.

die zukünftigen Therapien hochrechnen, dann handelt es sich um eine gut angelegte, frühe Investition, die sich in dem Erfolg unserer Therapie offenbart.
„Im Übrigen ist nichts zeitsparender als die Zeit, die Sie in die Erstbegegnung investieren." (Dörner 2001)

4.3 Besonderheiten der körperlichen Untersuchung

4.3.1 Pulsdiagnose

Die Beurteilung der Pulsqualität beinhaltet in starkem Maße subjektive und intuitive Faktoren. Der Versuch, die Qualität des Pulses zu beschreiben ähnelt in gewisser Weise dem Bemühen von Konzertbesuchern, über ihr während der Vorführung gewonnenes Gesamterlebnis mit anderen zu kommunizieren. In der chinesischen Medizin wird dabei auf acht häufig anzutreffende Pulsbilder zurückgegriffen, während von den übrigen 20 beschriebenen Pulsarten wenig Gebrauch gemacht wird. Daher wird hier auch nur auf die 8 häufigen Pulsbeschreibungen eingegangen (☞ Tab. 4.1). Selbstverständlich steht es jedem „Konzertbesucher" frei, sein Tasterlebnis mit eigenen Vokabeln zu beschreiben und der eigenen Intuition im Erfassen der sich im Puls ausdrückenden Grundschwingungen des Patienten zu folgen. Versuche, die chinesischen Beschreibungen der Pulswelle mit apparativen Methoden zu erfassen, sind bisher nur in rudimentärer Form geglückt.

Die gängigen Beschreibungen der Pulsqualität richten sich nach 3 Aspekten:
- Lokalisation der merklichsten Pulsbewegung
- Beurteilung der Beschleunigungskraft und Masse der Pulswelle
- Beurteilung des Bewegungsprofils der Pulswelle.

Lokalisation der merklichsten Pulsbewegung

- **Oberflächlich**, d.h. bei nur leichtem Auflegen der Fingerbeeren am deutlichsten zu tasten. Das Tastgefühl lässt nach, je mehr Druck auf die Arterie ausgeübt wird. Das Orchester drängt sich am vorderen Rand der Bühne.
- **Normal**, d.h. in einer mittleren Position. Das Tastgefühl ist bei mittlerem Druck auf die Arterie am deutlichsten und jeweils schwächer, wenn die Fingerbeeren nur leicht aufliegen, bzw. wenn die Arterie zunächst vollständig gegen den Knochen komprimiert wird und dann bei leichtem Nachlassen des Fingerdruckes der Puls wiederkehrt. Das Orchester ist auf der Bühne harmonisch verteilt.
- **Tief**, d.h. in der Position direkt über dem Knochen. Das Tastgefühl ist am deutlichsten, wenn die Arterie zunächst vollständig gegen den Knochen komprimiert wird und dann bei leichtem Nachlassen des Fingerdruckes der Puls gerade wiederkehrt. Je mehr dann der Druck verringert wird, desto schwächer wird das Tastgefühl des Pulses. Das Orchester drängt sich am Hintergrund der Bühne.

Beurteilung der Beschleunigungskraft und Masse der Pulswelle

- **Leer**, d.h. abgemüht kraftlos. Der Puls vermittelt den Eindruck eines schwunglosen Orchesters oder eines Läufers am Ende seiner Kräfte.
- **Fein**, d.h. wie ein dünnes Rinnsal. Der Puls vermittelt den Eindruck eines stark unterbesetzten Orchesters, die Ader scheint nicht richtig gefüllt, es fließt ein kleines Bächlein in einem größeren Flussbett.
- **Voll**, d.h. überfließend, außer Rand und Band. Der Puls vermittelt den Eindruck eines schwer zu bändigenden Orchesters mit überschüssigen Kräften. Der Puls fühlt sich an wie ein über die Ufer tretender Fluss oder eine überschäumende Flutwelle.

Beurteilung des Bewegungsprofils der Pulswelle

- **Saitenförmig**, d.h. wie auf einer bis zum Zerreißen gespannten Saite. Die Pulswelle entwickelt sich jäh mit heftigem Anfluten, um dann in sich zusammenzubrechen. Das Abflauen der Welle entgeht der Tastung. Es ist ein unangenehmes Gefühlserlebnis, einen solchen Puls zu tasten. Das Orchester spielt missmutig.
- **Gespannt**, d.h. wie auf einem angespannten und in sich verdrillten Seil. Die Pulswelle baut sich jäh auf und ab. Das Gefäß erscheint in sich angespannt und verhärtet. Das Orchester friert.
- **Schlüpfrig**, d.h. weggleitend, schwer ortbar. Die Empfindung der Pulswelle an den Fingerbeeren ist unstet, sowohl im Hinblick auf die genaue Lokalisation des Pulsgipfels an der Fingerbeere als auch hinsichtlich des Charakters des An- und Abschwellens. Das Orchester entgleitet dem Dirigenten.

4.3 Besonderheiten der körperlichen Untersuchung

Die Deutungsmöglichkeiten dieser 8 häufigen Pulsarten sind in Tabelle 4.1 zusammengefasst.

Nach chinesischen Maßgaben wird der Puls an der Arteria radialis beidseits an 3 Stellen getastet. Die mittlere Taststelle liegt exakt auf Höhe des Processus styloideus radii. Bei großen Patienten rücken die Finger entsprechend auseinander, bei kleinwüchsigen Menschen und Kindern entsprechend näher zusammen. Die mittlere Position trägt den chinesischen Namen *Guan*, wie die Schranke oder der Gebirgspass. Die proximale Position wird als *Chi* bezeichnet, was Elle bedeutet. Die distale Position lautet *Cun*, da sich hier der Puls etwa auf der Stecke eines chinesischen Proportionalzolls (*Cun*) öffnet. Im Normalfall ist die mittlere Position am deutlichsten zu tasten, dann folgen die distale Position und schließlich die proximale und damit in der Regel schwächste Position. Bei Männern sollte der linke Puls kräftiger zu tasten sein, bei Frauen der rechte. Die drei Pulstaststellen (☞ Abb. 4.3-1) repräsentieren die Drei Erwärmer:

- Die *Cun*-Position die Thoraxorgane, rechts die Lunge, links das Herz
- Die *Guan*-Position die Oberbauchorgane, rechts den Verdauungstrakt und insbesondere Milz und Magen, links die Leber und die Gallenblase
- Die *Chi*-Position die Unterbauchorgane, rechts das Nieren-*Yang*, links das Nieren-*Yin*.

Arzt und Patient sollten bei der Pulstastung ruhig und entspannt sein. Der Arzt sollte sich völlig leer machen und der Darbietung seine ganze Aufmerksamkeit schenken – wie einem Konzert. Der gesunde Puls: „*Congrong-you-weiqi*". Der Puls schwillt an und ab in harmonischer Verteilung (*congrong*) und er besitzt Magen-Qi (*weiqi*). Dies bedeutet, dass der Untersucher im Puls die Integrität der Verdauungsorgane verspürt, die den Probanden täglich mit neuen Kräften versorgen. Ging das Magen-Qi und damit die Möglichkeit zur Nahrungs- und Flüssigkeitsaufnahme verloren, so war ein Patient in früheren Zeiten rettungslos verloren.

Tabelle 4.1 Pulsqualitäten und Deutungsmöglichkeiten (Auswahl aus Focks, Hillenbrand 2003)

Pinyin	Deutsch	Mögliches Zustandsmuster	Pulsbilder
Fumai	Oberflächlicher Puls	Muster der Oberfläche; Leere-Zustand	
Chenmai	Tiefliegender Puls	Muster des Inneren; (Fülle-Zustand bei vollem Puls, Leere-Zustand bei leerem Puls)	
Ximai	Feiner Puls	Leere von *Qi* und Blut; (Feuchtigkeits-Muster)	
Xumai	Leerer Puls	Leere-Zustand; unzureichendes *Qi* und Blut	
Shimai	Voller Puls	Fülle-Zustand (Hitze)	
Huamai	Schlüpfriger Puls	Feuchtigkeit-Schleim-Muster; Stagnation von Speisen; Fülle-Hitze	
Xianmai	Saitenförmiger Puls	Muster der Leber und Gallenblase; Schmerzen bei *Qi*-Stagnation; umgekehrt verlaufendes *Qi*	
Jinmai	Gespannter Puls	Kälte-Muster; Schmerzen; verharrende Speisen	

4 Diagnostik und Differenzialdiagnose in der TCM

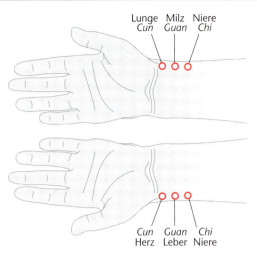

Abb. 4.3-1 Pulstaststellen

Bewertung der Pulsdiagnose

Die Bewertung der Pulstastung ist teilweise zwischen den Untersuchern, aber auch bei wiederholter Tastung des gleichen Probanden schwer reproduzierbar. Die Zuordnung der Taststellen zu verschiedenen Organen und Funktionsbereichen erscheint willkürlich. Viele Ärzte, auch chinesische, vernachlässigen die Pulsdiagnose und passen ihre Pulsbeschreibung ihrer Arbeitsdiagnose an. Die psychologischen Wissenschaften versuchen sich den subjektiven und intuitiven Phänomenen anzunähern. Ein primär an objektiven Befunden orientierter Mediziner wird die chinesische Pulsdiagnose eher verwerfen.

4.3.2 Zungendiagnose

Auch die Zungendiagnose ist nicht frei von subjektiven Wertungen. Über die Mittel der Photographie und Bildverarbeitung sind jedoch große Teile des Zungenbildes in objektive Daten übertragbar. Hier sollen nur die Grundzüge der chinesischen Zungendiagnose dargestellt werden. Gegenstände der Betrachtung sind Zungenkörper und Zungenbelag. Es ergeben sich folgende Interpretationsmöglichkeiten:

Zungenkörper
- **Farbe:** Situation von *Yin, Yang* und Blut
- **Form:** Situation von *Qi* und *Yin*

Zungenbelag
- **Beschaffenheit:** Art und Schwere der schädigenden Einflüsse
- **Feuchte:** Situation der Körpersäfte
- **Verteilungsmuster der Zungenzeichen:** Korrespondenz der Zungenareale mit den Organ-Funktionskreisen, Differenzialdiagnose der *Zangfu* (nur eingeschränkt diagnostisch verwertbar). Abbildung 4.3-2 zeigt einen akzeptierten Konsens der Zuordnung der Zungenareale zu bestimmten Organen und Körperfunktionen.

Wesentlich ist, dass der Zungenbelag auch akute Veränderungen (wie zum Beispiel die Invasion pathogener Faktoren) widerspiegelt, während der Zungenkörper eher länger bestehende Pathologien sowie die Konstitution des Patienten reflektiert.

> Während der Zungenbelag auch akute Veränderung reflektiert, liefert der Zungenkörper eher Rückschlüsse auf länger bestehende Störungen oder die Konstitution des Patienten.

Farbe des Zungenkörpers
▸▸ **Die blass-rote Zunge**
- Aus der Blässe schimmert das Rot hindurch, beides befindet sich in ausgeglichener Durchmischung
- Interpretation: *Qi* und Blut florieren
- Normalbefund.

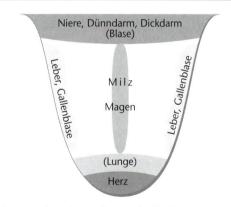

Abb. 4.3-2 Zuordnung der Areale der Zunge zu bestimmten Organen (aus Focks, Hillenbrand 2003)

4.3 Besonderheiten der körperlichen Untersuchung

▸▸ **Die blass-weiße Zunge**
- Die Blässe überwiegt das wenige Rot, u. U. fehlt der vom Roten des Blutes ausgehende Aspekt völlig
- Interpretation: Das *Yang* ist leer und seine Funktion des Hervorbringens und der Transformation von *Yin* und Blut geht zurück, die Antriebskraft für die Fortbewegung der Blutflüssigkeiten erlahmt
- Hinweis auf: Leere-Kälte (*Yang*-Leere) oder Defizit von *Qi* und Blut.

▸▸ **Die rote Zunge (die scharlachrote Zunge)**
- Das Rot überwiegt die Restblässe, u. U. fehlt jegliche Blässe
- Interpretation: Hitze bewegt das Blut, *Qi* und Blut sind in üppiger Fülle
- Hinweis auf:
  – Fülle-Hitze (Hitze-Feuer von Herz und Magen; Hitze dringt in das nährende *Qi* und das Blut ein): verbrauchtes Aussehen der Zunge, grannige Oberfläche, dicker, gelber oder gräulich-trockener Belag
  – Leere-Hitze (loderndes Feuer bei *Yin*-Leere): zarte Zunge, wenig oder kein Belag, Risse, u. U. noch gute Befeuchtung.

▸▸ **Die violette Zunge**
- Im blassen, roten oder cyanen Grundton sticht ein Violett hervor; Ekchymosen-ähnliche Fleckbildungen (Stasen-Flecke) sind möglich
- Interpretation: Blut-Stase aufgrund von Kälte-, seltener von Hitze-Einwirkung, oder durch Leere von *Yang* und *Qi*, oder durch (Feuchtigkeits-)Schleim-Obstruktion
- Hinweis auf: (*Qi*-Stagnation und) Blut-Stase: Tendenz ins Bläuliche oder Blasse = Kälte, Tendenz ins Rötliche = Hitze.

Form, Aussehen und Zustand des Zungenkörpers

▸▸ **Die verbrauchte, aufgezehrte Zunge**
- Zerfurchter, derber u. U. fahler Zungenkörper
- Interpretation: Angriff schädigender Einflüsse, die im Kampf mit noch kräftigen aufrechten Einflüssen stehen
- Hinweis auf: Fülle(-Hitze).

▸▸ **Die dicke, geschwollene Zunge**
- Verdickter Zungenkörper, u. U. mit Zahneindrücken
- Interpretation: Stagnation von Feuchtigkeit und Schleim mit folgender Obstruktion durch *Yang*-Leere von Milz und Niere bzw. Milz-*Qi*-Leere
- Hinweis auf:
  – *Yang*-Leere: blasse Zunge
  – Milz-*Qi*-Leere: Zahneindrücke
  – Feuchtigkeits-Schleim-Retention, die sich in Hitze umwandelt: rote Zunge.

▸▸ **Die geschrumpfte Zunge**
- Magerer, welker Zungenkörper
- Interpretation: *Qi* und Blut, *Yin* und die Körpersäfte sind nicht ausreichend vorhanden
- Hinweis auf:
  – Leere von *Qi* und Blut: blasse Zunge
  – *Yin*-Leere mit loderndem Feuer: rote Zunge.

▸▸ **Die rissige Zunge**
- Risse im Zungenkörper unterschiedlicher Gestalt und Tiefe
- Interpretation: Defizit an Essenzen und Blut, Verbrauch von Körpersäften
- Hinweis auf:
  – Ausgeprägte Hitze schädigt das *Yin*: rote bis scharlachrote Zunge
  – Mangelnde Befeuchtung durch Blut-Leere: eher blasse Zunge
  – Milz-Leere mit Belastung durch Feuchtigkeit: eher dicke Zunge mit fetterem Belag.

▸▸ **Die steife Zunge**
- Die Zungenbewegungen sind nicht mehr flink und behende, zusätzlich erscheint die Sprache als verwaschen
- Interpretation: der in die schützende Herzhülle eingedrungene schädigende Einfluss Hitze stört die Geisteskraft des Herzens; oder starke Hitze schädigt das *Yin*, welches dann die sehnigen Strukturen und die Gefäße nicht mehr ausreichend nähren kann; oder es entsteht eine Obstruktion durch Leber-Wind und Schleim; oder überschießendes Leber-*Yang* schlägt nach oben u. U. als Wind-Feuer
- Hinweis auf:
  – Fülle-Hitze: rote bis scharlachrote Zunge
  – Leber-Wind (und Schleim)/Leber-*Yang*: u. U. normaler oder leicht verdickter Zungenkörper.

4 Diagnostik und Differenzialdiagnose in der TCM

▸▸ **Die verkürzte Zunge**
- Geschrumpfter Zungenkörper, der sich nur schwer herausstrecken lässt
- Interpretation: Starke Kälte lässt die sehnigen Strukturen und die Gefäße erstarren; oder deutliche *Yin*-Leere führt zur Unterversorgung mit nährenden Einflüssen
- Hinweis auf:
  - Kälte-Fülle: blasser oder cyan-violetter Zungenkörper
  - *Yin*-Leere: roter Zungenkörper u. U. ohne Belag.

▸▸ **Die zittrige Zunge**
- Ununterdrückbarer Tremor der Zunge
- Interpretation: Leere von *Qi* und insbesondere Blut, sodass das *Yang* verloren geht, die Körperflüssigkeiten geschädigt werden und die sehnigen Strukturen und die Gefäße der nährenden Einflüsse entbehren; oder extreme Hitze lässt (Leber-) Wind entstehen
- Hinweis auf:
  - Leere von *Qi* und Blut und Schädigung der Körperflüssigkeiten
  - Fülle-Hitze bringt (Leber-)Wind hervor.

Farbe des Zungenbelags

▸▸ **Der weiße Belag**
- Steht für Kälte-Muster der Oberfläche
- Hinweis auf:
  - Fülle-Kälte der Oberfläche (Eindringen schädigender Kälte-Einflüsse in die Lungen- und Dickdarm-Leitbahn)
  - Anm.: Ein dünner weißer Belag ist physiologisch!

▸▸ **Der gelbe Belag**
- Steht für Erkrankungen von Milz und Magen, für Syndrommuster des Inneren und für Hitze-Syndrommuster
- Hinweis auf:
  - Fülle-Hitze des Magens
  - *Yang*-Leere und fehlende Transformation von Feuchtigkeit mit Umwandlung in Hitze
  - Fülle-Hitze der Oberfläche oder Fülle-Kälte, die sich in Hitze umwandelt.

▸▸ **Der graue Belag**
- Fortentwicklung bei langem Krankheitsverlauf aus weißem oder gelbem Belag

- Hinweis auf:
  - Obstruktion durch Kälte-Feuchtigkeit(-Schleim) im Inneren: feuchte Zunge
  - Fülle-Hitze schädigt die Körperflüssigkeiten: trockene Zunge
  - loderndes Feuer bei *Yin*-Leere: eher trockene Zunge.

▸▸ **Der schwarze Belag**
- Fortentwicklung bei langem Krankheitsverlauf aus grauem oder gelb-verbranntem Belag (Einzelheiten s. dort).

Beschaffenheit des Zungenbelags

▸▸ **Der dünne und der dicke Belag**
- Nur wenn der Belag noch den Grund der Zunge durchschimmern lässt, ist er als dünn zu bezeichnen
- Ein durch den Blick nicht mehr zu durchdringender Belag wird als dick bezeichnet
- Hinweis: Der Grad der Dickenzunahme gibt Auskunft über die relative Stärke der anwesenden schädigenden Einflüsse, bzw. die Schwäche der aufrechten Einflüsse.

▸▸ **Der klebrig-fette Belag**
- Erscheint wie ein Auftrag zäher Creme auf der Zunge
- Hinweis auf: Feuchtigkeit-Schleim-Retention, häufig mit (Umwandlung in) Hitze.

▸▸ **Der abgeschälte Belag**
- Der Belag kann völlig oder nur an einigen Stellen, z. T. landkartenartig verteilt, fehlen
- Der physiologische Belag ist Ergebnis der Scheidung von Klarem und Trübem durch Milz und Magen; der Belag spiegelt also auch den Zustand von *Yin* und *Yang* wider
- Hinweis auf:
  - *Yin*-Leere (insbesondere der Niere)
  - Fülle-Hitze schädigt die Körperflüssigkeiten, das *Qi* und das *Yin* (insbesondere des Magens) und dringt in den Bereich des Blutes ein.

Feuchte der Zunge
- Normale Feuchte: physiologischer Zustand der Körpersäfte
- Übermäßige Feuchte: *Yang*-Leere und Feuchtigkeits-Retention
- Trockene Zunge: *Yin*-Leere-Hitze oder Fülle-Hitze.

Bewertung der Zungendiagnose

Die Betrachtung der Zunge kann hilfreich sein, wenn der Patient bei der Anamnese sowohl Zeichen der *Yin*-Leere als auch Zeichen der *Yang*-Leere bietet, und festgestellt werden soll, welcher der beiden Mangelzustände ausgeprägter ist. Die Zunge kann zusätzliche Anhaltspunkte zur Unterscheidung zwischen Fülle- und Leere-Hitze liefern. Zudem kann die Zunge auf die Beteiligung des pathogenen Faktors Feuchtigkeit hinweisen. **Die Diagnosestellung sollte jedoch primär anhand der vom Patienten geschilderten Beschwerden und nicht anhand des Zungenbildes erfolgen**. Die Zunge kann eine Beschaffenheit aufweisen, die nach den Theorien der TCM schwer mit dem Zustandsbild des Patienten vereinbar scheint oder sogar dazu im Widerspruch steht. Einige Zungenbilder sind möglicherweise Ausdruck der Persönlichkeit und Gesamtkonstitution des Betroffenen und bieten keine Relation zum Krankheitsgeschehen.

4.4 Differenzierung des Zustandmusters

4.4.1 Erstellung einer Syndromdiagnose

In der TCM existieren verschiedene Diagnose-Systeme nebeneinander. Nach welchem System die Differenzierung des Syndrommusters erfolgt, ist von der Präferenz und der Erfahrung des Therapeuten sowie von der Konstellation der Befunde des jeweiligen Patienten abhängig. Es ist anzumerken, dass bei demselben Patienten verschiedene Therapeuten möglicherweise zu unterschiedlichen Syndromdiagnosen kommen, ohne dass sich dadurch wesentliche Unterschiede im therapeutischen Erfolg ergeben müssen. Dies ist für den westlich ausgebildeten Arzt zunächst schwer zu akzeptieren, da in der naturwissenschaftlichen Medizin strikt logische Grundlagen gelten: A ist gleich B und nicht gleich C. Aufgrund der historischen Entwicklung der TCM ist die Annahme: A ist zuweilen gleich B und manchmal gleich C („paradoxe Logik") den chinesischen Therapeuten hingegen durchaus eingängig.

Im Folgenden wird ein pragmatischer Einstieg in die Syndrom-Diagnostik über den dominanten Aspekt der Symptomatik vorgeschlagen. Es ist anzumerken, dass die Anzahl der Syndromdiagnosen, die bei bestimmen westlichen Diagnosen oder Leitsymptomen vorkommen, nicht unendlich ist. Vielmehr schränkt sich die Auswahl der Syndromdiagnosen nach Differenzierung von Leitsymptomen bereits ein. Eine differenzialdiagnostische Eingrenzung des Disharmoniemusters kann dann ausgehend vom dominanten oder prägnantesten Aspekt einer Erkrankung über die Anwendung verschiedener möglicher Klassifikationssysteme erfolgen. Als diagnostische Hilfe werden in den darauf folgenden Kapiteln die Grundzüge der 8 diagnostischen Prinzipien *(Bagang)* sowie die Leitsymptome bei Störungen der *Zangfu*, der Grundwirksamkeiten sowie der pathogenen Faktoren dargestellt. Abbildung 4.4-1 verdeutlicht den grundsätzlichen Prozess der Diagnostik in der TCM.

Dominanter Aspekt der Erkrankung

Nach Sammlung der Daten aus Anamnese und Untersuchung wird geprüft, welcher Aspekt der Erkrankung am prägnantesten erscheint.

- **Ort der Erkrankung:** Ist die Störung klar lokalisierbar?
- **Wesen der Erkrankung:** Liegen markante vegetative Zusatzsymptome und Beschwerden modulierende Faktoren vor?
- **Krankheitsauslösende Faktoren:** Sind markante pathogene Faktoren greifbar?
- **Ausmaß der Erkrankung:** Liegt eine größere Anzahl von Beschwerden vor, gibt es Hinweise für Störungen verschiedener Leitbahnen, Funktionskreise oder Grundwirksamkeiten?
- **Dynamik der Erkrankung:** Ist in den Krankheitserscheinungen eine deutliche Entwicklung und Wandlung zu erkennen?

▸▸ Ort der Erkrankung

Ist die Störung klar lokalisierbar erfolgt die weitere Differenzierung nach:
- Betroffener Leitbahn (☞ Kap 7)
- Pathogenen Faktoren (☞ 3.2.2)
- Betroffenem Funktionskreis (Leitsymptome der *Zangfu* ☞ 4.4.4)
- Betroffener Grundwirksamkeit (Leitsymptome der Grundwirksamkeiten ☞ 4.4.5).

Beispiel: Patient mit chronisch rezidivierenden Nackenschmerzen von diffus ziehender Natur, Kälteemp-

4 Diagnostik und Differenzialdiagnose in der TCM

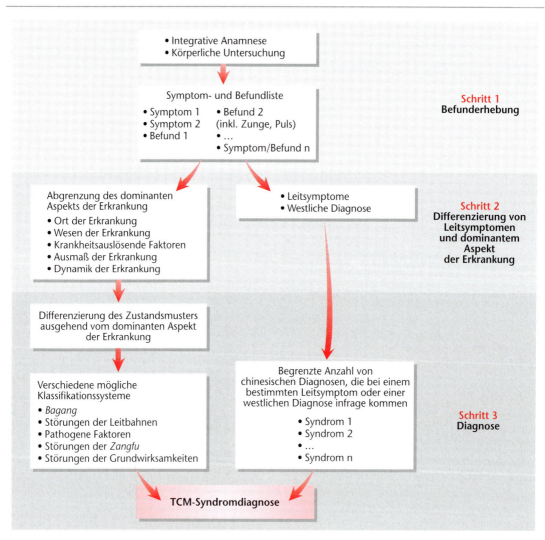

Abb. 4.4-1 Prozess der Syndromdiagnose

findlichkeit, Besserung durch Wärme, Abgeschlagenheit, Schwitzen bei geringer Anstrengung, Verdauungsstörungen.

Diagnose: Kälte *Bi*-Syndrom des Nackens mit Affektion der Blasen-Leitbahn, zudem konstitutionelle Milz-*Qi*-Leere.

▸▸ Wesen der Erkrankung

- Ist die Erkrankung von vegetativen Symptomen und Beschwerde modulierenden Faktoren geprägt, ist eine Differenzierung nach den 8 Leitkriterien *(Bagang)* besonders geeignet. Die *Bagang* sind das wichtigste diagnostische Hilfsmittel in der TCM. Sie stellen die Hauptkategorien dar, in die sich alle Erkrankungen einordnen lassen (☞ Kap. 4.4.2).

Die Differenzierung erfolgt nach:
- Innen-/Oberfläche
- Leere/Fülle
- Hitze/Kälte

Innen- und Oberfläche

Mit Oberflächen-Erkrankungen bezeichnet man Störungen, bei denen eine Auseinandersetzung des Abwehr *Qi* mit äußeren pathogenen Faktoren stattfindet. Äußere Erkrankungen manifestieren sich am Stütz- und Bewegungsapparat, der Haut sowie den oberen Atemwegen (Erkältung). Wird eine Außen-Störung diagnostiziert, muss angegeben werden, welche Leitbahn betroffen ist. Innen-Erkrankungen sind Störungen der Organ-Funktionskreise. Sie entstehen durch innere disharmonisierende Faktoren (aus Sicht der TCM klassischerweise emotionale Faktoren), Fehler der Lebensführung wie falsche Ernährung, Überarbeitung etc. oder auch durch das Vordringen eines äußeren pathogenen Faktors ins Innere bei Schwäche des Abwehr-*Qi* *(Weiqi)*. Wird eine Innen-Störung diagnostiziert, muss angegeben werden, auf welchen Funktionskreis sich die Disharmonie bezieht und ob es sich um eine Störung von *Yin*, *Yang* oder der Grundwirksamkeiten handelt (z. B. Nieren-*Yin*-Leere, Milz-*Qi*-Leere etc.).

Fülle und Leere

Im Huang di neijing (Klassiker des Gelben Ahnherrschers, Innerer Band), Buch Suwen (Elementare Fragen) Kapitel 28 „Erörterung einer umfassenden Beurteilung von Leere und Fülle", heißt es: „(Sind) die schädigenden Einflüsse kraftvoll (und überwiegen sie), so (handelt es sich um) Fülle; (wurden) die Essenzen und das *Qi* entzogen (und sind sie vermindert); so (handelt es sich um) Leere". Tabelle 4.3 fasst die Unterschiede zwischen Fülle- und Leeremustern zusammen.

Hitze und Kälte

Tabelle 4.4 verdeutlicht die Charakteristika von Kälte- und Hitze-Pathologien.

Beispiel:
Patientin in der Menopause mit Migräne, Kopfschmerzattacken mit heftig-pochenden Schmerzen, Nausea, Erbrechen. Rezidivierend Hitzewallungen und Schweißausbrüche, Nachtschweiß, innere Unruhe und Durchschlafstörungen. Diagnose: *Yin*-Leere (von Leber und Niere) im kopfschmerzfreien Intervall mit aufsteigendem Leber-*Yang* in der Kopfschmerzattacke.

▸▸ Krankheitsauslösende Faktoren

Ist anhand der Anamnese eindeutig der krankheitsauslösende Faktor zu identifizieren (☞ Kap. 4.4.3 und 3.2), so erfolgt die weitere Differenzierung nach den folgenden drei Aspekten:
- Betroffene Leitbahn (☞ Kap. 7)
- Betroffener Funktionskreis (☞ 4.4.4)
- Gestörte Grundwirksamkeit (☞ 4.4.5).

▸▸ Ausmaß der Erkrankung

Klagt der Patient über eine größere Anzahl von Beschwerden und scheinen verschiedene Leitbahnen, Funktionskreise oder Grundwirksamkeiten gestört, so sollte nach einem verbindenden Prinzip der Krankheitserscheinungen gefahndet werden. Häufig ergibt sich das Bindeglied aus den folgenden beiden Aspekten:
- Psychodynamik (Krankheitsgeschehen durch emotionale und biographische Aspekte dominiert)
- Feuchtigkeit/Schleim (☞ Kap. 3.2.2 und 4.4.5).

▸▸ Dynamik der Erkrankung

Sind die Krankheitserscheinungen nicht stationär, sondern einer Entwicklung und Wandlung unterworfen, so ist in eine Unterscheidung nach der Wurzel *(Ben)* und den Manifestationen *(Biao)* vorzunehmen. Die Wurzel der Erkrankung wird in der Betrachtung der Situation zu Krankheitsbeginn erkennbar. Von den Manifestationen sollten diejenigen Beschwerden zunächst behandelt werden, die für den Patienten mit dem höchsten Leidensdruck verbunden sind. Bestehen Hinweise auf die Anwesenheit von Feuchtigkeit und Schleim, so sind diese Faktoren zunächst zu eliminieren, da sie sonst alle anderen therapeutischen Bemühungen behindern oder scheitern lassen.

Es sollte hier angemerkt werden, dass die Frage nach Ursache und Wirkung nicht immer einfach zu beantworten ist. Häufig bestehen verschiedenen Disharmoniemuster gleichzeitig und interagieren miteinander. Wesentlich ist es dabei, vor allem zwischen der Konstitution des Patienten und dem akuten Krankheitsgeschehen zu unterscheiden.

Klassifikationssysteme für eine TCM-Diagnosestellung

Der dominante Aspekt einer Erkrankung stellt einen geeigneten Einstieg in die Syndromdifferenzierung dar. Im Verlaufe des diagnostischen Prozesses werden dann zumeist verschiedene diagnostische Systeme miteinander verknüpft. Abschließend sollte überprüft werden, ob die wesentlichen Klassifikationssysteme

auf ihre Eignung zur Erstellung einer Diagnose hin berücksichtigt worden sind:
- 8 Leitkriterien *(Bagang)*
- Pathogene Faktoren:
  - 6 klimatische Exzesse (Wind, Kälte, Sommerhitze, Feuchtigkeit, Trockenheit, Feuer)
  - 7 Emotionen (Freude, Zorn, Grübelei, Trauer, Angst, Schreck, Sorge)
  - Schleim oder Blut-Stase
  - Fehler der Lebensführung (Ernährung, Bewegung, Überlastung, Unterforderung)
  - Traumata
- Störungen der Grundwirksamkeiten: *Qi*, Blut, Körpersäfte, Essenz, *Shen*
- Störungen der *Zang*- und *Fu*-Organe
- Störungen der Leitbahnen und Netzgefäße: 12 Hauptleitbahnen, 8 Außerordentliche Gefäße
- Definierte Krankheitszustände (z. B. „Windschlag" = Stroke)
- Einzelbeschwerden (z. B. „Nasenbluten").

4.4.2 *Bagang*

Die *Bagang* (oder auch 8 diagnostische Kriterien) sind das grundlegendste Konzept der diagnostischen Einteilung von Krankheiten in der TCM. Sie stellen jedoch eine eher unspezifische Beschreibung dar, welche zumeist noch einer Präzisierung der Diagnose durch die Berücksichtigung von Störungen der *Zangfu* und der Grundwirksamkeiten sowie des Vorliegens pathogener Faktoren bedarf (☞ Kap. 4.4.1). Tabelle 4.2 zeigt die grobe Einteilung der *Bagang*. Um Missverständnisse zu vermeiden ist anzumerken, dass obwohl von acht Kriterien gesprochen wird, es sich im Grunde nur um sechs Kriterien handelt, zu denen die grobe Kategorisierung in *Yin* und *Yang* dazugezählt wird.

Folgende Konstellationen sind damit möglich: Innen-Leere-Hitze (*Yin*-Leere), Innen-Leere-Kälte (*Yang*-Leere), Innen-Fülle-Hitze, Innen-Fülle-Kälte, Außen-Fülle-Hitze, Außen-Fülle-Kälte. Es sei angemerkt, dass über die hier genannten Muster noch Sonderformen existieren auf die hier jedoch nicht weiter eingegangen werden soll.

Die Diagnose wird in der Regel ergänzt durch die Bestimmung der betroffenen Leitbahn bei Außen-Erkrankungen oder des betroffenen Funktionskreises bei Innen-Erkrankungen

Fülle und Leere
Siehe Tabelle 4.3 auf S. 113.

Kälte und Hitze
Siehe Tabelle 4.4 auf S. 113.

4.4.3 Leitsymptome bei Vorliegen pathogener Faktoren

Im Folgenden werden Leitsymptome angeführt, die auf die Dominanz eines pathogenen Faktors hindeuten.

Wind
Typische Schmerzcharakteristika sind: wandernde und wechselhafte Beschwerden, abruptes oder paroxysmales Auftreten, Neuralgien. Es besteht eine Aversion gegen Zugluft. Linderung durch Wärme. Bei innerem Wind können Kopfschmerzen (Migräne) auftreten.

Tabelle 4.2 *Bagang*, die 8 diagnostischen Kriterien

Yin	Yang
Innen *(Li)* Erkrankungen der Organ-Funktionskreise, Entstehung von innen heraus	Oberfläche *(Biao)* Erkältungskrankheiten, Krankheiten, die im Bereich des Abwehr-*Qi* ablaufen, Entstehung von außen
Leere *(Xu)* Mangelzustände der Grundwirksamkeiten (*Yin*, *Yang*, *Qi*, Blut) und/oder der Organ-Funktionskreise	Fülle *(Shi)* Eindringen von schädigenden Einflüssen (Kälte, Hitze, Feuchtigkeit, Trockenheit, Wind) oder *Qi*-Stagnation, Blut-Stase, Leber-*Yang*/Leber-Wind
Kälte *(Han)* Mangel an *Yang* (Körperwärme) und/oder Eindringen von Kälte; Verschlechterung auf Kälte, Besserung auf Wärme	Hitze *(Re)* Mangel an *Yin* (Kühlung) und/oder Eindringen von Hitze; Verschlechterung auf Wärme, Besserung auf Kälte

4.4 Differenzierung des Zustandmusters

Tabelle 4.3 Kriterien zur Unterscheidung von Fülle und Leere

	Fülle-Zustands-Muster	Leere-Zustands-Muster
Krankheitsverlauf	Kurz (akut)	Langwierig (chronisch)
Konstitution	Meist kräftig und robust	In jedem Fall schwächlich
Emotional-psychische Verfassung	Erregt, angestachelt	Lustlos, matt, niedergeschlagen, antriebslos
Stimme/Atmung	Laut vernehmliche Stimme; verschärfter Atem	Leise Stimme; schwacher Atem
Schmerzen	Verschlimmerung durch Druck; u. U. Abwehrspannung	Besserung durch Druck
Spannungs- und Völlegefühl in Brust und Bauch	Schmerzen durch Druck, kein Nachlassen der Spannungs- und Völleempfindungen dabei	Keine Schmerzen durch Druck, zeitweises Nachlassen der Spannungs- und Völleempfindungen dabei
Hitzeentwicklung	Heftige Hitzeentwicklung (hohes Fieber)	Lästige Hitzempfindungen in den „Fünf Herzen" (Handflächen, Fußsohlen, Brust); leichte Hitzeentwicklung am Nachmittag, Hitzewallungen
Abneigung gegen Kälte	Keine Besserung durch dicke Kleidung oder Bettdecken (Schüttelfrost)	Erleichterung durch zusätzliche Kleidung oder in der Nähe von Wärmequellen (Algoraphobie)
Zungenbild	Zäher, fester Zungenkörper, dicker und klebrig-fetter Belag	Zarter Zungenkörper, wenig oder kein Belag
Pulsbild	Kraftvoll	Kraftlos

Tabelle 4.4 Allgemeine Kennzeichen von Hitze- und Kälte-Störungen

Kälte	Hitze
Frieren, Frösteln	Entwicklung von Hitze (Fieber/Überwärmung)
Kein Schweiß	Leichte Schweißentwicklung
Blässe	Rötung
Mattigkeit, Verlangsamung	Unruhe
Blasser Zungenkörper, (dünner) weißer Zungenbelag	Roter Zungenkörper, gelber Zungenbelag
Langsamer, evtl. gespannter Puls	Beschleunigter Puls

Feuchtigkeit/Schleim

Typische Schmerzcharakteristika sind: Gefühl von Schwere oder Taubheit, allmähliches Auftreten und wieder Abklingen der Beschwerden, dumpfer Schmerzcharakter. Es kann eine Verschlechterung der Beschwerden bei feuchtem, kaltem oder windigem Wetter sowie durch diätetische Fehler (zu fette oder süße Ernährung, zu wenig Bewegung) auftreten.

Kälte

Typische Schmerzcharakteristika sind: klar lokalisierter, fixierter Schmerz von stärkerer Intensität, scharf oder stechender Schmerzcharakter, Linderung durch Wärme oder Bewegung, Verstärkung durch Kälte oder Ruhe. Bei Nieren-Leere treten bevorzugt Lumbalgien auf.

Hitze

Typische Schmerzcharakteristika sind: Rötung und Schwellung (Zeichen der Inflammation), Gefühl der Überwärmung oder brennende Schmerzen, Linderung der Beschwerden durch Kälte und Verschlechterung durch Hitze, allgemeine Zeichen von Hitze: Durst, Trockenheit des Mundes, evtl. innere Unruhe.

Emotionale Faktoren

Emotionale Faktoren können zu einer Vielzahl von Symptomen und Störungen führen (☞ Kap. 3.2.2). Als besonders klinisch relevant ist die Leber-Qi-Stagnation bei unterdrücktem Ärger und Frustration zu erwähnen. Typische Schmerzcharakteristika: Gefühl der Enge und des „Eingeschnürtseins", Globusgefühl, verschiedene funktionelle Störungen, Schmerzen im Hypochondrium, gastrointestinale Beschwerden (bei Attacke der Leber auf Milz und Magen), Kopfschmerzen (Spannungskopfschmerz oder Migräne).

4.4.4 Leitsymtpome der Funktionskreise *(Zangfu)*

Herz
Typische Störungen und Leitsymptome: Palpitationen und andere Sensationen der Herzgegend, Schlafstörungen, Konzentrationsstörungen, Bewusstseinsstörungen. Abbildung 4.4-2 zeigt die Entstehung und Aufrechterhaltung von Störungen des Funktionskreises Herz innerhalb eines Syndrom-Netzwerks.

Lunge
Typische Störungen und Leitsymptome: Störungen der Atmung, allergische Reaktionen, gewisse Hauterkrankungen, Schweißsekretionsstörungen. Abbildung 4.4-3 zeigt die Entstehung und Aufrechterhaltung von Störungen des Funktionskreises Lunge innerhalb eines Syndrom-Netzwerks.

Milz
Typische Störungen und Leitsymptome: Appetitverlust, Verdauungsstörungen, Fettsucht, Abmagerung, Ödeme (Feuchtigkeitsstörungen), Kraftverlust, Blu-

tungsneigung, Prolaps-Zustände. Abbildung 4.4-4 zeigt die Entstehung und Aufrechterhaltung von Störungen des Funktionskreises Milz innerhalb eines Syndrom-Netzwerks.

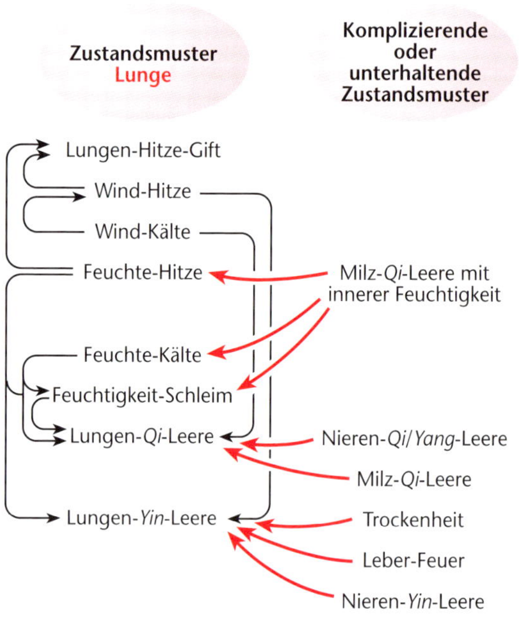

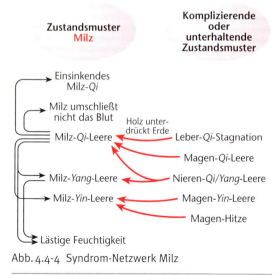

Abb. 4.4-3 Syndrom-Netzwerk Lunge

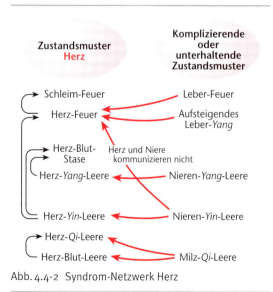

Abb. 4.4-2 Syndrom-Netzwerk Herz

Abb. 4.4-4 Syndrom-Netzwerk Milz

4.4 Differenzierung des Zustandmusters

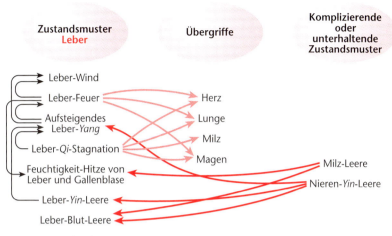

Abb. 4.4-5 Syndrom-Netzwerk Leber

Leber

Typische Störungen und Leitsymptome: emotional gefärbte Beschwerdebilder (insbesondere durch Wut, Ärger, Zorn, Frustration), Zeichen der *Qi*-Stagnation, Blut-Leere, aufsteigendes Leber-*Yang* (Reizbarkeit, Hypertonus), Leber-Wind (cerebrale Ischämie, Spasmen). Abbildung 4.4-5 zeigt die Entstehung und Aufrechterhaltung von Störungen des Funktionskreises Leber innerhalb eines Syndrom-Netzwerks.

Niere

Typische Störungen und Leitsymptome: Sexualfunktionsstörungen, Wachstums- und Reifungsstörungen, (untere Rückenbeschwerden, degenerative Erkrankungen), Störungen des Urogenitalsystems, Probleme bei der Selbstverwirklichung. Abbildung 4.4-6 zeigt die Entstehung und Aufrechterhaltung von Störungen des Funktionskreises Niere innerhalb eines Syndrom-Netzwerks.

4.4.5 Leitsymptome bei Störungen der Grundwirksamkeiten

Qi-Leere

Typische Störungen und Leitsymptome: Adynamie, leerer Puls, Kurzatmigkeit (Lunge, Niere), schwache Stimme (Lunge), Spontanschweiß (Lunge), Appetitlosigkeit (Milz), ungeformter Stuhl/Durchfallneigung (Milz), Abgeschlagenheit (Milz), Palpitationen (Herz), frequente Miktion (Niere).

Qi-Stagnation

Typische Störungen und Leitsymptome: Spannungs-, Schwellungs- und Völlegefühl, Schmerz, meist funktionelle Störung, unterdrückte Emotionen, Niedergeschlagenheit, Frustration (Leber), Verdauungsschwäche (Milz), Stagnation von Speisen (Magen), auf emotionale Faktoren oder auf schädigende Einflüsse

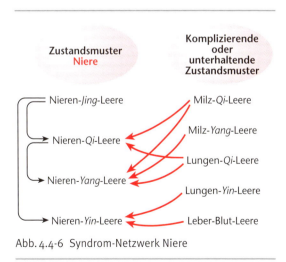

Abb. 4.4-6 Syndrom-Netzwerk Niere

wie Feuchtigkeit und Schleim zurückgehend, kann im Bereich von Leitbahnen und Organ-Funktionskreisen auftreten.

Umgekehrtes *Qi*
Typische Störungen und Leitsymptome: Hustenanfälle (Lunge), Übelkeit, Erbrechen, Aufstoßen, Singultus (Magen), Blutaustritt aus den oberen Körperöffnungen, Reizbarkeit (Leber), auf emotionale Faktoren, Nichtbeachtung der Warm/Kalt-Dichotomie bei Speisen und Getränken oder auf schädigende Einflüsse wie Schleim zurückgehend, meist die Organ-Funktionskreise Lunge, Magen und Leber betreffend.

Blut-Leere
Typische Störungen und Leitsymptome: bleiches Aussehen, Anämie, blasse Lippen, blasse Schleimhäute, Schwindelgefühl (Leber), verschwommenes Sehen (Leber), Benommenheit (Leber), Regelstörungen (Leber), Vergesslichkeit (Herz), Schlaflosigkeit, Unruhe (Herz), blasse und etwas trockene Zunge, rauer oder feiner Puls.

Blut-Stase
Typische Störungen und Leitsymptome: Schmerz mit fixer Lokalisation, organisches Korrelat, strukturelle Läsion, Angina pectoris, Hämatome, Regelstörungen, Tumoren, dunkel-düstere Gesichts-, Lippen- und/oder Zungenkörperfarbe, trockene, rissige, vergröberte Haut, auf *Qi*-Stagnation, *Qi*-Leere, schädigende Einflüsse wie Schleim, Kälte und Hitze oder auf Verletzung zurückgehend, kann im Bereich von Leitbahnen oder Organ-Funktionskreisen auftreten.

Blut-Hitze
Typische Störungen und Leitsymptome: Blutungsneigung, Hitze-Zeichen wie Fieber, Rötung, Durstgefühl, entzündlicher Prozess, rote Zunge mit gelbem Belag, beschleunigter Puls, Flüssigkeitsverlust, Bewusstseinsstörungen (etwa bei Sepsis), auf schädigende Hitze-Einflüsse oder emotionale Spannungen zurückgehend und eher akut bis subakut verlaufend, entspricht weitgehend dem Krankheitsbild von Blutungen in Kombination mit Hinweisen auf einen entzündlichen Prozess.

Yang-Leere
„*Yang* = *Qi* + Körperwärme"
Typische Störungen und Leitsymptome: Symptome der *Qi*-Leere plus: chronische Kälteempfindlichkeit, kalte Extremitäten, Sexualfunktionsstörungen, (kälteabhängige Rückenschmerzen) (Niere), Lustlosigkeit, Schmerzen in der Herzgegend (Herz), Besserung von Schmerzen auf Druck und Wärme, tiefer, leerer, evtl. verlangsamter Puls, dünner weißer Zungenbelag; blasse, feuchte Zunge.

Yin-Leere
„*Yin* = Blut/Körpersäfte + Kühlfunktion"
Typische Störungen und Leitsymptome: innere Unruhe, Umtriebigkeit, Schlafstörungen, Hitzewallungen, leichte Hitzeentwicklung eher gegen Abend, Nachtschweiß, Hitze der „Fünf Herzen" (Handflächen, Fußsohlen, Brust), Wangenröte, schwache Stimme, trockener Mund, trockener Husten, leerer, evtl. beschleunigter Puls, rote Zunge ohne Belag (wie abgeschält).

4.5 Korrelation zwischen westlicher Diagnose und Syndrommuster

In den letzten Jahrzehnten sind in China, im Verlauf der Verbreitung der westlichen Medizin, zahlreiche Patienten parallel sowohl traditionell-chinesisch als auch westlich behandelt worden. Dadurch konnte auf einfache Weise die Korrelation zwischen westlichen Diagnosen und TCM-Syndrom-Diagnosen untersucht werden (Kaptchuk 1999). Dabei zeigte sich, dass sich keine völ-

Tabelle 4.5 Differenzierung von Schmerzen bei *Qi*-Stagnation und Blut-Stase

	Qi-Stagnation	Blut-Stase
Lokalisation	Diffus, teilweise wandernd	Fixiert
Schmerzcharakter	Ziehend, drückend, unbestimmt	Klar lokalisierbar, stechend
Schmerzstärke	Leicht bis mittelschwer	Mittelschwer bis schwer
Emotionale Faktoren	Deutlicher Einfluss	Geringerer Einfluss
Zunge	U. U. unauffällig	Kann violett sein und Stase-Flecken sowie gestaute Venen am Zungengrund aufweisen

lig zufällige Verteilung chinesischer Syndromdiagnosen bei einer westlichen Diagnose ergeben. Vielmehr scheint jeweils für bestimmte westliche Diagnosen eine begrenzte Anzahl an chinesischen Syndrommustern in Frage zu kommen. Umgekehrt kommen bei Patienten mit einem TCM-Syndrommuster reproduzierbar bestimmte westliche Diagnosen vor. Dies mag daran liegen, dass einige körperliche Funktionen und Zuordnungen von beiden diagnostischen Systemen wahrgenommen werden, obgleich beide Systeme einen anderen Interpretationsrahmen benutzen (Kaptchuk 1999).

Untersuchungen zur Korrelation zwischen TCM-Syndrommustern und westlichen physiologischen Parametern könnten das wissenschaftliche Verständnis der TCM vertiefen. Könnte man zeigen, dass definierte TCM-Syndrommuster (z.B. Nieren-*Yin*-Leere) reproduzierbar mit psychophysiologischen Zuständen korrelieren (z.B. veränderter vegetativer Tonus), würde dies die TCM transparenter machen. Ferner könnten therapeutische Effekte besser quantifiziert werden. Zu diesem Ansatz existieren im westlichen Sprachraum bisher nahezu keine Untersuchungen.

In den Kapiteln 9–18 werden TCM-Syndrome angegeben, die häufig bei einer westlichen Diagnose vorkommen. Dieses Vorgehen ist, obwohl es eine Vereinfachung der Diagnostik suggeriert, für den mit der Theorie und Praxis der Syndrom-Diagnostik noch nicht Erfahrenen zuweilen frustrierend, da es häufig schwer fällt, das für den aktuellen Patienten „passende Syndrom" aus einem Angebot verschiedener TCM-Syndrome auszuwählen. Dies liegt zum einen daran, dass analog zur westlichen Medizin die TCM-Syndrome zumeist nicht „wie im Lehrbuch" vorkommen. Patienten weisen häufig nicht nur ein einziges, sondern mehrere Disharmoniemuster auf, die sich in manchen Aspekten überlappen. Ferner beeinflussen sich die Disharmonien gegenseitig und verursachen gar einander (☞ Abb. 4.5-1). Ferner besteht ein prinzipielles Problem in der TCM darin, dass die diagnostische Wertigkeit und Trennschärfe „spezifischer Symptome" für ein bestimmtes Syndrom bisher nicht klar definiert sind.

Aus diesen Ausführungen wird klar, dass die Nennung einzelner „Diagnose-relevanter" Syndrommuster (wie in Kap. 9–18) problematisch sein kann und daher nur als grobe Orientierungshilfe verstanden werden sollte.

4.6 Therapeutische Wertigkeit der Syndrom-Diagnose

In der chinesischen Literatur findet sich häufig das Bedürfnis der Autoren empirische Erkenntnis durch eine Einordnung in die theoretischen Grundlagen zu untermauern. Im Bereich der Akupunkturtherapie ergibt sich daraus zuweilen eine deutliche Diskrepanz zwi-

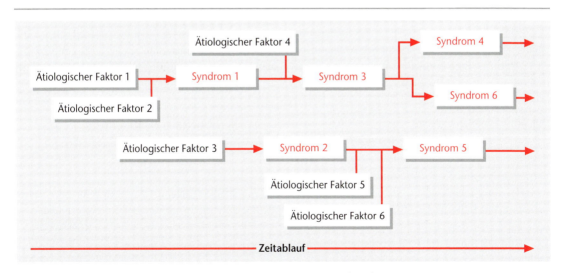

Abb. 4.5-1 Gegenseitige Beeinflussung von Disharmonien nach Wühr (1999)

schen einer umfangreichen Erörterung der theoretischen Grundlagen des betreffenden Krankheitsbildes und einer eher pragmatisch orientierten Behandlung mit rein topologisch bzw. empirisch gewählten Akupunkturpunkten (Hammes, Ots 1996). Dies mag daran liegen, dass die Akupunktur ursprünglich aus der empirischen Erfahrung heraus entstanden ist und die Einordnung in den theoretischen Überbau der TCM erst wesentlich später erfolgte. Verschiedene Autoren sprechen in diesem Zusammenhang auch von einer „Herbalisierung" der Akupunktur.

Das Verständnis der theoretischen Grundlagen der TCM und ihr Konzept von Gesundheit und Krankheit kann unsere westlich, naturwissenschaftlich geprägte Perspektive deutlich erweitern. In der Arbeit mit chronischen Schmerzpatienten liefert die Syndrom-Diagnostik vor allem bei der Behandlung von funktionellen Störungen und psychovegetativ geprägten Erkrankungen einen Zugang, welcher die westliche Medizin wesentlich ergänzt. Das Disharmoniemuster eines Patienten eröffnet nicht selten eine hilfreiche Einsicht in die Entstehung und Aufrechterhaltung einer Erkrankung. Daran können sich Ratschläge zur Lebensstilmodifikation, Diätetik und Prävention anschließen. Für die chinesische Arzneitherapie ist die Syndromdiagnose Pflicht und eine nicht verzichtbare Grundlage der Behandlung.

Der Wert der Syndromdiagnose für die Akupunkturtherapie besteht vor allem in der Möglichkeit einer optimalen Anpassung der Reizparameter (Reizstärke, Moxibustion etc.) an den individuellen Zustand des Patienten. Aus Sicht der Autoren ist die Relevanz der Syndromdiagnose für die Auswahl der Punkte jedoch eher fraglich. Eine aktuelle systematische Übersichtsarbeit zur Akupunkturtherapie von chronischen Schmerzen (Ezzo et al. 2000) konnte keine Überlegenheit einer Syndrom orientierten Akupunktur über ein standardisiertes Vorgehen feststellen. Letztendlich bleibt es eine Frage der persönlichen Präferenz ob man dem Konzept einer pragmatischen, empirisch orientierten Akupunktur folgt oder seine Therapie entsprechend der Syndromdiagnose „verfeinern" möchte. Die Erfahrung lehrt allerdings, dass am Ende doch mehr oder weniger dieselben Punkte Verwendung finden. Der Syndromdiagnostiker wird sich jedoch um einen umfassenderen Eindruck seines Patienten bemühen. Die dabei zusätzlich erfassten Aspekte schlagen sich möglicherweise nicht in der Punktauswahl, dafür jedoch in der übrigen Ausgestaltung der Arzt-Patienten-Beziehung nieder.

Literatur

Achenbach G (1993): Philosophische Praxis. Zschr f Philosophische Praxis 14–15 (zit. Bei Dörner 2001: 30)
Adler R: Anamneseerhebung in der Psychosomatischen Medizin. in: Adler RH et al. (Hrsg.), Psychosomatische Medizin (1986), Urban & Schwarzenberg, München, 184–200
Balint M: The Doctor, the Patient, and the Illness. Pitman, London 1957
Beijing Medical College (Hrsg.): Common Terms of Traditional Chinese Medicine in English. Selbstverlag, Beijing 1980
Deng Tie-Tao (Hrsg.): Zhong yi zhen duan xue. Ren min wei sheng chu ban she, Beijing 1987 (Lehrbuch der chinesischen Diagnostik)
Dörner K: Der gute Arzt – Lehrbuch der ärztlichen Grundhaltung. Schattauer; Stuttgart 2001
Engel GL (1977): The need for a new medical model: a challenge for biomedicine. Science 196, 129–136
Hahn P: Ärztliche Propädeutik: Gespräch, Anamnese, Interview – Einführung in die anthropologische Medizin. Springer, Berlin Heidelberg 1988
Hammes M, Ots T: 33 Fallbeispiele zur Akupunktur aus der Volksrepublik China. Hippokrates, Stuttgart 1996
Hecker U et al.: Lehrbuch und Repititorium der Akupunktur. Hippokrates, Stuttgart 2001
Jores A (Hrsg.): Praktische Psychosomatik. Huber, Bern 1981
Kaptchuk TJ: Das große Buch der chinesischen Medizin. Scherz, Bern 1999
Kleinman A: Patients and Healers in the Context of Culture: An Exploration of the Borderland between Anthropology, Medicine, and Psychiatry. Univ. of Calif. Press, Berkeley 1982
Mishler EG: The Discourse of Medicine – Dialectics of Medical Interviews. Ablex, Norwood (N.J.) 1984
Ots T: Medizin und Heilung in China – Annäherungen an die traditionelle chinesische Medizin. 3. Aufl., Reimer, Berlin 1999
Porkert M, Hempen CH: Systematische Akupunktur. Urban & Fischer Verlag, München 1997
Rehbein J: Zum Klassifizieren ärztlichen Fragens. In Redder A, Wiese I. (Hrsg.): Medizinische Kommunikation. Westdeutscher, Opladen 1994: 147–170
Ricoeur P: Das Selbst als ein Anderer. Fink, München 1996
Shanghai College of Traditional Medicine. Acupuncture – a comprehensive Text (1962). übersetzt durch O'Conner J, Bensky D (1981). Eastland press, Seattle
Uexküll Th von: Wissenschaftstheorie und Psychosomatische Medizin, ein bio-psycho-soziales Modell. In: Adler RH et al.: Psychosomatische Medizin. 3. Aufl., Urban & Schwarzenberg, München 1986: 1–30
Weizsäcker V von: Der Arzt und der Kranke: Stücke einer medizinischen Anthropologie. Suhrkamp, Frankfurt 1987
Wesiack W: Das ärztliche Gespräch – Versuch einer Strukturanalyse. In: Adler RH et al.: Psychosomatische Medizin. 3. Aufl., Urban & Schwarzenberg, München: 1986: 237–243
Wühr E: Chinesische Syndromdiagnostik. Verlag für ganzheitliche Medizin, Kötzting 1999

5 Leitlinien der TCM für die Behandlung von Schmerzen

Marcus Bäcker

5.1 Formulieren der Therapieprinzipien *(Zhize)* 119	5.3.1 „Verbessere die Bewegung von Qi und Blut" 121
5.2 Behandlung von „Wurzel" *(Ben)* und „Zweig" *(Biao)* 119	5.3.2 „Stärke das Gesunde und vertreibe das Pathogene" 121
5.3 Therapeutische Optionen 121	5.3.3 „Beruhige das Herz (befriede den Geist)" 122

5.1 Formulieren der Therapieprinzipien *(Zhize)*

Wie in der westlichen Medizin gilt in der TCM „vor der Therapie kommt die Diagnose" (s. Kap. 4). Nach Sammlung der Symptome und Befunde ergeben sich aus der Beschreibung der Disharmonie-Muster (Syndrom-Diagnose) therapeutische Konsequenzen zur Wiederherstellung einer Harmonie der körperlichen Landschaft, welche in einer Formulierung der Therapieprinzipien zusammengefasst werden (☞ Abb. 5.1-1). Diese Vorgehensweise ermöglicht eine individuelle Anpassung der Therapie an die Gegebenheiten des Patienten. So bedarf ein und dieselbe westlich definierte Krankheit bei verschiedenen Patienten oder bei einem Patienten zu unterschiedlichen Zeitpunkten mitunter eines unterschiedlichen Therapieprizips. Für verschiedene Krankheiten wie Migräne, Dyspepsie oder Fibromyalgie hingegen kann dasselbe Therapieprinzip angebracht sein, wenn ihnen aus Sicht der TCM dieselben pathogentischen Prozesse zugrunde liegen.

Zumeist folgt die Therapie einem **antagonistischen Prinzip**, welches auf quasi allopathische Art und Weise, den Normalzustand wiederherstellen soll. Hierbei gilt es beispielsweise Leere aufzufüllen und Fülle abzuleiten, stagniertes *Qi* und Blut zu bewegen, aufsteigendes *Yang* abzusenken oder Hitze zu kühlen. Die Therapieprinzipien werden also im Wesentlichen durch die antagonistische Umformulierung der Syndrom-Muster gebildet. Entsprechend der Pathogenese von Schmerzen (☞ Kap. 3.2) bestehen **drei übergeordnete Prinzipien:**

- „Verbessere die Bewegung von *Qi* und Blut"
- „Stärke das Gesunde und vertreibe das Pathogene"
- „Beruhige das Herz und befriede den Geist."

5.2 Behandlung von „Wurzel" *(Ben)* und „Zweig" *(Biao)*

Mit „Wurzel" *(Ben)* und „Zweig" *(Biao)* sind Ursache und Manifestationen oder auch Ausgangspunkt und Folgeerscheinungen einer Erkrankung gemeint. In der TCM werden das Erkennen und die Behandlung der Wurzel einer Erkrankung hervorgehoben. In Abhängigkeit von der Akuität der Manifestationen der Erkrankung kann jedoch die Behandlung der akuten Symptome zunächst im Vordergrund stehen. So schreibt das Lehrbuch „Advanced Textbook of Chinese Medicine and Pharmacology" der chinesischen Gesundheitsbehörde für ausländische Studenten (Liu Yangchi 1995):
„Generally speaking, the root cause should be given priority. But in some emergency cases, one must relieve the acute condition first and then eliminate the cause of the disease. Moreover, in severe cases with marked symptoms, treatment of both the fundamental aspects and the incidental aspects is given simultaneously."

Während die Differenzierung nach Ursache und Manifestation einer Erkrankung bei akuten Schmerzen durchaus sinnvoll ist, erscheint dieses Vorgehen bei der

5 Leitlinien der TCM für die Behandlung von Schmerzen

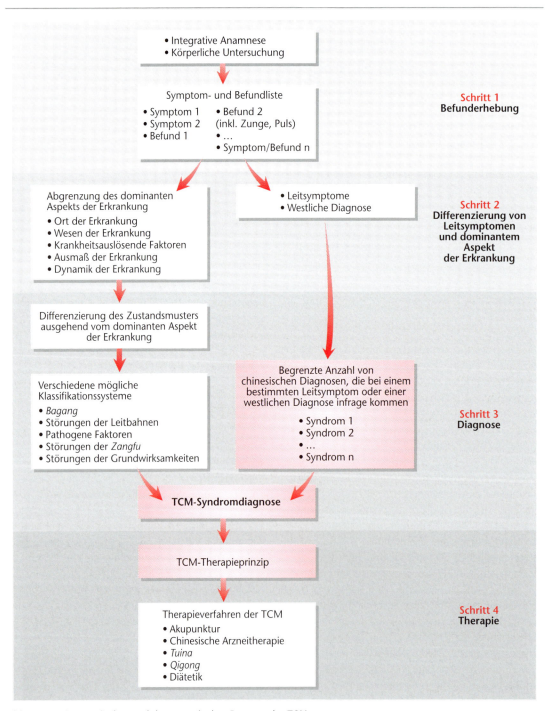

Abb. 5.1-1 Diagnostischer und therapeutischer Prozess der TCM

Behandlung von chronischen Schmerzen zuweilen problematisch. Wie in Kapitel 2.1.4 dargelegt, sind chronische Schmerzen das Resultat eines komplexen Geflechtes aus Störungen auf bio-psycho-sozialer Ebene. Eine Ursache der Schmerzerkrankung im engeren Sinne ist häufig nicht mehr auszumachen bzw. das Schmerzerleben hat sich von einer ursprünglichen Schmerzursache längst abgekoppelt. So ist eine Behandlung der Wurzel der Erkrankung im engeren Sinne nicht mehr möglich.

Auf neuronaler Ebene ist Schmerz das Resultat eines Wechselspiels aus inhibierenden und excitierenden Funktionen. Chronischer Schmerz entsteht vereinfacht gesagt, wenn die körpereigenen schmerzhemmenden Kräfte den schmerzfördernden Kräften unterliegen. Hier drängt sich eine Analogie aus der TCM auf, nämlich das häufig verwendete pathogentische Bild des Widerstreits des antipathogenen *Qi* (*Zhenqi*, ☞ 3.2.1) mit den pathogenen Faktoren. In diesem Kontext erscheint es sinnvoll die Beziehung zwischen „*Ben und Biao*" weniger als Ursache und Wirkung sondern vielmehr als Ausdruck eines Widerstreits antipathogener (schmerzhemmender) Faktoren mit den pathogenen (schmerzfördernden oder induzierenden) Einflüssen aufzufassen. Ziel der Therapie ist es den Patienten bei dieser Auseinandersetzung zu unterstützen.

5.3 Therapeutische Optionen

5.3.1 „Verbessere die Bewegung von *Qi* und Blut"

Wie in Kapitel 3.2 dargelegt, besteht ein Hauptmechanismus der Entstehung von Schmerzen in einer Obstruktion des freien Flusses von *Qi* und Blut. Nach dem Prinzip „was durchgängig ist schmerzt nicht", besteht eine wesentliche therapeutische Option in einer Förderung und Verbesserung der Bewegung von *Qi* und Blut. Hierzu bieten sich lokale und systemische Angriffspunkte. Eine Stärke der Akupunktur liegt in der Lokaltherapie, aus Sicht der TCM also in der lokalen Beseitigung von Stagnation. Die einfachste Regel der Schmerztherapie mit Akupunktur lautet daher: „Behandle dort wo es weh tut!". Diese Regel wird erweitert durch die Nadelung von Fernpunkten auf der stagnierten Leitbahn, die zu einer Förderung des Flusses von *Qi* und Blut führen und damit die lokale Nadelung unterstützen soll.

▌ **Die einfachste Regel der Schmerzakupunktur lautet: „Nadle dort wo es weh tut".** ▌

Allgemeine Akupunkturtherapie zur Verbesserung der Bewegung von *Qi* und Blut:

Qi-Stagnation	Di 4, Le 3
Blut-Stase, Blut-Hitze	Mi 10, Le 2, Pe 4 + 6 (Herz)
Umgekehrtes Leber-*Qi*	Le 2, Le 5
Umgekehrtes Magen-*Qi*	Pe 6, Mi 4, Ren 12
Umgekehrtes Lungen-*Qi*	Lu 7, Ren 17

Eine allgemeine Leere von *Qi* und Blut oder eine Störung der *Qi*- und Blut-bildenden- und bewegenden Funktionen der *Zangfu* (☞ Kap. 3.2) kann die lokale Stagnation begünstigen. Ein systemischer Angriffspunkt kann daher auch das Auffüllen von *Qi* und Blut und eine Regulation und Förderung der Funktionen der *Zangfu* sein.

5.3.2 „Stärke das Gesunde und vertreibe das Pathogene"

▸▸ **„Stärke das Gesunde"**

„The curing of disease depends primarily upon the body's internal power of resistance and only secondarily on treatment."

Shanghai College of Traditional Medicine 1981

Hier drückt sich, wie weiter oben bereits ausgeführt, eine Sichtweise von Schmerz aus, welche in die westliche Medizin erst vor etwa 20 Jahren durch die „Gate-control-Theorie" eingeführt wurde (☞ Kap. 2.1.1). Grundlegende Aussage ist, dass für die Entstehung von Krankheit und Schmerz die körpereigene Aktivität, die Auseinandersetzung des Körpers mit dem nociceptiven Reiz eine bedeutende Rolle spielt. Die in der TCM als *Zhenqi* bezeichneten aufrechten Kräfte des Organismus sind hierbei vergleichbar mit den in der modernen Neurobiologie bekannten Mechanismen der körpereigenen Schmerzabwehr (☞ Kap. 2.1.2). Wie neurobiologische Studien zeigen, stellt die Akupunkturtherapie einen hervorragenden Ansatz zur Unterstützung der körpereigenen Schmerzabwehr dar (☞ Kap. 6.2). Zu beachten ist, dass Akupunktur im Herkunftskontext nur selten als Monotherapie angewendet wird und weitere therapeutische Ansätze zur Stärkung der „Abwehrkraft" des Individuums angewendet werden müssen. So ist in **Basic Questions** nachzulesen (Liu et al. 1995): „Die Stärkung der Widerstandskraft beinhaltet Ansätze wie die Verabreichung von Arzneien, Akupunktur, *Qigong*-Übungen sowie weitere Bewegungstherapie. Die Regulierung des Geistes und die Ernährung spielen ebenso eine wichtige Rolle." Diese Ansicht entspricht dem in der konventionellen Schmerztherapie seit einiger Zeit anerkannten Postulat einer multimodalen bzw. interdisziplinären Behandlung.

Akupunkturtherapie zum Ausgleich von Leere-Zuständen:

Qi-Leere	Ma 36, Ren 4, Ren 6
Yang-Leere	Ma 36, Ren 4, Ren 6, Du 4 (Moxa!)
Blut-Leere	Mi 6, Bl 17
Yin-Leere	Mi 6, Bl 23

▸▸ „Vertreibe das Pathogene"
Bei akuten Schmerzen sowie beim Vorliegen von Blut-Stase und Schleim kann auch die Elimination pathogener Faktoren eine wesentliche Rolle spielen. Die therapeutischen Maßnahmen sind hierbei in der Regel mit starken Reizen verbunden (intensive Nadelstimulation, stark wirksame Arzneien, etc.). Bei chronischen Schmerzen und geschwächten Patienten ist es daher notwendig, gleichzeitig oder zuvor tonisierende Maßnahmen anzuwenden.

Akupunkturtherapie zur Elimination äußerer pathogener Faktoren (nach Prof. Lian Yu-lin, Tianjin, China):

Wind verteilen	Gb 20, Di 11, Di 4
Kälte zerstreuen	Moxibustion
Feuer klären	Mikroaderlass, z. B. Du 14, Di 11
Feuchtigkeit austreiben	Ren 12, Ma 25, Mi 9, Ma 40
Trockenheit befeuchten	Ni 2, Lu 7
Sommerhitze austreiben	Mikroaderlass und Ren 12, Ma 25, Mi 9, Ma 40

Vor allem die Behandlung von Schleim und Blut-Stase bedarf über die Akupunkturtherapie hinaus noch weiterer Verfahren wie die chinesische Arzneitherapie sowie diätetische und lebensstilmodifizierende Maßnahmen.

5.3.3 „Beruhige das Herz (befriede den Geist)"

Das Nervensystem ist im Konzept der traditionellen chinesischen Medizin quasi nicht als eigenständige Entität existent. Obgleich in der modernen chinesischen Literatur Hinweise auf Gehirn und Nerven zu finden sind, wird klassischerweise die Rolle einer zentralen Instanz, analog dem zentralen Nervensystem, dem Herzen zugeschrieben. Das **Herz regiert die Blutgefäße** und ist gleichzeitig die **Herberge der Geisteskraft** (*Shen*). Daraus ergeben sich zwei Konsequenzen:
- Schmerz hat im Sinne einer Stauung von Blut und *Qi* einen direkten Einfluss auf das Herz und damit auf den Geist
- Eine Störung des Geistes oder des Herzens kann zu einer Störung der Zirkulation von *Qi* und Blut führen.

Diese Annahmen verdeutlichen die Auffassung der TCM bezüglich psychosomatischer Einflussfaktoren bei Schmerzen. Nach dem Motto „Alle Schmerzen gehören zum Herzen" (☞ Kap. 3.2.3) stellen sie einen wesentlichen Faktor vor allem für anhaltende Schmerzen dar. Für die Therapie bedeutet dies, dass bei chronischen Schmerzen immer auch Herz bzw. *Shen* mitbehandelt werden müssen. Die Akupunktur bietet einen somatopsychischen Ansatz. Häufig verwendete, psychovegetativ ausgleichende Punkte sind: Le 3, He 7, Pe 6, Ren 17, Ren 14, Du 20 (plus *Sishencong*). Die chinesische Arzneitherapie (☞ Kap. 8.1) sowie das *Qigong* (☞ Kap. 8.4) eröffnen zusätzliche Therapieoptionen.

Es ist jedoch anzumerken, dass das therapeutische Konzept der chinesischen Medizin bezüglich psychischer Störungen wenig differenziert ist. Wenn eine psychologische Behandlung aus westlicher Sicht indiziert ist, stellt die TCM keine Alternative dar. Insbesondere für die Akupunktur ergeben sich allerdings häufig bahnende oder eine Psychotherapie begleitende Optionen.

Literatur
Liu Y, Zhang R, Dong L: Basic Theory of Traditional Chinese Medicine. In Advanced Textbook of Traditional Chinese Medicine and Pharmakology. Vol I, State Administration of Tradtional Chinese Medicine, New World Press, Beijing 1995
Shanghai College of Traditional Medicine. Acupuncture – a comprehensive Text (1962). Übersetzt durch O'Conner J, Bensky D (1981). Eastland press, Seattle

6 Akupunktur

Marcus Bäcker und Michael Hammes
mit Beiträgen von Antonius Pollmann, Hans P. Ogal,
Raymund Pothmann, Dominik Irnich, Klaus Weber

6.1	Definition 123	6.7	Behandlungsprinzipien 143
6.2	**Neurobiologische Wirkmechanismen** 123	6.7.1	Auswahl der Punkte und Therapiekonzepte 143
6.2.1	Lokale/segmentale Mechanismen.... 124	6.7.2	Auswahl der Reizmodalitäten........ 147
6.2.2	Nicht regionale/systemische Wirkungen....................... 127	6.7.3	Anzahl der Nadeln und Verweildauer.. 149
6.2.3	Hypothese zur Bedeutung adaptiver Prozesse bei chronischen Schmerzen 131	6.7.4	Häufigkeit der Behandlungen 149
		6.7.5	Frage der Dosis von Akupunktur 150
6.3	**Indikationen**..................... 133	6.8	**Erwärmen der Akupunkturpunkte: Moxibustion** 150
6.3.1	Studienlage..................... 133		
6.3.2	Bewertung verschiedener Indikationen aus Autorensicht....... 136	6.9	**Der Körperakupunktur verwandte Verfahren**............... 153
6.4	**Kontraindikationen** 136	6.9.1	Ohrakupunktur.................... 153
6.5	**Unerwünschte Wirkungen** 137	6.9.2	Neue Schädelakupunktur nach Yamamoto (YNSA) 160
6.6	**Technik und praktische Anwendung**.. 138	6.9.3	Chinesische Schädelakupunktur..... 166
6.6.1	Vorbereitung und Lagerung des Patienten 138	6.9.4	Elektroakupunktur................. 167
6.6.2	Zielstrukturen und Technik.......... 139	6.9.5	Lasertherapie 169
6.6.3	Nadelmaterial.................... 140	6.9.6	TENS 170
6.6.4	Einstechen der Nadel.............. 140	6.9.7	Dry Needling (Triggerpunktakupunktur) 171
6.6.5	*Deqi*-Gefühl (Nadelgefühl) 142	6.9.8	Neuraltherapie 188

6.1 Definition

Akupunktur ist ein Kunstwort, das aus den lateinischen Wörtern „acus" (Nadel) und „punctura" (Stechen) zusammengesetzt ist. Im Chinesischen wird der Begriff „*Zhenjiu*" verwendet, was wörtlich übersetzt Stechen und Brennen bedeutet und verdeutlicht, dass zu dieser Therapieform auch lokale Wärmeanwendungen (Moxibustion) gerechnet werden.

Das basale Konzept der Akupunktur besteht in der Annahme, dass durch das Einstechen von Nadeln in definierte Körperstellen Krankheiten und Schmerzen positiv beeinflusst werden können. Aus traditioneller Sicht vermag die Nadeltherapie den *Qi*-Fluss in den Leitbahnen zu regulieren, pathogene Faktoren zu vertreiben, Obstruktionen aufzulösen und Disharmonien der inneren Organe zu behandeln (☞ Kap. 3, 4 und 5). Aus westlich-naturwissenschaftlicher Sicht kann Akupunktur als repetitives Reizereignis verstanden werden, welches über lokale und systemische Angriffspunkte Schmerz hemmende Mechanismen auf neuronaler, vegetativer und hormoneller Ebene auslöst (☞ Kap. 6.2).

6.2 Neurobiologische Wirkmechanismen

Teile dieses Kapitels sind in der Zeitschrift „Forschende Komplementärmedizin" (2004) erschienen; mit freundlicher Genehmigung des Karger-Verlages.

6 Akupunktur

Ein differenzierter Umgang mit der Akupunktur bedarf der Kenntnis der physiologischen Akupunktureffekte. Ziel dieses Kapitels ist daher die praxisrelevante Darstellung wesentlicher Daten aus der neurobiologischen Grundlagenforschung über die schmerzlindernden Wirkmechanismen von Akupunktur. Es ist anzumerken, dass zusätzlich zu den im Folgenden erwähnten neurobiologischen Mechanismen auch wesentliche psychologische Effekte existieren, auf die an dieser Stelle jedoch nicht weiter eingegangen wird. Die Ausführungen basieren auf einer Literatursuche, die mit Hilfe elektronischer Datenbanken (Pubmed 1966–2003/04 und Embase 1989–2003/04) und über Literaturangaben in den aufgefundenen Arbeiten durchgeführt worden ist. Die Studien werden insbesondere hinsichtlich ihrer Relevanz für die therapeutische Praxis kritisch reflektiert.

Mögliche Wirkmechanismen werden gegliedert in lokale/segmentale (☞ Kap. 6.2.1) und systemisch wirksame Effekte (☞ Kap. 6.2.2) dargestellt. Diese Gliederung entspricht der grundlegenden therapeutischen Strategie einer Kombination von Lokalpunkten mit Fernpunkten.

Zum Abschluss des Kapitels wird eine an die Wirkprinzipien der westlichen Naturheilkunde angelehnte Hypothese zur Wirkung der Akupunktur bei chronischen Schmerzen vorgestellt, die die Bedeutung repetitiver Anwendung von Akupunkturreizen und die Induktion adaptiver Prozesse hervorhebt (☞ Kap. 6.2.3).

6.2.1 Lokale/segmentale Mechanismen

▸▸ Antiinflammatorische Wirkung im Gewebe

Während der Nadelung wird häufig die Bildung eines roten Hofes um die Einstichstelle beobachtet. Diese Rötung ist vermutlich bedingt durch die über einen Axonreflex vermittelte Ausschüttung von vasoaktiven Neuropeptiden wie Calcitonin gene related peptide (CGRP) und Substanz P (SP) (Kashiba, Ueda 1991; Lundberg et al. 1992). Diese werden bei Stimulation von A-delta und/oder C-Fasern ausgeschüttet und führen zu einer gesteigerten Durchblutung in der Umgebung der Nadel und möglicherweise auch in tiefer gelegenem Gewebe. Der Effekt hält auch nach Entfernung der Akupunkturnadel noch für einige Zeit an. Ferner besitzen diese Mediatoren eine potenzielle wachstumsfördernde Wirkung, die u. a. zu einer Beschleunigung von reparativen Vorgängen führen kann (Schaffer et al. 1998).

CGRP scheint, obwohl es eigentlich zu den entzündungsfördernden Mediatoren gezählt wird, in niedriger Dosierung einen potenten antiinflammatorischen Effekt zu entfalten (Raud et al. 1991). Es ist somit denkbar, dass über eine geringe Ausschüttung von CGRP ein lokaler entzündungshemmender Effekt vom Nadelreiz ausgeht (Carlson 2002).

Eine weitere antiinflammatorische und analgetische Rolle spielt möglicherweise die periphere Ausschüttung von Endorphinen (Stein 1997). Diese werden auf nociceptiven Input hin in den Somata der nociceptiven Nervenzellen produziert und zusammen mit Opioidrezeptoren über den axoplasmatischen Fluss zum Ort einer Verletzung (bzw. Entzündung) transportiert. Dort kumulieren sie nach Tagen und üben ihre entzündungshemmenden und analgetischen Eigenschaften aus (Besson 1999; Stein, Yassouridis 1997). Hypothetisch ist eine feine Verletzung, wie sie durch die Akupunktur ausgelöst wird, ein adäquater Reiz zur Initiierung dieses opioidergen Mechanismus (Carlson 2002). Entsprechende Daten hierzu existieren bisher jedoch nicht.

▸▸ Auflösung muskulärer Triggerpunkte

Eine Domäne der Akupunktur liegt in der Therapie myofascialer Schmerzen. Charakteristisch für myofasciale Schmerzen ist das Vorkommen umschriebener, schmerzhafter Punkte (Triggerpunkte) in einem verhärteten Muskelstrang (taut band). Einige Akupunkturpunkte sind Prädilektionsstellen für myofasciale Triggerpunkte (Irnich, Beyer 2002). Im Gegensatz zu früheren Annahmen (Melzack et al. 1977) scheint jedoch nur ein begrenzter Anteil der therapeutisch relevanten klassischen Akupunkturpunkte mit myofascialen Triggerpunkten zu korrelieren (Birch 2003). Lokale Triggerpunkte werden allerdings häufig als so genannte *Ashi*-Punkte (lokal druckdolente Areale) in das Therapiekonzept integriert. Analog zur therapeutischen Lokalanästhesie erfolgt eine direkte Nadelung der Triggerpunkte (dry needling). Für den therapeutischen Effekt scheint das Auslösen einer Muskelzuckungsreaktion (local twitch response) von Bedeutung zu sein (Hong 1994), die durch eine Stimulation der motorischen Endplatten ausgelöst wird (Chu, Schwartz 2002).

6.2 Neurobiologische Wirkmechanismen

▸▸ Erhöhung der peripheren Durchblutung

Die Messung der Wärmeabstrahlung des Körpers mittels der Thermographie gibt Aufschluss über Veränderungen der peripheren Durchblutung. Während manueller Akupunktur und/oder Elektroakupunktur zeigt sich lokal im Bereich der Nadelung eine kurzfristig verminderte Durchblutung (Lundeberg 1999). Längerfristig jedoch misst man eine erhöhte Durchblutung sowohl im Bereich der behandelten Extremität als auch in anderen Bereichen des Körpers (Ernst, Lee 1986). Die erhöhte Durchblutung überdauert den Zeitraum der Nadelung deutlich. Eine Erhöhung der peripheren Durchblutung konnte u.a. bei Wundheilungsstörungen in der Rekonstruktionschirurgie (Jansen et al.) und bei der Behandlung von Xerostomie (Blom et al. 1992) gezeigt werden. Auch bei Regulationsstörungen der peripheren Durchblutung wie M. Raynaud soll Akupunktur (bzw. transkutane elektrische Nervenstimulation, TENS) eine positive Wirkung entfalten (Kaada 1982). Als Mechanismus für die regionale Modulation der Durchblutung kommt zum einen eine segmentreflektorische Antwort des Vegetativums in Betracht (Sato, Schmitt 1973), zum anderen spielen vermutlich lokale Gewebemediatoren wie CGRP eine Rolle.

▸▸ Hemmung nociceptiver Afferenzen am Hinterhorn

Die Ausprägung der Wirkung eines Akupunkturreizes auf das Rückenmark hängt von der Intensität des Akupunkturreizes ab (leicht schmerzhafte versus nicht schmerzhafte Stimulation).

Synaptische Langzeithemmung an den Hinterhornneuronen

Reize mit einer leicht schmerzhaften Intensität führen zur Aktivierung von A-delta-Fasern (Sandkühler 2001; Anderson, Lundeberg 1995). Die Aktivierung dieser Fasergruppe ist zumindest im Akutschmerzmodell im Tierexperiment wesentlich für einen analgetischen Effekt der Akupunktur (Chung et al. 2000). Das während der Nadelung auftretende Schweregefühl scheint charakteristischerweise von diesen Fasern vermittelt zu sein (Wang et al. 1985). A-delta-Afferenzen können zu einer Langzeithemmung der synaptischen Übertragung nociceptiver Impulse an den Hinterhornneuronen führen (Liu et al. 1998; Chen, Sandkühler 2000). Die Dauer der Schmerzhemmung geht dabei deutlich über die Phase der afferenten Stimulation hinaus („long term depression") (Sandkühler 1996). Als Erklärung für dieses Phänomen werden plastische Veränderungen im Bereich des Hinterhorns mit einer Verminderung der Übertragungsstärke synaptischer Verbindungen angenommen (Ideka et al. 1999; ☞ Abb. 6.2-1). Dies ist vor allem bei der Therapie von chronischen Schmerzen von Bedeutung, da sich hier aufgrund einer anhaltenden Sensibilisierung des nociceptiven Systems plastische Veränderungen (Schmerzgedächtnis) mit einer Erhöhung der synaptischen Übertragungsstärke gebildet haben (Doubell et al. 1999; Tölle, Bertele, Conrad 2001). Verschiedene experimentelle Daten deuten darauf hin, dass diese Veränderungen durch eine stimulationsbedingte Aktivierung von A-delta-Fasern zumindest teilweise rückgängig gemacht werden können (Sandkühler 2001).

„Gate-control"-Mechanismus

Auch von einem als nicht schmerzhaft empfundenen Akupunkturreiz kann eine hemmende Wirkung an den nociceptiven Neuronen im Rückenmark ausgehen (Toda, Ichioka 1978; Lu 1983). Diese ist jedoch von deutlich kürzerer Dauer als bei leicht schmerzhafter Stimulation. Die Hemmung von Schmerzen durch nicht schmerzhafte somatosensorische Reize ist ein Phänomen, das jedem vertraut ist: Durch das rasche Reiben über eine schmerzende Hautstelle kann ein Schmerz an dieser Stelle überdeckt werden. Dies lässt sich mit der in der „Gate-control"-Theorie vorgeschlagenen segmentalen Hemmung nociceptiver Inputs durch niederschwellige A-beta-Afferenzen erklären (Melzak, Wall 1965; Steedmann, Molony Iggo 1985). (Es ist anzumerken, dass das ursprüngliche Modell der „Gate-control"-Theorie in verschiedenen Untersuchungen nicht bestätigt werden konnte. Das Modell in modifizierter Form besitzt jedoch eine gute Erklärungskraft und wird daher hier angeführt.) Im Unterschied zur leicht schmerzhaften Aktivierung von A-delta-Fasern ist die Dauer der Schmerz hemmenden Wirkung vermutlich kürzer als bei der Stimulation von A-delta-Fasern.

Zusammenfassend muss noch angemerkt werden, dass bei beiden oben beschriebenen Mechanismen zusätzlich zu den segmentalen Wirkungen auch deszendierende Einflüsse wirksam werden (☞ Abb. 6.2-2). An den Hinterhornneuronen kann die Erregungsübertragung nociceptiver Afferenzen durch hem-

6 Akupunktur

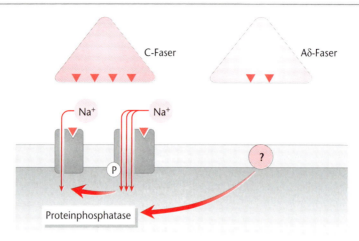

Abb. 6.2-1 Down-Regulation der synaptischen Übertragung durch A-delta-Stimulation (☞ Kap. 2.1.2)

mende Synapsen abgeschwächt werden. Die Hemmung kann auf segmentaler Ebene durch den afferenten Einstrom selbst oder durch deszendierende Bahnen verursacht werden. Für den schmerzlindernden Effekt der Akupunktur spielen vermutlich beide Mechanismen eine Rolle.

▸▸ Somatoviszerale Reflexe

Im Rückenmark konvergieren die Afferenzen aus Haut und inneren Organen auf dieselben nociceptiven Neuronenpopulationen (Jänig, Habler 2002). Dies führt zum Phänomen des übertragenen Schmerzes. Hier findet zum einen eine Fehllokalisation visceraler nocicep-

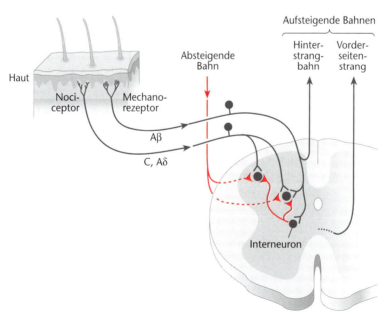

Abb. 6.2-2 Schmerzhemmende Einflüsse auf Ebene des Rückenmarks (☞ Kap. 2.1.2)

6.2 Neurobiologische Wirkmechanismen

tiver Inputs auf die Körperoberfläche statt. Zum anderen beobachtet man auf der Basis viscerocutaner und visceromotorischer Reflexe im Bereich der Projektionszonen (Head-Zonen, ☞ Abb. 6.2-3) Veränderungen der Durchblutung sowie des Tonus von Bindegewebe und Muskeln (Zimmermann 1999).

Ebenso wie ein Schmerzreiz aus dem Viscerum die vegetativen Efferenzen zur Haut beeinflusst, können Schmerzreize auf der Körperoberfläche vegetative Efferenzen zu den inneren Organen modulieren (Sato 1995; ☞ Abb. 6.2-4). Dies ist eine wichtige Grundlage für die Behandlung von Funktionsstörungen innerer Organe mit Akupunktur. Die für die Akupunktur beschriebenen, im Bereich des ventralen Rumpfes liegenden „*Mu*-Punkte" befinden sich teilweise (allerdings nicht gänzlich) in den entsprechenden Head-Zonen der korrespondierenden Organe (Gleditsch 1996; ☞ Abb. 6.2-3). Es ist anzunehmen, dass sich über eine cutiviscerale Reflexbahn auch über die Rücken-*Shu*-Punkte die vegetative Regulation beeinflussen lässt. Die schematische Zuordnung der vegetativen Versorgung zu den Rücken-*Shu*-Punkten und weiteren Punkten ist in Abbildung 6.2-4 dargestellt (☞ Abb. 6.2-4). Vermutlich werden über die Stimulation von Nociceptoren der Haut cutiviscerale Reflexe ausgelöst, die zu einer Modulation des vegetativen Tonus im Viscerum

führen können. Dies konnte z. B. bei der Behandlung von Frauen mit Fertilitätsstörungen gezeigt werden. Hier ließ sich im Rahmen einer Akupunkturtherapie eine verbesserte Durchblutung des Uterus nachweisen (Stener Viktorin et al. 1996). Wahrscheinlich spielt hierbei zusätzlich eine Veränderung des zentralen vegetativen Tonus eine Rolle (☞ weiter unten).

6.2.2 Nicht regionale/systemische Wirkungen

Neben den lokalen/regionalen Wirkungen der Akupunktur lassen sich einige nicht regionale, systemische Wirkungen aufzeigen.

▸▸ **Aktivierung der deszendierenden Hemmung**

Als maßgebliche Säule der Akupunkturanalgesie wird von einigen Autoren die Aktivierung der deszendierenden Hemmung angeführt (Cao 2002; Takeshige et al. 1992; Pomeranz 1996). Gemeint sind hiermit verschiedene, vermutlich teilweise noch unbekannte, von verschiedenen Hirnstammkernen (u. a. Periaquäductales Grau, Locus coeruleus) auf die nociceptiven Hinterhornneurone projizierende (= deszendierende) Efferenzen (Fields, Basbaum 1999). Diese haben auf spina-

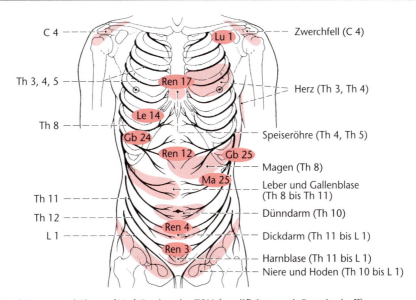

Abb. 6.2-3 Head-Zonen und Alarm- (*Mu*-) Punkte der TCM (modifiziert nach Benninghoff)

6 Akupunktur

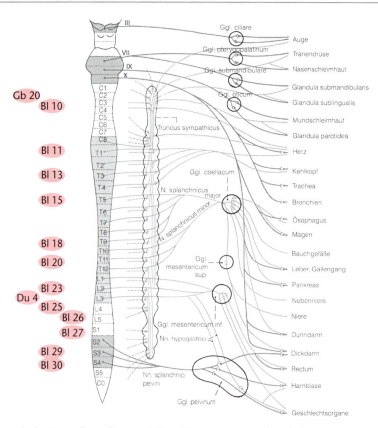

Abb. 6.2-4 Schematische Darstellung des vegetativen Nervensystems. Verschaltung der spinalen Segmente mit den inneren Organen (mit den entsprechenden Akupunkturpunkten) (modifiziert nach Benninghoff)

ler Ebene eine hemmende Wirkung auf die Verarbeitung nociceptiver Afferenzen und bilden damit eine zentrale Instanz der körpereigenen Schmerzabwehr. Die Aktivierung der deszendierenden Hemmung erfolgt vor allem unter psychischem oder physischem Stress und durch Schmerzreize.

Stressanalgesie

Eine Facette der deszendierenden Hemmung ist die so genannte Stress induzierte Analgesie. Diese wird u. a. über Endorphine (körpereigene Opiate) vermittelt. Der evolutionäre Nutzen dieses Mechanismus besteht in der Bahnung von Kampf- oder Fluchtverhalten („fight or flight") in lebensbedrohlichen Situationen. Die Relevanz dieses Mechanismus ist angesichts der aus therapeutischer Erfahrung eher Stress lösenden Wirkung der Akupunktur zu bezweifeln. Denkbar ist jedoch eine tonische Modulation deszendierender Einflüsse im Sinne einer Verstärkung des Tonus der körpereigenen Schmerzabwehr. Entsprechende Daten hierzu liegen bisher nicht vor.

Diffuse noxious inhibitory control (DNIC)

Die DNIC ist ein System, das nach dem Prinzip „Schmerz hemmt Schmerz" fungiert. Schmerz an einem Teil des Körpers hemmt die Empfindung von Schmerzen an allen anderen Teilen des Körpers (Le Bars 2002). Dies hat den funktionellen Sinn einer Kontrastverstärkung. Je stärker ein Schmerzreiz ist, desto ausgeprägter ist die DNIC (Villanueva, Le Bars 1995). Akupunkturreize sind potenziell schmerzhaft und aktivieren somit auch die DNIC. Vor allem für die längerfristigen therapeutischen Wirkungen der Akupunktur dürfte die DNIC jedoch nur eine untergeordnete Rolle spielen, da die Schmerz hemmende Wirkung der DNIC nur unwesentlich die Phase des gegenirritierenden Schmerzreizes (Akupunkturreizes) überdauert.

Endorphine

Auf eine Rolle der Endorphine wurde aus Grundlagenexperimenten geschlossen, in denen eine erhöhte Konzentration von Endorphinen im Blut und im Nervensystem von Individuen gefunden wurde, die zuvor mit Nadelreizen stimuliert worden waren. Ein Großteil dieser Studien wurde in Peking in der Forschergruppe um Prof. Han durchgeführt (Han, Terenius 1982). Eine interessante Beobachtung der Wissenschaftler war, dass die Ausschüttung verschiedener Endorphin-Subklassen von der Frequenz der elektrischen Nadelstimulation abhängt. Sie fanden, dass eine niedrigfrequente Elektroakupunktur (EA) zu einer Freisetzung von Beta-Endorphin und Enkephalin im Gehirn und Rückenmark führte, während eine hochfrequente EA eine Freisetzung von Dynorphin im Rückenmark bewirkte (Ulett et al. 1998; Han et al. 1984).

Die Aktivierung des endophinergen Systems durch Akupunktur war eine der ersten Hypothesen zur Erklärung der analgetischen Wirkungen der Akupunktur. Sie wird von den meisten Autoren auch heute noch als wichtigster Mechanismus der schmerzlindernden Wirkungen der Akupunktur angeführt. Für viele experimentelle Studien mag dies auch zutreffen. Die Relevanz der Endorphine für die therapeutisch angewandte Akupunktur muss jedoch aus verschiedenen Gründen kritisch betrachtet werden. Ein wesentlicher Kritikpunkt ist, dass Art und Stärke der Akupunkturstimulation in den meisten experimentellen Studien sich deutlich von der therapeutisch angewendeten Nadelung unterscheiden. Im Gegensatz zur Akupunkturtherapie wurden nämlich zumeist extrem hohe und schmerzhafte Reizintensitäten gewählt. Ferner wurde bei fast allen Studien keine manuelle Akupunktur, sondern Elektroakupunktur mit hohen Reizintensitäten verwendet. Die Akupunkturnadeln wurden häufig nicht der Größe der Tiere angepasst und hatten dadurch entsprechend starke Ausmaße (Carlson 2000). In einigen Tierexperimenten wurde darüber hinaus als Akupunkturanalogon eine direkte elektrische Stimulation peripherer Nerven verwendet. Die mit der Ausschüttung von Endorphinen einhergehenden analgetischen Effekte erklären sich in diesem Kontext am ehesten durch den Mechanismus der Stressanalgesie. Dieser kann jedoch vor allem die längerfristigen Wirkungen der Akupunkturtherapie (Wochen bis Monate) nicht erklären. Stress induzierte analgetische Wirkungen halten nur unwesentlich länger als für den Moment der Stresseinwirkung an.

Es ist jedoch denkbar, dass durch die repetitive Anwendung von Akupunktur in einem therapeutischen Setting schrittweise der längerfristige Tonus des endorphinergen Systems beeinflusst wird. Dies könnte vor allem bei Erkrankungen, wie z. B. dem Spannungskopfschmerz von Bedeutung sein, bei denen der Grundtonus des endorphinergen Systems vermindert ist (Nappi et al. 1985). Entsprechende wissenschaftliche Daten zu dieser Hypothese existieren jedoch bisher im westlichen Sprachraum nicht.

▸▸ Modulation der cerebralen Aktivierung

Um die Rolle des Gehirns bei der Vermittlung von Akupunktureffekten zu ergründen sind in letzter Zeit einige Studien mittels funktioneller bildgebender Verfahren wie funktionell Kernspintomographie (fMRI) und Positronen-Emissionstomographie (PET) durchgeführt worden. Entsprechend des Pilot-Charakters der Studien sind die beobachteten Effekte im Cortex recht heterogen, weisen aber zumindest auf eine corticale Beteiligung an den Akupunkturmechanismen hin. Es ergaben sich hierbei Hinweise vor allem für eine Modulation der Aktivierung limbischer Strukturen, die die affektive Dimension von Schmerzen verarbeiten (Gareus et al. 2002; Kong 2002; Hui et al. 2000). Dies könnte die Daten einer klinischen Beobachtungsstudie erklären, die zeigt, dass es bei hoch chronifizierten Schmerzpatienten unter einer Akupunkturtherapie zu einer präferentiellen Beeinflussung des affektiven Schmerzerlebens kommt (Hammes et al. 2002). Ferner konnte in einigen Studien bei Nadelung der Punkte Di 4 und Ma 36 eine Aktivierung im Bereich des Hypothalamus und des periaquäductalen Graus (PAG) nachgewiesen werden (Hsieh et al. 2001; Wu 1999). Möglicherweise reflektieren diese Daten die oben beschriebene Aktivierung der deszendierenden Hemmung.

Eine weite Übereinstimmung findet sich hinsichtlich der Beobachtung, dass es durch Akupunktur zu einer Modulation der Aktivierung zahlreicher cerebraler Strukturen kommt, die normalerweise in die Verarbeitung von Schmerzen involviert sind (Insula, Cerebellum, sensomotorischer Cortex, Gyrus cinguli; Biella 2001). Dies ist als Nebeneffekt einer sensomotorischen Stimulation, wie Akupunktur sie darstellt, nicht anders zu erwarten und reflektiert möglicherweise schlicht die Tatsache, dass Akupunkturreize in der Regel als (leicht) schmerzhaft empfunden werden. Möglicherweise weisen die Daten aber auch auf ein für die Vermittlung von Akupunktureffekten relevantes cerebrales Netzwerk hin. Zur Klärung der Relevanz der beobachteten Aktivierungsmuster und zur Entwicklung eines greifbaren Modells der cerebralen Realisierung von Akupunktureffekten werden noch einige Pionierstudien auf diesem Gebiet nötig sein.

Zusätzlich zu einer neuronalen Modulaton scheint Akupunktur zudem einen Effekt auf die cerebrovasculäre Erregbarkeit zu besitzen. Dies spielt eine besondere Rolle bei der Migräne, bei der als pathophysiologischer Faktor eine Dysregulation der cerebrovasculären Kopplung angenommen wird (May, Goadsby 1999; Bäcker et al. 2001). In einer Pilotstudie konnte mit Hilfe der transcraniellen Dopplersonographie im Verlauf einer prophylaktischen Behandlung mit Akupunktur bei den Therapie-Respondern ein positiver Effekt auf die cerebrovasculäre Erregbarkeit des Gehirns beobachtet werden (Bäcker et al. 2000, 2004). Bei den Non-Respondern hingegen zeigte sich eine Verstärkung des alterierten cerebrovasculären Reaktionsmusters.

▸ Modulation des vegetativen Tonus

Die systemische Wirkung einer Akupunkturtherapie auf das Vegetativum ist bisher noch unklar. Während einige Daten auf eine primär sympathicotone Reaktion des Organismus hindeuten (Knardahl et al. 1998; Lin, Fu 2000), zeigt sich in anderen Studien ein dominierender sympathicolytischer Effekt (Ohsawa et al. 1995; Ernst, Lee 1985). Eine mögliche Erklärung für diese Divergenz ist die Tatsache, dass die vegetative Aktivierung durch einen Nadelreiz von der Stärke der Nadelstimulation abhängt (Bäcker et al. 2002) und nicht in allen Studien die gleiche Stimulationsstärke verwendet worden ist. Ferner ist die Wirkung der Akupunktur möglicherweise vom funktionellen Zustand des stimulierten Individuums abhängig. So zeigt sich bei der Akupunkturtherapie von Migräne-Patienten die vegetative Reaktion auf die Nadelung abhängig von dem Vagotonus vor Therapie. Während Patienten mit niedrigem Vagotonus kaum vegetative Reaktionen aufweisen, zeigt sich bei Migräne-Patienten mit hohem Vagotonus ein deutlicher Abfall der parasympathischen Aktivität während der Nadelung (Bäcker et al. 2003). Ähnlich fanden Ballegaard und Mitarbeiter eine Erhöhung der Herzfrequenz (HF) durch Akupunktur bei gesunden Probanden, die im Ruhezustand eine eher niedrige HF hatten und eine Verminderung der HF bei Probanden mit im Ruhezustand eher hoher HF (Ballegaard, Mutaki, Harada 1993).

▸ Endokrine Wirkungen/Neurotransmitter

Die Schnittstelle zwischen Nervensystem und endokrinem System bildet der Hypothalamus. Mit Hilfe der Positronen-Emissionstomographie entdeckten Hsieh und Mitarbeiter eine Aktivierung des Hypothalamus bei gesunden Normalprobanden, während diese mit Elektroakupunktur behandelt wurden (Hsieh 2001). Über die Modulation der Hypothalamus-Hypophysen-Achse kommt es durch die Akupunktur vermutlich zu einer Reihe von humoral-endokrinen Veränderungen. Hervorzuheben ist hierbei eine Modulation der Ausschüttung von Endorphinen, Oxytocin und Serotonin.

Oxytocin

Lange bekannt ist die Wirkung von Oxytocin zur Geburteinleitung und die Rolle des Hormons für den Milch-Ejektionsreflex, welcher durch das Saugen des Neugeborenen an den Mamillen einer Mutter ausgelöst wird. Neuere Studien deuten darauf hin, dass Oxytocin zudem als Antwort auf nicht schmerzhafte somatosensorische Reize (Wärme, Vibration) ausgeschüttet wird (Uvnas-Moberg et al. 1993). Uvnas-Moberg und Mitarbeiter fanden eine erhöhte Konzentration von Oxytocin im Plasma und Liquor von Versuchtieren nach einer 30-minütigen niedrigfrequenten Elektroakupunktur. Die durch die Elektroakupunktur erhöhte Schmerzschwelle konnte durch die Gabe eines Oxytocin-Antagonisten aufgehoben werden (Uvnas-Moberg 1992). Neben der analgetischen Wirkung wird dem Hormon auch ein psychisch ausgleichender und stressreduzierender Effekt zugeschrieben (Uvnas-Moberg 1998).

Die Studienlage zur Bedeutung von Oxytocin für die Akupunkturwirkung ist bisher noch unbefriedigend. Die oben geschilderten Befunde erscheinen jedoch vielversprechend. Vor allem für eine Akupunkturtherapie mit schwachen (nichtschmerzhaften) Nadelreizen könnte ein Oxytocin-vermittelter Mechanismus mit einer schmerzlindernden und psychisch ausgleichenden Wirkung von Bedeutung sein.

Serotonin

Verschiedene Daten deuten darauf hin, dass Serotonin einen Beitrag zur Schmerz modulierenden Wirkung der Akupunktur leistet. So führt eine Blockade der Serotoninsynthese oder spezifischer Rezeptoren sowie die Destruktion von Anteilen des serotoninergen Systems zu einer Verminderung des analgetischen Effektes der Akupunktur (Cheng, Pomeranz 1981; Rieder, Vollmer 1978). Die Aufsättigung von Versuchstieren mit Serotonin oder die Verabreichung von Substanzen, die den Abbau von Serotonin hemmen, führen zu einer Erhöhung der analgetischen bzw. hypalgetischen Effekte der Akupunktur (Han, Terenius 1982). Im Harn akupunktierter Versuchspersonen lässt sich als Hinweis auf einen erhöhten Umsatz von Serotonin eine erhöhte Ausscheidung von 5-Hydroxyindolessigsäure (5-HIES) nachweisen (Rieder et al. 1976). Ferner lassen sich in Gewebeextrakten des Hirnstammes sowie in Blut und Liquor von zuvor stimulierten Tieren eine erhöhte Konzentration von Serotonin, 5-HIES und seinem Vorläufer Tryptophan nachweisen (Wenhe, Yucun 1981; Jellinger 2000). Die Effekte entfalten sich dabei nicht nur auf cerebraler, sondern auch auf spinaler Ebene (Tsai, Lin, Inoki 1989).

Das serotoninerge System ist komplex. So existieren verschiedene Subklassen von Serotoninrezeptoren, deren Aktivierung vermutlich eine differentielle Wirkung entfaltet. Während die Aktivierung von 5-HT1A- und 5-HT2A-Rezeptoren eine Hemmung der Akupunktur-Analgesie vermitteln, führt die Aktivierung anderer 5-HT1-Rezeptorgruppen zu einer verstärkten Analgesie.

Die therapeutische Relevanz von serotoninergen Mechanismen besteht in der Möglichkeit einer Erhöhung der schmerzlindernden Wirkung einer Akupunkturtherapie durch die gleichzeitige Gabe von verschiedenen Antidepressiva (z.B. Amitriptylin, Clomipramin, SSRIs), die u.a. zu einer Hemmung der Wiederaufnahme von Serotonin in die präsynaptischen Vesikel führen. Verschiedene Studien (Zhao, Meng, Yu 1987) sowie die persönliche therapeutische Erfahrung der Autoren deuten darauf hin, dass die Effektivität einer Schmerztherapie durch den kombinierten Einsatz von Akupunktur mit einem Antidepressivum deutlich gesteigert werden kann.

Bei der Migräne führt u.a. eine Fehlregulation des serotoninergen Systems zu den während der Kopfschmerzattacke auftretendem Veränderungen. Diese können effektiv durch selektive Serotonin-Antagonisten (Triptane) behandelt werden. Möglicherweise spielt eine Modulation des serotoningergen Systems bei der Akuttherapie der Migräneattacke durch Akupunktur eine Rolle. Man könnte spekulieren, dass es im Rahmen einer Intervalltherapie der Migräne zu einer Down-Regulation von Serotonin-Rezeptoren kommen könnte. Entsprechende Daten hierzu liegen allerdings bisher nicht vor.

6.2.3 Hypothese zur Bedeutung adaptiver Prozesse bei chronischen Schmerzen

Wie schon oben ausgeführt sind zur Erklärung kurz andauernder Effekte der Akupunktur zahlreiche Mechanismen, wie zum Beispiel die DNIC oder die Stress-Analgesie, zur Hand, die jedoch aufgrund ihrer kurzen Wirkdauer als Erklärung der Langzeiteffekte von Akupunktur nicht in Frage kommen. Nicht zuletzt aus der klinischen Erfahrung ergibt sich zudem die Beobachtung, dass vor allem bei chronischen Schmerzen therapeutische Effekte häufig erst nach einigen Akupunktursitzungen auftreten.

Zum Verständnis der therapeutischen Mechanismen von Akupunktur erscheint es daher wesentlich, die Akupunkturbehandlung nicht als einmaligen Reiz, sondern als repetitives Reizereignis zu verstehen. Wie dargestellt, werden durch dieses Reizereignis sowohl lokale als auch systemische Effekte induziert, welche zu Veränderungen im Bereich des neuronalen, vegetativen und hormonellen Systems führen (zur Übersicht ☞ Abb. 6.2-5). Auf der Basis der aktuellen Daten finden sich Hinweise für Akupunktureffekte auf lokalem, spinalem, cerebralem und systemischem Niveau.

Verschiedene Daten deuten darauf hin, dass sich bei wiederholter Anwendung von Akupunktur der Grundzustand eines Individuums und seine Reaktion auf Akupunkturreize verändern. Dies wird vor allem deutlich im Bereich der vegetativen Regulation. So fanden Dyrehag und Mitarbeiter in einer longitudinalen Studie während der 1. Behandlung mit Akupunktur z.B. eine deutliche sympathicotone Reaktion, während nach 10 Sitzungen ein sympathicolytischer Effekt dominierte (Dyrehag et al. 1997). Es ist wahrscheinlich, dass im Kontext wiederholter Akupunkturreize plastische Veränderungen des neuronalen Apparates statt-

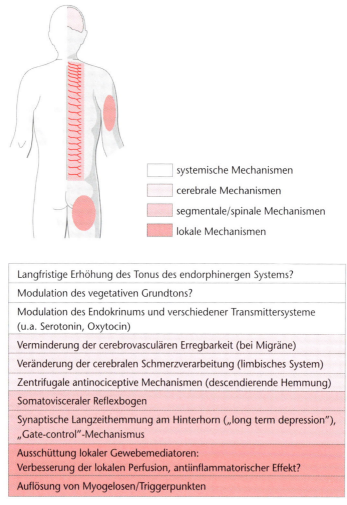

Abb. 6.2-5 Überblick über mögliche, therapeutisch relevante Mechanismen der Akupunkturtherapie von Schmerzen. Mögliche therapeutische Wirkmechanismen topopgraphisch gegliedert entsprechend ihres Angriffspunktes im Organismus. Auf der Basis der aktuellen Daten finden sich Hinweise für Akupunktureffekte auf lokalem, spinalem, cerabralem und systemischem Niveau. Ziel der Synopsis ist die Vermittlung einer Arbeitshypothese therapierelevanter Mechanismen. Diese wird in Zukunft im Rahmen experimenteller und klinischer Studien weiter zu untersuchen sein. Mechanismen, wie z.B. die DNIC oder Stress-Analgesie, die zwar für hypalgetische Effekte der Akupunktur in Grundlagenstudien verantwortlich sind, aber keine therapeutisch wirksame Relevanz besitzen, sind nicht aufgeführt.

finden, die zu einer veränderten Verarbeitung nociceptiver Reize führen. So zeigt sich auf Rückenmarkebene die beschriebene synaptische Langzeithemmung an den Hinterhörnern (Liu et al. 1998; Sandkühler 2000). Im Gehirn von Tieren, die eine halbe Stunde mit Elektroakupunktur stimuliert wurden, findet man eine Induktion für die Expression von mRNA für endogene Opioide. Dieser Prozess beginnt erst 4 Stunden nach Ende der Stimulation, und ein Maximum der Opioid-mRNA Expression ist messbar nach 48 Stunden (Guo et al. 1996). Betrachtet man Akupunktur aus physiologischer Sicht als einen fein dosierten, nociceptiven

Reiz, so könnte in einer Zustandsänderung des Organismus der funktionelle Nutzen einer akupunkturinduzierten Adaptation des nociceptiven Systems an natürliche Schmerzreize liegen.

Adaptation – im Sinne eines Reiz-Reaktions-Modells – ist ein Phänomen, welches in den meisten naturheilkundlichen Therapien genutzt wird. So werden beispielsweise bei chronischer Infektanfälligkeit wiederholte thermische Anwendungen zur Verbesserung der Reaktion des vasculären und immunologischen Systems auf natürliche thermische Reize verwendet. Nach Melchart (2002) ist der Prozess der Adaptation vor allem gekennzeichnet „durch Anpassungsvorgänge, die zu einer erhöhten Widerstandsfähigkeit gegenüber dem auslösenden Reiz führen und eine Steigerung der Reaktionsökonomie und verbesserte Kompensationsmöglichkeiten ermöglichen." Wie bei einer Infektanfälligkeit kann die Chronifizierung von Schmerzen als Störung der physiologischen Adaptation verstanden werden. Während bei akuten Schmerzen durch adäquate adaptive Prozesse eine Begrenzung des Schmerzprozesses resultiert, findet im Falle eines anhaltenden nociceptiven Inputs und/oder verminderter psychophysischer Bewältigungs-Resourcen eine Maladaption mit der Folge einer Schmerzchronifizierung statt. Das Gleichgewicht zwischen exzitatorischen und inhibitorischen Mechanismen weicht einer Dominanz der Schmerz fördernden Kräfte (Tölle et al. 2001; Fields, Basbaum 1999). Es ist denkbar, dass repetitive, leicht-schmerzhafte Nadelreize adäquate Stimuli für eine Förderung adaptiver Prozesse des nociceptiven Systems darstellen. Möglicherweise führt eine im Lauf der Akupunkturtherapie stattfindende Adaptation an iatrogene Schmerzreize zu einer verbesserten Kompensationsmöglichkeit natürlicher Schmerzreize und damit zu einer Begrenzung der Schmerz fördernden Prozesse. Dieser Prozess müsste über eine Verstärkung der körpereigenen nocifensiven Mechanismen vermittelt werden, die von den meisten der bisher bekannten Mechanismen der Akupunkturtherapie realisiert wird.

Ein weiterer Faktor, der für eine Bedeutung adaptiver Prozesse im Kontext der Akupunkturtherapie spricht, ist die häufig zu beobachtende Rückbildungstendenz der schmerzlindernden Wirkung Wochen bis Monate nach Beendigung einer Akupunkturserie. Auf der Basis der Daten aus anderen naturheilkundlichen Therapien ist nämlich davon auszugehen, dass adaptive Prozesse häufig nur bei anhaltender Reizkonfrontation aufrechterhalten werden können.

Zur Überprüfung der hier formulierten Hypothese sind weitere longitudinale Studien notwendig, die das (psycho)physiologische Verhalten von Individuen während repetitiver Akupunkturbehandlungen untersuchen. Insbesondere die Veränderung der vegetativen Reaktion auf Akupunktur als Indikator der Adaptation an die Therapie wäre hierbei von besonderem Interesse.

Zusammenfassung: In der vorliegenden Übersicht wurden mögliche, therapierelevante Mechanismen der Akupunkturtherapie von Schmerzen vorgestellt. Akupunktur wird hierbei als repetitiver, nociceptiver Reiz aufgefasst, der über lokale und systemische Angriffspunkte Wechselwirkungen auf neuronaler, vegetativer und hormoneller Ebene auslöst. Es wird die Hypothese aufgestellt, dass Akupunktur im Rahmen eines Reiz-Reaktions-Modells über die Induktion von Adaptationsprozessen zu einer verbesserten Kompensationsmöglichkeit natürlicher Schmerzreize führt.

6.3 Indikationen

Im Folgenden werden zunächst systematische Reviews und Metaanalysen zu verschiedenen Schmerzsyndromen vorgestellt. Es wird deutlich, dass unterschiedliche Untersucher bei gleicher Studienlage durchaus zu anderen Ergebnissen kommen können. Im Anschluss geben die Autoren eine persönliche Stellungnahme zur Effektivität von Akupunktur bei verschiedenen Indikationsgruppen ab. Weitergehende Ausführungen zum Wirksamkeitsnachweis bei einzelnen Indikationen finden sich in den Kapiteln 9–17. Angesichts verschiedener aktuell noch laufender, methodisch und handwerklich hochwertiger Studien sind die Daten als Momentaufnahmen zu betrachten. Es könnte sein, dass in Kürze die Wirksamkeit von Akupunktur bei einigen Indikationen neu bewertet werden muss.

6.3.1 Studienlage

Was ist gesichert in der Akupunkturtherapie von Schmerzen?

Trotz der großen Anzahl von klinischen Akupunkturstudien (mehr als 300 randomisierte, kontrollierte Studien sowie eine noch weitaus größere Zahl an unkontrollierten, prospektiven Erhebungen und Fallstudien im westlichen Sprachraum) und einer zunehmenden Verbreitung von Akupunktur auch an universitären Einrichtungen, ist der wissenschaftliche Wirksamkeitsnachweis im Sinne der Evidenz-basierten Medizin (EBM) für die meisten Indikationen nach wie vor bescheiden. Dies liegt überwiegend an methodischen Problemen.

Systematische Reviews zur Akupunktur bei Schmerzen

Chronische Schmerzen, allgemein: In einem systematischen Review fanden Ezzo et al. (2000) einige Hinweise für die Wirksamkeit von Akupunktur bei chronischen Schmerzen. Als insgesamt unklar wird jedoch die Evidenz im Vergleich mit Sham-Akupunktur, Placebotherapie und einer Standardbehandlung angesehen. Es fanden sich 21 Studien mit positiven Ergebnissen, 3 Studien mit negativem Resultat und 27 Studien mit neutraler Bewertung der Wirksamkeit der Akupunktur. Studien von niedriger methodischer Qualität waren signifikant häufiger mit positiven Ergebnissen assoziiert als qualitativ hochwertige Studien. Studien mit hoher Qualität beinhalteten allerdings bevorzugt Designs, die Sham-Akupunktur als Kontrolle verwendeten. Dies erhöht, wie weiter unten dargestellt, das Risiko einer falsch negativen Beurteilung der Studienergebnisse.

Rückenschmerz: Van Tulder (1999) sieht keine Veranlassung, Akupunktur zur Behandlung von Rückenschmerzen zu empfehlen. In seiner Arbeit findet er 8 Studien mit positivem Ergebnis. Nach Ansicht der Reviewer können aber nur aus 2 Studien positive Rückschlüsse hinsichtlich der Effektivität der Akupunktur gezogen werden. Ernst und White (1998) kommen hingegen zu dem Schluss, dass Akupunktur in der Behandlung von Rückenschmerzen Kontrollinterventionen überlegen ist. Es ergibt sich aber noch keine klare Evidenz für die Überlegenheit gegenüber einer Sham-Akupunktur.

Kopfschmerz: McCrory et al. (2000) sehen eine noch unzureichende Evidenz für Schlussfolgerungen bezüglich der Effektivität der Akupunktur in der Kopfschmerzbehandlung, obgleich sie in 3 von 4 Sham-kontrollierten Studien eine Überlegenheit der Verum Akupunktur finden. Die methodisch beste Studie lieferte ein negatives Resultat. Die Physiotherapie erscheint den Autoren in einer von 2 Studien der Akupunktur überlegen.

Melchart et al. (2001) ziehen allerdings das Resümee, dass die bestehende Evidenz den Stellenwert der Akupunktur in der Behandlung idiopathischer Kopfschmerzen stützt. 8 von 16 Sham-kontrollierten Studien zeigen ein positives Resultat und 4 Studien einen positiven Trend. 10 Studien zum Vergleich mit anderen Therapieverfahren ergaben insgesamt widersprüchliche Ergebnisse.

In einer neueren Studie zur Migräneprophylaxe zeigten sich unter Akupunkturbehandlung nach 2 und nach 4 Monaten weniger Attacken als bei Behandlung mit Flunarizin. Zudem werden nach 2 Monaten weniger Schmerzmittel gebraucht als bei medikamentöser Prophylaxe. Nach 6 Monaten sind die Ergebnisse der Akupunkturbehandlung und der Flunarizin-Einnahme auf die Attackenhäufigkeit gleich. Eine signifikante Reduktion der Schmerzstärke in der Attacke war nur bei Akupunkturbehandlung zu bemerken (Allais et al. 2002).

Fibromyalgie: Berman et al. (1999) finden eine positive Evidenz für die Wirksamkeit der Akupunktur bei Fibromylagie-Patienten, allerdings bei begrenzter Anzahl verfügbarer Studien. Die Akupunktur zeigte sich einer Sham-Behandlung hinsichtlich der Wertung der Symptomschwere und der globalen Ratings überlegen.

Arthrose: Ezzo et al. (2001) konstatieren eine Bedeutung der Akupunktur in der Behandlung der Gonarthrose. Die Evidenz dafür, dass Akupunktur hinsichtlich Schmerz und Funktion einer Warteliste oder Standardtherapie überlegen ist, erscheint begrenzt. Jedoch besteht eine starke Evidenz dafür, dass die Verum-Akupunktur hinsichtlich des Schmerzes der Sham-Akupunktur überlegen ist. Es bleibt unklar, ob die Verum-Akupunktur hinsichtlich der Funktionsbeurteilung der Sham-Akupunktur überlegen ist. Für die Vergleichbarkeit mit anderen Therapien ist die Evidenz unzureichend.

Epicondylitis: Green et al. (2002) sehen für die Behandlung von lateralen Ellenbogenschmerzen mit Akupunktur eine insgesamt unzureichende Evidenz, die weder positive noch negative Schlussfolgerungen zulässt. Zwei Studien liefern Hinweise dafür, dass eine Verum-Akupunktur eine effizientere kurzfristige Schmerzlinderung im Vergleich zur Sham-Akupunktur bietet. Es besteht jedoch keine Evidenz dafür, dass eine Besserung länger als 24 Stunden anhält.

Methodische Probleme von Akupunkturstudien

▸ Das Placeboproblem

Ein Hauptproblem von Akupunkturstudien liegt in der Auswahl einer adäquaten Kontrolle. Die Mehrzahl der kontrollierten Studien benutzt einen Vergleich zwischen „echter" (Verum) Akupunktur mit einer „Placebo"- oder „Sham"-Akupunktur. Wesentlich ist, dass dadurch nicht die Effektivität von Akupunktur untersucht wird, sondern die Frage welche Methode der Nadelung am effektivsten ist. Aus neurophysiologischen Erwägungen (☞ Kap. 6.2) kann eine Sham-Akupunktur, also eine Nadlung an Nicht-Akupunkturpunkten oder ein subkutane, oberflächliche Nadlung nicht als physiologisch inert betrachtet werden. Folglich kann sie nicht als Placebo, sondern vielmehr als eine bestimmte Form der Akupunktur gelten.

Zahlreiche Studien deuten darauf hin, dass bei einigen Krankheitsbildern durch eine Sham-Akupunktur eine vergleichbare Wirkung erzielt wird wie durch eine Akupunktur nach den klassischen Regeln. Dadurch steht die Frage der Spezifität von Akupunkturpunkten zur Diskussion. Indadäquat hingegen erscheint es, Akupunktur als nicht wirksam zu beurteilen, wenn eine Sham-Behandlung einen vergleichbaren Effekt besitzt wie eine „echte" Nadlung. Studien, die eine Sham-Akupunktur als Kontrolle verwenden, laufen Gefahr ein falsch negatives Studienergebnis zu generieren (beta-Fehler). Empfehlenswert und praktisch relevant ist der Vergleich zu einer Standardtherapie oder auch – wie kürzlich publiziert – im Setting von Akupunktur als „add on"-Therapie zum üblicherweise gewählten Vorgehen (Vickers et al. 2004).

▸ Inadäquate Interpretationen

Zuweilen wird auch die Methodik selbst zum Stolperstein, wie das folgende Beispiel zeigen soll: Leibing et al. (2002) kommen zu der Schlussfolgerung, dass die traditionelle Akupunktur bei chronischen Beschwerden im unteren Rücken nur Placebo-Effekte zeitigt. Im Follow-up nach 9 Monaten zeigte sich kein statistisch signifikanter Unterschied der Auswirkungen einer Verum-Akupunktur verglichen mit einer Sham-Akupunktur. Beide waren jedoch einer reinen physiotherapeutischen Behandlung gegenüber überlegen. Bei genauerer Betrachtung der Studie stellt sich heraus, das zum Zeitpunkt von 12 Wochen nach der Behandlung allerdings eine statistisch signifikante Überlegenheit der Verum-Akupunktur gegenüber Sham- und Physiotherapie bestand. Da die Studie jedoch für ein Follow-up nach 9 Monaten konzipiert war, wird eine fragliche negative Schlussfolgerung gezogen. Molsberger et al. (2002) kommen in einer vergleichbaren Studie mit einem Follow-up nach 3 Monaten zu einem positiven Resultat. Nach 3 Monaten zeigen 77% der Verum-Gruppe, 29% der Sham-Gruppe und 14% der Kontrollgruppe eine Schmerzlinderung > 50%. Akupunkturstudien sollten en detail betrachtet werden, um gerechtfertigte Schlüsse ziehen zu können. Wegen des häufig sehr unterschiedlichen Designs sind viele Studien nicht direkt vergleichbar. Bei Schmerzbehandlungen sollte zunächst nicht davon ausgegangen werden, dass Akupunktureffekte über viele Monate oder Jahre anhalten. Zumindest sollte die zu erwartende Art und Dauer von Effekten in Pilotstudien erfasst werden, um sinnvolle Fragestellungen für kontrolliert-randomisierte Untersuchungen generieren zu können. Möglicherweise wirkt die Akupunktur bei einigen hoch chronifizierten Patienten besonders gut auf affektive Komponenten des Schmerzerlebens (Hammes et al. 2002).

▸ Systematische Reviews und Metaanalysen

Systematische Reviews und Metaanaysen besitzen den höchsten Stellenwert in der Hierarachie der EBM. Es zeigt sich jedoch, dass teilweise verschiedene Reviewer den gleichen Sachverhalt sehr unterschiedlich bewerten. Linde und Willich (2003) haben gezeigt, dass geringe Unterschiede im methodischen Vorgehen eines Reviews, was die Auswahl und Bewertung der zugrunde gelegten Studien betrifft, einen erheblichen Einfluss auf das Ergebnis nehmen können. Im Hinblick auf die komplexen Probleme von Akupunkturstudien wurde bereits von Molsberger und Böwing (1997) darauf hingewiesen, dass Metaanalysen durch die Überbetonung der methodischen Qualität der Studien bei gleichzeitiger Vernachlässigung der Bewertung der handwerklichen Qualität der angewandten Akupunktur zu verzerrten Ergebnissen kommen. In der Tat weisen methodisch hochwertige Studien teilweise Mängel in der praktischen Durchführung einer adäquaten Akupunktur auf. Leider zeigt sich häufig auch der umgekehrte Fall. Vor allem die zu kleine Größe und die Heterogenität des Studienkollektivs sind hier zu nennen. Die Aussagekraft der Metaanalyse ist jedoch häufig limitiert durch die geringe Aussagekraft der Einzelstudien. Für eine umfassende Darstellung empfohlener Standards für Akupunkturstudien siehe auch die STRICTA-Empfehlungen (Internet: www.ftcm.org.uk/stricta_items.htm).

▸▸ Es gibt nicht „die Akupunktur"

Es existieren zahlreiche Varianten der Nadeltherapie, die von der kaum spürbaren oberflächlichen Nadlung in der japanischen Akupunktur bis zu der für den Europäer kaum tolerierbaren, chinesischen Anwendungsform reichen. Nicht zu sprechen von verwandten Verfahren wie der Moxibustion, der transcutanen, elektrischen Nervenstimulation (TENS), der Elektroakupunktur (ESA) oder der Lasertherapie, die häufig allesamt in einen Topf geworfen werden.

Ferner stellen sich die angewendeten Therapiekonzepte äußerst unterschiedlich dar. So finden sich einerseits Studien mit standardisierten „Punkterezepten", während in anderen Untersuchungen nach traditionell chinesischer Differenzialdiagnose behandelt worden ist. Zusätzlich zum Problem der Heterogenität von Studienkollektiven ergibt sich daher das Problem der Heterogenität der angewandten Akupunkturmethoden, was die Beurteilung solcher Studien deutlich erschwert.

6.3.2 Bewertung verschiedener Indikationen aus Autorensicht

In Ermangelung klinischer Evidenz auf der Basis der oben dargestellten Problematik sei dem Leser hier die Wertigkeit verschiedener Indikationen aus klinischer Erfahrung der Autoren dargestellt (☞ Tab. 6.1). Aus der Kenntnis der physiologischen Wirkmechanismen von Akupunktur kann zudem folgender Leitsatz formuliert werden:

„Akupunktur kann heilen was gestört ist, aber nicht was zerstört ist".

6.4 Kontraindikationen

Absolute Kontraindikationen für die Akupunktur sind bislang nicht bekannt. Die Akupunktur ist keine adäquate Behandlung für lebensbedrohliche Situationen.
- Bei psychiatrischen Patienten sollte besondere Vorsicht geübt werden, um Selbstverletzungen und abnorme Reaktionen zu vermeiden.

Tabelle 6.1 Einschätzung der Wirksamkeit von Akupunktur bei verschiedenen Indikationsgruppen

Indikationsgruppen	Wirksamkeit
Schmerzart	
Funktionelle Störungen, Schmerz durch Fehlregulation	++
Nocicpetiver Schmerz	+
Neuropathischer Schmerz	+/−
Somatoformer Schmerz	(+)/−
Weitere Indikationen	
Funktionelle Störungen, allgemein	++
Psychovegetatives Syndrom (Neurasthenie)	++
Viscerale Schmerz-Syndrome funktioneller Genese (Dyspepsie, Colon irritabile, etc.)	++
Myofasciale Schmerz-Syndrome	++
Primäre Kopfschmerz-Syndrome (Migräne, Spannungskopfschmerz)	++
Periarthropathien	++
Degenerative Erkrankungen des Bewegungsapparates, Arthrose	+
Fibromyalgie-Syndrom	+
Raynaud-Syndrom	+
Palliative Therapie bei Tumorschmerz	+
Viscerale Schmerz-Syndrome mit struktureller Pathologie (Angina pectoris, Gastritis)	+/−
Gesichtsschmerz (je nach Krankheitsbild)	+/−
Entzündliche Erkrankungen des Bewegungsapparates, Arthritis	+/−
Neuropathische Schmerzen (je nach Krankheitsbild)	+/−(PNP +)
Periphere arterielle Verschlusskrankheit	+/−
Somatoforme Störungen	(+)/−

Zeichenerklärung: ++ = gute Wirksamkeit, + = mäßig gute Wirksamkeit, −/+ bedingt wirksam

- Aus forensischen Gründen sollten Schwangere zurückhaltend mit Akupunktur behandelt werden, auch wenn keine klaren Hinweise auf akupunkturassoziierte Risiken in der Schwangerschaft bestehen (Smith et al. 2002).
- Bei Patienten unter gerinnungshemmender Therapie sollte auf ein erhöhtes Risiko von Hämatomen hinge-

wiesen werden. Bei Patienten in Marcumar®-Behandlung sollten sehr tiefe Nadelungen etwa im Gesäß- und Lumbalbereich gemieden werden.
- Im Bereich von Hautverletzungen wird nicht genadelt.
- Patienten mit Kontaktallergien, z. B. auf Nickel oder Chrom, können Reaktionen auf die Akupunkturnadeln zeigen. Unter Umständen ist dann keine Nadelung möglich (vgl. auch de Groot 2001).

6.5 Unerwünschte Wirkungen

Aufgrund des Umstandes, dass Akupunktur das Überwinden der Hautbarriere mittels spezieller Nadeln bedeutet, kann diese Behandlungsform als minimal invasives Verfahren bezeichnet werden. Dieses kann mit Komplikationen und unerwünschten Wirkungen verbunden sein. Neuere Untersuchungen geben Hinweise darauf, dass schwerwiegende Komplikationen der Akupunktur jedoch selten auftreten und z. T. auf eine unsachgemäße Anwendung zurückzuführen sind.

Die bisherigen Untersuchungen haben die Nebenwirkungen mit einer jeweils unterschiedlichen Art der Befragung und Dokumentation erfasst. Die Ergebnisse fallen daher vor allem bei den häufig zu beobachtenden Ereignissen recht unterschiedlich aus. Hier werden die berichteten Durchschnittszahlen bezogen auf Behandlungssitzungen genannt.

In Untersuchungen, die zum Teil den Verlauf von über 30 000 Behandlungen dokumentieren, wurden folgende Nebenwirkungen der Akupunktur beobachtet (Ernst et al. 2003, Ernst u. White 2001, White et al. 2001, MacPherson et al. 2001, Yamashita et al. 1999):
- Schmerzhaftigkeit der Nadelung (1–45%)
- Müdigkeit (2–41%)
- Blutungen und Blutergüsse (0,03–38%)

Nebenwirkungen, die selten auftreten:
- Störungen der Kreislaufregulation (bis zu 1%)
- Mehrere Tage anhaltende Schmerzen oder Missempfindungen (< 0,1%)
- Mehrere Tage anhaltende Verschlimmerung der Beschwerden (< 0,1%; 70% der Patienten geben danach eine Besserung an)
- Hautreaktionen (< 0,1%)
- Angst- und Panikreaktionen, Euphorie (< 0,1%)
- Lethargie, Benommenheit, Orientierungsstörung (< 0,1%)
- Übelkeit, Erbrechen (< 0,1%).

Die Häufigkeit der Verletzung von Organen durch Akupunkturnadeln ist abhängig von den anatomischen Kenntnissen des Anwenders und seiner Sorgfalt beim Nadeln. In der Literatur finden sich einige Berichte über die Verursachung eines Pneumothorax nach Akupunktur. In den 2 oben zitierten Studien aus England mit jeweils 32 000 bzw. 34 000 dokumentierten Behandlungen konnte allerdings keine solche Verletzung durch lizensierte Akupunkteure aufgezeichnet werden. Überhaupt traten keine schwerwiegenden Zwischenfälle in der Beobachtung von immerhin 66 000 Behandlungssitzungen auf. Literaturberichte über Ereignisse mit schwerwiegenden Konsequenzen für Patienten stellen Ausnahmen und nicht die Regel der Akupunkturpraxis dar. In seltenen Fällen hatten Stichverletzungen an inneren Organen tödliche Konsequenzen. Es finden sich anekdotische Berichte aus Japan über Nadelteile, die nicht ordentlich entfernt wurden und im Körper des Patienten gewandert sind.

Übertragungen von Viren durch Akupunktur sind hauptsächlich aus Asien bekannt, wo nicht streng mit sterilen Einmalnadeln gearbeitet wird.

In Anlehnung an De Groot (2001) empfiehlt es sich, angesichts des derzeitigen Kenntnisstands Patienten wie folgt auf die Risiken der Akupunktur hinzuweisen:
- Einige Patienten reagieren auf den Einstich der Akupunkturnadeln vorübergehend mit Kreislaufsymptomen wie Schwindel, Herzrhythmusstörungen und Blutdruckabfall.
- Manche Einstichstellen können einige Stunden nach der Akupunktur, manchmal auch am Tag danach noch schmerzhaft sein.
- Durch die Akupunkturnadel können kleine Blutgefäße verletzt werden. Dadurch kann die Einstichstelle bluten oder ein Hämatom (blauer Fleck) entstehen.
- Wie bei einer intramuskulären Injektion besteht auch beim Stechen von Akupunkturnadeln das sehr geringe Risiko einer Entzündung (Spritzenabszess).
- Die Übertragung einer Hepatitis (Gelbsucht) und die Übertragung von HIV (AIDS) sind ausgeschlossen, da Sie mit sterilen Einwegnadeln behandelt werden.
- Es wurde beschrieben, dass bei nicht sachgerechter Benutzung von Akupunkturnadeln innere Organe wie Herz und Lunge verletzt wurden.

Da die Wirksamkeit der Akupunktur in den verschiedenen Einsatzgebieten noch nicht einwandfrei erwiesen ist, sollte der Patient darüber in Kenntnis gesetzt werden, dass es sich bei einer Akupunktur-Behandlung in der Regel um einen Heilversuch handelt. Zurzeit werden in Deutschland in Kooperation mit den Krankenkassen verschiedene Untersuchungen an Patienten durchgeführt, die mehr Aufschluss über die erwünschten und unerwünschten Effekte der Akupunktur geben sollen.

Zum Vergleich: Die Anwendung von Kanülen durch den Arzt zur Injektion oder Blutentnahme ist für Patienten nichts Neues mehr. Jedoch kann auch durch eine Blutentnahme ein Nerv verletzt oder eine Infektion gesetzt werden. Es wird aber nicht mehr als notwendig erachtet, Patienten gesondert auf diese Risiken hinzuweisen. In einer Studie aus dem Jahre 1998 wurden bei amerikanischen Krankenhauspatienten durchschnittlich 6,7 % schwerwiegende Nebenwirkungen bei der Anwendung von Medikamenten beobachtet (Lazarou et al.). Eine japanische Studie mit über 65000 Behandlungen konnte nur 0,14 % leichte unerwünschte Wirkungen verzeichnen (Yamashita et al. 1999). Bei den mit dem Thema befassten Experten besteht Einigkeit darüber, dass angesichts der genannten Daten die Akupunktur in der Hand des gut ausgebildeten Arztes als äußerst nebenwirkungsarm betrachtet werden muss.

6.6 Technik und praktische Anwendung

6.6.1 Vorbereitung und Lagerung des Patienten

Aufklärung

Die Aufklärung des Patienten über mögliche Nebenwirkungen (☞ Kap. 6.5) vor der Behandlung ist selbstverständlich. Dies kann z. B. in Form eines Formblattes geschehen. Die Aussage, dass es sich bei der Behandlung – je nach Indikation – um einen Behandlungsversuch handelt, ist aus forensischen Gründen notwendig.

Eine Erläuterung des Verfahrens und möglicher Empfindungen während der Nadelung ist sinnvoll und kann im Vorfeld über entsprechende Informationsmaterialien erfolgen. Direkt vor der ersten Behandlung sollte der Patient kurz über das Vorgehen informiert werden.

> **Eine gute Aufklärung des Patienten vermindert die Angst vor der Behandlung, verbessert die Compliance und damit auch das therapeutische Ergebnis.**

Lagerung des Patienten

Auch die Lagerung des Patienten hat einen wesentlichen Effekt auf den Erfolg der Therapie (☞ Abb. 6.6-1). Dies gilt vor allem für ängstliche oder geschwächte Patienten. Wenn ein Patient inadäquat gelagert ist, erhöht sich die Chance, dass er sich ungünstig bewegt und durch die Bewegung der Nadel Schmerzen entstehen. Ferner verhindert eine schlechte Lagerung die Entspannung des Patienten während der Behandlung.

Folgende Punkte sollten beachtet werden:
- Der Patient sollte eine Position einnehmen, die ihm gestattet, während der Behandlung ruhig zu verharren.
- Der Patient sollte nach Möglichkeit liegen (so kann die Gefahr eines Nadelkollapses deutlich vermindert werden); beim Liegen auf dem Rücken empfiehlt sich eine Unterpolsterung der Kniekehle mit einer Rolle.
- Die Nadelung bestimmter Regionen erfordert eine besondere Lagerung (beispielsweise ist für eine detonisierende Nadelung der Nackenregion eine passive Unterstützung des Kopfes notwendig); speziell für die Akupunktur konzipierte Behandlungsliegen sind im Handel erhältlich.

Begleitfaktoren

- Patienten sollten weder hungrig noch nach einer ausgedehnten Mahlzeit und wenn möglich ausgeruht behandelt werden.
- Es ist darauf zu achten, dass der Behandlungsraum nicht zu kühl ist. Bei Patienten mit Neigung zum Frösteln können Rotlicht, leichte Woll- oder Seidendecken oder warme Unterlagen an die Füße (z. B. Kirschkernkissen) angewendet werden.
- Die Wirkung einer ruhigen und entspannungsfördernden Atmosphäre ist nicht zu unterschätzen. Auch neurobiologische Daten aus der Grundlagenforschung deuten darauf hin, dass bei der Behandlung von Schmerzen die Entspannung des Patienten

6.6 Technik und praktische Anwendung

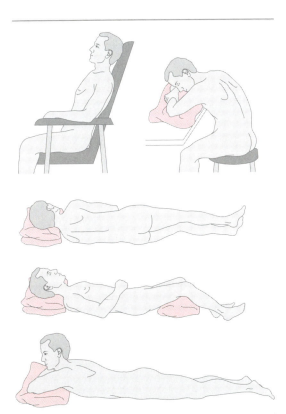

Abb. 6.6-1 Lagerungsmöglichkeiten bei der Akupunkturbehandlung

während der Behandlung eine wesentliche Rolle spielt. Entspannungsfördernde Musik kann hier einen guten Beitrag leisten.

6.6.2 Zielstrukturen und Technik

Ort der Anwendung der Akupunktur sind in der Regel vorgeschriebene, punktförmige Areale oder ad hoc auffindbare schmerzhafte Bereiche, die durch palpatorische Identifikation anatomischer Landmarken unter Berücksichtigung proportionaler Einteilungen nach dem Cun-Maß bzw. Ertasten von Myogelosen, Triggerzonen und algetischen Strukturen bestimmt werden. In der klassischen chinesischen Körperakupunktur werden die Akupunkturpunkte als diejenigen Areale an der Körperoberfläche beschrieben, an denen durch Penetration der Haut mit nadelförmigen Instrumenten und weiteres Vorschieben in der Nähe befindliche Strukturen erreicht und gereizt werden können.

Haut oder subcutanes Gewebe sind im Rahmen der so genannten Mikrosysteme (Ohrakupunktur, Schädelakupunktur, Hand- und Fußgelenksakupunktur etc.) Haupt-Erfolgsorgane der Nadelung. Die klassische Körperakupunktur macht hingegen Vorgaben, in welcher Richtung und Tiefe von der Durchtrittsstelle der Körperoberfläche aus jeweilige Zielstrukturen zu erreichen sind (☞ Kap. 7).

Häufige Zielstrukturen der klassischen Körperakupunktur sind
- myofascialer
- nervaler
- periostaler
- oder artholigamentärer Natur.

Muskuläre und myofasciale Punkte: Myofasciale Akupunkturpunkte werden meist durch Heben und Senken der Nadel stimuliert. Bei Vorliegen von Triggerpunkten kann eine Entspannungszuckung des Muskels (twitch response) ausgelöst werden (☞ Kap. 6.9.7).

Bei ausgedehnten Myogelosen können mehrere Nadeln konzentrisch auf das Herz der Muskelverhärtung zugestochen werden. Sind z. B. vier Nadeln um eine zentrale Nadel herum angeordnet, so spricht man in China vom Bild „4 Tiger jagen ein Schaf" (☞ Abb. 6.6-2).

An muskulären Punkten, wie z. B. Di 4 (☞ Abb. 6.6-3), ist häufig ein sehr starkes Nadelgefühl auszulösen. Sie können durch Heben oder Senken sowie Rotation der Nadel stimuliert werden.

Nervale Punkte: An nervalen Akupunkturpunkten wird meist versucht, eine ausstrahlende Parästhesie oder ein stromschlagähnliches Gefühl im Ausbreitungsgebiet des jeweiligen Nerven durch Vorschieben der Nadel mit Impuls auf den Nerven auszulösen. Dies gelingt mit entsprechender Technik typischerweise an den Punkten Lu 5 (N. radialis), Pe 6 (N. medianus), He 7 (N. ulnaris), Bl 25 (Plexus lumbalis), Gb 30 (N. ischiadicus, ☞ Abb. 6.6-4), Bl 40 (N. tibialis posterior, ☞ Abb. 6.6-6) und Mi 6 (N. tibialis posterior).

Periostale Punkte: Periostale Punkte werden durch Picken der Nadelspitze am Periost (z. B.: schmerzhaftes Areal am Epicondylus radialis beim Tennisellenbogen) oder durch Zwirbeln der flach vorgeschobenen Nadel knapp über dem Periost (z. B.: Lu 7, ☞ Abb. 6.6-5) gereizt.

Arthroligamentäre Punkte: Bei arthroligamentären Punkten wird die Nadel in der Regel in die Nähe der

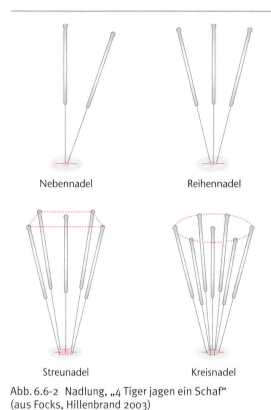

Abb. 6.6-2 Nadlung, „4 Tiger jagen ein Schaf" (aus Focks, Hillenbrand 2003)

Zielstruktur vorgeschoben und nicht weiter manipuliert (z. B.: Knieaugen, ☞ Abb. 6.6-6).

6.6.3 Nadelmaterial

Am häufigsten werden Einmalnadeln der Größe $0{,}25 \times 40$ mm benutzt. In bestimmten Fällen können im Kopf- und Gesichtsbereich kleine Nadeln etwa der Größe $0{,}20 \times 15$ mm verwendet werden.

Zur Stimulation von lumbalen, glutäalen und ischiocruralen Strukturen oder bei stark adipösen Patienten können auch Nadeln der Größe $0{,}30 \times 75$ mm, $0{,}35 \times 100$ mm oder $0{,}35 \times 125$ mm nötig werden.

6.6.4 Einstechen der Nadel

Es gibt zahlreiche Punktionsvarianten, die von den Gegebenheiten der zu behandelnden Region und von den persönlichen Erfahrungen und der Präferenz des Behandlers abhängen.

Die Methode des Einstichs bestimmt das Maß, in welchem der Patient die Nadlung als schmerzhaft empfindet. Hier muss differenziert werden zwischen der Empfindung des Nadeleinstichs und dem nach Einstechen der Nadel empfundenen Nadelgefühl. Während das Nadelgefühl (oder *Deqi*-Gefühl, ☞ weiter unten) mitunter als sehr intensiv empfunden werden kann und darf, sollte das Einstechen der Nadel schmerzfrei oder zumindest schmerzarm erfolgen.

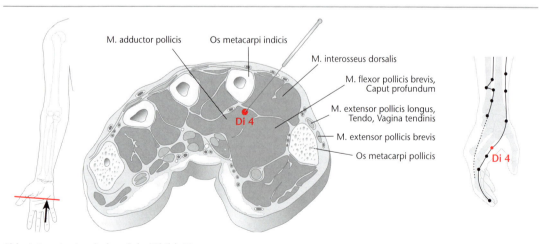

Abb. 6.6-3 Anatomisches Schnittbild, Di 4

6.6 Technik und praktische Anwendung

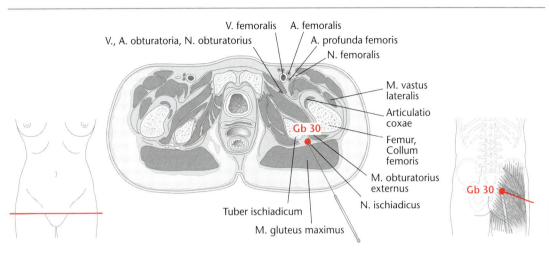

Abb. 6.6-4 Anatomisches Schnittbild, z. B. Gb 30

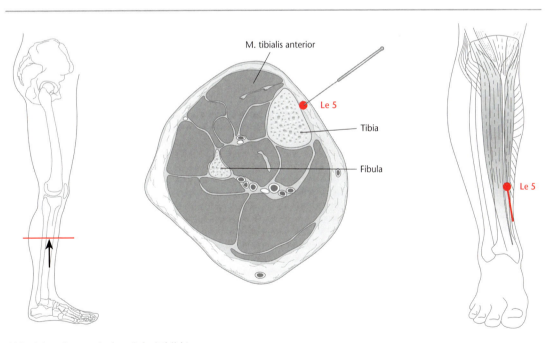

Abb. 6.6-5 Anatomisches Schnittbild Le 5

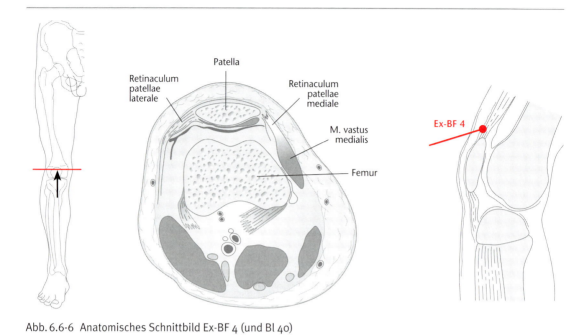

Abb. 6.6-6 Anatomisches Schnittbild Ex-BF 4 (und Bl 40)

Ein schmerzarmes Einstechen der Nadel wird im Wesentlichen erreicht durch:

- **Schnelle Penetration der Cutis:** Die Cutis ist im Vergleich zu anderen Geweben dicht mit Schmerzrezeptoren ausgerüstet. Der Hauptschmerz der Nadelung entsteht daher vor allem durch die Penetration der oberen Hautschichten, während das subcutane Gewebe vergleichsweise unempfindlich ist. Schnelle Penetration der Cutis minimiert den Einstichschmerz. Hierzu ist eine gute Handhabung der Nadel notwendig, welche letztendlich nur durch die Praxis erlernt werden kann. Eine Hilfe zur Erleichterung des schnellen Einstechens, kann die Dehnung der Haut mit der anderen Hand sein (☞ Abb. 6.6-7, Dehnungsmethode). Hierdurch wird ein Zurückweichen der Haut vor der Nadel verhindert. Ist die Cutis penetriert, kann die Nadel dann auch langsam bis zur Zielstruktur vorgeschoben werden.
- **Gegenirritation:** Durch Druck in der Nähe des zu punktierenden Punktes wird eine Gegenirritation ausgeübt, die auf spinaler Ebene zur Hemmung nociceptiver Afferenzen führt. Dieses Vorgehen ist in Abbildung 6.6-7 als „Fingernageldruck-Methode" und „Fingerdrück-Methode" bezeichnet (☞ Abb. 6.6-7).
- Bevor Patienten genadelt werden ist es sinnvoll, zunächst „Trockenübungen" beispielsweise an einem Ballen Papier oder Stoff durchzuführen. Ferner sollte jeder Akupunkteur sich selbst auch einmal genadelt haben, denn hierbei besteht eine gute Gelegenheit, quasi als gleichzeitiger Akteur und Empfänger, die Wirkung verschiedener Nuancen der Nadelung zu empfinden.

6.6.5 *Deqi*-Gefühl (Nadelgefühl)

Nach Penetration der Cutis und Vorschieben der Nadel bis zur Zielstruktur erfolgt in der Regel ein leichtes Hin- und Herdrehen bzw. Heben und Senken der Nadel bis zum Auftreten des so genannten *Deqi*-Gefühls (Nadelgefühls), das vom Patienten v.a. als Druck, Spannung, Wärme, Ausstrahlung, Strömung, Zuckung oder Stromschlag empfunden werden kann. Der Akupunkteur verspürt häufig ein „Greifen der Nadel" durch den bindegewebigen Kontext, was klassischerweise mit „dem Anbeißen eines Fisches an die Angel" verglichen wird. Bei sehr reaktionsbereiten Patienten kann das Nadelgefühl auch ohne weitere Manipulation allein durch das Einstechen der Nadel auftreten.

6.7 Behandlungsprinzipien

Eine große Übersichtsarbeit zur Akupunktur bei verschiedenen chronischen Schmerzsyndromen konnte diesbezüglich keinen Effekt nachweisen (Ezzo et al. 2000). Es ist jedoch plausibel, dass das *Deqi*-Gefühl, durch dessen Charakteristika gut geeignet ist, die bekannten antinociceptiven Mechanismen sowie mögliche adaptive Prozesse (☞ Kap. 6.2.3) zu aktivieren, die zu einer besseren Schmerztoleranz und Linderung von Schmerzen führen.

6.7 Behandlungsprinzipien

■ **Keine Akupunkturtherapie ohne vorherige konventionell-medizinische Diagnose!** ■

Zu Beginn der Behandlung muss eine konventionell-medizinische Diagnose gestellt sein. Dies ist absolut notwendig, um zu verhindern, dass durch die Akupunkturtherapie eine schwerwiegende Erkrankung verschleiert oder die Anwendung einer aufgrund der vorliegenden Evidenz besser geeigneten Therapie verzögert, behindert oder sogar unmöglich gemacht wird.

6.7.1 Auswahl der Punkte und Therapiekonzepte

Das Nadelöhr der klinischen Anwendung der Akupunktur ist die Entscheidung über **Reizort** (Punktauswahl) und **Reizmodalitäten.**

Auswahl der Punkte

In der klassischen chinesischen Körperakupunktur werden Akupunkturpunkte im Wesentlichen aus vier Kategorien ausgewählt.

- **Lokoregionale Punkte:** Als lokoregionale Punkte werden Areale bezeichnet, die sich in oder nahe der schmerzhaften Region befinden. Diese können klassische Akupunkturpunkte, myofasciale Triggerpunkte (☞ Kap. 6.9.7) und schmerzhafte Areale außerhalb klassischer Punkte (Loci dolendi oder *Ahshixue*) sein. Wichtige lokoregionale Punkte der einzelnen Regionen sind Tabelle 6.2 zu entnehmen (☞ Tab. 6.2).
- **Fernpunkte:** Die lokoregionalen Punkte werden, soweit möglich mit so genannten Fernpunkten kombiniert. Fernpunkte werden an der Leitbahn aufgesucht, die mit ihrem Verlauf – alle Äste und

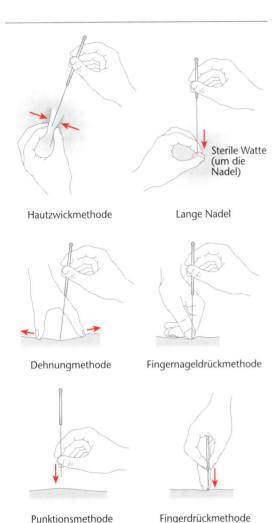

Abb. 6.6-7 Einstichmethoden (aus Focks, Hillenbrand 2003)

Besonders bei den als Fernpunkte benutzen Punkten distal von Knie und Ellebeuge sowie bei den *Shu/Mu*-Punkten am Stamm lässt sich ein starkes Nadelgefühl auslösen. Bei anderen Punkten, wie z. B. bei den meisten Punkten im Gesicht oder am Schädel ensteht kein typisches *Deqi*-Gefühl.
Mittels funktioneller Kernspintomographie des Gehirns während der Applikaton von Akupunkturreizen ist eine differenzielle cerebrale Aktivierung durch das Auftreten des *Deqi*-Gefühls (Hui 2000) zu beobachten. Ob das Auslösen des Nadelgefühls für einen guten klinischen Effekt zwingend ist, ist bisher nicht klar.

Verzweigungen eingeschlossen – die schmerzhafte Zone erreicht. Fernpunkte liegen konventionsgemäß am fernen Ende der jeweiligen Leitbahn, also meist distal an den Extremitäten. Wichtige Fernpunkte für die einzelnen Regionen sind aus nachfolgender Tabelle zu entnehmen (☞ Tab. 6.2).

Tabelle 6.2 Punktauswahl bei Schmerzen verschiedener Organe und Körperregionen

Region	Lokoregionale Punkte	Fernpunkte
Gesicht	EX-KH 5, Ma 2, Dü 18, Ma 6, Ren 24	Di 4
Auge	Bl 2, 3E 23	Dü 3, 3E 3
Ohr	3E 17, Dü 19	3E 3
Nase	Di 20, EX-KH 3, Du 23	Di 4, Lu 7
Mund	Ren 24, Ma 4, Ma 6, Di 19	Di 4, Ma 44
Zähne	Ma 7, Ma 6, EX-KH 5	Di 4, Ma 44
Rachen	Ren 23, Di 18	Lu 11, Ni 6, Ma 44
Stirn	EX-KH 3, Bl 2, Du 23	Ma 44
Schläfe	EX-KH 5, Gb 8, 3E 20	3E 5, Gb 41
Hinterhaupt	Bl 10, Du 16	Bl 60, Bl 67
Scheitel	EX-KH 1, Du 20	Le 3
Nacken	Gb 20, Bl 10, Gb 21	Dü 3, Bl 60
Schulter	Di 15, 3E 14, Dü 10	Di 11, Di 4
BWS	Bl 17 bis Bl 23, Ex-R 2 (*Huatuo-Jiaji*-Punkte)	Bl 57, Bl 60
Thorax	Ren 17, Lu 1, Bl 13	Lu 5, Lu 7, Pe 6
Epigastrium	Ren 12, Ma 21	Ma 36, Pe 6
Hypochondrium	Le 13, Gb 25	3E 6, Le 3
LWS	Bl 25, Du 3, Bl 23, Ex-R 2 (*Huatuo-Jiaji*-Punkte)	Bl 37, Bl 40, Du 26, Bl 57
Unterbauch	Ma 25, Ren 6, Ren 3	Mi 6, Le 3
Urogenitalregion	Ren 3, Ren 4, Ma 30	Le 3, Le 5, Le 8, Mi 6
After	Du 1, Bl 30	Bl 57, Du 20
Obere Extremität	Di 15, Di 11, Di 4	Keine
Untere Extermität	Gb 30, Bl 54, Gb 34, Gb 39	Keine

- **Erfahrungspunkte/symptomatische Punkte:** Symptomatische Punkte basieren auf empirischer Erfahrung bei verschiedenen Krankheitsphänomenen (☞ Tab. 6.3). Weitere symptomatische Punkte werden in den Kapiteln in Teil II bei der Besprechung der einzelnen Indikationen angeführt (☞ Kap. 9–17).
- **Punkte entsprechend des TCM-Syndrom-Musters:** Nach differenzialdiagnostischen Erwägungen der TCM werden Punkte ausgewählt, die auf eine Wiederherstellung des gestörten Gleichgewichtes der körperlichen Landschaft abzielen. Punkten werden hierbei beispielsweise „Wind vertreibende" oder „Yang stärkende" Wirkungen im Sinne der TCM zugeschrieben. Es ist anzumerken, dass eine systematische Zuordnung in dieser Weise eine vergleichsweise junge Entwicklung der Akupunktur darstellt, die erst in der Mitte des letzten Jahrhunderts vonstatten ging. Eine Darstellung der Auswahl von Punkten entsprechend des Syndrommusters findet sich im speziellen Teil des Buches bei der Besprechung der Therapie verschiedener Schmerzsyndrome.

Therapiekonzepte

▸▸ Pragmatisches Therapiekonzept

Die Einbeziehung von Punkten nach TCM-Syndrom-Muster (Kap. 5.3; Kap. 9–17) erfordert theoretische Kenntnisse über die Krankheitslehre der TCM und erschließt sich somit erst dem etwas erfahreneren Therapeuten. Ferner ist das Erstellen einer Syndromdiagnose zeitaufwändig und von daher aus zeitökonomischen Gründen nicht immer realisierbar.

Aus pragmatischen Gründen empfiehlt sich daher häufig ein semistandardisiertes Vorgehen. Hier werden Basis-Punkte, die ein Destillat aus bewährten Punktkombinationen darstellen, mit Punkten entsprechend der Schmerzlokalisation und ggf. weiteren Erfahrungspunkten entsprechend individueller Begleit-Symptome kombiniert.

▮ **Basis-Punkte plus Punkte nach Schmerzlokalisation plus Erfahrungspunkte.** ▮

Bei Bedarf kann das Therapiekonzept dann im Verlauf durch syndromorientierte Punkte ergänzt werden. Es muss allerdings angemerkt werden, dass auf der Basis klinischer Studien derzeit noch unklar ist, ob eine Individualisierung der Therapie durch die Einbeziehung

6.7 Behandlungsprinzipien

Tabelle 6.3 Symptomatische Punktauswahl (alphabetisch)

Abdominales Spannungsgefühl	Ren 6, Ma 36, Ma 25, Pe 6
Ängstlichkeit	He 7, Ren 14
Ärger, Stress, Frustration	Le 2, Le 5
Akute Bauchschmerzen	Mi 4, Ma 34, Pe 6
Depression	Pe 6, He 7, Ren 14, Bl 23, Bl 20, Mi 6, Le 3, Ma 36
Diarrhö	Ma 25, Mi 9, Ma 36
Dysurie	Ren 3, Le 8
Erschöpfungszustand	Ma 36, Ren 4, Ren 6, Du 4
Fieber	Du 14, Di 11, Di 4
Gallenkolik	Gb 34
Gliederschmerzen (parainfektiös)	Schröpfen an Bl 13, Du 14, Di 4, *Huatuo*-Punkte entsprechend Schmerzlokalisation
Harnverhalt	Mi 6, Mi 9
Juckreiz der Haut	Di 11, Mi 10, Mi 6
Kälteempfindlichkeit	Du 14, Ren 12, Moxibustion
Kollaps	Du 26, Ren 4, Ma 36, Pe 6
Nachtschweiß	Dü 3, He 6, Ni 7
Nierenkolik	Ni 6, Bl 23
Opstipation	3E 6, Ma 25, Ni 6, Bl 25
Palpitationen	Pe 6, He 7
Schlafstörungen	Ni 3, Mi 6, He 7, Du 20, *Sishencong*
Schleim	Mi 9, Mi 6, Ma 40
Schluckbeschwerden	Ren 22, Ren 23, Pe 6
Schwindel	Gb 20, Ex HN 5 *(Taiyang)*, Du 20, Le 3
Spontanschweiß	Di 4, Ni 7
Thorakales Beklemmungsgefühl	Ren 17, Pe 6
Traumgestörter Schlaf	Le 3, He 7, Bl 15
Muskuläre Dysbalance	Gb 34
Nausea, Erbrechen	Pe 6, Ren 12, Le 13, Bl 17
Wetterfühligkeit	Du 14, Di 4
Windempfindlichkeit	Gb 20, Ren 16, Du 14, Lu 7, Di 4

syndromorientierter Punkte das therapeutische Outcome verbessert. In einer großen systematischen Übersichtsarbeit zur Wirksamkeit von Akupunktur bei Patienten mit chronischen Schmerzen (Ezzo et al. 2000) war kein signifikanter Unterschied zwischen einer syndromorientierten Behandlung und einer standardisierten Therapie nachzuweisen. Das Vorgehen bleibt daher im Moment eine Frage der persönlichen Neigung.

▸▸ Orientierung an der westlichen Pathophysiologie

Eine Orientierungshilfe bietet zusätzlich die Betrachtung der Pathophysiologie der zu behandelnen Erkrankung. In der Pharmakotherapie von Schmerzen ist die Auswahl des Pharmakons entsprechend des Pathomechanismus der Erkrankung selbstverständlich. So werden beispielsweise nicht-steroidale Antiphlogistika zur Behandlung von Schmerzen entzündlicher Genese, nicht aber zur Therapie von neuropathischen Schmerzen verwendet. Aufgrund der Kenntnis der physiologischen Effekte der Akupunktur (☞ Kap. 6.2) ist für die Akupunkturtherapie ein vergleichbares Vorgehen realisierbar. Tabelle 6.4 gibt einen Überblick über Behandlungskonzepte bei verschiedenen Gruppen von Schmerzsyndromen (☞ Tab. 6.4).

▸▸ Variieren des Punktekonzeptes

Aus klinischer Erfahrung macht es Sinn, im Verlaufe der Therapie das Punktekonzept zu variieren, da sonst eine zu starke Gewöhnung des Patienten an die Reizsituation auftreten kann. Ferner ist es häufig notwendig, die Therapie an eine Änderung der klinischen Symptomatik anzupassen.

▸▸ Kombination von Punkten

Für die Kombination von Punkten können die nachfolgend aufgeführten fünf Leitlinien als Orientierungshilfe dienen. Über die hier genannten Konzepte hinaus existieren noch weitere klassische Möglichkeiten der Punktkombination (Innen-/Außen-Kombination, Kombination von *Shu-/Mu-/Yuan*-Punkten, Kombination von *Mu-/He*-Punkten, Kombination von *Yuan-/Luo*-Punkten), auf die hier jedoch aus Gründen der Übersichtlichkeit nicht weiter eingegangen wird.

- **Kombination von Lokalpunkten und Fernpunkten:** Die Kombination von Lokalpunkten mit Fernpunkten ist das einfachste und gleichzeitig wichtigste

6 Akupunktur

Tabelle 6.4 Mechanismus-orientierte Auswahl von Akupunkturpunkten

Schmerz-Syndrom	Wesentliche Punkte
Funktionelle Störungen	Fernpunkte, psychovegetativ wirksame Punkte (He 7, Pe 6, Du 20, Ren 17, Ren 14), bei visceralen Störungen auch segmentale Punkte, bei Kopfschmerzen auch Lokalpunkte
Gelenkschmerzen	Lokale Punkte
Myofasciale Schmerzen	Triggerpunkte („Dry needling")
Viscerale Schmerzen	Segmentale Punkte, „*Shu-/Mu*"-Kombination
Neuropathische Schmerzen	Fokussierung auf betroffene Struktur (peripherer Nerv, Nervenwurzel oder zentrale Einheit), „Ketten-Schloss- Methode"

Therapiekonzept in der Akupunktur. Tabelle 6.2 liefert eine Regionen bezogene Darstellung lokoregionaler- und Fernpunkte (☞ Tab. 6.2).

Ein häufig angewandtes Vorgehen bei Schmerzen des Bewegungsapparates ist es zuerst eine Nadelung von Fernpunkten durchzuführen und anschließend die schmerzhafte Region lokal zu behandeln (☞ Kap. 10).

- **Vorne-Hinten-Kombination:** Die Kombination von Akupunkturpunkten auf Thorax und Abdomen mit Punkten auf dem Rücken bedient sich in erster Linie segmentreflektorischer Wirkungen (☞ Kap 6.2.1).
- ***Shu* und *Mu*:** Die Kombination von *Shu*-(Rücken-) Punkten und *Mu*-(Alarm-) Punkten eignet sich vor allem zur Behandlung von Störungen der *Zangfu* (☞ Tab. 6.5).
- ***Dumai* (Lenkergefäß) und *Renmai* (Konzeptionsgefäß):** In der Theorie der TCM regiert der *Dumai* alle *Yang*-Leitbahnen und der *Renmai* alle *Yin*-Leitbahnen. So eignet sich die Kombination von Punkten auf *Dumai* und *Renmai* zum Ausgleich von *Yin* und *Yang*. Es lassen sich hierbei vor allem psychovegetative Effekte erzielen (☞ Tab. 6.6).
- **Oben-Unten-Kombination:** Mit der Nadelung von Punkten auf der oberen und unteren Körperhälfte

Tabelle 6.5 Indikationsbereich bei *Shu-Mu*-Kombination (nach Focks, Hillenbrand 2003)

Organ	*Shu*-Punkt	*Mu*-Punkt	Indikation
Lu	Bl 13	Lu 1	Erkrankungen des Respirationstraktes, z. B. Husten, Dyspnoe
Pe	Bl 14	Ren 17	Herzerkrankungen, z. B. Angina pectoris, Herzrhythmusstörungen
He	Bl 15	Ren 14	Herz- und Magenerkrankungen, z. B. Palpitationen, Magenschmerz
Le	Bl 18	Le 14	Leber- und Gallenblasenstörungen, z. B. Flankenschmerz, Säurereflux
Gb	Bl 19	Gb 24	Leber- und Gallenblasenstörungen, z. B. Schmerz in der Region, Ikterus
Mi	Bl 20	Le 13	Leber- und Milzerkrankungen, z. B. Schmerz oder Spannungsgefühl im Abdomen, Verdauungsstörungen
Ma	Bl 21	Ren 12	Magenerkrankungen, z. B. Magenschmerzen, Appetitverlust
Ni	Bl 23	Gb 25	Erkrankungen der Niere und des Urogenitaltrakts
Di	Bl 25	Ma 25	Dickdarmstörungen, z. B. Obstipation, Diarrhö, Bauchschmerzen
Dü	Bl 27	Ren 4	Störungen von Dünndarm, Blase und Urogenitaltrakt, z. B. Harninkontinenz, Harnverhalt, Spermatorrhö
Bl 8	Bl 28	Ren 3	Störungen der Blase und des Urogenitaltrakts, z. B. Harninkontinenz, Harnverhalt und Menstruationsstörungen

6.7 Behandlungsprinzipien

Tabelle 6.6 Wichtige Punktkombinationen von *Dumai* und *Renmai* (nach Focks, Hillenbrand 2003)

Kombination	Wirkung
Du 20 *(Baihui)* + **Ren 4** *(Guanyuan)* + Moxibustion	Stärkt und wärmt Blasen- und Nieren-*Yang* und *Yangqi* allgemein
Du 20 *(Baihui)* + **Ren 6** *(Qihai)*	Stärkt und hebt das *Qi* an, belebt das Gemüt (z. B. bei Depressionen)
Du 20 *(Baihui)* + **Ren 12** *(Zhongwan)*	Stärkt Magen und Milz, belebt das Gemüt (z. B. bei Depressionen)
Du 20 *(Baihui)* + **Ren 15** *(Jiuwei)*	Beruhigt den Geist *Shen*, belebt das Gemüt (z. B. bei Depressionen)
Du 24 *(Shenting)* + **Ren 4** *(Guanyuan)*	Nährt die Nieren, stärkt Essenz-*Jing* und beruhigt den Geist *Shen*

wird das Ziel einer ausgewogenen Stimulation des Organismus verfolgt. Bei einem energetischen Ungleichgewicht des Körpers (z. B. aufsteigendes *Yang* bei Nieren-*Yin*-Leere) kann es jedoch auch sinnvoll sein, asymmetrisch zu stimulieren (z. B. Le 2, Ni 3 und keine Nadelung der oberen Körperhälfte).

Bei ausgeprägter Schmerzempfindlichkeit oder Allodynie einer Körperstelle kann auch eine Nadelung an einem **korrespondierenden Punkt** (☞ Tab. 6.7) der **oberen bzw. unteren Körperhälfte** erfolgen (z. B. CRPS ☞ Kap. 13.7).

Tabelle 6.7 Korrespondierende Punkte

Schmerzen an oberer Extremität	Punkte an unterer Extremität
Hand radial	Le 3
Hand ulnar	Gb 41
Handrücken, Armstreckseite	Ma 41
Handinnenfläche, Armbeugeseite	Mi 6
Ellenbogen lateral	Ma 36
Ellenbogen medial	Mi 9
Schmerzen an unterer Extremität	**Punkte an oberer Extremität**
Fuß medial	Di 4
Fuß lateral	3E 3
Fußrücken, Unterschenkel frontal	3E 5
Unterschenkel dorsal	Pe 6
Knie lateral	Di 11
Knie medial	He 3

- **Rechts-Links-Kombination:** Die Rechts-Links-Kombination von Akupunkturpunkten folgt ebenso den Regeln der Symmetrie. Diese klassische Regel der Akupunktur korreliert gut mit Daten aus der Schmerzforschung, die darauf hindeuten, dass durch die Verschaltung der nociceptiven Afferenzen beider Körperseiten im Rückenmark, Reize auf der einen Körperseite die Verarbeitung von Schmerz auf der anderen Körperseite beeinflussen können (auch Therapie des Phantomschmerz, ☞ Kap.13.9). Auch hier gilt: Bei starker Schmerzempfindlichkeit der einen Seite kann statt der ipsilateralen Nadlung auf die analogen Punkte der Gegenseite ausgewichen werden.
- **Ketten-Schloss-Kombination:** Bei der Ketten-Schloss-Methode werden 2–3 oder mehr Akupunkturpunkte auf einer Leitbahn in Reihe gestochen. Aus neurophysiologischer Sicht ist dieses Vorgehen als Reizsummationstechnik zu interpretieren. Klinische Relevanz besitzt die Methode insbesondere bei Schmerzen des Bewegungsapparates sowie bei neuropathischen Schmerzen.

6.7.2 Auswahl der Reizmodalitäten

Aus Grundlagenstudien wird deutlich, dass die physiologische Reaktion des Organismus auf Akupunktur zum einen vom funktionellen (insbesondere vegetativen) Zustand des Patienten und zum anderen von Art und Stärke der Nadelung abhängt (Bäcker et al. 2003, Bäcker et al. 2002). Diese Beobachtung unterstreicht die Forderung der TCM, dass zum Ereichen eines optimalen Therapieergebnisses der Nadelreiz an den jeweiligen Zustand des Patienten angepasst werden muss. Dies ist aus Sicht der TCM selbstverständlich, folgt doch beispielsweise aus der Krankheitsdifferenzierung in Fülle- und Leere-Pathologien *(Bagang)*, dass Patienten in Fülle „ableitend" und Patienten in Leere „auffüllend" behandelt werden müssen.

> Auch für eine pragmatische Akupunktur ist es wichtig, die Reizstärke an den Zustand des Patienten anzupassen. Während geschwächte oder chronisch kranke Patienten sanfter Reize bedürfen, sind bei Patienten mit kräftiger Konstitution oder akuter Erkrankung (mit Fülle-Symptomatik) starke Reize indiziert.

Hierfür ist keine differenzierte Syndromdiagnostik nötig, vielmehr geht es um eine ärztliche, teilweise intuitive Einschätzung des Kräftezustandes des Patienten und der Akuität der Erkrankung. Als diagnostisches Hilfsmittel können die in Kapitel 4.4.2 vorgestellten Kriterien zur Differenzierung in Fülle- und Leere-Syndrome herangezogen werden (☞ Kap. 4.4.3 und Tab. 4.3). Entscheidend ist es einerseits, geschwächte Patienten nicht durch zu starke Reize zu überfordern. Andererseits bedürfen Patienten in Fülle eines ausreichend starken Reizes, um eine adäquate regulative Antwort anzuregen. Akute Erkrankungen bedürfen im Allgemeinen einer stärken Stimulation als chronische.

> Die zu starke Stimulation von Patienten mit einer Leere-Symptomatik ist der häufigste Grund für unerwünschte Wirkungen in der Akupunktur.

Die Stärke der Reizintensität wird zum einen über eine Manipulation der Nadel bei Erreichen des *Deqi*-Gefühls realisiert. Zum anderen spielen die Anzahl und Beschaffenheit der Nadeln, die Nadelverweildauer sowie die Wiederholungsfrequenz der Behandlungen eine Rolle.

Nadelmanipulation

Im Rahmen der syndromorientierten Behandlung können Punkte an den Extremitäten distal des Ellenbogens und Knies, Rücken-*Shu*-Punkte und Punkte wie Ren 4 und Ren 6, die bestimmten Theoremen der chinesischen Medizin zufolge ausgewählt werden, im Sinne der auffüllenden *(Bufa)* und ableitenden *(Xiefa)* Nadeltechniken (s. u.) stimuliert werden. Im Kontext einer energetischen Sichtweise des Organismus und der Zuordnung von entsprechenden Wirkrichtungen zu einzelnen Punkten können innerhalb eines Gesamttherapiekonzeptes verschiedene Punkte auch unterschiedlich stimuliert werden. Beispielsweise kann bei dem Muster „aufsteigendes Leber-*Yang*" der Punkt Mi 6 auffüllend und der Punkt Le 3 ableitend stimuliert werden. Hiermit wird beabsichtigt das *Yin* zu stärken (Mi 6) und das *Yang* zu reduzieren (Le 3). In der klassischen Literatur werden zahlreiche Stimulationstechniken beschrieben (☞ Abb. 6.7-1). Tabelle 6.8 fasst die gebräuchlichsten Methoden der Nadelmanipulation zusammen (☞ Tab. 6.8).

In der Regel wird die Nadel nach dem Einstechen in Abhängigkeit von der Nadeltoleranz und Konstitution des Patienten ca. 2–10 sec. stimuliert und dann am Ort belassen. Durch wiederholte Stimulation kann der analgetische Effekt vor allem bei akuten Schmerzen deutlich erhöht werden. Diese kann in Form einer Dauerstimulation (z. B. durch das Anschließen eines Elektrostimulationsgerätes) oder durch intermittierende manuelle Manipulation geschehen.

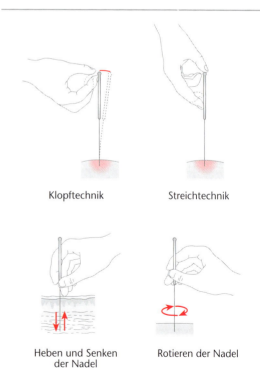

Abb. 6.7-1 Techniken zur Nadelmanipulation (aus Focks, Hillenbrand 2003)

6.7 Behandlungsprinzipien

Tabelle 6.8 Einteilung verschiedener Methoden der Nadelstimulation

Intensität des Reizes	Methode	Anwendung
Stark	• **Heben und Senken der Nadel** mit großer Amplitude (> 5 mm) und niedriger Frequenz (< 1 Hz). Das Heben der Nadel wird betont (weniger relevant als erster Aspekt) • oder **Rotation der Nadel** mit großer Amplitude (> 360°) und niedriger Frequenz (< 1 Hz). Zusätzlich kann eine leichte Hebe- und Senktechnik wie oben beschrieben mit Betonung des Impulses vom Patienten weg durchgeführt werden (weniger relevant als erster Aspekt).	Bei Patienten mit kräftiger Konstitution und hoher Nadeltoleranz, bei akuten Schmerzen, bei Fülle-Syndromen, vor allem bei Punkten an den Extremitäten
Schwach	• **Heben und Senken der Nadel** mit kleiner Amplitude (wenige Millimeter) und hoher Frequenz (4–8 Hz). Das Senken der Nadel wird betont (weniger relevant als erster Aspekt) • oder **Nadelrotation** mit kleiner Amplitude (90–180°) und hoher Frequenz (4–8 Hz). Zusätzlich kann eine leichte Hebe- und Senktechnik wie oben beschrieben mit Betonung des Impulses auf den Patienten zu durchgeführt werden (weniger relevant als erster Aspekt).	Bei schwachen oder geschwächten Patienten mit geringer Nadeltoleranz. Bei ängstlichen Patienten, die zum Nadelkollaps neigen. Evtl. bei der 1. Behandlung. Über sensiblen anatomischen Strukturen. Bei Leere-Syndromen
Moderat	Zwischen starker und schwacher Stimulation	In der klinischen Praxis häufig sinnvoll, vor allem im Rahmen eines pragmatischen Therapiekonzeptes

Weitere Stimulationsparameter

Verschiedenen weiteren Parametern wird ein auffüllender oder ableitender Effekt zugesprochen (☞ Tab. 6.9).

Tabelle 6.9 Stimulationsparameter mit auffüllendem und ableitendem Effekt

	Auffüllung	Ableitung
Dicke der Nadeln	Dünne Nadeln	Dicke Nadeln
Anzahl der Nadeln	Kleine Anzahl	Große Anzahl
Stichrichtung	In Richtung der Bewegung von Qi	Gegen die Richtung der Bewegung von Qi
Nadel-manipulation	Schwach	Stark
Rotation	Kleine Amplitude, hohe Frequenz	Große Amplitude, kleine Frequenz
Heben/ Senken	Schnell senken, langsam heben	Langsam senken, schnell anheben
Herausziehen	Schnell beim Einatmen	Langsam beim Ausatmen
nach dem Herausziehen	Wunde zudrücken	Bluten lassen

6.7.3 Anzahl der Nadeln und Verweildauer

Allgemein gilt die Regel: „Soviel wie nötig und so wenig wie möglich". Die **Nadelzahl** kann zwischen einer Nadel und bis zu 20 Nadeln – in Einzelfällen auch darüber – liegen.

Anfänger machen meist den Fehler, zu viele Nadeln zu verwenden, was leicht dazu führen kann, dass der Patient überreizt werden kann. Vor allem bei Patienten mit Leere-Syndromen ist es wichtig, nicht zu viele Nadeln zu verwenden.

Die optimale **Verweildauer** der Nadeln ist abhängig von der Akuität (akute vs. chronische Schmerzen), Art der Erkrankung (Innen- oder Außen-Erkrankung) und vom Alter und der Konstitution des Patienten. Sie beträgt durchschnittlich 20–30 min, kann bei akuten Störungen und bestimmten Anwendungstechniken, aber auch nur Sekunden betragen (☞ Tab. 6.10).

6.7.4 Häufigkeit der Behandlungen

Behandlungsintervalle: Auch hier ist die Akuität einer Erkrankung der ausschlaggebende Faktor. Während akute Störungen 2-mal täglich bis zu 2-mal pro

Tabelle 6.10 Nadelverweildauer (aus Focks, Hillenbrand 2003)

	Lange Nadelverweildauer (bis zu 30 min)	Kurze Nadelverweildauer (sec bis 5 min)
Erkrankung	Kälte-, Mangel-Syndrom, chronische Krankheiten, *Yin*-Krankheiten, Erkrankung der *Zang-Fu*-Organe	Hitze-, Fülle-Syndrom, akute Krankheiten, *Yang*-Krankheiten, Außen-Erkrankung
Alter	Junge Erwachsene	Ältere Menschen und Kinder
Konstitution	Stark	Schwach
Individuelle Empfindlichkeit	Bei langsamem Auslösen der *Deqi*-Sensation	Bei schnellem Auslösen der *Deqi*-Sensation

Woche behandelt werden können, wird bei chronischen Störungen prinzipiell in längeren Behandlungsintervallen therapiert. Bei chronischen Schmerzen macht es Sinn, zunächst in kürzeren Abständen von beispielsweise 2–3-mal pro Woche zu beginnen und im Verlauf der Therapie die Intervalle zu vergrößern (z. B. 1-mal alle 2 Wochen). Nach erfolgreicher Therapie kann es Sinn machen zur Stabilisierung des Therapieerfolg noch einige Behandlungen in großen Abständen anzuschließen (z. B. 1-mal pro Monat).

Anzahl der Behandlungen: Wesentlich für den therapeutischen Effekt bei chronischen Schmerzen ist die Gesamtzahl der Behandlungen. Dies zeigen Daten aus einer größeren Übersichtsarbeit zu Akupunktur bei chronischen Schmerzen (Ezzo 2000). In den klinischen Studien, in denen mindestens 6 Akupunkturbehandlungen durchgeführt worden waren, zeigten die Patienten eine signifikant bessere Schmerzreduktion als in den Studien in denen weniger als 6-mal behandelt wurde. Dies deutet auf einen kumulativen Effekt der Akupunktur hin. Vermutlich benötigt das nociceptive System eine minimale Anzahl an Reizwiederholungen zur Aktivierung relevanter adaptiver Prozesse sowie antinociceptiver Mechanismen (☞ Kap. 6.2). Häufig treten jedoch nach 3–6 Behandlungen bereits Zeichen einer Besserung auf.

Behandlungszyklen: Für einige Schmerzsyndrome, bei denen es zu einem Wiederauftreten der Beschwerden kommt (häufig z. B. bei neuropathischen Schmerzen), kann es notwendig sein, in regelmäßigen Abständen erneute Behandlungsserien durchzuführen. Ein sinnvoller Zyklus besteht aus 8–12 Behandlungen. Einem Zyklus sollte eine behandlungsfreie Zeit folgen, um danach den Behandlungserfolg zu bewerten.

6.7.5 Frage der Dosis von Akupunktur

„Wie viel Nadeln verträgt ein Mensch?"
Daten aus aktuellen klinischen Studien deuten darauf hin, dass die Bedeutung der Spezifität von Akupunkturpunkten möglicherweise überschätzt wird. Im Gegensatz dazu erscheint es wesentlich, **wie** genadelt wird. Damit sind die oben dargestellten Reizparameter (Stärke der Nadelmanipulation, Anzahl und Größe der Nadeln, Nadelverweildauer, Häufigkeit der Behandlung) gemeint. In Analogie zur Pharmakologie wird in diesem Zusammenhang in letzter Zeit häufig die Frage der „Dosis" von Akupunktur diskutiert. Die klinische Erfahrung der Autoren legt nahe, dass tatsächlich eine jeweils optimale Dosis existiert, die vor allem vom energetischen Zustand des Patienten abhängt. Dieser kann sich von Behandlung zu Behandlung verändern und bedarf daher einer genauen Beobachtung durch den Akupunkteur. Ein ausgeruhter Patient toleriert Nadelreize wesentlich besser als ein erschöpfter. Ferner findet im Lauf der Behandlung meist eine Adaptation (☞ Kap. 6.2.3) an die Nadelreize statt, sodass am Ende der Therapie deutlich stärkere Reize verwendet werden können als bei der 1. Behandlung.

> Die Spürfähigkeit des Behandlers, welche „Dosis" ein Patient braucht, ist eine wesentliche Säule des therapeutischen Erfolges.

6.8 Erwärmen der Akupunkturpunkte: Moxibustion
Antonius Pollmann

Nach japanisch *„Mogusa"*, chinesisch *„Jiu"*; Erwärmung des Akupunkturpunktes mit glimmendem Beifuß (*Aiye*, Artemesia vulgaris).

Moxakraut

Eigenschaft: Beifuß haftet gut, lässt sich in formbare Portionen bringen, glimmt langsam und gibt wohl dosierte Wärme ab, duftet in geringen Mengen angenehm und zerbröselt auch nach dem Ausbrennen der Asche nicht so leicht.

Krautqualität:
- **Gute Qualität:** Grünliche bis gelbliche Farbe, feinwollige und weiche Konsistenz, gleichmäßiges Brennverhalten, leicht entflammbar, geht nicht aus. Wirkung: Wohlige, milde Wärme; günstig an empfindlichen Stellen und bei chronischen Erkrankungen
- **Mindere Qualität:** Schwarze bis braune Farbe, kurze Lagerungsdauer, oft feucht, grobfaserige und harte Konsistenz, erschwert entzündbar, geht leicht aus. Wirkung: Aggressivere Hitze.

Cave: Verbrennungsgefahr.

> **Wichtig:** Aufbewahrung von Moxakraut im verschlossenen, trockenen Behälter an leicht kühlem Ort.

Wirkungen

Nach TCM:
- Stärkt das *Yang*, bei Mangel-Kälte-Syndrom
- Vertreibt Kälte und löst Feuchtigkeit aus den Meridianen, der Oberfläche und den Organen
- Beseitigt *Qi*- und Blut-Stagnation durch Förderung der Zirkulation

Nach westlicher Vorstellung:
- Verbessert Gewebsdurchblutung und aktiviert den Gewebsstoffwechsel
- Regt Organfunktionen an (viscerocutaner Reflex über Head-Zonen)
- Stärkt Körper- und Immunabwehr

Indikationen (☞ Tab. 6.11)

- **Fülle-Kälte-Syndrom:** Durch äußeren Faktor „Kälte" (mit weißem Zungenbelag und langsamem, vollem Puls)
- **„*Yang*-Mangel-Syndrom"** mit relativem Übermaß an Yin (mit Kältegefühl, blassem Zungenkörper, langsamem, leerem, schwachem Puls).
  Beispiele:
  – **Nieren-*Yang*-Mangel:** Wichtigste Punkte sind **Bl 23, Bl 52, Bl 58, Ren 3, Ren 4** und **Ni 3**; (bloßes stärkendes Nadeln reicht nicht aus); es müssen mindestens einige dieser Punkte mit Moxa behandelt werden; Behandlung des Rücken-*Shu*-Punktes **Bl 23** und des Ursprungs-*Yuanqi*-Punktes **Ni 3** stärkt Nieren-*Qi*, in Kombination mit **Du 4** v.a. Stärkung des Nieren-*Yang*
  – **Milz-/*Qi*-/*Yang*-Mangel:** Wichtigste Punkte sind **Bl 20, Le 13, Mi 3, Ma 36** und **Ren 12**; sie stärken das Milz-*Yang* und fördern die Transportfunktion des Organs (Transformation); Behandlung der Punkte **Ren 12** und **Ren 6** mit Akupunktur und Moxa erwärmt und kräftigt den Funktionskreis Milz/Magen und beseitigt belastende Kälte
- **Ödembildung** (nur „blasses Ödem", nicht durch Entzündung bedingtes Ödem moxen, **Cave:** Vorsichtig moxen, da ggf. Minderung der Sensibilität)
- **Schmerzen des Bewegungsapparates evtl. durch pathogenen Faktor Kälte:** Schmerzcharakter bohrend und durchdringend, oft fixe Lokalisation; Moxibustion am Hauptschmerzpunkt günstig; während der Behandlung meist deutliche Schmerzlinderung (Kälte-*Bi*)
- **Chronische Erkrankung mit Kältesymptomatik:** z.B. chronisches Gelenk- oder Knochen-*Bi* (chronische Gelenkentzündung) u.a. (oft *Yang*-Mangel-Syndrom)
- **Gynäkologische Erkrankungen:** Oligo- oder Amenorrhö bei *Qi*- und Blut-Mangel; Dysmenorrhö, Korrektur der Fehllage des Feten
- **Durchblutungsstörungen**

Tabelle 6.11 Wichtige Indikationen und Punkte zum Moxen

Yang-Mangel	Du 4, Ma 36, Ren 6
Kälte vertreiben	Lokal
Infektanfälligkeit, chronische Bronchitis (Lungen-*Qi*-Mangel)	Du 12, Bl 12, Bl 13, Ren 17
Spannungskopfschmerz (Milz-*Qi*-Mangel)	Bl 20, Ma 36, Mi 6, Ren 6, Ren 12
Chronische Gastritis (Kälte in Milz und Magen)	Bl 20, Mi 21, Ma 36, Mi 9, Ma 21, Ren 12
Diarrhö bei Kälte im Dickdarm	Bl 20, Bl 21, Bl 25, Ma 37, Ma 25
Lumbalgie (Nieren-*Qi*-Mangel, Kälte-Obstruktion)	Bl 22 bis Bl 25, Du 4, Bl 52, Bl 60, Ren 4
Enuresis noctura (Nieren-*Yang*-Mangel)	Ren 4, Bl 23, Ni 7, Ren 6

- **Krankheitsvorbeugung** und Gesunderhaltung durch Aktivierung der Abwehrkraft (Präventive Akupunktur/Moxibustion).

Kontraindikationen
- Hitze-Syndrome wie z. B.
  - Fülle-Hitze-Syndrom durch äußeren oder inneren „Faktor Hitze" mit gelbem Zungenbelag und schnellem, vollem Puls
  - *Yin*-Mangel-Syndrom mit relativem Übermaß an *Yang* mit roter, belagloser Zunge und schnellem, dünnem Puls. Anmerkung: Fülle-Hitze-Syndrome besser mit Mikroaderlass mit Dreikantnadel oder blutigem Schröpfen behandeln
- Fieberhafte und akut infektiöse Erkrankungen, akute Entzündungen, Blutungen
- Kombinierter *Yin*- und *Yang*-Mangel (relativ)
- „Glasige, verquollene" Hautareale
- Hypertonus (relativ)
- Kleinkinder (empfindliche Haut!)
- Schwangerschaft: Unterleibsbereich
- Kontraindiziert: Punkte über oberflächlichen Gefäßen, Krampfadern; an Schleimhäuten
- Ungünstige Lokalisation: Ohr, Augenregion; infizierte und akut entzündliche Regionen, schlecht heilende Wunden (v. a. bei Patienten mit peripherer arterieller Verschlusskrankheit oder Diabetes mellitus; **cave:** Verbrennungsgefahr wegen Sensibilitätsstörungen); behaarter Kopf; über Organen, die dicht unter der Hautoberfläche liegen. Anwendung der Feuernadel nicht an Punkten, die dicht an Arterien oder Nerven liegen (Bl 40, Lu 9).

Techniken
Auffüllen und Ableiten
- **Auffüllen:** Kräftig, lang anhaltend mit intensiver Wärmeeinwirkung, aber ohne Hitzeschmerz oder gar Verbrennung
- **Ableiten:** Direkte Moxibustion mit Erzeugung von Brandblasen bzw. Narbenbildung

Indirekte Moxibustion
- **Moxakegel:** Auf den Akupunkturpunkt eine ca. 0,5–1 cm dicke Scheibe frischen Ingwers oder frischen Knoblauchs legen, darauf einen kleinen Kegel Moxakraut entzünden; der Patient sollte keinen Hitzeschmerz verspüren; ggf. mehrmals (3–5-mal) an demselben Punkt wiederholen. **Indik.:** Auf Ingwerscheiben besonders bei *Yang*-Mangel-Symptomen von Milz-*Qi*/*Yang*-Mangel mit Kälte-Gefühlen, Diarrhö oder mit Gelenkschmerzen; auf Knoblauchscheiben besonders bei Schwellungen nach Insektenstichen: Eine ca. 2 mm dicke Knoblauchscheibe auf die höchste Stelle der Schwellung legen, dann Moxakegel so lange abbrennen, bis die Schwellung zurückgeht, dabei Knoblauchunterlage mehrmals frisch erneuern
- **Moxakasten:** Abbrennen von Moxakraut im Metall- oder Holzkästchen mit siebartigem Boden über der Haut; Abstand ca. 5 cm; Anwendung besonders im Abdominal-/Lumbalbereich
- **Moxazigarre/-zigarette:** Erwärmen der Haut („Vogelpick"-Methode) mit etwa 20 cm langer, aus Moxakraut hergestellter Zigarre/Zigarette, 10–15 min über die Haut des Akupunkturpunktes „tippen"; gebräuchlichstes und schonendstes Verfahren (In China wird gelegentlich die Zigarre direkt auf den Punkt gegeben und sogar die Entstehung einer Brandblase provoziert!)
- **Bauchnabel-Moxen:** Beim liegenden Patienten Bauchnabel mit Salz füllen, darüber eine dünne Scheibe frischen Ingwers legen, darauf einen daumenstückgroßen Moxakegel bzw. ein Stück der Moxazigarre platzieren und abbrennen. Beim Abglühen verteilt sich eine wohltuende Wärme über den gesamten Bauchbereich: Kräftigende Wirkung auf den gesamten Körper, erwärmt kalte Extremitäten. **Indik.:** Zum Beispiel bei *Yang*-Mangel-Syndromen infolge von Überarbeitung oder schwerer belastender Erkrankungen, Präkollaps-Zuständen oder Bauchschmerzen mit Kälte-Symptomatik, Diarrhö
- **Moxanadel:** Moxakraut auf den Griff einer bereits steckenden Nadel „aufkneten"/aufstecken und dann entzünden (Synonym: Wärmenadel); dabei verteilt sich sowohl die Abstrahlungshitze des glühenden Krautes als auch die über die Metallnadel geleitete Wärme in dem Akupunkturpunkt. Einfachere Variante: Ein Stück Moxazigarre abschneiden, auf den Nadelgriff aufstecken und von unten abbrennen; auf Akupunkturnadeln japanischen Typs können Moxa-Caps (mit Moxa-Caps-Entfernern zum gefahrlosen Abnehmen der heißen Moxa-Caps) gesteckt werden: Aussehen wie umgedrehte Regenschirme, können Moxakraut aufnehmen. Geeignete Punkte: *Shu/Mu*-Punkte und allgemeine *Qi*-tonisierende Punkte wie **Ma 36, Mi 6, Ren 6**

- **Moxa-Hütchen:** Isolierende selbstklebende Papptellerchen mit kleinen Moxastäbchen, die auf jeweiligen Akupunkturpunkt geklebt werden. Wirkungen: Beim Abbrennen dringt die Wärme durch ein kleines Loch im Pappteller gezielt an den Akupunkturpunkt, Brenndauer ca. 1 min. Nachteil: Meist zu geringe Menge Moxakraut, daher relativ teuer

▸▸ **Indirekte Moxibustion mit „Zwischenlage"**
- **Ingwer-Zwischenlage:** Stärkender, wärmender Effekt. Anwendung: Zum Beispiel auf **Ex-HN 5** *(Taiyang)* bei Kopfschmerzen
- **Knoblauch-Zwischenlage:** Setzt durch ätherische Ölfreisetzung intensiven Reiz, günstig bei Krampfzuständen, Rückenschmerzen, Lymphdrüsenentzündung, chronischer Tonsillitis, Schwellungen nach Insektenstichen
- **Salz-Zwischenlage:** Häufig Einsatz über dem Bauchnabel (**Ren 8**), günstig bei Schmerzen im Gastrointestinaltrakt, Diarrhö, allgemeinem Schwächezustand
- **Tofu-Zwischenlage:** Besonders bei Schwellungen und Ödemen; günstig bei Sinusitis (neben Nasenflügel und unterhalb der Nase moxen)

▸▸ **Direkte Moxibustion**
Bei direkter Anwendung Gefahr der Blasen- und Narbenbildung. Wird in China zwar häufig angewandt, ist bei Patienten in unserem Kulturkreis nicht zu empfehlen! Möglich ist Reiskornmoxen:
- **Moxakügelchen:** Reiskorn- bis maximal dattelkerngroßes Kügelchen Moxakraut wird direkt im Akupunkturpunkt platziert, auf dem Punkt entzündet und nach der geringsten Schmerzäußerung durch den Patienten sofort entfernt

> Patienten während der Moxa-Behandlung immer beaufsichtigen und eine kleine Schale mit einer Pinzette zum raschen Entfernen der Nadel sowie standfeste Moxalöscher/-ständer zum sicheren Abstellen und Löschen von Moxazigarren griffbereit halten!

- Moxibustion so lange anwenden, bis sich im behandelten Areal ein intensives Wärmegefühl ausgebildet hat
- Anwendung nur in gut belüftbaren Räumen, möglichst mit Absaugvorrichtung; falls nicht realisierbar: Infrarotlampe oder Mittelwellenstrahler zur Wärmetherapie einsetzen
- Bei Behandlung mehrerer Körperareale in einer Sitzung folgende Reihenfolge beachten: Rücken vor Bauch, Kopf und Rumpf vor Extremitäten
- Nach der Moxa-Behandlung sollte der Patient nicht sofort etwas Kaltes trinken, sich warm anziehen, möglichst noch ausruhen und nicht unmittelbar nach der Behandlung etwas essen (ggf. etwas Warmes trinken und kleine warme Mahlzeit, aber keine Rohkost!), um den Wärmeeffekt auszunutzen (Hinweis, Patientenmerkblatt).

6.9 Der Körperakupunktur verwandte Verfahren

6.9.1 Ohrakupunktur
Hans P. Ogal

Definitionen, Grundlagen
Die Ohrakupunktur ist aus einem umfassenden Konzept der Schmerzakupunktur kaum mehr wegzudenken. Das Ohr ist dank seiner anatomischen Lage gut zugänglich. Die Akupunktur am Ohr wird von den Patienten gut toleriert und ermöglicht einen raschen Wirkungseintritt, besonders bei Beschwerden im Bereich des Bewegungssystems.

Schon seit Jahrhunderten wurden in China einzelne Punkte auf der Ohrmuschel akupunktiert. Auch in der traditionellen ägyptischen und persischen Medizin wurde der therapeutische Zugang über die Ohrmuschel genutzt. Im Europa des 17. und 18. Jahrhunderts finden sich Hinweise auf Ischialgie-Behandlungen mittels Kauterisation an der Ohrmuschel. Die Ohrakupunktur in ihrer Komplexität geht jedoch auf den französischen Arzt Dr. Paul Nogier zurück. Mitte des 20. Jahrhunderts fielen ihm an einigen seiner Patienten **Kauterisationsnarben** an einer bestimmten Stelle des Ohres auf. Diese Patienten wurden von indochinesischen Laienbehandlern wegen Lumboischialgie behandelt. Nogier versuchte bei Schmerzrezidiven die drucksensiblen Areale mit Akupunktur zu behandeln, was ihm gelang. Von diesen Punkten der LWS ausgehend, konnte er weitere Punkte im Bereich der Wirbelsäule darstellen und letztendlich fand er auf der Ohrmuschel modellhaft einen auf dem Kopf stehenden Embryo (☞ Abb. 6.9-1).

Nogier entdeckte, dass sich die Punkte auf der Ohrmuschel sowohl therapeutisch als auch diagnostisch nutzen ließen und definierte den Begriff **„Aurikulomedizin"**. Denn anders als in der Körperakupunktur handelt es sich in der Ohrakupunktur um Reaktionspunkte, die nur bei Störungen der korrespondierenden Körperregion nachweisbar werden. Die Punkte werden „aktiv", d.h. sie werden druckempfindlich, manchmal sogar trophisch verändert und ihr Hautwiderstand ist erniedrigt.

Die Kenntnis der Ohrakupunktur verbreitete sich rasch in Europa und gelangte auch nach China, wo die nun komplexe Anordnung der Punkte in Form eines **Somatotops** bzw. **Mikrosystems** in die traditionelle chinesische Medizin integriert wurde.

Weiterentwicklungen der von Nogier geprägten französischen und der parallel sich entwickelnden **chinesischen Schule** zeigten viele Kongruenzen hinsichtlich der Punktlokalisationen und Indikationen. Die Nomenklatur ging jedoch ihren eigenen Weg. Während die **französische Schule** viele Punkte nach dem repräsentierten Organ benennt (z.B. Magen) oder auch nach spezifischen Einsatzgebieten (Interferonpunkt) oder Eigennamen (P. Jérome), verwendet man in China zur Bezeichnung der Punkte Ziffern (z.B. *Shenmen* 55). Teilweise werden die Ziffern zur Identifikation eines Punktes, manchmal aber auch eines Areals (z.B. 101 = Areal der Lunge) eingesetzt. Empfehlenswert ist die Zusammenführung der französischen (Namen) und chinesischen (Ziffern-) Nomenklatur.

Zur Orientierung auf der Ohrmuschel ist es unabkömmlich, sich für die anatomischen Gegebenheiten zu interessieren. Dankenswerterweise weist die Ohrmuschel einige sehr typische und markante anatomische Strukturen auf, an denen sich der Therapeut orientieren kann (☞ Abb. 6.9-2).

Für die Innervation der Ohrmuschel sind besonders zu nennen:
- der R. auricularis des N. vagus (Innervation der Concha, Lage der „inneren Organe")
- der N. auriculotemporalis des N. trigeminus
- der N. auricularis magnus des Plexus cervicalis.

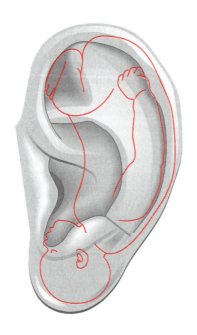

Abb. 6.9-1 Embryo-Modell (modifiziert nach Focks 2003)

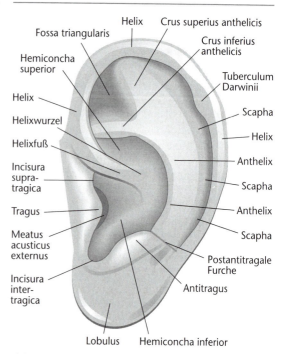

Abb. 6.9-2 Topografische Anatomie der Ohrmuschel (modifiziert nach Focks 2003)

Methodik, Anwendung
Bei der Ohrakupunktur sollten nur eine begrenzte Anzahl an Punkten behandelt werden. Eine Beschränkung auf 5–7 Nadeln pro Ohr ist empfehlenswert.

Inspektion
Vor der Behandlung sollte die Ohrmuschel bei guten Lichtverhältnissen auf lokale Veränderungen, Rötungen, Schuppungen, Ödeme oder oberflächige Venen inspiziert werden. Diese können dem Behandler schon wertvolle Hinweise auf Störungen der zugehörigen Körperstrukturen geben.

Punktsuche
Irritierte Ohrpunkte zeigen eine erhöhte Sensibilität sowie eine erniedrigten Hautwiderstand.

Mechanische Drucktastung: Die Untersuchung und Behandlung sollte am entspannt liegenden Patienten stattfinden. Der Behandler untersucht mit einem feinen Tastinstrument, wie z. B. Knopfsonde oder Kugelstopfer aus dem zahnmedizinischen Bereich, die Umgebung des zu erwartenden Ohrpunktes. Die Detektion sollte bei abgestützter Hand und gleichmäßigem Druck sowie Gegenhalt hinter dem Ohr durchgeführt werden. Bei Reagibilität des Punktes zeigt der Patient eine erhöhte Schmerzempfindlichkeit und meist bleiben an der Taststelle eine leichte Eindellung/Ödem zurück.

Hautwiderstandsmessung: Bei gleicher Haltung (s. o.) wird von peripher auf den erwarteten Ohrpunkt ein Hautwiderstandsmessgerät geführt. Bei Lokalisation eines „aktiven" Ohrpunktes kommt die Bestätigung durch ein optisches oder akustisches Signal. Vor der Untersuchung mit dem Hautwiderstandsmessgerät muss dieses auf den individuellen Hautwiderstand geeicht werden.

Very-Point-Technik: Dr. Jochen M. Gleditsch zeigte, ursprünglich von der Mundakupunktur her kommend, dass mit einer feinen Nadelspitze in der Umgebung eines Akupunkturpunktes das exakte Behandlungszentrum mit dem besten Behandlungseffekt detektiert werden kann. Bei abgestützter Hand wird mit leicht tastenden, tupfenden oder wischenden Bewegungen das Areal des Akupunkturpunktes nach Empfindlichkeiten abgesucht. Die Nadel wird im 45° Winkel zur Hautoberfläche gehalten. Bei Kontakt des Maximal-Punktes, des „very point" zeigt der Patient eine deutliche Reaktion (Zusammenzucken, Grimassenphänomen) und der Therapeut fühlt häufig eine Veränderung des Hautturgors. Die Nadel scheint in das Gewebe zu fallen.

RAC/VAS: Nogier entdeckte bei Palpation der besonders empfindlichen Ohrpunkte eine feine Pulswellenverschiebung der A. radialis. Er nannte dieses Phänomen „reflexe auriculo-cardiaque" (RAC), Nogier-Reflex. Heute wird es auch als vaso-autonomes Signal (VAS) bezeichnet. Hierbei wird während der Palpation des zu untersuchenden Ohrpunktes vom Behandler mit seinem Daumen die Pulswelle der A. radialis kontrolliert und auf Verschiebungen geachtet. Der Nogier-Reflex führt zum Auffinden indizierter Punkte und kann therapeutische Entscheidungen erleichtern.

Punktion
Bei der Ohrakupunktur werden sehr dünne, gering traumatisierende und steril verpackte Einmalnadeln aus Stahl verwendet. Der Durchmesser beträgt 0,2–0,3 mm und die Länge 10–15 mm. Früher gerne verwendete, wieder verwendbare Nadeln aus Gold und Silber bringen keinen zusätzlichen therapeutischen Nutzen. Ausschlaggebend für die therapeutische Wirkung ist der Reiz am exakt getroffenen Ohrakupunkturpunkt.

Der Einstich sollte möglichst senkrecht zur Haut und zügig erfolgen. Die Akupunkturnadel sollte in einer geringen Stichtiefe, möglichst gerade in der Subcutis oder im Perichondrium Halt finden. Eine vorherige Desinfektion lege artis ist zu empfehlen, da die Ohrmuschel aus bradytrophem Gewebe (u. a. Knorpel) besteht, welches per diffusionem ernährt wird. Aus diesem Grund sind stärkere Traumatisierungen oder auch therapeutische Verletzungen der Ohrmuschel zu vermeiden.

Gern wurden früher Dauerapplikationsformen wie Dauernadeln oder Kugelpflaster auf die Ohrpunkte appliziert. Bei Nutzen-Risiko-Abwägung (wichtig ist der Reiz der exakt platzierten Nadel, nicht eine um Stunden verlängerte Reizwirkung) sollte hier die Wahl lieber auf sterile Einmalnadeln fallen.

Eine atraumatische Behandlung bieten die Akupressur, die Soft-Laser-Therapie oder die Reizung mittels PuTENS. Als Reizverstärkung bei akuten Schmerzen oder Allergien und konstitutioneller Fülle kann vorsichtig auch ein Mikroaderlass am Ohrpunkt durchgeführt werden.

6 Akupunktur

Praktische Durchführung
Nach Aufklärung über die vorgesehene Ohrakupunktur, das mögliche Infektionsrisiko, eventuelle vegetative Reaktionen und mögliche Beeinträchtigung der Verkehrstüchtigkeit sollte der Patient entspannt auf einer Behandlungsliege Platz nehmen.

Die Behandlungsdauer wird mit kurzen Zeitintervallen 15–25 min begonnen. Diese können bei geschwächten Patienten nach unten angepasst werden (5 min zu Beginn). Akute Erkrankungen werden 2–4-mal pro Woche, chronische Erkrankungen einmal wöchentlich bis alle 2 Wochen behandelt.

Prinzipiell können aktive Punkte beider Ohren akupunktiert werden. Bei Reduktion auf ein Ohr wird bei akuten Störungen das ipsilaterale Ohr der Störung oder bei Störungen der Körpermitte das dominante Ohr (Rechtshänder rechts, Linkshänder links) genadelt. Bei chronischen Störungen sollte kontralateral der Störungen oder bei Beschwerden ohne Seitenzuordnung das kontralaterale Ohr der Dominanzseite akupunktiert werden.

Punktauswahl, Therapiekonzept
Aus der möglichen Anzahl aktiver Ohrpunkte sollte das Therapiekonzept nach folgendem Aufbau konzipiert werden:

Organ- oder Korrespondenzpunkte
(☞ Abb. 6.9-3, Abb. 6.9-4)
Es werden die Punkte untersucht und behandelt, die der erkrankten Körperregion entsprechen, z. B. bei Hüftschmerzen: Hüftgelenk (57); bei Ischialgie: Ischiaszone (52).

Punkte im gestörten Segment (Segmenttherapie)
Nogier entdeckte über die vertikale Anordnung der Wirbelsäulenabschnitte hinaus eine lineare/horizontale Anordnung verschiedener Strukturen (knöchern, muskulär, spinal u. a.) im segmentalen Sinn (☞ Abb. 6.9-5).

Behandlungsstrahl
Daraus gedachte vektorielle Linien können sowohl therapeutisch als auch diagnostisch von Nutzen sein. Therapeutisch wird eine gedachte Linie von einem aktiven Punkt in der Vegetativen Rinne (dort findet man zuerst empfindliche Punkte, da das Vegetativum sehr früh reagiert) zum Nullpunkt (82) auf dem auf-

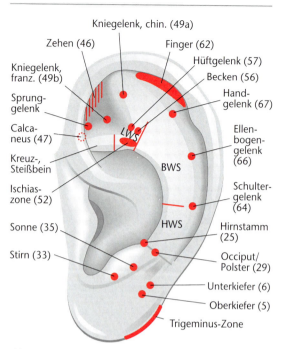

Abb. 6.9-3 Organ- oder Korrespondenzpunkte – Bewegungssystem und Kopf (modifiziert nach Focks 2003)

steigenden Schenkel der Helix in der Conchamitte gezogen. Diese Linie kann in Richtung Peripherie als ein „Behandlungsstrahl" nach oben und unten erweitert werden. Besonders bei segmentalen Störungen (z. B. Postzosterneuralgie) finden sich bei genauer Detektion hier weitere aktive Ohrpunkte (☞ Abb. 6.9-6).

Über den Behandlungsstrahl können verschiedene Körperstrukturen erreicht werden, die sich linear bzw. segmental an der Ohrmuschel darstellen lassen. Von peripher nach zentral finden sich im Bereich der Helix Projektionen der Medulla spinalis, in der Helixrinne die so genannte Vegetative Rinne, in der Scapha paravertebrale Muskeln und Bänder, auf der Kuppe der Anthelix die Wirbelkörper und in der Wand der Anthelix zur Concha hinunter die Zonen der Bandscheiben, nervalen Steuerungspunkte endokriner Drüsen und die paravertebrale sympathische Ganglienkette bzw. der Grenzstrang (☞ Abb. 6.9-7).

6.9.1 Ohrakupunktur

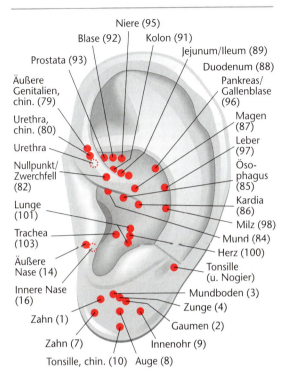

Abb. 6.9-4 Organ- oder Korrespondenzpunkte – Innere Organe und Sinnesorgane (modifiziert nach Focks 2003)

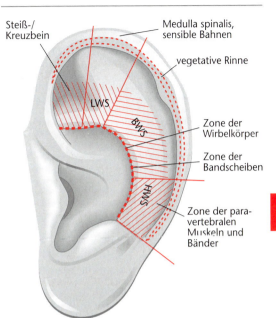

Abb. 6.9-5 Segmentale Gliederung der Wirbelsäule (modifiziert nach Focks 2003)

So können über einen sehr einfachen therapeutischen Zugang verschiedene behandlungsbedürftige Strukturen erreicht werden. Darüber hinaus ist erwähnenswert, dass z. B. die Repräsentationszone für das Schultergelenk in der Zone der paravertebralen Muskeln und Bänder der unteren HWS und die Ischiaszone in der Zone der paravertebralen Muskeln und Bänder der LWS liegt.

Analgetische und antiphlogistische Punkte
Aktive analgetisch oder antiphlogistisch wirksame Punkte sollten nach Ausprägung des Beschwerdebildes besonders bei akuten Schmerzen hinzugenommen werden. Infrage kommen hierbei vorwiegend analgetisch wirksame Punkte wie *Shenmen* (55), Thalamus (26 a) (auf der Antitragusinnenseite), Polster (29) oder Analgesie am Ohrläppchenvorderrand. Antiphlogistisch wirksam sind z. B. ACTH (13) und der Plexus der Nebenniere (☞ Abb. 6.9-8).

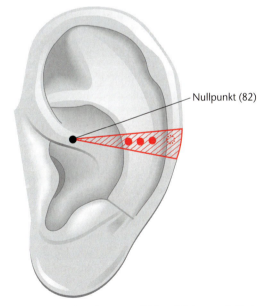

Abb. 6.9-6 Behandlungsstrahl (modifiziert nach Focks 2003)

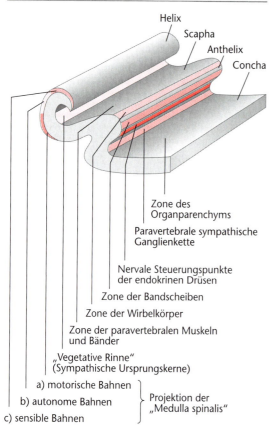

Abb. 6.9-7 Ohrrelief im Querschnitt (modifiziert nach Lange 1987/Rubach 2000)

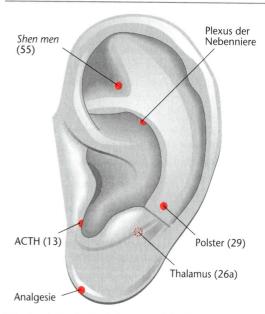

Abb. 6.9-8 Analgetisch bzw. antiphlogistisch wirkende Punkte (modifiziert nach Focks 2003)

Vegetativ ausgleichende Punkte

Bei chronifizierten Erkrankungen und Schmerzzuständen treten immer mehr vegetativ oder psychisch geprägte Störungen in den Vordergrund. In diesem Fall können vegetativ wirksame Punkte, z. B. Vegetativum I (51) und II (34), Jérôme (29 b), Herz (100) oder psychotrop ausgleichende Punkte wie Anti-Aggression (PT1), der Frustrationspunkt und die Omegapunkte an Bedeutung gewinnen (☞ Abb. 6.9-9).

Modalitätsspezifische oder ergänzende Punkte

Eingehend auf die auslösenden Faktoren der Schmerzsymptomatik (z. B. Wetterwechsel, Kälteeinfluss, hormonelle Abhängigkeit, Durchblutungsstörungen) oder auch im Hinblick auf die Kriterien der traditionellen chinesischen Medizin können modalitätsspezifische oder ergänzende Punkte das Behandlungskon-

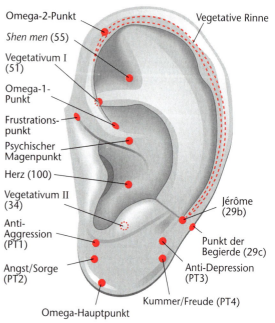

Abb. 6.9-9 Vegetativ ausgleichende Punkte (modifiziert nach Focks 2003)

zept gerade bei chronischen Erkrankungen abrunden (☞ Abb. 6.9-10).
Aus den dargestellten Punktkategorien sollte entsprechend der Akuität der Schmerzsymptomatik ein Punktkonzept erstellt werden.

■ Akute Schmerzen brauchen eher Organ- oder Korrespondenzpunkte und Schmerzpunkte. Bei chronischen Beschwerden treten eher vegetativ ausgleichende und modalitätsspezifische Punkte in den Vordergrund. ■

Trotz der hier dargestellten Möglichkeiten sollte die Anzahl der gesetzten Nadeln 5–7 nicht überschreiten. Zusätzlich kann die Ohrakupunktur durchaus mit weiteren Akupunkturformen oder anderen regulativen Therapien kombiniert werden.

Indikationen, Kontraindikationen

Dank der punktuellen Repräsentation des gesamten Organismus auf der Ohrmuschel lassen sich mit der Ohrakupunktur viele funktionelle Störungen günstig beeinflussen. Prinzipiell gilt jedoch der Leitsatz von Herget: „Akupunktur heilt was gestört ist, Akupunktur heilt nicht, was zerstört ist".

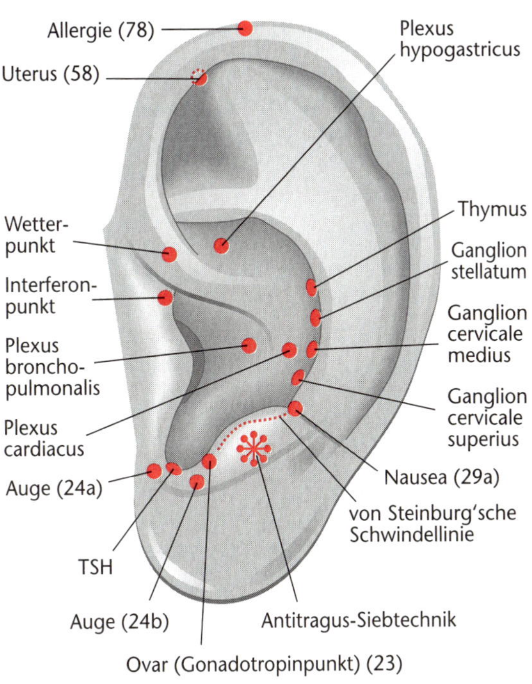

Bewährte Indikationen
- Akute und chronische Schmerzen und Bewegungseinschränkungen des muskulo-skelettalen Systems (HWS-Syndrom, Lumbalgie, Ischialgie, Myalgien, Gelenkschmerzen, posttraumatische Schmerzen, u. Ä.)
- Kopfschmerzen, Migräne, Neuralgien
- Funktionelle Störungen innerer Organe
- Allergien
- Psychovegetative Befindlichkeitsstörungen
- Schwindel
- Schlafstörungen
- Suchttherapie

▸▸ Kontraindikationen
- Lebensbedrohliche Krankheitsbilder
- Akute Schmerzzustände und Erkrankungen, bei denen eine Operationsindikation besteht
- Gravierende Infektionserkrankungen
- Schwere neurologische Erkrankungen
- Tumorerkrankungen (außer als adjuvante Therapie)
- Erbkrankheiten
- Lokale Entzündungen am Ohr
- Lokale Defekte oder Verletzungen
- Gerinnungsstörungen
- Während der Schwangerschaft sind Punkte mit endokriner Wirkung zu vermeiden.

Nebenwirkungen
Aufgrund der intensiven Vagusinnervation sollte die Akupunktur im Bereich des äußeren Gehörgangs vermieden werden, da vagovasale Kreislaufreaktionen ausgelöst werden können.
Ohrschmuck oder Verletzungen an der Ohrmuschel (Piercing) können über verletzte Ohrakupunkturpunkte Dauerreize, z. B. Kopfschmerzen, verursachen.
Vorsicht bei hochsensiblen Punkten und hochempfindlichen Patienten!

Komplikationen
Kollaps: Da das Hautareal um den äußeren Gehörgang vom N. vagus innerviert ist, kann die Nadelung eine vagovasale Kreislaufreaktion auslösen. Um dieser unerwünschten Reaktion weitestgehend vorzubeu-

Abb. 6.9-10 Modalitätsspezifische oder ergänzende Punkte (modifiziert nach Focks 2003)

gen, sollte die Ohrakupunktur am liegenden Patienten ausgeführt werden.

Infektion: Bei unsauberer und unsachgemäßer Durchführung besteht das Risiko einer Infektion. Daraus resultierend könnte eine Perichondritis mit Einschmelzung des Knorpelgewebes einhergehen. Besonders bei Dauerapplikationsformen ist das Infektionsrisiko erhöht.

Erstverschlimmerung: Bei allen regulativen Therapien kann bei Schwächezuständen des Patienten, zu starker Reizwahl und bei Vorliegen von Störfeldern eine Erstverschlimmerung auftreten. Diese klingt nach kurzer Zeit wieder ab.

Therapiehindernisse

Auch bei korrekter Indikationsstellung und sorgfältig durchgeführter Behandlung kann ein gewünschter Therapieerfolg ausbleiben. Gründe hierfür können sein:
- Vorliegen von Störfeldern nach Huneke (chronische Entzündungen, Narben)
- Hochdosierte Einnahme von Medikamenten (Neuroleptika, Barbiturate, Tranquilizer)
- Drogenabusus (z. B. Alkohol, Kokain, Heroin)
- Zustand nach neurochirurgischen Eingriffen am ZNS
- Zustand nach operativen Eingriffen an der Ohrmuschel (Ohrmuschelplastik, Piercing)
- Psychische und physische Erschöpfungszustände.

6.9.2 Neue Schädelakupunktur nach Yamamoto (YNSA)
Hans P. Ogal

Definition, kurze Grundlagen

Die Neue Schädelakupunktur nach Yamamoto (Yamamoto New Scalp Acupuncture, YNSA) wurde in den 60er Jahren von Dr. med. Toshikatsu Yamamoto (Ph.D.) begründet. Er fand bei der Behandlung von Schmerz- und Lähmungspatienten mit klassischer Akupunktur und chinesischer Schädelakupunktur weitere schmerzhafte Punkte am Schädel, die somatotope Zuordnungen des gesamten Körpers zeigten. Diese neue Akupunkturform hatte er in den letzten 30 Jahren systematisiert und vervollständigt.

Neben der Entdeckung eines neuen Mikrosystems am Schädel hat Yamamoto als diagnostische Weiterentwicklung die orientalische Bauchdecken-Diagnostik modifiziert und die auf ihr beruhenden Reflexzonen den Schädelakupunkturpunkten zugeordnet. Darüber hinaus fand er kongruent zur Bauchdeckendiagnostik und übereinstimmend mit den indizierten Punkten am Schädel eine weitere somatoforme Anordnung im Bereich des lateralen Halsdreiecks, das zur Diagnostik indizierter YNSA-Punkte genutzt werden kann.

Die YNSA ist geeignet zur schnellen und effizienten Behandlung von Schmerz-Syndromen des Bewegungssystems, funktionellen Störungen innerer Organe und Lähmungen unterschiedlicher Genese. Der Behandlungserfolg bei der Schmerztherapie ist unmittelbar nach der korrekt applizierten Nadel zu erwarten.

Methodik, Anwendung

Die zu behandelnden Punkte liegen an der Stirn-Haar- bzw. Schläfen-Haar-Grenze. Die YNSA besteht eigentliche aus zwei Somatotopen:
- Den Basis-Punkten
- Den Ypsilon-Punkten.

Die Basis-Punkte zeigen eine Unterteilung des Körpers im westlich-anatomischen Sinn. Die Repräsentationszonen werden dem Bewegungssystem, den Sinnesorganen und dem zentralen Nervensystem zugeordnet. Die Ypsilon-Punkte stellen ein Somatotop im östlichen Sinne dar. Hierüber können Störungen des Meridiansystems, der „inneren Organe" im Sinne der TCM und der zugehörigen Analogien der Funktionskreise behandelt werden.

▸▸ Basis-Punkte

Die Basis-Punkte befinden sich frontal bilateral und noch einmal in spiegelbildlicher Darstellung occipital. Die frontalen Basis-Punkte sind in der Behandlung von Schmerzerkrankungen häufig den occipitalen überlegen und sollen hier vorrangig behandelt werden. Bei entsprechenden Erkrankungen/Störungen werden die Basis-Punkte empfindlich und können gezielt akupunktiert werden. Besonders bei akuten Beschwerden zeigt die Akupunktur der Basis-Punkte eine rasche oder sofortige Beschwerdelinderung. Je öfter behandelt wird, desto länger hält die Beschwerdereduktion an. Bei sehr lange bestehenden Beschwerden können die occipitalen Basis-Punkte ergänzend mit hinzugenommen werden.

Prinzipiell werden die YNSA-Punkte ipsilateral der Beschwerdesymptomatik eingesetzt, bei zentral bedingten Lähmungen kontralateral (☞ Abb. 6.9-11, Tab. 6.12).

6.9.2 Neue Schädelakupunktur nach Yamamoto (YNSA)

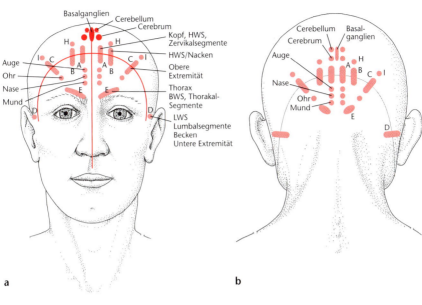

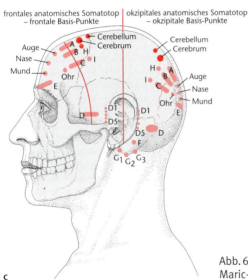

Abb. 6.9-11 Basis-Punkte der YNSA (modifiziert nach Maric-Oehler in Focks, Hillenbrand 2003)

Die meisten occipitalen Basis-Punkte befinden sich im Bereich der Lambda-Naht, gegenüber den frontalen Basis-Punkten etwas nach caudal versetzt (☞ Abb. 6.9-11 b, c).

Praxis Basis-Punkte
Die YNSA-Punkte werden als Mikrosystem-Punkte bei Störungen der korrespondierenden Körperregion empfindlich und können somit einfach aufgesucht werden. Detektiert wird mit der Fingerkuppe oder dem Fingernagel. Nach Palpation der lokalen Druckdolenz, die manchmal auch als Verhärtung oder trophische Störung getastet werden kann, wird die Akupunkturnadel unter fixierendem Finger in die druckdolente Stelle eingestochen. Das schmerzhafte Areal kann direkt unter der Hautoberfläche, dem Periost aufgelagert oder auch im Bereich des M. temporalis in einer Tiefe von ca. 0,5–1 cm liegen. Nach Akupunktur des YNSA-

Tabelle 6.12 Basis-Punkte der YNSA mit ihrer Lokalisation und Indikationsbeispielen

Punkt	Repräsentiert	Lokalisation, Durchmesser	Indikationsbeispiele
A-Punkt	Kopf, HWS	• Ca. 0,5 cm lateral der Medianlinie in der idealen Stirn-Haar-Grenze • Länge ca. 2 cm vertikal • Breite ca. 2–4 mm • Unterteilung von cranial nach caudal in die 8 Cervicalsegmente	• Kopfschmerz • HWS-Syndrom • Schwindel
B-Punkt	HWS, Nacken, Schulter	• Ca. 0,5 cm lateral der A-Zone in der idealen Stirn-Haar-Grenze • Länge ca. 2 cm vertikal • Breite ca. 2–4 mm	Cervicobrachialgie
C-Punkt	Schulter, obere Extremität	• In der „Geheimratsecke" in der idealen Stirn-Haar-Grenze • Länge ca. 2 cm schräg • Breite ca. 2–4 mm • Unterteilung von cranial nach caudal in Schultergelenk, Ellenbogengelenk, Fingergelenke	• Schulter-Arm-Syndrom • postoperative Bewegungseinschränkungen • Epicondylitis • Tendovaginitis • Hemiplegie • Parästhesien
D-Punkt	LWS, Becken, untere Extremität	• 1–1,5 cm cranial des Jochbeins horizontal in der Schläfen-Haar-Grenze • Höhe ca. 0,5–1 cm • Breite ca. 2 cm	• Postoperative und posttraumatische Schmerzen • Lumbago • Lumboischialgie, Bandscheibenvorfälle (ohne Operationsindikation) • Coxalgie • Gonalgie • Achillodynie • Hemiplegie • Paraplegie
D1–D5-Punkte	Lumbalsegmente L1–L5	• Vertikale Anordnung vor dem Ohrmuschelansatz • Durchmesser ca. 3–4 mm jeweils • D5 liegt cranial des Jochbeins	• Postoperative und posttraumatische Schmerzen • Lumbago • Lumboischialgie • Bandscheibenvorfälle (ohne Operationsindikation) • auch ergänzend zum D-Punkt
E-Punkt	Thorax, BWS, Abdomen	• Schräg verlaufend von Gb 14 zu Bl 2; Länge ca. 2 cm, Breite ca. 2–4 mm • Unterteilung von cranial nach caudal in die 12 Thorakalsegmente	• Postoperative und posttraumatische Schmerzen • Intercostalneuralgie • Postzosterneuralgie • Asthma bronchiale
F-Punkt	N. ischiadicus	• Prominenteste Stelle des Proc. mastoideus (1,5–2 cm cranial des Unterrands) • Länge ca. 0,5–1 cm • Breite ca. 3–5 mm	• Ischialgie • auch ergänzend zum D-Punkt
G1–G3-Punkte	Kniegelenksregion	• Ventral (G1) • Caudal (G2) • Dorsal (G3) des caudalen Mastoidrandes Durchmesser ca. 3 mm	• Schmerzsymptomatiken im Kniegelenksbereich
H-Punkt	LWS	• Cranial der B-Zone • Durchmesser ca. 5 mm	• LWS-Syndrom • Zusätzlich zum D-Punkt

6.9.2 Neue Schädelakupunktur nach Yamamoto (YNSA)

Tabelle 6.12 Basis-Punkte der YNSA mit ihrer Lokalisation und Indikationsbeispielen *(Forts.)*

Punkt	Repräsentiert	Lokalisation, Durchmesser	Indikationsbeispiele
I-Punkt	LWS; Versorgungsbereich des N. ischiadicus	• Cranial in Verlängerung der C-Zone • Durchmesser ca. 5 mm	• Lumboischialgie • Zusätzlich zum D-Punkt
Augen-Punkt		• Ca. 0,5 cm lateral der Medianlinie • caudal des A-Punktes • Durchmesser ca. 3 mm	• Augenerkrankungen, z. B. Conjunctivitis • Schmerzen
Nasen-Punkt		• Ca. 0,5 cm lateral der Medianlinie • Caudal des Augen-Punktes • Durchmesser ca. 3 mm	• Erkrankungen der Nase und Nasennebenhöhlen • Geruchsstörungen • Schmerzen
Mund-Punkt		• Ca. 0,5 cm lateral der Medianlinie • Caudal des Nasen-Punktes • Durchmesser ca. 3 mm	• Erkrankungen der Lippen, der Mundhöhle und des Zahnfleisches • Schmerzen
Ohr-Punkt		• Mediocaudal der C-Zone • Durchmesser ca. 3 mm	• Erkrankungen des Ohres, incl. Hör- und Gleichgewichtsstörungen
Cerebrum-Punkt	Großhirn	• Ca. 0,5 cm lateral der Medianlinie • Cranial des A-Punktes • Durchmesser ca. 3–4 mm	• Motorische Störungen • Hemiplegie, Paraplegie • Migräne • M. Parkinson • Vertigo • Sehstörungen • Tinnitus • Aphasie • Demenz • Insomnie • M. Alzheimer • Depressionen
Cerebellum-Punkt	Kleinhirn	• Ca. 0,5 cm lateral der Medianlinie • Cranial des Cerebrum-Punktes • Durchmesser ca. 3–4 mm	• Motorische Störungen • Hemiplegie, Paraplegie • Migräne • M. Parkinson • Vertigo • Sehstörungen • Tinnitus • Aphasie • Demenz • Insomnie • M. Alzheimer • Depressionen
Basalganglien-Punkt	Stammhirnregion (Basalganglien)	• Auf der Medianlinie, in Höhe der frontalen Cerebrum- und Cerebellum-Punkte • Länge ca. 1–2 cm • Breite ca. 0,5 cm	• Motorische Störungen • Hemiplegie, Paraplegie • Migräne • M. Parkinson • Vertigo • Sehstörungen • Tinnitus • Aphasie • Demenz • Insomnie • M. Alzheimer • Depressionen

Punktes kann die Nadel bis zum Periost weitergeführt werden, muss aber nicht. Wichtig ist die exakte Nadellage im YNSA-Punkt, da bei Verfehlen des Punktes keine Beschwerdelinderung erreicht werden kann. Bei unzureichendem therapeutischen Effekt kann die Nadelspitze korrigiert werden. Danach sollte die Nadel ca. 20 min in situ belassen werden und der Patient sollte sich entspannen.

Wegen der einfachen Lokalisierbarkeit der Basis-Punkte bei vorliegender Schmerzsymptomatik sind diese Punkte besonders für den Einstieg in die Schädelakupunktur nach Yamamoto geeignet.

▸▸ Ypsilon-Punkte

Die frontalen Ypsilon-Punkte befinden sich beidseits im Bereich der Schläfe. Sie liegen in einem Areal, das frontal von der idealen Schläfen-Haar-Grenze, cranial von einer gedachten horizontalen Begrenzung 2 cm cranial der Ohrspitze, occipital vom vorderen Ohrmuschelansatz und einer Vertikalen durch die Ohrspitze und caudal vom Jochbogenoberrand begrenzt wird. Auch hier steht dem wichtigeren frontalen ein occipitales Somatotop gegenüber, welches spiegelbildlich und leicht nach caudal versetzt liegt. Der Effektivität halber sollte mit den frontalen Ypsilon-Punkten begonnen werden. Bei Erkrankungen/Störungen der „inneren Organe" und ihrer Entsprechungen, vor allem auch bei Schmerzsymptomatiken im Meridianverlauf, werden die korrespondierenden Ypsilon-Punkte empfindlich und können gezielt akupunktiert werden. Somit ergeben sich die möglichen Indikationen der Ypsilon-Punkte aus den Meridianverläufen und den Verbindungen der „inneren Organe der TCM" mit ihren analogen Zuordnungen (☞ Abb. 6.9-12).

Praxis Ypsilon-Punkte

Die Auswahl, welcher Ypsilon-Punkt zur Behandlung indiziert ist, kann aufgrund seiner Schmerzempfindlichkeit bei der Palpation festgelegt werden. Es besteht aber weiterhin die Möglichkeit anhand der Bauchdecken- und/oder Halsdiagnostik die Auswahl der indizierten Punkte zu treffen. Auch die diagnostischen Zonen der Bauchdecke und am Hals werden bei Schmerzsymptomatiken druckdolent und weisen den Weg zu den indizierten Ypsilon-Punkten. Besonders aber bei mehreren druckdolenten Ypsilon-Punkten erweist sich die Auswahl der zu akupunktierenden Ypsilon-Punkte über die diagnostischen Zonen als vorteilhafter. Die korrekte Akupunktur der Ypsilon-Punkte lässt sich durch Kontrolle der Bauchdecken- und Halsdiagnostik überprüfen (☞ Abb. 6.9-13 und 6.9-14).

Die Testzonen sollten nach der Akupunktur eine deutlich verminderte Schmerzempfindlichkeit aufweisen. Ist dies nicht der Fall, sollte der Sitz der Nadel über-

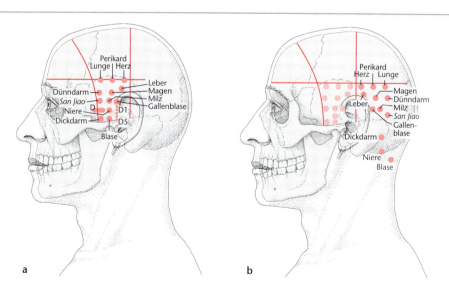

Abb. 6.9-12 Frontale (a) und occipitale (b) Ypsilon-Punkte (modifiziert nach Maric-Oehler in Focks, Hillenbrand 2003)

6.9.2 Neue Schädelakupunktur nach Yamamoto (YNSA)

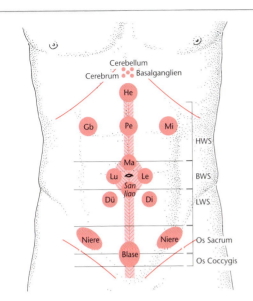

Abb. 6.9-13 Bauchdiagnostik der YSNA (modifiziert nach Maric-Oehler in Focks, Hillenbrand 2003)

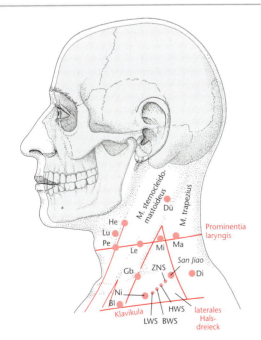

Abb. 6.9-14 Halsdiagnostik (modifiziert nach Maric-Oehler in Focks, Hillenbrand 2003)

prüft und ggf. korrigiert werden. Die Verweildauer in situ ist wie bei den Basis-Punkten ca. 15–35 min. Eine Kombination von Basis- und Ypsilon-Punkten kann sich durchaus positiv ergänzen.

Darüber hinaus kann die YNSA mit klassischer Akupunktur, aber auch mit allen anderen regulativen Verfahren kombiniert werden.

Indikationen, Kontraindikationen

Indikationen
- Alle funktionellen und prinzipiell reversiblen Störungen sowie Schmerzzustände des Bewegungssystems
- Zur Schmerztherapie und verbesserten Mobilisation nach Verletzungen und Operationen
- Zur Rehabilitation und Behandlung von zentralen und peripheren Lähmungen

Relative Kontraindikationen
- Unklare Schmerzzustände, fehlende Diagnose
- Extreme Erschöpfungs- und Schwächezustände
- **Cave** bei Schwangerschaft wegen Kollapsneigung
- Extreme Schmerzhaftigkeit einzelner Punkte, wegen Kollapsgefahr und/oder Verschlimmerungsmöglichkeit

Kontraindikationen
- Lebensbedrohliche Krankheitsbilder
- Akute Schmerzen mit Operationsindikation
- Schwere Infektionserkrankungen
- Entzündungen im Punktionsgebiet
- Akute Trigeminusneuralgie – ipsilaterale Akupunktur

Therapiehindernisse, Komplikationen

Mögliche Therapiehindernisse
- Falsche Punktauswahl, nicht korrekt ausgeführte Akupunktur
- Vorliegen von Störfeldern nach Huneke (chronische Entzündungen, Narben)
- Zustand nach chirurgischen Eingriffen am ZNS
- Psychische und physische Erschöpfungszustände

Komplikationen
Bei empfindlichen Patienten kann bei der Nadelung eine vagovasale Kreislaufreaktion eintreten. Aus diesem Grund sollte die Schädelakupunktur bevorzugt am liegenden Patienten durchgeführt werden.

6.9.3 Chinesische Schädelakupunktur
Hans P. Ogal

Definition, Grundlagen
Die chinesische Schädelakupunktur wurde in den 60er Jahren in der Volksrepublik China entwickelt. Als Grundlage wird die enge anatomische Nachbarschaft zwischen Hirnrindenarealen und darüber liegenden Zonen der Kopfhaut gesehen. Eine direkte Reizung der Schädelakupunkturzonen der Kopfhaut soll auf die darunter liegenden pathologischen Hirnareale positiven Einfluss haben. Somit unterscheidet sich die chinesische Schädelakupunktur in ihrer Herleitung und ihrer Wirkungsweise gänzlich von der klassischen Körperakupunktur und der Mikrosystemakupunktur der YNSA (☞ Abb. 6.9-15).

Die **Gefäßzone** liegt im temporoparietalen Bereich des Schädels und wird bei Hypertonus und zerebral verursachten Paresen mit Ödembildung verwendet. Die craniale Hälfte der Zone bezieht sich auf Ödeme im Bereich der unteren Extremität, die caudale Hälfte auf Ödeme der oberen Extremität.

Die **Tremor-Kontrollzone** liegt 1,5 cm occipital der Gefäßzone und findet ihren Einsatz bei M. Parkinson und bei kindlicher Chorea minor.

Die **Motorikzone** liegt occipital der Tremor-Kontrollzone und wird in 3 Abschnitte unterteilt:
- craniale Zone bei Lähmungen der unteren Extremität und des Rumpfes
- mittlere Zone bei Lähmungen der oberen Extremität
- caudale Zone bei Störungen der Gesichtsmotorik und der Sprache.

Die **Sensorikzone** liegt occipital der Motorikzone und wird unterteilt in
- craniale Zone: Sensibilitätsstörungen und Schmerzen der unteren Extremität/LWS, Schwindel, Tinnitus, okzipitaler Kopf- und Nackenschmerz
- mittlere Zone: Sensibilitätsstörungen und Schmerzen der oberen Extremität
- caudale Zone: Sensibilitätsstörungen und Schmerzen im Gesichtsbereich.

Folgende Zonen liegen temporal bis occipital über und hinter dem Ohr und sind entsprechend ihren Indikationen benannt:
- Schwindel- und Hörzone
- Apraxie-Zone
- Sprach-Zonen 1–3
- Seh-Zone
- Gleichgewichts-Zone (☞ Abb. 6.9-16)

Darüber hinaus werden Zonen angegeben, die bei schmerzhaften Erkrankungen von Thorax, Magen, Leber/Gallenblase, Genitalbereich und Intestinalbereich im frontalen Haaransatz ihre Verwendung finden (☞ Abb. 6.9-17).

Methodik, Anwendung
Die Akupunktur dieser Zonen erfolgt bei zerebral bedingten Störungen kontralateral der betroffenen Körperseite. Bei systemischen Erkrankungen oder bei Störungen beider Körperseiten wird beidseits genadelt.

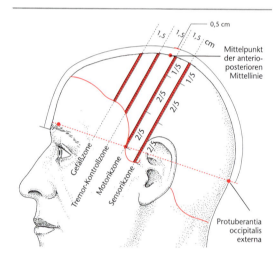
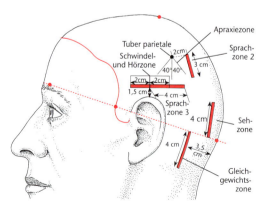

Abb 6.9-15 Schädelakupunkturzonen (Focks 1998)

6.9.3 Chinesische Schädelakupunktur

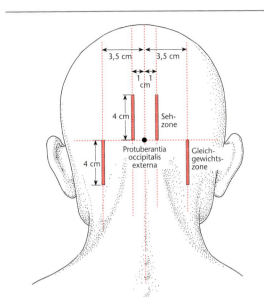

Abb. 6.9-16 Occipitale Zonen der Schädelakupunktur (Focks 1998)

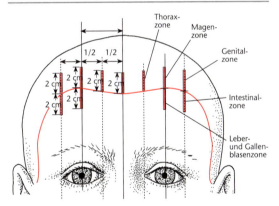

Abb 6.9-17 Frontale Zonen der Schädelakupunktur (Focks 1998)

Bei der Punktion werden Nadeln (40–60 mm) entsprechend der Länge der zu akupunktierenden Zone verwendet. Es können auch mehrere Nadeln zur Anwendung kommen, um die Zonen der ganzen Länge nach aufzufädeln.

Die Nadeln werden nach Durchstich der Cutis subcutan vorgeschoben, ggf. unter Rotation der Nadel zur Stabilisierung. Eine manuelle (200 Drehungen/min) oder elektrische (20–100 Hz steigernd) Stimulation kann sich der Nadelinsertion anschließen. Diese wird oft mehrmals pro Sitzung wiederholt. Die Nadeln werden nach ca. 20 min entfernt oder ggf. bei Lähmungen noch während folgender Mobilisierungen belassen. Nach Entfernung der Nadel wird der Stichkanal mit einem Tupfer verschlossen, um eine Blutung zu vermeiden. Behandelt wird bei akuten Beschwerden einmal täglich oder alle 2 Tage, in chronischen Fällen 1–2-mal pro Woche. Es werden pro Behandlungszyklus 10–15 Sitzungen geplant.

Indikationen, Kontraindikationen

Indikationen

Die chinesische Schädelakupunktur wird meist in Kombination mit Körperakupunktur angewandt. Ihre wichtigsten Indikationen erklären sich durch ihre reflektorische Wirkung auf die Hirnrindenareale. Es werden vorwiegend neurologische Erkrankungen behandelt, deren Ursache sich auf Störungen des Groß- und Kleinhirns begründen, z.B. zerebral bedingte Paresen nach Schädel-Hirn-Trauma (Behandlungsbeginn ca. 2 Monate postoperativ) und nach zerebralen Blutungen, Meningitis/Enzephalitis, zerebraler Thrombose besonders zur Hemiplegiebehandlung.

Kontraindikationen

- Herzerkrankungen
- Arterielle Hypertonie (relative Kontraindikation; keine zusätzliche Stimulation)
- Bekannte stärkere Kreislaufstörungen
- Verletzungen im Punktionsgebiet
- Bekannte Kontraindikationen der Körperakupunktur

Nebenwirkungen

- Kreislaufstörungen bei stärkerer Stimulation und bei sensiblen Patienten
- Blutungen nach tiefer Stichtechnik
- Blutdruckschwankungen bei arterieller Hypertonie und zusätzlicher Nadelstimulation

6.9.4 Elektroakupunktur
Raymund Pothmann

Nach Ausschöpfung klassischer Stimulationsmöglichkeiten in der Behandlung chronischer Schmerzkrankheiten bzw. auch primär bei akuten Schmerzen des Bewegungsapparates bietet sich die Reizverstärkung durch elektrischen Strom an.

Geeignete Geräte arbeiten mit biphasischem (Wechsel-) Strom. Hierdurch werden galvanische Auswirkungen, die zu einem Nadelbruch führen könnten, vermieden.

Anwendung

Es werden Akupunkturpunkte, die max. durch ein Gelenk voneinander getrennt liegen, elektrisch verbunden (☞ Abb. 6.9-18).
Die elektrische Stimulationsfrequenz: richtet sich nach der Akuität der Symptomatik:
- akuter Schmerz: relativ hohe Frequenzen von 20–100 Hz
- chronische Schmerzen: 2–7 Hz.

Die Stromstärke richtet sich nach subjektiven Gesichtspunkten und liegt immer unterhalb der Schmerztoleranzschwelle. Bei akuten Schmerzen ist naturgemäß die Stimulationstoleranz besser. Damit kann eine höhere Intensität genutzt werden als bei chronischen Schmerzen. Die Stimulationsdauer beträgt im Akutfall 10–20 min, bei chronischen Schmerzen ca. 20–30 min.

Indikationen

Die elektrisch verstärkte Akupunktur ist geeignet für:
- chronische neurogene Schmerzen, z. B. diabetische Polyneuropathie
- postherpetische Neuralgie
- regionales sympathisches Schmerzsyndrom (RSD)
- Gelenkschmerzen
- zentralnervös verursachte Paresen, z. B. nach zerebralem Insult, soweit die „native" Nadelung sich über einen Therapiezyklus hinweg nicht als ausreichend wirksam erwiesen hat.

Wirksamkeit

Zu den therapeutischen Wirkungen liegen kaum verlässliche empirische Daten vor. Aus diesem Grund ist ein genaues strategisches Vorgehen Ausschlag gebend.

Kontraindikationen

- Demand-Herzschrittmacher
- Achtung: Bei tachykarden Herzrhythmusstörungen muss eine Überbrückung der Körpermittellinie durch den Stimulationsstrom vermieden werden!

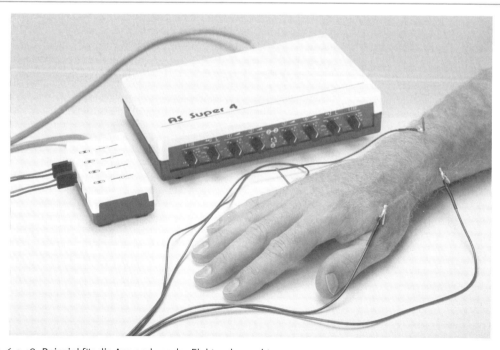

Abb. 6.9-18 Beispiel für die Anwendung der Elektroakupunktur

Fazit

Unter Berücksichtigung der spezifischen Belange stellt die Elektrostimulation an Akupunkturpunkten heute – nach Verlassen früherer Indikationen im Rahmen von „Akupunkturanästhesien" – weiterhin eine wichtige Ergänzung in der klinischen und praktischen Akupunkturanwendung dar.

6.9.5 Lasertherapie
Raymund Pothmann

Laser ist ein Akronym für „Light Amplification by Stimulated Emission of Radiation". Seit 1974 stehen niederenergetische Geräte für die Reiztherapie zur Verfügung (☞ Abb. 6.9-19). Laser-Licht hat 3 wesentliche Eigenschaften: Monochromasie, Kohärenz und Richtungsbündelung. Grundsätzlich wird bei Soft-Laser-Geräten zwischen Rotlicht-(Helium-Neon; ≤10 mWs) und Infrarot-(Dioden)-Lasern (5–150 mWs) unterschieden.

Anwendung
- In der Akupunkturtherapie sind Soft-Laser mit einer Ausgangsleistung von 5–10 mWs für den HeNe-Laser bzw. 10–50 mWs (mJoule) für den Infrarot-Laser als wichtige Ergänzung zur Nadel anzusehen. Bei Bestrahlung von Akupunkturpunkten ist eine Intensität von ca. 100 Ws/Stelle erforderlich. Wird ein schmerzhafter Triggerpunkt oder eine akut schmerzhafte Verletzung bestrahlt, müssen 1–3 Ws (Joule) pro Stelle appliziert werden. Flächenhafte Laserbestrahlungen erfolgen je nach Ausgangsleistung und Größe des Areals über 2–10 min (max. 3 Joule pro Areal von 100 cm² bei Erkrankungen an der Oberfläche)
- Lasertherapie sollte bei chronischen Erkrankungen ca. 2-mal pro Woche erfolgen. Insgesamt ist die Therapie auf max. 20 Punkte innerhalb einer Sitzung zu beschränken, um eine Gesamtkörperdosis von 3 Joule nicht zu überschreiten, die sich als zu stark sedierend auswirken könnte
- Punktsuche und Behandlung sind z.T. über ein Handstück möglich
- Die Investitionskosten stehen bei therapeutischer Ausnutzung in vertretbarer Relation zur therapeutischen Effizienz, wenn die Indikation sorgfältig ausgewählt wird.

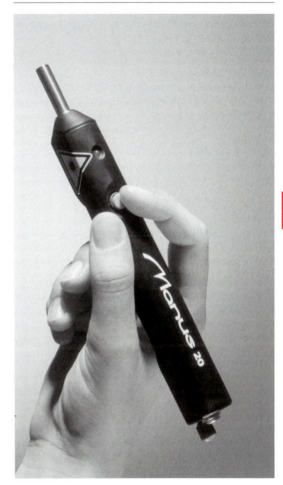

Abb. 6.9-19 Lasergerät

Indikationen
Klinische Erfahrungen bei Einsatz im Akupunktursystem liegen für verschiedene Schmerzindikationen vor:
- Neuralgische und myalgische Beschwerden
- Dermatologische Erkrankungen, vor allem chronische schmerzhafte Unterschenkelgeschwüre z.B. im Zusammenhang mit einer diabetischen Polyneuropathie.

Gerade im Kindesalter ist der Soft-Laser besonders gut als Alternative bzw. zum Einstieg in eine Nadeltherapie geeignet.

Wirksamkeit

Gut belegt ist die Hypalgesie bei Triggerpunkt-Bestrahlung mit 1–3 Joule. Hierbei kommt es zu einer signifikanten druckalgesimetrischen Anhebung der Schmerzschwelle. Bei akutem Verletzungsschmerz hat sich insbesondere der Infrarot-Laser aufgrund seiner Tiefenwirkung als Schmerz lindernd erwiesen. Vorteilhaft ist der Laser besonders in der Behandlung von Allodynie im betroffenen Areal. Hervorzuheben ist darüber hinaus die Zeiteinsparung und Schmerzfreiheit beim akupunkturbezogenen Laser-Einsatz. Die Wirkung des Soft-Lasers bei akuten starken Schmerzen erfolgt in der Regel jedoch nicht so schnell wie bei der (elektrisch verstärkten) Akupunktur.

Sicherheitsaspekte

Soft-Laser sind biologisch weitgehend inert, die Retina muss jedoch geschont werden. Aus Sicherheitsgründen werden die vom TÜV zugelassenen Laser-Geräte deshalb mit einem aufgedehnten Strahl versehen (Klasse 3b). Der Soft-Laser hat ansonsten keine traumatischen Nebenwirkungen. Gefährliche Punkte der Akupunktur haben keine Geltung (z. B. thorakal). Die Behandlung ist aseptisch, insofern besteht kein Risiko der Übertragung von Infektionen wie Hepatitis oder der Provokation einer lokalen Infektion (z. B. Ohr).

6.9.6 TENS
Raymund Pothmann

Im Vergleich zur Elektrostimulation von Akupunkturnadeln kommt die „Transcutane Elektrische Nervenstimulation" (TENS) mit oberflächlichen Gummielektroden aus. Das Verfahren wurde auf der Basis der Gate-Control-Theorie (Mel-Zack und Wall 1965) erstmals 1967 eingesetzt und stellt eine Weiterentwicklung der Elektroakupunktur dar.

Die materiellen Voraussetzungen umfassen: Ministimulator, Elektrodenkabel, Gummiplättchen, Kontaktgel und Pflaster, bzw. Selbstklebeelektroden. Das Stimulationsgerät produziert mono- oder biphasischen Batteriestrom mit 1–100 Hz und einer Impulsbreite von 0,1–0,2 msec sowie Burst-Stimulation, d. h. niederfrequente Impulsfolge mit überlagerter hoher Frequenz: sog. akupunkturähnliche Stimulation bzw. verschiedene Stimulationsprogramme.

Anwendung

Die Lage der Elektroden richtet sich nach Schmerzlokalisation, segmentaler Schmerzausstrahlung, Verlauf betroffener Nerven und der Lage von Akupunktur- bzw. Triggerpunkten (☞ Abb. 6.9-20). Die Stimulation beträgt 1–4-mal $^1/_2$–1 h/Tag. Die Stimulationsstärke liegt individuell unterhalb der Schmerztoleranzschwelle, meist zwischen 5 und 30 mA. Akute Schmerzen sprechen am besten auf eine hohe Frequenz (30–100 Hz) an, chronische Schmerzen werden mit 2–7 (–20) Hz stimuliert.

Indikationen

- Schmerzen des Bewegungsapparates
- Neuronal und vaculär bedingte Schmerzen

Im Einzelnen sind es vor allem Kopfschmerzen vom Spannungstyp, atypische Gesichtsschmerzen, vertebragene Schmerzen, Gelenkschmerzen und Ansatztendopathien wie z. B. Epicondylitis sowie polyneuropathische und regionale sympathische Syndrome (RSD).

Rezeptur und Verlaufskontrollen

Sie erfolgt zunächst probeweise für einen Monat, im Erfolgsfall weitere 3 Monate auf Mietbasis und dann endgültig. Die Abrechnung ist 5-mal im Behandlungs-

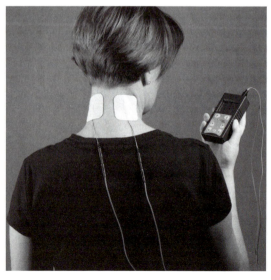

Abb. 6.9-20 Beispiel für die Anwendung der TENS-Stimulation

fall möglich, Ziffer 419: 150 Punkte. Kontrollen zur Überprüfung von Therapieerfolg, Compliance und technischen Problemen sind nach 2 bzw. 4 Wochen einzuplanen. Eine Dokumentation wichtiger Schmerzparameter, wie Schmerzdauer, -frequenz und -intensität ist für die Beurteilung der Behandlung, und manchmal auch in der Argumentation gegenüber der Krankenkasse angezeigt.

Wirksamkeit

Das Ansprechen auf TENS hängt von Dauer und Schwere der zugrunde liegenden Erkrankung ab. Während des ersten Therapiemonats stellt sich meistens heraus, dass $1/3$ der Patienten die Methode nicht erfolgreich einschätzt. Nach 3–6 Monaten kann mit einer positiven Ansprechrate von 50–60 % der weiter stimulierenden Patienten gerechnet werden, wenn die verschiedenen Reizparameter (vor allem Hoch- und Niederfrequenz) ausgenutzt werden. Ca. 40–50 % der Patienten verwenden TENS auch noch nach 1–2 Jahren nutzbringend, wenn sie gut betreut werden.

Nebenwirkungen

Bei seltener Schmerzverstärkung muss die Stimulationsstärke im Einzelfall deutlich unterhalb der Schmerztoleranzschwelle eingestellt oder die Methode sogar verlassen werden. Hautreizungen lassen sich in der Regel durch konsequente Beachtung folgender Schritte beherrschen:
- Entfernen der Hautelektroden über Nacht
- Wechsel von Gel, Pflaster und Elektrodenmaterial bei vermuteten allergischen Hauterscheinungen.

Kontraindikationen
- Demand-Herzschrittmacher (absolut)
- Große Metallimplantate (relativ)
- Psychogene Schmerzen
- Unklare Schmerzen
- Herzrhythmusstörungen (relativ)

Fazit

TENS ist vor allem dann indiziert, wenn Akupunktur nicht zur Heilung führt. In diesem Fall sollte die Behandlung in Form von TENS in die Hand des Patienten gelegt werden. TENS kann aber auch die Zeit zwischen den Akupunkturbehandlungen bei stark schmerzhaften Indikationen überbrücken. Hierdurch kann aufgrund des aktivierenden Ansatzes des Verfahrens in Folge der eigenhändigen Anwendung durch den Patienten ein verbesserter Therapieerfolg erwartet werden (locus of control n. Rotter).

6.9.7 Dry Needling (Triggerpunktakupunktur)
Dominik Irnich

Definitionen, Grundlagen

Die moderne Triggerpunktakupunktur (dry needling) ist eine funktionell-anatomisch orientierte lokoregionale Akupunkturtechnik zur Behandlung myofascialer Beschwerden.

Ziel der Nadelung ist das exakte Treffen der myofascialen Triggerpunkte und damit das Auslösen einer lokalen Muskelzuckungsreaktion (Travell und Simons 2000).

Eine besondere Form des Dry Needling ist das oberflächliche dry needling (superficial dry needling). Hierbei werden die Akupunkturnadeln nur oberflächlich (4–5 mm) über Triggerpunkten gesetzt (Baldry, 1997).

Der myofasciale Triggerpunkt ist eine im Vergleich zur Umgebung besonders empfindliche, übererregbare Stelle innerhalb eines strangartig verkürzten Muskelfaserbündels (taut band) (Travell und Simons 2000). Abzugrenzen sind myofasciale Triggerpunkte von
- cutanen Triggerpunkten (z. B. bei der Trigeminusneuralgie)
- ligamentären Triggerpunkten (z. B. Tenderpoints der Fibromyalgie)
- ossären Triggerpunkten.

Myofasciale Triggerpunkte können latent vorhanden sein oder aktiv imponieren. Krankheitswert besitzen die aktiven Triggerpunkte, latente Triggerpunkte können auf Druck schmerzempfindlich sein und sind als Vorstufe aktiver Triggerpunkte anzusehen.

Triggerpunkte können die Ursache verschiedener primärer myofascialer Schmerz-Syndrome des Bewegungssystems sein, welche häufig aufgrund mangelnder Differenzierung mit Oberbegriffen wie „Lumbago", „HWS-Syndrom", „Schulter-Arm-Syndrom" bezeichnet werden.

Ein weiteres Kennzeichen der myofascialen Triggerpunkte ist der Übertragungsschmerz (referred pain). Jeder Muskel bildet ein eigenes Übertragungsmuster aus.

6 Akupunktur

> Die Schmerzausstrahlung ist häufig nicht-segmental, d. h. nicht im Myotom des entsprechenden Muskels und entspricht auch nicht einem Nervenversorgungsgebiet.

Nach aktueller Kenntnis erklärt sich der Übertragungsschmerz des Muskels durch neuroplastische Veränderungen auf spinaler Ebene mit Ausbreitung des Einflussbereiches afferenter Nervenfasern (Mense 1999).

Sekundäre myofasciale Schmerz-Syndrome können im Rahmen verschiedener Erkrankungen visceraler Organe und nicht-muskulärer Anteile des Bewegungssystems entstehen. Beteiligt sind reflektorische, spinalvermittelte Mechanismen bei Eingeweideschmerzen oder Schon- und Fehlhaltungen bei nicht muskulärbedingten Erkrankungen des Bewegungssystems, z. B. bei Arthrosen oder nach Trauma.

> Beim sekundären myofascialen Syndrom können myofasciale Triggerpunkte zur Schmerzverstärkung beitragen, in anderen Fällen können durch Triggerpunkte vermittelte Schmerzen die eigentliche Schmerzerkrankung überlagern.

Muskuläre Dysfunktionen können auch Ursache für verschiedene Kompressions-Syndrome von Nerven und Gefäßen (Entrapment) sein, z. B. Thoracic-outlet Syndrom, Supinatorlogen-Syndrom (Travell, Simons 2000).

Methodik, Anwendung

Die Anwendung der Triggerpunktakupunktur erfordert Erfahrung in der Diagnostik des myofascialen Schmerz-Syndroms und in der Lokalisation myofascialer Triggerpunkte. Für die Nadeltechnik sind Kenntnisse und Erfahrungen in der klassischen Akupunktur vorteilhaft.

Die Wirkung der Triggerpunktakupunktur kann durch ergänzende Nadelung nach den Kriterien der traditionellen chinesischen Akupunktur (Kap. 6.7) und durch Nadelung von Mikrosystem-Punkten (z. B. Ohrpunkte, Kap. 6.9.1) optimiert werden.

In diesem Fall sollten Fernpunkte, ausgewählt nach Leitbahntheorie, zuerst genadelt werden. Hiermit kann der lokale Schmerz während der folgenden Triggerpunkt-Nadelung gelindert werden. Diese Wirkung kann auch durch vorangehende Nadelung von Mikrosystem-Punkten erreicht werden. Unter günstigen Bedingungen kann bereits die Fernpunktnadelung zu einem Verschwinden des Triggerpunktes führen und eine lokale Behandlung überflüssig machen.

Bei ängstlichen Patienten oder zu starker lokaler Empfindlichkeit, kann zunächst über die kontralaterale Nadelung Linderung erreicht werden.

Bei der Anwendung der Triggerpunktakupunktur ist zu beachten:

> Die Muskulatur ist ein sensibles Organ, ein erhöhter Muskeltonus kann aus psychosomatischer Sicht Ausdruck innerer Konflikte, unzureichend verarbeiteter Emotionen oder Ausdruck einer körperlichen, seelischen oder emotionalen Überlastung sein. Hierbei kann der Muskel ein Abwehrschild gegenüber der Umwelt sein (Muskelpanzer). In diesen Fällen sollte vorsichtig und sensibel bei der Nadelung vorgegangen werden. Dabei kann die Akupunktur auch zur Verbesserung der Körperwahrnehmung genutzt werden.

▸▸ Praktisches Vorgehen

Anamnese
- Differenzierung der Schmerzen nach
  - Qualität: meist dumpf-drückend
  - Intensität: von leichten bis stärksten Schmerzen, Messung mittels VAS
  - Modulierenden Faktoren: Zum Beispiel Zunahme bei Belastung (Dehnung oder Kontraktion des/der betroffenen Muskeln)
- Genaue Befragung nach schmerzhaften Bewegungen oder eingeschränkten Funktionen.

Untersuchung
- Instruktion an den Patienten, jede Schmerzprovokation bei der Beweglichkeitsuntersuchung zu melden
- Detaillierte funktionell-anatomische bzw. manualtherapeutische Untersuchung zur Identifikation der betroffenen Muskeln
- Sorgfältige Palpation der schmerzhaften oder bewegungseingeschränkten Muskeln zur Lokalisation von aktiven myofascialen Triggerpunkten
  - Zunächst Querpalpation zur Lokalisation des Hartspannstranges
  - Wenn ein Hartspannstrang lokalisiert wurde, Palpation entlang des Stranges bis ein Triggerpunkt identifiziert werden kann

6.9.7 Dry Needling (Triggerpunktakupunktur)

– Prüfung auf Druck, Dehn- und Kontraktionsschmerz
– Kompression des Triggerpunktes für 10 Sek., um Schmerzsymptomatik (referred pain) auszulösen

Durchführung
- Für eine entspannte Behandlungsatmosphäre sorgen
- Patient und Muskulatur in entspannter Position lagern
- Vor lokaler Behandlung Fernpunkte nadeln, da die lokale Behandlung dann weniger schmerzhaft ist
- Auswahl steriler Akupunkturnadeln mit einer Nadellänge, die der Tiefe des Triggerpunktes entspricht
- Fixierung des Triggerpunktes im Gewebe (Zangengriff mit Daumen und Zeigefinger oder mit 2 Fingern Triggerpunkt eingrenzen)
- Schneller Einstich wie bei der klassischen Nadelung
- Sondierung des Triggerpunktes und Auslösung lokaler Muskelzuckungsreaktionen (local twitch response) bei exaktem Treffen des Triggerpunktes
  Cave: Muskelzucken kann schmerzhaft sein und zu einem muskelkaterartigen Schmerz für Stunden führen, deshalb an die Patientenreaktion angepasster, intermittierender Einsatz
- Abbruch bei Brennschmerz
- Nach Behandlung Dehnung der entsprechenden Muskeln z. B. mit postisometrischer Relaxation (Anspannen, Entspannen, Dehnung)

Bei chronischen myofaszialen Beschwerden ist es notwendig, die Triggerpunktakupunktur mit Physiotherapie (Krankengymnastik, manuelle Therapie, spezifische Triggerpunkt-Techniken der Massagetherapie), physikalischen Verfahren (z. B. Wärme, Kühle, Güsse), medikamentöser Schmerztherapie (z. B. NSAID für zwei Wochen), therapeutischer Lokalanästhesie, Naturheilverfahren (z. B. Phytotherapie, Heusack als Auflage, Ordnungstherapie), Entspannungsverfahren, psychologischer Schmerztherapie und Körper- und Verhaltensorientierten Verfahren zur Selbstaktivierung zu kombinieren.
Die Zusammenstellung erfolgt jeweils individuell. Wesentliches Ziel ist die Selbstaktivierung des Patienten. Ein großer Teil der Therapie kann der Patient nach Anleitung selbst ausführen (Dehnung, Entspannung, Haltungsschulung, Selbstbehandlung der Triggerpunkte).

Bei hohem Leidensdruck und Chronizität Überweisung an spezialisierte, interdisziplinäre Behandlungseinrichtungen.

Auswahl der wichtigsten Muskeln
▸▸ **M. masseter**

Innervation
N. massetericus (N. mandibularis, V3)

Funktion
Schließt den Mund im Kiefergelenk

Triggerpunkte

Triggerpunkt	Lokalisation	Ausstrahlung	Referenzpunkt
TP 1	Pars superficialis	Wange, Oberkiefer, Prämolaren	Ma 6 (auch cranial und caudal)
TP 2	Pars profundus	Ohr, periauriculär, Wange	Ma 7

Beschwerdebild des Patienten
- Schmerzen im Bereich der Ohren, Wangen
- Periorbitaler Gesichtsschmerz
- Stirnkopfschmerz (komplexes Bild)
- Mögliche Vordiagnosen: Atypischer Gesichtsschmerz, Temporomandibuläres Syndrom, Costen-Syndrom, Unklare chronische Zahnschmerzen

Befragung
- Schmerzqualität und Lokalisation
- Zahnbehandlung? Einseitiger Zahnschmerz mit einseitigem Kauen?
- Nächtliches Zähneknirschen (Bruxismus)? Lebenspartner befragen!
- Häufige Masseteranspannung (Kauen), z. B. beim Nachdenken?
- Knirschen im Kiefergelenk? (nicht unbedingt pathologisch)

Inspektion
- Gelegentlich Muskelhypertrophie
- Asymmetrische Mundbewegungen beim Sprechen

Untersuchungsbefunde
- Untersuchung im Sitzen auf einer Liege oder in Rückenlage

6 Akupunktur

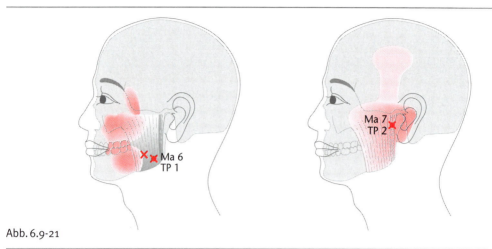

Abb. 6.9-21

- Mundöffnung < 3 Querfinger ist in der Regel pathologisch
- Asymmetrischer Mundschluss
- Flache Palpation für die Pars superficialis
- Zeigefinger enoral und Daumen exoral für die Pars profunda

Besondere Aspekte
- Bei chronischen Beschwerden häufig gemeinsam mit Kiefergelenk betroffen
- Äußerst kräftiger Muskel
- Psychosomatik: Zukunftssorgen, Verdauen im physiologischen und im übertragenen Sinne (Probleme bewältigen), Ängstlichkeit

Durchführung
- Rückenlage oder im Sitzen auf der Liege
- Mund leicht geöffnet (evtl. Mundkeil)
- Senkrechter Einstich
- Fingerschutztechnik oder Zeigefinger enoral als Widerlager
- Pars profunda ca. 4 cm tief
- Mehrfache Stimulationen, da viele kleine TP, teilweise hartnäckig

Cave: Ganglion pterygopalatinum (Parästhesien!)

Akupunktur

Lokale Punkte	Ma 5, Ma 6, Ma 7, Dü 18
Fernpunkte	Mi 6, Ma 36, Dü 3, 3E 5, Gb 20
Mikrosystem-Akupunktur	Ohr: Kiefergelenk, Oberkiefer, Unterkiefer, Jérome; YNSA: A-Zone

Dehnung
Mund öffnen

Ventralzug an der Mandibula: Untere Zahnreihe und Unterkiefer in der Mitte (Schneidezähne) mit den Fingern umgreifen (Daumen am Mundboden, Zeige- und Mittelfinger enoral), Zug nach vorn

Caudalzug: Wie Ventralzug, nur Unterkiefer vorsichtig ein wenig nach vorn und dann vorsichtig nach unten ziehen

Heimübungen und flankierende Maßnahmen
- Aufbissschiene
- Selbstdehnung (s. o.)
- Unterkiefer für 60 sec entspannen bzw. hängen lassen, dann kurze Anspannung (5-mal wiederholen, 3-mal täglich)
- Vermeidung von einseitigem Kauen
- Stressbewältigung, Kommunikationstraining
- Themen: „Grübeln", Problemverarbeitung

▸▸ M. trapezius

Innervation
- N. accessorius (XI)
- Kleinere Äste des Plexus cervicalis (C3 – C4)

6.9.7 Dry Needling (Triggerpunktakupunktur)

Funktion
- Heben des Schulterblattes
- Dreht die Facies glenoidalis scapulae nach cranial
- Hebt das Schlüsselbein während der Inspiration (Einatmungshilfsmuskel, pars descendens)
- Zieht bei der Exspiration die Scapula nach caudal (Ausatemhilfsmuskel, pars ascendens)
- Einseitige Kontraktion rotiert Kopf und HWS zur Gegenseite
- Beidseitige Kontraktion streckt die HWS und rekliniert den Kopf
- Adduktion des Schulterblattes

Triggerpunkte
Tabelle s. u.

Beschwerdebild des Patienten
- HWS-Beschwerden mit lateralem Schmerz
- Einschränkung der gegenseitigen Seitneigung und/oder Rotation
- Häufig beide Seiten betroffen, auch bei einseitigen Beschwerden
- Occipitaler und parietaler Kopfschmerz
- Mögliche Vordiagnosen: akutes oder chronisches HWS-Syndrom, Occipitalneuralgie Cervicobrachialgie, „Migraine cervicale", Schulter-Arm-Syndrom, Spannungskopfschmerz

Befragung
- Schmerzqualität dumpf-drückend?
- Verschlimmerung bei Wind und Kälte?
- Abrupte Kombinationsbewegung aus Armstreckung und gegenseitiger HWS-Neigung?
- Arbeitshaltung, z. B. Arbeitsplatz mit PC?
- Inspektion
- Einseitiger oder beidseitiger Schulterhochstand

Untersuchungsbefunde
Pars descendens: Rotation und Rotation in Anteflexion (ipsilateral), Seitneigung (kontralateral), Anteflexion (ipsi- und kontralateral) – jeweils eingeschränkt

Pars horizonalis:
- Scapula hypomobil mit Einschränkung des humeroglenoidalen Gleitens, nicht fixierte, habituelle Schulterelevation
- Traktion der HWS wird als unangenehm empfunden
- Bei passivem Anheben der Schulter (= Entlastung der Mm. trapezius und levator scapulae) Abnahme des Rotationsschmerzes (ipsilateral) und Zunahme der Seitneigung (kontralateral)
- Taut bands und TPs, v. a. in der Pars ascendens
- Sensibilität (C2 – Th2), Motorik (M. deltoideus, C5), Kraft

Besondere Aspekte
- Häufigster Triggerpunkt bei Erwachsenen
- Bei Patienten mit „Stiernacken" (kurzer Hals, viel hypertone Muskulatur) zunächst intensive Physiotherapie
- Psychosomatik: Der „Lastenträger" (Last auf den Schultern tragen, auch für andere); Angst; „Zieht den Kopf ein wie ein geprügelter Hund."

Durchführung
- Patient sitzt auf der Liege oder liegt auf der kontralateralen Seite, Zangengriff von dorsal
- Senkrechter Einstich
- Bei TP 2 – 4 zusätzlich 2-Finger-Schutztechnik und tangialer Einstich (**cave:** Pneumothorax)
- Stichtiefe max. 2 cm (tangential max. 3 cm)
- Gutes Auslösen der lokalen Zuckungsantwort, v. a. bei Gb 21 und 3E 14
- Bei untypischer Ausstrahlung an darunter liegenden Muskel denken!

Triggerpunkt	Lokalisation	Ausstrahlung	Referenzpunkt
TP 1	Pars ascendens, Mitte des Schulterdaches	HWS, Mastoid, Schläfe	Gb 21
TP 2	Pars horizontalis, lateral über M. supraspinatus	Occipital ipsilateral	3E 14
TP 3	Pars ascendens, zwischen Schulterblatt und BWK 8 und BWK 9	Vorwiegend lokoregional, selten occipital, Schulterregion	Bl 46, Bl 47
TP 4	Pars horizontalis, zwischen Schulterblatt und HWK 7/BWK 2	Lokoregional	Bl 43

6 Akupunktur

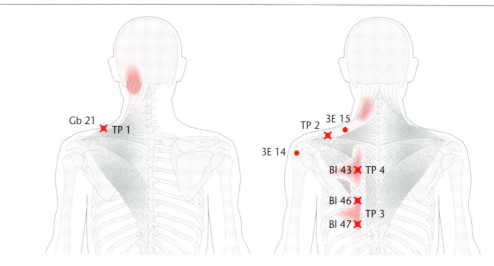

Abb. 6.9-22

Akupunktur

Lokale Punkte	Gb 21, 3E 14, 3E 15, Bl 10, Bl 11, Bl 15, Bl 43, Bl 46, Bl 47, *Ashi*-Punkte
Fernpunkte	Dü 3, 3E 5, Bl 60, Bl 62, kontralateral Gb 21, 3E 14, auch an ventrale Punkte in der HWS-Schulter-Region denken, z. B. Lu 1, Lu 2, Ren 22, Lymph-Belt nach Gleditsch
Steuerungs- u. symptomatische Punkte	Le 3, Gb 34
Bei Schwindel	3E 17
Mikrosystem-Akupunktur	*Ohr:* HWS- und BWS-Areal (v. a. muskulär), Jérôme, Schulterareal; *YNSA:* B-Zone; *Mund:* Trigonum retromolare (Infiltration mit LA)

Dehnung
- Patient liegt auf dem Rücken, Therapeut steht/sitzt kopfwärts
- Mit der kontralateralen Hand hält er den überhängenden Kopf occipital
- Seine ipsilaterale Hand liegt auf Acromion (Daumen) und Spina scapulae (Handinnenfläche)
- Einstellung durch maximale Seitneigung (kontralateral), leichte Flexion und Rotation (ipsilateral) und Traktion
- Dehnung durch Scapula-Caudalschub, Seitneigung (kontralateral) und sanfter HWS-Traktion, z. B. postisometrisch
- Anspannung durch aktive Seitneigung (ipsilateral)

Heimübungen und flankierende Maßnahmen
- Liegen und Rollen auf einem Tennisball (TP in der Pars horizontalis und ascendens) → ischämische Kompression
- Dickes Buch zwischen Ellbogen und Rumpf für 5 min mehrmals täglich einklemmen → führt zur Schultersenkung
- Schwimmen, Seilspringen, kein Jogging
- Am Arbeitsplatz Stuhl mit verstellbarer Armlehne oder bei fixierter Armlehne entsprechende Einstellung über Sitzkissen o. ä. → Ziel: Schulter absenken, Oberarm parallel zum Rumpf, Unterarm liegt im rechten Winkel auf

▸▸ M. levator scapulae

Innervation
- N. dorsalis scapulae
- Plexus cervicalis (Fasern aus C3 und C4)

Funktion
Hebt und dreht leicht das Schulterblatt, streckt die HWS

6.9.7 Dry Needling (Triggerpunktakupunktur)

Triggerpunkte

Trigger-punkt	Lokalisation	Ausstrahlung	Referenz-punkt
TP 1	Am Muskelansatz am oberen Schulterblattwinkel	Vorwiegend lokal am oberen Schulterblattwinkel und laterale HWS	Dü 14
TP 2	In Höhe HWK 6	Laterale HWS	Caudal Dü 16

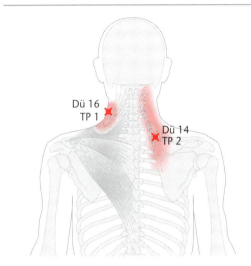

Abb. 6.9-23

Beschwerdebild des Patienten
- Schmerzen im Nacken
- Steifer Hals

Befragung
- HWS-Trauma mit rotiertem Kopf?
- Gehhilfe z. B. zu langer Spazierstock oder Gehstützen?
- Schreibtischarbeit mit zu hohem Tisch und/oder rotiertem Kopf?

Inspektion
- Schulterhochstand
- Hals leicht geneigt zur betroffenen Seite

Körperliche Untersuchung
- Untersuchung im Sitzen oder in Seitenlage (nicht betroffene Seite)
- Rotation ipsilateral, Rotation in Flexion
- Abduktion im Schultergelenk leicht schmerzhaft
- Schulterblattbeweglichkeit (jeweils eingeschränkt)

Besondere Aspekte
- Sehr häufig bei HWS-Syndrom betroffen
- Psychosomatik: Angsthaltung mit hochgezogenen Schultern

Vorgehen
- Behandlung im Sitzen oder in Seitenlage (nicht betroffene Seite), dabei Kopf in Neutralstellung
- TP 1: Muskelwulst am oberen Schulterblattwinkel mit Zangengriff mobilisieren und fixieren
- Nadelung in den mobilisierten und fixierten Muskelwulst von caudal nach cranial und lateral (Richtung GB 21) möglichst parallel zur Hautschicht = Treffen des TP von lateral und streng tangential. **Cave:** Keine senkrechte Nadelung wegen Pneumothorax
- TP 2: Nadelung im Schulter-Nackenwinkel von lateral in Richtung HWK 6 ventral des M. trapezius

Akupunktur

Lokale Punkte	Dü 14, Dü 15, Dü 16
Fernpunkte	Dü 3, Dü 6, 3E 5, Bl 60, Bl 62
Mikrosystem-Akupunktur	*Ohr:* HWS und BWS-Zone, Schulter, Jérôme; *YNSA:* B-Zone

Dehnung
Flexion, Rotation und Seitneigung kontralateral, dazu Caudalschub des Schulterblattes mit dem Daumenballen in der Fossa supraspinata

Heimübung und flankierende Maßnahmen
- In Rückenlage mit dem Triggerpunkt (TP 1) auf einen Tennisball legen und über den Triggerpunkt rollen bzw. diesen „ausdrücken"
- Regelmäßiges Dehnen nach Anleitung durch Therapeuten
- Alle Übungen zum Absenken der Schulter
- Dickes Buch zwischen Ellbogen und Rumpf für 5 min mehrmals täglich einklemmen → führt zur Schultersenkung

- Am Arbeitsplatz Stuhl mit verstellbarer Armlehne oder bei fixierter Armlehne entsprechende Einstellung über Sitzkissen o. ä. → Schulter absenken, Oberarm parallel zum Rumpf, Unterarm liegt im rechten Winkel auf

▸▸ M. supraspinatus

Innervation
N. suprascapularis

Funktion
- Abduktion
- Hält den Humeruskopf in der Gelenkkapsel
- Wichtige Funktion bei Aufrechterhaltung der scapulo-humeralen Balance

Triggerpunkte
Tabelle s. u.

Beschwerdebild des Patienten
- Schmerzen tief im Schultergelenk und der seitlichen Schulter
- Wenig Schmerz im Bereich des Muskelbauches
- Kämmen, Rasieren und Zähneputzen schmerzhaft
- Mögliche Vordiagnosen: Impingement-Syndrom, chronische Bursitis subdeltoidea, Periarthropathie humeroscapularis, Schulter-Arm-Syndrom

Befragung
- Tragen schwerer Gegenstände am herabhängenden Arm?
- Häufig großer Hund an der Leine?
- Längere Arbeiten mit eleviertem Arm?

Untersuchungsbefunde
- Gesamte Abduktion schmerzhaft eingeschränkt
- Schmerzprovokation durch Schürzengriff
- Schmerzhafte Palpation der Ansatzsehne am Humerus unter dem Acromion bei Innenrotation (z. B. Hand des untersuchten Armes auf lumbale Wirbelsäule)
- Jobe-Test positiv: Abduktion beider Arme bis 90°, Anteversion um 30°, Arm gestreckt, Daumen zeigt nach unten → Widerstandstest durch Druck auf beide Handgelenke nach unten → Schmerzprovokation

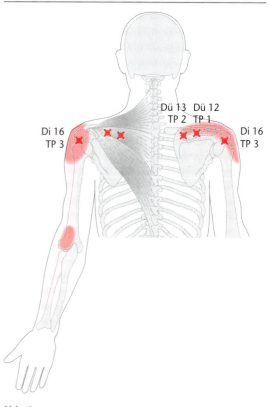

Abb. 6.9-24

Triggerpunkt	Lokalisation	Ausstrahlung	Referenzpunkt
TP 1	In der Mitte der Fossa supraspinata	Tiefer Schultergelenksschmerz, laterale Schulter	Dü 12
TP 2	Am medialen Ende der Fossa supraspinata	Tiefer Schultergelenksschmerz, laterale Schulter	Dü 13
TP 3	Am lateralen Ende der Fossa supraspinata	Tiefer Schultergelenksschmerz, laterale Schulter, Epicondylus lateralis	Di 16

6.9.7 Dry Needling (Triggerpunktakupunktur)

Besondere Aspekte
- Häufig in Verbindung mit M. infraspinatus betroffen
- Bei längerem Bestehen häufig Ansatztendinose
- Psychosomatik: latent unterdrückte Aggression?

Durchführung
- Behandlung im Sitzen auf der Liege
- Arm angelegt
- Lokalisation der Spina scapula
- Senkrechter Einstich cranial der Spina in Richtung Fossa supraspinata, dann Sondierung
- Vorsicht bei sehr lateralen TPs: Gefahr des Pneumothorax

Akupunktur

Lokale Punkte	Dü 10, Dü 12, Dü 13, Di 16
Fernpunkte	Gb 34, Dü 3, Dü 6, 3E 5
Mikrosystem-Akupunktur	*Ohr:* Schulterregion; *YNSA:* B-Zone

Dehnung
Schürzengriff (innenrotierten Arm hinter den Rücken führen)

▸▸ M. infraspinatus

Innervation
N. suprascapularis

Funktion
- Außenrotation
- Beteiligung bei der Anteversion
- Hält den Humeruskopf in der Gelenkkapsel

Triggerpunkte

Trigger-punkt	Lokalisation	Ausstrahlung	Referenz-punkt
TP 1	Cranialer Anteil des Muskels unterhalb der Spina	Schultergelenk, ventrale Schulter, ventraler Oberarm bis in den Unterarm	Dü 11
TP 2	Am Rand der Margo medialis im unteren Drittel	Zwischen Wirbelsäule und Margo medialis scapulae	

Häufig finden sich weitere Triggerpunkte unregelmäßig verteilt über dem gesamten Muskel.

Beschwerdebild des Patienten
- Schmerzen im Bereich der ventralen Schulter
- Kämmen, Zähneputzen eingeschränkt (Anteversion)
- In die dorsalen Hosentaschen fassen oder BH öffnen schmerzhaft und eingeschränkt (Innenrotation)
- Mögliche Vordiagnosen: Chronische Tendinitis der Bizepssehne, Schulter-Arm-Syndrom, Periarthropathia humeroscapularis

Befragung
Schmerzen beim Schlafen auf der betroffenen Seite?

Körperliche Untersuchung
- Innenrotation und Außenrotation schmerzhaft eingeschränkt (v. a. bei gleichzeitiger Adduktionsbewegung)
- Anteversion schmerzhaft

Besondere Aspekte
- Häufige Ursache von Schulterschmerzen
- Häufig M. infraspinatus mitbetroffen

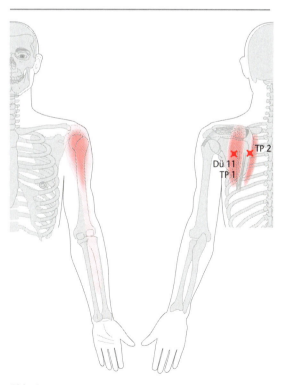

Abb. 6.9-25

6 Akupunktur

Vorgehen
- Behandlung im Sitzen, in Bauchlage und in Seitenlage auf der gesunden Seite
- Nadelung senkrecht
- Sichere Nadelung, da Scapula vor Pneumothorax schützt, jedoch am Rand der Scapula aufpassen

Akupunktur

Lokaler Punkt	Dü 11
Fernpunkte	Dü 3, Dü 6, Bl 40
Mikrosystem-Akupunktur	Ohr: Schulter, BWS; YNSA: B-Zone

Dehnung
Innenrotierten Arm vor die Brust heben (90° Abduktion, Ellenbogen gebeugt) und dann Richtung gegenüberliegender Schulter dehnen.

Heimübung
In Rückenlage mit dem Muskel auf einen Tennisball legen und über den Triggerpunkt rollen bzw. diesen „ausdrücken".

▸▸ Extensoren der Hand
- M. extensor carpi radialis longus
- M. extensor carpi radialis brevis
- M. extensor digitorum
- M. extensor carpi ulnaris

Innervation
- N. radialis

Funktion
- Die Extensoren strecken im Handgelenk und verhindern bei Aktivität der Fingerflexoren die gleichzeitige Flexion im Handgelenk (Greiffunktion)
- M. extensor carpi radialis longus → zusätzlich Radialabduktion
- M. extensor carpi radialis brevis → zusätzlich Radialabduktion
- M. extensor digitorum → streckt die Finger
- M. extensor carpi ulnaris → zusätzlich Ulnarabduktion

Triggerpunkte
Tabelle s. u.

Beschwerdebild des Patienten
- Lateraler Ellbogenschmerz
- Kraftloser Griff
- Mögliche Vordiagnosen: Epicondylitis humeri lateralis

Befragung
Repetitive Überlastung der Greiffunktion bei fixiertem Handgelenk, z. B. Fließbandarbeit, Tennis spielen?

Körperliche Untersuchung
- M. extensor carpi radialis longus und brevis:
  - Schmerzhafte Bewegungseinschränkung bei gestrecktem Ellenbogen und flektiertem Handgelenk
  - Schmerzhafte Bewegungseinschränkung bei gestrecktem Ellenbogen und Ulnarabduktion im Handgelenk
- M. extensor digitorum:
  - Schmerzhafte Bewegungseinschränkung bei gestrecktem Ellenbogen, flektiertem Handgelenk und flektierten Fingern
- M. extensor carpi ulnaris:
  - Schmerzhafte Bewegungseinschränkung bei gestrecktem Ellenbogen und flektiertem Handgelenk
  - Schmerzhafte Bewegungseinschränkung bei gestrecktem Ellenbogen und Radialabduktion im Handgelenk
  - Sorgfältige Palpation der Muskelbäuche bei leicht gebeugtem Ellenbogen

Triggerpunkt	Lokalisation	Ausstrahlung	Referenzpunkt
TP 1	Im M. extensor carpi radialis longus	Lateraler Epicondylus, Handrücken, Daumen	Ulnarseits von Di 10
TP 2	Im M. extensor carpi radialis brevis	Lateraler Epicondylus, Handrücken, Daumen	Di 9
TP 3	Im M. extensor digitorum longus	Lateraler Epicondylus, Handrücken	NP 67
TP 4 (selten)	Im M. extensor carpi ulnaris	Ellbogen, ulnarer Handrücken	

6.9.7 Dry Needling (Triggerpunktakupunktur)

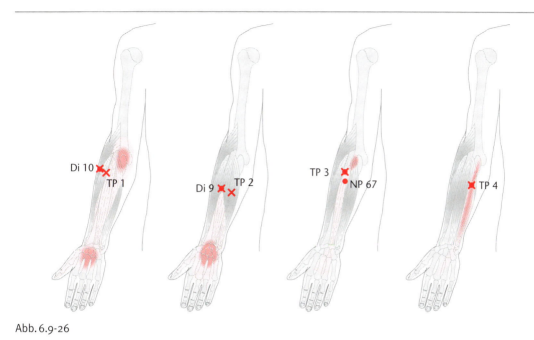

Abb. 6.9-26

Besondere Aspekte
- Triggerpunkte vorwiegend im oberen Drittel des Unterarmes
- Bei der Epicondylitis sehr häufig M. supinator und M. brachioradialis mitbetroffen
- Psychosomatik: Schwierigkeiten beim Loslassen im übertragenen Sinne

Vorgehen
Nadelung bei leicht gebeugtem Ellenbogen und aufgestütztem Arm

Akupunktur

Lokale Punkte	Di 4, Di 9, Di 10, 3E 5, NP 67
Fernpunkte	Ma 35, Ma 36, Ma 40
Mikrosystem-Akupunktur	*Ohr:* Ellenbogen, Polster; *YNSA:* C-Zone

Dehnung
- M. extensor carpi radialis longus und brevis: Nicht betroffene Hand auf den Handrücken der betroffenen Seite und mit leichtem Druck bis zur endgradigen Beugung im Handgelenk bei gebeugtem Ellenbogen, dann Streckung im Ellenbogen mit beibehaltenem Druck auf das gebeugte Handgelenk
- M. extensor digitorum: wie oben, nur zusätzliche Fingerbeugung
- M. extensor carpi ulnaris: wie oben, evtl. zusätzlich Radialabduktion im Handgelenk

Selbstbehandlung und flankierende Maßnahmen
- Selbstdehnung
- Ergotherapie bei hoher Therapieresistenz

▸▸ Autochthone Rückenmuskulatur
- M. erector spinae: Oberflächlicher, lateraler Trakt mit gerade verlaufenden Muskelsträngen (M. iliocostalis, M. longissimus) und den schräg verlaufenden M. splenii
- Tiefer, medialer Trakt mit den gerade verlaufenden Muskelsträngen der Mm. interspinalis und spinalis, sowie den schräg nach cranial ziehenden, tief liegenden Mm. rotatores, Mm. multifidi und Mm. semispinalis

Innervation
- Rami dorsalis der Spinalnerven

Funktion
- M. erector spinae: einseitig Seitneigung, beidseitig Streckung der Wirbelsäule
- M. interspinalis: segmentale Streckung
- M. spinalis: einseitig Seitneigung, beidseitig Streckung der Wirbelsäule
- M. rotatores und multifidi: einseitig Rotation und Seitneigung, beidseitig Streckung
- M. semispinalis: einseitig Rotation, beidseitig Streckung

Triggerpunkte
Eine genaue Zuordnung der Triggerpunkte zu einem einzelnen Muskel ist aufgrund der komplexen anatomischen und funktionellen Situation häufig nicht möglich. Tabelle s.u.

Beschwerdebild des Patienten
- Lumbago
- Unspezifische Vordiagnosen: Degenerative WS-Syndrome, segmentale Funktionsstörung (Blockierung), „Hexenschuss", „Bandscheibe" im Volksmund

Befragung
- Akute oder repetitive Überlastung?
- Trauma?
- Kälte, Windzug?
- Bei chronischen Rückenschmerzen behutsame psychologische Evaluation bei vorwiegend somatischem Krankheitsverständnis (Beruf, Beziehungen, Sexualität)

Inspektion
- Schonhaltung
- Haltungsinsuffizienzen und Asymmetrien
- Skoliose

Körperliche Untersuchung
- Schmerzhafte Bewegungseinschränkung, v. a. bei Flexion und/oder Rotation
- Segmentale Funktionsuntersuchung
- Kibler-Falte
- Kräftige Palpation (Druck)

Besondere Aspekte
- Viele „unspezifische" Rückenschmerzen sind durch myofasciale Triggerpunkte verursacht
- Psychosomatik: Angst, Angstvermeidungsverhalten, berufliche und/oder soziale Überlastung, Mobbing, Probleme im Bereich der Sexualität bei lumbaler Symptomatik → hinweisend ist oftmals die kategorische Verneinung psychosomatischer Ursachen (Verleugnung)
- Wesentlich sind Aufklärung und Aktivierung des Patienten
- Bei chronischen Rückenschmerzen Physiotherapie und psychologische Begleitung
- Bei hohem Leidensdruck und Chronizität Überweisung an spezialisierte, interdisziplinäre Behandlungseinheiten

Vorgehen
- Behandlung in Bauchlage
- Bei starker Verspannung erst kontralaterale, oberflächliche Nadelung
- Je nach Lokalisation und Konstitution lange Nadeln notwendig (bis 8 cm)
- Im thorakalen Bereich keine tiefe Nadelung lateral des inneren Blasenmeridians (**cave:** Pneumothorax)
- Sanfte segmentale Mobilisation nach Nadelung

Akupunktur

Lokale Punkte	Extra-R 1 *(Huatuojiaji)*, Bl 11 – Bl 30, Bl 41 – Bl 52, Du 3 – 14 (jeweils Auswahl nach betroffenen Segmenten); Ahshi-Punkte oberflächlich im Segment (gürtelförmig, Very-Point-Technik nach Gleditsch)
Fernpunkte	Bl 40, Bl 60, Bl 62, Dü 3, Dü 6, Gb 41, Ni 3, Extra-AH 7 („*Yaotongdian*"), Du 26
Mikrosystem-Akupunktur	*Ohr:* Wirbelsäule, Sympathische Ganglien, Shenmen, Jérôme; *YNSA:* D-Zone

Triggerpunkt	Lokalisation	Ausstrahlung	Referenzpunkt
TP im M. longissimus und iliocostalis	Wirbelsäulennah	Segmental, nach cranial und nach caudal	Punkte des inneren und äußeren Blasen-Meridians (Bl 11 – Bl 30, Bl 41 – Bl 52)
TP im tiefen medialen Anteil	Wirbelsäulennah	Vorwiegend segmental	Extra R1 *(Huatuojiaji)* und innerer Blasenmeridian (Bl 11 – Bl 30)

6.9.7 Dry Needling (Triggerpunktakupunktur)

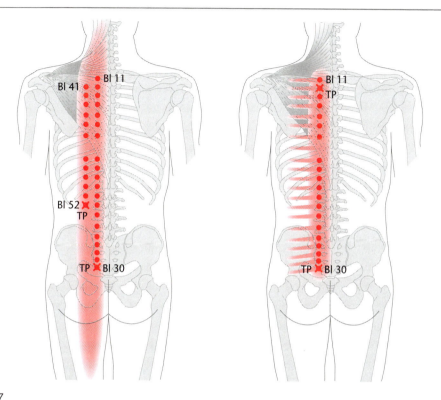

Abb. 6.9-27

Dehnung
In Abhängigkeit der eingeschränkten Bewegung

Selbstbehandlung und flankierende Maßnahmen
- Aktivierung des Patienten zur Bewegung
- Ausdrücken der Triggerpunkte durch Legen auf Tennisball
- Aufstellung eines Heimübungsprogramms im Rahmen der physiotherapeutischen Behandlung. **Cave:** Bei der klassischen Rückenschule besteht die Gefahr der Aneignung stereotyper Verhaltensmuster oder der Verstärkung des Angstvermeidungsverhaltens
- Erlernen von Schmerzbewältigungsstrategien
- Erlernen von Entspannungsverfahren (individuell aussuchen!)

▸▸ Glutäalmuskulatur
Innervation
- M. glutaeus maximus: N. glutaeus inferior
- M. glutaeus medius: N. glutaeus superior
- M. glutaeus minimus: N. glutaeus superior

Funktion
- M. glutaeus maximus: Extension, Außenrotation und Abduktion (unterer Anteil Adduktion) im Hüftgelenk
- M. glutaeus medius: Kräftige Abduktion, Flexion und Innenrotation (vorderer Anteil Extension und Außenrotation) im Hüftgelenk, Beckenstabilisierung
- M. glutaeus minimus: wie M. glutaeus medius

Triggerpunkte
Tabelle siehe Seite 184.

Beschwerdebild des Patienten
- M. glutaeus maximus: Schmerzen beim Gehen auf ansteigenden Strecken und beim Sitzen

6 Akupunktur

Triggerpunkt	Lokalisation	Ausstrahlung	Referenzpunkt
TP 1 (variabel)	Im M. glutaeus maximus, wirbelsäulennah	Vorwiegend im Bereich des Muskels, Hiatus sacralis	Lateral Bl 29 und Bl 30, Bl 54
TP 2 (variabel)	Im M. glutaeus medius, unterhalb des Beckenkammes	Gesamte lumbale Wirbelsäule, selten in den lateralen Oberschenkel	Bl 54, Gb 30
TP 3 (variabel)	Im M. glutaeus minimus, unterhalb des Beckenkammes	Lokal, dorsaler und lateraler Oberschenkel	Caudal Gb 29

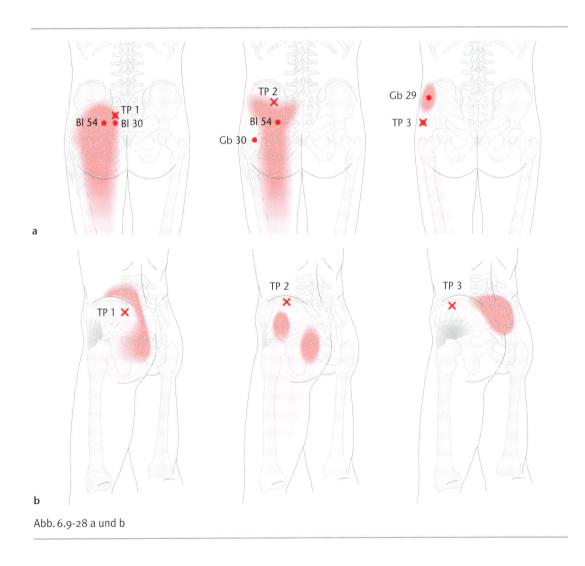

Abb. 6.9-28 a und b

6.9.7 Dry Needling (Triggerpunktakupunktur)

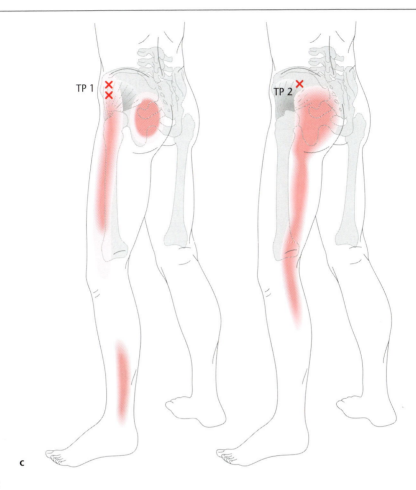

Abb. 6.9-28 c

- M. glutaeus medius: Schmerzen beim Gehen, beim Sitzen und in Seitenlage
- M. glutaeus minimus: Schmerzen beim Aufstehen nach längerem Sitzen und beim Liegen auf der betroffenen Seite
- Mögliche Vordiagnosen: Lumbago, Periarthropathia coxae, Ischialgie (Mm. glutaeus minimus), chronische Bursitis subtrochanterica (Mm. glutaeus minimus)

Befragung
- Intramuskuläre Injektion?
- Sturz, Trauma?
- Z. n. Hüft-Op?
- Regelmäßiges Schwimmen? → M. glutaeus maximus
- Schmerzen beim Gehen und beim Schlafen auf der betroffenen Seite → M. glutaeus medius

Inspektion
Gangbild mit außenrotiertem und abduziertem Bein (Hinken)

Körperliche Untersuchung
- Schmerzhafte Bewegungseinschränkung entsprechend der jeweiligen Funktion
- Einfache Palpation
- TPs im M. glutaeus minimus häufig gemeinsam mit Funktionsstörung im Iliosacralgelenk

Besondere Aspekte
- Einfache Lokalisation der Triggerpunkte, jedoch Abgrenzung zwischen den einzelnen Muskeln gelegentlich schwierig
- Häufig begleitend bei Coxarthrose (Schonhaltung)

Vorgehen
- Behandlung in Seitenlage auf der nicht betroffenen Seite und bei mittelgradig flektiertem Hüftgelenk
- Lange Nadeln notwendig (bis 10 cm)

Cave: N. ischiadicus (sofortiges Zurückziehen bei Auslösen von Parästhesien)

Akupunktur

Lokale Punkte	Bl 54, Gb 30, *Ahshi*
Fernpunkte	Bl 40, Gb 34, Gb 39
Mikrosystem-Akupunktur	*Ohr:* Hüfte, Jérôme; *YNSA:* D-Zone

Dehnung
- Rückenlage, Umfassen des Oberschenkels der betroffenen Seite bei flektiertem Hüft- und Kniegelenk mit beiden Händen, Zug zuerst nach oben, dann zum Körper
- Oder in Rückenlage Hüftbeugung durch beidseitigen Zug am Unterschenkel
- Gemeinsam mit dem Patienten die optimale Position suchen, die zur Dehnung der betroffenen Muskelanteile führt

Selbstbehandlung und flankierende Maßnahmen
Selbstdehnung mit postisometrischer Relaxation (s. o.)
Ausdrücken des TP durch Legen auf Tennisball

▸▸ M. piriformis
Innervation
- N. ischiadicus
- Fasern aus dem Plexus sacralis

Funktion
Außenrotation, Extension und Adduktion im Hüftgelenk

Triggerpunkte
Tabelle s. u.

Beschwerdebild des Patienten
- Lumbo-ischialgiforme Schmerzen
- Mögliche Vordiagnosen: Lumbago, Ischialgie, ISG-Blockade, Coccygodynie

Befragung
- Lange Autofahrten (v. a. rechtes Bein betroffen)?
- Akute Überlastung?
- Trauma bei innenrotiertem Bein?

Inspektion
- Unruhiges Sitzen
- In entspannter Rückenlage ist das betroffene Bein außenrotiert

Körperliche Untersuchung
- Schmerzhafte Innenrotation der Hüfte
- Palpation in Seitenlage auf der nicht betroffenen Seite mit flektiertem Hüftgelenk auf der betroffenen Seite
- Indirekte Palpation durch Glutaealmuskulatur → Schmerz mit Ausstrahlung bei kräftigem Druck
- Sorgfältige Neurologische Untersuchung bei Parästhesien, Dysästhesien oder anderen neurologischen Symptomen

Besondere Aspekte
Beschwerden durch Nervenengpässe (N. ischiadicus, N. glutaeus superior) und durch Übertragungsschmerz

Vorgehen
- Nadelung in Seitenlage auf der nicht betroffenen Seite mit leicht flektiertem Hüftgelenk auf der betroffenen Seite

Triggerpunkt	Lokalisation	Ausstrahlung	Referenzpunkt
TP 1	Auf einer Linie zwischen Hiatus sacralis und Trochanter major, wirbelsäulennah	Iliosacralbereich, dorsaler Oberschenkel	Caudal Bl 54
TP 2	Auf einer Linie zwischen Hiatus sacralis und Trochanter major, hüftnah	Hüfte, dorsaler Oberschenkel	Gb 30

6.9.7 Dry Needling (Triggerpunktakupunktur)

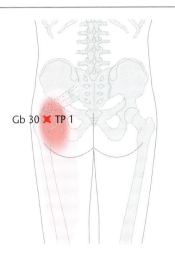 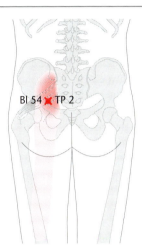

Abb. 6.9-29

- Lange Nadeln notwendig (bis 10 cm bei kräftiger Konstitution)
- Fixierung des Triggerpunktes mit der Zweifinger-Technik

Cave: N. ischiadicus (sofortiges Zurückziehen bei Auslösen von Parästhesien)

Akupunktur

Lokale Punkte	Bl 54, Gb 30
Fernpunkte	Bl 40, Bl 58, Gb 31, Gb 34, Gb 39
Mikrosystem-Akupunktur	*Ohr:* Hüftregion; *YNSA:* D-Zone

Dehnung
Seitenlage auf nicht betroffener Seite, das betroffene Bein wird in der Hüfte um 90° flektiert und über das unten liegende Bein über die Liege hinaus nach unten gedrückt (unterstützender, leichter Druck auf Kniegelenk), dabei darauf achten, dass der Patient mit dem Becken seitlich bleibt.

Selbstbehandlung und flankierende Maßnahmen
- Selbstdehnung
- Selbstbehandlung mit Tennisball
- Pausen und Dehnung bei längeren Autofahrten

Indikationen, Kontraindikationen
Indikationen
Schmerzen und Funktionseinschränkungen des Bewegungssystems, die durch myofasciale Triggerpunkte ausgelöst oder unterhalten werden. Myofasciale Triggerpunkte finden sich häufig bei den folgenden Schmerzerkrankungen:
- Migräne
- Spannungskopfschmerzen
- Temporo-mandibuläres Schmerz-Syndrom
- Epicondylitis lateralis und medialis
- Periarthropathien (Schulter, Hüfte)
- Tendinosen
- Insertionstendinopathien
- Arthrosen
- Degenerative Wirbelsäulen-Syndrome (HWS, BWS, LWS)
- Wirbelsäulen-Syndrom mit segmentale Funktionsstörung
- Viscerale Schmerz-Syndrome

Kontraindikationen
- Manifeste Gerinnungsstörung
- Epilepsie

Nebenwirkungen
- Wie bei der klassischen Akupunktur
- Muskelkaterartiger Nachschmerz

Wissenschaftliche Daten, Studien

Ein spezifischer Wirksamkeitsnachweis (efficacy) für die Triggerpunktakupunktur nach den Kriterien der EBM liegt nicht vor. Methodisches Problem ist dabei allerdings das Fehlen einer echten Placebokontrolle. Verschiedene klinische Untersuchungen geben Hinweise auf eine Wirksamkeit des Dry Needling beim myofascialen Schmerz. Dazu gehören

- Myofasciale Schmerzen (Lewit 1979)
- HWS-Syndrom (Irnich et al. 2001 und 2002)
- Myofascialer Schulterschmerz (Ceccherelli et al. 2001)
- Lumbaler myofascialer Schmerz (Ceccherelli et al., 2002)
- In einer kontrollierten Studie zur Migräneprophylaxe war die Triggerpunktbehandlung so effektiv wie Metoprolol (Hesse et al. 1994)
- In einer systematischen Übersichtsarbeit konnte kein Unterschied zwischen der Injektion von Substanzen und der direkten Nadelung bei myofascialen Schmerzen gefunden werden (Cummings and White 2001)

6.9.8 Neuraltherapie
Klaus Weber

▸▸ Definition

Neuraltherapie ist eine Reiz-, Regulations- und Umstimmungstherapie mit Hilfe von Injektionen. Sie nutzt lokale pharmakologische Wirkungen der eingesetzten Lokalanästhetika, segmentale und suprasegmentale Vernetzungen, muskuläre Funktionsketten und die Beeinflussung von Störfeldketten zur Diagnostik und Therapie. In besonderen Fällen werden auch pflanzliche und bakterielle Reizstoffe als Quaddeln oder extern appliziert (☞ Anwendung).

▸▸ Geschichte

Mit Procain wurde 1905 das 1. synthetische Lokalanästhetikum entwickelt. Bereits 1906 beschrieben Spieß et al. therapeutische Effekte durch die Anwendung von Procain. Einzelbeobachtungen und Techniken von Leriche und Wischnewski führten in den Folgejahren zur Entwicklung der **Heilanästhesie**. Die Brüder Walter und Ferdinand Huneke bauten diese Einzeltechniken zu einer eigenständigen Therapiemethode aus. Sie vermuteten auf Grund der raschen Wirkung paravasaler Injektion an die Cubitalvene bei einer Patientin mit Kopfschmerzen einen nervalen Wirkmechanismus, da eine lokale pharmakologische Wirkung am Gehirn ausgeschlossen war. Damit verließen die Brüder Huneke die Grenzen der **therapeutischen Lokalanästhesie**.

1940 entdeckte Ferdinand Huneke das **Sekundenphänomen**. Er hatte eine Patientin mit starken Schulterschmerzen erfolglos lokal und mit Segmenttherapie behandelt. Im Laufe der Behandlung trat eine Reizung einer alten Osteomyelitisnarbe am Unterschenkel auf. Als Huneke diese infiltrierte, verschwanden schlagartig die Schulterbeschwerden. Er erkannte, dass es sich hier nicht um einen Zufall handeln konnte und versuchte intensiv, die Zusammenhänge zu erkennen und therapeutisch nutzbar zu machen. Als Ergebnis seiner Arbeit stellte er drei Lehrsätze auf:

- Jede chronische Krankheit kann Störfeld bedingt sein
- Jede Stelle des Körpers kann zum Störfeld werden
- Die Procaininjektion in das schuldige Störfeld heilt die Störfeld bedingten Krankheiten, soweit das anatomisch möglich ist, über das Sekundenphänomen (die Heilung im Augenblick der Injektion)

Unter dem Eindruck der Erkenntnisse der Brüder Huneke und gleich lautender Ergebnisse tierexperimenteller Arbeiten Speranskys schlug von Roques für die neue Therapieform den Namen „Neuraltherapie" vor, der sich rasch einbürgerte. In der Folge sorgten bedeutende Neuraltherapeuten wie E. Adler, P. Dosch und F. Hopfer für ihre weitere Verbreitung und Entwicklung.

▸▸ Grundsätzliche Überlegungen

Theoretisches Konzept

Während eine reiche empirische Grundlage für die praktische Arbeit vorliegt, ist über die theoretischen Grundlagen der unterschiedlichen Wirkungen der Neuraltherapie erst wenig bekannt. Dabei gilt das Interesse weniger den Wirkungen der Lokalanästhetika – sie wirken schmerzstillend, entzündungswidrig, evtl. lymphagog und können die Blutgerinnung ändern – sondern v. a. den Begründungen der lokalen Wirkungen:

- Ein Beispiel der lokalen Regulationsverbesserung ist die Durchbrechung des Schmerzzyklus: Schmerz – Verspannung – Minderdurchblutung – Schmerz. Die Injektion des Lokalanästhetikums an den Ursprungsort der Störung löscht auch die Folgeschäden aus. Die verbesserte lokale Trophik führt zur Wieder-

herstellung der Normfunktionen. Dies erklärt, warum bei einer richtig gewählten Injektion eine über die Anästhesie hinaus wirkende Beschwerdefreiheit erreicht wird.
- Reflektorisch werden segmentale und übergeordnete hormonelle Regelkreise angesprochen. Die nervalen Zusammenhänge cutivertebraler, cutiviszeraler und vertebroviszeraler Reflexe sind bekannt. Entsprechend wird die Durchbrechung gestörter vegetativer, motorischer und sensibler Reizleitungen als Wirkungsmechanismus angesehen.
- Nach dem Modell des vegetativen Grundsystems nach Pischinger und Heine (1989, 1990) ist das weiche Bindegewebe des Interzellularraumes das morphologische Substrat, an dem die Neuraltherapie über Akupunkturpunkte, Störfelder und Somatotopien, aber auch im lokalen Bereich wirksam wird.

Die tierexperimentellen Arbeiten von Speranski belegen die Validität der Regel-Mechanismen, die sich die Neuraltherapie zu Nutze macht.

Wirkungsweise
Die Wirkung der Neuraltherapie beruht weniger auf der pharmakologischen Wirkung der Lokalanästhetika auf die Gewebe als auf der Einflussnahme auf lokale und übergeordnete Regelkreise. Diese Wirkung ist v. a. vom korrekten **Applikationsort** und der richtigen **Reizqualität** und weniger von der Art des Injektionsmittels abhängig. Aus diesem Grund ist die Neuraltherapie mehr als nur eine therapeutische Lokalanästhesie. Sie ist primär eine Regulations- und Umstimmungstherapie und damit besonders geeignet für die Behandlung funktioneller Störungen.

▶▶ **Anwendung**
Die Diagnostik in der Neuraltherapie umfasst die Anamnese, insbesondere die Anamnese zur Störfeldfindung, die Lokaluntersuchung, die Reflexdiagnostik unter Berücksichtigung der Gewebetrophik der untersuchten Strukturen und die Untersuchung von Muskelfunktionsketten.

Anamnese
Gründliche Anamnese und Befunderhebung (☞ Abb. 6.9-30) sind Voraussetzung vor und während der Therapie. Bei der Anamnese bezüglich der Störfelddiagnostik besonders achten auf:

- **Zeitliche Zusammenhänge:** Trauma oder Erkrankung direkt vor der jetzigen Symptomatik (Zweitschlag nach Speranski), im Jahr vor der Erstsymptomatik lang anhaltende symptomarme Störungen wie Zahnreizungen, Kieferorthopädie, Zahnersatz, Eiterung bei einem Piercing, chronisch rezidivierende Krankheiten in der Kindheit, Schädelverletzungen, Überreaktionen nach Bagatelltrauma, Wechsel mit massiver anderer Symptomatik
- **Neue vegetative Stigmata:** Lokale Schweiße, Durchblutungsänderung, Schlafstörungen, Beschwerden zu besonderen Uhrzeiten, Wetterfühligkeit
- **Narben:** Heilverhalten der damaligen Wunden und Zustände nach Frakturen, Eiterungen, kosmetischen Eingriffen – auch Ohrringlöchern
- **Änderungen des Beschwerdebildes unter der Therapie:** Besserung, partielle Besserung in einem Aspekt, Verschlechterung, Auftreten neuer oder Wiederaufleben alter Symptome unter Therapie (Störfeldhinweise)

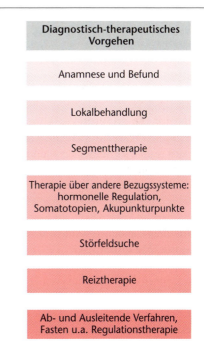

Abb. 6.9-30 Die Neuraltherapie kann diagnostisch und therapeutisch zur Lokal- oder Segmenttherapie sowie zur Störfeldsuche und -behandlung eingesetzt werden (aus Augustin, Schmiedel 2003)

Körperliche Untersuchung
Grundlage der körperlichen Untersuchung sind die funktionelle Prüfung des Bewegungsapparates und die üblichen internistischen und neurologischen Untersuchungstechniken.

Haut und Unterhaut
- Narben, gleich welcher Größe, besonders wenn sie trophisch auffallen mit Rötungen, Verquellungen etc. und besonders empfindlich, z. B. wetterfühlig sind
- Veränderungen des Hautturgors und unterschiedliche Verschieblichkeit der Haut im Sinne der BGM; Temperaturdifferenzen
- Lokale Entzündungszeichen, Hyperkeratosen, Gefäßeinsprossungen, vegetative Stigmata
- Bindegewebsgelosen sind wenig aussagekräftig!

Muskulatur, Sehnen und Periost
- Myogelosen (Gewebeverhärtungen), Periostverquellungen
- Zeichen der Atrophie; muskulärer Hypertonus und Adynamie
- Trigger-Syndrom mit dem typisch fortgeleiteten Schmerz

Reflexzonen
Alle auffälligen Reflexzonen z. B. Fußreflexzonen, neurolymphatischen Reflexpunkte, Ohrsomatotopien, Mundakupunkturpunkte.

▸ Kombination mit anderen Verfahren
Die Neuraltherapie eignet sich besonders zur Kombination mit den manuellen Therapien und Reflextherapien. In vielen Fällen kann sie diese auch ersetzen. Als Ergänzung der Neuraltherapie dienen die ausleitenden Verfahren (s. o.), welche die Neuraltherapie besonders wirksam machen. Im Prinzip kann die Neuraltherapie mit allen Verfahren kombiniert werden, die nicht regulationsunterdrückend wirken.

Für die Akupunktur ist die Neuraltherapie zuweilen wertvoll im Rahmen der Behandlung von Regulationsblockaden. Die Wirksamkeit der Akupunktur kann nicht selten durch eine zuvor durchgeführte Neuraltherapie verbessert werden.

▸ Indikationen
- Akute Schmerz- und Entzündungszustände (Lokal- und Segmenttherapie, Injektionen an Ganglien und Nervenwurzelgebiete)
- Chronische Erkrankungen, insbesondere bei Verdacht auf ein Störfeldgeschehen
- Funktionell-vegetative Beschwerden und hormonelle Störungen, z. B. die thyreogene Randendokrinopathie n. Hopfer
- Diagnostik funktioneller Krankheitszustände und differenzialdiagnostische Klärung einer Schmerzursache, z. B. fragliche Angina pectoris versus Interkostalneuralgie
- Prophylaxe (z. B. von Morbus Sudeck durch entsprechende Neuraltherapie; seltener: Injektion an die Parotiskapsel zur Prophylaxe der Orchitis bei Mumps)
- Rehabilitation bei Schwächezuständen und Restbeschwerden nach Infektionen, Traumen oder OP
- Adjuvante Schmerztherapie bei Tumorleiden
- Prognostische Abklärung durch eine Lokalbehandlung vor OP (z. B. Cholecystopathie):
  – Vorübergehende Besserung ohne Dauererfolg nach mehrfacher Therapie: Operationsindikation
  – Verschlechterung durch Lokalbehandlung. **Cave:** Störfeld! OP erst nach Störfeldabklärung)
- Abklärung der Kurfähigkeit durch eine Reiztherapie
  – Besserung: Kur kann empfohlen werden
  – Verschlechterung: Störfeldverdacht, muss zunächst abgeklärt werden

▸ Kontraindikationen
Absolute Kontraindikationen
- Allergie gegen das Lokalanästhetikum. Echte Allergien gegen Procain und Lidocain sind sehr selten. Häufiger Unverträglichkeiten durch Konservierungsmittel und unnötige Zusatzstoffe. Gelegentliche leichte Kreislaufreaktionen sind keine KI
- KI für tiefe Injektion: Gerinnungsstörungen und Antikoagulantien-Therapie. Keine tiefe Injektion durch die bakteriell infizierte Haut hindurch!
- Keine Neuraltherapie der Schilddrüse nach Radiojod
- Schwere Infektionskrankheiten und immunologische Erkrankungen (z. B. Tbc, MS)
- Bei Tumorleiden nur als palliative Therapie

Relative Kontraindikationen
- Narbig veränderte Endzustände z. B. Leberzirrhose (sprechen nicht an)
- Erbleiden, Geisteskrankheiten, Mangelkrankheiten sind keine Indikationen
- Ablehnende Haltung des Patienten (z. B. starke Spritzenangst)

6.9.8 Neuraltherapie

▸ Komplikationen
- Bei guter Kenntnis der Anatomie, der Injektionstechniken und Einhaltung der Höchstdosen sehr risikoarme Therapieform. Allergien und Medikamentennebenwirkungen kommen praktisch nicht vor, wenn auf Zusatzstoffe verzichtet wird
- Eine ernsthafte Komplikation kann die Nachblutung bei vorher nicht bekannter Gerinnungsstörung sein
- Bei unsachgemäßer Anwendung können allerdings mit der Neuraltherapie erhebliche Schäden verursacht werden. Hierzu gehören besonders intravasale Injektion im Kopfbereich oder tiefe Injektion ohne ausreichende anatomische Kenntnisse (z. B. Grenzstrang, Thorax, gynäkologischer Raum)
- Notfallausrüstung (s. u.) ist notwendig

▸ Spezielle therapeutische Strategien

Lokalbehandlung
- Üblicherweise mit der Lokaltherapie beginnen
- Bei Beschwerdebesserung Behandlung wiederholen
- Bei indifferenter Reaktion wiederholen und/oder Segmenttherapie beginnen

Segmenttherapie
- Segmenttherapie primär einsetzen, wenn Erfolgsorgan nicht direkt zugänglich ist
- Segmenttherapie nicht nur ipsilateral, sondern auch kontralateral möglich (z. B. bei Phantomschmerz oder massiven lokalen Reizzuständen)
- Verschlechterung oder nicht ansprechen auf Lokal- und Segmenttherapie kann auf Störfeldgeschehen hinweisen, dann Störfeldsuche beginnen oder Behandlung anderer Bezugssysteme zwischenschalten

Therapie über andere Bezugssysteme
Vor der Störfeldexploration kann bei unauffälliger Anamnese noch die Therapie über Akupunkturpunkte, Somatotopien oder hormonelle Regelkreise versucht werden. Primär über die Beeinflussung hormoneller Regelkreise (Schilddrüse, Ovarien) werden Krankheitsbilder mit auffälliger vegetativer Symptomatik behandelt. Auch hier bei Erfolglosigkeit oder Verschlechterung Störfeldsuche beginnen.

Störfeldsuche
- Die Störfelddiagnostik (☞ Abb. 6.9-30) beruht auf der Injektion von Lokalanästhetikum an alle Areale, die störfeldverdächtig sind, z. B. Narben, Schmerzpunkte und Reflexpunkte erkrankter Organe und zugehörige Ganglien
- Als positive Zeichen für ein Störfeld sind rasche Beschwerdelinderung (Sekundenphänomen, ☞ Geschichte) und über die lokale Anästhesiewirkung hinaus anhaltende Besserung anzusehen
- Alle chronischen, therapieresistenten Erkrankungen sind störfeldverdächtig
- Hinweise auf ein Störfeld sind die Beschwerdezunahme nach Lokal- und Segmenttherapie und das Wiederaufflammen alter Beschwerden an einem anderen Ort nach Lokaltherapie der aktuellen Beschwerden
- Bei mangelnder Reaktion auf alle Therapieversuche besteht V. a. Regulationsstarre

Reiztherapie
Nach Reiztherapie beobachtet man häufig ein Abklingen der Beschwerden oder das Wiederansprechen auf bisher erfolglose Maßnahmen. Reiztherapie versetzt den Organismus in die Situation einer akuten Stressbewältigung – dadurch Anregung der Gesamtregulation.
Vorgehen: Reizstoff an den vermuteten Störfeldpunkten tief in die Cutis injizieren.

> Bei Erfolglosigkeit aller neuraltherapeutischen Bemühungen keine Neuraltherapie mehr einsetzen, sondern zu anderen Therapieformen wechseln, z. B. ausleitenden Verfahren (☞ Kap. 2.5.1) oder Heilfasten (☞ Kap. 2.5.3)

Wechselbeziehungen zu odotonen Herden
Auch zwischen Herden im Zahn-Kiefergebiet und anderen Organbereichen gibt es Beziehungen (Gleditsch 1996).
Die zu den einzelnen Odotonen zugehörigen Muskeln wurden von Dr. Voll im 4. Sonderheft der Internationalen Gesellschaft für Elektroakupunktur „Wechselbeziehungen von odotonen Herden zu Organen und Gewebssystemen" Med. Lit. Verlag, Uelzen, beschrieben.

▸ Einfache Injektionstechniken und Therapieschemata

Quaddeln
Mit Lokalanästhetika oberflächlich intradermal quaddeln, worauf sich eine blasse Papel bildet. Reizstoffe wie Plenosol® im Bereich Übergang Cutis/Subcutis injizieren.

Cave: Bei zu tiefer Injektion keine lokale, sondern systemische Reizwirkung; bei zu oberflächlicher Injektion bei hoher Reizstoffkonzentration können Blasen und kleine Nekrosen entstehen (☞ Abb. 6.9-31).

Augen: Beidseits Akupunkturpunkte Bl 1 und Gb 1; evtl. zusätzlich Du 23 bei schmerzhaften Augenerkrankungen 2 QF oberhalb des ursprünglichen Haaransatzes in der Medianlinie (☞ Abb. 6.9-32).
Indikation: Augenerkrankungen, Teil der Sinusitis-Behandlung, Störfeldsuche.
Nasennebenhöhlen: Besonders wichtig. Ex-KH 1, Bl 1 und Bl 2, Ma 5, Di 4 und Di 21.
Dornenkranz nach Hopfer: Entlang der größten Zirkumferenz des Schädels Injektion in 3–4 cm Abstand an die Galea aponeurotica (☞ Abb. 6.9-33)
Indikation: U. a. Migräne, Commotio, cerebrale Durchblutungsstörungen

Bauchkranz nach Hopfer: In 4 cm Abstand Quaddeln knapp caudal des Rippenbogens und cranial der Beckenknochen zirkulär um den ganzen Bauch (☞ Abb. 6.9-34).
Indikation: Abdominale Erkrankungen.

Hinweise zur Quaddelbehandlung
- Die Quaddelbehandlung findet primär als Segmenttherapie Anwendung.
- Narben werden gequaddelt und durch die Quaddeln tief infiltriert bei Narbenschmerzen und zur Störfeldsuche.
- Bei chronischen, diffusen Beschwerden der Wirbelsäule „Flohleiter" (Quaddelserie mit Quaddeln re. und li. über den Querfortsätzen entlang der gesamten WS).

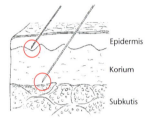

Abb. 6.9-31 Quaddel mit Lokalanästhetikum oberflächlich intradermal setzen, mit Reizstoffen wie Plenosol tief intrakutan an den Übergang Cutis/Subcutis injizieren (aus Augustin, Schmiedel 2003)

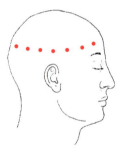

Abb. 6.9-33 Dornenkranz nach Hopfer (aus Augustin, Schmiedel 2003)

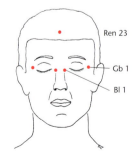

Abb. 6.9-32 Quaddelschema Augen (aus Augustin, Schmiedel 2003)

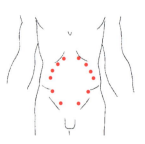

Abb. 6.9-34 Bauchkranz nach Hopfer (aus Augustin, Schmiedel 2003)

6.9.8 Neuraltherapie

Infiltration von Gelosen, Myogelosen und Triggerpunkten

Gelosen sind in der Subkutis deutlich tastbare, meist gut verschiebliche Knoten. Nach Palpation werden sie von 2 Seiten mit den Fingern fixiert und mit einem Neuraltherapeutikum infiltriert.

Triggerpunkte gehen meist mit einer kleinen muskulären Verhärtung einher. Bei der Untersuchung schiebt der tastende Finger das Gewebe vor sich her und springt beim Triggerpunkt über eine kleine Schwelle. Nach genauer Lokalisation wird der Triggerpunkt zwischen 2 Fingern fixiert und infiltriert (☞ Abb. 6.9-35).
Indikation: Bei Symptomen mit myogener Beteiligung, auch bei der Störfelddiagnostik.

Intravenöse Injektion

1 ml des Neuraltherapeutikums i.v. injizieren und beim Herausziehen der Kanüle direkt paravasal noch ein kleines Depot setzen.
Indikation: U.a. einige cardiale Erkrankungen, z.B. Z.n. Myocardinfarkt, und Gefäßerkrankungen wie cerebrovaskuläre Insult und transitorische ischämische Attacke, Kopfschmerz.

Intraarterielle Injektion

Nach Palpation der Arterie zur Orientierung 2 Finger flach li. und re. neben das Gefäß legen. Die Punktion erfolgt nicht sagittal, sondern tangential im Verlauf des Gefäßes. Nach spontanem pulsierendem Rückfluss von Blut injizieren. Beim Zurückziehen der Nadel schließt sich die schräg angestochene Arterienwand wie ein Ventil. Hämatome sind dadurch seltener.
Indikation: U.a. bei AVK

Behandlung von Gelenken

Die Neuraltherapie der Gelenke erfolgt meist durch Injektion an die Bandansätze, an die Gelenkkapsel und in die Bursen (☞ Abb. 6.9-36, 6.9-37).
Indikation: Intraartikuläre Inj. finden nach akuten Traumen und akuten entzündlichen Affektionen Anwendung (**Cave:** Infektionsgefahr).

Behandlung von Nervenaustrittspunkten

An Nervenaustrittspunkten ist die Injektion an den Nerv völlig ausreichend (☞ Abb. 6.9-38). Wegen der Verletzungsgefahr nicht versuchen, in die Kanäle z.B. beim Trigeminus zu treffen. Vorzugsweise feine Nadeln verwenden.

Cave: Nach Knochenkontakt unbedingt die Kanüle wechseln, da sich rasch Widerhaken bilden, die den Nerven verletzen können. Alle Lokalanästhetika mit Zusätzen meiden.

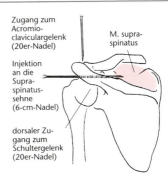

Abb. 6.9-36 Injektionsschema im Bereich des Schultergelenkes (aus Augustin, Schmiedel 2003)

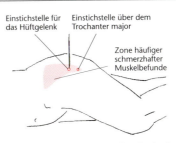

Abb. 6.9-35 Technik der Palpaltion und Infiltrationsbehandlung von Triggerpunkten in flachen, nicht umfassbaren Muskelpartien (aus Augustin, Schmiedel 2003)

Abb. 6.9-37 Injektion in das Hüftgelenk über den seitlichen Zugang (aus Augustin, Schmiedel 2003)

6 Akupunktur

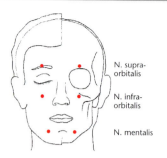

Abb. 6.9-38 Behandlung der Nervenaustrittspunkte des N. trigeminus (aus Augustin, Schmiedel 2003)

Indikation: Bei Neuralgien in diesen Segmenten, auch bei entzündlichen Prozessen des HNO-Bereiches, z. B. Sinusitiden.

Injektion an Ganglien und Spinalwurzeln

Wegen der Gefahr von Komplikationen bei falscher Durchführung können diese und weitere komplizierte Injektion im Leitfaden nicht beschrieben werden, sondern müssen den ausführlicheren Lehrbüchern entnommen werden. Daneben hat sich eine Vielzahl weiterer Techniken bewährt, u. a. Injektionen in den gynäkologischen Raum oder der zirkuläre Block (☞ Literatur).

▸▸ Arbeitsmaterial

Nadeln: 20er, 12er, 60 × 0,8 mm, 100 × 0,8 mm und 120 × 1,0 mm; wichtig ist eine gute Qualität mit sehr scharfen Kanülen, die weniger schmerzhaft für die Patienten sind. Patient beim Stich husten lassen, dieser wird dann kaum gespürt.

Spritzen: 2-ml- und 5-ml-Spritzen; größere sind wegen des hohen Spritzwiderstandes unbrauchbar; sehr leichtgängige Spritzen wichtig für das Gefühl für den Spritzwiderstand, da dieser bei der Orientierung im Gewebe hilft; der Widerstand in Sehnen ist anders als in Muskulatur; nicht dauernd Firmen wechseln oder gleichzeitig unterschiedliche Materialien verwenden, da es immer Unterschiede gibt.

Neuraltherapeutika

- Procain und Lidocain (je 1%) sind völlig ausreichend; keinerlei Zusätze verwenden
- Bei Durchstichflaschen als Konservierungsmittel nur Alkohole akzeptieren, keine Parabene (Allergiegefahr); Brechampullen sind am risikoärmsten
- Lidocain besonders bei tiefen Injektionen mit schwieriger anatomischer Orientierung verwenden, da Lidocain gut in das umliegende Gewebe infiltriert und so z. B. das Erreichen einer Spinalwurzel erleichtert
- Lidocain wirkt länger und wird über die Leber abgebaut; motorische und sensorische Ausfälle bleiben bei Lidocain daher länger bestehen als bei Procain und können auch erst nach einiger Zeit auftreten, **cave:** Autofahren
- Procain wird – außer bei Vorliegen des seltenen Hydrolase-Mangels – rasch lokal abgebaut; besonders gut geeignet zur vegetativen Umstimmung, z. B. Schilddrüsentherapie

Reizstoffe: Plenosol®, Helixor A® 1 mg

Hautdesinfektion

- Effektives farbiges Desinfizienz und nicht Alkohol verwenden; farbig, um gleichzeitig Stichstelle zu markieren
- Sorgfältige Desinfektion, besonders vor intraartikulären und epidural-caudalen Injektionen
- Infektionsgefahr bei reiner Neuraltherapie nahezu nur theoretisch (bei hunderttausendfacher Anwendung durch erfahrene Neuraltherapeuten kein Fall einer Infektion bekannt); Schleimhäute und behaarte Regionen werden nicht desinfiziert

Notfallausrüstung

Jeder mit Neuraltherapie befasste Arzt muss die „schulmedizinischen" Verfahren der Reanimation und Schockbekämpfung beherrschen! Die folgende Aufzählung dient der Orientierung:

- Sauerstoffflasche (bei Atemstörungen 2–6 l/min insufflieren, evtl. Anschluss an Ambu-Beutel)
- Ambu-Beutel, Güdel-Tubus
- Infusionslösungen (NaCl 0,9%, Plasmaexpander, kolloidale Lösungen) mit Infusionsbesteck (je nach Symptomatik infundieren, in der Regel mit 500 ml beginnen)
- Adrenalin (Suprarenin®); bei Schocksymptomatik 0,5–1 Amp. (1 ml = 1 mg) auf 10 ml verdünnt fraktioniert i. v. geben, evtl. wiederholen
- Atropin 0,5–1 mg i. v. bei Bradykardie. Bei therapieresistenten cardialen Blockformen zusätzlich Orciprenalin 0,5–1 Amp. à 0,5 mg auf 1:10 mit NaCl 0,9% verdünnt i. v., anschließend 10–20 mg/min als Dauerinfusion

- Corticosteroid zur i.v.-Gabe, wie Methylprednisolon (Urbason®) oder Prednison (Decortin®); je nach Reaktion bei Anaphylaxie und Schocksymptomatik 100–500 mg i. v., ggf. auch mehr)
- ☞ Leitlinien zur cardio-pulmonalen Reanimation

Wissenschaftliche Bewertung

Zu grundlegenden Fragestellungen der Neuraltherapie wie der Störfeldproblematik hat es seit den tierexperimentellen Arbeiten von Speransky in den 30er Jahren des 20. Jh. keine vergleichbaren großen tierexperimentellen Studien mehr gegeben. Diese wären heute im Sinne des Tierschutzes auch kaum mehr vertretbar.

In großer Zahl sind zu Einzelfragen vorwiegend der Schmerztherapie und TLA kleinere Studien und Anwendungsbeobachtungen (☞ Diskussion Arzneimitteltelegramm 2/2003) in den letzten Jahrzehnten durchgeführt worden. Die Ergebnisse wurden von den Anwendern weitgehend positiv beurteilt. Systematische und Fallzahlenprobleme erschweren eine endgültige Aussage im Sinne der evidence based medicine. Zu erwähnen sind noch einige Literaturvergleichsstudien wie der Nutzen-Risiko-Vergleich von Procain und Lidocain von Godeffroy.

Literatur
**Kapitel 6.1 Definition und
6.2 Neurobiologische Wirkmechanismen**

Andersson S, Lundeberg T: Acupuncture-from empiricism to science: functional background to acupuncture effects in pain and disease. Med. Hypotheses 1995; 45: 271–81

Bäcker M et al.: Acupuncture in pain therapy – a hypothesis to adaptive effects. Research in Complementary and Classical Natural Medicine 2004, in press

Bäcker M et al.: Altered cerebrovascular response pattern in interictal migraine during visual stimulation. Cephalalgia 2001; 21, 611–616

Bäcker M et al.: Different modes of manual acupuncture stimulation differenzially modulate cerebral blood flow velocity, arterial blood pressure and heart rate in human subjects. Neurosci Lett 2002; Nov 29; 333(3): 203–6

Bäcker M et al.: Vegetative reaction to acupuncture in migraineurs depends on the vagal tone before treatment: a randomized controlled trial. FACT 2003; 8: 477

Bäcker M et al. Changes of cerebrovascular response to visual stimulation in migraineurs after repetitive sessions of somatosensory stimulation (acupuncture) – a pilot study. Headache 2004; 44(1): 95–101

Ballegaard S, Muteki T, Harada H: Modulatory effects of acupuncture on the cardiovascular system: a cross over study. Acupunct Electctrother Res 1993; 18: 103–115

Besson JM: The neurobiology of pain. Lancet 1999; 353: 1610–1615

Biella G et al.: Acupuncture produces central activations in pain regions. Neuroimage 2001; 14: 60–66

Birch S: Trigger point – acupuncture point correlations revisited. J Altern Complement Med 2003; Feb; 9(1): 91–103

Blom M, Dawidson I, Angmar-Mansson B: The effect of acupuncture on salivary flow rates in patients with xerostomia. Oral Surg Oral Med Oral Pathol 1992; 73: 293–289

Cao X: Scientific bases of acupuncture analgesia. Acupunct Electrother Res 2002; 27(1): 1–14

Carlson CPO: Long term effects of acupuncture. Doctoral dissertation. Lund University, Sweden 2000

Carlsson C: Acupuncture mechanisms for clinically relevant long-term effects-reconsideration and a hypothesis. Acupunct Med 2002; Aug; 20(2–3): 82–99

Chen J, Sandkühler J: Induction of homosynaptic long-term depression at spinal synapses of sensory a delta-fibers requires activation of metabotropic glutamate receptors. Neuroscience 2000; 98(1): 141–8

Cheng RS, Pomeranz B: Monoaminergic mechanism of electroacupuncture analgesia. Brain Res. 1981; Jun 29; 215 (1–2): 77–92

Chu J, Schwartz I: The muscle twitch in myofascial pain relief: effects of acupuncture and other needling methods. Electromyogr Clin Neurophysiol 2002; Jul-Aug; 42(5): 307–11

Chung JM et al.: Prolonged inhibition of primate spinothalamic tract cells by peripheral nerve stimulation. Pain 1984; Jul; 19(3): 259–75.

Doubell TP, Mannon RJ, Woolf CJ: The dorsal horn: state-dependent sensory processing, plasticity and the generation of pain; in Melzack and Wall (ed.): Textbook of pain. Edinburgh, Churchill Livingstone, 1999 (fourth edition), pp. 165–81

Dyrehag LE et al.: Effects of repeated sensory stimulation sessions (electro acupuncture) on skin temperature in chronic pain patients. Scand J Rehab Med 1997; 29: 243–250

Ernst M, Lee MH: Sympathetic vasomotor changes induced by manual and electrical acupuncture of the Hoku point visualized by thermography. Pain 1985; 1: 25–33

Ernst M, Lee MHM: Sympathetic effects of manual and electrical acupuncture of the Tsusanli knee point: comparison with the Hoku hand point sympathetic effect. Exp Neurol 1986; 94: 1–10

Fanselow MS: Physiological aspects of the "fight or fligth response"; in Depaulis A and Bandler R (ed.): The midbrain periaqueductal gray matter. Plenum Press, New York 1991, pp. 151–173

Fields HL, Basbaum AI. Central nervous system mechanisms of pain modulation; in Melzack and Wall (ed.): Textbook of pain. Edinburgh, Churchill Livingstone, 1999 (fourth edition), pp. 309–331

Gareus IK et al.: Is there a Bold response of the visual cortex on stimulation of the vision related acupoint Gb 37? JMRI 2002; 15: 227–232

Gleditsch JM: Reflexzonen und Somatotopien. Biologisch Medizinische Verlagsgesellschaft, Schorndorf, 1996 (6. Edition), p. 88

Guo HF et al.: C-Fos proteins are not involved in the activation of pre-proenkephalin gene expression in rat brain by peripheral electric stimulation (electroacupuncture). Neurosci Lett 1996; 207: 163–166

Hammes MG et al.: Wirkung der Akupunktur auf die affektive und sensorische Schmerzbewertung. Untersuchung bei Patienten in unterschiedlichen Chronifizierungsstadien. Der Schmerz 2002; Apr; 16(2): 103–13

Han J, Terenius L: Neurochemical basis of acupuncture analgesia. Annu Rev Pharmacol Toxicol 1982; 22: 192–220

Han JS et al.: High and low frequency electroacupuncture analgesia are mediated by different opioid peptides. Pain 1984; suppl. 2, 369

Hong CZ: Lidocaine injection versus dry needling to myofascial trigger point. The importance of the local twitch response. Am Phys Med Rehabil 1994; Jul–Aug; 73(4): 256–63

Hsieh JC et al.: Activation of the hypothalamus characterizes the acupuncture stimulation at the analgesic point in humans: a positron emission tomography study. Neurosci Lett 2001; 307(2): 105–8

Hui KK et al.: Acupuncture modulates the limbic system and subcortical gray structures of the human brain: evidence from MRI studies in normal subjects. Hum Brain Mapp 2000; 9: 13–25

Ikeda H et al.: Robust suppression of afferent-induced excitation in the rat spinal dorsal horn after conditioning low-frequency stimulation. J Neurophysiol 1999; Oct; 82(4): 1957–64

Irnich D, Beyer A: Neurobiological mechanisms of acupuncture analgesia. Schmerz 2002; Apr; 16(2): 93–102

Janig W, Habler HJ: Physiology and pathophysiology of visceral pain. Schmerz 2002; Dec; 16(6): 429–46

Jansen G et al.: Increased survival of ischaemic musculocutaneous flaps in rats after acupuncture. Acta Physiol Scand 1989b; 135: 555–558

Jellinger-KA: Grundlagen und Anwendung der Akupunktur in der Neurologie. Wien Med Wschr 2000; 150: 278–285

Kaada-B: Vasodilation induced by transcutaneous nerve stimulation in peripheral ischemia (Raynaud's phenomenon and diabetic polyneuropathy). Eur Heart J 1982; 3:303–314

Kashiba H, Ueda Y: Acupuncture to the skin induces release of substance P and calcitonin gene-related peptide from peripheral terminals of primary sensory neurons in the rat. Am J Chin Med 1991; 12: 9–12.

Knardahl S et al.: Sympathetic nerve activity after acupuncture in humans. Pain 1998; 75: 19–25.

Kong J et al.: A pilot study of functional magnetic resonance imaging of the brain during manual and electroacupuncture stimulation of acupuncture point (LI-4 Hegu) in normal subjects reveals differential brain activation between methods J Altern Complement Med. 2002; Aug; 8(4): 411–9

Le Bars D: The whole body receptive field of dorsal horn multireceptive neurones. Brain Res Brain Res Rev 2002 Oct; 40(1–3): 29–44

Lin TB, Fu TC: Effect of electroacupuncture on blood pressure and adrenal nerve activity in anesthetized rats. Neurosc Lett 2000; 285: 37–40

Liu XG et al.: Long-term depression of C-fibre-evoked spinal field potentials by stimulation of primary afferent A delta-fibres in the adult rat. Eur J Neurosci 1998; Oct; 10(10): 3069–75

Lu GW: Characteristics of afferent fiber innervation on acupuncture points zusanli. Am J Physiol 1983; Oct; 245(4): R606–12.

Lundberg JM et al.: Release of calcitonin gene-related peptide from sensory neuons. Ann NY Academ Sci 1992; 657: 187–193

Lundeberg T: Effects of sensory stimulation (acupuncture) on circulatory and immune systems; in Ernst E and White A (ed.): Acupuncture, a scientific appraisal. Oxford, Butterworth-Heinemann, 1999, pp. 93–107

May A, Goadsby PJ: The trigeminovascular system in humans: pathophysiologic implications for primary headache syndromes of the neural influences on the cerebral circulation. J Cereb Blood Flow Metab 1999; 19: 115–127

Melchart D: Prinzip der Selbstheilung als eine zentrale Rahmentheorie für Naturheilverfahren; in Melchart, Brenke, Dobos, Gaisbauer und Saller (ed.) Naturheilverfahren. Schattauer, Stuttgart, 2002, pp. 23–40

Melzack R, Stillwell DM, Fox EJ: Trigger points and acupuncture points for pain: correlations and implications. Pain 1977 Feb; 3(1): 3–23

Melzack R, Wall PD: Pain mechanisms: a new theory. Science 1965; Nov 19; 150(699): 971–9

Nappi G et al.: Endorphin patterns within the headache spectrum disorders. Cephalalgia 1985; 5: 201–210

Ohsawa H et al.: Neural mechanism of depressor responses of arterial pressure elicited by acupuncture-like stimulation to a hindlimb in anesthetized rats. J. Auton Nerv Syst 1995; 51: 27–35

Pomeranz B: Scientific research into acupuncture for the relief of pain. J Altern Complement Med 1996; 2(1): 53–60

Raud J et al.: Potent antiinflammatory action of calcitonin gene-related peptide. Biochemical and Biophysical Research Communications 1991; 180: 1419–1435

Rieder P et al. Manipulation von Neurotransmittern durch Akupunktur; in: Bischko-J (ed.): Akupunktur und Aurikulotherapie. Wien, Egermann, 1976; pp. 67–80

Rieder P, Vollmer R: Biochemische und neurophysiologische Mechanismen bei der Akupunktur Analgesie und Therapie. Dtsch Zschr Akup 1978; 4: 103–107

Sandkühler J: Schmerzgedächtnis: Entstehung, Vermeidung und Löschung. Dt Ärzteblatt 2001; 98: (41)A 2725–2730

Sandkühler J: The organization and function of endogenous antinociceptive systems. Prog Neurobiol 1996; Sep; 50(1): 49–81

Sato A, Schmitt RF. Somatosympathtic reflexes: Afferent fibres, central pathways, discharge characteristics. Physiological Reviews 1973; 53(4): 916–947

Sato A: Somatovisceral reflexes. J Manipulative Physiol Ther 1995; Nov–Dec; 18(9): 597–602.

Schaffer M et al.: Neuropeptides: mediators of inflammation and tissue repair? Arch Surg. 1998; Oct; 133(10): 1107–16

Steedman WM, Molony V, Iggo A: Nociceptive neurones in the superficial dorsal horn of cat lumbar spinal cord and their primary afferent inputs. Exp Brain Res 1985; 58(1): 171–82

Stein C, Yassouridis A: Peripheral morphine analgesia. Editorial. Pain 1997; 71: 119–121

Stein C: Peripheral opioid analgesia. Pain reviews;1997, 4: 173–187

Stener Viktorin E et al.: Reduction of blood flow impedance in the uterine arteries of infertile women with electro-acupuncture. Hum Repr 1996, 11: 1314–1317

Takeshige C et al.: Descending pain inhibitory system involved in acupuncture analgesia. Brain Res Bull 1992; Nov; 29(5): 617–34

Toda K, Ichioka M: Electroacupuncture: relations between forelimb afferent impulses and suppression of jaw-opening reflex in the rat. Exp Neurol 1978; Sep1; 61(2): 465–70.

Tölle TR, Berthele A, Conrad B: Das Schmerzgedächtnis; in Zenz-M und Jurna-I (ed.): Lehrbuch der Schmerztherapie, Stuttgart, Wiss.-Verl.-Ges., 2001, pp. 89–108

Tsai HY, Lin JG, Inoki R: Further evidence for possible analgesic mechanism of electroacupuncture: effects on neuropeptides and serotonergic neurons in rat spinal cord. Jpn J Pharmacol 1989; Feb; 49(2): 181–5

Ulett GA, Han S, Han JS: Electroacupuncture: mechanisms and clinical application. Biol Psychiatry 1998; Jul15; 44(2): 129–38

Uvnas Moberg K et al.: Oxytocin increases and a specific oxytocin antagonist decreases pain threshold in male rats. Acta Physiol Scand 1992 b); 144: 487–488

Uvnas Moberg K et al.: The antinociceptive effect of non-noxious sensory stimulation is mediated partly through oxytocinergic mechanisms. Acta Physiol Scand 1993; 149: 199–204.

Uvnas-Moberg K: Oxytocin may mediate the benefit of positve social interaction and emotions. Psychoneuroimmunology 1998; 23: 819–835

Villanueva L, Le Bars D. The activation of bulbo-spinal controls by peripheral nociceptive inputs: diffuse noxious inhibitory controls. Biol- Res 1995; 28: 113–125

Wang KM et al.: A study on the receptive field of acupoints and the relationship between characteristics of needling sensation and groups of afferent fibres. Sci Sin 1985; Sep; 28(9): 963–71

Wenhe Z, Yucun S: Change in levels of monoamine neurotransmitters and their main metabolites of rat brain after electric acupuncture treatment. Int J Neurosci 1981; 15(3): 147–9

Wu MT et al.: Central nervous pathway for acupuncture stimulation: localization of processing with functional MR imaging of the brain-preliminary experience. Radiology 1999; Jul; 2 12(1): 133–41

Zhao FY, Meng XZ, Yu SD: The effect of clomipramine an paryline on finger pressing anesthesia for removal of impacted third molar. J Bejjing Med Coll 1987; 2: 79–82 (chinese)

Zimmermann M: Physiologie von Nozizeption und Schmerz; in Basler HD, Franz C, Kröner Herwig B, Rehfisch HP, Seemann H (ed.): Psychologische Schmerztherapie, Springer, Berlin, 1999, pp. 59–105

Kapitel 6.3 Indikationen,
6.4 Kontraindikationen und 6.5 Nebenwirkungen

Allais G et al.: Acupuncture in the prophylactic treatment of migraine without aura: a comparison with flunarizine. Headache, Oct, 42(9): 855–61, 2002

Berman BM et al.: Is acupuncture effective in the treatment of fibromyalgia? J Fam Pract Mar; 48(3): 213–8, 1999

De Groot M: Akupunktur: Komplikationen, Kontraindikationen und Patientenaufklärung. Forsch Komplementärmed Klass Naturheilkd; 8: 256–62, 2001

Ernst E: Acupuncture as a symptomatic treatment of osteoarthritis. A systematic review. Scand J Rheumatol; 26(6): 444–7, 1997

Ernst E, White AR: Acupuncture for back pain: a meta-analysis of randomized controlled trials. Arch Intern Med Nov 9; 158(20): 2235–41, 1998

Ernst E, White AR: Prospective studies of the safety of acupuncture: a systematic review. Am J Med, Apr 15; 110(6): 481–5, 2001

Ernst G, Strzyz H, Hagmeister H: Incidence of adverse effects during acupuncture therapy-a multicentre survey. Complement Ther Med, Jun; 11(2): 93–7, 2003

Ezzo J et al.: Is acupuncture effective for the treatment of chronic pain? A systematic review. Pain, Jun; 86(3): 217–25, 2000

Ezzo J et al.: Acupuncture for osteoarthritis of the knee: a systematic review. Arthritis Rheum, Apr; 44(4): 819–25, 2001

Ezzo J, Lao L, Berman BM: Assessing clinical efficacy of acupuncture: what has been learned from systematic reviews of acupuncture? In: Stux-G, Hammerschlag-R (Hrsg.): Clinical acupuncture – scientific basis. Springer, Berlin–Heidelberg–New York 2001

Fink M et al.: Acupuncture in chronic epicondylitis: a randomized controlled trial. Rheumatology (Oxford) , Feb; 41(2): 205–9, 2002

Green S et al.: Acupuncture for lateral elbow pain. Cochrane Database Syst Rev; (1): CD003527, 2002

Hammes MG et al: Wirkung der Akupunktur auf die affektive und sensorische Schmerzbewertung. Untersuchung bei Patienten in unterschiedlichen Chronifizierungsstadien. Schmerz; 16(2): 103–13, 2002

Irnich-D: Anforderungen, Möglichkeiten und Grenzen der Evidenz-basierten Akupunkturevaluation. Deutsche Zeitschrift für Akupunktur (2000), 43(2): 117–126

Irnich D et al.: Randomised trial of acupuncture compared with conventional massage and „sham" laser acupuncture for treatment of chronic neck pain. BMJ, Jun 30; 322(7302): 1574–8, 2001

Irnich D et al.: Immediate effects of dry needling and acupuncture at distant points in chronic neck pain: results of a randomized, double-blind, sham-controlled crossover trial. Pain, Sep; 99(1–2): 83–9, 2002

Lao L et al.: Assessing clinical efficacy of acupuncture: considerations for designing future acupuncture trials. In: Stux-G, Hammerschlag-R (Hrsg.): Clinical acupuncture – scientific basis. Springer, Berlin–Heidelberg–New York 2001

Lazarou J, Pomeranz BH, Corey PN: Incidence of adverse drug reactions in hospitalized patients: a meta-analysis of prospective studies. JAMA, Apr 15; 279(15): 1200–5, 1998

Leibing E et al.): Acupuncture treatment of chronic low-back pain – a randomized, blinded, placebo-controlled trial with 9-month follow-up. Pain, Mar; 96(1–2): 189–96, 2002

Linde-K et al.: Systematic reviews of complementary therapies – an annotated bibliography. Part 1: Acupuncture. BMC Complement Altern Med 2001; 1(1): 3

Linde K, Willich SN): How objective are systematic reviews? Differences between reviews on complementary medicine. J R Soc Med, Jan; 96(1): 17–22, 2003

MacPherson H et al.): A prospective survey of adverse events and treatment reactions following 34,000 consultations with professional acupuncturists. Acupunct Med, Dec; 19(2): 93–102, 2001

McCrory D et al.: Behavioral and physical treatments for tension-type and cervicogenic headache. Prepared for the Foundation for Chiropractic Education and research. Grant No. 99-05-01, 2000. [http://www.fcer.org]

Melchart D et al.: Acupuncture for idiopathic headache. Cochrane Database Syst Rev; (1): CD001218, 2001

Melchart D et al.: Acupuncture versus placebo versus sumatriptan for early treatment of migraine attacks: a randomized controlled trial. J Intern Med, Feb; 253(2): 181–8, 2003

Molsberger A, Böwing: Akupunktur bei Schmerzen des Bewegungsapparats. Kritische Analyse klinischer Studien unter besonderer Berücksichtigung der handwerklichen Qualität der Akupunktur. Schmerz, 11(1): 24–9, 1997

Molsberger AF et al.: Does acupuncture improve the orthopedic management of chronic low back pain – a randomized, blinded, controlled trial with 3 months follow up. Pain, Oct; 99(3): 579–87, 2002

Smith C, Crowther C, Beilby J: Pregnancy outcome following women's participation in a randomised controlled trial of acupuncture to treat nausea and vomiting in early pregnancy. Complement Ther Med, Jun; 10(2): 78–83, 2002

Stux G, Birch S: Proposed standards of acupuncture treatment for clinical studies. In: Stux-G, Hammerschlag-R (Hrsg.): Clinical acupuncture – scientific basis. Springer, Berlin–Heidelberg–New York 2001

ter Riet G, Kleijnen J., Knipschild P: Acupuncture and chronic pain: a criteria-based meta-analysis. J Clin Epidemiol, 43(11): 1191–9, 1990

Van Tulder MW et al.: The effectiveness of acupuncture in the management of acute and chronic low back pain. A systematic review within the framework of the Cochrane Collaboration Back Review Group. Spine, Jun 1; 24(11): 1113–23, 1999

Vickers AJ et al.: Acupuncture for chronic headache in primary care: large, pragmatic, randomised trial. BMJ. 2004 Mar 27; 328(7442): 744. Epub 2004 Mar 15

White A et al.: BMAS and AACP. British Medical Acupuncture Society and Acupuncture Association of Chartered Physiotherapists: Survey of adverse events following acupuncture (SAFA): a prospective study of 32,000 consultations. Acupunct Med, Dec; 19(2): 84–92, 2001

Yamashita H et al.: Adverse events in acupuncture and moxibustion treatment: a six-year survey at a national clinic in Japan. J Altern Complement Med, Jun; 5(3): 229–36, 1999

Kapitel 6.6 Technik und praktische Anwendung

Focks C, Hillenbrand N: Leitfaden Chinesische Medizin, 4. Auflage, Urban & Fischer 2003

Schnorrenberger CC: „Compendium anatomicum acupuncturae". De Gruyter Verlag 1996

Kapitel 6.7 Behandlungsprinzipien

Bäcker M et al.: Different modes of manual acupuncture stimulation differentially modulate cerebral blood flow velocity, arterial blood pressure and heart rate in human subjects. Neurosci Lett 2002; Nov 29; 333(3): 203–6

Bäcker M et al.: Vegetative reaction to acupuncture in migraineurs depends on the vagal tone before treatment: a randomized controlled trial. FACT 2003; 8: 477

Ezzo J et al.: Is acupuncture effective for the treatment of chronic pain? A systematic review. Pain. 2000 Jun; 86(3): 217–25

Focks C, Hillenbrand N: Leitfaden Chinesische Medizin, 4. Auflage, Urban & Fischer 2003

Hui KK et al.: Acupuncture modulates the limbic system and subcortical gray structures of the human brain: evidence from MRI studies in normal subjects. Hum Brain Mapp 2000; 9: 13–25

Shanghai College of Traditional Medicine, Acupuncture, a comprehensive text, translated by O`Connor, J., Bensky, D., Eastland press, Seattle, 1981, pp. 413

Kapitel 6.9 Der Akupunktur verwandte Verfahren

Dry Needling (Triggerpunktakupunktur)

Baldry P: Akupunktur, Triggerpunkte und muskuloskelettale Schmerzen. Medizinische Literarische Verlagsgesellschaft, Uelzen 1997

Ceccherelli F et al.: Comparison between superficial and deep acupuncture in the treatment of the shoulder's myofascial pain: a randomized and controlled study. Acupunct Electrother Res 2001; 26(4): 229–38

Ceccherelli F et al.: Comparison of superficial and deep acupuncture in the treatment of lumbar myofascial pain. Clin J Pain 2002; 18: 149–153

Chu J, Schwartz I: The muscle twitch in myofascial pain relief: effects of acupuncture and other needling methods. Electromyogr Clin Neurophysiol. 2002; 42(5): 307–11.

Cummings TM, White AR: Needling therapies in the management of myofascial trigger point pain: a systematic review. Arch Phys Med Rehabil 2001; 82(7): 986–92

Hesse J, Mogelvang B. Simonsen H: Acupuncture versus metoprolol in migraine prophylaxis: a randomized trial of trigger point inactivation. J Intern Med 1994; 235(5): 451–6

Irnich D et al.: Immediate effects of acupuncture on pain and mobility in chronic neck pain: results of a randomised, double-blind, placebo-controlled crossover trial. Pain 2002; 99: 83–89

Irnich D et al.: Randomised trial of acupuncture compared with conventional massage and "sham" laser acupuncture for treatment of chronic neck pain. BMJ 2001 322 (7302): 1574–8

Lewit K: The needle effect in the relief of myofascial pain. Pain 1979; 6(1): 83–90

Mense S: Neurobiological basis of muscle pain. Schmerz 1999; 18; 13(1): 3–17

Travell J, Simons DG: Handbuch der MuskelTriggerpunkte. Band 1 und 2, 2. Auflage, Urban & Fischer, München, Jena 2000

Ohrakupunktur

Angermaier M: Leitfaden Ohrakupunktur. 3. Aufl. Urban & Fischer, München 2004

Bossy J, Prat-Pradal D, Taillandier J: Les mikrosystemes de l'acupuncture. Masson, Paris 1984

Focks C, Hillenbrand N: Leitfaden Chinesische Medizin. 4. Auflage, Urban & Fischer 2003

Focks C: Atlas Akupunktur. Urban & Fischer 1998

Gleditsch JM: MAPS. MikroAkuPunktSysteme. Grundlagen und Praxis der somatotopischen Therapie. Hippokrates, Stuttgart 2002

Gleditsch JM: Reflexzonen und Somatotopien. 3. Aufl. WBV Biologisch-Medizinische Verlagsges., Schorndorf 1988

König G, Wancura I: Praxis und Theorie der Neuen Chinesischen Akupunktur. Band III. Ohr-Akupunktur. Maudrich, Wien 1987

Lange G: Akupunktur der Ohrmuschel. 3. Aufl. WBV Biologisch-Medizinische Verlagsges., Schorndorf 1987

Nogier PMF: Praktische Einführung in die Aurikulotherapie. Maisonneuve, Sainte-Ruffine 1978

Ogal HP, Flies M, Herget HF: Schmerzen des Bewegungsapparates. In: Pothmann R. (Hrsg.): Systematik der Schmerzakupunktur. Hippokrates, Stuttgart 1996

Ogal HP, Kolster BC (Hrsg.), Hammes M, Kuschick N, Christoph KH: Akupunktur kompakt. KVM, Marburg 2001

Ogal HP, Kolster BC (Hrsg.), Herget HF, Elies MKH, Herget H: Kopf- und Gesichtsschmerz. Systematische Darstellung ganzheitlicher Behandlungsmöglichkeiten. KVM, Marburg 2000

Ogal HP, Kolster BC: Kompendium Ohrakupunktur – Der effektive Weg vom Punkt zum Behandlungskonzept. 2. Aufl. KVM, Marburg 1997

Ogal HP., Kolster BC: Ohrakupunktur – Grundlagen, Praxis, Indikationen. 2. Aufl. KVM, Marburg 1999

Ogal HP, Kolster BC: Ohrakupunktur für Praktiker. Grundlagen, Praxis, Indikationen. Hippokrates, Stuttgart 2003

Rubach A: Propädeutik der Ohrakupunktur. 2. Aufl. Hippokrates, Stuttgart 2000

Neue Schädelakupunktur nach Yamamoto (YNSA)

Gleditsch JM: MAPS. MikroAkuPunktSysteme. Grundlagen und Praxis der somatotopischen Therapie. Hippokrates, Stuttgart 2002

Maric-Oehler W: Neue Schädelakupunktur nach Yamamoto/YNSA. In: Focks/Hillenbrand: Leitfaden Chinesische Medizin. 3. Aufl. Urban & Fischer, München 2003

Ogal HP: Schädelakupunktur nach Yamamoto. Z. Allg Med 1998; 74: 833–834

Ogal HP, Hafer J, Ogal M, Krumholz W, Herget HF, Hempelmann G: Veränderungen der Schmerzempfindung bei der Akupunktur eines klassischen Akupunkturpunktes versus eines Schädelakupunkturpunktes nach Yamamoto. Eine prospektiv randomisierte, placebo-kontrollierte Einfachblindstudie. Anästhesiol Intensivmed Notfallmed Schmerzther 2002; 37: 326–332

Ogal HP, Kolster BC: Propädeutik der Neuen Schädelakupunktur nach Yamamoto (YNSA). Hippokrates, Stuttgart 2004

Ogal HP, Kolster BC (Hrsg.), Hammes M, Kuschick CN, Christoph KH: Akupunktur kompakt. KVM, Marburg 2001

Ogal HP, Kolster BC: Neue Schädelakupunktur nach Yamamoto (YNSA). Grundlagen, Praxis, Indikationen. KVM, Marburg 2000

Ogal HP, Kolster BC: Kompendium Neue Schädelakupunktur nach Yamamoto (YNSA). KVM, Marburg 2000

Yamamoto T, Maric-Oehler M: Yamamoto Neue Schädelakupunktur. Chun-Jo, Freiburg 1991

Yamamoto T, Ishiko N: The Effect of Scalp Acupuncture on the Weight-Lifting Capacity of the Healthy and Paralyzed Lower Limb. Am J Acup 1992; 20: 47–54

Yamamoto T, Yamamoto H.: Yamamoto New Scalp Acupuncture. Springer, Tokyo 1998

Chinesische Schädelakupunktur

Chen Y, Deng L (eds.): Essentials of Contemporary Chinese Acupuncturists clinical experiences. Foreign Languages Press, Beijing 1989

Qin AP, Focks C: Chinesische Schädelakupunktur. In: Focks C, Hillenbrand N: Leitfaden Chinesische Medizin, 4. Auflage, Urban & Fischer, München 2003

Yamamoto T, Maric-Oehler W: Yamamoto Neue Schädelakupunktur – YNSA. Chun-Jo, Freiburg 1991

Zeitler J: Einführung in die Schädelakupunktur. Haug, Heidelberg 1978

Elektroakupunktur, Lasertherapie, TENS, Neuraltherapie

Augustin M, Schmiedel V: Leitfaden Naturheilkunde. 4. Aufl., Urban & Fischer, München 2003

Badtke G, Mudra I: Neuraltherapie. Lehrbuch und Atlas. 2. Aufl., Urban & Fischer, München 1998

Barop H: Lehrbuch und Atlas der Neuraltherapie nach Huneke, Hippokrates, Stuttgart 1996

Dosch P: Lehrbuch der Neuraltherapie nach Huneke. 14. Auflage, Haug, Heidelberg 1995

Fischer L: Neuraltherapie nach Huneke. 2. Aufl., Hippokrates, Stuttgart 2001

Gleditsch J: Reflexzonen und Somatotopien. WBV-Verlagsgesellschaft, Schorndorf 1996

Heine H: Lehrbuch der biologischen Medizin. Hippokrates, Stuttgart 1990

Kane K, Taub A: A history of local electrical analgesia. Pain 1 (1975) 125–138

Melzack R, Wall P: Pain mechanisms: A new theory. Science 150 (1965) 971–979

Pischinger A: Das System der Grundregulation. 7. Aufl. Haug, Heidelberg 1989

Pothmann R: Transkutane Elektrische Nervenstimulation (TENS). 2. Aufl. Hippokrates, Stuttgart 2001

Spiess G: Die Heilwirkung der Anästhetika. Zentralblatt innere Medizin, 23 (1906), S. 222

Tilscher H, Eder M: Reflextherapie 3. Auflage, Hippokrates, Stuttgart 1996

Weber KG: Neuraltherapie in der Praxis. 2. Aufl., Sonntag, Stuttgart 2004

Zimmermann M: Physiologie von Nozizeption und Schmerz. In: Zimmermann M, Handwerker HO (Hrsg.): Schmerz – Konzepte und ärztliches Handeln, S. 1–43. Springer, Berlin 1984

7 | Leitbahnen und wichtige Akupunkturpunkte
Michael Hammes und Marcus Bäcker

7.1	Leitbahnen und Akupunkturpunkte.. 200	7.1.10	Drei-Erwärmer-Leitbahn und ihre wichtigsten Punkte................ 230
7.1.1	Lungen-Leitbahn und ihre wichtigsten Punkte................ 200	7.1.11	Gallenblasen-Leitbahn und ihre wichtigsten Punkte................ 232
7.1.2	Dickdarm-Leitbahn und ihre wichtigsten Punkte................ 202	7.1.12	Leber-Leitbahn und ihre wichtigsten Punkte 237
7.1.3	Magen-Leitbahn und ihre wichtigsten Punkte................ 205	7.1.13	*Dumai* und seine wichtigsten Punkte 239
7.1.4	Milz-Leitbahn und ihre wichtigsten Punkte................ 210	7.1.14	*Renmai* und seine wichtigsten Punkte 242
7.1.5	Herz-Leitbahn und ihre wichtigsten Punkte................ 213	7.1.15	Extrapunkte 245
7.1.6	Dünndarm-Leitbahn und ihre wichtigsten Punkte................ 215	7.2	Akupunkturpunkte aus westlicher Sicht 250
7.1.7	Blasen-Leitbahn und ihre wichtigsten Punkte................ 217	7.2.1	Gibt es morphologische Korrelate von Akupunkturpunkten? 250
7.1.8	Nieren-Leitbahn und ihre wichtigsten Punkte................ 225	7.2.2	Haben Akupunkturpunkte eine spezifische Wirkung? 251
7.1.9	Perikard-Leitbahn und ihre wichtigsten Punkte................ 227		

7.1 Leitbahnen und Akupunkturpunkte

7.1.1 Lungen-Leitbahn und ihre wichtigsten Punkte

(☞ Abb. 7.1-1)
Vollständiger Name: Hand-*Tayin*-Lungen-Leitbahn
Innerer Verlauf: Vom mittleren Drei Erwärmer nach caudal zum Dickdarm, dann nach cranial durch das Zwerchfell zum Magen; danach durch die Lunge, entlang der Luftröhre bis zum Kehlkopf und Rachenbereich und wieder nach caudal Richtung Clavicula
Oberflächlicher Verlauf: Von der lateralen Thoraxwand im 1. ICR unterhalb der Clavicula über die laterale Innenseite des Oberarms zum Ellbogen und danach auf der radialen Seite des Unterarms und des Daumenballens bis zum radialen Nagelfalzwinkel des Daumens

▸▸ **Lu 1 *Zhongfu* – Residenz der Mitte**
Lokalisation: Auf der Höhe des 1. ICR, 6 cun lateral der ventralen Medianlinie, 1 cun caudal der Fossa infraclavicularis (Lu 2), mediocaudal des Proc. Coracoideus (☞ Abb. 7.1-1b)
Punktion: 0,5 – 0,8 cun im Winkel von 45° schräg nach lateral
Anwendung: Störungen der Lunge und der Atemwege

▸▸ **Lu 2 *Yunmen* – Wolkenpforte**
Lokalisation: 6 cun lateral der ventralen Medianlinie, in der Fossa infraclavicularis, cranial des Proc. Coracoideus (☞ Abb. 7.1-1b)
Punktion: 0,5 – 0,8 cun im Winkel von 45° schräg nach lateral; Moxibustion ist möglich

Anwendung: Störungen der Lunge und der Atemwege

▸▸ **Lu 5** *Chize* – **Wasserreservoir der Elle**
Lokalisation: In der Ellenbeugenfalte, in der Vertiefung radial der Sehne des M. biceps brachii (☞ Abb. 7.1-1b)
Punktion: 0,5–0,8 cun senkrecht; Mikroaderlass ist möglich, bei leicht gebeugtem Ellenbogen kann über diesen Punkt der N. radialis stimuliert werden
Eigenschaften: Reinigt das Lungen-*Qi* und senkt es ab, reichert das *Yin* an und befeuchtet die Lunge
Anwendung:
- Störungen der Atemfunktion und Infektionen der Atemwege
- Behandlung von Paresen nach Schlaganfall

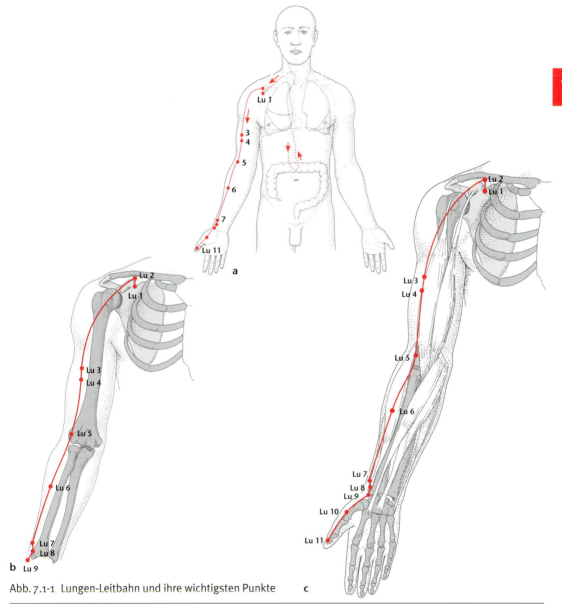

Abb. 7.1-1 Lungen-Leitbahn und ihre wichtigsten Punkte

7 Leitbahnen und wichtige Akupunkturpunkte

▸▸ Lu 7 *Lieque* – Wolkenbruch

Lokalisation: 1,5 cun proximal der distalen Handgelenksbeugefalte, in der Vertiefung proximal des Proc. styloideus radii, zwischen den Sehnen des M. brachioradialis und des M. abductor pollicis longus (☞ Abb. 7.1-1b)

Punktion: 0,5–0,8 cun tangenzial nach proximal; die adäquate Reizung erfolgt periostnah durch Drehen der Nadel

Eigenschaften: Breitet das Lungen-*Qi* aus und zerstreut schädigende Einflüsse, entstaut die Leitbahn und macht sie durchgängig, reguliert den *Renmai*

Anwendung:
- Atemwegsfunktionsstörungen
- Lokale Beschwerden am Unterarm
- Miktionsbeschwerden

▸▸ Lu 9 *Taiyuan* – Äußerst tiefes Wasser

Lokalisation: Am radialen Ende der distalen Handgelenksbeugefalte, radial der A. radialis, ulnar der Sehne des M. abductor pollicis longus (☞ Abb. 7.1-1b)

Punktion: 0,2–0,3 cun senkrecht; Moxibustion ist möglich

Anwendung: Atemfunktionsstörungen

▸▸ Lu 11 *Shaoshang* – Junge Wandlungsphase Metall

Lokalisation: 0,1 cun proximal und lateral des radialen Nagelfalzwinkels des Daumens (☞ Abb. 7.1-1c)

Punktion: 0,1 cun senkrecht; Mikroaderlass ist möglich. Der Mikroaderlass kann z.B. mit einer Hämo-Lanzette vorgenommen werden

Eigenschaften: Klärt die Lunge und entlastet den Rachen, lässt das Hirn wieder klar werden und öffnet die Sinne

Anwendung:
- Schmerzhafte Schwellungen in Kehle und Rachen
- Atemwegserkrankungen
- Akute Bewusstseinsstörungen

7.1.2 Dickdarm-Leitbahn und ihre wichtigsten Punkte

(☞ Abb. 7.1-2)

Vollständiger Name: Hand-*Yangming*-Dickdarm-Leitbahn

Oberflächlicher Verlauf: Vom radialen Nagelfalzwinkel des Zeigefingers zwischen den Metacarpalia I und II durch die Tabatière über den radialen Bereich der Unterarmaußenseite zum Ellbogen; danach über den vorderen Bereich der Oberarmaußenseite zum höchsten Punkt der Schulter; hinter dem Acromion entlang zum 7. Halswirbel und von dort in die Fossa supraclavicularis (hier zweigt der innere Verlauf ab); von hier seitlich am vorderen Hals entlang zum Mundwinkel, oberhalb der Oberlippe zur Nasolabialfalte der Gegenseite

Innerer Verlauf: Tritt durch die Fossa supraclavicularis in den Brustkorb ein, passiert Lunge und Zwerchfell und erreicht den Dickdarm

▸▸ Di 1 *Shangyang* – *Yang* der Wandlungsphase Metall

Lokalisation: 0,1 cun proximal und lateral des radialen Nagelfalzwinkels des Zeigefingers (☞ Abb. 7.1-2b)

Punktion: 0,1 cun senkrecht; Mikroaderlass ist möglich

Anwendung:
- Akute Entzündungen des Gesichts-, Mund- und Rachenbereichs
- Akute Bewusstseinsstörungen

▸▸ Di 4 *Hegu* – Tal am Zusammenschluss

Lokalisation: Auf dem Handrücken, radial der Mitte des Os metacarpale II, im M. adductor pollicis (☞ Abb. 7.1-2b)

Punktion: 0,5–0,8 cun senkrecht; bei korrekter Lokalisation das stärkstes Deqi-Gefühl

Anwendung: Di 4 eignet sich gut zur Ableitung. Er wird daher vor allen Dingen bei Patienten mit robuster Konstitution und starken Beschwerden angewandt. Aufgrund des starken Nadelgefühls lässt sich über Di 4 gut eine Endorphinausschüttung stimulieren. Deshalb wird der Punkt auch häufig bei experimentellen und klinischen Untersuchungen angewandt, um die Wirksamkeit der Akupunktur bei Schmerzzuständen zu prüfen. Die wichtigsten Indikationen sind:
- Fieber, Kopfschmerzen, schmerzhafte Schwellungen in Kehle und Rachen bei „Erkältungen"
- Akute Entzündungen im Hals- und Kopfbereich
- Mangelnde oder überschießende Schweißsekretion
- Schmerzen und Bewegungsstörungen im Bereich des Handgelenks und der Finger

Cave: Die Manipulation kann Kontraktionen der Uterusmuskulatur fördern!

Di 9 Shang Lian – Obere Kante
Lokalisation: 3 cun distal von Di 11, auf der Verbindungslinie zwischen Di 5 und Di 11 (☞ Abb. 7.1-2c)
Punktion: 0,5–0,8 cun senkrecht; Moxibustion ist möglich
Anwendung:
- Kopfschmerz
- Lokale Beschwerden im Bereich des Ellenbogengelenks und des Unterarms

Di 10 Shousanli – Drei Längen zur Hand
Lokalisation: 2 cun distal von Di 11, auf der Verbindungslinie zwischen Di 5 und Di 11 (☞ Abb. 7.1-2c)
Punktion: 0,5–0,8 cun senkrecht
Anwendung: Lokale Beschwerden im Bereich des Ellenbogengelenks und des Unterarms

Di 11 Quchi – Gekrümmter Teich
Lokalisation: Bei 90° gebeugtem Ellenbogen zwischen dem lateralen Ende der Ellenbeugenfalte und dem Epicondylus humeri radialis (☞ Abb. 7.1-2c)
Punktion: 0,5–1,2 cun senkrecht
Eigenschaften: Zerstreut Wind, stillt Juckreiz, klärt Hitze, lässt Ödeme abschwellen und stillt Schmerzen
Anwendung: Allgemeiner Hitze ausleitender Punkt des Körpers bei Entzündungsreaktionen. Wichtigste Indikationen:
- Akute Entzündungen im Kopf- und Halsbereich, die mit Fieber und Kopfschmerzen einhergehen
- Urtikaria
- Schmerzen im Bereich des Ellenbogens und des Unterarms
- Hypertonie
- Psychische und psychosomatische Störungen
- Dämpfung von Überfunktionszuständen

Di 12 Zhouliao – Knochenloch des Ellenbogens
Lokalisation: Bei 90° gebeugtem Ellenbogen 1 cun proximal von Di 11, am vorderen Humerusrand (☞ Abb. 7.1-2c)
Punktion: 0,5–0,8 cun senkrecht
Anwendung: Lokale Beschwerden im Bereich des Ellenbogens

Di 14 Binao – Arm-Schulter-Muskulatur
Lokalisation: 7 cun proximal von Di 11, das ist 2 cun distal der Höhe der vorderen Achselfalte bei abduziertem Arm, an der Oberarmaußenseite auf der Verbindungslinie zwischen Di 11 und Di 15, am Ansatz des M. deltoideus (☞ Abb. 7.1-2c, d)
Punktion: 0,5–0,8 cun senkrecht oder 1–1,5 cun schräg nach proximal
Anwendung:
- Schmerzen im Bereich des M. deltoideus und des M. biceps brachii
- Augenerkrankungen

Di 15 Jianyu – Vorderer Schulterknochen
Lokalisation: Bei horizontal abduziertem Arm zwischen der vorderen und der mittleren Partie des M. deltoideus, in der Vertiefung ventral und caudal des Acromion (☞ Abb. 7.1-2d)
Punktion: 0,5–1,2 cun senkrecht oder schräg nach distal
Anwendung: Es handelt sich um den am häufigsten angewandten lokalen Punkt bei Störungen im Bereich der Schulter (siehe auch Di 4 und Di 11). Die wichtigsten Indikationen sind:
- Lokale Beschwerden im Bereich der Schulter
- Urtikaria
- Allergische Hauterkrankungen mit urtikariellen Reaktionen

Di 16 Jugu – Riesiger Knochen
Lokalisation: In der Vertiefung zwischen dem lateralen Ende der Clavicula und der Spina scapulae (☞ Abb. 7.1-2c, d)
Punktion: 0,4–0,6 cun senkrecht; Moxibustion ist möglich
Anwendung: Schmerzen im Bereich der Schulter, des Rückens und der oberen Extremität

Di 17 Tianding – Himmels-Dreifuß
Lokalisation: Am Hinterrand des M. sternocleidomastoideus, 1 cun caudal von Di 18 (☞ Abb. 7.1-2e)
Punktion: 0,3–0,5 cun senkrecht; Moxibustion ist möglich
Anwendung: Akute Entzündungen im Bereich von Rachen und Kehle

7 Leitbahnen und wichtige Akupunkturpunkte

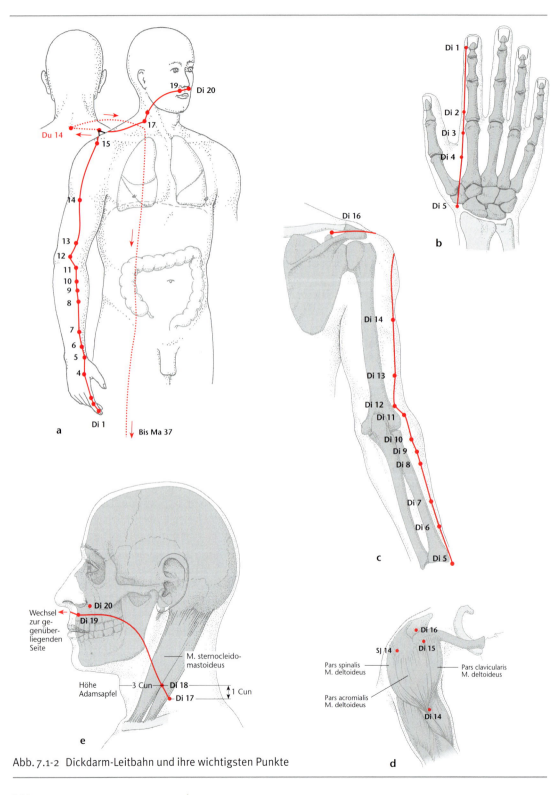

Abb. 7.1-2 Dickdarm-Leitbahn und ihre wichtigsten Punkte

204

‣ Di 18 *Futu* – Eine Vierfingerbreite neben dem Vorsprung

Lokalisation: Zwischen den beiden Muskelbäuchen des M. sternocleidomastoideus, 3 cun lateral des Schildknorpels, 1 cun cranial von Di 17 (☞ Abb. 7.1-2e)
Punktion: 0,5 – 0,8 cun senkrecht; Moxibustion ist möglich
Anwendung:
- Akute Entzündungen im Bereich von Rachen und Kehle
- Atemwegserkrankungen

‣ Di 19 *Kouheliao* – Getreide-Knochenloch des Mundes

Lokalisation: Cranial der Oberlippe, direkt caudal des lateralen Randes des Nasenlochs, auf der Höhe von Du 26 (☞ Abb. 7.1-2e)
Punktion: 0,2 cun senkrecht; **cave:** keine Moxibustion!
Anwendung:
- Erkrankungen der Nase
- Fazialisparese

‣ Di 20 *Yingxiang* – Die Düfte empfangen

Lokalisation: In der Nasolabialfalte, neben dem Mittelpunkt des lateralen Nasenflügelrandes (☞ Abb. 7.1-2e)
Punktion: 0,2 – 0,4 cun senkrecht oder 0,3 – 0,5 cun schräg nach cranial; **cave:** keine Moxibustion!
Anwendung:
- Erkrankungen der Nase
- Fazialisparese
- Parästhesien im Gesichtsbereich

7.1.3 Magen-Leitbahn und ihre wichtigsten Punkte

(☞ Abb. 7.1-3)
Vollständiger Name: Fuß-*Yangming*-Magen-Leitbahn
Äußerer Verlauf: Vom Nasenflügel die Nase entlang zum inneren Augenwinkel; hier Kontakt mit der Blasen-Leitbahn; von hier zu Ma 1 am Unterrand der Augenhöhle und weiter lotrecht zum Mundwinkel; aus diesem Abschnitt der Leitbahn versorgen Äste das Zahnfleisch des Oberkiefers und umrunden die Lippen; im Kinngrübchen Kontakt mit dem Außerordentlichen Gefäß *Renmai*. Vom Mundwinkel weiter zur Mitte des Unterkiefers und als Gesichtszweig zum Kieferwinkel; von hier vor dem Ohr über den Jochbeinbogen aufsteigend zur Schläfenregion und in den Bereich der „Geheimratsecken" (Ma 8); von hier ein Ast zum *Dumai* (Du 24); Hauptverlauf vom Unterkiefer über seitlichen Hals und Halsschlagader zur oberen Schlüsselbeingrube; von hier über Brust und Brustwarze zum Bauch, seitlich am M. rectus entlang und am Nabel vorbei zur Leistenbeuge; weiter über den vorderen Bereich der Oberschenkelaußenseite seitlich zur Kniescheibe und über den vorderen Teil des Unterschenkels sowie den Fußrücken zum äußeren Nagelfalzwinkel der 2. Zehe. Von Ma 36 unterhalb des Knies ein Ast über den Fußrücken zur Außenseite der 3. Zehe; von Ma 42 Kontakt mit der Milz-Leitbahn an der Großzehe.
Innerer Verlauf: In der oberen Schlüsselbeingrube Beginn des inneren Verlaufs, absteigend durch das Zwerchfell zum zugehörigen Organ, Magen, und zur Milz; hier Verbindungen zu den tiefen Schichten der Punkte Ren 12 und Ren 13; von der unteren Magenöffnung zum Punkt Ma 30 in der Nähe der Leistenbeuge.

‣ Ma 2 *Sibai* – In alle vier Richtungen klar

Lokalisation: Bei Geradeausblick lotrecht caudal der Pupille, in der Vertiefung des Foramen infraorbitale (☞ Abb. 7.1-3b)
Punktion: 0,2 – 0,3 cun senkrecht; **cave:** keine Moxibustion!
Anwendung: Augenerkrankungen

‣ Ma 3 *Juliao* – Riesiges Knochenloch

Lokalisation: Bei Geradeausblick lotrecht caudal der Pupille, auf der Höhe des Unterrandes des Nasenflügels (☞ Abb. 7.1-3b)
Punktion: 0,3 – 0,6 cun senkrecht
Anwendung:
- Augenerkrankungen
- Fazialisparese

‣ Ma 4 *Dicang* – Kornspeicher des Bodens

Lokalisation: Bei Geradeausblick lotrecht caudal der Pupille, 0,4 cun lateral des Mundwinkels (☞ Abb. 7.1-3b)
Punktion: 0,2 cun senkrecht oder 0,5 – 0,8 cun subcutan auf Ma 6 zu
Anwendung:
- Augenerkrankungen
- Fazialisparese

Ma 5 *Daying* – Großes Empfangen
Lokalisation: Vorderrand des M. masseter, 1,3 cun ventral und caudal des Kieferwinkels, über der palpablen A. facialis (☞ Abb. 7.1-3b)
Punktion: 0,2–0,3 cun senkrecht
Anwendung:
- Fazialisparese
- Zahnschmerz im Unterkiefer
- Speicheldrüsenentzündung

Ma 6 *Jiache* – Kiefer-Achse
Lokalisation: Mittelfingerbreite ventral und cranial des Kieferwinkels; bei fest geschlossenem Unterkiefer auf dem höchsten Punkt des M. masseter (☞ Abb. 7.1-3b)
Punktion: 0,3–0,4 cun senkrecht oder 0,7–0,9 cun subcutan auf den Punkt Ma 4 zu
Anwendung:
- Akute Entzündungen der Mundhöhle
- Speicheldrüsenentzündung
- Fazialisparese

Ma 7 *Xiaguan* – Unter dem Angelpunkt
Lokalisation: Bei geschlossenem Mund in der Vertiefung zwischen dem Arcus zygomaticus und der Incisura mandibulae (☞ Abb. 7.1-3b)
Punktion: 0,3–0,5 cun senkrecht
Anwendung:
- Zahnschmerz im Oberkiefer
- Trigeminusneuralgie
- Ohrenerkrankungen

Ma 8 *Touwei* – Geheimratsecke
Lokalisation: Gemäß seiner Namensgebung im Schläfenwinkel (in der „Geheimratsecke"), 0,5 cun occipital der idealen vorderen Haargrenze, 4,5 cun lateral der Medianlinie im M. temporalis (☞ Abb. 7.1-3b)
Punktion: 0,5–0,8 cun subcutan nach occipital oder nach caudal; **cave:** keine Moxibustion
Anwendung:
- Periorbitaler Kopfschmerz
- Augenerkrankungen

Ma 18 *Rugen* – Wurzel der Mamma
Lokalisation: Im 5. ICR, caudal der Mamille in der Mamillarlinie, am Unterrand der Brust, 4 cun lateral der ventralen Medianlinie (☞ Abb. 7.1-3c)
Punktion: 0,5–0,8 cun schräg oder subcutan
Anwendung:
- Erkrankungen der Mamma, wie z.B. mangelnder postpartaler Milcheinschuss, akute Mastitis
- Atemwegserkrankungen

Cave: Durch die Nähe zur Thoraxwand besteht bei zu tiefer oder senkrechter Nadelung die Gefahr einer Pleura- und Lungenverletzung mit konsekutivem Pneumothorax!

Ma 19 *Burong* – Nicht mehr fassen
Lokalisation: 6 cun cranial der Nabelmitte, 2 cun lateral der ventralen Medianlinie (☞ Abb. 7.1-3c)
Punktion: 0,5–0,8 cun senkrecht; Moxibustion ist möglich
Anwendung: Magenbeschwerden

Ma 20 *Chengman* – Genügend aufgenommen haben
Lokalisation: 5 cun cranial der Nabelmitte, 2 cun lateral der ventralen Medianlinie (☞ Abb. 7.1-3c)
Punktion: 0,8–1 cun senkrecht; Moxibustion ist möglich
Anwendung:
- Magenbeschwerden
- Blähungen, abdominelles Völlegefühl

Ma 21 *Liangmen* – Pforte der Speisen
Lokalisation: 4 cun cranial der Nabelmitte, 2 cun lateral der ventralen Medianlinie (☞ Abb. 7.1-3c)
Punktion: 0,8–1,2 cun senkrecht
Anwendung:
- Magenbeschwerden
- Darmbeschwerden

Ma 25 *Tianshu* – Türangel des Himmels
Lokalisation: 2 cun lateral der Nabelmitte (☞ Abb. 7.1-3c)
Punktion: 1–1,5 cun senkrecht
Anwendung:
- Störungen der Darmfunktion
- Appendizitis
- Regelanomalien, Dysmenorrhö

Cave: Dieser Punkt sollte in der Schwangerschaft nicht genadelt werden!

7.1 Leitbahnen und Akupunkturpunkte

▸▸ Ma 26 *Wailing* – Außen am Hügel
Lokalisation: 1 cun caudal der Nabelmitte und 2 cun lateral der ventralen Medianlinie (☞ Abb. 7.1-3c)
Punktion: 1–1,5 cun senkrecht; Moxibustion ist möglich
Anwendung:
- Bauchschmerzen
- Regelanomalien, Dysmenorrhö

Cave: Dieser Punkt sollte in der Schwangerschaft nicht genadelt werden!

▸▸ Ma 27 *Daju* – Groß und riesig
Lokalisation: 2 cun caudal der Nabelmitte und 2 cun lateral der ventralen Medianlinie (☞ Abb. 7.1-3c)
Punktion: 1–1,5 cun senkrecht; Moxibustion ist möglich
Anwendung:
- Miktionsbeschwerden
- Äußere abdominelle Hernien

Cave: Dieser Punkt sollte in der Schwangerschaft nicht genadelt werden!

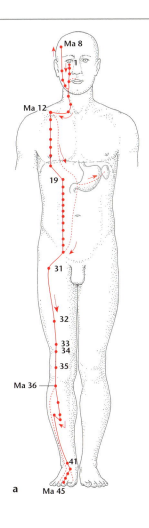
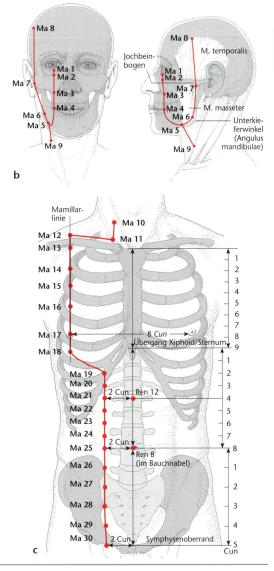

Abb. 7.1-3 Magen-Leitbahn und ihre wichtigsten Punkte

7 Leitbahnen und wichtige Akupunkturpunkte

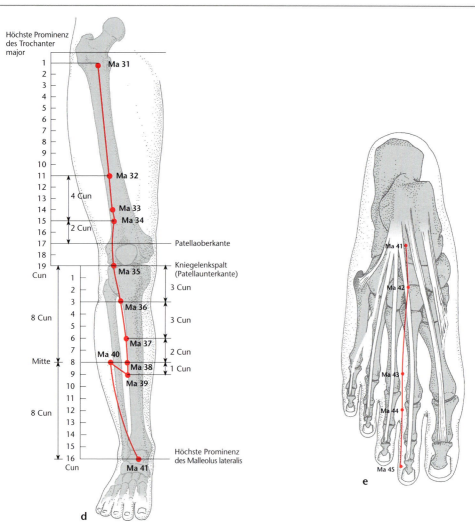

Abb. 7.1-3 Magen-Leitbahn und ihre wichtigsten Punkte *(Forts.)*

▸▸ **Ma 28** *Shuidao* – **Wasserwege**
Lokalisation: 3 cun caudal der Nabelmitte und 2 cun lateral der ventralen Medianlinie (☞ Abb. 7.1-3c)
Punktion: 1–1,5 cun senkrecht
Anwendung:
- Miktionsbeschwerden
- Obstipation
- Dysmenorrhö
- Fertilitätsstörungen der Frau

Cave: Dieser Punkt sollte in der Schwangerschaft nicht genadelt werden!

▸▸ **Ma 29** *Guilai* – **Rückkehr**
Lokalisation: 4 cun caudal der Nabelmitte und 2 cun lateral der ventralen Medianlinie (☞ Abb. 7.1-3c)
Punktion: 1–1,5 cun senkrecht
Anwendung:
- Äußere abdominelle Hernien
- Gynäkologische Störungen, wie z.B. Amenorrhö, Leukorrhö, Uterusprolaps

Cave: Dieser Punkt sollte in der Schwangerschaft nicht genadelt werden!

▸▸ Ma 30 *Qichong* – Heranstürmendes *Qi*

Lokalisation: 5 cun caudal der Nabelmitte, also in der Höhe des Symphysenoberrandes, und 2 cun lateral der ventralen Medianlinie, knapp cranial der Leistenbeuge (☞ Abb. 7.1-3c)

Punktion: 0,5–1 cun senkrecht; Moxibustion ist möglich

Anwendung:
- Gynäkologische Störungen, wie z. B. Regelanomalien, Fertilitätsstörungen, Vulvitis
- Einige geburtshilfliche Störungen
- Äußere abdominelle Hernien
- Störungen der Sexualfunktion des Mannes

Cave: Dieser Punkt sollte in der Schwangerschaft nicht genadelt werden!

▸▸ Ma 31 *Biguan* – Schenkel-Angelpunkt

Lokalisation: Auf der Höhe der unteren Gluteafalte, zwischen der Spina iliaca anterior superior und der oberen lateralen Ecke der Patella, gegenüber von Bl 36 auf der dorsalen Körperseite in der Mitte der unteren Gluteafalte (☞ Abb. 7.1-3d)

Punktion: 1–2 cun senkrecht

Anwendung: Beschwerden in der unteren Extremität, insbesondere im Oberschenkel

▸▸ Ma 32 *Futu* – Kauernder Hase

Lokalisation: Auf der Verbindungslinie zwischen der Spina iliaca anterior superior und der oberen lateralen Ecke der Patella, 6 cun proximal dieser Ecke (entspricht ein Drittel der 18 cun betragenden Strecke zwischen Symphysenoberkante und Patella) (☞ Abb. 7.1-3d)

Punktion: 1–2 cun senkrecht

Anwendung: Beschwerden in der unteren Extremität

▸▸ Ma 34 *Liangqiu* – Hügel am balkenförmigen (Knochen)

Lokalisation: Bei gebeugtem Knie auf der Verbindungslinie zwischen der Spina iliaca anterior superior und der oberen lateralen Ecke der Patella, 2 cun proximal dieser Ecke (☞ Abb. 7.1-3d)

Punktion 1–2 cun senkrecht

Eigenschaften: Harmonisiert den Magen und lässt Ödeme abschwellen

Anwendung:
- Magenschmerzen
- Lokale Beschwerden im Kniegelenk

▸▸ Ma 35 *Dubi* – Kalbsnase

Lokalisation: Bei gebeugtem Knie in der Vertiefung am Unterrand der Patella, lateral des Ligamentum patellae (☞ Abb. 7.1-3d)

Punktion: 0,5–1,2 cun tief, neben dem Ligamentum patellae. Die Stichrichtung verläuft schräg nach proximal und medial

Anwendung: Lokale Beschwerden im Kniegelenk

Cave: Keimverschleppung in das Kniegelenk vermeiden!

▸▸ Ma 36 *Zusanli* – Drei Längen zum Fuß

Lokalisation: 3 cun distal von Ma 35, eine Mittelfingerbreite lateral der Tibiavorderkante, auf der Höhe des distalen Randes der Tuberositas tibiae (☞ Abb. 7.1-3d)

Punktion: 1–2 cun senkrecht

Eigenschaften: Kräftigt den Körper, stärkt die Milz, harmonisiert den Magen, reguliert ausgleichend die Qi-Mechanik, entstaut die Leitbahn, ihre Netzgefäße und macht sie durchgängig

Anwendung:
- Kräftigung des ganzen Körpers mit krankheitsvorbeugender und immunstärkender Wirkung
- Störungen des Verdauungssystems
- Störungen, die im Sinne der TCM-Differenzierung einem Leere-Zustand zuzuordnen sind
- Beschwerden in der unteren Extremität

▸▸ Ma 37 *Shangjuxu* – Obere riesige Leere

Lokalisation: 6 cun distal von Ma 35, das ist 2 cun proximal der Mitte zwischen Kniegelenksspalt und der höchsten Erhebung des Malleolus lateralis, eine Mittelfingerbreite lateral der Tibiavorderkante (☞ Abb. 7.1-3d)

Punktion: 1–2 cun senkrecht

Eigenschaften: Reguliert ausgleichend den Dickdarm

Anwendung: Dickdarmerkrankungen

▸▸ Ma 38 *Tiaokou* – Streifenförmige Mulde

Lokalisation: 8 cun distal von Ma 35, also in der Mitte zwischen Kniegelenksspalt und der höchsten Erhebung des Malleolus lateralis, eine Mittelfingerbreite lateral der Tibiavorderkante (☞ Abb. 7.1-3d)

Punktion: 1–1,5 cun senkrecht

Anwendung:
- Beschwerden am Unterschenkel
- Abdominelle Beschwerden
- Schulterbeschwerden

▶▶ Ma 39 *Xiajuxu* – Untere riesige Leere

Lokalisation: 9 cun distal von Ma 35, also 1 cun distal der Mitte zwischen Kniegelenksspalt und der höchsten Erhebung des Malleolus lateralis oder 1 cun distal von Ma 38, eine Mittelfingerbreite lateral der Tibiavorderkante (☞ Abb. 7.1-3d)
Punktion: 1–1,5 cun senkrecht
Eigenschaften: Reguliert ausgleichend den Dünndarm
Anwendung:
- Dünndarmerkrankungen
- Beschwerden in der unteren Extremität

▶▶ Ma 40 *Fenglong* – Üppige Vorwölbung

Lokalisation: 8 cun distal von Ma 35, also in der Mitte zwischen Kniegelenksspalt und der höchsten Erhebung des Malleolus lateralis; auf der Höhe von Ma 38, 2 Mittelfingerbreiten (1,5 cun) lateral der Tibiavorderkante (☞ Abb. 7.1-3d)
Punktion: 1–1,5 cun senkrecht
Eigenschaften: Wandelt Schleim um, besänftigt Atemnot, sorgt für eine allgemeine Beruhigung und befriedet die Geisteskraft
Anwendung:
- Erkrankungen mit starker Schleimbildung (Schleimlösung)
- Psychische und psychosomatische Störungen
- Epilepsie

▶▶ Ma 41 *Jiexi* – Schluchtenbach, dort, wo man die Schuhbänder löst

Lokalisation: In der Vertiefung in der Mitte der ventralen Querfalte des oberen Sprunggelenks, zwischen den Sehnen des M. extensor hallucis longus und M. extensor digitorum longus (☞ Abb. 7.1-3d, e)
Punktion: 0,5–1 cun senkrecht
Anwendung:
- Obstipation
- Kopfschmerz, Schwindel und Benommenheit

▶▶ Ma 42 *Chongyang* – Heranstürmendes *Yang*

Lokalisation: Auf dem höchsten Punkt des Fußrückens, zwischen den Sehnen des M. extensor hallucis longus und M. extensor digitorum longus, über der palpablen A. dorsalis pedis (☞ Abb. 7.1-3e)
Punktion: 0,2–0,3 cun senkrecht über der palpablen A. dorsalis pedis; Moxibustion ist möglich

Anwendung:
- Beschwerden im Fuß
- Abdominelle Beschwerden
- Fazialisparese

▶▶ Ma 44 *Neiting* – Innerer Hof

Lokalisation: Am Rand der Interdigitalhaut zwischen dem 2. und 3. Zeh, an der Grenze zwischen rotem und weißem Fleisch (☞ Abb. 7.1-3e)
Punktion: 0,5–0,8 cun senkrecht oder schräg
Eigenschaften: Reguliert und harmonisiert Magen und Darm, klärt Hitze und lässt Ödeme abschwellen
Anwendung:
- Infektiöse Erkrankungen des Verdauungstraktes
- Einige Störungen der 5 Sinnesorgane
- Störungen im zahnärztlichen bzw. HNO-Bereich
- Periphere Fazialisparese
- Stirnkopfschmerz

▶▶ Ma 45 *Lidui* – Heftige Öffnung

Lokalisation: 0,1 cun proximal und lateral des lateralen Nagelfalzwinkels des 2. Zehs (☞ Abb. 7.1-3e)
Punktion: 0,1 cun senkrecht; Mikroaderlass und Moxibustion sind möglich
Anwendung:
- Störungen der 5 Sinnesorgane
- Störungen im zahnärztlichen bzw. HNO-Bereich
- Anfallsartige psychische Erkrankungen

7.1.4 Milz-Leitbahn und ihre wichtigsten Punkte

(☞ Abb. 7.1-4)
Vollständiger Name: Fuß-*Taiyin*-Milz-Leitbahn
Äußerer Verlauf: Vom inneren Nagelfalzwinkel der Großzehe über die Fußinnenseite an der Grenze der Fußsohlen – zur Fußrückenhaut vor dem Innenknöchel zum Unterschenkel, an der Schienbeinhinterkante und kreuzt unterhalb des Knies vor die Leber-Leitbahn. Am Oberschenkel über den vorderen Teil der Schenkelinnenseite, am Rumpf von den tiefen Schichten bei Ren 10 wieder zum Punkt Mi 16 seitlich am Oberbauch. Von hier aus verläuft die Leitbahn über die Punkte Gb 24 und Le 14 seitlich an der Brust zu den Punkten Mi 17 bis Mi 20.
Innerer Verlauf: Oberhalb der Leistenbeuge in den Bereich der Punkte Ren 3 und Ren 4, um dann oberflächlich wieder die Punkte Mi 14 und Mi 15 zu errei-

chen, von hier wieder in die Tiefe zu Punkt Ren 10, durch den Bauchraum zur Milz, ihrem zugehörigen Organ und dem Magen. Durch das Zwerchfell hinauf zum Herzen, bekommt Kontakt mit der Herz-Leitbahn. Vom Mi 20 über die tiefen Schichten des Punktes Lu 1 zum Rachen und verteilt sich im Bereich des Zungengrunds, und ein 2. Ast in den 6. ICR unterhalb der Achselhöhle zu dem Punkt Mi 21. Hier beginnt das „Große Netzgefäß der Milz".

▸▸ **Mi 1 *Yinbai* – Verborgene Weiße**
Lokalisation: 0,1 cun proximal und medial des medialen Nagelfalzwinkels der Großzehe (☞ Abb. 7.1-4b)
Punktion: 0,1 cun senkrecht; Mikroaderlass ist möglich
Anwendung:
- Thorakale und abdominelle Beschwerden
- Blutstillung

▸▸ **Mi 3 *Taibai* – Große Weiße (Venus)**
Lokalisation: In der Vertiefung proximal und plantar des 1. Metatarsophalangealgelenks, an der Grenze zwischen rotem und weißem Fleisch (☞ Abb. 7.1-4b)
Punktion: 0,5–0,8 cun senkrecht
Eigenschaften: Stärkt die Milz und wandelt Feuchtigkeit um, ordnet das Qi und harmonisiert den Magen
Anwendung: Verdauungsstörungen

▸▸ **Mi 4 *Gongsun* – Gelber Fürst (oder Großvater-Enkel)**
Lokalisation: In der Vertiefung distal und plantar der Basis des Os metatarsale I, an der Grenze zwischen rotem und weißem Fleisch (☞ Abb. 7.1-4b)
Punktion: 0,6–1,2 cun senkrecht
Eigenschaften: Stärkt die Milz und wandelt Feuchtigkeit um, harmonisiert den Magen und ordnet die Mitte
Anwendung: Verdauungsstörungen

▸▸ **Mi 5 *Shangqiu* – Hügel der Wandlungsphase Metall**
Lokalisation: In der Vertiefung ventral und distal des Malleolus medialis, in der Mitte zwischen der Tuberositas ossis navicularis und der höchsten Erhebung des Malleolus medialis (☞ Abb. 7.1-4b)
Punktion: 0,5–0,8 cun senkrecht; Moxibustion ist möglich
Anwendung: Verdauungsstörungen

▸▸ **Mi 6 *Sanyinjiao* – Kreuzung der drei *Yin*(-Leitbahnen)**
Lokalisation: 3 cun proximal der höchsten Erhebung des Malleolus medialis, dorsal der medialen Tibiakante (☞ Abb. 7.1-4c)
Punktion: 1–1,5 cun senkrecht
Eigenschaften: Stärkt die Milz, mobilisiert Feuchtigkeit und leitet sie aus, reguliert ausgleichend Yin und Blut sowie Leber und Niere
Anwendung:
- Gynäkologische und geburtshilfliche Störungen
- Verdauungsstörungen
- Störungen der Sexualfunktion des Mannes
- Störungen der Blasenfunktion
- Lokale Beschwerden in der unteren Extremität

Cave: Bei starker Manipulation können Wehen ausgelöst werden!

▸▸ **Mi 8 *Diji* – Pol des Bodens**
Lokalisation: 3 cun distal von Mi 9, auf der Verbindungslinie zwischen der höchsten Erhebung des Malleolus medialis und Mi 9 (☞ Abb. 7.1-4c)
Punktion: 1–1,5 cun senkrecht
Eigenschaften: Stärkt die Milz und treibt Feuchtigkeit aus, reguliert den Monatsfluss und ordnet das Blut
Anwendung:
- Verdauungsstörungen
- Gynäkologische Störungen im Bereich des Uterus und der Adnexe

▸▸ **Mi 9 *Yinlingquan* – Quelle am Yin-Hügel**
Lokalisation: In der Vertiefung distal und dorsal des medialen Tibiacondylus (☞ Abb. 7.1-4c)
Punktion: 1–2 cun senkrecht
Eigenschaften: Stärkt die Milz und treibt Feuchtigkeit aus, reguliert ausgleichend die Körperflüssigkeit
Anwendung:
- Verdauungsstörungen
- Ödemneigung
- Störungen der Blasenfunktion
- Lokale Beschwerden im Bereich des Kniegelenks

▸▸ **Mi 10 *Xuehai* – Meer des Blutes**
Lokalisation: Bei gebeugtem Knie 2 cun proximal des medialen Patellaoberrandes, auf dem Muskelbauch des M. vastus medialis (☞ Abb. 7.1-4c)
Punktion: 1–1,5 cun senkrecht

7 Leitbahnen und wichtige Akupunkturpunkte

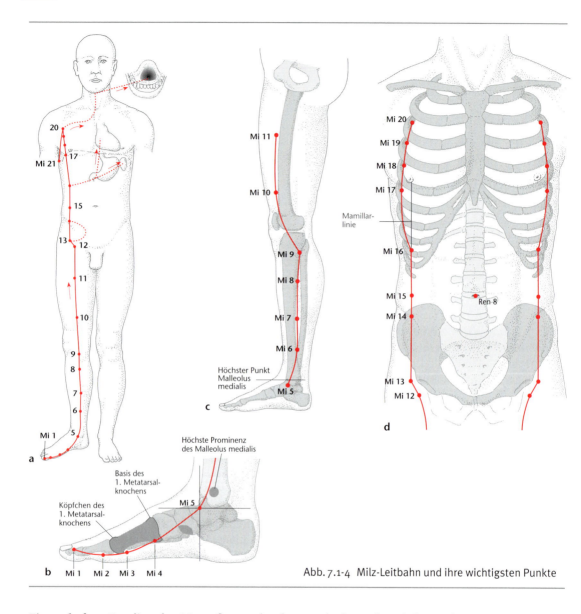

Abb. 7.1-4 Milz-Leitbahn und ihre wichtigsten Punkte

Eigenschaften: Reguliert den Monatsfluss und ordnet das Blut, treibt Feuchtigkeit aus und stillt Juckreiz

Anwendung:
- Störungen der Regelblutung
- Schmerzen an der Innenseite des Oberschenkels
- Urtikaria, Ekzeme

▸▸ Mi 12 *Chongmen* – Pforte des heranstürmenden *Qi*

Lokalisation: Am lateralen Ende der Leistenbeuge, 3,5 cun lateral des Mittelpunktes der Symphysenoberkante, lateral der A. iliaca externa (☞ Abb. 7.1-4d)

Punktion: 0,5–1 cun senkrecht über der A. iliaca externa; Moxibustion ist möglich

Anwendung:
- Äußere abdominelle Hernien
- Miktionsbeschwerden

Cave: Dieser Punkt sollte in der Schwangerschaft nicht genadelt werden!

Mi 15 Daheng – Großer Querverlauf
Lokalisation: 4 cun lateral der Nabelmitte, d. h. in der Mamillarlinie (☞ Abb. 7.1-4d)
Punktion: 1–2 cun senkrecht
Anwendung: Abdominelle Beschwerden
Cave: Dieser Punkt sollte in der Schwangerschaft nicht genadelt werden!

Mi 21 Dabao – Die Große Hülle
Lokalisation: Im 6. ICR, in der mittleren Axillarlinie (☞ Abb. 7.1-4a)
Punktion: 0,5–0,8 cun schräg oder subkutan nach lateral; Moxibustion ist möglich
Anwendung:
- Thorakale Beschwerden
- Gelenkschmerzen allgemein

Cave: Pneumothorax vermeiden!

7.1.5 Herz-Leitbahn und ihre wichtigsten Punkte

(☞ Abb. 7.1-5)
Vollständiger Name: Hand-*Shaoyin*-Herz-Leitbahn
Innerer Verlauf: Beginn am Herzen und am „Herz-System" mit allen seinen Verbindungen zu anderen Organen, absteigender Teil durchstößt das Zwerchfell und zieht zum Dünndarm, aufsteigender Teil verläuft entlang der Speiseröhre, zur Zungenwurzel auf und weiter zum Augapfel mit allen anhängenden Strukturen. Der Hauptverlauf durchzieht die Lunge und tritt seitlich in der Achselhöhle am Punkt He 1 aus dem Brustkorb.
Äußerer Verlauf: Von der Achselhöhle kommend zunächst über den hinteren Bereich der Oberarminnenseite, die Innenseite der Ellenbeuge und schließlich den ulnaren Teil der Unterarminnenseite, im Handgelenksbereich radial am Erbsenbein vorbei und dann über die Handinnenflächen zum radialen Nagelfalzwinkel des Kleinfingers.

He 1 Jiquan – Pol-Quelle
Lokalisation: In der Spitze der Axilla, über der palpablen A. axillaris (☞ Abb. 7.1-5b)
Punktion: 0,3–0,5 cun senkrecht oder schräg, über der palpablen A. axillaris; Moxibustion ist möglich
Anwendung:
- Thorakale Beschwerden
- Missempfindungen in der Herzregion
- Lähmungen und Durchblutungsstörungen der oberen Extremität

He 3 Shaohai – Meer der Shaoyin-Leitbahn
Lokalisation: Bei gebeugtem Ellenbogen in der Mitte zwischen dem medialen Ende der Ellenbeugenfalte und dem Epicondylus humeri ulnaris (☞ Abb. 7.1-5b)
Punktion: 0,5–1 cun senkrecht
Anwendung:
- Manisch-depressive Störungen, Störungen der Merkfähigkeit
- Missempfindungen in der Herzregion

He 5 Tongli – Verbindung mit dem heimatlichen Ursprung
Lokalisation: 1 cun proximal der distalen Handgelenksbeugefalte, radial der Sehne des M. flexor carpi ulnaris (☞ Abb. 7.1-5b)
Punktion: 0,3–0,5 cun senkrecht; Moxibustion ist möglich
Anwendung:
- Missempfindungen in der Herzregion
- Psycho-emotionale Labilität
- Plötzliche Aphonie

He 6 Yinxi – Spalten-Punkt der Yin-Leitbahn
Lokalisation: 0,5 cun proximal der distalen Handgelenksbeugefalte, radial der Sehne des M. flexor carpi ulnaris (☞ Abb. 7.1-5b)
Punktion: 0,3–0,5 cun senkrecht; Moxibustion ist möglich
Anwendung:
- Angina pectoris
- Blutaustritt aus Mund und Nase

He 7 Shenmen – Pforte der Geisteskraft
Lokalisation: Am ulnaren Ende der distalen Handgelenksbeugefalte, in der Vertiefung radial der Sehne des M. flexor carpi ulnaris, an der Insertionszone am Os pisiforme (☞ Abb. 7.1-5b)
Punktion: 0,3–0,5 cun senkrecht
Eigenschaften: Unterstützt und beruhigt das Herz, befriedet die Geisteskraft und löst Depressionen
Anwendung:
- Missempfindungen in der Herzregion
- Psychische und psychosomatische Störungen, Lampenfieber, Prüfungsangst

7 Leitbahnen und wichtige Akupunkturpunkte

▸▸ He 8 *Shaofu –*
Residenz der Shaoyin-Leitbahn
Lokalisation: Auf dem Handteller zwischen den Ossa metacarpalia IV und V, den bei geschlossener Faust der kleine Finger berührt (☞ Abb. 7.1-5b)
Punktion: 0,3–0,5 cun senkrecht
Eigenschaften: Klärt das Herz und beruhigt die Geisteskraft
Anwendung:
- Missempfindungen in der Herzregion
- Psycho-emotionale Labilität
- Störungen im Bereich von Uterus und Vulva

▸▸ He 9 *Shaochong –*
Knotenpunkt der Shaoyin-Leitbahn
Lokalisation: Endpunkt der Leitbahn 0,1 cun proximal und lateral des radialen Nagelfalzwinkels des Kleinfingers (☞ Abb. 7.1-5c)
Punktion: 0,1 cun senkrecht; Mikroaderlass ist möglich
Eigenschaften: Klärt Hitze und beruhigt die Geisteskraft, öffnet die Sinne und lässt das Hirn wieder klar werden
Anwendung:
- Missempfindungen in der Herzregion
- Psychische und psychosomatische Störungen
- Akute Bewusstseinsstörungen

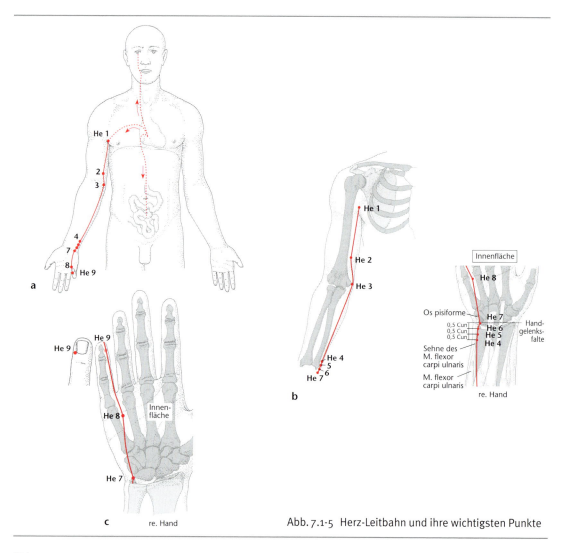

Abb. 7.1-5 Herz-Leitbahn und ihre wichtigsten Punkte

7.1.6 Dünndarm-Leitbahn und ihre wichtigsten Punkte

(☞ Abb. 7.1-6)

Vollständiger Name: Hand-*Taiyang*-Dünndarm-Leitbahn

Äußerer Verlauf: Beginnt am ulnaren Nagelfalzwinkel des Kleinfingers, über die Außenseite des Kleinfingers und die Handkante an der Grenze zwischen Handflächen- und Handrückenhaut zum Handgelenksbereich. Über den ulnaren Bereich der Unterarmaußenseite, den Canalis nervi ulnaris und den hinteren Teil der Oberarmaußenseite zur hinteren Schulterregion, verläuft im Zickzack über das Schulterblatt und erreicht mit einem Ast den 7. Halswirbel (Du 14). Von der oberen Schlüsselbeingrube seitlich am Hals entlang und über den Unterkiefer zunächst zum Wangenknochen (Dü 18), um dann weiter mit einem Ast zum inneren Augenwinkel (Bl 1) und nimmt Kontakt mit der Blasen-Leitbahn auf. Von der Wange vor Erreichen des Punktes Dü 18 ein Ast zunächst zum äußeren Augenwinkel (Gb 1), endet an Dü 19 vor dem Ohr.

Innerer Verlauf: Von hier durch die obere Schlüsselbeingrube zur Kontaktaufnahme mit dem Herzen, weiter entlang der Speiseröhre nach unten durch das Zwerchfell, erreicht den Magen und tritt schließlich in den Dünndarm, das zugehörige Organ

▸▸ Dü 1 *Shaoze* – (Von der) Shaoyin-Leitbahn zur Feuchte

Lokalisation: 0,1 cun proximal und lateral des ulnaren Nagelfalzwinkels des Kleinfingers (☞ Abb. 7.1-6b)
Punktion: 0,1 cun senkrecht; Mikroaderlass ist möglich
Anwendung:
- Erkrankungen der Mamma
- Erste Phase einer „Erkältung"
- Akute Bewusstseinsstörungen

▸▸ Dü 3 *Houxi* – Hinterer Schluchtenbach

Lokalisation: Bei leicht geschlossener Faust am ulnaren Ende der proximalen Querfalte im Bereich des 5. Metacarpophalangealgelenks, an der Grenze zwischen rotem und weißem Fleisch (☞ Abb. 7.1-6b)
Punktion: 0,3–0,5 cun senkrecht
Anwendung:
- Augenentzündungen
- Epilepsie
- Psychische und psychosomatische Störungen
- Lokale Beschwerden an Unterarm, Handgelenk und Fingern
- Beschwerden an der HWS, Lumbalgie

▸▸ Dü 5 *Yanggu* – *Yang*-Tal

Lokalisation: In der Vertiefung distal des Processus styloideus ulnae, auf der Höhe des ulnaren Endes der distalen Handgelenksbeugefalte (☞ Abb. 7.1-6b)
Punktion: 0,3–0,5 cun senkrecht; Moxibustion ist möglich
Anwendung:
- Erste Phase einer Erkältung
- Lokale Beschwerden am Handgelenk

▸▸ Dü 6 *Yanglao* – Pflege im Alter

Lokalisation: Bei auf der Brust liegender Palma manus auf der Dorsalseite des Unterarms, in der Vertiefung proximal und radial des Proc. styloideus ulnae (☞ Abb. 7.1-6b)
Punktion: 0,5–0,8 cun schräg oder senkrecht
Anwendung:
- Schmerzen der oberen Extremität
- Lumbago

▸▸ Dü 8 *Xiaohai* – Meer der Dünndarm-Leitbahn

Lokalisation: In der Vertiefung zwischen dem Olecranon und dem Epicondylus humeri ulnaris (☞ Abb. 7.1-6a)
Punktion: 0,3–0,5 cun senkrecht; Moxibustion ist möglich
Anwendung:
- Epilepsie, psychische und psychosomatische Störungen (sedierende und krampflösende Wirkung)
- Schmerzen im Ausbreitungsgebiet der Dünndarm-Leitbahn

▸▸ Dü 9 *Jianzhen* – Mitte der Schulter

Lokalisation: Bei herabhängendem Arm 1 cun cranial des dorsalen Endes der Achselfalte (☞ Abb. 7.1-6c)
Punktion: 1–1,5 cun senkrecht
Anwendung: Lokale Beschwerden im Bereich von Schultergelenk und Oberarm

7 Leitbahnen und wichtige Akupunkturpunkte

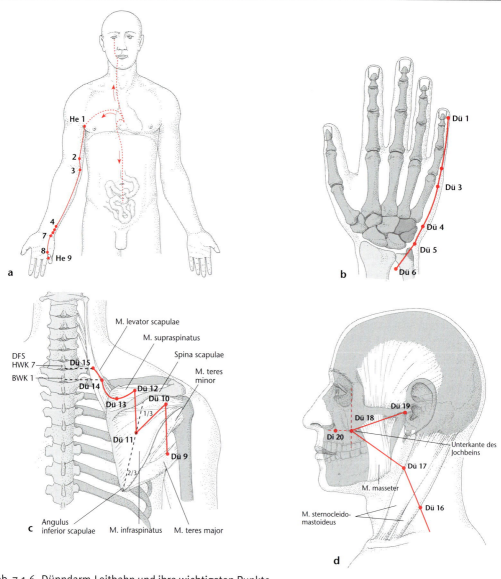

Abb. 7.1-6 Dünndarm-Leitbahn und ihre wichtigsten Punkte

▸▸ **Dü 10 *Naoshu* – Transportpunkt der Schulter-Muskulatur**
Lokalisation: Bei herabhängendem Arm cranial des dorsalen Endes der Achselfalte, in der Vertiefung caudal des Unterrandes der Spina scapulae (☞ Abb. 7.1-6c)
Punktion: 0,5–1,5 cun senkrecht
Anwendung: Lokale Beschwerden im Bereich von Schultergelenk und Oberarm

▸▸ **Dü 11 *Tianzong* – Zong(-Qi) des Himmels**
Lokalisation: In der Mitte der Fossa infraspinata, am Übergang vom oberen zum mittleren Drittel der Verbindungslinie vom Unterrand der Spina scapulae zum unteren Scapulawinkel (☞ Abb. 7.1-6c)
Punktion: 0,5–1 cun senkrecht oder schräg
Anwendung:
- Atemwegserkrankungen

- Lokale Beschwerden im Bereich von Nacken, Schulter, Ellenbogen sowie Hinter- und Außenseite des Oberarms

▸▸ **Dü 12** *Bingfeng* – **Den Wind im Griff**
Lokalisation: Cranial von Dü 11, in der Vertiefung in der Mitte der Fossa supraspinata (☞ Abb. 7.1-6c)
Punktion: 0,5–1 cun senkrecht oder schräg
Anwendung: Lokale Beschwerden im Bereich von Nacken, Schulter und Oberarm
Cave: Pneumothorax vermeiden!

▸▸ **Dü 13** *Quyuan* –
Gekrümmtes Mäuerchen
Lokalisation: Am medialen Ende der Fossa supraspinata, in der Mitte zwischen Dü 10 und dem Proc. spinosus von BWK 2 (☞ Abb. 7.1-6c)
Punktion: 0,5–1 cun senkrecht oder schräg
Anwendung: Lokale Beschwerden im Bereich von Schulter und Nacken
Cave: Pneumothorax vermeiden!

▸▸ **Dü 14** *Jianwaishu* –
Äußerer Transportpunkt der Schulter
Lokalisation: Auf der Höhe der Vertiefung caudal des Proc. spinosus von BWK 1, 3 cun lateral der dorsalen Medianlinie, senkrecht über dem medialen Scapularand (☞ Abb. 7.1-6c)
Punktion 0,5–0,8 cun schräg
Anwendung: Lokale Beschwerden im Bereich von Schulter und Rücken
Cave: Pneumothorax vermeiden!

▸▸ **Dü 15** *Jianzhongshu* –
Mittlerer Transportpunkt der Schulter
Lokalisation: Auf der Höhe der Vertiefung caudal des Proc. spinosus von HWK 7 (Du Mai 14), 2 cun lateral der dorsalen Medianlinie (☞ Abb. 7.1-6c)
Punktion: 0,5–0,8 cun schräg
Anwendung: Erkrankungen der oberen Atemwege
Cave: Pneumothorax vermeiden!

▸▸ **Dü 16** *Tianchuang* – **Himmelsfenster**
Lokalisation: Am Hinterrand des M. sternocleidomastoideus, lateral des Schildknorpels, dorsal von Di 18 (☞ Abb. 7.1-6d)
Punktion: 0,5–1 cun senkrecht; Moxibustion ist möglich

Anwendung:
- Ohrenerkrankungen
- Schmerzen und Schwellungen im Bereich von Rachen und Kehle

Cave: Punktion der A. carotis communis vermeiden!

▸▸ **Dü 18** *Quanliao* – **Knochenloch der Wange**
Lokalisation: Lotrecht caudal des äußeren Augenwinkels, in der Vertiefung caudal des Os zygomaticum (☞ Abb. 7.1-6d)
Punktion: 0,3–0,5 cun senkrecht oder 0,5–1 cun schräg; Moxibustion ist möglich
Anwendung:
- Fazialisparese, Fazialiskrämpfe
- Tic-Störungen
- Trigeminusneuralgie

▸▸ **Dü 19** *Tinggong* – **Palast des Hörens**
Lokalisation: Bei leicht geöffnetem Mund in der Vertiefung ventral des Tragus und dorsal des Caput mandibulae (☞ Abb. 7.1-6d)
Punktion: 1–1,5 cun senkrecht
Anwendung:
- Ohrenerkrankungen
- Trigeminusneuralgie (insbesondere des 1. Astes)
- Kiefergelenksstörungen

Cave: Keimverschleppung in das Kiefergelenk vermeiden!

7.1.7 Blasen-Leitbahn und ihre wichtigsten Punkte

(☞ Abb. 7.1-7)
Vollständiger Name: Fuß-*Taiyang*-Blasen-Leitbahn
Äußerer Verlauf: Beginnt am inneren Augenwinkel, über die Stirn zunächst zum Du Mai an der Haargrenze (Du 24). Von hier aus nach lateral zu den Punkten Bl 3 und Bl 4 und weiter über den Schädel. Am Scheitel von Bl 7 zum Du Mai (Du 20) und Bl 8. Von Du 20 ziehen Äste ins Gehirn und seitlich in Richtung auf die Ohrspitze zum Punkt Gb 8. Zweigt vom Punkt Bl 9 wieder zum Dumai (Du 16) ab und zieht dann zum Punkt Bl 10. Spaltet sich am Punkt Bl 10 in ihre beiden Hauptäste am Rücken auf und läuft weitgehend parallel zur Mittellinie.
Der 1. Ast streift zunächst den 7. Halswirbel (Du 14) und den 1. Brustwirbel (Du 13), ab hier paravertebral im Abstand von 1,5 cun zum Körpermedian bis zur Kreuz-

beinregion auf der Höhe des 4. Sakrallochs. Dann nach innen zur Mittellinie und danach cranial, um ab dem 1. Kreuzbeinwirbel über die Sakrallöcher zur Mitte der Gesäßfalte und schließlich über die Mitte der Oberschenkelhinterseite zur Kniekehle (Bl 40) zu ziehen. Der 2. Ast verläuft oberflächlich vom Punkt Bl 10 abwärts und an dem 2. Brustwirbel ebenfalls paravertebral, jedoch in Abstand von 3 cun zur Mittellinie, am Innenrand des Schulterblatts entlang zur Lenden-Kreuzbein-Region (Bl 54), dann über das Gesäß (Gb 30) und die Oberschenkelhinterseite ebenfalls zur Kniekehle (Bl 40), vereinigt sich im Punkt Bl 40 und zieht weiter über die Mitte der Wade nach Außen an der Achillessehne entlang zur Ferse, umrundet den Außenknöchel von hinten und zieht am 5. Strahl des Fußes an der Grenze von Fußsohlen- und Fußrückenhaut entlang zum äußeren Nagelfalzwinkel der Kleinzehe.

Innerer Verlauf: Zweigt in der Lendenregion (Bl 23 und Bl 52) durch die Lendenmuskulatur in die Leibeshöhle ab, nimmt Kontakt mit der Niere und dem zugehörigen Organ, der Blase, auf.

▸▸ **Bl 2** *Cuanzhu* – **Bambus sammeln**

Lokalisation: In der Vertiefung am medialen Ende der Augenbraue, in der Incisura frontalis (☞ Abb. 7.1-7b)
Punktion: 0,5–0,8 cun subcutan; **cave:** Keine Moxibustion!
Anwendung:
- Stirnkopfschmerz
- Sinusitis frontalis
- Augenerkrankungen

▸▸ **Bl 7** *Tongtian* –
 Verbindung mit dem Himmel

Lokalisation: 4 cun occipital der idealen vorderen Haargrenze, 1,5 cun lateral der Medianlinie (☞ Abb. 7.1-7b)
Punktion: 0,3–0,5 cun subcutan; Moxibustion ist möglich
Anwendung:
- Erkrankungen der Nase
- Kopfschmerz
- Hypertonie

▸▸ **Bl 10** *Tianzhu* – **Himmelssäule**

Lokalisation: 0,5 cun frontal der idealen hinteren Haargrenze, in Höhe der Vertiefung caudal von HWK 1 (Du 15) 1,3 cun lateral der Medianlinie, in der Vertiefung am lateralen Rand des M. trapezius (☞ Abb. 7.1-7b)
Punktion: 0,5–0,8 cun senkrecht oder schräg nach medial
Anwendung:
- Kopfschmerz
- Vertebrobasiläre Insuffizienz
- Beschwerden an der HWS

▸▸ **Bl 11** *Dazhu* – **Großer Kammzacken des Weberschiffchens**

Lokalisation: Auf der Höhe der Vertiefung caudal des Proc. spinosus von BWK 1, 1,5 cun lateral der dorsalen Medianlinie (☞ Abb. 7.1-7c)
Punktion: 0,5–0,8 cun schräg nach medial;
Anwendung:
- Infektionen der oberen Atemwege
- Beschwerden an der HWS

Cave: Pneumothorax vermeiden!

▸▸ **Bl 12** *Fengmen* – **Pforte des Windes**

Lokalisation: Auf der Höhe der Vertiefung caudal des Proc. spinosus von BWK 2, 1,5 cun lateral der dorsalen Medianlinie (☞ Abb. 7.1-7c)
Punktion: 0,5–0,8 cun schräg nach medial
Eigenschaften: Zerstreut Wind und befreit die Oberfläche, klärt die Lunge und stillt Husten
Anwendung: Infektionen der Atemwege
Cave: Pneumothorax vermeiden!

▸▸ **Bl 13** *Feishu* –
 Transportpunkt der Lunge

Lokalisation: Auf der Höhe der Vertiefung caudal des Proc. spinosus von BWK 3, 1,5 cun lateral der dorsalen Medianlinie (☞ Abb. 7.1-7c)
Punktion 0,5–0,8 cun schräg nach medial
Eigenschaften: Befreit die Oberfläche und breitet das Lungen-Qi aus, senkt das Qi ab und besänftigt Atemnot
Anwendung: Atemfunktionsstörungen
Cave: Pneumothorax vermeiden!

▸▸ **Bl 14** *Jueyinshu* –
 Transportpunkt des *Jueyin* **(≈ Perikard)**

Lokalisation: Auf der Höhe der Vertiefung caudal des Proc. spinosus von BWK 4, 1,5 cun lateral der dorsalen Medianlinie (☞ Abb. 7.1-7c)
Punktion: 0,5–0,8 cun schräg nach medial

Eigenschaften: Weitet die Brust und senkt umgekehrtes Qi ab, beruhigt das Herz und stillt Schmerzen
Anwendung:
- Herzbeschwerden
- Husten

Cave: Pneumothorax vermeiden!

▸▸ **Bl 15 *Xinshu* –**
Transportpunkt des Herzens
Lokalisation: Auf der Höhe der Vertiefung caudal des Proc. spinosus von BWK 5, 1,5 cun lateral der dorsalen Medianlinie (☞ Abb. 7.1-7c)
Punktion: 0,5 – 0,8 cun schräg nach medial
Eigenschaften: Weitet die Brust und senkt das Qi ab, beruhigt das Herz und befriedet die Geisteskraft
Anwendung:
- Missempfindungen in der Herzregion
- Psychische und psychosomatische Störungen
- Epilepsie

Cave: Pneumothorax vermeiden!

▸▸ **Bl 17 *Geshu* –**
Transportpunkt des Zwerchfells
Lokalisation: Auf der Höhe der Vertiefung caudal des Proc. spinosus von BWK 7, 1,5 cun lateral der dorsalen Medianlinie (☞ Abb. 7.1-7c)
Punktion: 0,5 – 0,8 cun schräg nach medial
Eigenschaften: Füllt das Blut auf und stillt Blut, weitet die Brust und senkt umgekehrtes Qi ab
Anwendung:
- Anämie
- Blutstillung bei Blutungen aus Mund und Nase, wie z. B. Epistaxis, Hämoptyse
- Atemwegserkrankungen
- Singultus

Cave: Pneumothorax vermeiden!

▸▸ **Bl 18 *Ganshu* – Transportpunkt der Leber**
Lokalisation: Auf der Höhe der Vertiefung caudal des Proc. spinosus von BWK 9, 1,5 cun lateral der dorsalen Medianlinie (☞ Abb. 7.1-7c)
Punktion: 0,5 – 0,8 cun schräg nach medial
Eigenschaften: Entstaut die Leber und befördert die Galle, sorgt für eine allgemeine Beruhigung und löst Krämpfe
Anwendung:
- Leber- und Gallenblasen-Störungen
- Psychische und psychosomatische Störungen

- Epilepsie
- Augenerkrankungen

Cave: Pneumothorax vermeiden!

▸▸ **Bl 19 *Danshu* –**
Transportpunkt der Gallenblase
Lokalisation: Auf der Höhe der Vertiefung caudal des Proc. spinosus von BWK 10, 1,5 cun lateral der dorsalen Medianlinie (☞ Abb. 7.1-7c)
Punktion: 0,5 – 0,8 cun schräg nach medial
Eigenschaften: Klärt Hitze und wandelt Feuchtigkeit um, befördert die Galle und stillt Schmerzen
Anwendung: Gallenblasenerkrankungen
Cave: Pneumothorax vermeiden!

▸▸ **Bl 20 *Pishu* –**
Transportpunkt der Milz
Lokalisation: Auf der Höhe der Vertiefung caudal des Proc. spinosus von BWK 11, 1,5 cun lateral der dorsalen Medianlinie (☞ Abb. 7.1-7c)
Punktion: 0,5 – 0,8 cun schräg nach medial
Eigenschaften: Stärkt die Milz, mobilisiert Feuchtigkeit und leitet sie aus, hebt das Klare an und stillt Durchfall
Anwendung:
- Verdauungsstörungen
- Ödeme

Cave: Pneumothorax vermeiden!

▸▸ **Bl 21 *Weishu* –**
Transportpunkt des Magens
Lokalisation: Auf der Höhe der Vertiefung caudal des Proc. spinosus von BWK 12, 1,5 cun lateral der dorsalen Medianlinie (☞ Abb. 7.1-7c)
Punktion: 0,5 – 0,8 cun schräg nach medial
Eigenschaften: Harmonisiert den Magen und stillt Schmerzen, ordnet die Mitte und senkt umgekehrtes Qi ab
Anwendung: Magenbeschwerden
Cave: Pneumothorax vermeiden!

▸▸ **Bl 22 *Sanjiaoshu* –**
Transportpunkt des 3-Erwärmer
Lokalisation: Auf der Höhe der Vertiefung caudal des Proc. spinosus von LWK 1, 1,5 cun lateral der dorsalen Medianlinie (☞ Abb. 7.1-7c)
Punktion: 0,5 – 1 cun senkrecht; Moxibustion ist möglich

Eigenschaften: Harmonisiert den Magen und stillt Schmerzen, ordnet die Mitte und senkt umgekehrtes Qi ab
Anwendung:
- Verdauungsstörungen
- Ödeme

▸▸ Bl 23 *Shenshu* – Transportpunkte der Niere
Lokalisation: Auf der Höhe der Vertiefung caudal des Proc. spinosus von LWK 2, 1,5 cun lateral der dorsalen Medianlinie (☞ Abb. 7.1-7c)
Punktion: 0,5 – 1 cun senkrecht
Eigenschaften: Unterstützt die Niere und reichert das Yin an, reguliert den Monatsfluss, mobilisiert das Wasser und leitet es aus
Anwendung:
- Störungen der Sexualfunktion des Mannes
- Gynäkologische Störungen
- Miktionsbeschwerden
- Lumbalgie

▸▸ Bl 24 *Qihaishu* – Transportpunkte des Meeres des *Qi* (Ren 6)
Lokalisation: Auf der Höhe der Vertiefung caudal des Proc. spinosus von LWK 3, 1,5 cun lateral der dorsalen Medianlinie (☞ Abb. 7.1-7c)
Punktion: 0,5 – 1 cun senkrecht; Moxibustion ist möglich
Anwendung:
- Dysmenorrhoe
- Lumbalgie

Cave: Dieser Punkt sollte in der Schwangerschaft nicht genadelt werden!

▸▸ Bl 25 *Dachangshu* – Transportpunkt des Dickdarms
Lokalisation: Auf der Höhe der Vertiefung caudal des Proc. spinosus von LWK 4, 1,5 cun lateral der dorsalen Medianlinie (☞ Abb. 7.1-7c)
Punktion: 0,8 – 1,2 cun senkrecht
Eigenschaften: Reguliert ausgleichend den Dickdarm, ordnet das Qi und stillt Schmerzen
Anwendung:
- Störungen der Darmfunktion bei Dickdarmerkrankungen (ausgleichend-regulierende Wirkung)
- Lumbalgie, Ischialgie

Cave: Dieser Punkt sollte in der Schwangerschaft nicht genadelt werden!

▸▸ Bl 26 *Guayuanshu* – Transportpunkt des Angelpunktes aller Ursprünge (Ren 4)
Lokalisation: Auf der Höhe der Vertiefung caudal des Proc. spinosus von LWK 5, 1,5 cun lateral der dorsalen Medianlinie (☞ Abb. 7.1-7c)
Punktion: 0,8 – 1,2 cun senkrecht oder schräg nach lateral; Moxibustion ist möglich
Anwendung:
- Störungen der Darmfunktion
- Störungen der Blasenfunktion
- Lumbalgie

Cave: Dieser Punkt sollte in der Schwangerschaft nicht genadelt werden!

▸▸ Bl 27 *Xiaochangshu* – Transportpunkt des Dünndarms
Lokalisation: Auf der Höhe des Foramen sacrale posterior I, 1,5 cun lateral der dorsalen Medianlinie (☞ Abb. 7.1-7c)
Punktion: 0,8 – 1,2 cun senkrecht oder schräg nach lateral
Eigenschaften: Reguliert Stuhlgang und Wasserlassen
Anwendung:
- Harnwegserkrankungen
- Darmerkrankungen
- Lumbalgie

Cave: Dieser Punkt sollte in der Schwangerschaft nicht genadelt werden!

▸▸ Bl 28 *Pangguangshu* – Transportpunkt der Blase
Lokalisation: Auf der Höhe des Foramen sacrale posterior II, 1,5 cun lateral der dorsalen Medianlinie (☞ Abb. 7.1-7c)
Punktion: 0,8 – 1,2 cun senkrecht oder schräg nach lateral
Eigenschaften: Klärt Hitze, mobilisiert Feuchtigkeit und leitet sie aus, entstaut die Leitbahn und ihre Netzgefäße und macht sie durchgängig
Anwendung:
- Harnwegserkrankungen
- Vulvitis, Kolpitis
- Schmerzen der Lumbosakralregion

Cave: Dieser Punkt sollte in der Schwangerschaft nicht genadelt werden!

▸▸ **Bl 29 *Zhonglüshu* –
Transportpunkt mitten im Rückgrat**
Lokalisation: Auf der Höhe des Foramen sacrale posterior III, 1,5 cun lateral der dorsalen Medianlinie (☞ Abb. 7.1-7c)
Punktion: 1–1,5 cun senkrecht; Moxibustion ist möglich
Anwendung:
- Verdauungsstörungen
- Schmerzen der Lumbosakralregion

Cave: Dieser Punkt sollte in der Schwangerschaft nicht genadelt werden!

▸▸ **Bl 30 *Baihuanshu* –
Transportpunkt des weißen Ringes**
Lokalisation: Auf der Höhe des Foramen sacrale posterior IV, 1,5 cun lateral der dorsalen Medianlinie (☞ Abb. 7.1-7c)
Punktion: 1–1,5 cun senkrecht; Moxibustion ist möglich
Anwendung:
- Gynäkologische Störungen
- Schmerzen der Lumbosakralregion

Cave: Dieser Punkt sollte in der Schwangerschaft nicht genadelt werden!

▸▸ **Bl 31 *Shangliao* – Oberes Knochenloch**
Lokalisation: In der Mitte zwischen der Spina iliaca posterior superior und der dorsalen Medianlinie, im Foramen sacrale posterior I (☞ Abb. 7.1-7c)
Punktion: 1–1,5 cun senkrecht
Anwendung:
- Gynäkologische Störungen
- Störungen der Sexualfunktion des Mannes

Cave: Dieser Punkt sollte in der Schwangerschaft nicht genadelt werden!

▸▸ **Bl 32 *Ciliao* – Zweites Knochenloch**
Lokalisation: Medial und caudal der Spina iliaca posterior superior, im Foramen sacrale posterior II (☞ Abb. 7.1-7c)
Punktion: 1–1,5 cun senkrecht
Anwendung:
- Gynäkologische Störungen
- Parästhesien der unteren Extremität

Cave: Dieser Punkt sollte in der Schwangerschaft nicht genadelt werden!

▸▸ **Bl 33 *Zhongliao* – Mittleres Knochenloch**
Lokalisation: Medial und caudal von Bl 32, im Foramen sacrale posterior III (☞ Abb. 7.1-7c)
Punktion: 1–1,5 cun senkrecht
Anwendung:
- Gynäkologische Störungen
- Schmerzen der Lumbosakralregion

Cave: Dieser Punkt sollte in der Schwangerschaft nicht genadelt werden!

▸▸ **Bl 34 *Xialiao* – Unteres Knochenloch**
Lokalisation: Medial und caudal von Bl 33, im Foramen sacrale posterior IV (☞ Abb. 7.1-7c)
Punktion: 1–1,5 cun senkrecht
Anwendung:
- Verdauungsstörungen
- Miktionsbeschwerden

Cave: Dieser Punkt sollte in der Schwangerschaft nicht genadelt werden!

▸▸ **Bl 36 *Chengfu* –
Aufnehmen und unterstützen**
Lokalisation: In der Mitte der unteren Glutealfalte (☞ Abb. 7.1-7c)
Punktion: 1–2 cun senkrecht; Moxibustion ist möglich
Anwendung:
- Hämorrhoiden
- Lokale Beschwerden im Gesäß-, Kreuzbein- und Oberschenkelbereich

▸▸ **Bl 37 *Yinmen* – Pforte in der Fülle**
Lokalisation: 6 cun distal der unteren Glutealfalte (Bl 36), auf der Verbindungslinie zwischen Bl 36 und Bl 40, etwa 8 cun proximal von Bl 39 (☞ Abb. 7.1-7e)
Punktion: 1–2 cun senkrecht
Anwendung:
- Lokale Beschwerden im Rücken- und Lendenbereich
- Ischialgie

▸▸ **Bl 39 *Weiyang* – In der Beuge zum *Yang***
Lokalisation: Am lateralen Ende der Kniebeugefalte, medial der Sehne des M. biceps femoris (☞ Abb. 7.1-7e)
Punktion: 1–1,5 cun senkrecht; Moxibustion ist möglich
Anwendung:
- Miktionsbeschwerden
- Ödeme
- Abdominelle Beschwerden

7 Leitbahnen und wichtige Akupunkturpunkte

▸▸ **Bl 40** *Weizhong* – **In der Mitte der Beuge**
Lokalisation: In der Mitte der Kniebeugefalte (☞ Abb. 7.1-7e)
Punktion: 1–1,5 cun senkrecht; Mikroaderlass an poplitealen Hautvenen möglich
Anwendung:
- Plötzliche Bewusstseinsstörungen bei cerebrovaskulären und cerebralen Erkrankungen
- Lokale Beschwerden in der unteren Extremität
- Lumbago
- Verdauungsstörungen

▸▸ **Bl 41** *Fufen* – **Angefügter Teil**
Lokalisation: Auf der Höhe der Vertiefung kaudal des Processus spinosus von BWK 2, 3 cun lateral der dorsalen Medianlinie, auf der Höhe von Bl 12 (☞ Abb. 7.1-7d)
Punktion: 0,5–0,8 cun schräg nach medial; Moxibustion ist möglich
Anwendung: Lokale Beschwerden im Bereich von Schulter und Rücken
Cave: Pneumothorax vermeiden!

▸▸ **Bl 43** *Gaohuang* – **Das Innerste des Inneren**
Lokalisation: Auf der Höhe der Vertiefung caudal des Processus spinosus von BWK 3, 3 cun lateral der dorsalen Medianlinie (☞ Abb. 7.1-7d)
Punktion: 0,5–0,8 cun schräg nach medial; Moxibustion ist möglich
Anwendung:
- Lungenerkrankungen
- Lokale Beschwerden im Bereich von Schulter, Nacken und Rücken
Cave: Pneumothorax vermeiden!

▸▸ **Bl 46** *Geguan* – **Passtor des Zwerchfells**
Lokalisation: Auf der Höhe der Vertiefung caudal des Processus spinosus von BWK 7, 3 cun lateral der dorsalen Medianlinie (☞ Abb. 7.1-7d)
Punktion: 0,5–0,8 cun schräg nach medial; Moxibustion ist möglich
Anwendung: Beschwerden im Bereich von Magen und Speiseröhre
Cave: Pneumothorax vermeiden!

▸▸ **Bl 47** *Hunmen* – **Pforte der Geistseele**
Lokalisation: Auf der Höhe der Vertiefung caudal des Processus spinosus von BWK 9, 3 cun lateral der dorsalen Medianlinie (☞ Abb. 7.1-7d)
Punktion: 0,5–0,8 cun schräg nach medial; Moxibustion ist möglich
Anwendung:
- Lebererkrankungen
- Verdauungsstörungen
Cave: Pneumothorax vermeiden!

▸▸ **Bl 52** *Zhishi* – **Stube des Willens**
Lokalisation: Auf der Höhe der Vertiefung caudal des Processus spinosus von LWK 2, 3 cun lateral der dorsalen Medianlinie (☞ Abb. 7.1-7d)
Punktion: 0,5–0,8 cun schräg nach medial; Moxibustion ist möglich
Anwendung:
- Störungen der Sexualfunktion des Mannes
- Miktionsbeschwerden
- Lumbalgie

▸▸ **Bl 54** *Zhibian* – **Grenze dieser Folge**
Lokalisation: Auf der Höhe des Foramen sacrale posterior IV, 3 cun lateral der dorsalen Medianlinie (☞ Abb. 7.1-7d)
Punktion: 1,5–2 cun senkrecht
Anwendung:
- Hämorrhoiden
- Prostatabeschwerden
- Ischialgie

▸▸ **Bl 56** *Chengjin* – **Unterstützung der Sehnen**
Lokalisation: 5 cun distal von Bl 40, in der Mitte der Muskelbäuche des M. gastrocnemius, auf der Verbindungslinie zwischen Bl 40 und Bl 57 (☞ Abb. 7.1-7e)
Punktion: 1–1,5 cun senkrecht; Moxibustion ist möglich
Anwendung:
- Hämorrhoiden
- Beschwerden im Bereich des Unterschenkels und der Wade

▸▸ **Bl 57** *Chengshan* – **Unterstützung der (Muskel-)Berge**
Lokalisation: In der Spitze der Vertiefung, die sich zwischen den beiden Köpfen des M. gastrocnemius

7.1 Leitbahnen und Akupunkturpunkte

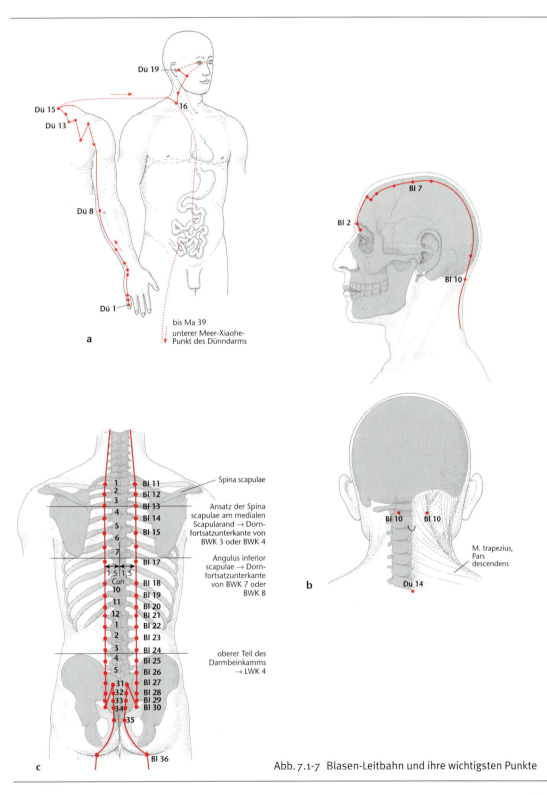

Abb. 7.1-7 Blasen-Leitbahn und ihre wichtigsten Punkte

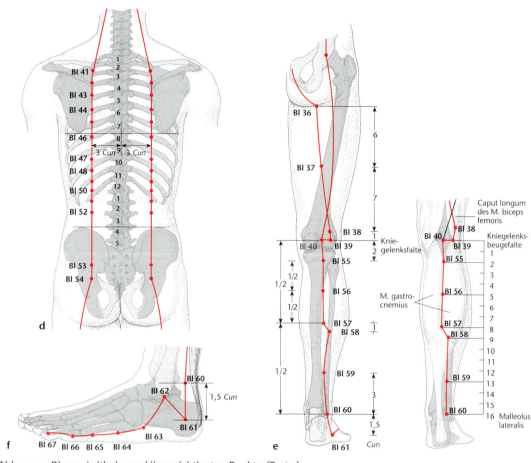

Abb. 7.1-7 Blasen-Leitbahn und ihre wichtigsten Punkte *(Forts.)*

bildet, in der Mitte zwischen Bl 40 und Bl 60 (☞ Abb. 7.1-7e)
Punktion: 1–2 cun senkrecht
Anwendung:
- Hämorrhoiden
- Obstipation
- Beschwerden im Bereich des Unterschenkels und der Wade

▸▸ **Bl 58 *Feiyang* – Aufrichtung zum Flug**
Lokalisation: 7 cun proximal von Bl 60, 1 cun lateral und distal von Bl 57, zwischen dem M. gastrocnemius und dem M. soleus (☞ Abb. 7.1-7e)
Punktion: 1–1,5 cun senkrecht
Anwendung:
- Hämorrhoiden
- Nackenkopfschmerzen
- Rhinitis, Epistaxis

▸▸ **Bl 60 *Kunlun* – Kunlun-Gebirge**
Lokalisation: In der Mitte zwischen der höchsten Erhebung des Malleolus lateralis und der Achillessehne (☞ Abb. 7.1-7e)
Punktion: 0,5–0,8 cun senkrecht
Anwendung:
- Nackenkopfschmerzen
- Lumbalgie
- Schmerzen im Fersenbereich
- Protrahierter Geburtsverlauf

Cave: Eine starke Manipulation der Nadel sollte in der Schwangerschaft vermieden werden!

Bl 61 *Pucan* – Aufwartung des Lakaien

Lokalisation: Dorsal und distal des Malleolus lateralis, distal von Bl 60 seitlich am Calcaneus, an der Grenze zwischen rotem und weißem Fleisch (☞ Abb. 7.1-7e)

Punktion: 0,3–0,5 cun senkrecht; Moxibustion ist möglich

Anwendung:
- Wadenbeschwerden
- Fersenschmerz

Bl 62 *Shenmai* – Ausgestrecktes Gefäß

Lokalisation: In der Vertiefung distal des Malleolus lateralis (☞ Abb. 7.1-7f)

Punktion: 0,3–0,5 cun senkrecht

Anwendung:
- Kopfschmerz, Schwindel und Benommenheit
- Schlafstörungen, Epilepsie, psychische und psychosomatische Störungen (sedierende und krampflösende Wirkung)
- Fersenschmerz

Bl 66 *Zutonggu* – Durchgängiges Tal am Fuß

Lokalisation: Distal des 5. Metatarsophalangealgelenks, an der Grenze zwischen rotem und weißem Fleisch (☞ Abb. 7.1-7f)

Punktion: 0,2–0,3 cun senkrecht; Moxibustion ist möglich

Anwendung:
- Psychische und psychosomatische Störungen
- Nackenkopfschmerz

Bl 67 *Zhiyin* – Das Yin erreichen

Lokalisation: Endpunkt der Blasen-Leitbahn 0,1 cun proximal und lateral des lateralen Nagelfalzwinkels des kleinen Zehs (☞ Abb. 7.1-7f)

Punktion: 0,1 cun senkrecht

Anwendung:
- Kopfschmerz
- Rhinitis, Epistaxis
- Kindsfehllage und weitere geburtshilfliche Störungen, wie z. B. protrahierter Geburtsverlauf, Plazenta-Lösungsstörung

Cave: Eine starke Manipulation der Nadel sollte in der Schwangerschaft vermieden werden!

7.1.8 Nieren-Leitbahn und ihre wichtigsten Punkte

(☞ Abb. 7.1-8)

Vollständiger Name: Fuß-*Shaoyin*-Nieren-Leitbahn

Äußerer Verlauf: Beginnt an der Unterseite der Kleinzehe, zieht zum Punkt Ni 1 auf der Fußsohle, weiter über das Fußgewölbe zum Kahnbein und zur Region hinter dem Knöchel an der Innenseite des Fußes. Hier in einer Schleife, die unter den Innenknöchel reicht und wieder zum hinteren Teil der Unterschenkelinnenseite vor der Achillessehne. Der Punkt Ni 8 liegt allerdings am Hinterrand der Tibia, distal vom Punkt Mi 6, der ebenfalls von der Nieren-Leitbahn überstrichen wird. Von hier zum inneren Auslauf der Kniekehle und über den hinteren Bereich der Oberschenkelinnenseite zur Symphysenregion, hinauf zum Unter- und Oberbauch eng parallel zur Mittellinie, weiter paramedian in etwas größerem Abstand zur Mittellinie über der Brust bis zum Winkel am Brustbein-Schlüsselbein-Gelenk. Etwa vom Punkt Ni 25 zieht ein Zweig zur Lunge und zum Herzen.

Innerer Verlauf: Ab dem Punkt Ni 11 zunächst nach cranial innen über die Wirbelsäule, dann zur Niere als dem zugehörigen Organ und nimmt Kontakt mit der Blase auf. Ein weiterer Zweig zieht von der Niere über Leber und Zwerchfell zur Lunge, nimmt Kontakt mit dem Herzen auf, und reicht mit weiteren Verzweigungen im Zentrum der Brust zur Perikard-Leitbahn, zieht von der Lunge weiter seitlich des Kehlkopf- und Rachenbereichs zur Zungenwurzel.

Ni 1 *Yongquan* – Sprudelnde Quelle

Lokalisation: In der Vertiefung, die sich bei Plantarflexion im vorderen Teil der Fußsohle bildet, etwa am Übergang vom vorderen zu mittleren Drittel der Fußsohle (☞ Abb. 7.1-8b)

Punktion: 0,5–1 cun senkrecht

Anwendung:
- Chronische Laryngitis, chronische Pharyngitis
- Aphonie auf psychosomatischem Hintergrund
- Miktionsbeschwerden
- Kopfschmerz, Schwindel und Benommenheit

Ni 2 *Rangu* – Brennendes Tal (Os naviculare)

Lokalisation: Auf der Fußinnenseite, plantar der Tuberositas Ossis navicularis, an der Grenze zwischen rotem und weißem Fleisch (☞ Abb. 7.1-8c)

Punktion: 0,5–1 cun senkrecht
Eigenschaften: Unterstützt die Niere und festigt die Essenz, reguliert den Monatsfluss und macht die Netzgefäße durchgängig
Anwendung:
- Gynäkologische Störungen
- Störungen der Sexualfunktion des Mannes
- Lokale Beschwerden im Bereich des Fußes und der unteren Extremität

▸▸ Ni 3 *Taixi* – Großer Schluchtenbach
Lokalisation: In der Vertiefung zwischen der höchsten Erhebung des Malleolus medialis und der Achillessehne (☞ Abb. 7.1-8c)
Punktion: 0,5–1 cun senkrecht

Eigenschaften: Reichert das Yin an und füllt die Niere auf, besänftigt die Leber und lässt das Yang sinken, entstaut die Leitbahn und ihre Netzgefäße und macht sie durchgängig
Anwendung:
- Hypertonie, Schwindel und Benommenheit
- Chronische Laryngitis, chronische Pharyngitis
- Ohrenerkrankungen
- Störungen der Sexualfunktion des Mannes
- Lokale Beschwerden in der unteren Extremität

▸▸ Ni 4 *Dazhong* – Großer Becher
Lokalisation: 0,5 cun distal und dorsal von Ni 3, an der Innenkante der Achillessehne (☞ Abb. 7.1-8c)
Punktion: 0,3–0,5 cun senkrecht

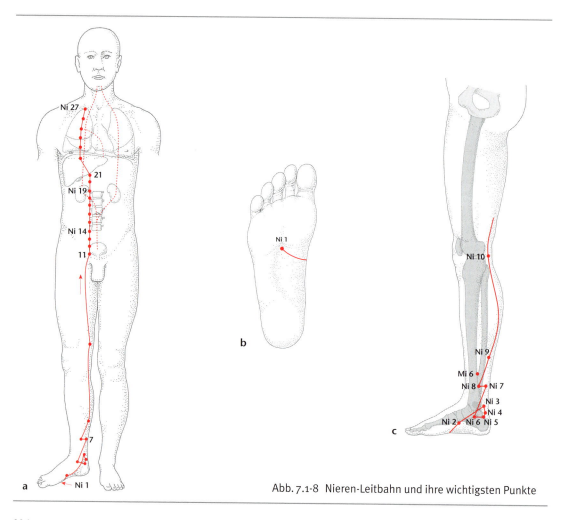

Abb. 7.1-8 Nieren-Leitbahn und ihre wichtigsten Punkte

Anwendung:
- Atemwegserkrankungen
- Obstipation
- Miktionsbeschwerden
- Fersenschmerz

▸▸ **Ni 5** *Shuiquan* – **Wasserquelle**
Lokalisation: Distal und dorsal des Malleolus medialis, 1 cun distal von Ni 3, in der Vertiefung am medialen Oberrand des Tuber calcanei (☞ Abb. 7.1-8c)
Punktion: 0,3–0,5 cun senkrecht
Anwendung: Gynäkologische Störungen

▸▸ **Ni 6** *Zhaohai* – **Feuerschein-Meer**
Lokalisation: In der Vertiefung distal des Unterrandes des Malleolus medialis (☞ Abb. 7.1-8c)
Punktion: 0,3–0,5 cun senkrecht
Eigenschaften: Reichert das Yin an und beruhigt die Geisteskraft, reguliert den Monatsfluss und stillt den Ausfluss
Anwendung:
- Absencen, Narkolepsie, Müdigkeit
- Gynäkologische Störungen
- Chronische Pharyngitis

▸▸ **Ni 7** *Fuliu* – **Strömungs-Rückkehr**
Lokalisation: 2 cun proximal von Ni 3, ventral der Achillessehne (☞ Abb. 7.1-8c)
Punktion: 0,5–1 cun senkrecht
Eigenschaften: Füllt die Niere auf, mobilisiert Wasser und leitet es aus, reguliert ausgleichend Schweiß und Körperflüssigkeiten
Anwendung:
- Mangelnde oder überschießende Schweißsekretion
- Ödeme

▸▸ **Ni 9** *Zhubin* – **(Für den) Gast erbaut**
Lokalisation: 5 cun proximal von Ni 3, also 1,5 cun distal der Mitte der Verbindungslinie zwischen Ni 3 und Ni 10 (☞ Abb. 7.1-8c)
Punktion: 1–1,5 cun senkrecht; Moxibustion ist möglich
Anwendung:
- Psychische und psychosomatische Störungen
- Äußere abdominelle Hernien

▸▸ **Ni 10** *Yingu* – **Tal des** *Yin*
Lokalisation: Im medialen Anteil der Fossa poplitea, bei gebeugtem Knie zwischen den Sehnen des M. semitendinosus und des M. semimembranosus (☞ Abb. 7.1-8c)
Punktion: 1–1,5 cun senkrecht
Anwendung:
- Störungen der Sexualfunktion des Mannes
- Anovulatorische, dysfunktionelle Uterusblutungen
- Kniegelenksbeschwerden

▸▸ **Ni 11** *Henggu* – **Querverlaufender Knochen**
Lokalisation: 5 cun caudal der Nabelmitte und 0,5 cun lateral der ventralen Medianlinie, am Oberrand des Tuberculum pubicum (☞ Abb. 7.1-8a)
Punktion: 1–1,5 cun senkrecht; Moxibustion ist möglich
Anwendung:
- Störungen der Sexualfunktion des Mannes
- Prostatabeschwerden
- Miktionsbeschwerden

Cave: Dieser Punkt sollte in der Schwangerschaft nicht genadelt werden!

▸▸ **Ni 14** *Siman* – **Vier Völlezustände**
Lokalisation: 2 cun caudal der Nabelmitte und 0,5 cun lateral der ventralen Medianlinie (☞ Abb. 7.1-8a)
Punktion: 1–1,5 cun senkrecht; Moxibustion ist möglich
Anwendung: Gynäkologische Störungen
Cave: Dieser Punkt sollte in der Schwangerschaft nicht genadelt werden!

▸▸ **Ni 19** *Yindu* – **Zusammenfluss des** *Yin*
Lokalisation: 4 cun cranial der Nabelmitte und 0,5 cun lateral der ventralen Medianlinie (☞ Abb. 7.1-8a)
Punktion: 1–1,5 cun senkrecht; Moxibustion ist möglich
Anwendung: Oberbauchbeschwerden

7.1.9 Perikard-Leitbahn und ihre wichtigsten Punkte

(☞ Abb. 7.1-9)
Vollständiger Name: Hand-*Jueyin*-Perikard-Leitbahn
Innerer Verlauf: Beginn in der Brust, versorgt das ihr zugehörige Organ, das Perikard, wendet sich nach un-

ten und durchstößt das Zwerchfell zum Abdomen, um Kontakt mit dem Oberen, Mittleren und Unteren Erwärmer aufzunehmen.
Äußerer Verlauf: Beginn am Austritt aus der Brust seitlich neben der Mamille am Punkt Pe 1, steigt zur Achselhöhle auf und zieht an der Innenseite des Oberarms über die Gefäß-Nerven-Straße zur Ellenbeuge. Von hier weiter über die Mitte der Unterarminnenseite zwischen den Sehnen des M. palmaris longus und M. flexor carpi radialis zur Handinnenfläche und zur Spitze des Mittelfingers.
Ein Ast zieht vom Punkt Pe 8 zur Spitze des Ringfingers und nimmt mit der Drei-Erwärmer-Leitbahn Kontakt auf.

▸▸ Pe 1 *Tianchi* – Himmelsteich
Lokalisation: Im 4. ICR, 1 cun lateral der Mamille, 5 cun lateral der ventralen Medianlinie (☞ Abb. 7.1-9b)
Punktion: 0,3 – 0,5 cun schräg oder subcutan; Moxibustion ist möglich
Eigenschaften: Klärt das Herz und unterdrückt Schmerzen, kühlt das Blut und stillt Blut
Anwendung:
- Missempfindungen in der Herzregion
- Atemwegserkrankungen

Cave: Pneumothorax vermeiden!

▸▸ Pe 2 *Tianquan* – Himmelsquelle
Lokalisation: Auf der Arminnenseite, 2 cun lateral des ventralen Endes der Achselfalte, zwischen den beiden Köpfen des M. biceps brachii (☞ Abb. 7.1-9b)
Punktion: 1 – 1,5 cun senkrecht; Moxibustion ist möglich
Anwendung:
- Angina pectoris
- Atemwegserkrankungen

▸▸ Pe 3 *Quze* – Gekrümmtes Wasserreservoir
Lokalisation: In der Mitte der Ellenbeuge, ulnar der Sehne des M. biceps brachii (☞ Abb. 7.1-9b)
Punktion: 1 – 1,5 cun senkrecht; Mikroaderlass und Moxibustion sind möglich
Anwendung:
- Missempfindungen in der Herzregion
- Magenbeschwerden

▸▸ Pe 4 *Ximen* – Spalten-Pforte
Lokalisation: Auf der Unterarminnenseite, 5 cun proximal der distalen Handgelenksbeugefalte, das ist 1 cun distal der Mitte der Verbindungslinie zwischen Pe 3 und Pe 7. Er liegt zwischen den Sehnen des M. palmaris longus und des M. flexor carpi radialis (☞ Abb. 7.1-9b)
Punktion: 0,8 – 1,2 cun senkrecht
Eigenschaften: Klärt das Herz und unterdrückt Schmerzen, kühlt das Blut und stillt Blut
Anwendung:
- Missempfindungen in der Herzregion
- Blutstillung bei Epistaxis, Hämoptyse, Hämatemesis

▸▸ Pe 5 *Jianshi* – Dazwischentretender Gesandter
Lokalisation: 3 cun proximal der distalen Handgelenksbeugefalte, auf der Verbindungslinie zwischen Pe 3 und Pe 7, zwischen den Sehnen des M. palmaris longus und des M. flexor carpi radialis (☞ Abb. 7.1-9b)
Punktion: 0,5 – 1 cun senkrecht; Moxibustion ist möglich
Eigenschaften: Klärt das Herz und unterdrückt Schmerzen, kühlt das Blut und stillt Blut
Anwendung:
- Missempfindungen in der Herzregion
- Psychische und psychosomatische Störungen, Epilepsie (sedierende Wirkung)

▸▸ Pe 6 *Neiguan* – Passtor des Inneren
Lokalisation: 2 cun proximal der distalen Handgelenksbeugefalte, zwischen den Sehnen des M. palmaris longus und des M. flexor carpi radialis (☞ Abb. 7.1-9b)
Punktion: 0,5 – 1 cun senkrecht
Eigenschaften: Lässt das Hirn wieder klar werden und unterdrückt Schmerzen, stärkt die Milz und harmonisiert die Mitte, entstaut die Leitbahn und Netzgefäße und macht sie durchgängig
Anwendung:
- Angina pectoris, Palpitationen, thorakales Völlegefühl
- Bewusstseinsstörungen und Halbseitenlähmung bei cerebrovaskulären Erkrankungen
- Magenbeschwerden
- Lokale Beschwerden am Unterarm

▸▸ Pe 7 *Daling* – Großer Erdhügel
Lokalisation: In der Mitte der distalen Handgelenksbeugefalte, zwischen den Sehnen des M. palma-

7.1 Leitbahnen und Akupunkturpunkte

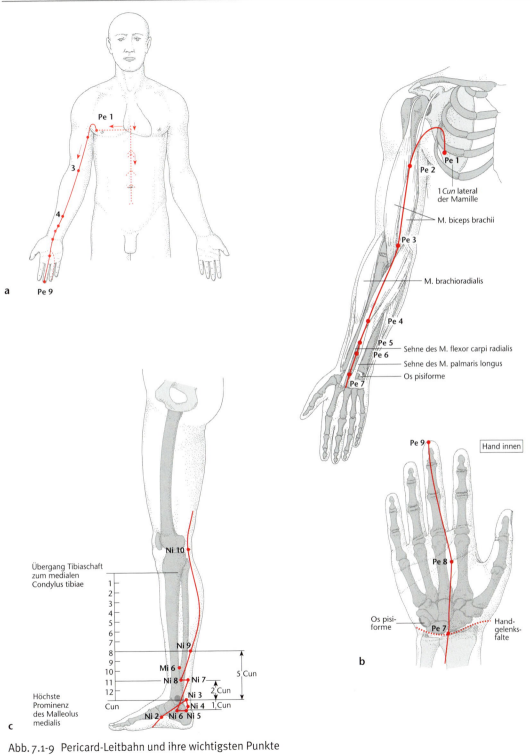

Abb. 7.1-9 Pericard-Leitbahn und ihre wichtigsten Punkte

ris longus und des M. flexor carpi radialis (☞ Abb. 7.1-9b).
Punktion: 0,5–0,8 cun senkrecht
Eigenschaften: Beruhigt das Herz und stillt Schmerzen, sorgt für eine allgemeine Beruhigung und löst Krämpfe
Anwendung:
- Angina pectoris
- Psychische und psychosomatische Störungen, Epilepsie (sedierende und krampflösende Wirkung)

▸▸ Pe 8 *Laogong* – Palast der Mühen
Lokalisation: Auf dem Handteller zwischen den Ossa metacarpalia II und III, den die Mittelfingerspitze bei geschlossener Faust berührt (☞ Abb. 7.1-9b).
Punktion: 0,3–0,5 cun senkrecht
Eigenschaften: Klärt das Herz, befriedet die Geisteskraft, kühlt das Blut und stillt Blut, lässt Ödeme abschwellen, stillt Schmerzen
Anwendung:
- Angina pectoris
- Psychische und psychosomatische Störungen, Epilepsie (sedierende und krampflösende Wirkung)
- Blutstillung bei Hämatemesis, Epistaxis und analen Blutungen
- Entzündungen in der Mundhöhle

▸▸ Pe 9 *Zhongchong* – Mittlerer Knotenpunkt
Lokalisation: Endpunkt der Leitbahn im Zentrum der Mittelfingerspitze (☞ Abb. 7.1-9b).
Punktion: 0,1 cun senkrecht; Mikroaderlass ist möglich
Eigenschaften: Lässt das Hirn wieder klar werden und öffnet die Sinne, drainiert Hitze und leitet sie aus, klärt das Herz
Anwendung: Akute Bewusstseinsstörungen

7.1.10 Drei-Erwärmer-Leitbahn und ihre wichtigsten Punkte

(☞ Abb. 7.1-10)
Vollständiger Name: Hand-*Shaoyang*-Drei-Erwärmer-Leitbahn *(Sanjiao)*
Äußerer Verlauf: Vom ulnaren Nagelfalzwinkel des Ringfingers über den Handrücken zwischen 4. und 5. Strahl und den mittleren Teil der Unterarmaußenseite zwischen Elle und Speiche zur Ellenbogenspitze, weiter über die Mitte der Oberarmhinterseite zur hinteren Schulter und überstreicht auch Punkte anderer Leitbahnen, wie Dü 12 und Gb 21. Vom Punkt Gb 21 zunächst zur oberen Schlüsselbeingrube und von dort wieder zurück zum 7. Halswirbel (Du 14).
Innerer Verlauf: Von der oberen Schlüsselbeingrube ins Zentrum der Brust, nimmt Kontakt mit dem Perikard auf, durchzieht das Zwerchfell und erreicht so alle Teile ihres zugehörigen Organs, des Drei-Erwärmers (Oberer, Mittlerer und Unterer Erwärmer).
Vom 7. HWK (Du 14) hinter dem Ohr und mit einem Ast vom Punkt 3E 17 direkt ins Ohr, um vor dem Ohr wieder am Punkt 3E 21 auszutreten, den Punkt 3E 23 seitlich an der Augenbraue zu erreichen und Kontakt mit der Gallenblasen-Leitbahn seitlich an der Augenhöhle in der Region des Punktes Gb 1 aufzunehmen.

▸▸ 3E 3 *Zhongzhu* – Mittleres Eiland
Lokalisation: Auf dem Handrücken, proximal des 4. Metacarpophalangealgelenks, im Winkel zwischen den Köpfchen der Ossa metacarpalia IV und V (☞ Abb. 7.1-10b).
Punktion: 0,3–0,5 cun senkrecht
Anwendung:
- Halbseitenkopfschmerz
- Akute Augenentzündungen
- Ohrenerkrankungen
- Lokale Beschwerden im Bereich der oberen Extremität und der Hand

▸▸ 3E 4 *Yangchi* – *Yang*-Teich
Lokalisation: Ulnar der Mitte der dorsalen Handgelenksfalte, in der Vertiefung ulnar der Sehne des M. extensor digitorum (☞ Abb. 7.1-10b).
Punktion: 0,3–0,5 cun senkrecht
Anwendung: Beschwerden im Bereich von Schulter, Rücken und Handgelenk

▸▸ 3E 5 *Waiguan* – Passtor des Äußeren
Lokalisation: 2 cun proximal der dorsalen Handgelenksfalte, zwischen Ulna und Radius (☞ Abb. 7.1-10b).
Punktion: 0,5–1 cun senkrecht
Anwendung:
- Fieber und Kopfschmerzen bei Infektionen der oberen Atemwege
- Ohrenerkrankungen
- Akute Augenentzündungen
- Beschwerden im Bereich von Schulter, Rücken, oberer Extremität und Hand

7.1 Leitbahnen und Akupunkturpunkte

▸▸ **3E 6 *Zhigou* – Zweig-Rinne**
Lokalisation: 3 cm proximal der dorsalen Handgelenksfalte, zwischen Ulna und Radius, auf der Verbindungslinie von 3E 4 zum Olekranon (☞ Abb. 7.1-10b)
Punktion: 0,8–1,2 cun senkrecht
Anwendung:
- Ohrenerkrankungen
- Interkostalneuralgie

▸▸ **3E 10 *Tianjing* – Himmels-Brunnen**
Lokalisation: Bei gebeugtem Ellenbogen in der Vertiefung 1 cun proximal der Olekranonspitze (☞ Abb. 7.1-10b)
Punktion: 0,5–1 cun senkrecht
Anwendung:
- Lokale Beschwerden an Schulter, Oberarm und Ellenbogengelenk
- Epilepsie

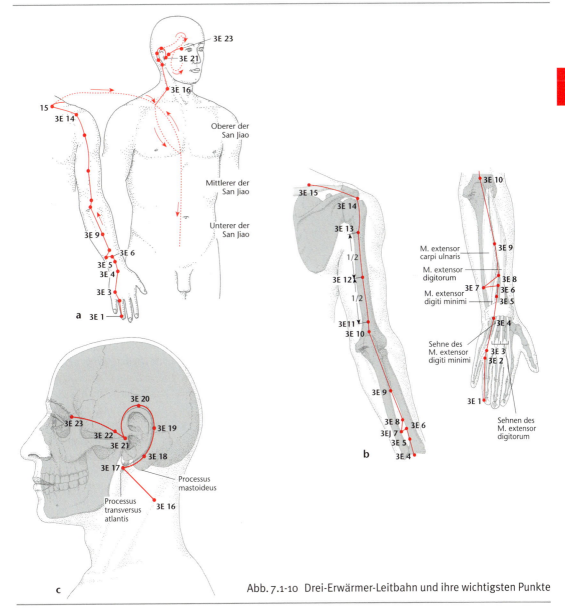

Abb. 7.1-10 Drei-Erwärmer-Leitbahn und ihre wichtigsten Punkte

7 Leitbahnen und wichtige Akupunkturpunkte

▸▸ 3E 14 *Jianliao* – Schulter-Knochenloch
Lokalisation: Bei abduziertem Arm zwischen dem mittleren und dorsalen Anteil des M. deltoideus, in der Vertiefung dorsal und distal des Acromion, dorsal von Di 15, der sich auf der ventralen Körperseite befindet (☞ Abb. 7.1-10b)
Punktion: 1–1,5 cun senkrecht
Anwendung: Schulterbeschwerden
Cave: Keimverschleppung in das Schultergelenk vermeiden!

▸▸ 3E 15 *Tianliao* – Himmels-Knochenloch
Lokalisation: In der Mitte zwischen Gb 21 und Dü 13, am oberen Scapulawinkel (☞ Abb. 7.1-10b)
Punktion: 0,5–0,8 cun senkrecht
Anwendung:
- Lokale Beschwerden an Schulter und Rücken
- Beschwerden an der HWS

Cave: Pneumothorax vermeiden!

▸▸ 3E 17 *Yifeng* – Schutzschild gegen den Wind
Lokalisation: Dorsal des Ohrläppchens, in der Vertiefung zwischen dem Proc. mastoideus und dem Unterkiefer (☞ Abb. 7.1-10c)
Punktion: 0,8–1,2 cun senkrecht
Anwendung:
- Ohrenerkrankungen
- Fazialisparese

▸▸ 3E 20 *Jiaosun* – Ecken-Spross
Lokalisation: Cranial des Apex auriculae, an der Haargrenze (☞ Abb. 7.1-10c)
Punktion: 0,3–0,5 cun subcutan
Anwendung:
- Halbseitenkopfschmerz
- Augenerkrankungen

▸▸ 3E 21 *Ermen* – Ohr-Pforte
Lokalisation: Ventral der Incisura supratragica, in der Vertiefung dorsocranial des Proc. condylaris mandibulae (☞ Abb. 7.1-10c)
Punktion: 0,5–1 cun senkrecht
Anwendung:
- Ohrenerkrankungen
- Trigeminusneuralgie

▸▸ 3E 23 *Sizhukong* – Bambusstreifen-Loch
Lokalisation: Endpunkt der Leitbahn in der Vertiefung am lateralen Ende der Augenbraue, neben der knöchernen Begrenzung der Orbita (☞ Abb. 7.1-10c)
Punktion: 0,2–0,3 cun senkrecht oder 0,5–1 cun subcutan
Anwendung:
- Halbseitenkopfschmerz
- Augenerkrankungen
- Tic-Störungen am Auge

7.1.11 Gallenblasen-Leitbahn und ihre wichtigsten Punkte

(☞ Abb. 7.1-11)
Vollständiger Name: Fuß-*Shaoyang*-Gallenblasen-Leitbahn
Äußerer Verlauf: Zieht von der knöchernen Begrenzung des äußeren Augenwinkels, vor das Ohr, um dann zur Schläfenregion aufzusteigen. Von hier wieder zum vorderen Teil der Helix und umfährt das Ohr bis zur Region des Warzenfortsatzes, zieht von hier nochmals bogenförmig über die Schläfenregion zur Stirn, um mit einem leicht nach medial versetzten Rücklauf über den Schädel wieder die Nackenregion am Punkt Gb 20 zu erreichen.

Ein Ast zieht vom Verlauf der Hauptleitbahn knapp caudal von Gb 20 am Punkt Gb 12 vorbei über den Punkt 3E 17 durch das Ohr und über den Punkt Dü 19 vor dem Ohr weiter zu Gb 1.

Ein weiterer Ast vom Punkt Gb 1 zum Unterkiefer am Punkt Ma 5, um zunächst wieder zur Wange am Punkt Dü 18 aufzusteigen und sich dann zurück zum Punkt Ma 6 an Kieferwinkel zu bewegen. Von hier zur oberen Schlüsselbeingrube, wo er sich mit der vom Punkt Gb 20 kommenden Hauptleitbahn vereinigt.

Vom Punkt Gb 20 in der Nackenregion über den 7. Halswirbel (Du 14) zum Punkt Gb 21 auf dem absteigenden Teil des M. trapezius und von hier über die obere Schulterregion und den Punkt Dü 12 zur oberen Schlüsselbeingrube. Über die Region vor der Achselhöhle im Zickzack seitlich an Brustkorb und Flanke entlang zum Punkt Gb 29 in der Hüftregion. Von hier verläuft ein Zweig zum Os sacrum und über die Punkte Bl 31–34 und Vereinigung mit dem inneren Ast und dem oberflächlichen Verlauf am Punkt Gb 30. Vom Punkt Gb 30 weiter entlang der mittleren Region der

Außenseite des Oberschenkels, außen am Knie vorbei zum mittleren Teil der Unterschenkelaußenseite und vor dem Außenknöchel über den Fußrücken zum äußeren Nagelfalzwinkel der 4. Zehe.
Vom Punkt Gb 41 am Fußrücken verläuft ein Ast zwischen dem 1. und 2. Strahl zur Großzehe, um hier mit der Leber-Leitbahn Kontakt aufzunehmen.
Innerer Verlauf: Von der oberen Schlüsselbeingrube in die Brust, durchstößt das Zwerchfell, nimmt Kontakt mit der Leber auf und tritt in ihr zugehöriges Organ, die Gallenblase, ein. Zieht weiter innen an der Flanke entlang und hat hier Kontakt zu den tiefen Schichten des Punktes Le 13, um im Bereich oberhalb der äußeren Leistenbeuge in oberflächliche Schichten zu treten und sich schließlich außen an der Hüfte vorbei zum Punkt Gb 30 zu bewegen.

▸▸ Gb 1 *Tongziliao* – Pupillen-Knochenloch
Lokalisation: 0,5 cun lateral des äußeren Augenwinkels, in der Vertiefung am lateralen Rand der Orbita (☞ Abb. 7.1-11b)
Punktion: 0,3–0,5 cun subcutan
Anwendung: Augenerkrankungen

▸▸ Gb 2 *Tinghui* – Zusammenkunft des Hörens
Lokalisation: Bei geöffnetem Mund vor der Incisura intertragica, in der Vertiefung dorsal des Proc. condylaris mandibulae (☞ Abb. 7.1-11b)
Punktion: 0,5–1 cun senkrecht
Anwendung:
- Ohrenerkrankungen
- Trigeminusneuralgie

Cave: Keimverschleppung in das Kiefergelenk vermeiden!

▸▸ Gb 3 *Shangguan* – Über dem Angelpunkt
Lokalisation: Cranial von Ma 7, in der Vertiefung am Oberrand des Arcus zygomaticus (☞ Abb. 7.1-11b)
Punktion: 0,5–1 cun senkrecht
Anwendung:
- Ohrenerkrankungen
- Zahnschmerzen im Oberkiefer

▸▸ Gb 8 *Shuaigu* – (Am Ohr) entlang gelegenes Tal
Lokalisation: Lotrecht cranial des Apex auriculae, cranial von 3E 20 und 1,5 cun cranial des Haaransatzes (☞ Abb. 7.1-11b)
Punktion: 0,5–0,8 cun subcutan
Anwendung:
- Hypertonie
- Halbseitenkopfschmerz
- Ohrenerkrankungen

▸▸ Gb 12 *Wangu* – Vollendungs-Knochen (Proc. mastoideus)
Lokalisation: In der Vertiefung dorsocaudal des Proc. Mastoideus (☞ Abb. 7.1-11b)
Punktion: 0,5–0,8 cun senkrecht
Anwendung:
- Halbseitenkopfschmerz
- Vertebrobasiläre Insuffizienz
- Beschwerden an der HWS

▸▸ Gb 13 *Benshen* – Wurzel der Geisteskraft
Lokalisation: 0,5 cun occipital der idealen vorderen Haargrenze, 3 cun lateral der Medianlinie (Du 24), am Übergang vom mittleren zum lateralen Drittel der Verbindungslinie zwischen Du 24 und Ma 8 (☞ Abb. 7.1-11b)
Punktion: 0,5–0,8 cun subcutan; Moxibustion ist möglich
Anwendung:
- Kopfschmerz, Schwindel und Benommenheit
- Epilepsie
- Fieberkrämpfe bei Kindern

▸▸ Gb 14 *Yangbai* – *Yang*-Weiße
Lokalisation: Lotrecht cranial der Pupille, 1 cun cranial der Augenbraue (☞ Abb. 7.1-11b)
Punktion: 0,3–0,5 cun subcutan
Anwendung:
- Kopfschmerz
- Augenerkrankungen
- Periphere Fazialisparese

▸▸ Gb 20 *Fengchi* – Teich des Windes
Lokalisation: Caudal des Os occipitale, auf der Höhe von Du 16, in der Vertiefung zwischen den Ursprüngen des M. sternocleidomastoideus und des M. trapezius (☞ Abb. 7.1-11b)
Punktion: 0,8–1,2 cun schräg auf die Nasenspitze zu oder auf Du 16 zu
Eigenschaften: Zerstreut Wind und stillt Schmerzen, klärt Hitze und befreit die Oberfläche, besänftigt die Leber und löscht den Wind aus

Anwendung:
- Alle Kopfschmerzformen
- Infektionen der oberen Atemwege
- Hypertonie
- Cerebrovaskuläre Erkrankungen
- Beschwerden an der HWS

Gb 21 *Jianjing* – Schulter-Brunnen
Lokalisation: In der Mitte zwischen dem Acromion und der Vertiefung caudal des Proc. spinosus von HWK 7 (Du 14) (☞ Abb. 7.1-11b, c)
Punktion: 0,5–0,8 cun senkrecht
Anwendung:
- Mastitis
- Protrahierter Geburtsverlauf
- Beschwerden im Bereich von Schulter und Rücken

Cave: Pneumothorax vermeiden!
Dieser Punkt sollte in der Schwangerschaft nicht genadelt werden!

Gb 24 *Riyue* – Sonne-Mond
Lokalisation: Lotrecht caudal der Mamille, im 7. ICR, 4 cun lateral der ventralen Medianlinie (☞ Abb. 7.1-11c)
Punktion: 0,5–0,8 cun schräg oder subcutan
Anwendung: Gallenblasenerkrankungen
Cave: Pneumothorax vermeiden!

Gb 25 *Jingmen* – Kapitale Pforte
Lokalisation: Am Unterrand des freien Endes der 12. Rippe, 1,8 cun dorsocaudal von Le 13 (☞ Abb. 7.1-11c)
Punktion: 0,5–1 cun senkrecht
Anwendung:
- Verdauungsstörungen
- Schmerzen im Lenden- und unteren Rippenbereich

Gb 26 *Daimai* – Gürtelgefäß
Lokalisation: Im Kreuzungspunkt einer Vertikalen durch das freie Ende der 11. Rippe (entspricht Le 13) und einer Horizontalen durch die Nabelmitte (☞ Abb. 7.1-11c)
Punktion: 1–1,5 cun senkrecht; Moxibustion ist möglich
Anwendung: Gynäkologische Störungen
Cave: Dieser Punkt sollte in der Schwangerschaft nicht genadelt werden!

Gb 27 *Wushu* – Fünfer Türangel
Lokalisation: 3 cun caudal der Nabelmitte und 0,5 cun medial der Spina iliaca anterior superior (☞ Abb. 7.1-11c)
Punktion: 1–1,5 cun senkrecht oder schräg
Anwendung:
- Gynäkologische Störungen
- Äußere abdominelle Hernien

Cave: Dieser Punkt sollte in der Schwangerschaft nicht genadelt werden!

Gb 28 *Weidao* – Verschnürter Weg
Lokalisation: Ventrocaudal der Spina iliaca anterior superior, 0,5 cun caudal von Gb 27 (☞ Abb. 7.1-11c)
Punktion: 1–1,5 cun senkrecht
Anwendung:
- Gynäkologische Störungen
- Äußere abdominelle Hernien

Cave: Dieser Punkt sollte in der Schwangerschaft nicht genadelt werden!

Gb 29 *Juliao* – Knochenloch beim Platznehmen
Lokalisation: In der Mitte zwischen der Spina iliaca anterior superior und dem höchsten Punkt des Trochanter major femoris (☞ Abb. 7.1-11c, d)
Punktion: 1–1,5 cun senkrecht
Anwendung: Lenden- und Beinbeschwerden

Gb 30 *Huantiao* – Sich biegen und springen
Lokalisation: In Seitenlage und bei Beugung im Hüftgelenk am Übergang vom mittleren zum lateralen Drittel der Verbindungslinie zwischen dem Trochanter major femoris und dem Hiatus sacralis (☞ Abb. 7.1-11c, d)
Punktion: 2–3 cun senkrecht
Anwendung:
- Schmerzen der Lumbosakralregion
- Beschwerden in der unteren Extremität

Gb 31 *Fengshi* – Marktplatz des Windes
Lokalisation: 7 cun proximal der Kniegelenksfalte, das ist 2,5 cun distal der Mitte des Abstands Kniegelenksfalte – Trochanter major femoris, auf der Oberschenkelaußenseite. Im aufrechten Stand zeigt bei herabhängendem Arm meist die Mittelfingerspitze auf den Punkt (☞ Abb. 7.1-11d)

Punktion: 1–2 cun senkrecht
Anwendung:
- Halbseitenlähmung bei cerebrovaskulären Erkrankungen
- Beschwerden in der unteren Extremität

▸▸ Gb 32 *Zhongdu* – Mittlerer Fluss
Lokalisation: 5 cun proximal der Kniegelenksfalte, zwischen dem M. vastus lateralis und dem M. biceps femoris, 2 cun distal von Gb 31 (☞ Abb. 7.1-11d)
Punktion: 1–2 cun senkrecht; Moxibustion ist möglich

Anwendung:
- Halbseitenlähmung bei cerebrovaskulären Erkrankungen
- Beschwerden in der unteren Extremität

▸▸ Gb 33 *Xiyangguan* – Knie-*Yang*-Angelpunkt
Lokalisation: 3 cun proximal von Gb 34, in der Vertiefung proximal des Epicondylus femoris lateralis (☞ Abb. 7.1-11d)
Punktion: 1–1,5 cun senkrecht
Anwendung: Beschwerden im Bereich des Kniegelenks und des Unterschenkels

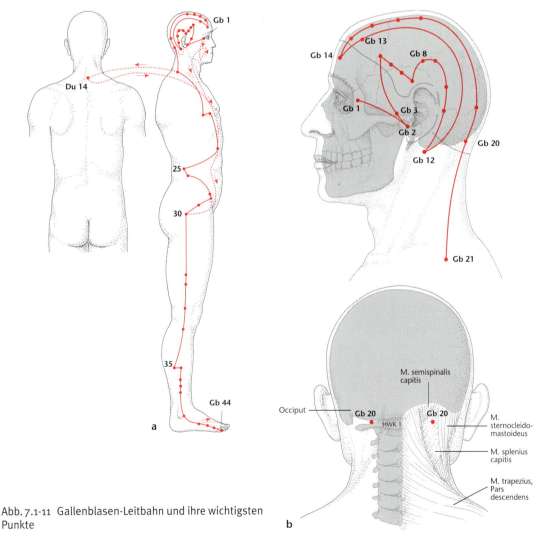

Abb. 7.1-11 Gallenblasen-Leitbahn und ihre wichtigsten Punkte

7 Leitbahnen und wichtige Akupunkturpunkte

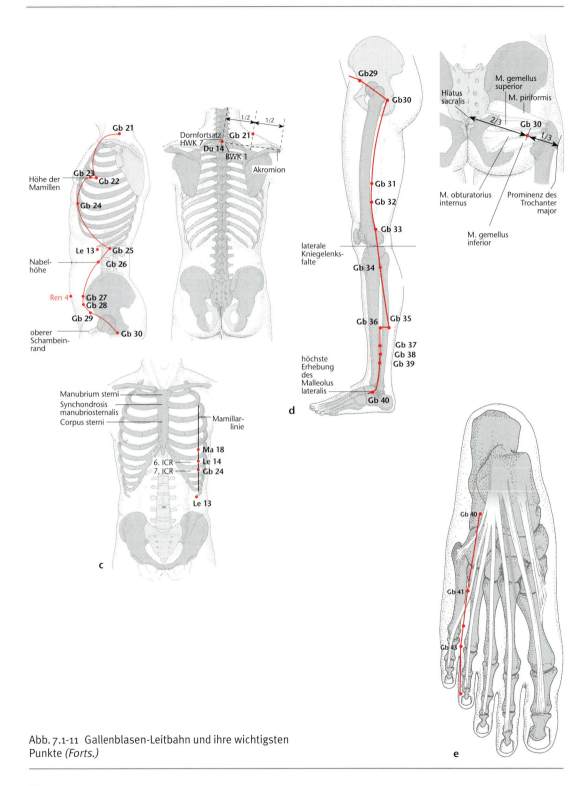

Abb. 7.1-11 Gallenblasen-Leitbahn und ihre wichtigsten Punkte *(Forts.)*

Gb 34 Yanglingquan – Quelle am Yang-Hügel

Lokalisation: In der Vertiefung ventral und distal des Fibulaköpfchens (☞ Abb. 7.1-11d)
Punktion: 1–1,5 cun senkrecht
Eigenschaften: Entstaut die Leber und befördert die Galle, macht die Sehnen geschmeidig und stillt Schmerzen
Anwendung:
- Erkrankungen der Gallenblase und der Gallenwege
- Beschwerden im Bereich des Kniegelenks
- Halbseitenlähmung bei cerebrovaskulären Erkrankungen

Gb 38 Yangfu – Yang-Beistand

Lokalisation: 4 cun proximal der höchsten Erhebung des Malleolus lateralis, an der Fibulavorderkante (☞ Abb. 7.1-11d)
Punktion: 1–1,5 cun senkrecht; Moxibustion ist möglich
Anwendung:
- Halbseitenkopfschmerz
- Beschwerden im Bereich des seitlichen Thorax, der Flanke und der unteren Extremität
- Halbseitenlähmung bei cerebrovaskulären Erkrankungen

Gb 39 Xuanzhong – Aufgehängtes Glöckchen

Lokalisation: 3 cun proximal der höchsten Erhebung des Malleolus lateralis, an der Fibulavorderkante (☞ Abb. 7.1-11d)
Punktion: 1–1,5 cun senkrecht
Anwendung:
- Halbseitenlähmung bei cerebrovaskulären Erkrankungen
- Beschwerden an der HWS
- Beschwerden im Bereich des Unterschenkels

Gb 40 Qiuxu – Hügel und Ruinen

Lokalisation: Ventral und distal des Malleolus lateralis, in der Vertiefung lateral der Sehne des M. extensor digitorum longus (☞ Abb. 7.1-11d, e)
Punktion: 0,5–0,8 cun senkrecht
Anwendung:
- Akute Augenentzündungen
- Gallenblasenerkrankungen
- Beschwerden im Bereich des Malleolus lateralis

Cave: Keimverschleppung in das Sprunggelenk vermeiden!

Gb 41 Zulinqi – Am Fuß den Tränen nahe

Lokalisation: Auf dem Fußrücken, im proximalen Winkel zwischen den Ossa metatarsalia IV und V, in der Vertiefung lateral der Sehne des M. extensor digiti minimi longus (☞ Abb. 7.1-11e)
Punktion: 0,5–0,8 cun senkrecht
Anwendung:
- Halbseitenkopfschmerz
- Halbseitenlähmung nach Apoplexie
- Fußbeschwerden
- Lenden- und Bauchschmerzen

Gb 43 Xiaxi – Eingezwängter Schluchtenbach

Lokalisation: Zwischen dem 4. und 5. Metatarsophalangealgelenk, am Rand der Interdigitalhaut zwischen dem 4. und 5. Zeh, an der Grenze zwischen rotem und weißem Fleisch (☞ Abb. 7.1-11e)
Punktion: 0,3–0,6 cun senkrecht; Moxibustion ist möglich
Anwendung:
- Hypertonie
- Ohrenerkrankungen
- Gallenblasenerkrankungen

7.1.12 Leber-Leitbahn und ihre wichtigsten Punkte

(☞ Abb. 7.1-12)
Vollständiger Name: Fuß-*Jueyin*-Leber-Leitbahn
Äußerer Verlauf: Beginn am äußeren Nagelfalzwinkel der Großzehe, über den Fußrücken zwischen dem 1. und 2. Strahl zur Region vor dem Innenknöchel. Von hier Kontakt mit dem Punkt Mi 6 und zunächst über die Mitte der Schienbeininnenfläche nach oben, kreuzt unterhalb des Knies wieder hinter die Milz-Leitbahn und zieht innen am Knie vorbei über den mittleren Bereich der Oberschenkelinnenseite bis zur Leistenbeuge, wo die Punkte Mi 12 und Mi 13 überstrichen werden, um das äußere Genitale und den Schambereich und über den Bauchraum im Bereich der Punkte Ren 2, Ren 3 und Ren 4 zu ziehen. Von hier zum Rippenbogen am Punkt Le 13 und endet unterhalb der Mamille am Punkt Le 14.

7 Leitbahnen und wichtige Akupunkturpunkte

Innerer Verlauf: Beginn am Punkt Le 14, zieht zur Leber, Kontakt mit der Gallenblase; ein Ast zieht durch das Zwerchfell hinauf zur Lunge, um von hier wieder durch das Zwerchfell zum Epigastrium abzusteigen. Ein weiterer Ast zieht innen am seitlichen Brustkorb entlang nach cranial, streift die Kehlkopf- und Rachenregion und bewegt sich über die Wangenregion zum „Augen-System" (= Augapfel mit allen anhängenden Strukturen), von hier weiter zum Scheitel, ein anderer herab zum Mundwinkel und innen um die Lippen.

▸▸ Le 2 *Xingjian* – Dazwischentreten

Lokalisation: Zwischen dem 1. und 2. Metatarsophalangealgelenk, am Rand der Interdigitalhaut zwischen dem 1. und 2. Zeh, an der Grenze zwischen rotem und weißem Fleisch (☞ Abb. 7.1-12b)

Punktion: 0,5–0,8 cun schräg

Eigenschaften: Besänftigt die Leber und löscht den Wind aus, reguliert den Monatsfluss, mobilisiert Wasser und leitet es aus

Anwendung:
- Hypertonie
- Gynäkologische Störungen
- Miktionsbeschwerden
- Cerebrovaskuläre Erkrankungen, Apoplexie

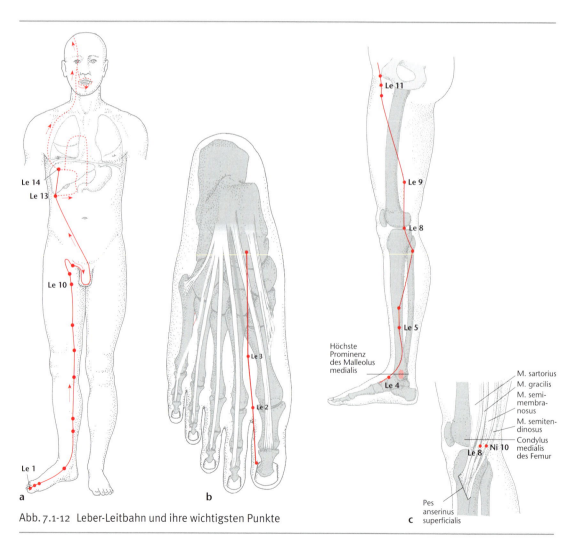

Abb. 7.1-12 Leber-Leitbahn und ihre wichtigsten Punkte

▸▸ Le 3 *Taichong* – Großes Heranstürmen
Lokalisation: Auf dem Fußrücken, in der Vertiefung distal des proximalen Winkels zwischen den Ossa metatarsalia I und II (☞ Abb. 7.1-12b)
Punktion: 0,5 – 0,8 cun senkrecht
Eigenschaften: Besänftigt die Leber und löscht den Wind aus, entstaut die Leber und ordnet das Qi, stärkt die Milz und wandelt Feuchtigkeit um
Anwendung:
- Hypertonie
- Regelanomalien
- Miktionsbeschwerden
- Psychische und psychosomatische Störungen
- Epilepsie
- Beschwerden im Bereich der unteren Extremität und des Fußes

▸▸ Le 5 *Ligou* – Rinne des Holzwurms
Lokalisation: 5 cun proximal der höchsten Erhebung des Malleolus medialis, das ist 1,5 cun distal der Mitte der Strecke zwischen höchster Erhebung des Malleolus medialis und dem Condylus medialis tibiae. Er liegt in der Mitte der medialen Tibiafläche (☞ Abb. 7.1-12c)
Punktion: 0,5 – 0,8 cun subcutan
Eigenschaften: Nährt das Blut und reguliert den Monatsfluss, lässt Ödeme abschwellen und stillt Schmerzen
Anwendung:
- Gynäkologische Störungen
- Akute Entzündungen des äußeren Genitale des Mannes, Skrotalhernie
- Unterschenkelbeschwerden

▸▸ Le 8 *Ququan* – Gekrümmte Quelle
Lokalisation: Bei gebeugtem Knie am medialen Ende der Kniegelenksfalte, dorsal des Epicondylus femoris medialis, in der Vertiefung am Vorderrand der Ansätze des M. semimembranosus und des M. semitendinosus (☞ Abb. 7.1-12c)
Punktion: 1 – 1,5 cun senkrecht
Eigenschaften: Reguliert die Leber und nährt das Blut, unterstützt die Niere und ergänzt die Essenz
Anwendung:
- Gynäkologische Störungen, insbesondere Pruritus vulvae
- Störungen der Sexualfunktion des Mannes
- Beschwerden im Bereich des Knies und der unteren Extremität

▸▸ Le 9 *Yinbao* – Yin-Einhüllung
Lokalisation: 4 cun proximal des Epicondylus femoris medialis, zwischen dem M. vastus medialis und dem M. sartorius (☞ Abb. 7.1-12c)
Punktion: 1 – 1,5 cun senkrecht; Moxibustion ist möglich
Eigenschaften: Reguliert die Leber und nährt das Blut, unterstützt die Niere und ergänzt die Essenz
Anwendung:
- Miktionsbeschwerden
- Regelanomalien

▸▸ Le 11 *Yinlian* – Yin-Kante
Lokalisation: 2 cun distal der Höhe der Symphysenoberkante (Ma 30), am Rand des M. adductor longus (☞ Abb. 7.1-12c)
Punktion: 1 – 2 cun senkrecht; Moxibustion ist möglich
Anwendung: Regelanomalien und Fertilitätsstörungen der Frau

▸▸ Le 13 *Zhangmen* – Pforte in der Absperrung
Lokalisation: Am Unterrand des freien Endes der 11. Rippe (☞ Abb. 7.1-12a)
Punktion: 0,8 – 1 cun senkrecht; Moxibustion ist möglich
Anwendung:
- Magen- und Darmbeschwerden
- Gallenblasenerkrankungen
- Leber- und Milzschwellung

▸▸ Le 14 *Qimen* – Pforte (am Ende) der Periode
Lokalisation: Caudal der Mamille im 6. ICR, 4 cun lateral der ventralen Medianlinie (☞ Abb. 7.1-12a)
Punktion: 0,5 – 0,8 cun schräg oder subcutan
Anwendung:
- Lebererkrankungen
- Milzschwellung

Cave: Pneumothorax vermeiden!

7.1.13 *Dumai* und seine wichtigsten Punkte

(☞ Abb. 7.1-13)
Synonyme: Lenker-Gefäß (Gouverneur-Gefäß), Leitbahn der Steuerung

Innerer Verlauf: Beginn im Bereich von Gebärmutter und Unterbauch, wo auch der *Renmai* und der *Chongmai* entspringen. In der Dammregion Vermischung mit dem *Qi* der Nieren- und Blasen-Leitbahn, ein Ast innen an der Wirbelsäule entlang zur Niere und von hier weiterhin seitlich innen an der Wirbelsäule vorbei zum Scheitel mit Eintritt ins Hirn. Ein 2. Ast vom Unterbauch zum Nabel und zum Herz, weiter über die Kehlen- und Rachenregion, Kontakt zum *Chongmai* und *Renmai*, weiter zum Unterkiefer und zum Unterrand der Augenhöhle. Vom inneren Augenwinkel zieht ein zusätzlicher Ast zum Scheitel.

Äußerer Verlauf: Von der Dammregion über Du 1 am Steißbein und die hintere Mittellinie von Steiß- und Kreuzbein sowie der gesamten Wirbelsäule bis zur Nackenregion. Ein Ast von Du 16 unter der Hinterhauptschuppe weiter über die Mittellinie und über Nase und Philtrum zum Oberlippenbändchen.

▸▸ **Du 1 *Changqiang* – Lang und Stark**
Lokalisation: Auf der Medianlinie, in der Mitte zwischen dem Os coccygis und dem Anus (☞ Abb. 7.1-13a)
Punktion: 0,5 – 0,8 cun vom Os coccygis aus nach ventral; Moxibustion ist möglich
Anwendung:
- Psychische und psychosomatische Störungen, Epilepsie (sedierende Wirkung)
- Obstipation
- Hämorrhoiden

▸▸ **Du 3 *Yaoyangguan* –
Yang-Passtor des Lendenbereichs**
Lokalisation: Auf der dorsalen Medianlinie, in der Vertiefung caudal des Proc. spinosus von LWK 4 (☞ Abb. 7.1-13a, b)
Punktion: 0,5 – 1 cun schräg nach cranial
Anwendung:
- Schmerzen in der Lumbosakralregion
- Beschwerden an den unteren Extremitäten

Cave: Dieser Punkt sollte in der Schwangerschaft nicht genadelt werden!

▸▸ **Du 4 *Mingmen* –
Pforte der Lebensbestimmung**
Lokalisation: Auf der dorsalen Medianlinie, in der Vertiefung caudal des Proc. spinosus von LWK 2 (☞ Abb. 7.1-13a, b)
Punktion: 0,5 – 1 cun schräg nach cranial

Anwendung:
- Störung der Sexualfunktion des Mannes
- Gynäkologische und geburtshilfliche Störungen
- Epilepsie
- Lumbalgie

Cave: Dieser Punkt sollte in der Schwangerschaft nicht genadelt werden!

▸▸ **Du 6 *Jizhong* – Mitte der Wirbelsäule**
Lokalisation: Auf der dorsalen Medianlinie, in der Vertiefung caudal des Processus spinosus von BWK 11 (☞ Abb. 7.1-13a, b)
Punktion: 0,5 – 1 cun schräg nach kranial; Moxibustion ist möglich
Anwendung:
- Verdauungsstörungen
- Hämorrhoiden
- epileptische Anfälle (krampflösende Wirkung)

▸▸ **Du 9 *Zhiyang* – Das *Yang* erreichen**
Lokalisation: Auf der dorsalen Medianlinie, in der Vertiefung caudal des Proc. spinosus von BWK 7 (☞ Abb. 7.1-13a, b)
Punktion: 0,5 – 1 cun schräg nach kranial; Moxibustion ist möglich
Anwendung:
- Leber- und Gallenblasenerkrankungen
- Thorakale Beschwerden
- Akute Mastitis

▸▸ **Du 12 *Shenzhu* – Leibes-Säule**
Lokalisation: Auf der dorsalen Medianlinie, in der Vertiefung caudal des Processus spinosus von BWK 3 (☞ Abb. 7.1-13a, b)
Punktion: 0,5 – 1 cun schräg nach kranial; Moxibustion ist möglich
Anwendung:
- Psychische und psychosomatische Störungen, Epilepsie (sedierende und krampflösende Wirkung)
- Erkältungskrankheiten, Bronchitis

▸▸ **Du 13 *Taodao* – Brennofenweg**
Lokalisation: Auf der dorsalen Medianlinie, in der Vertiefung caudal des Proc. spinosus von BWK 1 (☞ Abb. 7.1-13a, b)
Punktion: 0,5 – 1 cun schräg nach kranial; Moxibustion ist möglich
Anwendung: Atemwegserkrankungen

7.1 Leitbahnen und Akupunkturpunkte

▸▸ Du 14 Dazhui – Großer Wirbel
Lokalisation: Auf der dorsalen Medianlinie, in der Vertiefung caudal des Proc. spinosus von HWK 7 (☞ Abb. 7.1-13a, b)
Punktion: 0,5–1 cun schräg nach cranial
Anwendung:
- Hohes, nicht zurückgehendes Fieber
- Erkältungskrankheiten
- Beschwerden an der HWS
- Epilepsie

▸▸ Du 15 Yamen – Pforte der Stummheit
Lokalisation: Auf der dorsalen Medianlinie, 0,5 cun cranial des Mittelpunktes der hinteren Haargrenze, caudal von HWK 1 (☞ Abb. 7.1-13a, b)
Punktion: 0,2–0,5 cun senkrecht oder schräg nach caudal
Anwendung:
- Plötzliche Aphonie
- Apoplexie
- Epilepsie

Cave: Eine tiefe und nach cranial gerichtete Nadelung ist verboten!

▸▸ Du 16 Fengfu – Residenz des Windes
Lokalisation: Auf der dorsalen Medianlinie, 1 cun cranial des Mittelpunktes der hinteren Haargrenze, etwas cranial von HWK 1 und caudal der Protuberantia occipitalis externa, in einer Lücke zwischen rechtem und linkem M. trapezius (☞ Abb. 7.1-13a, b)
Punktion: 0,5–1 cun senkrecht oder schräg nach caudal
Anwendung:
- Apoplexie
- Heftiger Nackenkopfschmerz
- Agitierte Störungen

Cave: Eine tiefe und nach cranial gerichtete Nadelung ist verboten!

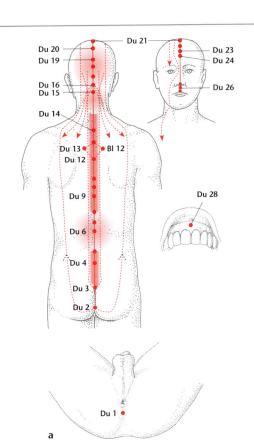
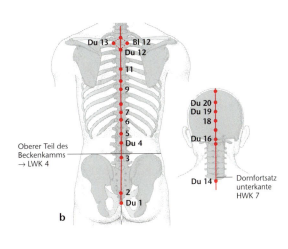

Abb. 7.1-13 *Dumai* und seine wichtigsten Punkte

Du 19 *Houding* – Hinter dem Scheitel
Lokalisation: Auf der dorsalen Medianlinie, 5,5 cun cranial des Mittelpunktes der hinteren Haargrenze, 3 cun frontal von Du 17 (☞ Abb. 7.1-13a, b)
Punktion: 0,5–0,8 cun subcutan; Moxibustion ist möglich
Anwendung:
- Hypertonie
- Psychische und psychosomatische Störungen, Epilepsie (sedierende und krampflösende Wirkung)

Du 20 *Baihui* – Hundert Treffen
Lokalisation: Auf der Medianlinie, 5 cun occipital des Mittelpunktes der idealen vorderen Haargrenze, in der Mitte zwischen den beiden Apices auriculae zu finden (☞ Abb. 7.1-13a, b)
Punktion: 0,5–0,8 cun subcutan
Anwendung:
- Apoplexie
- Kopfschmerz, Schwindel und Benommenheit
- Anal-, Rektum- und Uterusprolaps

Du 23 *Shangxing* – Oberer Stern
Lokalisation: Auf der Medianlinie, 1 cun occipital des Mittelpunktes der idealen vorderen Haargrenze (☞ Abb. 7.1-13a)
Punktion: 0,5–0,8 cun subcutan
Anwendung:
- Apoplexie
- Kopfschmerz
- Psychische und psychosomatische Störungen
- Erkrankungen der Nase

Du 24 *Shenting* – Hof der Geisteskraft
Lokalisation: Auf der Medianlinie, 0,5 cun occipital des Mittelpunktes der idealen vorderen Haargrenze (☞ Abb. 7.1-13a)
Punktion: 0,5–0,8 cun subcutan
Anwendung:
- Psychische und psychosomatische Störungen
- Apoplexie
- Kopfschmerz

Du 26 *Shuigou* – Wasser-Rinne
Lokalisation: Auf der ventralen Medianlinie, am Übergang vom oberen zum mittleren Drittel des Philtrums (☞ Abb. 7.1-13a)
Punktion: 0,3–0,5 cun schräg nach cranial
Anwendung:
- Apoplexie
- Bewusstlosigkeit, synkopale Zustände (ergänzende bzw. Notfallmaßnahme)
- Psychische und psychosomatische Störungen, Epilepsie (sedierende und krampflösende Wirkung)
- Akute Lumbalgie

7.1.14 *Renmai* und seine wichtigsten Punkte

(☞ Abb. 7.1-14)
Synonyme: Konzeptions-Gefäß, Aufnehmende Leitbahn
Innerer Verlauf: Beginn im Bereich von Gebärmutter und Unterbauch, wo auch der *Dumai* und der *Chongmai* entspringen. Vermischt sich mit dem der Nieren-Leitbahn und dem *Dumai* und bewegt sich seitlich innen an der Wirbelsäule entlang mit den beiden anderen Leitbahnen nach cranial und von der Ursprungsregion zum Dammbereich.
Äußerer Verlauf: Beginn im Dammbereich mit dem Punkt Ren 1, steigt entlang der vorderen Mittellinie über den Unterbauch, das Nabelzentrum, den Oberbauch, steigt über Schwertfortsatz und Brustbein zur Drosselgrube auf, weiter über die Mittellinie im Bereich der Luftröhre und des Kehlkopfes, Kontakt zum *Chongmai*, weiter zum Kinngrübchen. Im Verbund mit dem *Chongmai* umrunden Äste von der Kinnregion ausgehend die Lippen und ziehen zum Bereich unterhalb der Augenhöhle.

Ren 2 *Qugu* – Gekrümmter Knochen
Lokalisation: Auf der ventralen Medianlinie, in der Mitte des Oberrandes der Symphyse (☞ Abb. 7.1-14)
Punktion: 0,5–1 cun senkrecht; Moxibustion ist möglich
Anwendung:
- Miktionsbeschwerden
- Gynäkologische Störungen
- Störungen der Sexualfunktion des Mannes

Cave: Dieser Punkt sollte in der Schwangerschaft nicht genadelt werden!

Ren 3 *Zhongji* – Mittlerer Pol
Lokalisation: Auf der ventralen Medianlinie, 4 cun caudal der Nabelmitte, 1 cun cranial von Ren 2 (☞ Abb. 7.1-14)

Punktion: 0,5–1 cun senkrecht
Eigenschaften: Hilft dem *Yang* und regiert das Wasser, reguliert den Monatsfluss und stillt den Ausfluss
Anwendung:
- Störungen der Sexualfunktion des Mannes
- Miktionsbeschwerden
- Gynäkologische und geburtshilfliche Störungen

Cave: Dieser Punkt sollte in der Schwangerschaft nicht genadelt werden!

▸▸ Ren 4 *Guanyuan* – Angelpunkt aller Ursprünge

Lokalisation: Auf der ventralen Medianlinie, 3 cun caudal der Nabelmitte sowie 2 cun cranial von Ren 2 (☞ Abb. 7.1-14)
Punktion: 1–2 cun senkrecht
Eigenschaften: Ergänzt das Ursprungs-Qi und füllt es auf, reguliert den Monatsfluss und fördert den Harnfluss
Anwendung:
- Alle Schwächezustände (kräftigt den Organismus und stärkt die Immunfunktion)
- Miktionsbeschwerden
- Störungen der Sexualfunktion des Mannes, Prostatabeschwerden
- Gynäkologische und geburtshilfliche Störungen

Cave: Dieser Punkt sollte in der Schwangerschaft nicht genadelt werden!

▸▸ Ren 5 *Shi Men* – Stein-Pforte

Lokalisation: Auf der ventralen Medianlinie, 2 cun caudal der Nabelmitte und 3 cun kranial von Ren 2 (☞ Abb. 7.1-14)
Punktion: 1–2 cun senkrecht; Moxibustion ist möglich
Anwendung:
- Verdauungsstörungen
- Miktionsbeschwerden
- Gynäkologische Störungen

Cave: Dieser Punkt sollte in der Schwangerschaft nicht genadelt werden!

▸▸ Ren 6 *Qihai* – Meer des *Qi*

Lokalisation: Auf der ventralen Medianlinie, 1,5 cun caudal der Nabelmitte (☞ Abb. 7.1-14)
Punktion: 1–2 cun senkrecht
Eigenschaften: Mehrt das Qi und ordnet das Qi, reguliert den Monatsfluss und festigt die Essenz

Anwendung:
- Alle Schwächezustände (kräftigt den Organismus und stärkt die Immunfunktion)
- Gynäkologische Störungen
- Störungen der Sexualfunktion des Mannes

Cave: Dieser Punkt sollte in der Schwangerschaft nicht genadelt werden!

▸▸ Ren 8 *Shenque* – Wachtor der Geisteskraft

Lokalisation: In der Nabelmitte (☞ Abb. 7.1-14)
Punktion: Nadelung nicht möglich, nur Moxibustion
Anwendung:
- Abdominelle Beschwerden
- Anal- und Rektumprolaps

▸▸ Ren 9 *Shuifen* – Verteilung des Wassers

Lokalisation: Auf der ventralen Medianlinie, 1 cun cranial der Nabelmitte (☞ Abb. 7.1-14)
Punktion: 1–2 cun senkrecht; Moxibustion ist möglich
Anwendung:
- Aszites, Ödeme
- Abdominelle Beschwerden

▸▸ Ren 10 *Xiawan* – Untere Magengrube

Lokalisation: Auf der ventralen Medianlinie, 2 cun cranial der Nabelmitte (☞ Abb. 7.1-14)
Punktion: 1–2 cun senkrecht; Moxibustion ist möglich
Anwendung:
- Verdauungsstörungen
- Singultus

▸▸ Ren 12 *Zhongwan* – Mittlere Magengrube

Lokalisation: Auf der ventralen Medianlinie, 4 cun cranial der Nabelmitte (☞ Abb. 7.1-14)
Punktion: 1–1,5 cun senkrecht
Eigenschaften: Harmonisiert den Magen und stärkt die Milz, macht das Qi der Fu-(Palast-) Organe durchgängig und senkt es ab
Anwendung:
- Magenbeschwerden
- Gallenblasenerkrankungen
- Singultus

▸▸ Ren 13 *Shangwan* – Obere Magengrube

Lokalisation: Auf der ventralen Medianlinie, 5 cun cranial der Nabelmitte (☞ Abb. 7.1-14)

Punktion: 1–1,5 cun senkrecht; Moxibustion ist möglich
Eigenschaften: Harmonisiert den Magen und stärkt die Milz, macht das Qi der Fu-(Palast-) Organe durchgängig und senkt es ab
Anwendung:
- Magenbeschwerden
- Singultus

▸▸ Ren 14 *Juque* – Riesiges Wachtor
Lokalisation: Auf der ventralen Medianlinie, 6 cun cranial der Nabelmitte (☞ Abb. 7.1-14)
Punktion: 0,5–1 cun schräg nach caudal; Moxibustion ist möglich
Anwendung:
- Missempfindungen in der Herzregion
- Psychische und psychosomatische Störungen, Epilepsie (sedierende und krampflösende Wirkung)

▸▸ Ren 15 *Jiuwei* – Taubenschwanz
Lokalisation: Auf der ventralen Medianlinie, 7 cun cranial der Nabelmitte, 1 cun caudal der Synchondrosis xiphosternalis (☞ Abb. 7.1-14)
Punktion: 0,4–0,6 cun schräg nach caudal; Moxibustion ist möglich
Anwendung:
- Psychische und psychosomatische Störungen
- Epilepsie
- Schmerzen oder Juckreiz der Bauchhaut

▸▸ Ren 16 *Zhongting* – Mittlerer Hof
Lokalisation: Auf der ventralen Medianlinie, in der Mitte der Synchondrosis xiphosternalis (☞ Abb. 7.1-14)
Punktion: 0,3–0,5 cun subcutan; Moxibustion ist möglich
Anwendung:
- Missempfindungen in der Herzregion
- Erkrankungen von Speiseröhre und Magen

▸▸ Ren 17 *Danzhong* – Mitte der Brust
Lokalisation: Auf der ventralen Medianlinie, in der Mitte zwischen den Mamillen, die sich oft in der Höhe des 4. ICR befinden (☞ Abb. 7.1-14)
Punktion: 0,3–0,5 cun subcutan nach caudal
Eigenschaften: Weitet die Brust und ordnet das Qi, stillt Schmerzen und besänftigt Atemnot

Anwendung:
- Missempfindungen in der Herzregion
- Atemwegserkrankungen
- Mangelnder Milcheinschuss

▸▸ Ren 22 *Tiantu* – Himmelskamin
Lokalisation: In der Mitte der Fossa jugularis (☞ Abb. 7.1-14)
Punktion: 0,2 cun senkrecht, dann 1–1,5 cun dorsal des Manubrium sterni nach caudal; Moxibustion ist möglich
Anwendung:
- Atemwegserkrankungen
- Globus hystericus
- Plötzliche Aphonie

Cave: Keimverschleppung in das Mediastinum vermeiden!

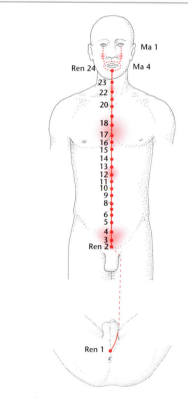

Abb. 7.1-14 *Ren mai* und seine wichtigsten Punkte

Ren 23 Lianquan – Quelle an der Kante

Lokalisation: Auf der ventralen Medianlinie, in der Vertiefung cranial des Os hyoideum (☞ Abb. 7.1-14)
Punktion: 0,5–0,8 cun schräg in Richtung auf den Zungengrund
Anwendung:
- Akute Entzündungen des Zungengrundgewebes
- Sprachstörungen nach Apoplexie
- Pseudobulbärparalyse

Ren 24 Chengjiang – Aufnahme des Breis

Lokalisation: Auf der ventralen Medianlinie, in der Mitte des Sulcus mentolabialis (☞ Abb. 7.1-14)
Punktion: 0,3–0,5 cun schräg oder senkrecht
Anwendung:
- Fazialisparese
- Akuter Zahnschmerz
- Ödeme im Gesicht
- Symptomatischer Punkt zur Unterdrückung des Würgereflexes

7.1.15 Extrapunkte

(☞ Abb. 7.1-15, 7.1-16, 7.1-17, 7.1-18, 7.1-19)
Die Nomenklatur der Extrapunkte richtet sich nach deren Lage.
Bezeichnung nach Lokalisation:
Ex-KH: **Ex**trapunkte an **K**opf und **H**als
Ex-BB: **Ex**trapunkte an **B**rust und **B**auch
Ex-R: **Ex**trapunkte am **R**ücken
Ex-AH: **Ex**trapunkte an **A**rm und **H**and
Ex-BF: **Ex**trapunkte an **B**ein und **F**uß

Ex-KH 1 Sishencong – Vier zur Schärfung der Geisteskraft

Lokalisation: 4 Punkte auf dem Schädeldach, jeweils 1 cun frontal, occipital und lateral von **Du 20**
Punktion: 0,5–0,8 cun subcutan auf Du 20 zu
Anwendung:
- Kopfschmerz, Schwindel und Benommenheit
- Psychische und psychosomatische Störungen, Epilepsie, Schlaflosigkeit (sedierende und krampflösende Wirkung)
- Apoplexie

Ex-KH 3 Yintang – Siegel-Halle

Lokalisation: Auf der ventralen Medianlinie, zwischen den Augenbrauen, an der Sutur zwischen den Ossa frontalia und dem Os nasale (☞ Abb. 7.1-15b)
Punktion: 0,3–0,5 cun subcutan
Anwendung:
- Kopfschmerz, Schwindel und Benommenheit
- Augenerkrankungen
- Erkrankungen der Nase

Ex-KH 4 Yuyao – Fisch-Taille

Lokalisation: Bei Geradeausblick lotrecht cranial der Pupille in der Augenbraue, im Foramen supraorbitale (☞ Abb. 7.1-15a)
Punktion: 0,3–0,5 cun subcutan
Anwendung:
- Augenerkrankungen
- Tic-Störungen am Auge

Ex-KH 5 Taiyang – Großes Yang

Lokalisation: In der Vertiefung etwa eine Mittelfingerbreite dorsal der Mitte zwischen lateralem Augenbrauenrand und äußerem Lidwinkel (☞ Abb. 7.1-15b)
Punktion: 0,3–0,5 cun senkrecht oder schräg; Mikroaderlass ist möglich
Anwendung:
- Alle Kopfschmerzformen
- Akute Augenentzündungen
- Trigeminusneuralgie
- Fazialisparese

Ex-KH 6 Erjian – Ohr-Spitze

Lokalisation: Bei längs gefalteter Ohrmuschel am Apex auriculae. Er entspricht dem Allergiepunkt (78) der Ohrakupunktur (☞ Abb. 7.1-15b)
Punktion: Mikroaderlass möglich
Anwendung:
- Alle Kopfschmerzformen
- Akute Augenentzündungen
- Speicheldrüsenentzündungen

Ex-KH Jiachengjiang – Eingezwängter Chengjiang

Lokalisation: Auf gleicher Höhe mit und 1 cun lateral von Ren 24 (Chengjiang) über dem Foramen mentale (☞ Abb. 7.1-15b)
Punktion: Senkrecht oder schräg, 0,5–1 cun tief

Anwendung:
- Fazialisparese
- Tics
- Trigeminusneuralgie
- Munderkrankungen

▸▸ **Ex-KH** *Jingbi*
Lokalisation: 1 cun oberhalb des Übergangs zwischen medialen und mittleren Drittel der Clavicula über dem Plexus brachialis (☞ Abb. 7.1-16)
Punktion: Senkrecht 0,3–0,5 cun tief, Kribbeln und Wärmegefühl sollten dabei in die Finger ausstrahlen, **cave:** Pneumothorax
Anwendung: Parästhesien und Paresen der oberen Extremität

▸▸ **Ex-BB** *Tituo* – **Hebt den Vorfall**
Lokalisation: 4 cun lateral von Ren 4 (Guanyuan) (☞ Abb. 7.1-16)
Punktion: Senkrecht 0,5–1 cun tief, Moxibustion applizierbar
Anwendung: Uterusprolaps und Inguinalhernien

▸▸ **Ex-BB** *Zigong* –
   Palast des Kindes (Uterus)
Lokalisation: 3 cun lateral von Ren 3 (Zhongji) (☞ Abb. 7.1-16)
Punktion: Horizontal 2–3 cun oder senkrecht 0,8–1,2 cun
Anwendung: Erkrankungen des Urogenitaltraktes

▸▸ **Ex-R 2** *Jiaji* –
   Die Wirbelsäule einzwängend
Lokalisation: 17 Punkte jeweils auf der Höhe der Vertiefung caudal des Proc. spinosus von BWK 1– LWK 5, 0,5 cun lateral der dorsalen Medianlinie (☞ Abb. 7.1-17)
Punktion 0,5–1 cun senkrecht
Der Einsatz dieser Punkte erfolgt segmental bei Erkrankungen und Störungen: BWK 1–4 (Lunge und obere Extremität), BWK 4–7 (Herz), BWK 7–10 (Le-

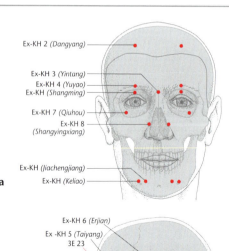

a

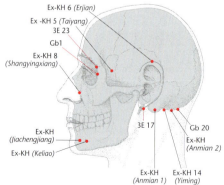

b

Abb. 7.1-15 Extrapunkte an Kopf und Hals

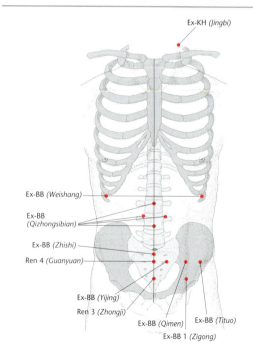

Abb. 7.1-16 Extrapunkte auf Thorax und Abdomen

ber und Gallenblase), BWK 10–12 (Milz und Magen), LWK 1–2 (Nieren), LWK 3–5 (Blase, Dickdarm, Dünndarm und untere Extremität)
Cave: Pneumothorax vermeiden! Die lumbalen Punkte sollten in der Schwangerschaft nicht genadelt werden!

▸▸ Ex-R 3 *Weiwanxiashu* – Unterer Transportpunkt der Magengrube

Lokalisation: Auf der Höhe der Vertiefung caudal des Proc. spinosus von BWK 8, 1,5 cun lateral der dorsalen Medianlinie, d. h. zwischen Bl 17 und Bl 18, immer beidseits genadelt (☞ Abb. 7.1-17)
Punktion: 0,3–0,5 cun senkrecht oder schräg nach medial
Anwendung: Diabetes mellitus
Cave: Pneumothorax vermeiden!

▸▸ Ex-R 8 *Shiqizhui* – Siebzehnter Wirbel

Lokalisation: Auf der dorsalen Medianlinie, in der Vertiefung caudal des Proc. spinosus von LWK 5 (☞ Abb. 7.1-17)
Punktion: 1–1,5 cun schräg nach cranial
Anwendung:
- Miktionsbeschwerden
- Lumboischialgie

Cave: Dieser Punkt sollte in der Schwangerschaft nicht genadelt werden!

▸▸ Ex-AH 2 *Erbai* – Zwei Weiße

Lokalisation: 2 Punkte 4 cun proximal der distalen Handgelenksbeugefalte, radial und ulnar der Sehne des M. flexor carpi radialis (☞ Abb. 7.1-18a)
Punktion: 0,5–1 cun leicht schräg nach proximal
Anwendung:
- Hämorrhoiden
- Anal- und Rektumprolaps

▸▸ Ex-AH 7 *Yaotongdian* – Lumbago-Punkte

Lokalisation: 2 Punkte auf dem Handrücken, einen in proximalen Winkel zwischen den Ossa metacarpalia II und III, einen im proximalen Winkel zwischen den Ossa metacarpalia IV und V, jeweils in der Mitte zwischen der dorsalen Handgelenksfalte und den Metacarpophalangealgelenken (☞ Abb. 7.1-18b)
Punktion: 0,3–0,5 cun senkrecht
Anwendung: Beschwerden in der Lumbalregion

▸▸ Ex-AH 8 *Wailaogong* – Äußerer Pe 8 (Steifer Nacken)

Lokalisation: Auf dem Handrücken, zwischen den Ossa metacarpalia II und III, 0,5 cun proximal der Metacarpophalangealgelenke (☞ Abb. 7.1-18b)
Punktion: 0,5–0,8 cun senkrecht oder schräg
Anwendung:
- Akute Nackensteife
- Schmerzen am Handrücken

▸▸ Ex-AH 9 *Baxie* – Acht (gegen) schädigende Einflüsse

Lokalisation: 4 Punkte zwischen den Metacarpophalangealgelenken, an der Grenze zwischen rotem und weißem Fleisch, am Rand der Interdigitalhäute (☞ Abb. 7.1-18b)
Punktion: 0,5–0,8 cun schräg zur Mitte der Handfläche; Mikroaderlass ist möglich
Anwendung: Lokale Beschwerden im Bereich der Hand

▸▸ Ex-AH 11 *Shixuan* – Zehn Ableiter

Lokalisation: 5 Punkte, jeweils im Zentrum der Fingerspitzen, 0,1 cun von den freien Nagelrändern entfernt (☞ Abb. 7.1-18b)

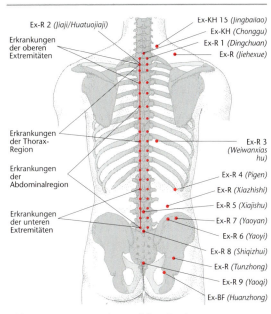

Abb. 7.1-17 Extrapunkte auf dem Rücken

7 Leitbahnen und wichtige Akupunkturpunkte

Punktion: 0,1–0,2 cun subcutan; Mikroaderlass ist möglich
Anwendung:
- Plötzliche Bewusstlosigkeit (ergänzende bzw. Notfallmaßnahme)
- Fieberkrämpfe
- Parästhesien der Fingerspitzen

▸▸ Ex-AH *Bizhong* – Mitte des Armes
Lokalisation: Auf der volaren Unterarmfläche, in der Mitte zwischen der Handgelenksfalte und Ellenbogenfalte, im Zentrum des Unterarmes (☞ Abb. 7.1-18a)
Punktion: Senkrecht 1–1,5 cun tief
Anwendung: Lokale Schmerzen und Paresen

▸▸ Ex-AH *Jianqian/Jianneiling* – Vor der Schulter/Innerer Grabhügel der Schulter
Lokalisation: In der Mitte zwischen vorderem Ende der Axillarfalte und Di 15 (Jianyu) (☞ Abb. 7.1-18a)
Punktion: Senkrecht 1–1,5 cun tief, Moxibustion applizierbar
Anwendung: Schulterschmerzen und Paresen

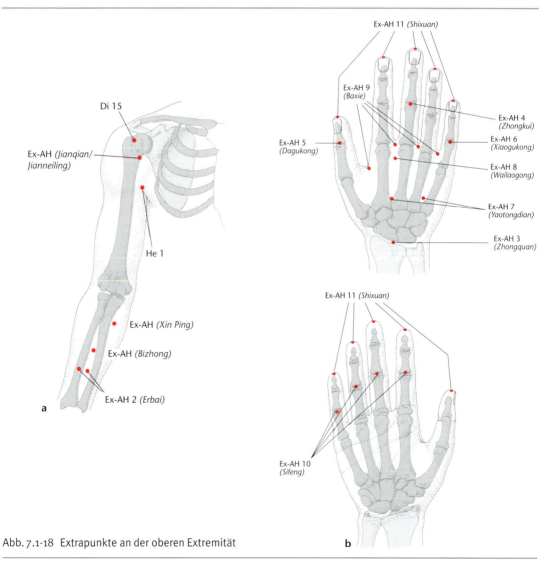

Abb. 7.1-18 Extrapunkte an der oberen Extremität

7.1 Leitbahnen und Akupunkturpunkte

▸▸ Ex-BF 2 *Heding* – Kranich-Scheitel
Lokalisation: In der Vertiefung in der Mitte des Patellaoberrandes (☞ Abb. 7.1-19)
Punktion: 0,3 – 0,5 cun senkrecht
Anwendung: Kniebeschwerden und Beschwerden der unteren Extremität
Cave: Keimverschleppung in das Kniegelenk vermeiden!

▸▸ Ex-BF 4 *Neixiyan* – Inneres Knie-Auge
Lokalisation: Bei gebeugtem Knie in der Vertiefung medial des Ligamentum patellae gegenüber von Ma 35 (☞ Abb. 7.1-19)
Punktion 0,5 – 1 cun schräg in Richtung auf die Kniegelenksmitte
Anwendung: Kniebeschwerden
Cave: Keimverschleppung in das Kniegelenk vermeiden!

▸▸ Ex-BF 5 *Xiyan* – Knieaugen
Lokalisation: Bei gebeugtem Knie in den Vertiefungen medial (*Neixiyan* entspricht Ex-BF 4) und lateral (*Waixiyan* entspricht Ma 35) des Ligamentum patellae (☞ Abb. 7.1-19)
Punktion: 0,5 – 1 cun schräg in Richtung auf die Kniegelenksmitte
Anwendung: Kniebeschwerden
Cave: Keimverschleppung in das Kniegelenk vermeiden!

▸▸ Ex-BF 6 *Dannang* – Gallenblase
Lokalisation: 2 cun distal von Gb 34 auf der Gallenblasen-Leitbahn (☞ Abb. 7.1-19)
Punktion: 0,8 – 1,2 cun senkrecht
Anwendung: Gallenblasenerkrankungen

▸▸ Ex-BF 7 *Lanwei* – Appendix
Lokalisation: 5 cun distal von Ma 35 und 2 cun distal von Ma 36 auf der Magen-Leitbahn (☞ Abb. 7.1-19)
Punktion: 0,5 – 1,5 cun senkrecht
Anwendung: Appendizitis

▸▸ Ex-BF 8 *Neihuaijian* – Innenknöchelspitze
Lokalisation: Auf der höchsten Erhebung des Malleolus medialis (☞ Abb. 7.1-19)
Punktion: Es ist nur Mikroaderlass und Moxibustion möglich

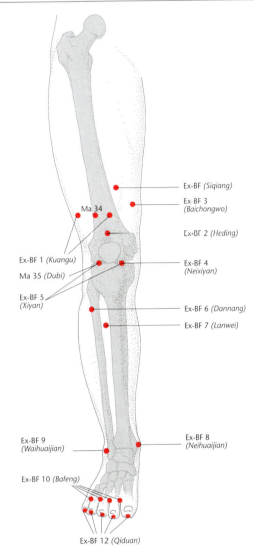

Abb. 7.1-19 Extrapunkte an der unteren Extremität

Anwendung:
- Wadenkrämpfe
- Zahnschmerz

▸▸ Ex-BF 9 *Waihuaijian* – Außenknöchelspitze
Lokalisation: Auf der höchsten Erhebung des Malleolus lateralis (☞ Abb. 7.1-19)
Punktion: Nur Mikroaderlass möglich

Anwendung:
- Miktionsbeschwerden
- Muskelkrämpfe der Fußaußenseite

▸▸ **Ex-BF 10** *Bafeng* – **Acht (gegen den) Wind**
Lokalisation: 4 Punkte zwischen den Metatarsophalangealgelenken, an der Grenze zwischen rotem und weißem Fleisch, am Rand der Interdigitalhäute (☞ Abb. 7.1-19)
Punktion: 0,5–0,8 cun schräg in Richtung auf die Fußsohlenmitte
Anwendung:
- Rötung, Schwellung und Schmerzen an Fußrücken und Zehen
- Beschwerden an der unteren Extremität

▸▸ **Ex-BF 12** *Qiduan* – *Qi*-**Endigungen**
Lokalisation: 5 Punkte jeweils an den Zehenspitzen, 0,1 cun von den freien Nagelrändern entfernt (☞ Abb. 7.1-19)
Punktion: 0,1–0,2 cun senkrecht
Anwendung: Beschwerden im Bereich des Fußes

7.2 Akupunkturpunkte aus westlicher Sicht

Hat man als Anfänger im Bereich der Akupunktur nach längerem mühevollen Pauken eine erste vage Vorstellung des komplexen Gebildes der Leitbahnen sowie der Lokalisationen und Wirkungen wesentlicher Punkte vor Augen, mag eine kritische Auseinandersetzung mit der Frage: „Was ist eigentlich dran an dem Gelernten" geradezu „blasphemisch" wirken. Dies dürfte aber nur für den ersten Augenblick der Fall sein. Eine Annäherung an die Akupunktur aus westlich-naturwissenschaftlicher Sicht bedeutet nämlich nicht die in Jahrhunderten gesammelten Beobachtungen der TCM zu verwerfen, sondern vielmehr das Wesen der Akupunktur im Rahmen eines integrativen Bildes noch besser zu erfassen. Die Akupunkturforschung steckt noch, vor allem was die Frage der Spezifität von Punkten betrifft, in den Kinderschuhen. Vor uns liegt ein weiter Weg, auf dem es zu prüfen gilt welche Wahrheiten in den Überlieferungen der TCM liegen und welche Aussagen eher der Interpretation und Extrapolation als der empirischen Erfahrung entsprungen sind.

7.2.1 Gibt es morphologische Korrelate von Akupunkturpunkten?

In den letzten 30 Jahren wurde in zahlreichen Studien der Versuch unternommen ein einheitliches morphologisches Korrelat von Akupunkturpunkten zu sichern. Es wurden hierbei an Akupunkturpunkten verschiedene Strukturen wie neurovaskuläre Bündel (Rabischong 1975, Bossy 1984) oder verschiedene Typen sensorischer Nervenendigungen (Ciczek 1985) identifiziert, von denen die Autoren annahmen, dass sie Akupunkturpunkte morphologisch charakterisieren würden. Heine berichtet 1988 über die Beobachtung, dass bei ca. 80 % der Akupunkturpunkte Perforationen in der oberflächlichen Faszie von menschlichen Präparaten vorliegen. Durch diese Löcher sollen Gefäßnervenbündel zur Haut hindurchtreten und somit einen geeigneten Angriffspunkt für die Nadelung darstellen. Andere Forscher kommen zu unterschiedlichen Ergebnissen. So kamen Melzack et al. 1977 zu der Ansicht, dass Akupunkturpunkte eingerechnet eines Toleranzintervalles von drei Zentimeter zu 100 % mit Triggerpunkten korrelieren sollten. Obgleich einige Akupunkturpunkte Prädilektionsstellen für myofasziale Triggerpunkte sind (Irnich, Beyer 2002), konnte diese These von späteren Untersuchungen nicht bestätigt werden (Birch 2003).

Die Bedeutung der Innervation im Bereich von Akupunkturpunkten wird von Dung (1984) vertreten, der in absteigender Wichtigkeit folgende Strukturen in der Nähe von Punkten vorfindet: Größere periphere Nerven (je größer der Nerv, desto besser); Nerven, die von einer tieferen Lokalisation entspringen und in ihrem Verlauf mehr an die Oberfläche treten. Hautnerven, die von tiefen Faszien entspringen; Nerven, die aus Knochenforamina hervortreten. Motorpunkte an neuromuskulären Verbindungsstellen, Nerven, die sich aus Fasern verschiedener Stärke zusammensetzen; Verzweigungspunkte peripherer Nerven; Sehnen und Bänder, Gelenkkapseln, Faszienblätter, Knochennähte des Schädels. Akupunkturpunke zeichnen sich damit seiner Meinung nach nicht durch eine bestimmte Morphologie, sondern durch eine dichte Innervation im Areal des Punktes aus.

Eine kürzlich veröffentlichte Studie von Langevin et al. (2002) deutet auf eine Bedeutung des interstitiellen Bindegewebes für Akupunkturpunkte hin. Die Lokalisation einiger Akupunkturpunkte scheint mit einer

Häufung von interstitiellem Bindegewebe zu korrelieren, was dazu führen soll, dass durch die Verhakung der Nadel im Bindegewebe während der Nadelstimulation ein besonders starker Reiz ausgeübt wird.

Zusammenfassend ergibt sich aus den zur Verfügung stehenden anatomischen Daten kein kohärentes Bild. Es ist zu vermuten, dass den Akupunkturpunkten kein einheitliches morphologisch-anatomisches Korrelat zugrunde liegt. Vielmehr scheint die Beschaffenheit von Akupunkturpunkten vielgestaltig und nicht auf ein bestimmtes charakteristisches Korrelat reduzierbar.

7.2.2 Haben Akupunkturpunkte eine spezifische Wirkung?

Zur Kontrolle der Spezifität einer Akupunkturbehandlung ist in zahlreichen Akupunkturstudien eine so genannte Sham-Akupunktur (Nadlung von Punkten, die außerhalb von klassisch beschriebenen Punkten und Leitbahnverläufen liegen) durchgeführt worden (als Überblick ☞ Linde et al. 2001). Die Ergebnisse sind sehr uneinheitlich und nur für einzelne Indikationen zeichnet sich derzeit eine Überlegenheit der Verum-Akupunktur (Akupunktur mit Nadelung klassischer Akupunkturpunkte) ab. Ein wesentliches methodisches Problem liegt in dem häufig zu kleinen Studienkollektiv. Erschwerend kommt hinzu, dass die handwerkliche Qualität der Verum-Akupunktur in einigen Studien nicht suffizient ist und somit das Potenzial der Verum-Akupunktur unterschätzt werden kann. Auf der anderen Seite erfolgt bei der Sham-Akupunktur häufig nicht nur eine Auswahl von Nicht-Akupunkturpunkten sondern auch eine oberflächlichere Nadelung. Dadurch wird die Frage der Spezifität von Punkten mit der Bedeutung der Nadeltechnik verknüpft. Ein weiteres Problem besteht darin, dass, entsprechend der klinischen Praxis, auch in Studien nicht einzelne Punkte, sondern verschiedene Punktkombinationen zur Anwendung kommen. Die Frage der Spezifität einzelner Punkte bleibt dabei offen. Für einzelne klinische Bedingungen allerdings, wie z.B. die Therapie von Nausea über den Punkt Pe 6 (Vickers 1996) oder die Behandlung von akuten Schultergelenksbeschwerden über den Punkt Ma 38 (Pothmann et al. 1980), scheint sich eine Spezifität der ausgewählten Punkte im Vergleich zu benachbarten Punkten oder Nicht-Akupunkturpunkten abzuzeichnen.

Zusammenfassend kann auf der Basis der bisher vorliegenden klinischen Studien die in der Überschrift gestellte Frage nicht sicher beantwortet werden. Wahrscheinlich ist, dass die Nadelung von Akupunkturpunkten bei einigen Indikationen etwas bessere Resultate bringt als die Nadelung von Nicht-Akupunkturpunkten. Für einzelne Indikationen scheint der Unterschied deutlich zu sein, für andere scheint kein Unterschied zu existieren. Sicher ist, dass die Nadelung von Nicht-Akupunkturpunkten keine physiologisch inerte Intervention darstellt und deutliche spezifische und therapeutisch wirksame Effekt besitzt.

> Aus physiologischer Sicht können Akupunkturpunkle, wie oben dargestellt, als Orte am menschlichen Körper verstanden werden, die zwar nicht auf ein einheitliches morphologisches Korrelat zurückgeführt werden können, deren gemeinsame Eigenschaft jedoch darin besteht, ansprechbarer für den Nadelreiz zu sein als Nicht-Akupunkturpunkte (Wang et al. 1985).

Dies liegt vermutlich vor allem an mechanischen (hohe Dichte an interstitiellem Bindegewebe) und neuronalen Gegebenheiten (hohe Innervationsdichte, großes rezeptives Feld, große Nerven in der Nähe). In der Schmerztherapie ist die Frage der Spezifität von Akupunkturpunkten daher möglicherweise vielmehr eine Frage der Dosis: Das bedeutet: an klassischen Akupunkturpunkten sind bestimmte Wirkmechanismen (☞ Kap. 6.2) einfacher und stärker auszulösen als an Nicht-Akupunkturpunkten, theoretisch sind diese Mechanismen aber nicht beschränkt auf die Nadelung von klassischen Akupunkturpunkten.

Die Tatsache, dass in der therapeutischen Praxis jeder schmerzende Punkt („Ashi-Punkt") prinzipiell zu einem Akupunkturpunkt wird unterstreicht die These eines fließenden Überganges zwischen Akupunkturpunkten und Nicht-Akupunkturpunkten. Ein ähnliches Konzept ist bereits Anfang der neunziger Jahre von Felix Mann vorgeschlagen worden.

Das bisher Gesagte betrifft die Beurteilung der Wirksamkeit von Akupunkturpunkten hinsichtlich westlich definierter Symptome. In den Komplex der Spezifität fällt jedoch auch die Frage nach der in der TCM postulierten Wirkrichtung: Bewirkt die Nadelung von Punkt Ni 3 tatsächlich eine Tonisierung des Nieren-*Yin*? Oder führt eine Akupunktur von Mi 6 zu einer

Tonisierung des Milz-*Qi* und Mobilisierung von Feuchtigkeit? Nach Wissen der Autoren liegen zu diesem Themenkomplex bisher keine Studien im westlichen Sprachraum vor.

Literatur

Birch S (2003): Trigger point-acupuncture point correlations revisited. J Altern Complement Med 9 (1): 91–103

Bossy J (1984): Morphological data concerning the acupuncture points and channel network. Acupunct Electrother Res 9: 79–106

Ciczek LSW, Szopinski J, Skryzypulec V (1985): Investigations of morphological structures of acupuncture points and meridians. J Trad Chin Med 5: 289–292

Dung HC (1984): Anatomical features contributing to the formation of acupuncture points. Am J Acupunct 12: 139–43

Heine H (1988): Anatomical structure of acupoints. J Tradit Chin Med 8(3): 207–12

Irnich D, Beyer A (2002): Neurobiological mechanisms of acupuncture analgesia. Schmerz 16 (2): 93–102

Langevin HM, Yandow JA (2002): Relationship of acupuncture points and meridians to connective tissue planes. Anat Rec 15; 269(6): 257–65

Linde K et al. (2001): Systematic reviews of complementary therapies – an annotated bibliography. Part 1: Acupuncture. BMC Complement Altern Med; 1(1): 3

Mann F: Reinventing Acupuncture, A New Concept of Ancient Medicine, Harcourt Publishers Ltd, Oxford 1992

Melzack R, Stillwell DM, Fox EJ (1977): Trigger points and acupuncture points for pain: correlations and implications. Pain 3(1): 3–23

Pothmann R, Weigel A, Stux G (1980): Frozen Shoulder: Differential Acupuncture Therapy with point ST-38. Am J Acupuncture. 8(1): 65–69

Rabischon P et al. (1975): Bases experimentales de l'analgesie acupucturale. Nouv Presse Med 4 2021–2026

Vickers AJ (1996): Can acupuncture have specific effects on health? A systematic review of acupuncture antiemesis trials. J Roy Soc Med 89: 303–311

Wang KM et al. (1985): A study on the characteristics of needling sensation and groups of afferent fibres. Scientica Sinica (Series B) 28(9): 963–71

8 Weitere Therapieverfahren der TCM

8.1 Chinesische Arzneitherapie 253
8.2 Chinesische Diätetik 264
8.3 Tuina 272
8.4 Qigong 283

8.1 Chinesische Arzneitherapie
Jürgen Mücher

Definition/Grundlagen

▸▸ **Anwendung der chinesischen Arzneitherapie im Ursprungsland und im Westen**

Der Einsatz von pflanzlichen, tierischen und mineralischen Substanzen zur Krankenbehandlung auf der Grundlage einer rationalen Naturerkenntnis ist in China seit ca. 300 v. Chr. überliefert. Damit ist die chinesische Arzneitherapie etwa genauso alt wie die Akupunktur. Bereits in der Arzneimittellehre des „Göttlichen Landmanns" (*shen nong ben cao*, 1. od. 2. Jh. n. Chr.) wurden 365 Arzneimittel mit Angaben zu Geschmack, Temperaturverhalten und Toxizität aufgeführt.

221 n. Chr. erschien das erste klinische Werk der TCM, die Abhandlung über schädigende Kälte *(shang han lun)* von *Zhang Zhong-Jing*, der außeninduzierte Erkrankungen nach Stadien und Erscheinungsformen weiter differenzierte und damit die Grundlagen für die seither in der chinesischen Arzneitherapie übliche Diagnostik und Therapie von Syndrommustern legte. Eine große Anzahl der von Zhang entwickelten Rezepturen, darunter auch einige wichtige zur Behandlung von Schmerzen, gehört nach wie vor zum Basisrepertoire chinesischer Arzneitherapeuten.

Heutzutage werden in China die weitaus meisten TCM-Behandlungen mit traditionellen und modernen Arzneimittelrezepturen durchgeführt. Demgegenüber ist diese Art der Therapie im Westen und insbesondere in Deutschland bei weitem noch nicht so verbreitet wie die Akupunktur. Gründe dafür sind neben dem Umfang der erforderlichen Weiterbildung auch die nach westlichen pharmakologischen Standards noch unvollständige Monografierung der chinesischen Arzneimittel und damit verbunden Unklarheiten über das Ausmaß eventueller unerwünschter Arzneimittelwirkungen. Dennoch gewinnt die Methode mittlerweile eine zunehmend große Anhängerschaft, insbesondere unter den fortgeschrittenen Akupunkturtherapeuten. Die Gründe dafür sind, bezogen auf die Schmerztherapie, vor allem:

- die mögliche Aktivierung zusätzlicher Heilungs-Ressourcen durch die innerliche Verabreichung von Arzneimitteln
- die oft unzureichende Wirksamkeit der Akupunktur als Monotherapie bei Schmerzen in Verbindung mit Mangel- und Erschöpfungszuständen oder chronischen Systemerkrankungen
- die Möglichkeit einer innerlichen Behandlung ohne Wechsel des diagnostischen Bezugssystems, da die Ableitung einer chinesischen Arzneirezeptur unmittelbar aus der evtl. bereits für die Akupunkturtherapie erstellten Syndrommusterdiagnose möglich ist.

▸▸ **Die therapeutischen Eigenschaften chinesischer Arzneimittel**

Die chinesische Medizin beschreibt die therapeutische Wirkung ihrer Arzneimittel mit Hilfe von deren Temperaturverhalten, Geschmack, Wirkrichtung und Leitbahnaffinität. Diese Qualifikationen werden ihnen entweder aufgrund sinnlicher Wahrnehmung bei der Einnahme oder im Rückschluss entsprechend ihrer Wirkung auf bestimmte Krankheitssymptome zugeschrieben. Das heißt:

- Das Temperaturverhalten (heiß, warm, neutral, kühl oder kalt) beschreibt entweder die Empfindungen

von Erwärmung oder Abkühlung, die der Patient nach der Einnahme eines Arzneimittels wahrnimmt oder dessen kühlende bzw. wärmende Wirkung auf die Hitze- bzw. Kältesymptomatik einer Krankheit. In der Schmerztherapie sind daher die Patientenangaben bezüglich einer Beeinflussung ihrer Schmerzen durch Kälte oder Wärme von großer Bedeutung für die Arzneiauswahl.
- Der Geschmack beschreibt entweder die gustatorische Empfindung bei der Einnahme eines Arzneimittels oder er wird ihm aufgrund spezifischer therapeutischer Wirkungen zugeschrieben. Genau wie in der chinesischen Diätetik wirkt:
  – Scharfes   zerstreuend und/oder bewegend
  – Saures   zusammenziehend und/oder adstringierend
  – Süßes   auffüllend und/oder entspannend
  – Bitteres   ableitend und/oder trocknend
  – Salziges   aufweichend und/oder abführend
  – Blandes   diuretisch und/oder antiödematös.

Dementsprechend wirken insbesondere scharfe Arzneimittel häufig direkt analgetisch, während bestimmte süße Arzneimittel über ihre spasmolytische Komponente zur Schmerzstillung beitragen.
- Die Wirkrichtung (aufwärts, oberflächlich, abwärts, tief) beschreibt die Art und Dynamik der organismischen Prozesse, die durch ein Arzneimittel ausgelöst werden und den Ort, an dem sich diese entfalten.
- Die Leitbahnaffinität bezieht sich auf die *Zang* und *Fu* (Organ-Funktionskreise) bzw. die Leitbahnen, die im Sinne der TCM durch das jeweilige Arzneimittel besonders beeinflusst werden. Arzneimittel, deren Affinität zu bestimmten Leitbahnen besonders ausgeprägt ist, können als „Führerarzneien" ganze Rezepturen auf diese Leitbahnen oder Körperteile ausrichten. Die wichtigsten sind im Folgenden aufgeführt:
  – *Taiyang:* Rhiz. seu Rad. Notopterygii, (Rad. et) Rhiz. Ligustici
  – *Yangming:* Rhiz. Cimicifugae, Rad. Angelicae dahuricae , Gypsum
  – *Shaoyang:* Rad. Bupleuri
  – *Taiyin:* Rhiz. Cimicifugae
  – *Shaoyin:* Herba (cum Rad.) Asari
  – *Jueyin:* Fruct. Evodiae, Rad. (Ligustici) Chuanxiong
  – Oberer Erwärmer: Cort. Lycii (Radicis)
  – Mittlerer Erwärmer: Pericarp. Citri reticulatae viride
  – Unterer Erwärmer: Rad. lateralis Aconiti praep.
  – Knochen und Mark: Rhiz. Drynariae
  – Untere Extremitäten: Rad. Cyathulae.

Methodik/Anwendung

Die lege artis durchgeführte chinesische Arzneitherapie erfolgt auf der Grundlage sowohl einer **Krankheitsdiagnose** als auch einer **Syndrommusterdiagnose**, welche unter Berücksichtigung der festgestellten Krankheitsursachen und der jeweiligen Krankheitsdynamik erstellt wird. Dies ist in der Akupunktur nicht unbedingt erforderlich, da diese auch traditionell durchaus rein krankheits- und symptomorientiert erfolgen kann und dementsprechend die Punktauswahl dann auch direkt aus der Krankheitsdiagnose abgeleitet werden kann.

Im Unterschied dazu ist es für den chinesischen Arzneitherapeuten von entscheidender Wichtigkeit, sich vor der Rezepturauswahl erst über die therapeutischen Strategien klar zu werden, mit denen das gestörte organismische Gleichgewicht des Patienten wiederhergestellt werden soll. Diese so genannten **Behandlungsprinzipien** werden weiter unten (S. 255) näher erläutert.

Mit entscheidend für den Behandlungserfolg ist aber auch die Berücksichtigung der konkreten Krankheit, als die sich das Syndrommuster manifestiert. So macht es therapeutisch sehr wohl einen Unterschied, ob z. B. eine Nieren-*Yang*-Leere als Kopfschmerz, Rückenschmerz, generalisierter Gelenkschmerz oder etwa als Regelschmerz in Erscheinung tritt.

Die zur Umsetzung der Behandlungsprinzipien benötigten Arzneimittel werden in einer **Rezeptur** zusammengefasst, die die zugrunde liegende Diagnose mit Hilfe einer gut abgestimmten Kombination verschiedener Arzneimittelwirkungen widerspiegelt. Im Unterschied zu anderen Therapiemethoden, die der Vielfalt möglicher Krankheiten durch die Auswahl einer Monosubstanz aus einem besonders großen Arsenal von Heilmitteln gerecht werden, handelt es sich bei der Chinesischen Arzneitherapie also um eine **Polypharmakotherapie**.

Die bei klinischer Anwendung der chinesischen Arzneitherapie verwendeten Rezepturen werden in der Regel nicht ad hoc – quasi „freihändig" – aus Einzelsubstanzen zusammengesetzt. Die chinesischen Ärzte greifen vielmehr meist auf bewährte Rezepturen zurück, die in klinischen Handbüchern oder Rezeptursammlungen zu finden sind, und modifizieren sie entsprechend den individuellen Gegebenheiten des Patienten. Diese Rezepturen stammen in der Regel aus klassischen Quellen und haben sich derart oft in der Praxis bewährt, dass sie zu therapeutischen Standards geworden sind. Sie zeichnen sich meist durch eine komplexe, oft dialektische Komposition aus, bei der das harmonische Zusammenwirken der verschiedenen Arzneien deren Wirkungen verstärkt bzw. ergänzt und gleichzeitig das Auftreten von unerwünschten Wirkungen minimiert.

Der im Laufe der Zeit auftretenden Veränderung des Krankheitsspektrums wird durch eine ständige Ergänzung dieses gemeinsamen Fundus an Rezepturen Rechnung getragen. Ob eine neu entwickelte Rezeptur in diesen Fundus aufgenommen wird, ergibt sich aufgrund ihrer Bewährung in der klinischen Praxis. Klassische Rezepturen enthalten meist zwischen 5 und 15, zeitgenössische bis zu 25 Arzneimittel.

Die Auswahl der jeweiligen Basisrezeptur in einer bestimmten klinischen Situation wird meist durch das ursächlich zugrunde liegende Syndrommuster bestimmt. Sekundär am Krankheitsgeschehen beteiligten Syndromen wird, falls erforderlich, durch Ergänzung (und ggf. Weglassung) geeigneter Arzneimittel Rechnung getragen.

Behandlungsprinzipien

Krankheit wird in der Chinesischen Medizin als ein Prozess verstanden, in dem eine Vielzahl von Einflussfaktoren zum Tragen kommen. Verschiedenste organismische Funktionen können geschwächt oder aus dem Gleichgewicht geraten sein. Gleichzeitig können unterschiedliche pathogene Faktoren aufgrund dieser Fehlfunktionen entstehen oder von außen in den Organismus eindringen. Diesem komplexen Geschehen begegnet die chinesische Arzneitherapie mit ebenso komplexen therapeutischen Strategien. Dabei werden für jedes zu behandelnde Syndrommuster ein oder mehrere Behandlungsprinzipien formuliert, die dann auch durch eine entsprechende, bei Bedarf modifizierte Rezeptur möglichst in ihrer Gesamtheit abgedeckt werden sollten.

Die in der Schmerztherapie besonders gebräuchlichen Behandlungsprinzipien lassen sich wie folgt charakterisieren:

Wind verteilen und Kälte zerstreuen *(shu feng san han)*
- Behandelt Schmerzen aufgrund von Wind-Kälte, z. B. akute bzw. anfallsartige Kopf- und Gesichtsschmerzen sowie wandernde bzw. zugluftbedingte, oft generalisierte Muskel- oder Gelenkschmerzen.
- Verwendet werden scharfe, warme Arzneimittel wie Herba Ephedrae, Ram. Cinnamomi, Rad. Saposhnikoviae/Ledebouriellae und Rhiz. seu Rad. Notopterygii.
- Repräsentative Rezeptur: **ma huang tang** (Ephedra-Abkochung, Chinesische Arzneirezepturen und Behandlungsstrategien, CAB S. 29, Bensky 1996) oder evtl. **chuan xiong cha tiao san** (Teevermischtes Chuanxiong-Pulver, CAB S. 49)

Wind verteilen und Hitze klären *(shu feng qing re)*
- Behandelt Schmerzen aufgrund von Wind-Hitze, z. B. akute bzw. anfallartige Kopf- und Gesichtsschmerzen, Halsschmerzen, Augenschmerzen oder Zahnschmerzen.
- Verwendet werden scharfe, kühle Arzneimittel wie Herba Menthae, Flos Chrysanthemi, Fruct. Viticis und Rad. Puerariae.
- Repräsentative Rezeptur: **sang ju yin** (Morus-Chrysanthemum-Brühe, CAB S. 42)

Hitze klären und Feuer ableiten *(qing re xie huo)*
- Behandelt Schmerzen aufgrund von Innerer Hitze bzw. Feuer, z. B. Kopf-/Gesichtsschmerzen, Augen-, Ohren-, Zahn-, Hals- oder Magenschmerzen.
- Verwendet werden meist bittere, kalte Arzneimittel wie Fruct. Gardeniae, Spica Prunellae, Rad. Scutellariae, Rhiz. Coptidis, Cort. Phellodendri und Rad. Gentianae *(Longdancao)*.
- Repräsentative Rezeptur: **long dan xie gan tang** (Gentiana-Leber-Ableitungs-Abkochung, CAB S. 102), **bai hu tang** (Weißer-Tiger Abkochung, CAB S. 72)

Kälte zerstreuen und Feuchtigkeit austreiben *(san han qu shi)*
- Behandelt Schmerzen durch Kälte-Feuchtigkeit, z. B. Kopfschmerzen, Lumbalgien oder Dysmenorrhö.
- Verwendet werden scharfe, bittere, warme und/oder aromatische und/oder blande Arzneimittel wie Rhiz. Atractylodis, Cort. Magnoliae, Herba Agastaches seu Pogostemi, Fruct. Amomi, Poria und Sem. Coicis.
- Repräsentative Rezeptur: **wu ling san** (Poria-Fünf-Pulver, CAB S. 188) oder **huo xiang zheng qi san** (Agastache-Aufrechtes-Qi-Pulver, CAB S. 198)

Hitze klären und Feuchtigkeit austreiben *(qing re qu shi)*
- Behandelt Schmerzen durch Feuchtigkeit-Hitze, z. B. abdominelle Schmerzen, Dysurie, Dysmenorrhö, Lumbalgien bzw. Lumbo-Ischialgien oder Zoster.
- Verwendet werden bittere, kalte (in Kombination mit aromatischen oder blanden) Arzneimittel wie Rad. Scutellariae, Fruct. Gardeniae, Herba Artemisiae scopariae, Cort. Phellodendri, Rhiz. Coptidis und Caulis Clematidis armandii.
- Repräsentative Rezeptur: *long dan xie gan tang* (Gentiana-Leber-Ableitungs-Abkochung, CAB S. 102) oder *er miao san* (Zwei-Wunderbare-Pulver, CAB S. 213)

Wind-Feuchtigkeit verteilen, Kälte zerstreuen und (schmerzhafte) Blockade bewegen *(qu feng san han xing bi)*
- Behandelt Schmerzen aufgrund von (schmerzhafter) Blockade *(bi)* durch Wind-Kälte-Feuchtigkeit, z. B. rheumatoide oder andere witterungsbeeinflusste Muskel-, Sehnen- oder Gelenkschmerzen, Gicht oder Lumbalgien bzw. Lumbo-Ischialgien.
- Verwendet werden aromatische, scharfe, warme Arzneimittel wie Rad. Angelicae pubescentis, Rad. Clematidis und Fruct. Chaenomelis.
- Repräsentative Rezeptur: für akute Fälle *juan bi tang* (Blockade-Befreiungs-Abkochung, CAB S. 222), für chronische Fälle *du huo ji sheng tang* (Angelica pubescens-Taxillus-Abkochung)

Wind-Feuchtigkeit verteilen, Hitze klären und schmerzhafte Blockade bewegen *(qu feng shi qing re xing bi)*
- Behandelt Schmerzen aufgrund von (schmerzhafter) Hitze-Blockade *(re bi)*, z. B. akut entzündliche oder aktivierte rheumatoide oder andere Muskel-, Sehnen- oder Gelenkschmerzen sowie Kollagenosen, akute Gichtanfälle oder rheumatisches Fieber.
- Verwendet werden scharfe oder bittere, kühle Arzneimittel wie Rad. Gentianae macrophyllae, Ram. Mori und Herba Siegesbeckiae.
- Repräsentative Rezeptur: *gui zhi shao yao zhi mu tang* (Cinnamomum-Paeonia-Anemarrhena-Abkochung, CAB S. 226)

Das Innere wärmen und Kälte austreiben *(wen li qu han)*
- Behandelt Schmerzen durch Kälte-Akkumulation im Inneren, z. B. im Magen (Gastritis, Ulcera ventriculi) oder Abdomen (Ulcera duodeni, Colon irritabile).
- Verwendet werden scharfe, heiße Arzneimittel wie Rad. lateralis Aconiti praep., Ram. oder Cort. Cinnamomi und Fruct. Evodiae.
- Repräsentative Rezeptur: *li zhong wan* (Mitten-Regulierungs-Pille, CAB S. 239) oder *wu zhu yu tang* (Evodia-Abkochung, CAB S. 242)

Die Leitbahnen wärmen und Kälte zerstreuen *(wen jing san han)*
- Behandelt Schmerzen durch einen Kälte-Angriff auf die Leitbahnen z. B. bei Erfrierungen, M. Raynaud oder Thrombangiitis obliterans.
- Verwendet werden scharfe, warme bzw. heiße Arzneimittel wie Rad. lateralis Aconiti praep., Ram. Cinnamomi und Herba (cum Rad.) Asari.
- Repräsentative Rezeptur: *dang gui si ni tang* (Angelica-Vier-Gegenläufigkeiten-Abkochung, CAB S. 236)

Den von der Leber ausgehenden freien Fluss fördern und das Qi ordnen *(shu gan li qi)*
- Behandelt Schmerzen durch Obstruktion und Verknotung (bzw. Stagnation) des Leber-*Qi*, z. B. Fibromyalgie, Intercostalneuralgie, Magenschmerzen, abdominelle Schmerzen, Gallenkoliken, Dysurie oder Dysmenorrhö.
- Verwendet werden scharfe (auch aromatische), meist warme Arzneimittel wie Rhiz. Cyperi, Rad. Bupleuri, Pericarp. Citri reticulatae viride, Rad. Aucklandiae, Rad. Linderae und Fruct. (Meliae) Toosendan.
- Repräsentative Rezeptur: *chai hu shu gan san* (Bupleurum-Leber-Fluss-Förder-Pulver, CAB S. 160) oder *xiao yao san* (Freiheit- und Ungezwungenheit-Pulver, CAB S. 161)

Akkumulation von Nahrung abbauen und Stagnation weiterleiten *(xiao shi dao zhi)*
- Behandelt Schmerzen durch Stagnation von Nahrung im Verdauungstrakt, z. B. Magenschmerzen, abdominelle Schmerzen, Gallenkoliken, evtl. auch Kopfschmerzen.
- Verwendet werden süße, evtl auch scharfe, neutrale Arzneimittel wie Fruct. Crataegi, Massa Fermentata, Fruct. Hordei germinatus und Sem. Raphani.
- Repräsentative Rezeptur: *bao he wan* (Harmonie-Bewahrungs-Pille, CAB S. 500)

Stase austreiben, das Blut beleben *(qu yu huo xue)*
- Behandelt Schmerzen durch Blut-Stase, die – oft posttraumatisch – überall im Körper auftreten können, einen stechenden, umschriebenen, ortsfesten Charakter haben und oft mit tastbaren Verhärtungen und/oder Blutungen einhergehen.

- Verwendet werden meist scharfe und/oder bittere Arzneimittel wie Rad. (Ligustici) Chuanxiong, Rad. Salviae miltiorrhizae, Rad./Tub. Curcumae, Herba Leonuri, Sem. Persicae, Flos Carthami und Rad. Paeoniae rubrae.
- Repräsentative Rezeptur: *tao hong si wu tang* (Persica-Carthamus-Vier Substanzen-Abkochung, CAB S. 276)

Feuchtigkeit trocknen und Schleim umwandeln *(zao shi hua tan)*
- Behandelt Schmerzen durch Schleim-Feuchtigkeit bzw. Schleim-Trübung z. B. Kopfschmerzen oder Angina pectoris. (Das Syndrommuster kann auch als Komplikation bei therapieresistenten chronifizierten Wirbelsäulen- und Gelenkerkrankungen auftreten.)
- Verwendet werden bittere, meist warme Arzneimittel wie Rhiz. Pinelliae, Rhiz. Arisaematis, Flos Inulae, Sem. Sinapis und Exocarp. rubrum Citri (erythrocarpae).
- Repräsentative Rezeptur: *er chen tang* (Zwei-Abgelagerte-Abkochung, CAB S. 472) oder *qing shi hua tan tang* (Feuchtigkeit-Klärungs-Schleim-Umwandlungs-Abkochung, CAB S. 474)

Den Geist sedieren und beruhigen *(zhen an shen)*
- Behandelt Schmerzen durch Unruhe des Geistes, d. h. solche, die durch psychische Übererregbarkeit entstanden sind oder verschlimmert werden. Auch falls dies nicht der Fall ist, kann die Beruhigung des Geistes ein wichtiger Aspekt einer Schmerzbehandlung sein, da nach dem Inneren Klassiker des Gelben Kaisers ein friedliches Herz (und damit ein friedlicher Geist) Schmerzen unbedeutend erscheinen lässt. Arzneimittel zur Beruhigung des Geistes beeinflussen demnach in erster Linie das Schmerzerleben.
- Verwendet werden entweder salzige, kalte oder süße, neutrale Arzneimittel wie Fossilia Ossis Mastodi/Os Draconis, Margarita, Sem. Zizyphi spinosae, Cort. Albiziae und Caulis Polygoni.
- Repräsentative Rezeptur: *chai hu jia long gu mu li tang* (Bupleurum-Drachenknochen-Austernschalen-Abkochung, CAB S. 427) oder *gan mai da zao tang* (Glycyrrhiza-Triticum-Jujuba-Abkochung, CAB S. 422)

Inneren Wind besänftigen und auslöschen *(ping xi nei feng)*
- Behandelt Schmerzen durch sich im Inneren bewegenden Leber-Wind wie Migräne und andere anfallsartige Kopfschmerzen, auch im Zusammenhang mit hohem Blutdruck.
- Verwendet werden meist salzige oder süße, eher kühle oder kalte Arzneimittel wie Rhiz. Gastrodiae, Ram. cum Uncis Uncariae, Concha Haliotidis und Scorpio (Buthus martensi).
- Repräsentative Rezeptur: *zhen gan xi feng tang* (Leber-Sedierungs-Wind-Auslöschungs-Abkochung, CAB S. 441) oder *tian ma gou teng yin* (Gastrodia-Uncaria-Brühe, CAB S. 444)

Das *Qi* auffüllen *(bu qi)*
- Behandelt (in der Regel chronische) Schmerzen durch *Qi*-Leere, d. h. solche, die mit Müdigkeit und Funktionsschwäche einhergehen, z. B. Kopfschmerzen, rheumatoide Schmerzen, abdominelle Schmerzen oder Dysurie.
- Verwendet werden süße, warme Arzneimittel wie Rad. Ginseng, Rad Codonopsis, Rad. Astragali, Rad. Atractylodis macrocephalae und Rad. Glycyrrhizae praep.
- Repräsentative Rezeptur: *bu zhong yi qi tang* (Mitten-Auffüllungs-Qi-Mehrungs-Abkochung, CAB S. 266)

Das Blut auffüllen *(bu xue)*
- Behandelt (in der Regel chronische) Schmerzen durch Blut-Leere, z. B. Kopfschmerzen, Lumbalgien oder postpartale abdominelle Schmerzen.
- Verwendet werden süße und warme Arzneimittel wie Rad. Angelicae sinensis, Rad. Paeoniae albae/lactiflorae und Rad. Rehmanniae praep.
- Repräsentative Rezeptur: *si wu tang* (Vier-Substanzen-Abkochung, CAB 274)

Das *Yang* auffüllen *(bu yang)*
- Behandelt (in der Regel chronische) Schmerzen durch *Yang*-Leere mit daraus entstehender Leere-Kälte, z. B. Kopfschmerzen, Lumbalgien, Angina pectoris, abdominelle Schmerzen, Dysmenorrhö oder Dysurie.
- Verwendet werden süße, z. T. auch scharfe, warme Arzneimittel wie Cornu Cervi, Rad. Morindae, Rad. Eucommiae und Herba Epimedii.
- Repräsentative Rezeptur: *you gui wan* (Rechts-Wiederherstellungs-Pille, CAB S. 310)

Das *Yin* auffüllen *(bu yin)*
- Behandelt (in der Regel chronische) Schmerzen durch *Yin*-Leere evtl. mit daraus entstehendem Leere-Feuer, z. B. Kopfschmerzen, Zahnschmerzen, Halsschmerzen Lumbalgie, Angina pectoris oder Dysurie.

- Verwendet werden: süße, evtl. auch salzige, kühle Arzneimittel wie Rad. Glehniae, Rad./Tub. Ophiopogonis, Fruct. Lycii und Carapax Trionychis/Amydae sinensis.
- Repräsentative Rezeptur: *liu wei di huang wan*. (Rehmannia-Sechs-Geschmäcker-Pille, CAB S. 291) bzw. *zhi bai di huang wan* (Anemarrhena-Phellodendron-Rehmannia-Pille, CAB S. 293).

Indikationen/Kontraindikationen

▸▸ Belegte Indikationen der chinesischen Arzneitherapie

Die chinesische Arzneitherapie ist das Kernstück eines Heilkundesystems, das bis vor 200 Jahren das gesamte Krankheitsspektrum einer kulturell hoch stehenden Nation abdeckte. Dementsprechend existieren arzneitherapeutische Behandlungsansätze für jede denkbare Gesundheitsstörung. Dies trifft auch heutzutage noch zu, weil die Flexibilität der chinesischen Syndrommusterdiagnostik und Krankheitslehre auch die Entwicklung therapeutischer Strategien für im klassischen China unbekannte Gesundheitsstörungen ermöglicht.

Diese Tatsache erlaubt allerdings keinen Rückschluss auf die konkrete Wirksamkeit einer so konzipierten Behandlung, da die Syndrommusterdiagnostik – anders als die Krankheitsdiagnostik – nur sehr eingeschränkte Aussagen über die Prognose einer bestimmten Gesundheitsstörung unter eben dieser Behandlung ermöglicht. So kann eine als Blut-Stase differenzierte Dysmenorrhö rein funktionellen Ursprungs und damit einer Behandlung mit chinesischer Arzneitherapie gut zugänglich sein. Sie kann aber auch – bei mehr oder weniger identischer Symptomatik – auf ein Krebsgeschehen im gynäkologischen Raum hindeuten.

Klinische Studien zur Wirkung der chinesischen Arzneitherapie bei definierten westlichen Krankheitsbildern gibt es in China vereinzelt seit etwa 1960, in größerem Umfang aber erst seit etwa 1980. Diese Studien sind meist nicht randomisiert oder verblindet und sind auch aufgrund untypisch hoher Effektivitätsraten nur sehr begrenzt als Grundlage für eine Auflistung gesicherter Indikationen geeignet. Leider steckt die westliche Forschung zu diesem Thema – anders als zur Akupunktur – noch in ihren Anfängen, insbesondere was die Schmerztherapie betrifft. Immerhin dokumentieren eine Reihe von Studien (s.u.) positive Effekte der chinesischen Arzneitherapie bei folgenden Indikationen:
- Migräne
- Trigeminusneuralgie
- Arthroseschmerzen
- Schmerzen bei rheumatoider Arthritis
- Krebsschmerzen.

Bei einigen Arzneimitteln (z. B. Rhiz. Corydalis (Yanhusuo), Myrrha, Gummi Olibanum, Rad. Angelicae pubescentis, Rad. Gentianae macrophyllae) ist eine direkte analgetische Wirksamkeit in Bezug auf den Bewegungsapparat und/oder innere Organe nachgewiesen. Dennoch liegt die Hauptwirkung der chinesischen Arzneitherapie bei Schmerzerkrankungen wohl eher in einer Normalisierung gestörter organismischer Funktionen. Ihre am besten abgesicherten Indikationen sind daher zum gegenwärtigen Zeitpunkt sicherlich Schmerzen funktioneller Genese. Objektivierbare Funktionsverbesserungen lassen sich – neben positiven Veränderungen des klinischen Bildes – insbesondere bei folgenden schmerzhaften Erkrankungen nachweisen:
- Rheumatoide Arthritis (Verringerung diverser Entzündungsmarker im Blut)
- Angina pectoris (Verbesserung der koronaren Durchblutung und des EKG-Bildes)
- Cholelithiasis (Beschleunigung des Gallenflusses und der Steinausscheidung)
- Funktionelle Magen-Darm-Erkrankungen (Normalisierung der Peristaltik, Spasmolyse)
- Diabetische Neuropathie (Verbesserung der Nervenleitfähigkeit)
- Thrombangiitis obliterans (Verbesserung der Durchblutung).

Darüber hinaus gibt es aber auch Hinweise, dass manifeste Gewebe- bzw. Organveränderungen zumindest in begrenztem Ausmaß einer Therapie mit chinesischen Arzneimitteln zugänglich sind, insbesondere, wenn es dabei im Sinne der TCM um die Umwandlung von Blut- und/oder Schleim-Stasen geht. Derartiges Erkenntnismaterial existiert auch für eine Reihe schmerzhafter Erkrankungen, vor allem für folgende Beschwerdebilder:
- Traumata (Beschleunigung der Knochenheilung)
- Chronische Gastritis (endoskopisch: Reduktion dysplastischer Schleimhautveränderungen)

- Chronisch-entzündliche Darmerkrankungen (endoskopisch: beschleunigte Abheilung)
- Mastopathie (sonographisch: Verschwinden zystisch-fibrotischer Veränderungen)
- Uterusmyome (sonographisch: Größenreduktion, evtl. auch Verschwinden)
- Endometriose (sonographisch: Größenreduktion der Herde)
- Zoster (beschleunigte Abheilung der Läsionen)
- Thrombotische Vaskulitis (Auflösung von Thromben).

Recht gut dokumentiert sind die positiven Effekte der chinesischen Arzneitherapie als Begleitmedikation in der Krebstherapie zur Verbesserung der Lebensqualität und der Immunfunktion. Außerdem kann sie unerwünschte Wirkungen von Chemotherapie und Radiatio sowohl auf das Verdauungs- als auch auf das hämatopoetische System reduzieren (Pan, Mingji 1992).

Nicht zuletzt verfügt die chinesische Arzneitherapie auch über eine Reihe von sehr wirksamen psychisch ausgleichenden Behandlungskonzepten, die sich bei fast allen Schmerzstörungen mit psychosomatischen Anteilen als therapeutisch hilfreich erweisen (Flaws und Lake 2001).

▸▸ Wirkungs- und Anwendungsvergleich mit der Akupunktur

Aus der Analyse der Literatur und der Praxis in chinesischen Akupunktur- und TCM-Abteilungen wird deutlich, dass die Bedeutung der chinesischen Arzneitherapie bei der Behandlung skeletomuskulärer Erkrankungen sowie nicht vasculär bedingter Kopfschmerzen weit geringer ist als die der Akupunktur, deren schnelle und gezielte analgetische Wirksamkeit bei diesen Indikationen besonders gut zum Tragen kommt. Chinesische Arzneimittel kommen in solchen Fällen dann als Ergänzung (oder evtl. als Ersatz) in Betracht, wenn die Schmerzen multilokulär und/oder aufgrund der Unheilbarkeit des Grundleidens chronisch sind.

Bei der Behandlung von Schmerzen durch innere Funktionsstörungen steht die chinesische Arzneitherapie meist gleichwertig neben der Akupunktur und wird in einigen Fällen, z. B. bei bestimmten Systemerkrankungen, auch als primäre TCM-Therapiemethode eingesetzt. Im Sinne der Syndrommusterdifferenzierung empfiehlt sich dieses Vorgehen vor allem bei Leeremustern (insbesondere von Blut und *Yin*) sowie bei Vorliegen von Feuchtigkeit, Schleim und/oder Blutstase. In vielen, vor allem chronischen Fällen ist es sinnvoll, chinesische Arzneitherapie und Akupunktur in Kombination oder alternierend einzusetzen.

▸▸ Kontraindikationen

Kontraindiziert ist die chinesische Arzneitherapie als Methode dann, wenn ihr Einsatz die Anwendung einer aufgrund der vorliegenden Evidenz besser geeigneten Therapie verzögern, behindern oder sogar unmöglich machen würde. Eine relative Kontraindikation besteht auch dann, wenn:

- der Patient aufgrund von Organstörungen oder bekannter Idiosynkrasie die Wirkstoffe der verabreichten Drogen nicht oder nur unzureichend metabolisieren kann, so dass toxische Reaktionen zu befürchten sind (siehe folgender Abschnitt).
- Aufgrund von multiplen Allergien oder Überempfindlichkeiten die Gefahr einer allergischen oder sonstigen Überempfindlichkeitsreaktion auf das komplexe Wirkstoffgemisch einer chinesischen Arzneirezeptur zu befürchten ist.
- Aufgrund der Behandlung mit chemisch definierten Arzneimitteln von hoher Wirksamkeit und geringer therapeutischer Breite die Gefahr von negativen Interaktionseffekten besteht. Dies gilt nicht für Kombinationen, deren klinische Wirksamkeit und Unbedenklichkeit sich in der praktischen Anwendung erwiesen hat (z. B. in der Krebsbehandlung).
- Eine chinesische Arzneimittelverschreibung ohne Kenntnis der Krankheitsdynamik und der beteiligten pathogenen Faktoren im Sinne der TCM erfolgt. Während viele Akupunkteure von einer (durchaus nicht unumstrittenen, gegenteilige Befunde finden sich z. B. bei: Bäcker M. et al. 2004) per se homöostatischen, auf das normale Funktionsgleichgewicht gerichteten Wirkung einer moderaten Akupunkturbehandlung ausgehen, kann dies von der chinesischen Arzneitherapie grundsätzlich nicht angenommen werden. Eine Behandlung mit chinesischen Arzneimitteln wird vielmehr mit ziemlicher Sicherheit funktionelle Entgleisungen verschlimmern, wenn sie im Sinne der TCM grundlegend falsch konzipiert ist.

Darüber hinaus ist der Einsatz bestimmter Arzneimittel oder Arzneimittelgruppen dann kontraindiziert, wenn:

- spezifische Allergien oder Kreuzreaktionen bekannt sind.
- bei bestehender Antikoagulation bestimmte blutbelebende oder blutstillende Arzneimittel den Gerinnungsstatus verändern könnten.
- mögliche unerwünschte Wirkungen eines chinesischen Arzneimittels auf belastete oder vorgeschädigte Zielorgane treffen würden.
- sie eine abwärts gerichtete bzw. muskelrelaxierende oder wehenfördernde Wirkung haben und dadurch eine bestehende Schwangerschaft gefährden könnten.
- sie bei schwangeren Frauen oder stillenden Müttern angewendet werden, ohne dass ihre Unbedenklichkeit für das Kind gesichert ist.
- sie mit bestimmten anderen, im Sinne der TCM inkompatiblen Arzneimitteln kombiniert werden, ohne dass dies aufgrund der speziellen Krankheitsdynamik begründbar wäre.

Aus diesen Gründen ist die genaue Kenntnis der spezifischen Kontraindikationen und Inkompatibilitäten – entsprechend den Angaben einer guten Arzneimittellehre – für **jedes** verwendete chinesische Arzneimittel unerlässlich. Dies gilt sowohl in Bezug auf die naturwissenschaftliche Medizin als auch auf die TCM.

Nebenwirkungen

Erfassung und Prävalenz von unerwünschten Arzneimittelwirkungen

Die chinesische Materia Medica enthält neben milden und nebenwirkungsarmen Mitteln (Mite-Phytotherapeutica nach R. F. Weiß [1980]) auch rasch, intensiv und zum Teil drastisch wirksame Arzneisubstanzen (Forte-Phytotherapeutika nach R. F. Weiß), die, genau wie westliche Arzneimittel, vorhersehbare und unvorhersehbare unerwünschte Reaktionen auslösen und je nach Dosierung auch toxische Effekte hervorrufen können. Soweit diese mit Hilfe der sinnlichen, nicht apparativen chinesischen Diagnostik erkannt werden können, sind sie auch Teil des über 2000 Jahre angesammelten Erfahrungswissens der TCM. Dies hat unter anderem dazu geführt, dass sehr effektive pharmazeutische Verarbeitungsmethoden zur Verringerung oder Beseitigung dieser Nebenwirkungen entwickelt worden sind.

Nach westlichen pharmakotherapeutischen Standards ist die Monografierung von chinesischen Einzeldrogen und ihren Kombinationen allerdings noch unvollständig, vor allem auch bezüglich der systematischen Erfassung unerwünschter Arzneimittelwirkungen. Dementsprechend kann in diesem Zusammenhang momentan auch noch nicht das gleiche Ausmaß an Arzneimittelsicherheit garantiert werden, wie es für westliche Phytotherapeutika üblich ist. Immerhin gibt es mittlerweile in England eine zentrale Stelle zur Erfassung von Nebenwirkungen der chinesischen Arzneitherapie und auch in Deutschland werden entsprechende Ansätze unter Verwendung eines standardisierten Fragebogens entwickelt[1].

Die Prävalenz unerwünschter Wirkungen bei der Anwendung der chinesischen Arzneitherapie beträgt nach einer australischen Untersuchung (Bensoussan und Myers 1996) etwa 4,2 Ereignisse pro 1000 Konsultationen, wobei ein signifikanter Unterschied gefunden wurde zwischen Praktikern, die eine lange und solchen, die nur eine kurze Ausbildung in TCM abgeschlossen hatten.

Als häufigste unerwünschte Wirkungen werden gastrointestinale Symptome wie Völlegefühl, Übelkeit, Erbrechen, Durchfall und abdominelle Schmerzen genannt. Diese sind gerade bei der erstmaligen Gabe einer Arzneimittelrezeptur oft vorübergehender Natur und verschwinden dann nach wenigen Tagen. Ein durchfälliger Stuhlgang kann in bestimmten Fällen als Ausleitungsphänomen für eine begrenzte Zeit toleriert werden.

Wie andere Arzneimittel können auch die in der TCM gebräuchlichen Drogen allergische, insbesondere urtikarielle Reaktionen hervorrufen. Dies ist insbesondere von Cort. Cinnamomi (cassiae) und Artemisia spp. bekannt.

Das Problem der Hepato- und Nephrotoxizität

Ein ernst zu nehmendes Problem sind toxische Leberschäden vorwiegend metabolisch idiosynkratischer Genese, wie sie auch bei der Einnahme zahlreicher anderer Substanzen chemischen oder pflanzlichen Ursprungs beschrieben werden. Da diese ohne apparative Hilfsmittel in der Regel nicht adäquat diagnostiziert werden können, sind sie auch in den traditionellen chinesischen Drogenmonographien nicht erwähnt.

---

[1] Korrespondenzadresse: Centrum für Therapiesicherheit in der Traditionellen Chinesischen Arzneitherapie, c/o Dr. med. Axel Wiebrecht, Bundesallee 141, D-12161 Berlin

Aktuelle Untersuchungen (Al-Khafaji 2000, Melchart et al. 1999) deuten darauf hin, dass die Gabe relativ hoher Dosen chinesischer Arzneimittel bei ca. 1 % der Patienten klinisch relevante Erhöhungen der Transaminasen zur Folge hat. Diese normalisieren sich aber in der Regel nach Wiederabsetzen der Therapie oder zum Teil sogar während der Weiterbehandlung. In beiden Untersuchungen entwickelte jeweils einer von 1265 bzw. 1507 Patienten eine klinisch manifeste Leberfunktionsstörung, die sich aber nach Absetzen der Therapie wieder vollständig zurückbildete. In Großbritannien sind allerdings auch zwei Todesfälle aufgrund von Leberversagen beschrieben worden, die mit der Einnahme chinesischer Arzneimittel in Verbindung gebracht worden sind. Zurzeit empfehlen sich daher bei längerer und hochdosierter Gabe chinesischer Arzneimittel jeder Art – vor allem bei bekannter Lebervorschädigung des Patienten – die gleichen Vorsichtsmaßnahmen wie bei der Behandlung mit anderen potenziell hepatotoxischen Medikamenten, d. h. die regelmäßige Kontrolle der Transaminasen und die Vermeidung zusätzlicher, die Leber belastender medikamentöser und nicht medikamentöser (Alkohol, Umweltgifte) Einflüsse.

Das Gros der in den letzten Jahren in westlichen Ländern gemeldeten ernsthaften Schäden durch chinesische Arzneimittel beruht auf der Nephrotoxizität von Drogen, die Aristolochiasäure enthalten, insbesondere wenn sie in Kombination mit bestimmten chemisch definierten Medikamenten eingenommen wurden (Wiebrecht, 2000). Diese Drogen sind dementsprechend mittlerweile in den meisten westlichen Ländern verboten. Bei einer Reihe anderer Drogen, von denen allerdings die Mehrzahl in Deutschland nicht gebräuchlich ist, wird vor einer Gabe bei nierenvorgeschädigten Patienten gewarnt. In einigen Fällen sind die nephrotoxischen Bestandteile nach der Abkochung nicht mehr nachweisbar. Dies gilt allerdings nicht für Herba (cum Rad.) Asari, bei dessen Anwendung besondere Vorsicht geboten ist.

Die ärztliche Pflicht zur Vermeidung unerwünschter Arzneimittelwirkungen und eventueller toxischer Effekte bei der Anwendung der chinesischen Arzneitherapie erfordert unbedingt die genaue Kenntnis der Monografien aller verwendeten Drogen. Diese finden sich in den einschlägigen Arzneimittellehren (siehe Literaturverzeichnis), auf die hier zur Vertiefung des Themas ausdrücklich hingewiesen werden soll.

Die Möglichkeit von Arzneimittelinteraktionen

Eine Reihe chinesischer Arzneimittel haben ein signifikantes Potential zur Interaktion mit chemisch definierten Substanzen. So können verschiedene Angelica-Arten durch Enzyminhibition in der Leber den Metabolismus bestimmter Medikamente verlangsamen und dadurch deren Wirkung verstärken bzw. verlängern. Eine Reihe der in der Schmerztherapie ausgesprochen wichtigen blutbelebenden Arzneimittel wirken synergistisch mit Antikoagulanzien, so dass eine gemeinsame Gabe vermieden werden oder eine Dosierungsanpassung erfolgen sollte. Aufgrund der genannten Tatsachen sollten chinesische Arzneimittel nicht mit westlichen Medikamenten kombiniert werden, die eine geringe therapeutische Breite und ein hohes Nebenwirkungsrisiko haben, es sei denn, zu dieser Kombination existieren bereits klinische Erfahrungen.

Praktische Aspekte

Die Aufklärung des Patienten

Der Arzt unterliegt bei der Anwendung von nicht allgemein anerkannten Behandlungsmethoden einer besonderen Sorgfaltspflicht. Dazu gehört auch die Pflicht zu einer über das normale Maß hinausgehenden Aufklärung des Patienten. Diese umfasst neben der Erörterung der Diagnose und des Krankheitsverlaufs in behandelter und unbehandelter Form auch eine Abschätzung der zu erwartenden Kosten. Unerlässlich ist in diesem Zusammenhang auch die Aufklärung über die Risiken, die sich eventuell durch die Unterlassung einer adäquaten schulmedizinischen Behandlung oder durch die alternative Behandlungsmethode selbst für den Patienten ergeben können. Im Falle der chinesischen Arzneitherapie sind dabei insbesondere zu nennen:

- die im Vergleich zu westlichen pflanzlichen Arzneimitteln noch unvollständige Monografierung von Einzeldrogen und ihren Kombinationen, insbesondere auch bezüglich der systematischen Erfassung unerwünschter Arzneimittelwirkungen.
- die Tatsache, dass chinesische Arzneimittel, genau wie westliche Medikamente, vorhersehbare und unvorhersehbare unerwünschte Wirkungen hervorrufen und je nach Dosierung auch toxische Effekte auslösen können.
- die Tatsache, dass chinesische Arzneimittel ein signifikantes Potenzial zur Interaktion mit westlichen Arzneimitteln haben und zu diesem Problem erst in

begrenztem Ausmaß klinische Erfahrungen vorhanden sind. In diesem Zusammenhang sollte der Patient auf die Folgen evtl. unvollständiger Angaben zur Vormedikation hingewiesen werden.
- die Prävalenz unerwünschter Wirkungen bei der Anwendung der Chinesischen Arzneitherapie, die nach der oben zitierten australischen Untersuchung etwa 4,2 Ereignisse pro 1000 Konsultationen beträgt.
- eine mögliche Leberschädigung als die zum gegenwärtigen Zeitpunkt am häufigsten genannte ernsthafte Unverträglichkeitsreaktion auf die Einnahme chinesischer Arzneimittel.
- der ungewohnte, z. T. unangenehme Geschmack chinesischer Arzneizubereitungen, der in bestimmten Fällen auch zu gastrointestinalen Unverträglichkeitsreaktionen führen kann.
- das mögliche Auftreten bestimmter unangenehmer Symptome, die (je nach Art der vorliegenden Störung) als Folge von Ausleitungsprozessen gedeutet werden können. Insbesondere ist gegebenenfalls auf das vorübergehende Auftreten von durchfälligem Stuhlgang hinzuweisen.

Die Zubereitungsformen chinesischer Arzneimittelrezepturen

Die Art der Darreichung einer Rezeptur bestimmt maßgeblich deren Wirkungsintensität und deren Kosten. Auch der Zeitaufwand zur Vorbereitung der Einnahme wird dadurch beeinflusst. Folgende Möglichkeiten kommen in Frage:
- Die **Abkochung** (Dekoktierung) wird mit einer Mischung von Rohdrogen durchgeführt. Diese wird in einem individuell angepassten Zeitraum von bis zu 60 min in einer ausreichenden Menge Wasser auf kleiner Flamme geköchelt. Die resultierende Flüssigkeit wird über einen Zeitraum von einem bis mehreren Tagen portionsweise getrunken und ist sehr stark und schnell wirksam. Rezepturen zur Abkochung können beliebig variiert und kurzfristig veränderten Bedingungen angepasst werden.
- Fein zermahlene Rohdrogen, insbesondere auch wasserunlösliche Arzneien, können auch als **Pulver** individuell rezeptiert und mit einer kleinen Menge Wasser ohne Kochaufwand eingenommen werden.
- Kleinere Mengen pulverisierter Arzneien werden oft unter Zugabe eines Bindemittels zu **Pillen** verarbeitet. Diese sind dann aber in ihrer Zusammensetzung festgelegt und eignen sich daher am besten für längerfristige auffüllende Behandlungen oder als milde wirksame Begleitmedikation, z.B. zu einer Akupunkturbehandlung. Sie können auch für akut rezidivierende Erkrankungen bereitgehalten werden.
- **Granulate** werden industriell aus eingedickten Arzneiabkochungen hergestellt, die mit einem Stabilisator verfestigt und dann pulverisiert werden. Sie sind lange haltbar, stärker wirksam als Pillen, schwächer als Abkochungen aber einfacher einzunehmen. Aufgrund des Herstellungsaufwandes sind sie relativ teuer.
- Bei der Herstellung von **hydrophilen Konzentraten** werden die Wirkstoffe der Arzneimittel durch Lagerung in Alkohol extrahiert. Dieser wird anschließend herausdestilliert und durch Glycerin ersetzt. Diese Zubereitungsform ist gut geeignet zur Anwendung bei Kindern, aber vergleichsweise sehr teuer.

Arzneimittelrechtliche Erwägungen

Abkochungen (und wohl auch aus Einzelsubstanzen nach Rezeptur zusammengestellte Granulatmischungen) sind zulassungsfreie, von Apotheken individuell hergestellte Arzneimittel im Sinne des § 21 Abs. 2 Arzneimittelgesetz.

Pillen und Granulatmischungen (sofern sie industriell in einer festen Zusammensetzung hergestellt werden) sind, wenn sie mit Angaben zu ihrer therapeutischen Wirkung in Verkehr gebracht werden, nach dem Arzneimittelgesetz zulassungspflichtig. Da eine derartige Zulassung bisher in keinem Fall erteilt worden ist, werden diese Darreichungsformen in der Regel ohne Angaben zu einer etwaigen Heilwirkung als „Nahrungsergänzungsmittel" in den Verkehr gebracht. Ob diese Vorgehensweise mit dem Arzneimittelrecht vereinbar ist, wurde bisher noch nicht seitens der Rechtsprechung überprüft. Die Verschreibung derartiger Fertigpräparate ist mit Sicherheit nicht unproblematisch, vor allem, wenn die genaue Zusammensetzung einschließlich der Mengenverhältnisse nicht absolut zuverlässig deklariert ist und einige etwaige Kontamination mit bedenklichen Stoffen nicht mit Sicherheit ausgeschlossen werden kann. Außerdem bestehen rechtliche Zweifel daran, ob ein Arzt sich auf die Zulassungsfreiheit eines „Nahrungsergänzungsmittels" berufen kann, wenn er selbst es dem Patienten explizit zur **Behandlung** eines konkreten Krankheitsbildes verschreibt. Immerhin bestehen Bestrebungen für eine EU-weite Zulassung von Kombinationen aus chinesischen Arzneimitteln unter vereinfachten Bedingungen im Rahmen ihrer traditionell etablierten Anwendung („traditional use").

Die Qualität chinesischer Arzneimittel

Zurzeit ist der arzneimittelrechtliche Status vieler chinesischer Rohdrogen noch so unklar, dass sie auch außerhalb von Apotheken wie Bestandteile von Genusstees vertrieben werden. Dabei handelt es sich dann oft um Drogen von zumindest zweifelhafter Qualität, die für den Verbraucher durch ihren relativ niedrigen Preis attraktiv werden. Es sollte deshalb unbedingt darauf hingewirkt werden, dass Patienten ihre chinesischen Arzneimittel nur über eine Apotheke beziehen, die für deren Vertrieb qualifiziert ist. Nach dem Arzneimittelgesetz darf der Apotheker nämlich nur solche Arzneimittel abgeben, deren Identität und Qualität er selbst überprüfen kann. Die entsprechenden Hinweise dazu findet er in der deutschen Übersetzung des offiziellen chinesischen Arzneibuchs (siehe Literaturliste). Mittlerweile sind für Apotheken chinesische Rohdrogen verfügbar, deren einzelne Chargen auf Veranlassung des Importeurs von entsprechenden Instituten nach modernsten chromatographischen und spektrometrischen Methoden auf Identität, Konzentration etwaiger toxischer Bestandteile und Einhaltung der offiziellen Schadstoffobergrenzen hin überprüft worden sind. Damit sind in Deutschland die von Apotheken abgegebenen chinesischen Rohdrogen von gleicher Qualität wie die Teedrogen der heimischen Phytotherapie. Pressemeldungen über die Kontamination von chinesischen Arzneimitteln mit Schwermetallen oder chemisch definierten Arzneisubstanzen betreffen fast ausschließlich in China hergestellte Fertigpräparate, deren Hersteller nicht die international gültigen pharmazeutischen Standards einhalten und die über zweifelhafte Vertriebswege an den Verbraucher gelangen. Vor der Einnahme derartiger Präparate sollten die Patienten unbedingt gewarnt werden.

Benutzungshinweise für den speziellen Teil des Buches

Warnung vor unqualifizierter Anwendung chinesischer Arzneirezepturen

Die Hinweise zur chinesischen Arzneitherapie der in den Kapiteln 9–17 behandelten speziellen Krankheitsbilder sind ausschließlich für hinreichend weitergebildete Therapeuten gedacht. Das Abschreiben einer Rezeptur aus einem klinischen Handbuch ohne genaue Kenntnisse über ihre einzelnen Bestandteile ist mit Sicherheit ein Kunstfehler. Ohne Weiterbildung problematisch ist ebenfalls die Verschreibung von Fertigpräparaten in Tablettenform unter Zuhilfenahme spezieller, vom Hersteller gelieferter Anwendungsrichtlinien, auch in Buchform. Diese Präparate sind zwar in der Regel von westlichen Firmen gefertigt und daher bezüglich ihrer Inhaltsstoffe unbedenklich, enthalten aber oft Wirkstoffe in sehr hohen Konzentrationen, die durchaus mit denen in Abkochungen vergleichbar sind. Wie oben erwähnt ist die chinesische Arzneitherapie mit einem nicht zu unterschätzenden Nebenwirkungsrisiko behaftet, das nur durch deren lege-artis-Anwendung minimiert werden kann. Diese Einschätzung wird auch durch die oben zitierte Studie von Bensoussan bestätigt.

Nomenklatur und Zusammensetzung der angegebenen Rezepturen

Auf Angaben zur Zusammensetzung allgemein gebräuchlicher Rezepturen wurde in diesem Buch aus Platzgründen verzichtet. Stattdessen sind sie mit einem Verweis auf die im Literaturverzeichnis als Standardwerk angegebene Rezepturlehre von Bensky (Chinesische Arzneirezepturen und Behandlungsstrategien, CAB) und der entsprechenden Seitenzahl versehen. Dort nicht erwähnte Rezepturen sind im Anhang aufgeführt.

Da in Bezug auf die Übersetzung der chinesischen Rezepturnamen zurzeit keinerlei Vereinheitlichung in Sicht ist, sind sie mit ihren Originalnamen in der chinesischen Pinyin-Umschrift angegeben. Nur so lassen sie sich in jedem beliebigen deutschen oder englischen Text auffinden. In den tabellarischen Angaben zur Syndrommustertherapie wurde aus Platzgründen auf eine deutsche Übersetzung verzichtet. Ansonsten wurde das (zugegebenermaßen diskussionsbedürftige) Prinzip angewendet, dass Kürze und leichte Aussprache vor Korrektheit geht. Wenn sich im Laufe der Zeit eine deutsche Nomenklatur für chinesische Rezepturen herausbilden sollte, so muss sich diese sicherlich auch für die sprachliche Kommunikation eignen. Das ist bei Namen wie „Sclerotium Poriae Cocos Ramulus Cinnamomi Cassiae Rhizoma Atractylodis Macrocephalae und in Honig gebratene Radix Glycyrrhizae Uralensis Dekokt" (Zitat aus Bensky: Chinesische Arzneirezepturen und Behandlungsstrategien), so korrekt die Übersetzung auch ist, sicherlich nicht der Fall. Die im vorliegenden Buch gewählten Übersetzungen sind als Vorschlag für eine alternative Lösung des Nomenklaturproblems gedacht.

Die Bezeichnungen der chinesischen Arzneimittel orientieren sich an der Übersetzung des Arzneibuches der Chinesischen Medizin von Stöger (siehe Literaturverzeichnis). Da die meisten zurzeit verfügbaren Werke zur chinesischen Arzneitherapie sich aber an den von Bensky verwendeten Drogennamen orientieren, sind diese in Form von eingeklammerten Ergänzungen oder durch Schrägstrich abgetrennten Alternativen ebenfalls berücksichtigt.

8.2 Chinesische Diätetik
Stefan Kirchhoff

Anwendung der chinesischen Diätetik bei Schmerzen

Die chinesische Ernährungstherapie kann bei Schmerzsyndromen als adjuvante Behandlungsmaßnahme eingesetzt werden. Nahrungsmittel haben eine geringere Wirkpotenz als chinesische Arzneidrogen, stellen jedoch eine häufig sinnvolle Ergänzung der Therapie dar. Um die höchstmögliche Effizienz zu erreichen, sollte ein Einsatz der Ernährungstherapie immer auf der chinesischen Syndromdifferenzierung beruhen.

Grundlagen

Die chinesische Ernährungstherapie basiert auf den Grundlagen der TCM. Die Ernährung ist eine der drei Hauptenergiequellen des Körpers. Durch die zugeführten Nahrungsmittel kann man *Qi*, Blut *Xue*, Körperflüssigkeiten *Jinye* und Essenz *Jing* grundlegend beeinflussen.

Indikationen/Kontraindikationen
- Prävention
- Erkrankungen der Speicher-*Zang*- und Hohl-*Fu*-Organe
- Chronische Mangelzustände
- Bei einigen Fülle-Zuständen wie Schleim-Retention oder Feuchte-Hitze kann erst die Karenz bestimmter Nahrungsmittel eine kausale Therapie ermöglichen
- Die Wirkungen der Nahrungsmittel können auf verschiedene Art und Weise differenziert werden.
- Bei akuten Fülle-Zuständen führen Akupunktur und Kräuterheilkunde oft zu schnelleren Ergebnissen

Methodik/Anwendung

Die Wirkungen der Nahrungsmittel können auf verschiedene Art und Weise differenziert werden.

▸ Einteilung der Nahrungsmittel nach dem Temperaturverhalten
Warm und heiß
- Bewegung von *Qi* und Blut nach oben und außen
- Erwärmung des mittleren *Sanjiao*
- Stärkung des *Yang*
- Zerstreuung von Kälte

Kühl und kalt
- Bewegung von *Qi* und Körperflüssigkeiten *Jinye* nach unten und innen
- Ausleitung von Feuer
- Kühlen von Hitze
- Entgiftung
- Beruhigung des Geistes *Shen*

Neutral
Mild und ausgleichend

▸ Einteilung der Nahrungsmittel nach Geschmacksrichtungen

Die fünf Geschmacksrichtungen süß, scharf, salzig, sauer und bitter sind den fünf Wandlungsphasen zugeordnet. Darüber ist eine direkte Behandlung der fünf Speicher-Organe *(Zang)* möglich. Zusätzlich werden die Bewegungsrichtung des *Qi* und die Menge der Körperflüssigkeiten beeinflusst. Einigen Nahrungsmitteln wird eine neutrale Geschmacksrichtung zugeordnet.

Süß
- Wandlungsphase Erde
- Wirkung auf Milz und Magen
- Ernährend, stärkend und tonisierend
- Harmonisierend
- Befeuchtend
- Wirkung auf das Fleisch

Scharf
- Wandlungsphase Metall
- Wirkung auf Lunge und Dickdarm
- Zerstreuend
- Bewegend

Salzig
- Wandlungsphase Wasser
- Wirkung auf Niere und Blase
- Erweichend
- Absenkend, ausleitend

Sauer
- Wandlungsphase Holz
- Wirkung auf Leber und Gallenblase
- Zusammenziehend
- Blockierend

Bitter
- Wandlungsphase Feuer
- Wirkung auf Herz und Dünndarm
- Trocknend
- Absenkend, ausleitend

Neutral
- Wandlungsphase Erde
- Feuchtigkeit ausleitend

▸▸ Einteilung der Nahrungsmittel nach der Wirkrichtung

Steigend
- Heben des *Yang*
- Behandlung abwärts gerichteter Symptome wie Diarrhö, Organprolaps etc.
- Wirkung auf die obere Körperhälfte
- Im Frühling empfehlenswert

Schwebend
- Aufsteigend und auswärts gerichtet
- Wirkung auf die Körperoberfläche
- Schweißtreibend

Sinkend
- Abwärts und einwärts gerichtet
- Wirkung auf das Körperinnere
- Unterstützung der speichernden und haltenden Funktion der Nieren
- Stärkung des Nieren-*Yin*
- Hemmung übermäßiger Schweißbildung, Ejakulatio praecox, Abortgefahr

Fallend
- Nach unten gerichtet
- Laxierend, diuretisch
- Behandlung von Übelkeit, Husten, Kopfschmerz bei aufsteigendem *Yang*

▸▸ Einteilung der Nahrungsmittel nach dem Funktionskreisbezug

Nahrungsmittel wirken spezifisch auf einzelne Funktionskreise. Der Bezug zum Funktionskreis richtet die Wirkung des Geschmacks und des Temperaturverhaltens direkt auf das korrespondierende Organ.
☞ Tabelle 8.1.

Behandlungsprinzipien
- Funktion der Mitte bewahren
- Nahrung sollte so frisch und unbelastet wie möglich sein
- Ernährungstherapie braucht Zeit und hohe Compliance des Patienten
- Ernährungsanpassung nach den Jahreszeiten

Praktische Aspekte
Spezielle Zubereitungsarten
- Zubereitungsarten mit erwärmender Wirkung: Trocknen, Dämpfen, Simmern, Kochen im Dampftopf, Sautieren, Backen, Frittieren, Braten, Grillen
- Zubereitungsart mit kühlender Wirkung: Keimen, Fermentation
- Spezielle Zubereitungsarten:
  – Kochen mit Honig, Ingwer, Essig, Salz
  – Kochen in Alkohol
- Kochen nach den fünf Wandlungsphasen: Die einzelnen Zutaten werden in der Reihenfolge des *Sheng*-Zyklus zugegeben.

Spezielle Gerichte und Getränke
- Congee
- Kraftbrühen
- Säfte
- Medizinische Weine

Tabellen
▸▸ Gesamttabelle
☞ Tabelle 8.2.

8 Weitere Therapieverfahren der TCM

Tabelle 8.1 Einteilung der Nahrungsmittel nach dem Funktionskreisbezug

Getreide, Nüsse	Fleisch, Fisch	Gemüse, Obst	Gewürze	Getränke, Sonstiges
Lunge				
Hafer, Amarant	Ente	Spargel, Pilze, Brunnenkresse, Olive, Radieschen, Möhre, Zwiebel, Kohlrabi, Knoblauch, Banane, Apfel, Weintraube, Pampelmuse, Mandarine, Erdbeere	Anis, Thymian, Rosmarin, Knoblauch, Zimtrinde, Ingwer	Tofu, Honig, Hühnerei, Alkohol, Kuhmilch, Kamillentee, Mandel, Erdnuss, Sesam, Sonnenblumenkerne, Walnuss, Pinienkern, schwarzer Tee, Pfefferminztee
Dickdarm				
Weizenkleie, Mais, Buchweizen	Schnecke, Kaninchen	Gurke, Pilze, Aubergine, Spinat, Feige, Banane	Salz, Pfeffer	Tofu, Honig, Kamillentee, Mandel, Sesam, Pinienkern
Blase				
	Schnecke, Tintenfisch	Petersilie, Wassermelone	Fenchel, Petersilie, Kümmel	
Leber				
Roggen	Krabbe, Aal, Auster, Shrimps, Kaninchen, Schafsleber, Rinderleber, Hühnerleber	Chicorée, Sellerie, Litchi, Schnittlauch, Zwiebel, Knoblauch, Orange, Erdbeere, Pflaume, Himbeere, Pfirsich	Safran, Rosmarin, Olivenöl	Essig, Alkohol, Kamillentee, Sonnenblumenkern, Pinienkern, Pfefferminztee
Gallenblase				
Roggen		Chicorée, Pfirsich		
Herz				
Weizen		Kohlrabi, Zwiebel, Knoblauch, Wassermelone, Kokosnuss	Safran, Anis, Chilli	Alkohol, Kaffee, Kuhmilch, schwarzer Tee
Dünndarm				
	Schnecke	Pilze, Spinat	Salz	
Milz				
Reis, Gerste, Weizen, Hirse, Roggen, Buchweizen, Hafer	Schwein, Karpfen, Rind, Lamm, Huhn, Aal, Lachs	Rote Beete, Gurke, Feige, Aubergine, Kartoffel, Möhre, Litchi, Kohlrabi, Erbse, Knoblauch, Weintraube, Pampelmuse, Erdbeere, Ananas	Anis, Ingwer, Basilikum, Nelke, Chilli, Thymian, Rosmarin, Kümmel, Knoblauch, Zimtrinde	Olivenöl, Honig, Erdnuss, Sesam, Kastanie, Mandel
Magen				
Reis, Gerste, Hirse, Mais, Buchweizen	Krabbe, Lachs, Forelle, Schnecke, Schwein, Rind, Huhn	Rote Beete, Sellerie, Erbse, Apfel, Gurke, Pilze, Ananas, Aubergine, Brunnenkresse, Olive, Radieschen, Kartoffel, Petersilie, Schnittlauch, Wassermelone	Salz, Fenchel, Petersilie, Basilikum, Nelke, Koriander, Knoblauch, Ingwer, Pfeffer	Tofu, Sesamöl, Essig, Alkohol, Kuhmilch, Kamillentee, Kastanie, schwarzer Tee

8.2 Chinesische Diätetik

Tabelle 8.1 Einteilung der Nahrungsmittel nach dem Funktionskreisbezug *(Forts.)*

Getreide, Nüsse	Fleisch, Fisch	Gemüse, Obst	Gewürze	Getränke, Sonstiges
Niere				
Weizen, Hirse, Hafer	Karpfen, Tintenfisch, Auster, Shrimps, Aal, Ente, Schwein, Hühnerleber, Lamm	Spargel, Kartoffel, Schnittlauch, Weintraube, Pampelmuse, Erdbeere, Pflaume, Himbeere	Salz, Fenchel, Nelke, Rosmarin, Kümmel, Zimtrinde	Sesam, Sonnenblumenkerne, Kastanie, Walnuss

Tabelle 8.2 Die wichtigsten Nahrungsmittel mit Temperaturverhalten und Geschmacksrichtung in alphabetischer Reihenfolge

Nahrungsmittel	Temperaturverhalten	Geschmacksrichtung	Funktionskreisbezug
Aal	Warm	Süß	Leber, Milz, Niere
Abalone	Neutral	Süß, salzig	Leber, Niere, Lunge
Agar-Agar	Kalt	Süß, salzig	Lunge, Leber
Alfalfa	Kühl	Bitter	Milz
Aloe vera	Kalt	Bitter	Milz, Leber, Herz
Amarant	Kühl	Süß, bitter	Magen, Lunge
Amasake	Warm	Süß	Lunge
Ananas	Neutral	Süß, sauer	Milz, Magen, Blase
Anis	Warm	Süß, scharf	Lunge, Herz, Milz
Apfel	Kühl	Süß, sauer,	Lunge, Magen, Milz, Herz
Aprikose	Warm	Süß, sauer	Magen, Lunge
Aubergine	Kühl	Süß	Dickdarm, Milz, Magen, Leber
Auster	Neutral, kühl	Süß	Leber, Niere
Avocado	Neutral	Süß	Milz, Lunge, Magen
Azukibohne	Neutral	Süß, sauer	Herz, Dünndarm
Bambussprossen	Kalt	Bitter, süß	Herz, Lunge, Milz
Banane	Kalt	Süß	Lunge, Dickdarm, Milz
Barsch	Neutral	Süß, salzig	Milz, Leber, Niere
Basilikum	Warm	Bitter, süß, scharf	Milz, Magen
Birne	Kühl	Süß, sauer	Lunge, Magen
Brombeere	Neutral	Süß, sauer	Niere, Leber, Lunge
Brunnenkresse	Kühl	Süß, scharf	Lunge, Magen
Buchweizen	Warm	Süß, bitter	Dickdarm, Milz, Magen
Butter	Warm	Süß	Milz, Leber, Niere, Dickdarm
Carambola	Kalt	Süß, sauer	Lunge, Leber
Cayenne-Pfeffer	Heiß	Scharf	Milz, Herz
Chicorée	Kalt	Bitter	Leber, Gallenblase
Chilli	Heiß	Scharf	Herz, Milz
Chinakohl	Kalt	Süß	Lunge
Dillsamen	Warm	Scharf	Milz, Leber, Niere
Dinkel	Neutral	Süß	Milz, Leber
Eigelb	Neutral	Süß	Herz, Niere
Eiweiß	Kühl	Süß	Lunge
Ente	Neutral	Süß, salzig	Lunge, Niere, Milz
Erbse	Neutral	Süß	Milz, Magen
Erdbeere	Kühl	Süß, sauer	Lunge, Leber, Milz, Niere
Erdnuss	Neutral	Süß	Lunge, Milz
Erdnussöl	Neutral	Süß	Milz, Lunge, Dickdarm
Essig	Warm	Sauer, bitter	Leber, Magen
Feige	Neutral	Süß	Dickdarm, Milz, Lunge
Fenchel	Warm	Scharf, süß	Blase, Magen, Niere, Milz, Leber

Tabelle 8.2 Die wichtigsten Nahrungsmittel mit Temperaturverhalten und Geschmacksrichtung in alphabetischer Reihenfolge *(Forts.)*

Nahrungsmittel	Temperaturverhalten	Geschmacksrichtung	Funktionskreisbezug
Flaschenkürbis	Neutral	Süß	Niere, Milz, Lunge
Forelle	Heiß	Sauer	Magen
Gans	Kühl	Süß	Lunge, Milz
Gerste	Kühl	Süß, salzig	Milz, Magen, Blase
Grünkern	Warm	Süß	Leber
Grüner Salat	Kalt	Süß, bitter	Magen, Dickdarm, Herz
Grüner Tee	Kalt	Süß, bitter	Herz, Leber
Gurke	Kühl	Süß	Dickdarm, Milz, Magen, Blase
Hafer	Warm	Süß	Lunge, Milz, Magen, Niere
Hammel	Warm	Süß	Milz, Niere
Hering	Neutral	Süß	Lunge, Milz, Magen
Himbeere	Warm	Süß, sauer	Leber, Niere
Hirse	Kühl	Süß, salzig	Milz, Magen, Niere
Honig	Neutral	Süß	Lunge, Dickdarm, Milz
Huhn	Warm	Süß	Milz, Magen, Niere
Hühnerei	Neutral	Süß	Lunge
Hühnerleber	Warm	Süß	Leber, Niere
Hühnermagen	Neutral	Süß	Milz
Ingwer, getrocknet	Heiß	Scharf	Lunge, Milz, Magen
Jasmintee	Warm	Süß, scharf	Leber, Milz
Joghurt	Kühl	Süß, sauer	Lunge, Dünndarm
Kabeljau	Warm	Salzig	Lunge, Milz, Leber
Käse	Neutral	Süß, sauer, salzig	Milz, Magen
Kaffee	Warm	Bitter	Herz
Kaki	Kalt	Süß	Herz, Milz
Kamillentee	Neutral	Süß, bitter	Lunge, Dickdarm, Leber, Magen
Kaninchen	Kühl	Süß	Dickdarm, Leber
Kapern	Warm	Bitter, scharf	Lunge
Karpfen	Neutral	Süß	Milz, Niere
Kartoffel	Neutral	Süß	Milz, Magen, Niere
Kastanie	Warm	Süß, sauer	Milz, Magen, Niere
Kaviar	Neutral	Süß, salzig	Milz
Kirsche	Warm	Süß, sauer	Milz, Leber, Niere
Kiwi	Kalt	Sauer, süß	Niere
Knoblauch	Heiß	Scharf, süß, salzig	Lunge, Leber, Herz, Milz, Magen
Kohl	Neutral	Süß	Milz
Kohlrabi	Neutral	Süß, scharf, bitter	Lunge, Herz, Milz
Kokosnuss	Warm	Süß	Herz
Koriander	Warm	Scharf	Magen
Korinthen	Warm	Süß	Lunge, Milz, Niere
Krabbe	Kalt	Salzig	Leber, Magen
Kümmel	Warm	Süß, scharf	Blase, Milz, Niere
Kürbis	Warm	Süß	Milz, Magen, Lunge, Dickdarm
Kuhmilch	Neutral	Süß	Lunge, Herz, Magen
Kumquat	Kühl	Scharf	Milz
Kuzu	Kühl	Süß	Herz, Lunge
Lachs	Warm	Süß	Milz, Magen
Lamm	Heiß	Süß	Milz, Niere
Limonen	Kalt	Sauer	Lunge, Leber
Linsen	Neutral	Süß	Herz, Niere
Litschi	Warm	Süß, sauer	Leber, Milz, Herz
Löwenzahn	Kühl	Süß, bitter	Leber

Tabelle 8.2 Die wichtigsten Nahrungsmittel mit Temperaturverhalten und Geschmacksrichtung in alphabetischer Reihenfolge *(Forts.)*

Nahrungsmittel	Temperaturverhalten	Geschmacksrichtung	Funktionskreisbezug
Longan	Warm	Süß	Herz, Milz
Lorbeerblatt	Warm	Süß, scharf	Lunge
Mais	Neutral	Süß	Dickdarm, Magen, Blase
Maisbarttee	Neutral	Süß, bitter	Leber, Gallenblase, Niere, Blase
Malz	Warm	Süß	Lunge, Milz
Mandarine	Kühl	Süß, sauer	Lunge
Mandel	Neutral	Süß	Lunge, Dickdarm, Milz
Marzipan	Neutral	Süß	Lunge, Milz
Mango	Neutral	Süß	Lunge, Magen
Maulbeere	Kühl	Süß, sauer	Milz, Lunge, Niere, Dickdarm
Miesmuschel	Warm	Salzig	Leber, Niere
Milch	Neutral	Süß	Lunge, Magen, Herz
Möhre	Leicht warm	Süß	Lunge, Milz, Leber
Mungbohne	Kühl	Süß, sauer	Herz, Milz, Leber
Muskat	Warm	Scharf	Milz
Nelke	Warm	Scharf	Milz, Magen, Niere
Olive	Neutral	Sauer	Lunge, Magen
Olivenöl			Leber, Milz
Orange	Kühl	Sauer	Leber
Orangenblüten	Neutral	Bitter, scharf	Leber
Pampelmuse	Kühl	Süß, sauer	Lunge, Milz, Niere
Papaya	Neutral	Süß, bitter	Lunge, Leber
Perlgerste	Kühl	Süß	Milz, Magen, Lunge, Dickdarm, Blase
Petersilie	Warm	Bitter, scharf, salzig	Blase, Magen
Pfeffer	Heiß	Scharf	Nieren, Herz, Dickdarm, Magen
Pfefferminztee	Kühl	Scharf	Lunge, Leber
Pfirsich	Warm	Süß, sauer	Leber, Gallenblase
Pflaume	Neutral	Süß, sauer	Leber, Niere
Pilze	Kühl	Süß	Lunge, Dickdarm, Dünndarm, Magen
Pinienkern	Warm	Süß	Lunge, Dickdarm, Leber
Porree	Warm	Scharf	Magen
Quinoa	Warm	Süß, sauer	Niere
Radicchio	Kalt	Süß, bitter	Leber, Magen, Dickdarm, Gallenblase
Radieschen	Kühl	Scharf, süß	Lunge, Magen
Reis	Neutral	Süß	Milz, Magen, Lunge
Reismilch	Kühl	Süß	Milz, Magen
Rettich	Kühl	Süß, scharf	Lunge, Milz
Rind	Leicht warm	Süß	Milz, Magen
Rinderleber	Neutral	Süß	Leber
Roggen	Neutral	Bitter	Leber, Gallenblase, Milz
Rosine	Warm	Süß	Lunge, Milz, Niere
Rosmarin	Warm	Scharf	Lunge, Leber, Milz, Magen, Niere
Rote Beete	Kühl	Süß	Milz, Magen
Rote Sojabohne	Kühl	Salzig	Herz
Rotwein	Warm	Süß, sauer	Leber, Herz
Rübe	Neutral	Süß	Lunge, Milz
Safran	Neutral	Scharf	Leber, Herz
Salbei	Warm	Scharf	Herz
Salz	Kalt	Salzig	Dickdarm, Dünndarm, Magen, Niere
Sardellen	Warm	Salzig	Milz, Magen
Sardine	Neutral	Süß, salzig	Milz, Magen
Schafsleber	Kühl	Süß	Leber

Tabelle 8.2 Die wichtigsten Nahrungsmittel mit Temperaturverhalten und Geschmacksrichtung in alphabetischer Reihenfolge *(Forts.)*

Nahrungsmittel	Temperaturverhalten	Geschmacksrichtung	Funktionskreisbezug
Schafsmilch	Warm	Süß	Lunge
Schalotten	Warm	Scharf	Herz, Lunge, Magen
Schnecke	Kalt	Süß, salzig	Dickdarm, Blase, Dünndarm, Magen
Schnittlauch	Warm	Scharf	Leber, Magen, Niere
Schwarze Sojabohne	Neutral	Süß	Nieren, Milz
Schwarzer Tee	Kühl	Bitter, süß	Lunge, Herz, Magen, Leber
Schwarzer Sesam	Neutral	Süß	Niere, Leber
Schwein	Kühl	Süß, salzig	Milz, Magen, Niere, Lunge, Leber
Schweineherz	Neutral	Süß, salzig	Herz
Schweinemilz	Neutral	Süß	Milz
Schweineniere	Neutral	Salzig	Niere
Seitan	Kühl	Süß	Milz
Sellerie	Kühl	Süß, bitter	Leber, Magen
Senf	Warm	Scharf	Lunge
Sesam	Neutral	Süß	Lunge, Dickdarm, Milz, Niere
Sesamöl	Kühl	Süß	Magen
Shrimps	Warm	Süß	Leber, Niere, Lunge
Sojamilch	Kühl	Süß	Lunge, Dickdarm, Gallenblase
Sojasoße	Kalt	Salzig	Herz, Leber, Niere
Sonnenblumenkern	Neutral	Süß	Lunge, Leber, Niere
Sonnenblumenöl	Kühl	Süß	Leber, Niere, Dickdarm
Sorghum	Warm	Sauer, süß	Lunge, Milz
Spargel	Kalt	Süß, bitter	Lunge, Niere
Spinat	Kühl	Süß	Dickdarm, Dünndarm, Leber
Stangenbohnen	Neutral	Süß	Niere, Milz
Sternanis	Warm	Süß, scharf	Herz, Milz, Leber, Niere
Süßholz	Neutral	Süß	Milz, Magen, Lunge
Süßer Reis	Warm	Süß	Milz, Magen, Lunge
Süßkartoffel	Neutral	Süß	Milz, Magen, Dickdarm, Niere
Süßwassermuscheln	Kalt	Süß	Leber
Taro	Neutral	Süß, scharf	Milz
Thunfisch	Neutral	Süß	Milz
Thymian	Warm	Bitter, scharf	Lunge, Milz
Tintenfisch	Neutral	Süß, salzig	Blase, Niere
Tofu	Kühl	Süß	Lunge, Dickdarm, Magen, Milz
Tomate	Kalt	Süß, sauer	Magen
Wachtel	Neutral	Süß	Milz, Leber, Niere
Walnuss	Warm	Süß	Lunge, Niere
Wassermelone	Kalt	Süß	Blase, Herz, Milz, Magen
Weintraube	Neutral	Süß, sauer	Lunge, Milz, Magen, Niere, Blase, Leber, Herz
Weizen	Kühl	Süß	Herz, Milz, Niere
Weizenbier	Kühl	Bitter, sauer	Herz, Milz, Leber, Niere
Weizenkleie	Kühl	Süß	Dickdarm
Ziegenmilch	Warm	Süß	Herz
Zimt(rinde)	Heiß	Scharf	Lunge, Milz, Magen, Niere, Leber
Zitrone	Kühl	Sauer	Lunge, Magen, Leber
Zucchini	Kühl	Süß	Milz, Magen, Dickdarm
Zwiebel	Warm	Scharf, bitter	Lunge, Leber, Herz

8.2 Chinesische Diätetik

Indizierte Nahrungsmittel bei Schmerzen

Im Folgenden sind einige häufige Schmerzindikationen mit beispielhaft ausgewählten, indizierten Nahrungsmitteln dargestellt.

▸▸ Gelenkschmerzen

Aus westlicher Sicht sind hier u. a. Arthritis, Arthrose, Tendovaginitiden und die Erkrankungen des rheumatischen Formenkreises sowie Schmerzen nach Verletzungen gemeint. Aus chinesischer Sicht handelt es sich hierbei oftmals um *Bi*-Syndrome.
Tabelle s. u.

▸▸ Kopfschmerzen

Syndrom	Empfehlenswerte Nahrungsmittel
Aufsteigendes Leber-*Yang*, Leber-Feuer	Apfel
Nieren- und Leber-*Yin*-Mangel	Auster, Miesmuschel
Wind-Kälte	Frühlingszwiebel
Yin-Mangel	Honig
Akkumulation von Feuchtigkeit	Karpfen
Leber-*Qi*-Stagnation	Roggen

Syndrom	Empfehlenswerte Nahrungsmittel	Anmerkungen
Bi-Syndrom vom Feuchtigkeits-Typ	Perlgerste	Als Congee mit Rundkornreis
Bi-Syndrom vom Feuchtigkeits-Typ mit Milz-*Qi*-Mangel	Reis	
Bi-Syndrom vom Feuchtigkeits-Kälte-Typ	Sorghum	
Bi-Syndrom vom Wind-Feuchtigkeits-Typ	Weintraube	
Bi-Syndrom vom Wind-Feuchtigkeits-Typ	Aal	Als Congee mit Reis, Salz, Ingwer und Frühlingszwiebeln zubereiten
Bi-Syndrom mit Wind, Feuchtigkeit und Hitze, welche das *Yin* schädigt	Johannisbeere, rot	
Bi-Syndrom vom Kälte-Typ mit *Yang*-Mangel	Shrimp	
Bi-Syndrom vom Kälte-Typ, Blutstase in den Leitbahnen	Sake	
Bi-Syndrom vom Wind-Kälte-Typ mit *Yang*-Mangel	Hummer	
Bi-Syndrom vom Hitze-Typ mit *Yin*-Mangel	Aprikose	
Bi-Syndrom vom Hitze-Typ mit Schleimakkumulation	Birne	
Bi-Syndrom vom Hitze-Typ, Blutmangel	Heidelbeere	
Leber- und Nieren-*Yin*-Mangel	Barsch	Stärkt Sehnen und Knochen; mit Cortex Eucommiae und Ramulus Loranthii zubereiten
Yang-Mangel	Krebs	Bei Knochen- und Sehnenschmerz
Blut-Stase	Sardine	Stärkt Sehnen und Knochen
Blut-Stase nach Traumata	Krabbe	Krabbenfleisch in heißer Brühe essen und trinken; Krabbe in Reiswein einlegen und trinken

Halsschmerzen

Syndrom	Empfehlenswerte Nahrungsmittel
Lungen-Hitze	Birne
Magen-Hitze	Birne, Gerste, Gurke
Toxische Hitze	Gurke
Nieren-*Yin*-Mangel	Heidelbeeren, Johannisbeeren, schwarz
Magen- oder Lungen-Hitze	Johannisbeeren, schwarz

Thoraxschmerz

Syndrom	Empfehlenswerte Nahrungsmittel
Qi-Stagnation durch Kälte	Lauch
Thorax-*Bi*-Syndrom	Sake

Abdominelle Schmerzen

Syndrom	Empfehlenswerte Nahrungsmittel
Kälte	Frühlingszwiebel
Magen-Kälte	Rotfleischige Archenmuschel
Magen-*Qi*-Mangel	Süßer Reis mit Kälte
Leere-Kälte in Milz und Magen	Lamm, Marmorkarpfen, Silberkarpfen, Buchweizen
Blutstase, Kälte	Sake
Leber-*Qi*-Stagnation	Dinkel
Magen-Hitze	Gurke, Johannisbeere, schwarz
Feuchte-Hitze	Heidelbeere, Hirse
Magen-*Yin*-Mangel	Honig

Rückenschmerzen

Syndrom	Empfehlenswerte Nahrungsmittel
Nieren-Mangel	Hirse
Nieren-*Yang*-Mangel	Lamm, Langusten, Lauch, Shrimp
Nieren-*Qi*- und *Jing*-Mangel	Lammnieren, Seegurke
Nieren-*Yin*-Mangel	Weintraube
Nieren- und Leber-*Yin*-Mangel	Miesmuschel

8.3 Tuina
Jürgen Bachmann

Definition/Grundlagen

Grundlagen
Die chinesische Manualtherapie hat sich zu einem eigenständigen medizinischen Therapiesystem entwickelt. Es gibt verschiedene Schulen und Familientraditionen der manuellen Therapie. Die manuellen Grifftechniken in jeder einzelnen dieser Schulen und Traditionen sind zwar nicht gleich, aber grundsätzlich sind sie alle bestrebt, ohne Verletzung der körperlichen Integrität und in der Regel ohne Verwendung von Pharmaka in einfacher Weise auf natürliche, die körpereigene Regulation und Reflexe nutzende Art, einen Behandlungserfolg zu erreichen. Sie benutzen die Hände des Arztes oder Therapeuten werden dazu benutzt, um mit verschiedenen Bewegungen Energie zu übertragen und mechanische Einwirkung zu erzeugen.

Definition
Die gebräuchlichsten chinesischen Begriffe für die chinesische Manualtherapie sind *Tuina* und *Anmo*. Die Grundbedeutungen der bezeichneten Grifftechniken: *tui* steht für Schieben, *na* für Ziehen und Nehmen, *an* für Drücken, *mo* für Reiben. Die zusammengesetzten Worte *Tuina* und *Anmo* bezeichnen die chinesische Manualtherapie. Die Bezeichnungen *Tuina* und *Anmo* werden regional unterschiedlich häufig eingesetzt.
Als spezifisch für die chinesische Tradition der in verschiedenen Kulturen nachweisbaren manuellen Therapieformen kann gelten, dass die Griffe auch auf besondere Punkte, als Akupunkturpunkte geläufig, im Körper des Menschen zielen, um auf die physiologischen und pathophysiologischen Prozesse einzuwirken. Hierin liegt die Nähe zu den Verfahren der Akupunktur.

Methodik/Anwendung

Tuina, Akupunktur und traditionelle chinesische Medizin
Die chinesische Manualtherapie und die Akupunktur haben gemein, dass das methodische Prinzip der Therapie die Beeinflussung innerer Vorgänge des Körpers über äußere Strukturen der Haut und Weichteile darstellt. Auch die wesentlichen Theoreme der chinesischen Medizin, beispielsweise die Lehre von den Leit-

bahnen, die Lehre von *Qi* und Blut, oder die Lehre der *Zangfu* (Innere Organe) sind gemeinsamer Bestand ihres theoretischen Gebäudes. Die Methoden der Akupunktur und der Manualtherapie weisen neben dem eingangs genannten, phänomenologischen Unterschied wesentliche, innere Unterschiede der Beziehung zwischen Behandler und Behandeltem auf. Die Manualtherapie ist durch eine größere Nähe, das Fehlen eines zwischen den beiden Subjekten vermittelnden Agens, der Nadel, und einer über den Therapiezeitraum konstanten Präsenz der Subjekte gekennzeichnet. Manuelle Therapie erlaubt keine gleichzeitige Behandlung mehrerer Patienten.

▸▸ **Anwendungsbereiche**

Die chinesische Manualtherapie umfasst wie jede manuelle Therapie ein breites Anwendungsspektrum, das sich anhand der Liste der häufigsten verschiedenen Formen ermessen lässt.
- Gesunderhaltungsmassage *(bao jian an mo):* Eine der ältesten Arten der Massage, welche die Lebenskräfte stärken und den Körper aufbauen soll *(yang sheng jian shen)*. Sie benutzt Bewegungsübungen *(dao yin)*, Akupunkturpunkte *(xue wei)* als Treffpunkte leichter Schläge, Massage *(Tuina)*, gezieltes Aus- und Einatmen sowie Eigenmassage im Kopf-, Thorax-, Bauch- und Lendenbereich.
- Massage der inneren Organe *(zang fu an mo):* Diese Massage bezieht sich vor allem auf chronische und innere Erkrankungen.
- Leitbahnmassage *(jing luo an mo):* Die Basis dieser Massage ist das Theorem von den Leitbahnen und Netzgefäßen. Hierbei wird die Nadel der Akupunktur ersetzt durch den Finger des Therapeuten, der an bestimmten Akupunkturpunkten die Manipulation durchführt. Diese grundlegenden Einzeltechniken sind mit den Konzepten der Akupunktur verwandt und bieten sich daher in besonderer Weise für eine kombinierte Therapie an.
   - *An:* Drücken an einem Punkt mit größerer Kraft
   - *Dian:* Drücken mit einem Finger an Akupunkturpunkten
   - *Qia:* Drücken zwischen zwei Fingern oder mit einer Fingerspitze
   - *Rou:* kreisendes Streichen
- *Qigong*-Massage *(qi gong an mo):* Hier werden *Anmo, Daoyin* und *Qigong* als komplexes System zusammengefasst, in dem die somatischen Wirkungen auf den Patienten auch durch psychische Induktion erreicht werden.
- Traumatologisches *Tuina (zhenggu):* Dies umfasst die manuelle Reposition verletzter Gewebe, *Zhenggu*, der Weichteile und Knochen, die in der traumatologischen und unfallchirurgischen Behandlung als ein eigenes System der traditionellen chinesischen Orthopädie mit verschiedenen Manipulationen entwickelt worden ist.
- Kinder-*Tuina*, Kinder-*Anmo*: Diese Form bezieht sich auf die Pädiatrie als eine eigene Fachrichtung innerhalb der chinesischen Medizin, in der wiederum die *Tuina* eine besondere methodische Spezialität darstellt. Es werden vorrangig Griffe im Bereich der Hand und des Rückens angewandt, die bei kleinen Kindern einen besonders guten Effekt zeigen.
- Sportmassage *(yun dong an mo):* Diese Massageform steht in der Tradition des chinesischen Kampfsports. Sie wird vor und nach sportlicher Betätigung oder zur Behandlung von Sportverletzungen angewandt.
- Entspannungsmassage *(fang song an mo):* In früherer Zeit wurde diese zur Behandlung privilegierter Patienten aber auch in der Welt des Kampfsports durchgeführt. So wurde zum Beispiel die Grifftechnik „na yun fang shui", eine leichte Massage im Bereich beider unterer Karotiden, angewandt mit dem Ziel, das Einschlafen zu fördern und zu einer generalisierten Entspannung zu gelangen.

Behandlungsprinzipien

▸▸ **Theoreme der traditionellen chinesischen Medizin (☞ Kap. 3–5)**

Leitbahnen *(jingluo)*

Theorem: Der Körper ist von Leitbahnen durchzogen, die das *Qi* zirkulieren lassen. Dieses muss frei fließen können damit die physiologischen Funktionen erhalten werden. Kommt es hingegen zu Stauungen dieses Flusses treten Störungen der Funktionen, insbesondere Schmerzen auf. Durch Verletzungen kann der freie Fluss des *Qi* behindert werden, aber auch durch Narbenbildungen im Verlauf der Leitbahnen.

Behandlungsprinzipien und Leitsätze:
- *bu tong ze tong*   nicht durchgängig bewirkt Schmerz
- *tong ze bu tong*   Durchgängigkeit bewirkt Nicht-Schmerz.

8 Weitere Therapieverfahren der TCM

Qi und Blut *(qixue)*
Theorem: Alle physiologischen Funktionen beruhen auf dem Vorhandensein und der Versorgung mit *Qi* und *Xue*. *Qi* steht für Atem, Dampf, Funktion, Lebenskraft, Vitalenergie, Übersetzungen mit zunehmender westlicher Kulturbindung. *Xue* ist in der Grundbedeutung Blut und repräsentiert den strukturellen, materialen Aspekt des Paares *Qi-Xue*, wobei *Qi* den funktionalen repräsentiert. Dies entspricht der dialektischen Naturphilosophie unter den Begriffen *Yin* und *Yang*. Der Fluss der Struktur Blut/*Xue* ist gebunden an eine ausreichende Funktion des *Qi*. Kommt es zu einer Verletzung und zum Austreten von Blut/*Xue* und zur Stase, treten mehrere Stadien der Konkretisierung ein:
- *zhong*   Schwellung
- *yu*   Einblutung
- *ji*   Verhärtung
- *jie*   Knötchen.

Leitsätze:
- *tiaohe qixue* – *Qi* und Blut anpassen
- *xiaoji pojie* – Verhärtung vertreiben, Knötchen zerstören
- *huoxue huayu* – Blut bewegen, Einblutung wandeln.

Tendinomuskuläre Leitbahnen *(jinluo)*
Theorem: Der Körper ist auch in der Ebene der Sehnen und Muskeln von Leitbahnen durchzogen. Diese decken sich mit der subjektiv erfahrenen Schmerzausstrahlung entlang von Muskelketten und Verläufen, sowie therapeutisch den tastbaren Strukturen des *Jin*/Muskel- und Sehnengewebes.
Leitsätze:
- *shusong jingluo* – Leitbahn lockern
- *jiechu nianlian* – Verklebung lösen
- *songcouli* – Gewebestruktur lockern.

Sechs pathogene Faktoren *(liu xie)*
Theorem: Krankheiten entstehen durch das Eindringen pathogener, vor allem klimatischer Faktoren, wie Kälte, Hitze, Nässe oder auch Wind. Diesem Eindringen steht der Widerstand der orthostatischen körpereigenen Abwehr gegenüber. Kommt es zu einer übermäßigen Exposition oder einer Schwächung der Abwehr und dringen solche schrägen *(Xie)* Faktoren in den Körper ein kommt es zu Störungen der Abläufe, z. B. auch des Flusses des *Qi* und Blut. Das Modell der pathogenen Faktoren kann sich auf das Modell der Leitbahnen beziehen und es ergänzen, aber auch unter Bezug auf die verschiedenen Schichten des Körpers formuliert werden.
Leitsätze:
- *wenjing sanhan* – Leitbahn wärmen, Kälte zerstreuen
- *qufeng sanhan* – Wind vertreiben, Kälte zerstreuen.

Fünf Wandlungsphasen *(Wuxing)* und die Funktionskreise *(Zangfu)*
Theorem: Natürliche Vorgänge lassen sich alle in einem Modell unter fünf Wandlungsphasen, in statischer Formulierung fünf Elementen erfassen. Dieses ordnet den verschiedenen Kategorien natürlicher Phänomene jeweils einen der Oberbegriffe Feuer, Erde, Metall, Wasser und Holz zu. Die emblematische Zuordnung dieser Art ist im Okzident aus der Säfte-Lehre und den vier klassischen Elementen bekannt.

Yin-Yang
Theorem: Übergeordnetes Theorem der dialektischen Naturphilosophie in taoistischer Tradition. Das Begriffspaar *Yin-Yang* steht für die Einheit der Gegensätze und ihre Annäherung an und Ringen um Gleichgewichtszustände in den natürlichen Prozessen. Gleichzeitig fungiert das Begriffspaar als übergeordnetes Emblem jedweder Gegensätzlichkeiten. Zu beachten ist, dass es sich um eine relative, auf die kategoriale Ebene verweisende, qualitative Zuordnung von *Yin* und *Yang* handelt und keine absoluten Attribute.

▸▸ Wirkrichtungen am Bewegungssystem
Die Handgriffe von *Anmo* und *Tuina* sollen je nach lokalem Angriffspunkt unter Beachtung der Ernährungsenergie, Abwehrenergie zur Herstellung eines guten Flusses des *Qi* und des Blutes angewandt werden. Sie umfasst verschiedene grundsätzliche Wirkrichtungen, um die zugrunde liegende Pathologie und somit den Schmerz anzugehen. Die fünf wichtigsten zugrunde liegenden konzeptionellen Formulierungen der chinesischen Medizin, ihre Rohübersetzung und einige klinische Beispiele mögen dies erläutern:

shu jin huo luo jie chu luan tong
Muskeln entspannen, Leitbahnen aktivieren, Krampf und Schmerz lösen
Die harten krampfartig verspannten Muskelstränge im Bereich der Extensoren beim Tennisellbogen sind ein klinisches Beispiel für das Anwendungsgebiet dieses

Theorems. Hier zielt die Behandlung nicht nur auf die Lockerung, sondern auf die Wiederanordnung der „durcheinander" verlaufenden Sehnenstränge, um damit den Schmerz zu vertreiben und die Leitbahnen durchgängig zu machen.

huo xue hua yu xiao zhong zhi tong
Blut bewegen und Stase wandeln, Schwellung mindern, Schmerz stillen
Diese bezeichnet die klinische Situation wie sie z. B. bei einer posttraumatischen Schwellung im Bereich des Sprunggelenks beim Fußballspieler gegeben sein kann. Das Ziel der Massagebehandlung ist durch Ausstreichen, vorsichtige Bewegung die Zirkulation und damit den Abtransport der Schwellung zu befördern, die Blut-Stase *(Xueyu)* aufzulösen, die Durchblutung zu steigern und somit den Schmerz zu bekämpfen.

li shun jin luo zheng fu cuo feng
Muskel und Sehnenverläufe ordnen, Dislokation reponieren
Die Sehnen und Leitbahnen zu ordnen bedeutet in diesem Fall ein Wiederanordnen von „falschen Nähten", also nach traditioneller Vorstellung subluxierten oder zumindest in ihrer Stellung beeinträchtigten Nahtlinien, sprich Gelenken.

shun tong jing luo xuan tong qi xue
Leitbahnen und Netzgefäße durchgängig machen, den Fluss des *qi* und Blut anregen
Dies geht von der pathogenetischen Vorstellung aus, dass *Qi* und Blut sich entlang größerer Areale nicht ungehindert fortbewegen können, so dass es darauf ankommt, auf größeren Flächen die Durchgängigkeit von Leitbahnen und Netzgefäßen wiederherzustellen, um den ungehinderten Fluss von *Qi* und Blut sicherzustellen.

wen jing san han qu feng ding tong
Leitbahnen erwärmen, Kälte zerstreuen, Wind vertreiben, Schmerz festsetzen
Dies bezieht sich vor allem auf die pathogenetischen Faktoren der Kälte, des Windes, die durch Wärmen der Leitbahnen, Vertreiben der Kälte und Austreiben des Windes als Behandlungsprinzip angegangen werden. Klinisch entsprechende Bilder sind vor allem durch die Abneigung gegenüber den entsprechenden pathogenetischen Faktoren gekennzeichnet.

▸▸ Wirkrichtungen auf *Zangfu*

Die Manualtherapie steht hier unter der Prämisse: „Tausend (alle) Dinge bewegen sich immer im Rahmen der fünf Wandlungsphasen, die Therapie von Krankheiten bewegt sich immer im Rahmen der fünf Organe *(wan wu bu li wu xing, zhi bing bu li wu zang)*". Die genannten Verfahren gründen in ihrer Erklärung und Indikation auf die Theorie der *Zangfu* und die daraus folgende Differentialdiagnose *(Bianzheng)* (☞ Kap. 3).
Beispiele für Konzepte des *Zangfu-Anmo*:

- *shu gan li qi*   die Leber dämpfen, das *Qi* ordnen
- *qing fei kuan xiong*   die Lunge erleichtern und den Thorax weiten
- *qing wei jian pi*   den Magen erleichtern, die Milz aufbauen
- *qiang xin huo xue*   das Herz stärken, das Blut bewegen
- *an shen ding zhi*   die Seele beruhigen, den Geist festigen.

▸▸ Wirkrichtungen auf Leitbahnen

Neben dem Konzept der punktuell besonderen Reizwirkung kommt auch das der Leitbahnen und ihrem Verlauf an Körperstamm und Extremitäten zum Tragen, wobei analog der Stichrichtung der Akupunkturnadel die Strichrichtung der therapierenden Hand über ableitende und stimulierende Wirkrichtung der manuellen Therapie entscheidet.

- *xun jing luo:* Fortbewegen der massierenden Hand entlang von Leitbahnen
- *xun ze bu:* Strich entlang der Leitbahnen als stimulierende Methode
- *ni ze xie:* Strich gegen den Leitbahnverlauf als ableitende Methode.

▸▸ Einfache Grifftechniken

Je nach Schule werden einige Dutzend Grundtechniken unterschieden. Zu den wichtigsten Grundtechniken zählen:

- *an*   Drücken
- *mo*   Reiben
- *cuo*   gegenläufig Reiben
- *rou*   Kreiseln
- *na*   Greifen
- *dianxue* Drücken am Akupunkturpunkt
- *tui*   Schieben

8 Weitere Therapieverfahren der TCM

- *gun* Rollen
- *san* Verteilen
- *yao* Drehen
- *dou* Schütteln
- *qia* Tiefdrücken
- *ban* Manipulieren.

an – Drücken (☞ **Abb. 8.3-1 bis 8.3-3**)

Ausführung: An einer Stelle drücken, wobei die Palma, der Finger oder der Ellbogen benutzt werden können. Eine Bewegung findet nicht statt.

Funktion:
- *tongjing huoxue* Leitbahn durchgängig machen, Blut bewegen
- *sanfeng zhitong* Wind zerstreuen, Schmerz stoppen.

mo – Reiben (☞ **Abb. 8.3-4**)

Ausführung: Auflegen der Hände in einer Region und reiben, oberflächlich oder tief, leichte kreisende Bewegungen oder in einer Richtung zielend. Stets Anpassung von Druck, Geschwindigkeit und Dauer an die Konstitution, die Kondition des Patienten und den Ablauf der Behandlung, häufig als einleitende oder verabschiedende Griffform. Die Entwicklung eines Wärmegefühls auf der Haut oder in den tieferen Gewebsschichten ist erwünscht. Verschiedene Varianten und weitere Grundgriffe sind hieraus entwickelt worden.

Funktion:
- *shengre sanhan* Wärme erzeugen, Kälte zerstreuen
- *jiechu jingluan* Krampf lösen
- *xiaoji zhitong* die Spitze wegnehmen, Schmerz stoppen

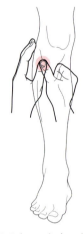

Abb. 8.3-1 *an* – Drücken mit dem Finger (aus Han Chaling 2002)

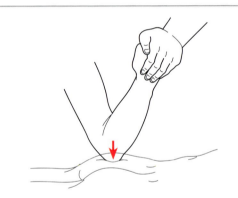

Abb. 8.3-3 *an* – Drücken mit dem Ellbogen (aus Han Chaling 2002)

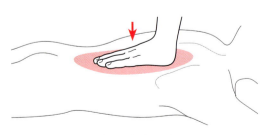

Abb. 8.3-2 *an* – Drücken mit der Palma (aus Han Chaling 2002)

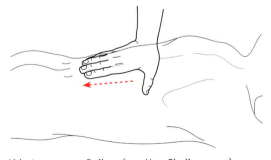

Abb. 8.3-4 *mo* – Reiben (aus Han Chaling 2002)

cuo – gegenläufig Reiben (☞ Abb. 8.3-5)

Ausführung: Auflegen der Hände um eine Extremität mit gegenläufigem Reiben.

Funktion:
- *shusong jingluo*   Leitbahn lockern
- *tiaohe qixue*   qi und Blut anpassen

rou – Kreiseln (☞ Abb. 8.3-6, 8.3-7)

Ausführung: Auflegen der Hände oder Finger oberflächlich konstante Position; kreisende Bewegungen in der Tiefe unter Anpassung von Druck, Geschwindigkeit und Dauer; häufigster Griff.

Funktion:
- *wenjing sanhan*   Leitbahn wärmen, Kälte zerstreuen
- *huoxue huayu*   Blut bewegen, Stase wandeln
- *xiaozhong zhitong*   Schwellung mindern, Schmerz stoppen.

na – Greifen (☞ Abb. 8.3-8)

Ausführung: Greifen zwischen Daumen und den übrigen Fingern, Anheben und Pressen. Anpassung von Druck und Dauer.

Funktion:
- *tongjing huoluo*   Leitbahn durchgängig machen, Kollateralen bewegen
- *jiejing zhitong*   Krampf lösen, Schmerz stoppen
- *sanhan qutong*   Kälte verteilen, Schmerz vertreiben.

dianxue – Drücken am Akupunkturpunkt (☞ Abb. 8.3-9)

Ausführung: Pressen von Akupunkturpunkten mit der Fingerspitze, der Spitze des Ellbogens o. ä., als eine lokal eingegrenzte und angepasste Stimulationsform, in Ersatz der Nadelstimulation.

Funktion:
- *tong jingluo*   Leitbahn und Kollateralen durchgängig machen
- *xiaoji pojie*   die Spitze wegnehmen, Knötchen zerstören
- *xiaozhong zhitong*   die Schwellung verkleinern, Schmerz stoppen.

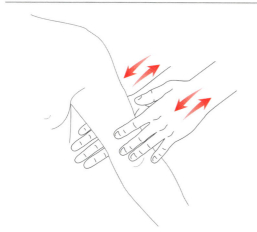

Abb. 8.3-5 *cuo* – Gegenläufiges Reiben

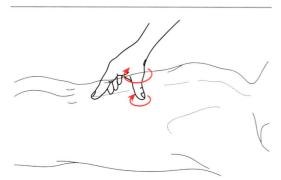

Abb. 8.3-6 *rou* – Kreiseln mit dem Finger (aus Han Chaling 2002)

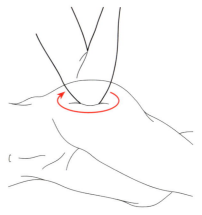

Abb. 8.3-7 *rou* – Kreiseln mit dem Ellbogen (aus Han Chaling 2002)

8 Weitere Therapieverfahren der TCM

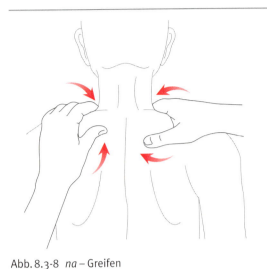

Abb. 8.3-8 *na* – Greifen

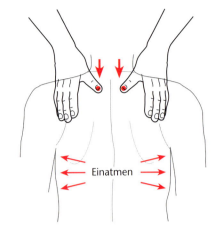

Abb. 8.3-9 *dianxue* – Drücken am Akupunkturpunkt (aus Han Chaling 2002)

tui – **Schieben** (☞ Abb. 8.3-10)
Ausführung: Schieben des Gewebes in einer Richtung, gerade, quer oder schräg zum Verlauf der Extremität oder der Muskelstränge am Rücken unter Verwendung des Fingers, des Daumen, des Thenars oder der Palma; v. a. im Bereich des Dorsum häufig eingesetzt.
Funktion:
- *tongjing huoluo* Leitbahn durchgängig machen, Kollateralen bewegen
- *huoxue jiejing* Blut bewegen, Krampf lösen.

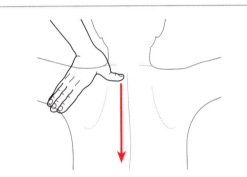

Abb. 8.3-10 *tui* – Schieben (aus Han Chaling 2002)

gun – **Rollen** (☞ Abb. 8.3-11)
Ausführung: Auflegen der Handrückfläche auf eine Region und Rollen über den ulnaren Anteil mit einer Supinationsbewegung, beim Zurückholen der Hand mit Pronation.
Funktion:
- *tongjing huoluo* Leitbahn durchgängig machen, Kollateralen bewegen
- *xingqi huoxue* qi befördern, Blut bewegen
- *huanjie tengtong* Schmerz auflösen
- *tongli guanjie* Gelenke gängig machen.

san – **Verteilen** (☞ Abb. 8.3-12)
Ausführung: Die Handwurzel auflegen und mit einer schnellen ulnoradialen Bewegung der Hände über eine Region fortbewegen.

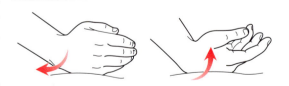

Abb. 8.3-11 *gun* – Rollen (aus Han Chaling 2002)

Funktion:
- *shujin huoxue* Sehnen ordnen, Blut bewegen
- *sanyu xiaozhong* Stase verteilen, Schwellung verkleinern
- *jiejing zhitong* Krampf lösen, Schmerz stoppen.

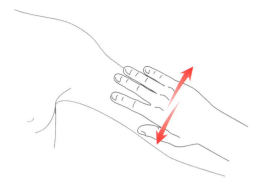

Abb. 8.3-12 *san* – Verteilen

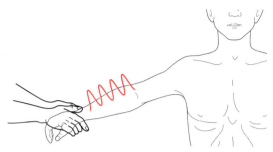

Abb. 8.3-14 *dou* – Schütteln (aus Han Chaling 2002)

yao – Drehen (☞ Abb. 8.3-13)
Ausführung: Drehen einer Extremität um die Achse des zu behandelnden Gelenkes, z. B. der Schulter, wobei die Bewegung passiv erfolgt; die behandelten Gelenke umfassen Handgelenk, Schulter, Hüfte, Knie und Sprunggelenk.
Funktion:
- *shujin huoxue*   Sehnen ordnen, Blut bewegen
- *jiechu nianlian*   Verklebungen lösen
- *huali guanjie*   Gelenke mobilisieren.

dou – Schütteln (☞ Abb. 8.3-14)
Ausführung: Umfassen des körperfernen Endes einer Extremität mit beiden Händen und schüttelnde Bewegung der Extremität mit Anpassung der Geschwindigkeit, so dass sich die Bewegung nach zentral sich fortleitet.
Funktion:
- *shutong jingluo*   Leitbahnen und Kollateralen ordnen und durchgängig machen
- *huali guanjie*   Gelenke mobilisieren.

qia – Tiefdrücken (☞ Abb. 8.3-15)
Ausführung: Tiefes Drücken des Daumen- oder Zeigefingernagels in einer Region, ggf. mit Ausstreichen, tief, in eine Richtung zielend.
Funktion:
- *kaiqiao xingshen*   Körperlöcher öffnen, Geist klären
- *tongjing huoxue*   Leitbahn durchgängig machen, Blut bewegen
- *xiaozhong quyu*   Schwellung verkleinern, Stase vertreiben
- *sanfeng quhan*   Wind verteilen, Kälte vertreiben.

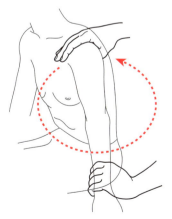

Abb. 8.3-13 *yao* – Drehen (aus Han Chaling 2002)

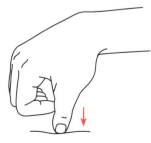

Abb. 8.3-15 *qia* – Kreiseln mit dem Finger (aus Han Chaling 2002)

ban – Manipulieren (Abb. 8.3-16)

Ausführung: Gelenkmobilisation mit schnellem Impuls über das Ende des physiologischen Bewegungsraumes hinaus, analog der chirotherapeutischen Manipulation.

Funktion:

fuwei cuowei   Fehlstellung reponieren.

▸▸ Komplexe Techniken

Beispielhaft seien Sequenzen der Behandlung an der Halswirbelsäule und in der Knieregion beschrieben:

Halswirbelsäule

Der erste von drei Behandlungsabschnitten umfasst die Griffe *rou* und *na*, dann folgt *duan* und schließlich *qian*.

Rou: In oben genannter Weise mit beiden Fingern an der paravertebralen Muskulatur unter Unterstützung des Kopfes, damit der Patient die Kopfhaltemuskulatur nicht aktiv anspannt. Bei beidseitigem Umfassen spricht man von *na*.

In einem zweiten Schritt Unterstützen des Kopfes mit beiden Ringfingern jeweils unter der Mandibel und dem Daumen im Occipitalbereich, abschließend auf der Schulter des Patienten und Traktion nach kranial mit gleichzeitiger Akupressurstimulation von *feng chi* (Gb 20). Unter leichter Vor- und Rückneigung des Kopfes entsteht ein zusätzlicher Lockerungseffekt. Entsprechend schließt sich die Seitneigung in leichter Rotation an. Die Bewegungsausschläge überschreiten nicht 10°.

Die dritte Bewegung besteht ebenfalls in Traktion über die Mandibel, wobei hier jedoch der Kopf in die Ellenbeuge des Therapeuten eingelegt wird und gleichzeitig auf der Dorsalseite wiederum an *Fengchi* (Gb 20), Zeigefinger und Daumen im Sinne von *na* bzw. *duan* eine Akupunkturpunktstimulation und -traktion gleichzeitig ausführen. Auch diese lässt sich mit Seitneigungs- und insbesondere Rotationsbewegungen kombinieren, letztere auch mit Übergang zu einer Rotationsmanipulation.

Knieregion *(xi guan jie san yao liang qu fa)*

Das Behandlungsschema nennt sich „Die drei Drehungen und zwei Beugungen des Kniegelenks". Bei retropatellarer Symptomatik wird zuvor eine vorbereitende Grifftechnik eingesetzt *(gua)*: Tiefe Friktion der parapatellaren Kapselstrukturen. Nach den vorbereitenden entspannenden Verfahren folgen die einzelnen Drehbewegungen *(yao)* und Beugebewegungen *(qu)*:

Erstes *yao*:
Unter 90°-Hüftbeugung, Kniebeugung und *rou* im Bereich der parapatellaren Strukturen Drehen des Unterschenkels in kegelförmiger Richtung und Gegenrichtung.

Erstes *qu*:
Unter etwas verminderter Beugung und Gegenhalt mit dem körpernahen Arm unter dem Kniegelenk zunächst leichte Traktion zur Entspannung der Strukturen und dann Heranführen unter verstärkter Beugung, wobei der körpernahe Arm des Therapeuten als Hypomochlion in der Poplitea wirkt.

Zweites *yao*:
Bei gestrecktem Bein in leichter Hüftbeugung und Abspreizung leichte Traktion über das Sprunggelenk, das zwischen dem Bein des Therapeuten eingeklemmt ist. Nach Vortraktion dann kreisförmige Bewegung des Kniegelenkes unter leichter Anbeugung und simultanem Drücken *(an)* bzw. Drücken am Akupunkturpunkt *(dian)* im Bereich der Knieaugen bzw. den Triggerpunkten in den parapatellaren Strukturen.

Zweites *qu*:
Das betroffene Sprunggelenk wird auf das gegenseitige Kniegelenk unter 90°-Kniebeugung und Außenrotation der Hüfte gelegt, im Sinne des Viererzeichens. Gleichzeitig wird der mediale Kniegelenkspalt bzw. die medialen Strukturen durch *rou* der Therapeutenhand therapiert.

Drittes *yao*:
In nunmehr sitzender Position bei herabhängenden Knien in 90°-Kniebeugung und 90°-Hüftbeugung wird unter Traktion nach kaudal eine kreisförmige Bewegung des Unterschenkels unter Griff auf Fußrücken und hinter die Achillessehne geführt.

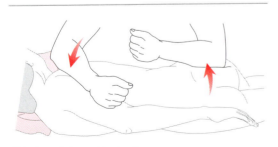

Abb. 8.3-16 *ban* – Manipulieren

Abschluss der Behandlung mit großflächigen schnellen Bewegungen zur Entspannung *(san pai da)*.

Indikationen/Kontraindikationen
Indikationen
Bewegungssystem
Das Indikationsspektrum der chinesischen Manualtherapie am Bewegungssystem ist sehr breit. Im Vordergrund stehen dabei Funktionsstörungen und Schmerzen, sowohl auf der Ebene von Gelenken und Stützgeweben als auch der muskulären und nervalen Steuerung. Strukturläsionen sind keine Indikation per se, die mit Verletzungen, Verletzungsfolgen oder Degeneration verbundenen Funktionsstörungen lassen sich aber über die *Tuina* ebenfalls beeinflussen.

Indikation:
- Distorsionen und Prellungen an den 4 Extremitäten und in verschiedenen Abschnitten der Wirbelsäule
- jede „Subluxation", nach westlicher Diktion funktionelle Blockierung, der kleinen Wirbelgelenke
- Folgesymptome nach Verletzungen und Operationen wie Bewegungseinschränkungen der Extremitäten, Atrophie, Adhäsionen
- chronische Schmerzsymptome im Bereich von Schulter, Ellbogen, Wirbelsäule und Knie, die als chronische Verletzungen *(lao sun xing bing)* bezeichnet werden
- mit Funktionseinschränkungen verbundene degenerative Veränderungen an den 4 Extremitäten.

Innere Medizin und Gynäkologie
Unter der Prämisse einer Einwirkung auf den Fluss von *qi* und Blut können Handgrifftechniken auch im Kontext der Inneren Medizin und Gynäkologie sinnvoll sein. Hier gelangen manuelle Stimulation an Akupunkturpunkten mit besonderer Wirkung auf den betroffenen Funktionskreis, auf der entsprechenden Leitbahn und auch die *Mu*-Punkte und *Shu*-Punkte des Funktionskreises zur Anwendung. Symptomatische Punkte treten nach den üblichen Regeln der Akupunktur hinzu. Daneben können auch manuelle Techniken im Bereich des oberen, unteren oder mittleren Erwärmers, also regionale Behandlungen am Rumpf eingesetzt werden.

Indikation:
- Erkältungskrankheiten
- Kopfschmerzen
- Schwindel
- Störungen im Bereich der Sinnesorgane und des Kopfes, wie z.B. Tinnitus, Ohrenschmerzen, Kurzsichtigkeit, Augentränen, Rachenschmerzen, Stimmbildungsstörungen, Nasenbluten
- Krampfleiden
- Thoraxschmerzen
- Bauchschmerzen
- Schlaganfall
- Hypertonie
- Gastrointestinale Störungen, wie z.B. Erbrechen, Durchfall, Verstopfung
- Urologische Störungen
- Störungen der Menstruation
- Störungen im Kontext von Schwangerschaft und Geburt.

Kinderheilkunde (☞ Abb. 8.3-17)
Die Kinderheilkunde ist in der Entwicklung der traditionellen chinesischen Medizin zu einem frühen Zeitpunkt ein eigenes Fachgebiet geworden. Aufgrund der noch nicht abgeschlossenen Reifung und Entwicklung ergeben sich auch für die Anwendung der *Tuina* Besonderheiten, es gelten z.B. besondere Körperregionen als Behandlungsbereiche, da auch die Leitbahnen und Akupunkturpunkte noch nicht ausgereift sind. Die Stimulationsstärke ist angepasst an die Konstitution der kleinen Patienten in der Regel nur gering zu bemessen, abgesehen von den Bereichen der Palma und der Fußsohle. Das Krankheitsspektrum erfasst vornehmlich unkomplizierte Funktionsstörungen, häufig auf dem Boden einer Außen-Erkrankung mit Fülle *(shi)* durch Eindringen pathogener Faktoren.

Indikationsbereiche:
- Fieber
- Husten
- Erbrechen
- Bauchschmerzen

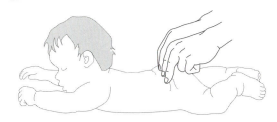

Abb. 8.3-17 Kinder-Tuina

- Verdauungsstörungen
- Obstipation
- Krampfleiden
- Enuresis
- Schlafstörungen
- muskulärer Schiefhals
- Fußdeformitäten
- Zahnungsbeschwerden.

▸▸ **Kontraindikationen**

Die Kontraindikationen der chinesischen Manualtherapie werden folgendermaßen angegeben:
- bei Knochenbrüchen im frühen Stadium
- bei eingeschränkter Gerinnungsfunktion und Blutungen
- bei geröteten Schwellungen, also akuten Entzündungen, und auch Schwellungen unklarer Genese
- bei Hauterkrankungen, die mit Hautverletzungen oder Defekten, Eiterbildung oder ansteckenden Hautkrankheiten einhergehen
- bei malignen Tumoren, Osteomyelitis, Osteotuberkulose oder schweren Skelettsystemerkrankungen wie bei schwerer Osteoporose
- bei Einschränkungen der Herz-Kreislauf-Funktion
- bei psychiatrischen Erkrankungen
- bei Schwangeren mit bekannter Neigung zum Spontanabort
- bei ausgeprägten Schwächezuständen.

Nebenwirkungen
- Müdigkeit
- Wärmegefühl
- Muskelkater
- Symptomverstärkung
- vegetative Reaktionen: Veränderung der Miktion, Veränderung des Stuhlgangs, Veränderung der Menstruation
- Hautreizung.

Praktische Aspekte

▸▸ **Professionelle Voraussetzungen**

Aus professioneller Sicht verdient erwähnt zu werden, dass die therapeutischen Techniken der Akupunktur wie der *Tuina* so umfassende Inhalte haben, dass im chinesischen Kontext hieraus eigene, paramedizinische Professionen mit einer Ausbildungsdauer von in der Regel drei Jahren entstanden sind – Akupunkteure und Manualtherapeuten. Ähnlich der Situation in westlichen Ländern erlaubt diese methodisch definierte Professionalisierung die Delegation einzelner therapeutischer Leistungen eines umfassenden Therapieplanes, z. B. durch einen traditionellen chinesischen Orthopäden an entsprechend qualifizierte Mitarbeiter, Akupunkteure oder *Tuina*-Therapeuten.

▸▸ **Medizinische Voraussetzungen**

Gerade für die Anwendung der *Tuina* als komplementäres Verfahren im Kontext moderner Medizin muss eine schulmedizinische diagnostische Abklärung erfolgt sein. Diese dient einerseits dazu, zu einer Diagnose zu gelangen und vorrangig notwendige diagnostische und therapeutische Schritte der modernen Medizin rechtzeitig zu erkennen und nicht einer zeitlichen Verzögerung auszusetzen. Andererseits sind die wesentlichen der o.g. Kontraindikationen auszuschließen. Auch wenn die so genannte schulmedizinische Diagnose keine über funktionelle Störungen hinausgehende Erkenntnisse liefert beruht die Indikation und vor allem die Festlegung der Behandlungsprinzipien dann auf einer vertieften Diagnostik auf dem Gebiet der traditionellen chinesischen Medizin.

▸▸ **Räumliche Voraussetzungen**

Als räumliche Voraussetzungen für die Behandlung mit *Tuina* müssen gegeben sein:
- wohltemperierte Umgebung, da im hiesigen Kontext auch Behandlung am teilentkleideten Patienten üblich ist
- ruhige Behandlungsatmosphäre, da auch längere Behandlungssequenzen entspannt absolviert werden
- ausreichend großer Raum, um dem Therapeuten von allen Seiten den Zugang zur Behandlungsliege zu ermöglichen
- eine Behandlung im Sitzen sollte möglich sein
- die Behandlungsliege in der Höhe verstellbar
- die Behandlungsliege muss mit Nasenloch versehen sein, um hinsichtlich der Halswirbelsäule rotationsfreie Bauchlage zu ermöglichen
- Behandlungsliege soll möglichst so verstellbar sein, dass angepasste Lagerungen z. B. in Dehn- und Entlastungsstellungen möglich sind.

▸▸ **Ausbildungsvoraussetzungen**

Der *Tuina*-Therapeut muss die Krankheitslehre und die Indikationen und Kontraindikationen beherrschen, die rechtlichen Voraussetzungen der manuellen

Therapie kennen und neben den manuellen Techniken und Fertigkeiten auch die Basis für die eigene körperliche Fitness, Ausdauer, Kraftausdauer und Koordination schaffen. *Tuina*-Therapie ist anstrengend, dies gilt gerade auch für den Anfänger. Daher gehören neben den o.g. Ausbildungsinhalten auch immer Übungen zur körperlichen Schulung dieser Aspekte zum Ausbildungsprogramm. Lehrbücher der *Tuina* beinhalten häufig Abschnitte, in denen solche Eigenübungen des Therapeuten aufgezeigt werden. Diese Übungen stehen oft in der Tradition der klassischen Kampfkünste.

8.4 Qigong
Thomas Ots

Definition/Grundlagen

▸▸ Historisches

Qigong ist ein moderner Sammelbegriff für ein weites Areal chinesischer Atem-, Meditations- und Körperübungen. Obwohl diese Techniken auf eine ca. 2000 Jahre alte Geschichte zurückblicken können, ist der Begriff *Qigong* sehr jung und wurde erst in der Mitte des 19. Jahrhunderts populär (Landmann 1989; Engelhardt 1987). Frühere Begriffe waren:

- *Yangsheng* (Techniken zur Pflege des Lebens, s. hierzu Engelhardt 1987)
- *Daoyin* (Leiten und Dehnen; Despeux 1989)
- *Tuna* (Ausstoßen und Aufnehmen).

Gerade der letzte Begriff verweist auf eine grundlegende Polarität des Lebens, wie wir sie schon von *Yin* und *Yang* kennen.

Durch den wichtigen Grabfund von Mawangtui sind wir heute im Besitz der frühesten, knapp 2200 Jahre alten, bildlichen Darstellung solcher Übungen. Eine der Grabbeilagen war ein Seidentuch, das *Daoyintu*, auf dem Menschen in verschiedenen Bewegungsformen und Positionen abgebildet sind. Ganz offensichtlich handelt es sich hier um Darstellungen **gesundheitserhaltender bzw. lebensverlängernder Techniken** (Engelhardt 2003).

In der chinesischen Geschichte wurden viele dieser Übungspraktiken entwickelt, die sowohl gymnastische Übungen, Atemtechniken, spezielle Diätetiken, gar sexuelle Praktiken sowie die Einnahme bestimmter natürlicher oder alchimistischer Drogen umfassten. Es wäre zu kurz gefasst, diese Techniken im heutigen eingeschränkten Gesundheitsverständnis zu interpretieren, denn sie standen zumeist im Kontext eines den Menschen insgesamt philosophisch und/oder religiös prägenden **Weges der Lebensführung**.

Qigong war in China über die Jahrhunderte hinweg keine sehr verbreitete Methode. So fand es z.B. nur während einiger kurzer Epochen Eingang in die Lehrpläne der kaiserlichen Medizinakademien, anders als die Drogentherapie oder die Akupunktur. Die Pflege des Lebens wurde vor allem in buddhistischen und taoistischen Klöstern oder als Familientradition ausgeübt und dort von Generation zu Generation oder vom Meister an seinen Schüler weitergegeben. In der VR China entstanden Mitte der fünfziger Jahre in den Städten Tangshan, Beidaihe und Shanghai die ersten *Qigong*-Heilstätten. Nachdem *Qigong* während der Kulturrevolution wegen seiner angeblichen Nähe zur Mystik und zu feudalem Denken praktisch verboten war, entwickelte sich erst in den 80er Jahren des letzten Jahrhunderts die uns bekannte Laien- und Massenheilbewegung des *Qigong* (Ots 1991).

▸▸ Definition

Wörtlich kann *Qigong* mit „Arbeit am *Qi*" oder „Beschäftigung mit *Qi*" (Engelhardt 1987, Landmann 1989, Ots 2000) übersetzt werden. Bei *Qi* handelt es sich um das chinesische Konzept von **Luft, Atem, Lebenskraft** bzw. der **Erfahrung des Lebendigseins** insgesamt. Hier bestehen transkulturelle Ähnlichkeiten zu dem griechischen Konzept **pneuma** und dem indischen Konzept **prana:** Die Luft, die wir einatmen (Einfluss; Unschuld 1980), ist die Kraft, die uns belebt und uns damit auch beleibt (Eigenwahrnehmung; Ots 1991). Aus der Bedeutung *Qi* = Luft leitet sich auch die häufig vorzufindende Übersetzung des *Qigong* als „Atemtherapie" ab. Dieser Begriff ist jedoch nicht umfassend genug. *Qi* bedeutet nicht nur Atemluft, sondern auch:

- **Gefühl, Eigenwahrnehmung, Selbsterfahrung**
- **Kraft, Energie**
- **Emotion**
- **Geist.**

So existieren Formen des *Qigong*, bei denen der Regulierung der Atmung wenig Bedeutung zukommt und die eher als Formen der Meditation bzw. der Zentrierung der Aufmerksamkeit verstanden werden können, dem Autogenen Training nicht unähnlich.

Methodik/Anwendung

▸ Formen des *Qigong*

Die für die Schmerztherapie interessanten Formen des *Qigong* können allgemein als gesundheitsbezogene Übungspraktiken umschrieben werden, die ihre Gemeinsamkeiten darin haben, dass sie auf drei Säulen aufgebaut sind:
- **Atmung** *(Xi)*
- **Gestalt** *(Xing)*
- **Lenkung** des Geistes *(Shen)*.

Die Unterschiede liegen darin, dass diesen drei kardinalen Bestandteilen jeweils unterschiedliche Bedeutung zukommt. So können grundsätzlich folgende Formen des *Qigong* unterschieden werden:
- **Stilles** oder **inneres** *Qigong* mit einem Übergewicht an innerer Lenkung *(Jinggong, Neigong)*
- **Bewegtes** oder **äußeres** *Qigong*, bei dem die innere Lenkung und Wahrnehmung mit einem bestimmten Ablauf äußerer Bewegungen koordiniert wird *(Donggong, Waigong*, Qigong zazhi 1984)
- Formen des Selbstübens stehen Formen gegenüber, in denen ein **Qigong-Meister** sein *Qi* auf eine Person **emittiert** *(Fa Qi*, Ots 1991). Hierbei handelt es sich um besondere Fähigkeiten, die nur schwer erlernbar sind.

▸ Funktionsweise und Wirkung des *Qigong*

Die gesundheitliche Bedeutung erhält das *Qigong* aus der klassischen chinesischen Vorstellung von Krankheit als einer **Blockade** bzw. Behinderung des freien Flusses von *Qi*. Wenn *Qi* nicht mehr ungehindert fließt, entwickelt sich eine Funktionsstörung des betreffenden Organs bzw. vor- und nachgeschalteter oder komplementärer Organe. Gesundheit ist dann wiederhergestellt, wenn die Blockade aufgehoben werden kann und das *Qi* wieder ungehindert fließt. Die Blockade selbst kann sich durch Schmerzen bemerkbar machen. Hierauf weist der bekannte Spruch hin: „*Tong bu tong, bu tong tong*" (durchgängig = kein Schmerz, nicht durchgängig = Schmerz).

Qigong beginnt mit einer inneren **Gewahrwerdung der eigenen Leiblichkeit**. Durch eine initiale Fokussierung der Vorstellungskraft *(Yi)* auf einen bestimmten Ort, z. B. das untere *Dantian* (entspricht dem Punkt *Qihai* = Ren 6 der Akupunktur), erfährt der Übende ein Gefühl der Spannung und Wärme. Diese Wahrnehmung wird als *Qi*-Gefühl definiert. Im weiteren Verlauf lernt der Übende, dieses *Qi*-Gefühl durch seinen Körper zu lenken, zunächst auf vorgezeichneten Bahnen (z. B. Kleiner Himmelskreislauf), bei gewisser Fertigkeit dann hin zu einem Ort der Spannung, der Blockade, des Schmerzes. An diesen Orten tritt wahrscheinlich eine gewisse Erwärmung und damit Entkrampfung auf, so dass durch die Methode Einfluss auf Schmerzen und Spannungen genommen werden kann.

Die äußeren Bewegungen dienen – im Einklang mit der Atmung – darüber hinaus dazu, sich als Person im Raum wahrzunehmen: z. B. im Sinne von Engung und Weitung (Schmitz 1989). Bestimmte Bewegungsformen und Abläufe transportieren weiterhin symbolische Bedeutungen: die Verankerung in der Erde, die Kommunikation mit dem Himmel, das Durchflutetwerden von *Qi* etc.

Das Ergebnis des Übens von *Qigong* kann primäre **Entspannung** und Selbstfindung sein, vor allem durch Formen des Stillen *Qigong*. Bei manchen Störungen wird diese Entspannung jedoch erst sekundär durch **kathartisches Ausleben** gehemmter oder unterdrückter Emotionen möglich. Hier entwickelten sich in den letzten 25 Jahren in China Formen des *Qigong*, die die Übenden bis in ein Trance-artiges Stadium mit teils sehr wilden und unkontrollierten Bewegungen und Lauten *(Fagong)* versetzten. Vor allem solche Patienten schließen sich spontan einer Form des kathartischen *Qigong* an, die seitens der chinesischen Medizin die Diagnose *Gan qi yujie* (Leber-*Qi*-Stagnation) erhalten haben (Landmann 1989, Ots 2000). Generell gilt: Je nach Diagnose sollten unterschiedliche Formen des *Qigong* mit unterschiedlichem Anteil der drei Säulen zum Einsatz kommen.

▸ Einsatzmöglichkeiten des *Qigong* in der Schmerztherapie

Die direkte Beeinflussung von Schmerzen
Schmerzen, die mit Verspannungen und Blockaden einhergehen, können gelindert oder aufgelöst werden. Beispiele:
- Schulter-Nackenverspannungen
- Blockaden der Wirbelsäule (Lumbago, ISG-Blockade, HWS-Blockaden)
- Gonalgie
- Dysmenorrhöen, spastische Pelvicopathie
- Verletzungen, Gichtanfall.

Methode: Lenkung des *Qi* in die betroffenen Areale; vor allem Formen des inneren *Qigong*.

8.4 Qigong

Der indirekte Schmerzansatz bei chronischen, psychosomatischen Störungen

- Viele Menschen mit chronischen Schmerzformen zeichnen sich durch einen weitgehenden Verlust ihrer Leibwahrnehmung aus: Leibliches Erleben wird zur Bestandsaufnahme des lästigen, weil erkrankten Körper(-teil)s reduziert. *Qigong* mit seiner Fähigkeit, das innere Spüren und Wahrnehmen zu erhöhen, dient hier der **„Wiederbelebung"** und damit zu einem bewussteren Umgang mit dem „Selbst" in der lebensweltlichen Situation.
  Methode: Formen des inneren und äußeren *Qigong*.
- Viele Menschen mit chronischen, psychosomatischen Kopfschmerzformen (Migräne, Spannungskopfschmerzen) weisen eine emotionelle Struktur der Konfliktvermeidung bzw. Aggressionshemmung auf. Die TCM kennt hier die Begriffe **Leber-*Qi*-Stagnation** oder **aufsteigendes Leber-*Yang***. Auch diese Patienten zeichnen sich durch einen weitgehenden Verlust ihrer Leibwahrnehmung aus: Somatische Äquivalente gehemmter aggressiver Impulse werden nicht wahrgenommen, bis unterdrückte Wut = „heruntergeschluckter Ärger" in Form von Kopfschmerzen, thorakalem Völlegefühl, Globusgefühl, massiven Schulter-Nackenverspannungen etc. aufsteigt.
  Methode: Bestimmte Formen des *Qigong*, die **kathartische** Elemente enthalten, stellen hier ein probates Mittel zur Abfuhr der emotionalen Blockade dar. Diese „Leber"-Patienten reagieren am besten auf eine Mischung von Akupunktur, *Qigong* und begleitender Psychotherapie mit dem Ziel einer emotionellen Umstimmung: Weg von der Blockade, hin zu einem offensiven Selbstbewusstsein.

Behandlungsprinzipien

Die meisten der heute im Westen praktizierten *Qigong*-Formen müssen relativ langwierig erlernt werden. Diese Vermittlung gelingt nicht nebenbei in der Praxis. Meist werden Kurse empfohlen. Da die meisten Formen auch – von Anfang bis Ende ausgeführt – ca. 20 Minuten oder länger bedürfen, zeigt sich immer wieder, dass Patienten diesen Aufwand scheuen oder nicht die Zeit zum Üben finden, es ihnen nicht gelingt, „die Übungen zu einem festen Bestandteil des Alltagslebens zu machen" (Ritter, Aldridge 2002). Eigene Erfahrungen der letzten Jahre zeigen, dass es häufig nicht wichtig ist, Formen vollständig üben zu lassen, sondern dass bereits **durch bestimmte Teilübungen definierte Ziele** erreicht werden können. Ich habe das bekannte Kranich-*Qigong* von ca. 25 Minuten auf eine Fünf-Minuten-Form heruntergekürzt, die die Patienten in einigen wenigen halbstündigen Sitzungen erlernen (Ots 2000). Der Vorteil solcher **Kurzformen** ist, dass sie nicht nur in der Abgeschiedenheit der eigenen vier Wände, sondern auch in Arbeitspausen geübt werden können. Was die Ausdauer und Kontinuität des Übens betrifft, so zeigt sich dennoch, dass das Üben dann leichter fortgesetzt wird, wenn ein Zusammenhalt in einer **Gruppe Gleichgesinnter** existiert.

Wichtig ist auch, dass den Übenden das Maß an Stille und Bewegung oder gar Katharsis nicht vorgeschrieben wird. Meine zehn Jahre dauernden Studien in China zeigten, dass Patienten intuitiv die für sie wichtigen Elemente des *Qigong* aufnehmen und verstärken (Ots 1991). Der Anleitende sollte diese Tendenzen nur unterstützen oder Anstöße dazu vermitteln.

Die Affinität unserer Patienten zum *Qigong* variiert beträchtlich. Bei Patienten mit einem ausgeprägten „TÜV-Bewusstsein" („Herr Doktor, ich möchte mich mal wieder durchchecken lassen.") wird der Vorschlag, *Qigong* zu üben, auf Ablehnung stoßen. In solchen Situationen ist es ratsam, primär nicht von *Qigong* zu reden, sondern schlicht von Atemübungen. Mancher Patient hat dann bei der Zwerchfellatmung in wundersamer Weise sein *Qi* erfahren.

So sehr die moderne integrative Medizin von der Kooperation und der Interdisziplinarität lebt, wäre es doch erstrebenswert, wenn der Schmerztherapeut selbst eine einfache Form des *Qigong* beherrscht, in der er seine Patienten anleitet. Dieses **„In-einer-Hand"** ist ein probates Antidot gegen die dissoziativen Zersplitterrungen des Selbst der chronischen Schmerzpatienten.

Indikationen/Kontraindikationen

Kontraindikationen zum *Qigong* existieren bei den stillen, leisen, weichen Formen nicht. Wie sollten sie auch, handelt es sich im Kern doch um eine Erfahrung bzw. Wiedergewinnung der Eigenleiblichkeit. Bei kathartischen Formen muss der Anleitende wissen, worauf er sich einlässt. Er muss bereit sein, aufgedeckte und nach oben gespülte Emotionalität aufzufangen und mit dem Patienten zu bearbeiten. Hier ist Kenntnis über die cardiale Situation des Patienten wichtig. Auch muss Katharsis bei psychotischen und Borderline-Patienten gut abgewogen werden.

8 Weitere Therapieverfahren der TCM

Literatur/Studien Kapitel 8.1
Literatur

Bäcker M et al. (2004): Changes of cerebrovascular response to visual stimulation in migraineurs after repetitive sessions of somatosensory stimulation (acupuncture) – a pilot study. Headache 44(1): 95–101

Bensky D, Barolet R: Chinesische Arzneimittelrezepte und Behandlungsstrategien. Ganzheitliche Medizin, Kötzting 1996 [das Standardwerk, besonders auch aufgrund seiner Quellentreue bei den Beschreibungen der behandelten Krankheitszuständen, die deutlich komplexer dargestellt sind als in anderen Werken über Chinesische Medizin in westlichen Sprachen]

Bensky D, Gamble A: Chinese Herbal Medicine, Materia Medica. Eastland Press, Seattle 1986 [das Standardwerk, sehr empfehlenswert, obwohl zurzeit nur in Englisch erhältlich]

Ehling D: Handbuch chinesische Kräuterrezepte. Urban & Fischer, München 2001 [enthält deutlich mehr Rezepturen als Benskys Werk, die nach Syndrommustern geordnet aber nur kurz und stichwortartig beschrieben sind, daher nur als Ergänzung geeignet]

Hempen CH, Fischer T: Leitfaden Chinesische Phytotherapie. Urban & Fischer, München 2001 [Enthält im Großen und Ganzen alle wesentlichen Informationen aus Benskys Materia Medica mit Ausnahme der dort zitierten Forschungsergebnisse, ist dafür sehr handlich und enthält als einzige Arzneimittellehre Photos der dargestellten Pflanzen und Drogen. Sehr empfehlenswert.]

Pan, Mingji: Cancer Treatment with Fu Zheng Pei Ben Principle. Fujian Science and Technology. Publishing House, Fuzhou 1992

Flaws B, Lake J: Chinese Medical Psychiatry. Blue Poppy Press, Boulder 2001

Weiss RF: Lehrbuch der Phytotherapie. 4. Aufl., Hippokrates, Stuttgart 1980, S. 13

Bensoussan A, Myers S: Towards a Safer Choice – The Practice of TCM in Australia. University of Western Sydney, Macarthur 1996

Al-Khafaji M (2000): Monitoring of Liver Enzymes in Patients on Chinese Medicine. The Journal of Chinese Medicine, 62: 6–10

Melchart D, Linde H, Hager S, et al. (1999): Monitoring of Liver Enzymes in Patients Treated with Traditional Chinese Drugs. Complementary Therapies in Medicine, 7: 208–216

Wiebrecht A (2000): Über die Aristolochia-Nephropathie. Deutsche Zeitschrift für Akupunktur, 3: 187–197

Focks C, Hillenbrand N: Leitfaden Traditionelle Chinesische Medizin. 2. Aufl., Urban & Fischer, München 2000 [ein sehr empfehlenswertes, kompaktes Werk mit – notwendigerweise sehr komprimierten – Angaben sowohl zu Arzneimitteln als auch zu Rezepturen und Krankheitsbildern]

Stöger E: Arzneibuch der Chinesischen Medizin. Deutscher Apotheker, Stuttgart 1991 [Übersetzung des Chinesischen Standardwerks, enthält Monographien der wichtigsten chinesischen Arzneimittel mit Angaben zu deren pharmazeutischen Identifizierung, daher in erster Linie für Apotheker wichtig]

Studien

Über 90% aller Studien zur chinesischen Arzneitherapie sind nur in chinesischen Fachzeitschriften veröffentlicht und der westlichen Öffentlichkeit nicht oder nur in Abstracts zugänglich. Übersetzungen gibt es wenn, dann fast ausschließlich in Englisch. Eine gute Zusammenfassung bietet:

Flaws, B, Chace, C (Übersetzer). Recent TCM Research from China 1991–1994. Blue Poppy Press, Boulder, 1994

Darin zitierte, für die Schmerztherapie mit chinesischen Arzneimitteln relevante Studien sind u.a.:

Sun X, Zhang Y (1993): The Treatment of 28 Cases of Trigeminal Neuralgia with *San Chong Jiao Nang* (Three Insects Gelatin Capsules), *Zhe Jiang Zhong Yi Za Zhi* (Zhejiang Journal of Traditional Chinese Medicine), 8: 347

Sun J (1993): The Treatment of 36 Cases of Vascular Headache with *Xiong Gui Si Chong San* (Ligusticum & Dang Gui Four Insects Powder). *Zhe Jiang Zhong Yi Za Zhi* (Zhejiang Journal of Traditional Chinese Medicine), 10: 449

Chen D (1993): The Treatment of 25 Cases of Chronic Ulcerative Colitis by the Methods of Boosting the Qi and Quickening the Blood. *Zhe Jiang Zhong Yi Za Zhi* (Zhejiang Journal of Traditional Chinese Medicine), 10: 443

Xie K (1992): The Treatment of 84 Cases of Heel Pain Employing Measures for Boosting the Qi & Transforming Stasis. *Shang Hai Zhong Yi Yao Za Zhi* (The Shanghai Journal of Traditional Chinese Medicine & Medicinals), 5: 18

Mi Y (1993): The Treatment of 128 Cases of Mammary Hyperplasia. *Hu Nan Zhong Yi Za Zhi* (The Hunan Journal of Traditional Chinese Medicine), 1: 47

Zhang S (1993): The Treatment of 25 Cases of Prostatic Hypertrophy with *Qian Lie Xiao Chong Yi* (Prastate Dispersing Soluble Granules). *Jiang Su Zhong Yi* (Jiangsu Traditional Chinese Medicine), 2: 16

Feng J (1993): The Administration of Chinese Medicinals in the Treatment of 32 Cases of Fractured Ribs. *Zhe Jiang Zhong Yi Za Zhi* (Zhejiang Journal of Traditional Chinese Medicine), 5: 207

In Deutsch gibt es zurzeit nur eine vierteljährlich erscheinende Ausgabe von (zum Teil nicht ganz zuverlässigen) Übersetzungen der in Peking erscheinenden Zeitschrift für Chinesische Medizin.

Zeitschrift für Traditionelle Chinesische Medizin, Verlag für Ganzheitliche Medizin, Kötzting

Darin zitierte, für die Schmerztherapie mit chinesischen Arzneimitteln relevante Studien sind u.a.

Li M, Wang X (1999): Klinische Studie über die Behandlung der peripheren diabetischen Polyneuropathie mit Tianma Duzhong forte Kapseln. Ausg. 3/1999: 143–144

Zhou H, et al. (2000): Intermediäre und späte rheumatoide Arthritis, behandelt nach dem Therapieprinzip, die Nieren zu tonisieren, den Schleim aufzulösen und Blutstase zu beseitigen. Ausg. 2/2000: 70–73

Zhang Y, Hou G, Yue Y (2000): Die analgetische Wirkung von Semen Coicis bei ausgeprägter funktioneller Dysmenorrhö. Ausg. 4/2000: 225

Literatur/Studien Kapitel 8.3
Literatur

Feng TY: Treatment of Soft Tissue Injury with Traditional Chinese Medicine and Western Medicine. People's Medical Publishing House, Beijing 1983

Han CL: Leitfaden Tuina – die manuellen Techniken der TCM. Urban & Fischer, München 2002

Lie FT, Skopek H: Chinesische Heilmassage. Maudrich, Wien 1992

Meng ACL : Die traditionelle chinesische Massage: *Tuina*-Therapie. Haug, Heidelberg 1981

Niboyet JEH: Cours de médicine manuelle chinoise – première année. Maisonneuve 1978

Sun CN (Hrsg.): Chinese Massage Therapy. Shandong Science and Technology Press, Jinan 1990

Sun SC (Hrsg.): Atlas of Therapeutic Motion for Treatment and Health. Foreign Languages Press, Beijing 1989

Literatur/Studien Kapitel 8.4
Literatur

Bischoff C, Zenz H, Traue HC: Kopfschmerz. In: Adler RH et al, (Hrsg.) Uexküll – Psychosomatische Medizin.: 6. Aufl., Urban & Fischer, München 2003: 817–833

Despeux C: Gymnastics: The Ancient Tradition. In: Kohn L. (ed.): Taoist Meditation and Longevity Techniques. Ann Arbor: Univ. of Michigan Press 1989: 225–261

Engelhardt U: Die Klassische Tradition der *Qi*-Übungen *(Qigong)*: Eine Darstellung anhand des Tang-zeitlichen Textes *Fuqi jingyi lun* von Sima Chengzhen. Steiner, Wiesbaden 1987

Engelhardt U: Die Anfänge des *Qigong* und ihre Bedeutung für die frühe chinesische Medizin. Dt. Ztschr. f. Akup. 2003 46, 4: 18–25

Landmann R: Die Kranichübung von Zhao Jinxiang, eine Bewegungstherapie im modernen China. Magisterarbeits-Manuskript der Universität Hamburg 1989

Ots T: Stiller Körper – Lauter Leib: Aufstieg und Untergang der jungen chinesischen Heilbewegung Kranich-*Qigong*. Dissertationsmanuskript der Universität Hamburg 1991

Ots T: Der besondere Fall: Chronische Kopfschmerzen und Migräne. Dt. Ztschr. f. Akup. 2000; 43, 4: 285–290

Ritter C, Aldridge D: *Qigong Yangsheng* in der Anwendung bei essentieller Hypertonie im Vergleich mit einer westlichen Muskelentspannungstherapie. In: Hildenbrand G., Geißler M. (eds.): *Qigong* und *Yangsheng* – Vorträge der 4. Deutschen *Qigong*-Tage Bonn. Uelzen: Medizinisch Literarische Verlagsgesellschaft 2002: 100–111

Schmitz H: Leib und Gefühl – Materialien zu einer philosophischen Therapeutik. Paderborn: Jungfermann 1989

Unschuld PU: Medizin in China – Eine Ideengeschichte. Beck, München 1980

Zhongguo yixue bai ke quan shu, qigongxue fenjuan (Enzyklopädie der traditioenllen chinesischen Medizin, Sonderausgabe zur *Qigong*-Wissenschaft; ohne Verfasserangabe) Qigong zazhi 1984; 1: 44–46

II | Schmerzsyndrome

Der wesentliche Vorteil eines integrativen Konzeptes, das sowohl konventionelle als auch traditionell chinesische Ansätze beinhaltet, liegt in der Möglichkeit eines Perspektivenwechsels. Der Therapeut hat die Möglichkeit, seine Perspektive den jeweiligen Erfordernissen des einzelnen Patienten anzupassen:

- Der Perspektive der konventionellen Medizin sind vor allem Schmerzsyndrome, deren Pathomechanismus auf der Basis anatomisch-physiologischer oder psychologischer Vorstellungen erklärbar sind, gut zugänglich.
- Die Stärke der traditionellen chinesischen Medizin liegt in einem differenzierten Zugang zu regulativen Störungen und psychovegetativen Aspekten einer Erkrankung.
- Die westlichen Naturheilverfahren bieten sinnvolle adjuvante Therapieansätze sowohl für regulative Störungen als auch für morphologisch fixierte Erkrankungen.
- Das Gesamttherapiekonzept, im Rahmen eines interdisziplinären Settings, setzt sich zusammen aus einer Kombination der verschiedenen Ansätze, welche häufig synergistische Effekte besitzen. Das nachfolgende Schema verdeutlicht das Konzept der integrativen Schmerztherapie (☞ Abb. S. 290).

Im Folgenden werden die in der klinischen Praxis häufigen Schmerzsyndrome aus konventioneller Sicht und aus Perspektive der traditionellen chinesischen Medizin besprochen. Dabei liegt der Schwerpunkt auf der Darstellung der Akupunkturtherapie. Es wird der Stellenwert von Akupunktur im Kontext des Gesamttherapiekonzeptes, aktuelle Daten zur Wirksamkeit und mögliche Wirkmechanismen der Akupunktur erörtert. Die stichpunktartige Darstellung der Therapieempfehlungen soll eine schnelle Bereitstellung von Informationen im klinischen Alltag ermöglichen. Für die Akupunkturtherapie wird jeweils zunächst ein pragmatischer Therapieansatz vorgestellt, welcher auch von weniger Erfahrenen leicht in die Praxis umgesetzt werden kann. Anschließend wird die Behandlung entsprechend der Differenzierung des TCM Syndrommusters dargestellt, welcher sich auch differenzierte Empfehlungen zur chinesischen Arzneitherapie anschließen.

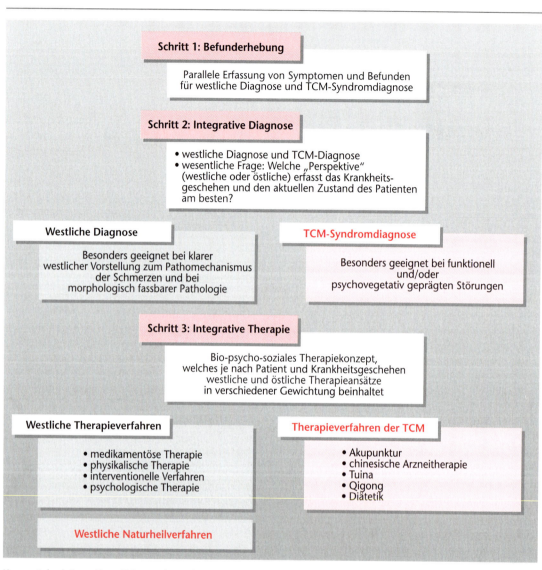

Konzept der integrativen Schmerztherapie

9 Kopf- und Gesichtsschmerzen

Marcus Bäcker

mit Beiträgen von Jürgen Mücher (Chinesische Arzneitherapie)

9.1	Allgemeine Leitlinien	291	9.8 Trigeminusneuralgie	313
9.2	Migräne	293	9.9 Atypischer Gesichtsschmerz	317
9.3	Spannungskopfschmerz	298	9.10 Symptomatischer Kopf- und Gesichtsschmerz	321
9.4	Medikamenteninduzierter Kopfschmerz	302	9.10.1 Parainfektiöser Kopfschmerz	321
9.5	Cervicogener Kopfschmerz	306	9.10.2 Sinusitis	322
9.6	Clusterkopfschmerz	308	9.10.3 Otitis media	322
9.7	Temporomandibuläre Dysfunktion	310	9.10.4 Zahnschmerzen	323

9.1 Allgemeine Leitlinien

Die Behandlung chronischer Kopf- und Gesichtsschmerzsyndrome bedarf in der Regel eines multimodalen Therapieansatzes. Zumeist ist hier eine kombinierte Anwendung westlicher (auch pharmakologischer) und traditionell chinesischer Therapieansätze sinnvoll. Diese Meinung vertritt auch das offizielle Standardlehrbuch des Shanghai College of Traditional Medicine (1981): „… *other modes of Chinese and Western medicine may therefore be needed in addition to acupuncture, in order to treat the root cause*".

Die Therapie der Migräne und des Spannungskopfschmerzes ist eines der Haupteinsatzgebiete der Akupunktur. Darüber hinaus ergeben sich einige hilfreiche Therapieansätze für den Analgetika-induzierten Kopfschmerz (Linderung der Entzugssymptome während des Analgetikaentzuges), die temporomandibuläre Dysfunktion sowie die Trigeminusneuralgie. Auch bei akuten, symptomatischen Kopf- und Gesichtsschmerzformen (u. a. Sinusitis, „Grippekopfschmerz") hat die Akupunktur einen adjuvanten Stellenwert. Beim atypischen Gesichtsschmerz ist häufig ein Therapieversuch indiziert aufgrund der insgesamt sehr begrenzten Therapieoptionen. Beim Clusterkopfschmerz hingegen bietet die TCM aus Sicht der Autoren keinen adäquaten therapeutischen Zugang.

Westliche Medizin

▸▸ **Formen**

Man unterscheidet zwischen primären und sekundären Kopf- und Gesichtsschmerzen:

Primäre Kopf- und Gesichtsschmerzerkrankungen

Es liegt eine funktionelle Störung intra- und/oder extracranieller nociceptiver Strukturen zugrunde. Zu dieser Gruppe zählen folgende Erkrankungen:
- Migräne
- Kopfschmerz vom Spannungstyp
- Clusterkopfschmerz

Sekundäre Kopf- und Gesichtsschmerzerkrankungen

Bei sekundären Formen lässt sich ein morphologischer fassbarer Befund oder ein ursächliches Substrat als Ursache der Schmerzen sichern. Dies ist allerdings vermutlich bei weniger als 5% aller Patienten mit Kopfschmerzen (KS) der Fall (Egle et al., 1999). Im Rahmen der Ausschlussdiagnostik muss an folgende ätiologische Gruppen gedacht werden:
- Cerebrovasculäre Erkrankungen: Arterielle Hypertonie, cerebrale Ischämie, intracranielle Blutungen (Subarachnoidalblutung [SAB], intracranielle Blutung, epidurales/subdurales Hämatom), Gefäßmiss-

bildungen, Arteriitis, A.-carotis-/vertebralis-Dissektion, Sinusvenenthrombose
- Nicht-vasculäre intracranielle Störungen: Meningitis/Enzephalitis, intracranielle Raumforderung, Pseudotumor cerebri, Hydrocephalus, postpunktioneller KS
- Z.n. Schädeltrauma (posttraumatischer Kopfschmerz)
- Parainfektiöser Kopfschmerz („Grippekopfschmerz")
- Einnahme oder Entzug von Substanzen: Schmerzmittel-induzierter Kopfschmerz, Nitratkopfschmerz, Glutamatkopfschmerz („Chinarestaurantkopfschmerz"), Entzugskopfschmerz (Alkohol/„Hangover", Analgetika, Coffein)
- Stoffwechselstörungen: Hypoxie (Schlaf-Apnoe-Syndrom, Höhenkrankheit), Hyperkapnie, Hypoglykämie, Dialyse
- Kopf- oder Gesichtsschmerz bei Erkrankungen des Schädels sowie im Bereich von Hals, Augen, Ohren, Nase, Nasennebenhöhlen, Zähnen, Mund oder anderen Gesichts- oder Kopfstrukturen: Cervikogener Kopfschmerz, oromandibuläre Dysfunktion (Costen-Syndrom), Sinusitis, Otitis, Glaukom, Fehlsichtigkeit, Zahnschmerz
- Kopf- und Gesichtsneuralgien: Trigeminusneuralgie („idiopathische" und symptomatische Formen), Affektionen von Hirnnerven verschiedener Genese (u.a. Optikusneuritis, Tolosa-Hunt-Syndrom, postzosterische Neuralgie, diabetische Neuropathie)
- Somatoforme Störungen

▸▸ **Diagnostik**
- Die Diagnosestellung primärer Kopf- und Gesichtsschmerzen erfolgt im Wesentlichen über eine ausführliche Anamnese: Wo? Wie? Wie stark? Wie oft? Wie lange? Begleitsymptomatik (z.B. Sehstörungen, Flimmerskotom, vegetative Symptome)? Auslösefaktoren, Trauma? Familiäre Belastung? Lebensalter bei Erstmanifestation? Analgetikaabusus?
- Bei Verdacht auf sekundäre Kopf- und Gesichtsschmerzformen weitergehende Diagnostik
- Bei Verdacht auf Erkrankung im zahn-, HNO- oder augenärztlichen Bereich entsprechendes Konsil
- Indikationen zur cranialen Computertomographie (Diener, 1997):
  - Heftigste, unerträgliche Kopfschmerzen nach körperlicher Anstrengung (V.a. SAB)
  - Fieber, Meningismus (V.a. Meningitis/Encephalitis)
  - Fokal-neurologische Symptome außerhalb einer Migräneaura (V.a. cerebrale Läsion)
  - Kontinuierliche Verschlechterung trotz adäquater Therapie (bei Ausschluss eines medikamentös-induzierten KS) (V.a. cerebrale Raumforderung)
  - Epileptische Anfälle (V.a. cerebrale Läsion)
  - Hirnorganisches Psychosyndrom
  - Änderung des Schmerzcharakters bei seit langem bestehenden primären KS
- Craniale MRT (und MR-Angiographie) bei V.a. Sinusvenenthrombose
- (MR-)Angiographie und/oder Duplexsonographie der Halsgefäße bei V.a. Carotis- oder Vertebralis-Dissektion
- Liquorpunktion bei V.a. SAB und unauffälligem CT sowie bei V.a. Meninigits/Encephalitis

▸▸ **Besonderheiten der Therapieführung**
Es gelten die allgemeinen Leitlinien zur Behandlung chronischer Schmerzen (☞ Kap. 2.3).

Traditionelle chinesische Medizin
▸▸ **Kopf- und Gesichtsschmerzen aus Sicht der TCM**
Prinzipiell können Kopf- und Gesichtsschmerzen als Obstruktion oder Störung der *Qi*-Zirkulation in den Leitbahnen im Bereich des Kopfes aufgefasst werden. Wesentlich ist damit die Identifikation der betroffenen Leitbahnachse *(Taiyang, Shaoyang, Yangming)*, mit der sich ein pragmatischer und häufig bereits erfolgreicher Therapieansatz über die lokalisationsbezogene Nadelung von Lokal- und Fernpunkten verbindet.

Aus pathophysiologischer Sicht besteht ein wesentliches Kriterium in der Dauer der Erkrankung. Während akute Kopf- und Gesichtsschmerzen primär durch das Vorliegen eines pathogenen Faktors bei intakter Abwehrkraft *(Zhengqi)* erklärt werden („Außen-Erkrankung"), geht die TCM bei chronisch rezidivierenden Kopf- und Gesichtsschmerzen primär von einer inneren Disharmonie aus, die mit oder ohne zusätzlichen pathogenen Faktor zu Störungen des *Qi*-Flusses führt. Eine Sonderform dieser Gruppe ist der „Kopf-Wind" mit chronischer Persistenz von Wind in den Leitbahnen aufgrund eines schwachen *Weiqi*.

Grundsätzlich lassen sich also zwei Formenkreise differenzieren:
- Kopf- und Gesichtsschmerzen primär durch Auseinandersetzung eines intakten *Weiqi* mit einem pathogenen Faktor
- Kopf- und Gesichtsschmerzen primär durch eine innere Disharmonie

Zur ersten Gruppe zählen vor allem die parainfektiösen Kopfschmerzen („Grippekopfschmerz") oder andere symptomatische Kopf- und Gesichtsschmerzen (Zahnschmerzen, Sinusitis etc.).
Unter die zweite Gruppe fallen die meisten chronisch-rezidivierenden, primären Kopf- und Gesichtsschmerzsyndrome (vor allem Migräne, Spannungskopfschmerz).

▸▸ Besonderheiten der Therapieführung
Für die Akupunkturtherapie bringt ein pragmatischer Therapieansatz mit Nadelung von Basispunkten und lokalisationsbezogenen sowie symptomorientierten Punkten in vielen Fällen bereits gute Resultate. Die Behandlung nach Syndromdiagnose bringt den Vorteil einer Individualisierung der Therapie. Über die Erstellung einer Syndromdiagnose kann vor allem auch der psychovegetative Zustand des Patienten differenzierter erfasst werden und andere Therapieansätze der TCM (vor allem Phytotherapie) integriert werden. Ferner bietet die Syndromdiagnose Hinweise für die Entstehung und Aufrechterhaltung der Erkrankung (☞ Kap. 4.4). Siehe hierzu auch die allgemeinen Behandlungsprinzipien der Akupunkturtherapie (☞ Kap. 6.7) bezüglich Punktauswahl, Auswahl von Reizart und -dauer.

9.2 Migräne

Paroxysmaler Halbseitenkopfschmerz neurovasculärer Genese.

Stellenwert der Akupunktur
- Aus Sicht der Autoren: Gute Indikation, vermutlich vergleichbare Wirksamkeit zu medikamentöser Prophylaxe bei geringeren Nebenwirkungen
- Einsatz: Vorwiegend zur Attackenprophylaxe
- Wirksamkeitsnachweis:
  – Prophylaxe: Systematischer Review (Melchart et al. 2001) mit Analyse von 15 RCT zeigt Hinweise für prophylaktische Wirksamkeit, aber die Aussagekraft vieler Studien ist gemindert durch methodische Schwächen.
  – Behandlung der Attacke: Vergleichbarer Effekt von Akupunktur und Einnahme von Sumatriptan bezüglich einer verringerten Häufigkeit der Ausbildung einer vollen Migräneattacke, Voraussetzung ist die Behandlung in der Frühphase einer Migräneattacke (Melchart et al. 2000).
- Bei schweren Migräneformen ist ein polymodaler Therapieansatz mit Einbeziehung von ordnungstherapeutischen Ansätzen (Bewegung, Entspannung, *Qigong*, Stress- und Krankheitsbewältigung) sowie zusätzlich pharmakologischen Maßnahmen indiziert.

Westliche Medizin
▸▸ Epidemiologie
Prävalenz 15% der Erwachsenen, M:F 1:2,5, 5–7% Kinder.

▸▸ Klinik
- Zumeist einseitige Lokalisation (Seite kann jedoch wechseln), mäßig bis starker Intensität und typischerweise pulsierender Charakter
- Anfallsartig mit einer Dauer von 4–72 h
- Vegetative Begleitsymptomatik mit Nausea, evtl. Erbrechen, Photo- und/oder Phonophobie, deutliche Beeinträchtigung der üblichen Tätigkeit, Verstärkung bei körperlicher Aktivität
- Formen: Migräne ohne Aura (90%), Migräne mit Aura; assoziierte neurologische Symptome (95% homonyme Sehstörung mit Flimmerskotom), selten komplizierte Verläufe wie Status migraenosus oder migränöser Infarkt

▸▸ Pathophysiologie
- Modell: Neurovasculärer Mechanismus mit neurogenem Generator (Hirnstamm) der Kopfschmerzattacke, der über das trigeminovasculäre System zu einer initialen Gefäßkonstriktion und anschließenden Dilatation der intracraniellen Gefäße sowie zu einer perivasculären sterilen Entzündung führt. Möglicherweise baut sich im anfallsfreien Intervall durch die u.g. ätiologischen Faktoren eine „Migränebereitschaft" auf, die mit oder ohne zusätzlichen Trigger zur Aktivierung des Generators führt.

- Vermutlich multifaktorielle Ätiologie mit somatischen (genetische Disposition, Fehlregulation der cerebralen Reizverarbeitung, Störung des mitochondrialen Stoffwechsels) und psychischen Faktoren (erhöhte Stressbelastung und/oder inadäquate Stressbewältigung, überzogene Leistungsbereitschaft).

> **Möglicher Wirkmechanismus Akupunktur:** Beeinflussung der interictal erhöhten cerebrovasculären Erregbarkeit (Bäcker et al. 2000). Verminderung des Sympathikotonus. Einfluss auf das serotoninerge System. Induktion adaptiver Prozesse mit der Folge einer verbesserten Reizverarbeitung (☞ Kap. 6.2.3).

▸ Diagnostik
- Mind. 5 Attacken, die die folgenen 4 Kriterien erfüllen (International Headache Society 2004):
  1. Dauer der Attacken 4–72 h
  2. Mindestens 2 der folgenden 4 Hauptmerkmale: Kopfschmerz einseitig, pulsierend, mäßig bis stark, erhebliche Einschränkung der Tagesaktivität oder Schmerzverstärkung durch körperliche Aktivität
  3. Mindestens 2 der folgenden Begleitmerkmale: Übelkeit (in fast 100% der Fälle), Erbrechen (40–50%), Lichtempfindlichkeit (60%), Lärmempfindlichkeit (50%)
  4. Es sollte durch Anamnese und klinische Untersuchung (ggf. weiterführende Diagnostik bei V. a. organische Ursache) eine sekundäre Genese ausgeschlossen sein.
- Formen: Migräne ohne Aura (90%), Migräne mit Aura: assoziierte neurologische Symptome (in 95% homonyme Sehstörung mit Flimmerskotom, auch andere sensorische Störungen möglich), selten komplizierte Formen wie familiäre hemiplegische Migräne, Status migraenosus oder migränöser Infarkt
- Kopfschmerzkalender führen lassen, dient der Selbstbeobachtung des Patienten und der Präzisierung der Diagnose
- DD: Spannungskopfschmerz, analgetikainduzierter Kopfschmerz, cervicogener Kopfschmerz, sekundäre Kopfschmerzursachen (Ausschlussdiagnostik ☞ „Allgemeine Leitlinien")

▸ Therapie
Nicht-medikamentöse Maßnahmen
- Aufklärung des Patienten über Ursache und Modalitäten seiner Erkrankung
- Einhalten eines regelmäßigen Schlaf-Wach-Rhythmus (auch am Wochenende und im Urlaub)
- Entspannungsverfahren wie z. B. progressive Muskelentspannung nach Jacobson oder Meditation (instruktive Tonträger sind im Buchhandel oder über die Krankenkassen erhältlich)
- Dosierter Ausdauersport (z. B. 3-mal/Woche Walking, Jogging, Schwimmen)
- Erkennen und Vermeiden von Triggerfaktoren (u. a. Ernährungsfaktoren)
- Hilfestellung zur Stressbewältigung
- Heilfasten (zumeist Triggerung einer Attacke in den ersten Fastentagen, aber häufig gute Langzeitwirkung, kann 1–2-mal/Jahr wiederholt werden)
- In der Attacke: Reizabschirmung (dunkler, ruhiger Raum), kalte Umschläge (Kältebrille), Entspannungsinduktion
- Nicht-medikamentöse Verfahren (z. B. TENS) bei Kindern Therapie der ersten Wahl

Medikamentöse Therapie
Zu Nebenwirkungen und Kontraindikationen ☞ Kap. 2.4.1.
- Während der Attacke:
  - Leichte Attacke: Antiemese (z. B. Metoclopramid 20 mg als Tropfen) nach 15 min NSAR (z. B. Acetylsalicylsäure, 1000 mg als Brausetabl.)
  - Schwere Attacke: Triptane (z. B. Sumatriptan 50–100 mg Tabl. p. o.); bei starker Übelkeit: Subcutane, nasale oder rectale Applikation möglich.
  - Attacke durch Patienten mit o. g. Maßnahmen nicht zu durchbrechen: Metoclopramid 10 mg i. v. + Lysinacetylsalicylat 1000 mg
  - Status migraenosus (Dauer der Kopfschmerzattacke > 72 h): Intensivierte stationäre Therapie; prolongierte Aura (Dauer der Aurasymptome 1 h–7 Tage): DD cerebrale Ischämie bzw. migränöser Infarkt
- Intervallprophylaxe: Indikation bei mind. 4 Attacken/Monat, langer Attackendauer, komplizierter Migräne oder mangelndem Ansprechen auf Attackentherapie. Durchführung über mind. 6 Monate danach Auslassversuch. Mittel der ersten Wahl: Metoprolol; weitere Substanzen:

- Flunarizin (v. a. bei gleichzeitigen Schlafstörungen)
- Valproat (v. a. junge Frauen mit intolerablen Nebenwirkungen der anderen Pharmaka)
- Magnesium (als „ad on")
- Amitriptyilin (bei gleichzeitigem KST)
- *Gute Alternative:* Petasites hybridus (Pestwurz) Petadolex®, 2-mal 3 Kps.

Cave: Zu häufige Einnahme von Medikamenten zur Durchbrechung der Attacken (→ 8 Tage/Monat) führt zu analgetikainduziertem Kopfschmerz (s. d.).

Traditionelle chinesische Medizin
Pragmatische Therapie mit Akupunktur
Basispunkte

Lokalpunkte	Gb 20, Du 20, EX–KH 5 *(Taiyang)*
Fernpunkte	3E 5, Le 3

Punkte nach Schmerzlokalisation (zusätzlich)

Lokalisation des Hauptschmerzes (Leitbahnbezug)	Lokoregionale Punkte	Fernpunkte
Schläfenbereich *(Shaoyang)*	Gb 8, Gb 12	Gb 41
Stirnbereich *(Yangming)*	Du 23, Bl 2, EX – KH 3 *(Yintang)*	Ma 44
Hinterkopf *(Taiyang)*	Bl 10, Du 19	Bl 60, Dü 3

Punkte nach Symptomen (zusätzlich)

Symptome	Punkte
Menstruationsassoziierte Migräne	Mi 6, Le 2 (anstatt Le 3), Mi 10
Ausgeprägte Übelkeit, Erbrechen	Ren 12, Pe 6
Anfallsauslösung nach Ärger/Stress	Le 2 (anstatt Le 3), Le 5
Anfallsauslösung nach Erschöpfung	Ma 36, Ren 4

Durchführung der Behandlung
- Punktauswahl:
  - Therapie der Attacke (effektiv nur in der Frühphase): Le 3 plus 2–3 Fernpunkte nach Schmerzlokalisation, ergänzend 1–2 Punkte nach Symptomen
  - Intervallprophylaxe: Basispunkte plus 1–2 Punkte nach Schmerzlokalisation plus Punkte nach Symptomen, Therapie nach Syndromdiagnose sinnvoll
- Methode und Stimulationsparameter: S. Behandlungsprinzipien (☞ Kap 6.7)

Migräne aus Sicht der TCM
In der chinesischen Literatur wird zumeist nicht differenziert zwischen Migräne und anderen Kopfschmerzformen. Ferner wird nicht unterschieden zwischen Kopfschmerzattacke und schmerzfreiem Intervall.
Auf der Basis der Daten aus der Migräneforschung lässt sich ableiten, dass die Entstehung der Migräneattacke zumindest teilweise auf dysfunktionale Prozesse im interiktalen Intervall zurückgeht. Die Migränebereitschaft nimmt u. a. unter dem Einfluss psychischer Faktoren im Lauf des kopfschmerzfreien Intervalls zu und führt bei Erreichen einer kritischen Schwelle zur Attacke. Hier besteht eine Analogie zur Sichtweise der TCM: Die Migräneattacke wird zumeist als aufsteigendes Leber-*Yang* bzw. loderndes Leber-Feuer aufgefasst. Diese Leberpathologien wiederum sind häufig Folge einer länger bestehenden Leber-*Qi*-Stagnation, deren Ursachen in erster Linie im psychoemotionalen Bereich gesehen werden.

Differenzierung der häufigsten Syndrommuster
☞ Tabelle 9.1 siehe Seite 296.

Therapie nach Syndrommuster
Akupunkturpunkte nach Syndrommuster

Syndrommuster	Punkte
Migräneattacke	
Aufsteigendes Leber-*Yang*	Le 3 –, 3E 5 –, Gb 20 –, Le 8 +, Mi 6 +, EX – KH 5 *(Taiyang)* (n)
Leber-Feuer	Le 2 –, Mi 6 –, Gb 38 –, 3E 5 –, Gb 20 –, EX – KH 5 *(Taiyang)* (n)
Blut-Stase	Di 11 –, Di 4 –, Le 3 –, Mi 6 –, *Ashi*-P. –
Interiktales Intervall	
Leber-*Qi*-Stagnation	Le 3 –, Di 4 –, Gb 34 –, Gb 20 (n), EX – KH 5 *(Taiyang)* (n), Ma 36 +
Leber-Blut-Leere	MI 6 +, Ma 36 +, Bl 20 +, Le 8 +, Ren 4 +, Du 20 (n), EX – KH 5 *(Taiyang)* (n)

9 Kopf- und Gesichtsschmerzen

Syndrommuster	Punkte
Interiktales Intervall	
Nieren-*Yin*-/Essenz-Leere	Ni 3 +, Mi 6 +, Ma 36 +, Ren 4 +, Du 20 (n), EX – KH 5 *(Taiyang)* (n)

Chinesische Arzneitherapie
☞ Tabelle 9.2 siehe Seite 297.

Durchführung der Behandlung
Therapie der Attacke:
- Behandlung als Halbseiten-Kopf-Wind *(Pian Tou Feng)* d.h. als äußerer Wind, der sich in bestimmten Leitbahnabschnitten des Kopfes dauerhaft festgesetzt hat und durch äußere (Wetterwechsel) oder innere Faktoren (aufsteigendes Leber-*Yang*, Leber-Wind, Leber-Feuer) von Fall zu Fall aktiviert wird
- Hauptarzneimittel: Solche, die äußeren Wind vertreiben und Schmerzen stillen, vor allem Rad. (Ligustici) *Chuanxiong,* Rad. Angelicae dahuricae, Flos Chrysanthemi und Fruct. Viticis, i.d.R. in hohen Dosen

Tabelle 9.1 Differenzierung der häufigsten Syndrommuster

Syndrommuster	Symptome
Migräneattacke	
Aufsteigendes Leber-*Yang*	Mäßiger bis starker, pulsierender KS mit teilweise wechselnder Lokalisation **Zunge:** Rot, vor allem an den Rändern, (bei Leber-Blut-Mangel auch blasse Zunge möglich) **Puls:** Saitenförmig
Loderndes Leber-Feuer	Starker, pulsierender KS, Schwindel, Rötung von Augen und Gesicht, Hitzegefühl im Kopf **Zunge:** Rot, vor allem an den Rändern **Puls:** Schnell und saitenförmig
Jueyin-Störung	Manifestiert sich nur anfallsweise mit extrem starken KS, oft auf dem Scheitel, mit ausgeprägtem Kältegefühl im Kopf (vor allem bei Du 17) und an den Extremitäten, blassem Gesicht, meist sehr starker Übelkeit und wässrigem Erbrechen **Zunge:** Blass, mit feuchtem, weißem Belag **Puls:** Fein
Blut-Stase	Während der Attacke: Mäßiger bis starker, stechender KS mit fixer Lokalisation **Zunge:** Evtl. livide, Stauung der Unterzungenvenen **Puls:** Saitenförmig
Chronischer Kopf-Wind	Chronisch rezidivierender Kopfscherzen, Windaversion, Frösteln, körperliche Mattigkeit
Interiktales Intervall	
Aufsteigendes Leber-*Yang*	Tinnitus, roter Kopf, Neigung zu Wutausbrüchen **Zunge:** Rot, vor allem an den Rändern (bei Leber-Blut-Mangel auch blasse Zunge möglich) **Puls:** Saitenförmig
Leber-*Qi*-Stagnation	Vor allem affektive Symptome: Depression, Frustration, Reizbarkeit, Stimmungslabilität, Globusgefühl, Engegefühl im Thorax **Zunge:** Normal bis blauviolett, evtl. aufgerollte Ränder **Puls:** Saitenförmig (v.a. links)
Leber-Blut-Leere	Häufig bei Frauen Im Intervall: Blässe, Schlafstörungen, Müdigkeit, Vergesslichkeit, Sehstörungen, trockene Augen, prämenstruelle Beschwerden, spärliche Menstruationsblutung **Zunge:** Blass (v.a. die Ränder) **Puls:** Dünn, evtl. saitenförmig
Nieren-*Yin*/Essenz-Leere	Im Intervall: Hitzegefühl an Akren und Thorax, innere Unruhe, Durchschlafstörungen, Nachtschweiß **Zunge:** Rot, rissig, belaglos **Puls:** Tief

9.2 Migräne

Tabelle 9.2 Chinesische Arzneitherapie

Syndrommuster	Arzneitherapie/Punkte
Migräneattacke	
Aufsteigendes Leber-*Yang*	• Während der Attacke: *Lu tong yin* (☞ Anhang) in reduzierter Dosis (v. a. Asarum) + Rad. Angelicae dahuricae • Im Intervall: *Tian ma gou teng yin* (CAB 444, mit Modifikationen auch im Anfall) • Bei manifester *Yin*-Leere besser *Zhen gan xi feng tang* (CAB 441, mit Concha Haliotidis statt Haematitum)
Leber-Feuer	*Xie qing wan* (☞ Anhang)
Blut-Stase	*Tong qiao huo xue tang* (CAB 351, mit Rhiz. Acori tatarinowii/graminei statt Secretio Moschus) + Rhiz. Corydalis, Rad./Tuber Curcumae, Fruct. Viticis und Fruct. Tribuli
Jueyin-Störung	• *Wu zhu yu tang* (CAB 242) + Rad. (Ligustici) *Chuanxiong*, Rad. Angelicae sinensis und Rad. Angelicae dahuricae • Im Intervall (bei Dysregulation des Leber-*Qi* und Leere-Kälte des Magens): *Xiao yao san* (CAB 161) + Fruct. Tribuli, Rad. Codonopsis, Ram. Cinnamomi und Exocarpium Rubrum Citri
Interiktales Intervall	
Leber-*Qi*-Stagnation	• Bei Tendenz zu gegenläufigem Aufsteigen des Leber-*Qi*: *xiao yao san* (CAB 161) + Fruct. Tribuli und Rad. Achyranthis bidentatae • Bei Umwandlung der *Qi*-Stagnation in Feuer: *Jia wei xiao yao san* (CAB 163) + Ram. cum Uncis uncariae • Bei reiner Fülle-Symptomatik auch: *Chai hu shu gan san* (CAB 160) mit entsprechenden Ergänzungen
Nieren-*Yin*-/Essenz-Leere	Arzneitherapie im Vordergrund: *Qi ju di huang wan* (CAB 293)
Leber-Blut-Leere	• Arzneitherapie im Vordergrund • Bei Tendenz zur Erzeugung von Innerem Wind: *Gui xiong si wu tang* (☞ Anhang) • Bei gleichzeitiger Leber-*Qi*-Stagnation: *Hei xiao yao san* (CAB 163) mit o. a. Ergänzungen

- Repräsentative Rezeptur: Variationen von *Chuan xiong cha tiao san* (Mit Tee einzunehmendes *Chuanxiong*-Pulver, CAB 49):
  – Wegen der durch den Wind-Angriff verursachten Blut- und/oder Schleim-Stasen je nach Symptomatik Ergänzung von z. B. Rad. Paeoniae rubrae, Flos Carthami und/oder Rad. Salviae miltiorrhizae, bzw. Rhiz. Typhonii, Rhiz. Pinelliae und/oder Sem. Sinapis albae
  – Bei Übelkeit bzw. Erbrechen Ergänzung von z. B. Rhiz. Zingiberis officinalis recens, Rhiz. Pinelliae und/oder Pericarp. Citri reticulatae
  – Therapieresistenz gilt als Zeichen des Befalls der Netzgefäße, die dann mit Arzneimitteln wie Lumbricus, Scorpio (Buthus martensi) und/oder Scolopendra subspinipes durchgängig gemacht werden müssen.
  – Mitbehandlung auslösender innerer Faktoren ist in diesem Stadium in der Regel nur mit Arzneimitteln sinnvoll, die auch eine Wirkung gegen Schmerzen bzw. Übelkeit haben, also z. B. Rhiz. Gastrodiae, Spica Prunellae, Rad. Paeoniae albae/lactiflorae.

Intervallprophylaxe:
- Bei hoher Anfallsfrequenz zunächst Dauerbehandlung des Kopf-Windes ähnlich wie im akuten Zustand; im weiteren Verlauf zunehmend Mitbehandlung der inneren Auslösefaktoren entsprechend Syndrommusterdifferenzierung (s. o.)
- Bei Sistieren der Anfälle oder niedrigerer Anfallsfrequenz ausschließlich Weiterbehandlung der inneren Disharmonie; bei Verwendung von Rad. Bupleuri möglichst nur die in Essig geröstete Droge – am besten in Kombination mit Rad. Paeoniae albae/lactiflorae – rezeptieren, da die rohe Droge aufgrund ihrer stark aufsteigenden Wirkrichtung Migräne auslösen kann.

9 Kopf- und Gesichtsschmerzen

▸▸ Weitere Therapiemöglichkeiten
TENS
Gut geeignet zur Selbstbehandlung in Frühphase der Attacke. Elektrodenlokalisation je nach Schmerzlokalisation z.B. Gb 20 + Gb 21 oder Gb 20 + *Taiyang* bilateral.

9.3 Spannungskopfschmerz

Holocephaler, dumpf drückender Kopfschmerz (KS) ohne vegetative Begleitsymptomatik.

Stellenwert der Akupunktur
- Aus Sicht der Autoren: Gute Indikation
- Einsatz: Vorwiegend prophylaktisch, aber auch als Therapie leichter Kopfschmerzphasen
- Akupressur oder TENS zur Selbsttherapie anwendbar
- Polymodaler Therapieansatz mit Einbeziehung von ordnungstherapeutischen Ansätzen (Bewegung, Entspannung, Stressbewältigung) häufig notwendig
- Kombination mit Antidepressiva bei chronischem, therapieresistenten Spannungskopfschmerz sinnvoll (möglicher synergistischer Effekt über Wirkung auf Serotoninstoffwechsel)
- Wirksamkeitsnachweis: Systematischer Review mit Analyse von 6 RCT (Melchart et al. 2001): Mehrzahl der Studien mit besserer Wirksamkeit von Akupunktur im Vergleich zu Sham-Akupunktur, widersprüchliche Datenlage im Vergleich zur Pharmakotherapie.

Westliche Medizin
▸▸ Epidemiologie
Lebenszeitprävalenz bezogen auf Gesamtbevölkerung: Ca. 50% beim episodischen Kopfschmerz vom Spannungstyp (KST) und 3% beim chronischen KST, F:M 1,5:1.

▸▸ Klinik
- Holocephale Schmerzen, häufig occipito-frontale Ausstrahlung, „als wenn man einen zu engen Hut auf hat", typischerweise dumpf drückender Charakter und leichte bis mäßige Intensität
- Nausea und Erbrechen fehlen, Photo- oder Phonophobie können vorhanden sein.
- Keine Verstärkung bei körperlicher Aktivität

- Formen:
  - Episodischer KST (90%): < 180 Tage mit Kopfschmerz/Jahr
  - chronischer KST: > 180 Tage mit Kopfschmerz/Jahr

▸▸ Pathophysiologie
- Modell: Zentrale Störung der Schmerzverarbeitung mit vermindertem Tonus der körpereigenen Schmerzhemmung und zentraler Sensitivierung (☞ Kap. 2.1.2), Hemmung inhibitorischer Hirnstammneurone im periaquäductalen Grau (PAG) sowie im Nucleus raphe magnus (zentrale Mediatoren der körpereigenen Schmerzabwehr [Jensen 1999]), verminderte Konzentration an Serotonin (Anthony und Lance 1989) und Endorphinen (Nappi et al. 1985)
- Psychologische Faktoren: Neigung zu Selbstüberforderung, inadäquate Stressbewältigung, allgemein überstrukturierte Tagesplanung und Termindruck, Depression, muskuläre Faktoren: Erhöhter nociceptiver Input über muskuläre Fehlregulation der pericraniellen Muskulatur (bei 65% der Patienten erhöhte Druckdolenz der pericraniellen Muskulatur palpierbar)
- Der episodische KST kann bei völlig gesunden Menschen z.B. durch psychischen Stress ausgelöst werden, die Kopfschmerzphase ist dabei Ausdruck einer temporären Störung der Nociception.

> **Möglicher Wirkmechanismus Akupunktur:** Langzeitmodulation des Tonus der endorphinergen und serotoninergen Systeme; muskuläre Detonisierung.

▸▸ Diagnostik
- Abgrenzung zur Migräne
- Kopfschmerzkalender führen lassen, dient der Selbstbeobachtung des Patienten und der Präzisierung der Diagnose
- Formen: Episodischer KST (90%): < 180 Tage mit Kopfschmerz/Jahr, chronischer KST: > 180 Tage mit Kopfschmerz/Jahr
- DD: Migräne (häufig Kombinationskopfschmerz = Patienten leiden unter Kopfschmerz vom Spannungstyp und Migräne), Analgetika-induzierter Kopfschmerz, cervicogener Kopfschmerz, sekundäre Kopfschmerzursachen (Ausschlussdiagnostik ☞ „Allgemeine Leitlinien")

9.3 Spannungskopfschmerz

▸▸ Therapie

Nicht-medikamentöse Maßnahmen
- Aufklärung des Patienten über Ursachen und Modalitäten seiner Erkrankung
- Dosiertes Kreislauftraining z. B. 2–3-mal/Woche Walking, Jogging, Schwimmen
- Entspannungsverfahren wie z. B. progressive Muskelentspannung nach Jacobson oder Meditation (instruktive Tonträger sind u. a. im Buchhandel oder über die Krankenkassen erhältlich)
- Stressbewältigungstraining, kognitive Techniken (vor allem bei überhöhtem Leistungsanspruch)
- Heilfasten (zumeist Verstärkung der Kopfschmerzen in den ersten Fastentagen, aber häufig gute Langzeitwirkung, kann 1–2-mal/Jahr wiederholt werden)
- EMG-Biofeedbacktraining (bei schlechtem Zugang zu konventionellen Entspannungsverfahren)

Medikamentöse Therapie
- Episodischer KST: Analgetika: 500–1000 mg ASS oder Paracetamol, alternativ: NSAR (400–600 mg Ibuprofen, 500–1000 mg Naproxen)
- Chronischer KST: Prophylaktische Therapie indiziert bei KS mind. jeden 2. Tag > 3 Monate. Mittel der 1. Wahl: Trizyklische Antidepressiva (Amitriptylin, alt. Doxepin, Clomipramin, Desipramin), Wirkungsbeginn ca. nach 14 Tagen (in Einzelfällen auch früher möglich); nach 6 Monaten versuchsweise langsam ausschleichen

Traditionelle chinesische Medizin

▸▸ **Pragmatische Therapie mit Akupunktur**

Basispunkte

Lokalpunkte	Gb 20, Du 20, EX – KH 5 (Taiyang)
Fernpunkte	3E 5, Le 3

Punkte nach Schmerzlokalisation

Lokalisation des Hauptschmerzes	Fernpunkte	Lokoregionale Punkte
Bandförmiger KS („zu enger Hut")	3E 5, Bl 60	Gb 8, EX – KH 5 (Taiyang), X – KH 3 (Yintang)
Haubenförmiger KS	Bl 60, Di 4	Gb 20, Du 20, Bl 2
Schwerpunkt an Stirn	Di 4	Bl 2, Gb 14
Schwerpunkt am Scheitel	Le 3	Du 20 (oder Du 23), EX – KH 1 (Sishencong)
Schwerpunkt Nacken	Bl 60, Dü 3 (oder Dü 6)	Bl 10, Du 14

Punkte nach Symptomen

Symptome	Punkte
Verstärkt bei Stress/psychischer Anspannung	Le 2, Pe 6, Du 20, EX – KH 1 (Sishencong)
Bei Erschöpfung	Ma 36, Ren 6
Windempfindlichkeit	Ren 16, Lu 7, 3E 5, Du 14
Wetterfühligkeit	Di 4, Du 14
Verschlechterung bei feuchtem Wetter/Kälte	Di 4, Du 14, Ren 12, Ma 40

Durchführung der Behandlung
- Punktauswahl:
  - Kopfschmerzphase: Le 3 plus 1–2 lokalisationsbezogene Fernpunkte und 1–2 symptomatische Punkte; bei myofascialen Beschwerden oder *Ashi*-Punkten im Bereich der Schulter-Nacken-Region sollten diese mitbehandelt werden (☞ Kap. 10.2, 10.3).
  - Kopfschmerzfreie Phase: Basispunkte plus 1–2 lokalisationsbezogene Fernpunkte und 1–2 symptomatische Punkte
- Methode und Stimulationsparameter: s. Behandlungsprinzipien (☞ Kap. 6.7)

▸▸ **Spannungskopfschmerz aus Sicht der TCM**

Die chinesische Literatur differenziert nicht zwischen Spannungskopfschmerz und anderen Kopfschmerzformen. Anzuwenden sind also die allgemeinen differenzialdiagnostischen Regeln der TCM für Kopfschmerzen (☞ Kap. 4, Kap. 9.1). Die in Frage kommenden Disharmoniemuster sind in Tabelle 9.3 zusammengefasst. Grobe Differenzierung in Fülle- und Leere-Muster:
- Fülle-Muster: Eher episodischer Verlauf, Schmerzen von stärkerer Intensität
- Leere-Muster: Episodischer oder chronischer Spannungskopfschmerz von geringerer Intensität.

9 Kopf- und Gesichtsschmerzen

Die TCM-Syndromdiagnose bietet einen guten Ansatz zur Erfassung des psychovegetativen Zustandes des Patienten sowie der pathogenetischen Zusammenhänge der Kopfschmerzerkrankung. Zu beachten ist, dass bei Kombinationskopfschmerz Überschneidungen mit den Disharmoniemustern der Migräne bestehen (s. dort).

Aus pragmatischen Gründen kann bei der Akupunkturtherapie jedoch zunächst ein symptomorientierter Therapieansatz gewählt werden.

Differenzierung der häufigsten Syndrommuster
☞ Tabelle 9.3 s. u.

▸▸ Therapie nach Syndrommuster
Akupunkturpunkte nach Syndrommuster

Syndrommuster	Punkte
Fülle-Syndrome	
Feuchtigkeit und Schleim	Mi 3 –, Di 4 –, Ma 40 –, Lu 7 +, Ren 12 +, Bl 20 +, Ma 8 (n)
Leber-*Qi*-Stagnation	Le 3 –, Di 4 –, Gb 34 –, Gb 20 (n), EX – KH 5 *(Taiyang)* (n), Ma 36 +
Blut-Stase	Di 11 –, Di 4 –, Le 3 –, Mi 6 –, *Ashi*-P. –
Chronischer Kopfwind	Gb 20 –, Le 3 –, Du 16 –, Du 20 –, Mi 6 +
Leere-Syndrom	
Qi- und Blut-Leere	Ma 36 +, Ren 6 +, Mi 6 +, Le 8 +, Bl 20 +, Du 20 (n)
Nieren-Essenz-Leere	Ni 3 +, Mi 6 +, Ma 36 +, Ren 4 +, Du 20 (n)

Tabelle 9.3 Differenzierung der häufigsten Syndrommuster

Syndrommuster	Symptome
Fülle-Syndrome	
Akkumulation von Feuchtigkeit und Schleim	Mäßiger Kopfschmerz mit Schweregefühl, Schwindel, schlechter Appetit, Schleim, Völlegefühl in Epigastrium und Thorax, häufig in Kombination mit Milz-*Qi*-Leere **Zunge:** Weißer fettiger Belag **Puls:** Schlüpfriger Puls
Leber-*Qi*-Stagnation	Mäßiger Druck und/oder Spannungsgefühl im Kopf, Verstärkung unter psychischem Stress, evtl. Depression, Blähungsgefühl und Schmerz im Hypochondrium, Schwindel, Dysmenorrhö, verminderter oder übermäßiger Appetit **Zunge:** Normal bis blauviolett, evtl. aufgerollte Ränder, dünner weißer Belag **Puls:** Drahtiger Puls
Blut-Stase	Mäßiger, länger anhaltender stechender KS mit fixer Lokalisation, Schlafstörungen, Verschlechterung nachts und perimenstruell, Z. n. Trauma oder andere cerebrale Erkrankungen **Zunge:** Violett oder violette Punkte **Puls:** Fadenförmig
Chronischer Kopf-Wind	Chronisch rezidivierende KS, Windaversion, Frösteln, körperliche Mattigkeit
Leere-Syndrome	
Qi- und Blut-Leere	Leichter bis mäßiger KS mit hohlem Gefühl, leichte Erschöpfbarkeit, Spontanschweiß, Besserung der KS in Ruhe, Schwindel, Haarverlust, Palpitationen, Schlafstörungen, schlechter Appetit, trockener Stuhl In der Regel Folge einer Nieren- und/oder Milz-*Qi*-Leere **Zunge:** Blass **Puls:** Schwach
Nieren-Essenz-Leere	Leichter bis mäßiger KS mit hohlem Gefühl, Schwindel, Lumbalgien, Tinnitus, Hörverlust, Schlafstörungen, lockere Zähne, Gedächtnisstörungen, seltene Menses **Zunge:** Blass oder leicht gerötet **Puls:** Schwach und tief

9.3 Spannungskopfschmerz

Chinesische Arzneitherapie
☞ Tabelle 9.4 s. u.

Durchführung der Behandlung
- *Qiang huo sheng shi tang* (Notopterygium-Feuchtigkeits-Überwindungs-Abkochung, CAB 221) ist eine bei vielen Fällen von Spannungs-Kopfschmerzen empirisch bewährte Rezeptur. Sie sollte durchaus auch in Erwägung gezogen werden, wenn eine emotionale Mitverursachung der Kopfschmerzen eigentlich die Verordnung einer Variation von *Xiao yao san* (Freiheit-und-Ungezwungenheit-Pulver, CAB 161) nahe legt. Dies gilt besonders dann, wenn Witterungseinflüsse verschlimmernd wirken.
- Wie in der Akupunktur kommt auch in der Arzneitherapie der Kopfschmerzlokalisation besondere differenzialtherapeutische Bedeutung zu. Folgende Arzneimittel haben eine besondere Affinität zu bestimmten Regionen des Kopfes und leiten oft auch als „Führerarzneien" die Wirkung einer ganzen Rezeptur in den gewünschten Bereich:
  – Stirn- und Augenbereich *(Yangming)*: Rad. Angelicae dahuricae, Rad. Puerariae

Tabelle 9.4 Differenzierung der Syndrommuster

Syndrommuster	Arzneitherapie/Rezepte
Fülle-Syndrome	
Wind-Feuchtigkeit	*Qiang huo sheng shi tang* (CAB 221)
Feuchtigkeit und Schleim	*Ban xia bai zhu tian ma tang* (CAB 489), zur Verstärkung der Schleim umwandelnden Wirkung evtl. + Rhiz. Typhonii u/o Cort. Magnoliae
Leber-*Qi*-Stagnation	*Xiao yao san* (CAB 161) + Rad. (Ligustici) *Chuanxiong*, dazu evtl. Rad. Angelicae dahuricae (bei Kälte) bzw. Flos Chrysanthemi und Rad. Scutellariae (bei Hitze)
Blut-Stase	• *Tong qiao huo xue tang* (CAB 351) mit Rhiz. Acori tatarinowii/graminei oder Rhiz. Corydalis statt Secretio Moschus • Bei gleichzeitiger ausgeprägter *Qi*-Stagnation besser *Xue fu zhu yu tang* (CAB 350)
Kopf-Wind	• *Chuan xiong cha tiao san* (CAB 49), wegen möglicher unerwünschter anderer Wirkungen meist mit Ram. Cinnamomi statt Herba Asari • Bei Erkältungen vom Wind-Kälte-Typ statt Mentha: Rhiz. Zingiberis recens und Fol. Perillae • Bei Erkältungen vom Wind-Hitze-Typ statt Asarum und Notopterygium: Fruct. Viticis und Flos Chrysanthemi • Bei gleichzeitiger Blut-Leere als prädisponierendem Faktor für das Eindringen von Wind in die Leitbahnen (häufig!): + Rad. Angelicae sinensis und Rad. Paeoniae albae/lactiflorae
Leere-Syndrome	
Qi- und Blut-Leere	• Bei vorherrschender *Qi*-Leere: *Bu zhong yi qi tang* (CAB 266) mit einer erhöhten Dosis von Rad. Angelicae sinensis + Fruct. Viticis und, in hartnäckigen Fällen, Rad. (Ligustici) *Chuanxiong* • Bei vorherrschender Blut-Leere: *Sheng yu tang* (CAB 275) + Flos Chrysanthemi, Fruct. Viticis und Fruct. Lycii • Bei Leber-Blut und -*Yin*-Leere mit Neigung zu trockenen Augen, Sehstörungen, Lichtscheu, Reizbarkeit, Taubheitsgefühlen, Muskelzuckungen und evtl. Tinnitus: *Bu gan tang* (CAB 276) + Fruct. Viticis
Nieren-Essenz-Leere	• Bei *Yang*-betonter Essenz-Leere: *You gui wan* (CAB 310) evtl. + Fruct. Viticis und (Rad. et) Rhiz. Ligustici. Bei längerer Gabe der Rezeptur sollten die stark austrocknenden Bestandteile Aconitum und Cort. Cinnamomi durch Herb. Epimedii und Rad. Morindae ersetzt werden. • Bei *Yin*-betonter Essenz-Leere *Qi ju di huang wan* (CAB 293) + Sem. Sesami nigrum/indici oder in schweren Fällen *Zuo gui wan* (CAB 296) + Flos Chrysanthemi und Sem. Sesami nigrum/indici. Bei ausgeprägteren Leere-Hitze-Zeichen sollte man Gelatinum Cornu Cervi durch Carapax Trionychis (Amydae sinensis) ersetzen und Rad. Anemarrhenae sowie Cort. Phellodendri ergänzen.

9 Kopf- und Gesichtsschmerzen

- Nacken, evtl. mit Ausstrahlung über den Scheitel nach vorn *(Taiyang)*: Rhiz. seu Rad. Notopterygii, (Rad. et.) Rhiz. Ligustici
- Schläfenbereich *(Shaoyang)*: Rad. Bupleuri, Flos Chrysanthemi, Rad. (Ligustici) *Chuanxiong*
- Scheitelbereich *(Jueyin)*: Fruct. Evodiae, Lumbricus
- Rad. Puerariae löst die Muskeln *(Jieji)* und ist damit ein wichtiger Bestandteil von Rezepturen gegen Kopfschmerzen aufgrund von Muskelverspannungen im Schulter-Nacken-Bereich. Sehr gut muskelentspannend wirkt auch die Kombination von Rad. Glycyrrhizae und Rad. Paeoniae albae/lactiflorae.

▸▸ Weitere Therapiemöglichkeiten
TENS
Gut geeignet zur Selbsttherapie. Als Alternative oder Ergänzung zur Akupunktur zur Förderung der Eigenaktivität.

9.4 Medikamenteninduzierter Kopfschmerz

Dauerkopfschmerz, verursacht durch häufige und längerfristige Einnahme von Kopfschmerzmitteln.

Stellenwert der Akupunktur
- Aus Sicht der Autoren: gute Indikation
- Einsatz: Während des Analgetika-Entzugs als adjuvante Maßnahme zur Behandlung der Entzugssymptomatik (evtl. über Modulation des serotoninergen Systems) und zur simultanen Einleitung einer Kopfschmerzprophylaxe
- Wirksamkeitsnachweis: Den Autoren sind keine Studien zu diesem Thema bekannt.

Westliche Medizin
▸▸ Epidemiologie
5–8 % aller Kopfschmerzpatienten betreiben einen Analgetikaabusus (Pfaffenrath 2001), F:M 5:1.

▸▸ Klinik
- Dumpf drückender oder pochender holocephaler Kopfschmerz (selten auch unilateral) von wechselnder Stärke und Lokalisation
- Kopfschmerz nahezu täglich, häufig bereits beim Erwachen, den gesamten Tag anhaltend
- Vegetative Begleitsymptomatik (vor allem Nausea) möglich, aber deutlich geringer ausgeprägt als bei Migräne, häufig assoziiert: Schlafstörungen, Untergewicht, depressives Syndrom
- Auftreten nach annähernd täglicher Analgetika-Einnahme für mindestens 3 Monate, aber auch erst nach Jahren.

▸▸ Pathophysiologie
- Genauer Mechanismus bisher nicht bekannt
- Modell: Erniedrigung der zentralen Schmerzschwelle u. a. über Störung der serotoninergen Neurotransmission (Heinz et al. 1999)
- Psychische Faktoren: Z. B. Leistungsdruck am Arbeitsplatz führt zu häufiger Einnahme von Kopfschmerzmitteln; somatische Faktoren: Vorbestehende Kopfschmerzneigung (Patienten, die aus einem anderen Grund als Kopfschmerzen Analgetika einnehmen bekommen zumeist keinen Medikamenten-induzierten Kopfschmerz), Z. n. Schädeltrauma
- Suchtentwicklung: Initiale Schmerzbefreiung hat belohnenden und damit positiv konditionierenden Effekt, später führt Rebound-Kopfschmerz bei Versuch, auf Analgetika zu verzichten, zur Verfestigung des Einnahmeverhaltens.

> **Möglicher Wirkmechanismus Akupunktur:** analgetischer Effekt, psychovegetative Modulation.

▸▸ Diagnostik
- Diagnosekriterien (nach Dichgans 1998):
  - Einnahme einer kritischen Dosis/Monat bestimmter Substanzen: ASS (> 50 g/Monat), Paracetamol (> 50 g/Monat), Ergotamin (> 800 mg/Monat oral), Sumatriptan (> 800 mg/Monat), Codein (> 250 mg/Monat), Coffein (> 15 g/Monat)
  - Kopfschmerz an mind. 15 Tagen im Monat
  - Deutliche Besserung der Kopfschmerzen nach mind. 4-wöchiger Abstinenz (in Einzelfällen Abklingen der Kopfschmerzen erst nach 2–3 Monaten)
- Falls Entzug ohne Erfolg oder atypische Anamese: Ausschlussdiagnostik sekundärer Kopfschmerzursachen (☞ „Allgemeine Leitlinien")
- DD: Migräne, Kopfschmerz vom Spannungstyp (KST), cervicogener Kopfschmerz
- Beachte: Die meisten Patienten entwickeln einen medikamenteninduzierten Kopfschmerz auf der Basis eines KST und/oder Migräne (Mischbilder).

9.4 Medikamenteninduzierter Kopfschmerz

▸ Therapie
Allgemeinmaßnahmen
- Aufklärung des Patienten über Zusammenhang zwischen Kopfschmerz und Medikamenteneinnahme
- Motivation zur Entzugsbehandlung: Hinweis auf fehlende Alternativen (alleinige Weigerung, das jeweilige Medikament wieder zu verschreiben, führt lediglich zum Arztwechsel), Aufklärung über Ablauf des Entzugs, Hinweis auf mögliche Maßnahmen gegen Entzugserscheinungen (s. u.)
Entscheidung über ambulanten oder stationären Entzug (stationärer Entzug zumeist sinnvoll; ambulanter Entzug möglich bei: Erstversuch, fehlender Einnahme von Barbituraten oder Tranquilizern, hoher Motivation und sozialer Unterstützung)
- Führen eines Kopfschmerztagebuchs (Downloadmöglichkeiten im Internet [☞ Anhang]).

Entzug
- Sämtliche (nicht opioiderge) Schmerzmittel abrupt absetzen (einzige Möglichkeit, um Effekt des Entzugs psychodynamisch wirkungsvoll zu gestalten); Barbiturate, Tranquilizer, Opioide langsam ausschleichen (Reduktion alle 14 Tage um 25%)
- Mit Beginn des Entzugs Prophylaxe eines vorbestehenden KST bzw. Migräne (medikamentös und/oder Akupunktur [s. u.])
- Rebound-Kopfschmerz (Dauer durchschnittl. 3–4 Tage): Kalte Umschläge (Eisbrille), Pfefferminzöl an die Schläfen, falls nicht anders möglich: Naproxen 2-mal 500 mg oral (alternativ 500 mg Lysinacetylsalicylat), wenn kein NSAR-Abusus bestand
- Bei Nausea: Antiemetika
- Bei Exsikkose durch Erbrechen: Flüssigkeitssubstitution per infusionem (Exsikkose verstärkt Kopfschmerz)
- Pragmatisch, einfühlsame Begleitung durch den Arzt
- Dauer des Entzugs ca. 5–14 Tage
- Eine Kombination mit Heilfasten erleichtert häufig den Entzug.

Rezidivprophylaxe
- Regelmäßige Kontrolluntersuchungen im Anschluss an den Entzug
- Verhaltenstherapie (Reflexion von Abusus-induzierenden Situationen, Stressbewältigungstraining, Entspannungsverfahren)
- Konsequente Prophylaxe der zugrunde liegenden primären Kopfschmerzerkrankung
- Einhaltung der kritischen Dosen zur Behandlung von Kopfschmerzattacken, Einnahme von Kopfschmerzmitteln nicht häufiger als an 8 Tagen/Monat.

Traditionelle chinesische Medizin
▸ **Pragmatische Therapie mit Akupunktur**
Basispunkte

Lokalpunkte	Gb 20, Du 20, EX – KH 5 *(Taiyang)*
Fernpunkte	3E 5, Le 3

Punkte nach Lokalisation (zusätzlich)

Lokalisation des Hauptschmerzes	Fernpunkte	Lokoregionale Punkte
Holocephaler Kopfschmerz	Bl 60, Di 4	Gb 20, Bl 2
Schwerpunkt Stirn	Di 4	Bl 2, Gb 14
Schwerpunkt Scheitel		Du 23, EX – KH 1 *(Sishencong)*
Schwerpunkt Nacken	Bl 60, Dü 3 (oder Dü 6)	Bl 10, Du 14

Punkte nach Symptomen (zusätzlich)

Symptome	Punkte
Innere Unruhe, Schlafstörungen	He 7, EX – KH 1 *(Sishencong)*, Pe 6, Ni 3
Nausea, Erbrechen	Pe 6, Ren 12, Ma 36
Benommenheit, Schwindel	Ma 8, EX – KH 3 *(Yintang)*, Pe 6
Erschöpfung	Ma 36, Ren 6, Bl 20, Bl 23

Durchführung der Behandlung
- Punktauswahl:
  – Behandlung des Rebound-Kopfschmerzes während des Entzugs: Basispunkte plus 2–3 symptomorientierte Punkte
  – Behandlung der Entzugssymptomatik: 2–3 symptomorientierte Punkte (mit psychovegetativ sedierendem Effekt)
- Methode: Während des Entzugs bis zum Sistieren der Entzugssymptomatik täglich 1–2 Behandlungen,

nach Sistieren des Rebound-Kopfschmerzes Behandlung entsprechend prophylaktischer Therapie von Migräne bzw. Spannungskopfschmerz (☞ Kap. 9.2, 9.3).

Medikamenteninduzierter Kopfschmerz aus Sicht der TCM

Vorab sei nochmals bemerkt, dass der zentrale Punkt in der Behandlung des Analgetika-Kopfschmerzes ein konsequenter Entzug von den Schmerzmitteln ist.

Aus Sicht der chinesischen Medizin ergibt sich darüber hinaus eine zusätzliche Perspektive:

Um die erwünschten und unerwünschten Wirkungen westlicher Arzneimittel auf den menschlichen Organismus zu beschreiben, benutzt die chinesische Medizin dieselben Modelle und Kategorien wie bei der Beschreibung ihrer eigenen traditionellen Arzneimittel. Dieser Ansatz wird schon seit der ersten Hälfte des vergangenen Jahrhunderts u.a. von so bekannten Gelehrten-Ärzten wie Zhang Xichun (Frühauf 2001) praktiziert.

Analgetisch wirksame Substanzen sind in diesem Sinne per definitionem scharfe Arzneimittel, die das *Qi* und/oder Blut bewegen, ganz im Sinne des traditionellen Lehrsatzes „wo freier Durchfluss ist, ist kein Schmerz". Antipyretisch wirksame Analgetika wie Acetylsalicylsäure (ASS) oder Paracetamol zerstreuen darüber hinaus oberflächliche Pathogene nach oben und außen durch Diaphorese, während nichtsteroidale Antirheumatika durch ihre Schärfe auch Wind-Feuchtigkeit aus Leitbahnen und Gelenken vertreiben. ASS hat schließlich noch eine deutlich Blut belebende Wirkung. Wenn die fiebersenkende oder akut antientzündliche Komponente ausgeprägt ist, wird den entsprechenden Arzneimitteln darüber hinaus noch eine bittere, kühle oder kalte Wirkkomponente zugeschrieben.

Nach den Erkenntnissen der TCM haben nun scharfe Arzneien, insbesondere bei längerer Anwendung, eine zerstreuende Wirkung auf das körpereigene *Qi*. Auf die Dauer führt dies zu einer Leere des *Qi*, die in vielen Fällen in der Milz durch Schwächung der Beförderungs- und Umwandlungsfunktionen eine Feuchtigkeitsbelastung zur Folge hat. Außerdem können scharfe und warme Arzneimittel leicht das *Yin* und die Körperflüssigkeiten verletzen. Eine bittere, kalte Komponente ist oft für das Auftreten von Magenproblemen verantwortlich. Derartige Probleme lassen sich durch die kombinierte Anwendung von westlichen und chinesischen Arzneien zum Teil verzögern oder abmildern.

Wenn sich ein medikamenteninduzierter Dauerkopfschmerz etabliert hat, so ist er im Sinne der TCM in der Regel entweder als *Qi*-Leere (oft vergesellschaftet mit Blut-Leere und/oder Feuchtigkeits-Belastung) oder (häufiger) als gemeinsame Leere von Blut und *Yin* zu deuten.

Bezüglich gefäßaktiver Migränemittel wie Ergotamin oder Triptane deutet die TCM deren vasokonstriktorischen Effekt als eine adstringierende, Blut stillende Wirkung, die den überschießenden Fluss von *Qi* und Blut in den Kopf eindämmt (Flaws 1990). Da dieser Effekt nur temporär sein kann, lässt sich die Tendenz dieser Mittel zu wiederkehrenden Kopfschmerzen (Reocurrence) nach Einnahme auch im Erklärungsmodell der TCM problemlos verstehen. Dies gilt auch für die Tatsache, dass sie nur bei rechtzeitiger Gabe voll wirksam sind, d. h. bevor bereits zu viel *Qi* in den Kopf aufgestiegen ist. In der TCM werden derartige Mittel nur in akuten Fällen zur Symptomkontrolle eingesetzt, da sonst ihre sauren, adstringierenden und kalten Eigenschaften zu einer Stagnation von (*Qi* und) Blut führen können, bzw. eine bereits bestehende Stagnation (die bei Vorliegen einer Migräne interiktal meist sowieso schon vorhanden ist) verschlimmern können.

Damit erklärt sich aus Sicht der TCM auch die Tatsache, dass gefäßaktive Migränetherapeutika bei übermäßigem Gebrauch eher anfallsweise Kopfschmerzen (aufgrund plötzlicher Freisetzung von gestautem *Qi* und Blut nach oben) erzeugen, während klassische Analgetika eher dumpfe Dauerkopfschmerzen (aufgrund von Leere und evtl. Feuchtigkeit) induzieren.

Differenzierung der häufigsten Syndrommuster
☞ Tabelle 9.5 siehe Seite 305.

Therapie nach Syndrommuster
Chinesische Arzneitherapie
☞ Tabelle 9.6 siehe Seite 305.

Durchführung der Behandlung
- Da das *Qi* durch übermäßigen Gebrauch „scharfer" Arzneimittel (s.o.) geschädigt worden ist, sollten derartige Substanzen Patienten mit medikamenteninduzierten Kopfschmerzen nicht oder nur mit großer Vorsicht verordnet werden. Dies gilt auch für harsche Feuchtigkeit trocknende Mittel. Es empfiehlt

9.4 Medikamenteninduzierter Kopfschmerz

Tabelle 9.5 Differenzierung der häufigsten Syndrommuster

Syndrommuster	Symptome
Fülle-Syndrome	
Leber *Qi*-Stagnation mit gegenläufigem Aufsteigen des Leber-*Qi*	Unter länger andauernder Therapie einer Migräne mit Ergotaminpräparaten oder Triptanen Erhöhung der Anfallsfrequenz. Die übrigen Symptome entsprechen mehr oder weniger dem Grundmuster der Migräne vor der Therapie (s. o.). **Zunge:** Evtl. zunehmend livide/blauviolette Verfärbung **Puls:** Saitenförmig, ansonsten entsprechend dem Grundmuster
Leere-Syndrome	
Milz-*Qi*-Leere mit Feuchtigkeits-Belastung	Dumpfer Dauerkopfschmerz mit Schweregefühl und „Benebeltsein" im Kopf, evtl. Schwindel, oft Verschlimmerung morgens, Appetitlosigkeit, evtl. leichte Übelkeit, Energie- und Motivationslosigkeit **Zunge:** Blass, mit etwas verdicktem weißem, fettigem Belag **Puls:** Entspannt
Qi- und Blut-Leere	Dumpfer Dauerkopfschmerz, evtl. Schwindel, Schlafstörungen, schlechter Appetit, Energie- und Motivationslosigkeit **Zunge:** Blass **Puls:** Schwach
Blut- und *Yin*-Leere	Dumpfer Dauerkopfschmerz, häufig Schwindel, Schlafstörungen, Nervosität, Gedächtnisstörungen **Puls:** Dünn und tief **Zunge:** Klein, blass oder rot, verdünnter Belag

Tabelle 9.6 Chinesische Arzneitherapie

Syndrommuster	Arzneitherapie/Rezepte
Fülle-Syndrome	
Leber *Qi*-Stagnation mit gegenläufigem Aufsteigen des Leber-*Qi*	*Xiao yao san* (CAB 161) + Fruct. Tribuli und Rad. Achyranthis bidentatae
Leere-Syndrome	
Milz-*Qi*-Leere mit Feuchtigkeits-Belastung	*Si jun zi tang* (CAB 260) + Sem. Lablab album, Fruct. Amomi und Rad. Saposhnikoviae/Ledebouriellae, bei hartnäckigen Schmerzen evtl. zusätzlich Fruct. Viticis
Qi- und Blut-Leere	Bei vorherrschender *Qi*-Leere: *Bu zhong yi qi tang* (CAB 266) mit einer erhöhten Dosis von Rad. Angelicae sinensis + Fruct. Viticis Bei vorherrschender Blut-Leere: *Sheng yu tang* (CAB 275) + Flos Chrysanthemi, Fruct. Viticis und Fruct. Lycii Bei Leber-Blut und -*Yin*-Leere mit Neigung zu trockenen Augen, Sehstörungen, Lichtscheu, Reizbarkeit, Taubheitsgefühlen, Muskelzuckungen und evtl. Tinnitus: *Bu gan tang* (CAB 276) + Fruct. Viticis
Blut- und *Yin*-Leere	*Bu gan tang* (CAB 276) + Fruct. Viticis

sich die Gabe von milden, evtl. etwas süßen Arzneimitteln wie Rad. Saposhnikoviae/Ledebouriellae, Fruct. Viticis, Flos Chrysanthemi, Poria und/oder Sem. Lablab album.
- Da die analgetische Potenz der resultierenden Rezepturen dementsprechend nur mäßig sein kann, ist die Kombination mit Akupunktur in jedem Falle zu empfehlen. Da sich die Patienten auf der anderen Seite aber meist in einem Leerezustand befinden, ist die Arzneitherapie als Ergänzung grundsätzlich indiziert.

9 Kopf- und Gesichtsschmerzen

▸ Weitere Therapiemöglichkeiten

TENS

Zur Selbsttherapie bei recurrierenden Kopfschmerzen. Förderung der Selbstwirksamkeit. Vorteil einer selbstständig durchführbaren, nicht-medikamentösen Therapieform. Lokalisation der Elektroden in Orientierung an Akupunkturtherapie.

9.5 Cervicogener Kopfschmerz

Unilateral vom Nacken und Occiput ausgehender, nach temporofrontal ausstrahlender Kopfschmerz, gemeinsames unspezifisches Reaktionsmuster verschiedener pathologischer Prozesse im Bereich der Halswirbelsäule (HWS).

Stellenwert der Akupunktur
- Aus Sicht der Autoren: Mäßig gute Indikation
- Einsatz: Vorwiegend als Lokaltherapie, adjuvant in Kombination mit physiotherapeutischen und pharmakologischen Maßnahmen, TENS anstatt Akupunktur gute Alternative
- Wirksamkeitsnachweis: Systematischer Review zu komplementären Therapien bei cervicogenem Kopfschmerz und Spannungskopfschmerz mit Analyse von 8 RCT (Vernon et al. 1999): Akupunktur in zwei von vier Studien besser als Sham-Akupunktur. Widersprüchliche Daten zum Vergleich mit Physiotherapie. Insgesamt zu wenig Studien für schlüssige Aussage.

Westliche Medizin

▸ Epidemiologie

Eher seltene Erkrankung (häufig falsch-positive Diagnose), genaue Prävalenz bisher nicht bekannt, F > M.

▸ Klinik
- Fluktuierender, unilateraler Kopfschmerz, ohne Seitenwechsel von ziehend bohrendem Charakter und leichter bis mäßiger Intensität
- Ausstrahlung nach oculofrontotemporal möglich, zuweilen Ausstrahlung zum Vertex, Nacken, Schulter oder Arm
- Vegetative Begleitsymptomatik im Hintergrund
- Häufig Z. n. Schleudertrauma der HWS

▸ Pathophysiologie
- Idiopathische und symptomatische Formen
- Symptomatische Formen: Vermutlich gemeinsame Endstrecke von pathologischen Prozessen verschiedener Ätiologie und anatomischer Lokalisation: U.a. Facettengelenksarthrose, Bandscheibenproblematik mit/ohne radikuläre Läsion (Hypästhesie), Kompression des N. occipitalis major beim Durchtritt durch Nackenmuskulatur, primär myofasciales Syndrom (☞ Kap. 11)
- Modell zur Erklärung der Ausstrahlung in Trigeminus-versorgte Areale (vorwiegend N. opthalmicus): Nociceptive Afferenzen aus C1–C3 versorgten Strukturen projizieren teilweise auf das spinale Kerngebiet des N. trigeminus (= übertragener Schmerz)
- Im Rahmen der Chronifizierung zunehmend zentrale Sensitivierung (☞ Kap. 2.1.2), periphere Schmerzauslöser treten in den Hintergrund.

> **Möglicher Wirkmechanismus von Akupunktur:** u. a. Auflösung myofascialer Triggerpunkte, zentrale Desensitivierung über die Induktion adpativer Effekte (☞ Kap. 6.2.3).

▸ Diagnostik
- Diagnostische Kriterien:
  - Kopfschmerz evozierbar durch Druck, passive Bewegung oder statische Haltung des Nackens
  - Auffälligkeiten in Beweglichkeit, muskulärem Tonus, Haltung oder Druckschmerzhaftigkeit des Nackens
- Diagnostische Blockade (☞ Kap. 2.4.3) N. occipitalis major oder Facettengelenkblockade
- Röntgen: Übersichtsaufnahmen in 4 Ebenen zum Ausschluss symptomatischer Ursachen (evtl. CT/MRT): U.a. basiläre Impression, Übergangsanomalien, atlantoaxiale Subluxation bei rheumatoider Arthritis, ossäre Tumoren/Metastasen (Multiples Myelom), M. Bechterew der oberen HWS (pathologische radiologische Befunde nicht zwingend notwendig, aber auch nicht beweisend für die Diagnose [Sjaastad et al. 1990]; **cave:** Hoher Prozentsatz vor allem älterer Patienten mit benignen osteochondrotischen oder spondylotischen Veränderungen der HWS ohne pathologische Implikation)
- DD: Spannungskopfschmerz (bilaterale Lokalisation und Fehlen mechanischer Triggerfaktoren an HWS),

Migräne (attackenweises Auftreten, ausgeprägte vegetative Symptomatik), chronisch paroxysmale Hemicranie (Ansprechen ausschließlich auf Indometacin), seltene symptomatische Ursachen (u. a. Dissektion A. vertebralis)

Therapie
- Physikalisch-medizinische Maßnahmen: manuelle Therapie, Massagen, Hydrotherapie, thermische Anwendungen, Physiotherapie/Haltungsschule
- Progressive Muskelentspannung nach Jacobson (instruktive Tonträger im Buchhandel oder über die Krankenkassen erhältlich)
- Blockade N. occipitalis major
- Medikamentöse Therapie:
  - Akute Exazerbation: NSAR (z. B. Ibuprofen 400–800 mg, 1-0-1), Cox2-Hemmer bei Ulcusanamnese; **cave:** Keine Langzeittherapie mit NSAR
  - Längerfristige Therapie: Einsatz von Opioiden erwägen (z. B. Tramadol 50 mg, 1-1-1, ☞ Kap. 2.4.1)
  - Bei neuropathischem Schmerzcharakter: Brennender Schmerz: Amitriptylin (z. B. 10–75 mg 0-0-1); elektrisierend-einschießender Schmerz: Carbamazepin (bis auf 2-mal 400–600 mg langsam aufdosieren [☞ Kap. 2.4.1]), z. B. 300 mg 1-1-1), alternativ Gabapentin
- Therapie insgesamt schwierig, häufig Therapieresistenz

Traditionelle chinesische Medizin
Pragmatische Therapie mit Akupunktur
Basispunkte

Lokalpunkte	Gb 20, Bl 10, *Huatuojiaji* C2–C4, *Ashi*-Punkte
Fernpunkte	Bl 60, Dü 3

Punkte nach Schmerzlokalisation

Ausstrahlung des Schmerzes	Fernpunkte	Lokoregionale Punkte
Nach frontal	Di 4	Bl 2, Gb 14
Nach parietal	Le 3	Du 20 (oder Du 23), EX–KH 1 *(Sishencong)*
In Schulter und Arm	3E 5	Gb 21, Di 14

Punkte nach Symptomen

Symptome	Punkte
Verstärkt bei Stress/psychischer Anspannung	Le 2, Pe 6, Du 20, EX–KH 1 *(Sishencong)*
Bei Erschöpfung	Ma 36, Ren 6
Windempfindlichkeit	Ren 16, Lu 7, 3E 5, Du 14
Wetterfühligkeit	Di 4, Du 14

Durchführung der Behandlung
- Punktauswahl: nach Schmerzlokalisation: Basispunkte plus Punkte nach Ausstrahlung der Schmerzen, zusätzlich symptomatische Punkte
- Methode:
  - Bei akuten Fällen und Bewegungseinschränkung der HWS: zunächst Fernpunktstimulation mit simultaner Bewegung der HWS durch den Patienten, anschließend Lokaltherapie: *Ashi*-Punkte, Triggerpunkte (dry needling), lokoregionale Akupunkturpunkte, Kombination mit manueller Therapie sinnvoll
  - Bei chronischen Fällen primär Lokaltherapie, evtl. gezielte Reizung des N. occipitalis major, Elektrostimulation erwägen

Cervicogener Kopfschmerz aus Sicht der TCM
Die Erkrankung findet in der chinesischen Literatur keinen Niederschlag. Lediglich das Thema „Nackenschmerz" wird behandelt. Aus theoretischen Überlegungen entspricht der cervicogene Kopfschmerz einem *Bi*-Syndrom (☞ Kap. 10). Der Schmerz entsteht durch eine Obstruktion der Leitbahnen am Nacken und Hinterkopf (Blasen- und Gallenblasenleitbahn). Diese wird verursacht durch das Eindringen und Persistieren pathogener Faktoren und wird begünstigt durch innere Disharmonien (häufig Leber-*Qi*-Stagnation) und andere Faktoren wie Traumata.

Therapeutisches Prinzip ist es, die Leitbahnen durchgängig zu machen und das vorliegende Syndrommuster zu behandeln. Ein häufiges Muster ist Blut-Stase bei Z. n. Schleudertraumen der HWS.

Differenzierung wesentlicher Disharmoniemuster
☞ Tabelle 9.7 siehe Seite 308.

9 Kopf- und Gesichtsschmerzen

Tabelle 9.7 Differenzierung der Syndrommuster

Syndrommuster	Symptome
Invasion von Wind-Kälte-Feuchtigkeit	Gefühl der Schwere im Nacken und im gesamten Körper, wetterabhängige Verstärkung der Beschwerden, Kälteaversion, Besserung durch Wärme **Zunge:** Dünner, weißer evtl. klebriger Belag **Puls:** Oberflächlich und schlüpfrig
Blut-Stase	Stechender Schmerz mit fixer Lokalisation, Verstärkung bei Nacht, Abneigung gegen Bewegung der HWS und gegen Druck, häufig Z. n. Schleudertrauma **Zunge:** Evtl. livide, Stauung der Unterzungenvenen **Puls:** Saitenförmig
Leber-*Qi*-Stagnation	Schmerzen deutlich abhängig von Stimmungslage, weitere affektive Symptome, evtl. Depression, Frustration, Reizbarkeit, Stimmungslabilität, Globusgefühl, Engegefühl im Thorax **Zunge:** Normal bis blauviolett, evtl. aufgerollte Ränder **Puls:** Saitenförmig
Aufsteigendes Leber-*Yang*	Brennender Schmerz, Krämpfe und Steifheit des Nackens, Schmerzen besonders abhängig von Stimmungslage, ähnliche affekive Symptome wie bei Leber-*Qi*-Stagnation **Zunge:** Rot, vor allem an den Rändern **Puls:** Saitenförmig

* modifiziert nach Sun Peilin, 2002

▸▸ Therapie nach Syndrommuster
Punkte nach Syndrommuster

Syndrommuster	Punkte
Blut-Stase	Du 13 –, Du 14 –, Di 4 –, Mi 6 –, Dü 3 –, 3E 5 –, Gb 20 –
Invasion von Wind-Kälte-Feuchtigkeit	Bl 11 –, Bl 12 –, Bl 58 –, Bl 62 –, Dü 3 –, 3E 5 –, Gb 20 –, Du 16 –
Leber-*Qi*-Stagnation	Le 3 –, Gb 20 –, Gb 21 –, Gb 41 –, Pe 6 –, 3E 5 –
Aufsteigendes Leber-*Yang*	Gb 20 –, Du 20 (n), Gb 21 –, Le 3 –, Le 8 –
Gemeinsame Leere von Leber und Niere	Ma 36 +, Mi 6 +, Du 20 (n), Ni 3 +, Le 3 +, Bl 18 +, Bl 23 +

Chinesische Arzneitherapie
☞ Tabelle 9.8 siehe Seite 309.

Durchführung der Behandlung
- Wichtig ist die Einbeziehung der Schmerzlokalisation durch Arzneimittel mit entsprechendem Leitbahnbezug (s. Chinesische Arzneitherapie in Kap. 9.3).
- Daneben unbedingt Aspekte der Chronifizierung (Blut-Stase, Schleim, *Qi*-Leere, Leber- und Nieren-Leere) beachten.

9.6 Clusterkopfschmerz

Attackenförmiger, streng einseitiger, periorbitaler Kopfschmerz (KS), stärkster Intensität, Syn.: Bing-Horton-Kopfschmerz.

Stellenwert der Akupunktur
- Aus Sicht der Autoren: Schlechte Indikation
- Einsatz: Weder als Prophylaxe noch zur Behandlung der Attacken geeignet
- Aufgrund der Intensität der Schmerzen ist eine konsequente medikamentöse Therapie indiziert.
- Wirksamkeitsnachweis: Keine RCT vorhanden, eine ältere experimentelle Studie zeigt eine Akupunktur-induzierte Erhöhung der vor der Therapie verminderten Endorphinkonzentration im Liquor von Patienten mit Cluster-Kopfschmerz. Dies hatte allerdings keinen Einfluss auf das Auftreten der Attacken (Hardebo et al. 1989).

Westliche Medizin
▸▸ Epidemiologie
Seltenes Schmerzsyndrom, Prävalenz 0,04 % (Sjaastad 1992), M : F 7 : 1; Krankheitsbeginn 20. – 40. Lj.

▸▸ Klinik
- Paroxysmaler bohrend brennender Schmerz von stärkster bis unerträglicher Intensität

9.6 Clusterkopfschmerz

Tabelle 9.8 Chinesische Arzneitherapie

Syndrommuster	Arzneitherapie
Invasion von Wind-Kälte	*Ge gen tang* (CAB 51) + Rhiz. seu Rad. Notopterygii, Rad. (Ligustici) *Chuanxiong* und evtl. Rad. Angelicae dahuricae
Invasion von Wind-Kälte-Feuchtigkeit	• *Qiang huo sheng shi tang* (CAB 221) + Rad. Puerariae und Ram. Cinnamomi • Bei Schmerzausstrahlung nach temporal auch Bombyx batryticatus • Bei Vorherrschen von Kälte evtl. + Rad. lateralis Aconiti praep. • Bei Vorherrschen von Feuchtigkeit evtl. + Rhiz. Atractylodis • Bei gleichzeitiger *Qi*-Leere (z. B. aufgrund von Chronifizierung): + Rad. Astragali
Blut-Stase	• *Xue fu zhu yu tang* (CAB 350) – Rad. Rehmanniae, Rad. Cyathulae, Rad. Platycodi + Rhiz. Corydalis, Fruct. Liquidambaris, Rad. Angelicae dahuricae • Bei gleichzeitiger *Qi*-Leere (z. B. aufgrund von Chronifizierung) stattdessen: *Bu yang huan wu tang* (CAB 357) + Rad. Paeoniae albae/lactiflorae, Fruct. Chaenomelis, Rad. Angelicae dahuricae • Bei zusätzlicher Einlagerung von Schleim in die Stase: *Dao tan tang* (CAB 490) + *Si wu tang* (CAB 274) – Rad. Rehmannniae praep., Rad. Paeoniae albae + Rad. Paeoniae rubrae, Sem. Sinapis, Rad./Tub. Curcumae, Fruct. Viticis
Leber-*Qi*-Stagnation	*Xiao yao san* (CAB 161) + Rad. Puerariae, Rhiz. et/seu Rad. Notopterygii, Rad. (Ligustici) *Chuanxiong* sowie in hartnäckigen Fällen Rhiz. Corydalis
Aufsteigendes Leber-*Yang*	• *Tian ma gou teng yin* (CAB 444) + Fruct. Viticis • Zur längerfristigen Anwendung oder bei Patienten mit ausgeprägter *Yin*-Leere: *Zi yin qian yang fang jia jian* (☞ Anhang)
Gemeinsame Leere von Leber und Nieren	*Zuo gui wan* (CAB 296) + *Bu gan tang* (CAB 276) – Rhiz. Dioscoreae, Fruct. Lycii, Fruct. Corni, Sem. Zizyphi spinosae + Herb. Epimedii, Cort. Eucommiae, Rhiz. Drynariae, Rad. Puerariae, Rhiz. Alismatis

- Lokalisation occipitofrontal und/oder retroorbital streng einseitig und seitenkonstant
- Attackendauer: 15–180 min, 1–8 Attacken/Tag
- Auftreten der Attacken gehäuft nachts und oft zur selben Tageszeit
- Begleitsymptomatik: Lakrimation, konjunktivale Injektion, nasale Kongestion oder Nasenlaufen, inkomplettes Horner-Syndrom der betroffenen Seite
- Formen:
  - Episodischer Clusterkopfschmerz (CK) (80%): Auftreten der Kopfschmerzattacken über bestimmte Zeitperioden (Cluster) von durchschnittlich 1–2 Monaten, zwischen 2 KS-Phasen keine Symptome
  - Chronischer CK: Dauer einer Kopfschmerzphase > 12 Monate ohne Remission

▸▸ Pathophysiologie
- Genauer Mechanismus bisher nicht bekannt
- Modell: 2 umstrittene Vorstellungen:
  - Aseptische Entzündung im Bereich des Sinus cavernosus mit Kompression der durchziehenden Strukturen: U. a. N. ophthalmicus trigemini, sympathische Fasern
  - Neurovasculäre Genese mit Generator der Attacken im Hirnstamm (erklärt zeitlich getriggertes Auftreten der CK-Attacken besser)

▸▸ Diagnostik
- Diagnosestellung durch Anamnese (v. a. zeitliche Charakteristika) und klassische Begleitsymptomatik (s. o.) während der Attacke
- CK-Attacke während einer Clusterphase durch Nitro-Spray evozierbar (sollte nur in Ausnahmefällen zur diagnostischen Sicherung angewendet werden)
- Ein Ansprechen der Kopfschmerzen auf O_2-Gabe (in der Frühphase einer Attacke) sowie auf Sumatriptan s. c. (s. u.) kann diagnostisch verwertet werden.
- DD: Migräne, Trigeminusneuralgie (Attackendauer Sekunden), chronisch paroxysmale Hemicranie (keine okulären Symptome, sicheres Ansprechen auf Indometacin), SUNCT (Attacken mit kürzerer Dauer und höherer Frequenz), symptomatische Gesichtsschmerzen (Ausschlussdiagnostik)

9 Kopf- und Gesichtsschmerzen

▸ **Therapie**

Akute Attacke
- Inhalation von 100 % Sauerstoff mit 7 l/min über Gesichtsmaske innerhalb der ersten Minuten
- Sumatriptan 6 mg s.c. (max. 2-mal/24 h), alternativ Sumatriptan 10–20 mg Nasenspray; **cave:** Gleichzeitige Einnahme mit Ergotaminen kontraindiziert

Prophylaxe
- Mittel der 1. Wahl: Verapamil (Standarddosis 3-mal 80 mg, ggf. auch höher dosieren), Wirkungseintritt nach ca. 5 Tagen
- Zur Überbrückung bis zur Wirkung von Verapamil: Ergotamintartrat 2 mg 1-0-1 als Supp.
- Weitere Substanzen: Methysergid, Prednisolon, Lithium, Valproat
- Langsames Ausschleichen der Prophylaktika nach mind. 2-wöchiger Attackenfreiheit

Traditionelle chinesische Medizin

Aus Sicht der Autoren besteht keine Indikation für den Einsatz der Akupunktur und/oder anderer Verfahren der TCM.

9.7 Temporomandibuläre Dysfunktion

Episodischer oder chronischer Gesichtschmerz myofascialer Genese im Bereich des Kiefergelenks und/oder der Kaumuskulatur, Syn.: Costen-Syndrom.

Stellenwert der Akupunktur
- Aus Sicht der Autoren: Gute Indikation
- Einsatz: Adjuvant als symptomatische Lokaltherapie sowie als somatopsychischer Therapieansatz
- Wirksamkeitsnachweis: Systematischer Review mit Analyse von 6 RCT (Ernst und White 1999): Bessere Wirksamkeit von Akupunktur im Vergleich zur Aufbissschiene oder keiner Behandlung in allen Studien mit Verminderung der Schmerzsymptomatik und Verbesserung der Kiefergelenksbeweglichkeit

Westliche Medizin

▸ **Epidemiologie**

Etwa 10 % aller Erwachsenen (Querschnittsuntersuchungen USA, Europa) leiden unter Beschwerden im Bereich des Kauapparates, F > M.

▸ **Klinik**
- Episodenhaft auftretender Schmerz von undulierender (teilweise stärkster) Intensität
- Zumeist eher diffuser, einseitiger (selten bilateraler) Schmerz mit Schwerpunkt im Bereich der Kaumuskulatur (Schläfe, Wange) oder des Kiefergelenks
- Muskelkaterartig in der Tiefe lokalisiert
- Zuweilen Vorkommen als orofaciale Manifestation eines polytopen myofascialen Schmerzsyndroms oder Fibromyalgiesyndroms, aber auch als eigenständiges Schmerzsyndrom
- Häufig assoziiert: Bruxismus (nächtliches Zähneknirschen), affektive Störungen (u.a. depressives Syndrom) und/oder kognitive Symptome (u.a. Konzentrationsstörungen)

▸ **Pathophysiologie**
- Genauer Mechanismus bisher nicht bekannt
- Modell: Allgemeine pathophysiologische Vorstellung zu myofascialen Schmerzsyndromen mit Entwicklung einer sekundären Hyperalgesie
- Deutlicher Einfluss psychischer Faktoren (allerdings kein Zusammenhang mit spezifischer Störung oder Persönlichkeitsstruktur [Sharaw 1999])
- Somatische Faktoren (sämtlich Faktoren umstritten): Bruxismus setzt muskulären Teufelskreis aus Schmerz und erhöhtem Tonus in Gang, inadäquater Aufbiss, pathologische Veränderungen des Kiefergelenks, Beteiligung des sympathischen Nervensystems (?)

▸ **Diagnostik**
- Diagnosestellung durch Anamnese und klinische Untersuchung des Patienten
- Verwendung von Ganzkörperschemata zum Einzeichnen aller vorhandenen Schmerzlokalisationen (Hinweis auf Fibromyalgie oder polytopes Schmerzsydrom?)
- Erfassung affektiver/kognitiver Störungen über Fragebogeninventarien sinnvoll (z.B. Beschwerdeliste nach Zerssen, Pain disablility index oder allgemeine Depressionsskala)
- Körperliche Untersuchung:
  – Erhöhte Druckdolenz der Kaumuskulatur (M. masseter und M. temporalis) mit teilweise ausstrahlenden Schmerzen („referred pain") und myofascialen Triggerpunkten
  – Verminderte maximale Öffnung des Mundes (Abstand zwischen den Schneidezähnen > 40 mm)

9.7 Temporomandibuläre Dysfunktion

- Druckdolenz und Auffälligkeiten des Kiefergelenks (ggf. kieferchirurgisches Konsil)
- Intraorale Untersuchung: Zahnsystem, Schleimhäute und Zunge (ggf. zahnärztliches Konsil)
- Restliche Muskulatur (besonders Nacken): Weitere myofasciale Beschwerden? Hinweis auf Fibromyalgie?
- Ausschlussdiagnostik pathologischer Prozesse im Bereich des Kiefergelenks und angrenzender Strukturen: Panoramaschichtaufnahme des Kausystems, evtl. CT/MRT Kiefergelenke (**cave:** Häufig falschpositive Befunde mit konsekutiven invasiven Eingriffen)
- DD: Überschneidungen mit Fibromyalgiesyndrom und Kopfschmerz vom Spannungstyp, symptomatische Schmerzen im Kauapparat (Mund, Kiefergelenk und Zähne) und HNO-Bereich, atypischer Gesichtsschmerz, Trigeminusneuropathie.

▸▸ Therapie (Sprotte und Türp 2001)
- Aufklärung des Patienten: Gutartiger Verlauf, keine Indikation für invasive Heilversuche zur Verbesserung der Occlusion (Einschleifen der Zähne, Zahnextraktionen, Kiefergelenksoperationen etc.)
- Intraorale Occlusionsschiene „Aufbissschiene" (wird nachts getragen, Besserung der Symptome meist nach Tagen bis Wochen)
- Progressive Muskelrelaxation nach Jacobson (Bezugsadressen für Tonträger ☞ Anhang), andere Entspannungsverfahren, ggf. kognitiv-verhaltenstherapeutische Ansätze (u. a. Stressbewältigungstraining)
- Ganglionäre lokale Opioid-Analgesie (GLOA)
- Medikamentöse Therapie (☞ Kap. 2.4.1):
  - Bei Schmerzspitzen: Flupirtin 100–200 mg 1-1-1, alternativ kurzfristiger Einsatz von NSAR (z. B. Ibuprofen 800 mg 1-0-1)
  - Amitriptylin 10–75 mg 0-0-1 (langsames Einschleichen, KI beachten)
  - Ggf. Einsatz von Opioiden (z. B. Tramadol oder Tilidin 50 mg 1-1-1)
- Muskuläre Übungen für Nacken und Kaumuskulatur (spezialisierte Krankengymnastik)

▸▸ Prognose
Abklingen der Symptome zumeist innerhalb von Wochen bis Monaten (Sprotte und Türp 2001), Anteil chronifizierter Verläufe nicht bekannt.

▪ **Möglicher Wirkmechanismus aus westlicher Sicht:** Auflösung von muskulären Triggerpunkten, segmental reflektorische Wirkung, „wind down". ▪

Traditionelle chinesische Medizin
▸▸ Pragmatische Therapie mit Akupunktur
Basispunkte

Lokalpunkte	3E 21, Ma 6, Ma 7, *Ashi*- oder Triggerpunkte in Kaumuskulatur
Fernpunkte	Di 4, Le 3

Punkte nach Schmerzlokalisation (zusätzlich)

	Lokoregionale Punkte	Fernpunkte
Ausstrahlung nach parietal	Gb 8, Du 20	3E 5
Ausstrahlung nach frontotemporal	Ex–KH 5 *(Taiyang)*, Gb 14	3E 5, Ma 44
Ausstrahlung nach occipital	Gb 20	Bl 60
Myofasciale Beschwerden Schulter-Nacken-Region	*Ashi*-Punkte, dry needling, Gb 21, Dü 11, *Hua Tuo C* 2–6	3E 5, Dü 3 (je nach Schwerpunkt der Beschwerden)

Punkte nach Symptomen (zusätzlich)

Symptome	Punkte
Ärger, Frustration	Le 2 (anstatt Le 3), Le 5
Ängstlichkeit	He 7, Ren 14
Innere Unruhe, Schlafstörungen	He 7, Du 20, EX–KH 1 *(Sishencong)*
Erschöpfung	Ma 36, Ren 6, Bl 20, Bl 23

Durchführung der Behandlung
- Punktauswahl: primär nach Schmerzlokalisation:
  - Basispunkte plus Punkte nach Ausstrahlung der Schmerzen auf der betroffenen Seite,
  - zusätzlich psychovegetative Punkte nach Symptomen
- Mitbehandlung von myofaszialen Beschwerden im Schulter-Nacken-Bereich (☞ Kap. 9.2)
- Methode:
  - Zunächst Nadelung von 3E 21 bei leicht geöffnetem Mund

- Nach Schließen des Mundes Nadelung von Ma 7 und Ma 6 (sowie *Ashi-* oder Triggerpunkte in der Kaumuskulatur, falls vorhanden)
- Anschließend Nadelung von Fernpunkten
- Bei akuten Schmerzen: überwiegend Fernpunkte, nur vorsichtige Nadelung im schmerzhaften Areal (dünne Nadeln, keine Nadelmanipulation)
- Bei chronischer Symptomatik: überwiegend Lokalpunkte
- Bei generalisierten Schmerzen des Bewegungsapparates Behandlung entsprechend Fibromyalgie-Syndrom (☞ Kap. 11).

▸▸ TMD aus Sicht der TCM

In der chinesischen Medizin wird die temporomandibuläre Dysfunktion (TMD) unter dem Begriff des Bruxismus thematisiert. Dieser wird ausführlich beschrieben und differenziert unter der Bezeichnung *Niechi* „Zusammenbeißen der Zähne". Aus praktischer Erfahrung zeigt sich bei Patienten mit TMD häufig eine Leber-*Qi*-Stagnation (Ursache: psychoemtionale Faktoren). Andere Faktoren wie Traumata, operative Eingriffe oder strukturelle Anomalien im Mund-Kieferbereich führen zur lokalen Blut-Stase. Zu beachten ist, dass Blut-Stase und *Qi*-Stagnation auch in Kombination auftreten können. Häufig geht eine Blut-Stase (strukturelle Pathologie des Aufbisses oder des Kiefergelenks) auch aus einer (Leber-)*Qi*-Stagnation (mit funktioneller Überlastung des Kauapparates) hervor.

Differenzierung wesentlicher Disharmoniemuster
☞ Tabelle 9.9 s. u.

▸▸ Therapie nach Syndrommuster
Akupunkturpunkte nach Syndrommuster

Syndrommuster	Punkte
Invasion von Wind Kälte (evtl. mit Feuchtigkeit)	Dü 19, Ma 6, Ma 7, *Ashi-* oder Triggerpunkte in Kaumuskulatur, Gb 20, Ren 6, Bl 23, Du 14, Moxa sinnvoll
Leber-*Qi*-Stagnation	Dü 19, Ma 6, Ma 7, *Ashi-* oder Triggerpunkte in Kaumuskulatur, Gb 20 (–), Le 3 (–), Di 4 (–), Pe 6 (–)
Blut-Stase	Dü 19, Ma 6, Ma 7, *Ashi-* oder Triggerpunkte in Kaumuskulatur, Gb 20 (–), Du 14 (–), Di 4 (–), Dü 3 (–), 3E 5 (–), Mi 6 (–)

Tabelle 9.9 Differenzierung der Syndrommuster

Syndrommuster	Symptome
Invasion von Wind-Kälte, evtl. mit Feuchtigkeit	Lokales Geschehen ohne Bezug zu inneren/emotionalen Disharmonien mit Zusammenbeißen der Zähne, z. T. anfallsweisen, krampfartigen, mitunter sehr starken Schmerzen, Verspannung der Schulter- und Nackenmuskulatur, oft besser durch Wärme, schlechter durch klimatische Einflüsse; bei Chronifizierung evtl. rheumatoide Schmerzen im Kiefergelenk **Zunge:** Normal bis blauviolett, evtl. aufgerollte Ränder **Puls:** Meist straff oder saitenförmig
Leber-*Qi*-Stagnation	Ziehende, diffuse Schmerzen, evtl. affektive Symptome, evtl. Depression, Frustration, Reizbarkeit, Stimmungslabilität, Globusgefühl, Engegefühl im Thorax **Zunge:** Normal bis blauviolett, evtl. aufgerollte Ränder **Puls:** Saitenförmig
Blut-Stase	Stechende, fixe Schmerzen, Z. n. Trauma, OP, strukturelle Störungen des Kauapparates **Zunge:** Evtl. livide, Stauung der Unterzungenvenen **Puls:** Saitenförmig
Üppiges Herz- und Magen-Feuer	Geräuschvoller Bruxismus, Unruhe, emotionale Überreaktionen (häufig als Stressreaktion), oft Zahnschmerzen, Zahnfleischbluten, evtl. Heißhunger, Mundgeruch **Zunge:** Rot, meist mit trockenem rotem Belag **Puls:** Schnell, schlüpfrig
Leber- und Nieren-*Yin*-Leere	Chronische Schmerzen mit eingeschränkter, schwergängiger Mundöffnung und Allgemeinsymptomen einer anhaltenden Vitalitätsminderung, meist chronische Schwäche des (unteren) Rückens sowie auch des Zahnhalteapparats, oft auch Schwindel und/oder Ohrgeräusche **Zunge:** Rot, mit verdünntem Belag **Puls:** Schnell, fein

Syndrommuster	Punkte
Üppiges Herz- und Magen-Feuer	Dü 19, Ma 6, Ma 7, *Ashi*- oder Triggerpunkte in Kaumuskulatur, He 7, Pe 6, Ma 44 (–), KG 12 (+)
Leber- und Nieren-*Yin*-Leere	Dü 19, Ma 6, Ma 7, *Ashi*- oder Triggerpunkte in Kaumuskulatur, Mi 6 (+), Ni 6 (+), KG 4 (+), Bl 23 (+)

Chinesische Arzneitherapie
☞ Tabelle 9.10 s. u.

Durchführung der Behandlung
- Während in chinesischen Texten Bruxismus zumeist auf eine Hitze-Störung zurückgeführt wird, bietet sich im Westen wegen der kulturell vorherrschenden Leber-*Qi*-Stagnation in erster Linie eine Variation von *Xiao yao san* (Freiheit-und-Ungezwungenheit-Pulver, CAB 161) als Ausgangspunkt der Behandlung an.

- Bei stärkeren Schmerzen empfiehlt sich unabhängig vom Syndrommuster meist die Ergänzung Blut belebender Arzneimittel.

9.8 Trigeminusneuralgie

Heftig einschießende Schmerzen im Bereich eines oder mehrerer Äste des N. trigeminus, Syn.: Tic douloureux.

Stellenwert der Akupunktur
- Aus Sicht der Autoren: Bei idiopathischer Trigeminusneuralgie (TN) kurz bis mittelfristig gute Indikation; längerfristig mäßig gute Indikation, da hohe Rezidivrate und häufig schlechteres Ansprechen im Verlauf der Therapie
- Einsatz: Adjuvant zusammen mit pharmakologischer Therapie, die Kombination mit lokaler ganglio-

Tabelle 9.10 Chinesische Arzneitherapie

Syndrommuster	Arzneitherapie
Invasion von Wind-Kälte, evtl. mit Feuchtigkeit	- *Ge gen tang* (CAB 51) evtl. – Herba Ephedrae, + Rad. (Ligustici) *Chuanxiong*, Rad. Saposhnikoviae/Ledebouriellae, Rad. Angelicae dahuricae, Herba Lycopodii (*Shen jin cao*, wenn verfügbar, wirkt spezifisch auf Muskelkontrakturen und Arthralgien), und evtl. Rhiz. seu Rad. Notopterygii - Bei Chronifizierung durch Blut-Stase: + Rad. Salviae miltiorrhizae und Rad. Angelicae sinensis - Bei Chronifizierung durch Schleim-Verstopfung: + Rhiz. Pinelliae und Rhiz. Typhonii - Bei Chronifizierung durch Befall der Netzgefäße: + Lumbricus und Bombyx batryticatus - Bei Chronifizierung mit Aspekten eines Bi-Syndroms stattdessen: *Juan bi tang* (CAB 222)
Leber-*Qi*-Stagnation	- *Xiao yao san* (CAB 161) + Rad. (Ligustici) *Chuanxiong*, Rad. Angelicae dahuricae, Herba Lycopodii (s. o.) und Caulis Spatholobi/*Jixueteng* sowie in hartnäckigen Fällen Rhiz. Corydalis. - Bei Hitzeentwicklung durch Stagnation außerdem + Cort. Moutan (Radicis) und Fruct. Gardeniae - Bei deutlicher Blutleere (Leber-*Qi*-Stagnation verbraucht Blut) mit muskulärem Hypertonus Erhöhung der Dosis von Rad. Paeoniae albae/lactiflorae und Rad. Glycyrrhizae praep. und evtl. Reduzierung der Dosis von Rad. Bupleuri - Bei Entwicklung von Innerem Wind aus der Blutleere mit anfallsweisen/spastischen Symptomen außerdem + Rad. Achyranthis bidentatae, Rhiz. Gastrodiae, Flos Chrysanthemi
Blut-Stase	- Bei Trauma: *Huo luo xiao ling dan* (CAB 366) + Rhiz. seu Rad. Notopterygii, Rad. (Ligustici) *Chuanxiong*, Rhiz. Curcumae longae, Herba Lycopodii (s. o.). - Bei Blut-Stase durch *Qi*-Leere: *Bu yang huan wu tang* (CAB 357) mit deutlich reduzierter Dosis von Rad. Astragali + Caulis Spatholobi (*Jixueteng*), Rhiz. Curcumae longae, bei Muskelspasmus auch + Rhiz. Gastrodiae
Üppiges Herz- und Magen-Feuer	- *Qing wei san* (CAB 99) + Fruct. Gardeniae, Plumula Nelumbinis, evtl. auch + Gypsum
Leber- und Nieren-*Yin*-Leere	- *Bu gan tang* (CAB 276) + Plastrum Testudinis, Rhiz. Anemarrhenae, bei stärkeren Schmerzen auch + Lumbricus, bei Zahnlockerung auch + Rhiz. Drynariae - Bei Entwicklung von aufsteigendem Leber-*Yang* und Innerem Wind aus der *Yin*-Leere mit anfallsweisen/spastischen Symptomen außerdem + Rad. Achyranthis bidentatae, Rhiz. Gastrodiae, Bombyx batryticatus

närer Opioid-Analgesie (GLOA) hat additiven Effekt (Spacek et al. 1998).
- **Wirksamkeitsnachweis:** Zahlreiche Fallsammlungen und Beobachtungsstudien mit zumeist positiven Ergebnissen, eine RCT an kleinem, heterogenem Kollektiv (Hansen und Hansen 1983), keine Übersichtsarbeit; verschiedene Hinweise für Wirksamkeit, aber kein sicheres Urteil auf der Basis qualitativ adäquater Studien möglich, vor allem keine Daten zur Langzeitwirkung
- **Cave:** Bei unbekannter Ätiologie an symptomatische Ursachen denken, da sonst Verschleierung der Erkrankung möglich!

Westliche Medizin

▸▸ Epidemiologie
Prävalenz 0,04% (Soyka et al. 2002), typischerweise > 50. Lj.

▸▸ Klinik
- Attackenförmig einschießende, „elektrisierende" Gesichtschmerzen mäßiger bis stärkster Intensität
- Lokalisation einseitig im Bereich eines oder mehrerer Äste des N. trigeminus, ohne neurologisches Defizit, am häufigsten 2. und/oder 3. Ast betroffen
- Dauer der Attacken: Sekunden bis max. 2 min, Auftreten vereinzelt bis zu 100-fach/Tag, interiktal Schmerzfreiheit
- Periodizität: Phasenweise (Wochen bis Monate) ohne Schmerzen
- Attacken mechanisch triggerbar durch Berührung der Haut oder Schleimhaut (Zähneputzen, Waschen, häufig genügt Windzug), Kauen oder Sprechen
- Sonderform: Trigeminusneuropathie (undulierender, brennender Dauerschmerz, sensibles Defizit, bei lange bestehender TN und als Z. n. destruierender neurochirurgischer Therapie)

▸▸ Pathophysiologie
- „Idiopathische" Form:
  - Bei der früher als idiopathische Trigeminusneuralgie bezeichneten Form liegt in der Regel ein mikrovaskuläres Kompressionssyndrom vor: Chronische Gefäßpulsation der A. cerebelli sup. führt zur Demyelinisierung von trigeminalen Nervenfasern, und damit zur Bildung von ephaptischen Kurzschlüssen mit pathologischer Reizübertragung und Spontanentladungen der Neurone.
  - Als weiterer Faktor wird Versagen zentraler schmerzinhibitorischer Systeme diskutiert.
- Symptomatische Formen: Bei Multiple Sklerose (MS; 1,5% der MS-Patienten), Tumoren in der hinteren Schädelgrube oder an der Schädelbasis (Metastasen), vasculäre Fehlbildungen (Aneurysmata, Angiome)

▸▸ Diagnostik
- Diagnosestellung durch Anamnese und klassische Symptomatik (einschießend, elektrisierender Schmerz, taktile Triggerung)
- Neurologische Untersuchung (neurologische Defizite als Hinweis auf symptomatische TN)
- Craniales MRT zum Ausschluss symptomatischer Ursachen
- DD: Trigeminusneuropathie (s. o.), temporomandibuläre Dysfunktion, Clusterkopfschmerz, atypischer Gesichtsschmerz

▸▸ Therapie (Soyka et al. 2002)
Ziel der Behandlung ist Attackenprophylaxe:
- Medikamentöse Prophylaxe (☞ Kap. 2.4.1):
  - Carbamazepin 600–1200 mg ret./Tag (einschleichend dosieren)
  - Bei unzureichendem Effekt evtl. Kombination mit Phenytoin (300–400 mg/Tag)
  - Bei weiterhin unzureichendem Effekt (selten): 3-Kombination von Carbamazepin/Phenytoin mit Clonazepam (3–8 mg/Tag)
- Ganglionäre lokale Opioid-Analgesie des Ggl. cervicale sup. (GLOA)
- Neurochirurgische Therapie (Indikation: Therapieresistenz gegenüber konservativer Therapie oder nicht tolerable Nebenwirkungen):
  - Mikrochirurgische vasculäre Dekompression nach Janetta (einzige causale Therapie der „idiopathischen TN")
  - Destruierende Verfahren (Thermokoagulation oder Glyzerolinstillation am Ganglion gasseri), Indikation: Hohes OP-Risiko für Janetta-OP, symptomatische TN (häufig MS-Patienten), Rezidivquote: 20–40%, bei 2% Anaesthesia dolorosa (= Verschlechterung der Schmerzen)
  - Bei Trigeminusneuropathie: Perkutane Sondenimplantation im Ganglion gasseri nach Steude (Gesichtsschmerz wird überdeckt durch stimulationsinduzierte Parästhesien)

> Die kombinierte Anwendung von Akupunktur zusammen mit konventionellen Therapieansätzen (z. B. Carbamazepin, GLOA) erbringt vermutlich einen synergistischen Therapieeffekt (Spacek et al. 1998).

Traditionelle chinesische Medizin
▸▸ **Pragmatische Therapie mit Akupunktur**
Basispunkte nach Schmerzlokalisation

	Lokoregionale Punkte	Fernpunkte
Schmerzen 1. Trigeminusast	Bl 2, Gb 14, EX – KH 5 (Taiyang), Gb 20	Ma 44
Schmerzen 2. Trigeminusast	Ma 2, Di 20, Ma 7, EX – KH 5 (Taiyang)	Di 4, Ma 44
Schmerzen 3. Trigeminusast	EP – HN 18 (Jiachengjiang), Ma 3, Ma 4, Ma 6	Di 4

Punkte nach Symptomen

Symptome	Punkte
Ärger, Frustration	Le 2, Le 5
Ängstlichkeit	He 7, Ren 14
Innere Unruhe, Schlafstörungen	He 7, Du 20, EX – KH 1 (Sishencong)
Erschöpfung	Ma 36, Ren 6, Bl 20, Bl 23

Durchführung der Behandlung
- Punktauswahl primär nach Schmerzlokalisation (lokoregionale Punkte und Fernpunkte), zusätzlich psychovegetativ wirksame Punkte nach Symptomen
- Methode:
  - Zu Beginn der Therapie Nadelung ausschließlich auf kontralateraler Seite, bei Stabilisierung der Symptomatik bilaterale Nadelung
  - Technik: Bl 2 nach lateral und inferior nadeln, Ma 2 nach lateral und superior nadeln, EX – HN 18 nach medial und inferior nadeln
  - Stimulationsstärke: Im Gesichtsbereich mäßig, Fernpunkte nach Konstitution des Patienten und aktuellen Schmerzen (bei häufigen Attacken stärkere Stimulation)

▸▸ **Trigeminusneuralgie aus Sicht der TCM**
Die TN findet in der modernen chinesischen Literatur als „trigeminal neuralgia" oder „facial pain" häufig Erwähnung. In verschiedenen Werken bemühen sich die Autoren um eine pathogenetische Differenzierung möglicher Syndrommuster.
Eine Erklärungsvariante ist die Invasion des pathogenen Faktors Wind (als Wind-Hitze oder Wind-Kälte) in die Leitbahnen des Gesichts, die vermutlich aus der klinischen Beobachtung entstanden ist, dass bei manchen Patienten eine extreme Windempfindlichkeit besteht und die Attacken bereits durch Zugluft getriggert werden können. Die Beschreibung der äußeren Muster erinnert allerdings eher an symptomatische Formen der Trigeminusneuralgie wie z. B. entzündliche Prozesse im Zahn-Kiefer-Bereich (Wind-Hitze, Magen-Hitze).
Für den typischerweise chronischen Verlauf der idiopathischen TN müssen in erster Linie innere Disharmonien wie Nieren-*Yin*-Leere oder Feuer in Leber und Magen herangezogen werden, die sich in aufsteigendem *Yang* oder loderndem Leberfeuer in den Gesichtsschmerzattacken gewissermaßen entladen. Eine posttraumatische oder postoperative TN mit stechenden Schmerzen kann als Blut-Stase eingeordnet werden.
Bei der Akupunkturtherapie orientiert sich die Auswahl der Punkte primär an der Lokalisation der Schmerzen (1. – 3. Trigeminusast). Angesichts des aus westlicher Sicht klar lokalisierbaren Pathomechanismus einer Gefäß-Nerven-Kompression ist dieses Vorgehen auch nicht verwunderlich und durchaus sinnvoll.

Differenzierung wesentlicher Disharmoniemuster
☞ Tabelle 9.11 siehe Seite 316.

▸▸ **Therapie nach Syndrommuster**
Punkte nach Syndrommuster (zusätzlich zu lokoregionalen Punkten)

Symptome	Punkte
Wind-Hitze	Di 4 –, 3E 5 –, Di 11 –
Wind-Kälte	Di 4 –, 3E 5 –, Moxa Du 14
Leber- und Magen-Hitze	Le 3 –, Ma 44 –, Ma 36 –
Blut-Stase	Mi 10 –, Bl 17 –, Di 4 –, Le 3 –
Leber-*Qi*-Stagnation	Le 3 –, Di 4 –
(Nieren-)*Yin*-Leere	Ni 3 +, Mi 6 +, Gb 20 –

9 Kopf- und Gesichtsschmerzen

Symptome	Punkte
Aufsteigendes Leber-*Yang*	Le 3 –, Gb 20 –
Loderndes Leber-Feuer	Le 2 –, Di 4 –, Du 20 –, Gb 20 –, Gb 43 –, Le 8 (n)

Chinesische Arzneitherapie
☞ Tabelle 9.12 siehe Seite 317.

Durchführung der Behandlung
- Wegen des oben erwähnten schlechteren Ansprechens von Patienten auf Akupunktur mit zunehmender Zahl der Behandlungszyklen empfiehlt es sich, die chinesische Arzneitherapie nicht zu früh einzusetzen, sondern erst in Fällen besonders starker Schmerzen oder bei zunehmender Therapieresistenz mit der Akupunktur zu kombinieren. Dadurch lassen sich auch in diesen Fällen oft noch zufrieden stellende Therapieergebnisse erzielen.
- Außerdem kommt die chinesische Arzneitherapie als Begleitmedikation zur Dosisreduktion von nebenwirkungsbehafteten westlichen Arzneimitteln in Frage.
- Die Hartnäckigkeit und Chronizität dieser Erkrankung wird von der TCM mit dem Eindringen der pathogenen Faktoren in die Netzgefäße erklärt. Das

Tabelle 9.11 Differenzierung der Syndrommuster

Syndrommuster	Symptome
Wind-Hitze	Akuter Verlauf, am ehesten symptomatischer TN entsprechend, brennender Schmerz, Empfindlichkeit gegenüber Wärme und Zugluft, Durst, gelber Urin **Zunge:** Rot, evtl. gelber Belag **Puls:** Oberflächlich
Wind-Kälte	Akuter Verlauf, am ehesten symptomatischer TN entsprechend, krampfartiger Schmerz, Empfindlichkeit gegenüber Kälte und Zugluft, Besserung bei Wärme, an symptomatische TN denken **Zunge:** Dünner, weißer Belag **Puls:** Oberflächlich
Leber- und Magen-Hitze	Chronischer oder akuter Verlauf, Durst, Verstopfung, Magenbeschwerden, evtl. Zahnprobleme, an symptomatische TN denken **Zunge:** Rot, gelber Belag **Puls:** Schnell
Blut-Stase	Chronischer Verlauf, Z. n. Traumata, operativen Eingriffen (z. B. Zahnextraktionen) mit konsekutiver symptomatischer TN **Zunge:** Violett, evtl. Stauung der Unterzungenvenen **Puls:** Saitenförmig
Leber-*Qi*-Stagnation	Chronischer Verlauf, mögliches Muster im symptomfreien Intervall, führt zu aufsteigendem Leber-*Yang*, Leber- (und Magen-)Feuer: Psychoemotionale Faktoren, Engegefühl im Brustkorb, Opstipation, Reizbarkeit **Zunge:** Normal bis blauviolett, evtl. an den Seiten aufgerollt oder gerötet **Puls:** Saitenförmig
(Nieren-)*Yin*-Leere	Chronischer Verlauf, mögliches Muster im symptomfreien Intervall, führt zu aufsteigendem Leber-*Yang*, Leber-(und Magen-)Feuer, Hitzesensationen (vor allem an Hand- und Fußflächen), Nachtschweiß, Durchschlafstörungen **Zunge:** Rot, rissig, trocken, Belag „wie geschält" **Puls:** Tief, fein
Aufsteigendes (Leber-)*Yang*	Muster während der TN-Attacken, Schwindel, evtl. Hypertonus **Zunge:** Rot, vor allem an den Rändern **Puls:** Saitenförmig
Loderndes Leber-Feuer	Muster während der TN-Attacken, Rötung von Augen und Gesicht, Hitzegefühl im Kopf, Verschlechterung bei Hitze **Zunge:** Rot **Puls:** Schnell und saitenförmig

Tabelle 9.12 Chinesische Arzneitherapie

Syndrommuster	Arzneitherapie
Wind-Hitze	• *Xiong zhi shi gao tang* (☞ Anhang) + Flos Lonicerae, Herba Schizonepetae, Fruct. Viticis • Zusätzlich bei Chronifizierung durch Blut-Stase: + Rad. Salviae miltiorrhizae und Rad. Paeoniae rubrae, bei Chronifizierung durch Schleim-Verstopfung: + Rhiz. Pinelliae und Rhiz. Typhonii, bei Chronifizierung durch Befall der Netzgefäße: + Lumbricus und Bombyx batryticatus (die letzten 4 Arzneimittel werden sehr häufig bei therapieresistenten Schmerzen ergänzt)
Wind-Kälte	• *Chuan xiong cha tiao san* (CAB 49) + Ram. Cinnamomi, Rhiz. Ligustici (sinensis), zusätzlich bei ausgeprägten Oberflächen-Symptomen: Herba Ephedra, bei ausgeprägten Kältesymptomen: Rad. lat. Aconiti (Carmichaeli) praep • Modifikationen bei Chronifizierung bzw. Therapieresistenz s. Wind-Hitze
Leber-Qi-Stagnation wandelt sich in Feuer um	• *Mian tong fang er hao* (☞ Anhang) • Bei Übergriff des Leber-Feuers auf das *Yangming* (Magen und Dickdarm): + Gypsum, Rad. et Rhiz. Rhei (bei Tendenz zur Verstopfung nur kurz abkochen), Rhiz. Corydalis (derartige Modifikation werden wegen der Schmerzlokalisation im Bereich der *Yangming*-Leitbahnen sehr häufig vorgenommen) • Bei Störung des Geistes *(Shen)* durch Leber-Feuer mit Unruhe und Schlafstörungen: + Rhiz. Coptidis, Fossilia Ossis Mastodi/Os Draconis • Im Intervall zur Förderung des von der Leber ausgehenden freien Flusses und zur Beseitigung von Stagnations-Hitze: Variationen von *Jia wei xiao yao san* (CAB 163)
Blut-Stase	• *Tong qiao huo xue tang* (CAB 351) + Rad. Salviae miltiorrhizae, Rad. Angelicae sinensis, Lumbricus • Bei gleichzeitig bestehender *Qi*- und Blut-Leere (häufig, besonders in chronischen Fällen) stattdessen *Bu zhong yi qi tang* (CAB 266) + Rad. Paeoniae albae/lactiflorae, Rad. (Ligustici) *Chuanxiong*, Rad. Salviae miltiorrhizae, Fruct. Viticis
(Nieren) Yin-Leere mit Aufsteigendem (Leber)-Yang bzw. Leber-Wind	• *Tian ma gou teng yin* (CAB 444) + Rad. Paeoniae albae/lactiflorae (hohe Dosis), Fruct. Corni, Fruct. Tribuli • Bei zusätzlich bestehender Blut-Stase stattdessen: *Di yuan shi gao tang* (☞ Anhang) evtl. + Rad. (Ligustici) *Chuanxiong* und/oder Ram. cum Uncis Uncariae

erfordert den Einsatz von Arzneimitteln, die speziell auf dieser Ebene wirken. Dabei handelt es sich meist um so genannte „Wurm-" (bzw. Insekten-) Arzneimittel, also Periostracum Cicadae, Bombyx batryticatus, Lumbricus, sowie – in sehr hartnäckigen Fällen – auch die toxischen und daher mit besonderer Vorsicht anzuwendenden Scorpio (Buthus martensii) und Scolopendra.

• Als weitere, die Therapie erschwerende Krankheitsentwicklungen, müssen die Schleim-Verstopfung und die Blut-Stase mit den o. a. Rezepturmodifikationen berücksichtigt werden.

9.9 Atypischer Gesichtsschmerz

Persistierender Gesichtsschmerz ohne organische Ursache, Ausschlussdiagnose.

Stellenwert der Akupunktur

- Aus Sicht der Autoren: Mäßig gute Indikation bei allgemein schwer zu behandelndem Krankheitsbild
- Einsatz: Im Kontex eines polymodalen Therapiekonzepts zusammen mit pharmakologischen (westl. oder chin.) und psychosomatischen Ansätzen
- Akupunktur kann u. a. dazu dienen, die Motivation für psychologische Therapie zu bahnen
- Wirksamkeitsnachweis: Einzelne Fallberichte, eine kontrollierte Studie (Hansen und Hansen 1983) und eine Beobachtungsstudie (TENS) (Erikson et al. 1984) mit heterogenem Gesichtsschmerzkollektiv zeigen positive Effekte der Akupunktur. Es gibt keine Studie mit vorwiegend atypischem Gesichtsschmerz, deshalb keine sichere Aussage möglich.
- Hinweis auf Wirksamkeit von TENS (Erikson et al. 1984), gute Alternative zu Nadeln, Vorteil: Patient kann sich selbst behandeln und übernimmt Verantwortung.

9 Kopf- und Gesichtsschmerzen

Westliche Medizin

▸▸ Epidemiologie
Zur Prävalenz stehen keine Daten zur Verfügung, 90 % Frauen, überwiegend im jungen und mittleren Erwachsenenalter.

▸▸ Klinik
- Lokalisation in umschriebenem Gesichtsareal oder Ausbreitung in Unter-/Oberkiefer, andere Gesichtsbereiche möglich, unter Umständen schlecht lokalisierbar
- Schmerzqualität: Brennend, stechend, drückend oder pulsierend
- Initial episodischer Schmerz, später Dauerschmerz wechselnder Intensität
- Typisch: Auslösung oder Verstärkung der Symptomatik durch (häufig iatrogene) Traumata im Gesichtsbereich
- Häufig ausgedehnte Sensibilisierung der betroffenen Gesichtsregion ohne Rücksicht auf Innervationsgrenzen, gelegentlich Dysästhesien oder Parästhesien, aber kein sensibles Defizit (DD: Trigeminopathie)
- Assoziierte affektive und kognitive Störungen, bei $2/3$ der Patienten depressives Syndrom
- Die Patienten unterziehen sich wiederholt obsoleten, invasiven Maßnahmen wie Zahnextraktionen, Operationen an Gebiss und Kiefer bis hin zu neurodestruktiven Eingriffen (z. B. Rhizotomie Ggl. gasseri), die das klinische Bild weiter chronifizieren und verkomplizieren (Übergang in Trigeminusneuropathie).

▸▸ Pathophysiologie
- Genauer Mechanismus bisher nicht bekannt
- Modell: Verschiedene Ansätze (Dieterich 1998):
  - Erniedrigung der Schmerzschwelle durch Dysfunktion antinociceptiver Strukturen (analog dem KST), Entleerung zentraler Serotonin- und Opioidspeicher
  - Zentrale Sensivierung durch Mikrotraumen mit anhaltender neuronaler Erregung
  - Beteiligung des sympathischen Nervensystems an Aufrechterhaltung der Schmerzen (Form eines CRPS, s. u.) (Vickers et al. 1998).
  - Somatoforme Störung (in 62 % der Patienten psychopathologische Auffälligkeiten)

Möglicher Wirkmechanismus der Akupunktur: Stärkung der körpereigenen Schmerzabwehr, somatopsychische Effekte.

▸▸ Diagnostik
- Der atypische Gesichtsschmerz (AG) ist eine Ausschlussdiagnose.
- Ausschlussdiagnostik (Dieterich 1998):
  - Allgemeinärztliche, neurologische, zahnärztliche-, HNO-ärztliche, augenärztliche Untersuchung
  - Bildgebung: Rö der NNH, Schädel a.p. (Sinus frontalis), Aufnahme nach Rhese, Halswirbelsäule in 4 Ebenen, CT/MRT Schädel (Beurteilung der Sinus, Schädelbasis, Felsenbein)
- DD: Sekundäre Ursachen (u. a. Neoplasien, Aneurysmen, systemische Vaskulitiden, Sarkoidose des ZNS, Infektionen des ZNS, Vitamin-B_{12}-Mangel), Spannungskopfschmerz, Analgetika-induzierter Kopfschmerz, cervicogener Kopfschmerz, Trigeminusneuralgie, temporomandibuläre Dysfunktion

▸▸ Therapie
- Wichtigste Maßnahme ist Bewahrung des Patienten vor weiteren invasiven Eingriffen und Aufklärung über die Erkrankung.
- Medikamentöse Therapie (☞ Kap. 2.4.1):
  - Trizyklische Antidepressiva (z. B. Amitriptylin 25–150 mg/Tag)
  - Alternativ oder kombiniert: Antikonvulsiva bei neuralgiformer Komponente (z. B. Carbamazepin 600–1200 mg ret./Tag einschleichend dosieren), Neuroleptika (z. B. Thioridazin 25–75 mg/Tag)
  - **Cave:** Analgetika und Opioide nicht indiziert, da in der Regel nicht wirksam und Gefahr eines Analgetika-induzierten Kopfschmerzes mit weiterer Komplizierung der Symptomatik
- Psychologische Verfahren: Längerfristig, kognitiv-verhaltenstherapeutische Verfahren, Stress- und Krankheitsbewältigung, evtl. Biofeedback
- Ganglionäre lokale Opioid Analgesie (GLOA)

▸▸ Prognose
Der atypische Gesichtsschmerz kann nur schwierig therapeutisch beeinflusst werden. Leider wird eine Progression der Erkrankung häufig durch bleibende Schäden invasiver Therapieversuche verursacht.

9.9 Atypischer Gesichtsschmerz

Traditionelle chinesische Medizin
▸▸ **Pragmatische Therapie mit Akupunktur**
Basispunkte

Lokalpunkte	Gb 20, Du 20
Fernpunkte	Le 3

Punkte nach Lokalisation der Schmerzen

Lokalisation des Hauptschmerzes	Lokoregionale Punkte	Fernpunkte
Schwerpunkt an Stirn	Bl 2, Gb 14, Ex – KH 5 (Taiyang)	Ma 44
Schwerpunkt am Oberkiefer	Ma 2, Di 20, Ma 7, Ex – KH 5 (Taiyang)	Ma 44, Di 4
Schwerpunkt am Unterkiefer	Ex – KH 18 (Jiachengjiang), Ma 3, Ma 4, Ma 6	Di 4

Punkte nach Symptomen

Symptome	Punkte
Depression	Pe 6, He 7, Ren 14, Bl 23, Bl 20, Mi 6, Le 3, Ma 36
Ärger, Frustration	Le 2, Le 5
Ängstlichkeit	He 7, Ren 14, Ni 3
Innere Unruhe, Schlafstörungen	He 7, Du 20, EX – KH 1 (Sishencong)
Erschöpfung	Ma 36, Ren 6, Bl 20, Bl 23

Durchführung der Behandlung
- Punktauswahl: Basispunkte plus psychovegetativ wirksame Punkte nach Symptomen
- zusätzlich Punkte in Abhängigkeit von der Schmerzlokalisation:
  - Hauptsächlich Fernpunkte
  - Zusätzlich 1–2 lokoregionale Punkte, zunächst nur kontralateral zum Schmerzareal
  - Nach Reduktion der Schmerzen und Stabilisierung der Stimmungslage auch lokale ipsilaterale Nadelung
  - Vorsicht mit Reizung in schmerzhaften Areal, da Verschlimmerung möglich
- Einbeziehung der Syndromdiagnose (incl. Arzneitherapie) zur Therapie der psychovegetativen Symptomatik sinnvoll

- Methode: Verbleib der Nadeln: ca. 20–30 Minuten unter 2–3-maliger Stimulation der Fernpunkte
- Stimulationsstärke: Nach Konstitution des Patienten
- Behandlungsfrequenz:
  - Behandlungsserie von 10–15 Sitzungen, es können auch mehr Sitzungen erforderlich sein.
  - Zu Beginn jeden 2. Tag (falls möglich), im Verlauf der Therapie Abstände vergrößern

▸▸ **Atypischer Gesichtsschmerz aus Sicht der TCM**

Die Diagnose atypischer Gesichtsschmerz ist aus westlicher Sicht ein Sammelbegriff für zahlreiche Erkrankungen, deren Gemeinsamkeit im Wesentlichen darin bestehen, dass im Rahmen der konventionellen Diagnostik kein morphologisch fassbares Substrat als Ursache der Schmerzen zu sichern ist. Für den einzelnen Patienten ist die Diagnose daher sehr unspezifisch.

Der Terminus des atypischen Gesichtsschmerzes kommt in der modernen chinesischen Literatur nicht vor. Vielmehr werden wie auch die anderen Gesichtsschmerzsyndrome, unter dem Oberbegriff „facial pain" diskutiert. Aus klinischer Erfahrung bietet die diagnostische Differenzierung nach TCM-Syndrommuster gute therapeutische Anhaltspunkte, vor allem hinsichtlich der häufig dominierenden psychovegetativen Störungen.

Differenzierung wesentlicher Disharmoniemuster
☞ Tabelle 9.13 siehe Seite 320.

▸▸ **Therapie nach Syndrommuster**
Punkte nach Syndrommuster (zusätzlich zu Punkten nach Schmerzlokalisation)

Syndrommuster	Punkte
Leber-*Qi*-Stagnation	Le 3 –, Di 4 –, Gb 34 –, Pe 6 –, 3E 5 –
Aufsteigendes Leber-*Yang*	Le 3 –, 3E 5 –, Gb 20 –, Gb 43 –
Loderndes Leber-Feuer	Le 2 –, 3E 5 –, Gb 20 –, Gb 41 –, Gb 13 (n)
Milz-*Qi*-Leere	Mi 6 +, Ren 12 +, Ma 36 +, Bl 20 +, Bl 21 +
Schleim blockiert den *Qi*-Fluss	Mi 6 +, Ren 12 +, Bl 20 +, Di 4 +, Ma 40 –, Le 3 –

Syndrommuster	Punkte
Loderndes Herz-Feuer	He 7 –, Ren 14 –, Mi 6 +, Ni 6 +
Blut-Leere	Bl 17 +, Bl 18 +, Bl 20 +, Bl 23 +, Le 8 +, Mi 6 +, Ma 36 +
Blut-Stase	Mi 10 –, Bl 17 +, Di 4 –, Le 3 –

Chinesische Arzneitherapie
☞ Tabelle 9.14 siehe Seite 321.

Durchführung der Behandlung
- Da in den meisten Fällen von atypischen Gesichtsschmerzen eine psychische Begleitsymptomatik vorliegt (s. o.), empfiehlt sich der Einsatz von Rezepturen, die auch harmonisierend auf den Geist *(shen)* wirken, bzw. die Ergänzung entsprechender Arzneimittel.
- Bei Chronifizierung mit Erniedrigung der Schmerzschwelle ist darüber hinaus die Ergänzung von Blut auffüllenden Arzneimitteln (z. B. Rad. Paeoniae albae/lactiflorae) sinnvoll.
- Bei Verdacht auf (mikro-)traumatische Verursachung empfiehlt sich die Behandlung als Blut-Stase bzw. zumindest die Ergänzung entsprechender Arzneimittel.
- Bei sehr hartnäckigen und chronischen Erkrankung mit Eindringen der pathogenen Faktoren in die Netzgefäße ist die Ultima Ratio im Sinne der TCM der Einsatz von (toxischen) so genannten „Wurm-" (bzw. Insekten-) Arzneimittel, z. B. Scorpio (Buthus martensii) und Scolopendra.

Tabelle 9.13 Differenzierung der Syndrommuster

Syndrommuster	Symptome
Leber-*Qi*-Stagnation	Stimmungsschwankungen: Depression, Ärger, Frustration; Spannungsgefühl im Hypochrondrium/Thorax, Globusgefühl, Schmerz mit ziehendem Charakter **Zunge:** Normal bis blauviolett, evtl. an den Seiten aufgerollt oder gerötet **Puls:** Saitenförmig
Aufsteigendes (Leber-)*Yang*	Reizbarkeit, Wut, Schmerz mit pochendem Charakter, Schwindel, Hypertonus, Tinnitus, entsteht u. a. aus Leber-*Qi*-Stagnation **Zunge:** Rot, vor allem an den Rändern **Puls:** Saitenförmig
Loderndes Leber-Feuer	Wut, Unruhezustände, Schmerz mit pochendem Charakter, Rötung von Augen und Gesicht, Hitzegefühl im Kopf, Tinnitus, Verschlechterung bei Hitze **Zunge:** Rot **Puls:** Schnell und saitenförmig
Milz-*Qi*-Leere	Depression (länger bestehend), Abgeschlagenheit, Antriebsminderung, häufiges Grübeln, Appetitmangel, weiche Stühle **Zunge:** Geschwollen (Zahneindrücke) **Puls:** Leer, schwach
Schleim blockiert den *Qi*-Fluss	Depression, evtl. begleitend: Schleim in Atemwegen, Völlegefühl, Globusgefühl **Zunge:** Belag dünn, schmierig **Puls:** Schlüpfrig oder saitenförmig
Loderndes Herz-Feuer	Innere Unruhe, Konzentrationsstörungen, (Ein-)Schlafstörungen, Herzrasen, Hitzsensationen, Durst **Zunge:** Rot (evtl. medianer Riss) **Puls:** Schnell
Blut-Leere	Ängstlichkeit, Gereiztheit, Palpitationen, Schlafstörungen **Zunge:** Blass **Puls:** Fein, schwach
Blut-Stase	Stechender, fixer Schmerz, Z. n. Traumata, operativen Eingriffen **Zunge:** Violett, evtl. Stauung der Unterzungenvenen **Puls:** Saitenförmig

9.10 Symptomatischer Kopf- und Gesichtsschmerz

Tabelle 9.14 Chinesische Arzneitherapie

Syndrommuster	Arzneitherapie
Leber-*Qi*-Stagnation	• Bei reiner Füllesymptomatik (meist in der Frühphase): *Chai hu shu gan san* (CAB 160) + Rad./Tub. Curcumae, Rad. Angelicae dahuricae • Bei begleitender Milz-*Qi*- und Blut-Leere: *Xiao yao san* (CAB 161) + Rad. (Ligustici) *Chuanxiong*, Rad. Angelicae dahuricae, bei stärkerer depressiver Verstimmung auch + Rad./Tub. Curcumae, Cort. Albiziae, bei aufsteigendem Leber-*Yang* als Komplikation zusätzlich Rhiz. Gastrodiae und Ram. cum Uncis Uncariae, bei zunehmender Chronifizierung mit Ausbildung einer Blut-Stase + Rhiz. Corydalis, Rad. Salviae miltiorrhizae • Bei Umwandlung der Leber-*Qi*-Stagnation in Feuer: *Jia wei xiao yao san* (CAB 163) + Spica Prunellae und/oder Rhiz. Coptidis, Rad. (Ligustici) *Chuanxiong* u/o Rhiz. Anemarrhenae
Yin-Leere mit aufsteigendem Leber-*Yang*	*Jian ling tang* (CAB 442) + Fruct. Hordei germinatus, Fruct. Lycii, Ram. cum Uncis Uncariae, Rad. (Ligustici) *Chuanxiong* und/oder Rhiz. Anemarrhenae
Milz- und Herz-*Qi*-Leere	*Gui pi tang* (CAB 283) + Rad. (Ligustici) *Chuanxiong*, Rad. Angelicae dahuricae
Schleim blockiert den *Qi*-Fluss	*Ban xia hou po tang* (CAB 325) + Rad./Tub. Curcumac, Rad. (Ligustici) *Chuanxiong*, Rad. Angelicae dahuricae, in schweren Fällen + Rhiz. Typhonii und Bombyx batryticatus, bei Wind-Schleim auch + Rhiz. Gastrodiae
Loderndes Herz-Feuer	*Zhu sha an shen wan* (CAB 423) – Cinnabaris + Succinum, Cort. Moutan (Radicis), Rad. (Ligustici) *Chuanxiong* und/oder Rhiz. Anemarrhenae
Blut-Leere	*Bu gan tang* (CAB 276)
Blut-Stase	• Als Folge von Leber-*Qi*-Stagnation: *Jin ling zi san* (= *Chuan lian zi san* CAB 330) + Sem. Persicae, Extremitas Radicis Angelicae sinensis, Rad./Tub. Curcumae, Rad. (Ligustici) *Chuanxiong* • In schweren Fällen auch: *Xue fu zhu yu tang* (CAB 350) • Bei Schmerzen nach operativen Eingriffen oder anderen Traumata: *Huo luo xiao ling dan* (CAB 366) + Rad. (Ligustici) *Chuanxiong*, Rad. Angelicae dahuricae

9.10 Symptomatischer Kopf- und Gesichtsschmerz

Es existieren zahlreiche Ursachen für die Entstehung sekundärer Kopf- und Gesichtsschmerzen (Ausschlussdiagnostik ☞ „Allgemeine Leitlinien"). Die primäre Therapie dieser Erkrankungen besteht in der Regel in der Behandlung einer pathophysiologisch fassbaren Ursache. Hierzu wird auf die Literatur des jeweiligen Fachgebiets (HNO, Ophthalmologie, Zahnheilkunde) verwiesen.

Stellenwert der Akupunktur
- Aus Sicht der Autoren: Gute Indikationen
- Einsatz: Adjuvant zur Symptomlinderung und schnelleren Heilung
- Konventionelle Diagnostik und Therapie nicht vernachlässigen, da Gefahr der Krankheitsverschleierung durch Akupunktur!

9.10.1 Parainfektiöser Kopfschmerz

Kopfschmerz als Begleitreaktion eines Infekts, „Grippekopfschmerz".

▸▸ Pragmatische Therapie mit Akupunktur
Durchführung der Behandlung
- Basispunkte plus jeweils 1–2 Punkte nach Schmerzlokalisation und Begleitsymptomatik
- Verbleib der Nadeln: ca. 20–30 min unter 2–3-maliger Stimulation
- Stimulationsstärke: Bei akutem Infekt ableitende Stimulation (bis auf Ma 36, Ren 6)
- Behandlungsfrequenz: Während des akuten Infektes täglich
- An konventionelle Therapie denken!

Basispunkte

Lokalpunkte	Gb 20, Ex–K 5 *(Taiyang)*, Ex–KH 3 *(Yintang)*
Fernpunkte	Di 4, Lu 7

Punkte nach Lokalisation

Lokalisation des Hauptschmerzes	Fernpunkte	Lokoregionale Punkte
Holocephaler KS	Bl 60, Le 3	Du 20, Bl 2
Schwerpunkt an Stirn	Ma 44	Bl 2, Gb 14
Schwerpunkt an Schläfe	3E 5	Gb 8
Schwerpunkt am Scheitel	Le 3	Du 20 (alt. Du 23), Ex – KH 1 *(Sishencong)*
Schwerpunkt Nacken	Bl 60, Dü 3 (oder Dü 6)	Bl 10, Du 14

Punkte nach Begleitsymptomatik

Symptome	Punkte
Verstopfte Nase	Di 20
Halsschmerzen	Ren 23, Lu 11 (evtl. Mikroaderlass)
Fieber	Di 11
Rücken- und Gliederschmerz	Schröpfen an Bl 13, *Huatuo*-Punkte entsprechend Schmerzlokalisation
Windempfindlichkeit	Ren 16, Lu 7, 3E 5, Du 14
Kälteempfindlichkeit	Du 14, Ren 12, Moxa
Husten	Bl 13, Ren 22, Du 14
Erschöpfung	Ma 36, Ren 6

9.10.2 Sinusitis

Akute oder chronische Entzündung der Nasennebenhöhlen.

▸▸ Pragmatische Therapie mit Akupunktur
Basispunkte

Lokalpunkte	Di 20, Ex – KH 3 *(Yintang)*, Gb 20
Fernpunkte	Di 4, Lu 7

Punkte nach Lokalisation

Lokalisation des Hauptschmerzes	Lokoregionale Punkte	Fernpunkte
Sinusitis frontalis	Du 23, Bl 2, Gb 14, Ex – KH 5 *(Taiyang)*	Ma 44
Sinusitis maxillaris	Ma 2, Ma 3, Ex – KH 5 *(Taiyang)*	Ma 44, Di 4
Sinusitis ethmoidalis	Dü 18	3E 5

Punkte nach Begleitsymptomatik

Symptome	Punkte
Beinträchtigung des Geruchsinns	Bl 7, Bl 10
Verstopfte Nase	Di 20
Halsschmerzen	Ren 23, Lu 11 (evtl. Mikroaderlass)
Expektoration von Schleim	Ma 40
Fieber	Di 11
Rücken- und Gliederschmerz	Schröpfen an Bl 13, *Huatuo*-Punkte entsprechend Schmerzlokalisation
Windempfindlichkeit	Ren 16, Lu 7, 3E 5, Du 14
Kälteempfindlichkeit	Du 14, Ren 12, Moxa
Husten	Bl 13, Du 14, Ren 17, Lu 9
Erschöpfung	Ma 36, Ren 6

Durchführung der Behandlung
- Basispunkte plus jeweils 1–2 Punkte nach Schmerzlokalisation und Begleitsymptomatik
- Verbleib der Nadeln: ca. 20–30 min unter 2–3-maliger Stimulation
- Stimulationsstärke: Nach Konstitution des Patienten; im Gesicht zurückhaltende Stimulation, bei akuter Sinusitis stärkere Stimulation als bei chronischer Sinusitis
- Behandlungsfrequenz: Bei akuter Sinusitis täglich oder jeden zweiten Tag, bei chronischer Sinusitis 2-mal pro Woche
- Bei chronischer Sinusitis Behandlung des zugrunde liegenden Syndrommusters sinnvoll (häufig Milz-*Qi*-Leere mit Schleim-Feuchtigkeit)
- An causale Therapie denken!

9.10.3 Otitis media

Entzündung des Mittelohrs.

Pragmatische Therapie mit Akupunktur
Basispunkte

Lokalpunkte	Dü 19, 3E 17, Ex – KH 5 *(Taiyang)*, Gb 20
Fernpunkte	3E 3, 3E 5

Punkte nach Begleitsymptomatik

Symptome	Punkte
Fieber	Di 11
Windempfindlichkeit	Lu 7, Ren 16
Kälteempfindlichkeit	Du 14, Ren 12, Moxa
Akuter Verlauf	Du 14, Di 11
Chronischer Verlauf	Ma 36, Mi 9

Durchführung der Behandlung
- Basispunkte plus 1–2 Punkte nach Begleitsymptomatik
- Lokale Punkte ausschließlich auf betroffener Seite
- Fernpunkte und symptomatische Punkte bilateral
- Verbleib der Nadeln: ca. 20–30 min unter 2–3-maliger Stimulation
- Stimulationsstärke: Nach Konstitution des Patienten, bei akuter Otitis stärkere Stimulation als bei chronischem Verlauf
- Behandlungsfrequenz: Akute Otitis jeden bis jeden 2. Tag
- Bei chronischer Otitis Behandlung nach Syndromdifferenzierung sinnvoll (☞ Focks/Hillenbrand 2003)
- An causale Therapie denken!

9.10.4 Zahnschmerzen

Pragmatische Therapie mit Akupunktur
Basispunkte

Lokalpunkte	Ma 7, Gb 3
Fernpunkte	Di 4, Ma 44

Punkte nach Lokalisation

Lokalisation der Schmerzen	Lokoregionale Punkte	Fernpunkte
Oberkiefer	*Ashi*-Punkte, Dü 18	Ma 44
Unterkiefer	*Ashi*-Punkte, Ma 6	Ma 44, Di 4
Ausstrahlung in die Schläfe	*Ashi*-Punkte, Ex – KH 5 *(Taiyang)*	3E 5

Punkte nach Begleitsymptomatik

Symptome	Punkte
Windempfindlichkeit	3E 5, Gb 20, Du 14
Kälteempfindlichkeit	Du 14, Ren 12, Moxa
Hitzesensationen	Ni 3, Ni 2
Magenprobleme	Ma 44
Erschöpfung	Ma 36, Ren 6, Bl 23
Fieber	Di 11
Gliederschmerz	Schröpfen an Bl 13, *Huatuo*-Punkte entsprechend Schmerzlokalisation

Durchführung der Behandlung
- Basispunkte plus Dü 18 bei Oberkieferschmerz und Ma 6 bei Unterkieferschmerz, zusätzlich *Ashi*-Punkte im Bereich des Hauptschmerzpunkts
- Vor allem bei chronischen Zahnschmerzen differenzierte Behandlung nach Syndrommuster und Punkte nach Begleitsymptomatik
- Verbleib der Nadeln: ca. 20–30 min unter 2–3-maliger Stimulation
- Stimulationsstärke: Nach Konstitution des Patienten
- Behandlungsfrequenz: Bei akuten Zahnschmerzen täglich 1–2-mal, bei chronischen Zahnschmerzen täglich bis wöchentlich
- Kausale Therapie beim Zahnarzt.

Literatur
Advanced Textbook of Traditional Chinese Medicine and Pharmakology. Volume IV, State Administration of Traditional Chinese Medicine and Pharmakology. Bai Jin (Hrsg), New World Press, Beijing (1997)

Anthony M, Lance JW: Platelet serotonin in patients with chronic tension-type headache. J Neurol Neurosurg Psychiatry (1989), 52: 182–184

Bäcker M, Hammes M, Sander D, Funke D, Deppe M, Tolle TR, Dobos GJ. Changes of cerebrovascular response to visual stimulation in migraineurs after repetitive sessions of somatosensory stimulation (acupuncture): a pilot study. Headache. 2004 Jan; 44(1): 95–101

Dichgans J: Arzneimittelinduzierter Kopfschmerz. in Brandt, Dichgans, Diener (Hrsg.) (1998), Therapie und Verlauf neurologischer Erkrankungen, Kohlhammer, Stuttgart

Diener HC: Kopf- und Gesichtsschmerz: Diagnose und Behandlung in der Praxis. (1997), Thieme, Stuttgart

Dieterich M: Atypischer Gesichtsschmerz. in Brandt, Dichgans, Diener: Therapie und Verlauf neurologischer Erkrankungen, (1998), Kohlhammer-Verlag

Egle UT, Derra C, Nix WA, Schwab R: Spezielle Schmerztherapie (1999), Schattauer-Verlag, Stuttgart

Erikson MB, Sjoelund BH, Sundbarg G: Pain relief from peripheral conditioning stimulation in patients with chronic facial pain. J Neurosurg (1984), 61(1): 149–155

Ernst E, White A: Acupuncture as a treatment for temporomandibular joint dysfunction. Arch Otolaryngol Head Neck Surg (1999), 125: 269–272

Geng Junying: Die erfolgreiche Punktkombination. Verlag für Ganzheitliche Medizin, Dr. Erich Wühr. Kötzting/Bayrischer Wald (2001)

Hansen PE und Hansen JH: Acupuncture treatment of chronic facial pain – controlled cross-over trial. Headache (1983), 23(2): 66–69

Hardebo JE, Ekman R, Eriksson M: Low CSF met-enkephalin levels in cluster headache are elevated by acupuncture. Headache (1989), 29(8): 494–497

Heinz A, Denke C, Ernst G: Medikamenteninduzierter Kopfschmerz. Mögliche Mechanismen der Abhängigkeitsentwicklung. Der Schmerz (1999), 13: 304–314

Jensen R: Pathophysiological mechanisms of tension-type headache: a review of epidemiological and experimental studies. Cephalalgia (1999), 19: 602–621

Macciocia G: Die Praxis der Chinesischen Medizin. Verlag für Ganzheitliche Medizin, Dr. Erich Wühr. Kötzting/Bayrischer Wald (1997)

Melchart D, Linde K, Fischer P et al.: Acupuncture for idiopathic headache (Cochrane Review). Cochrane Database Syst Rev. 2001; 1: CD001218

Melchart D, Thormaehlen J, Hager S, Liao J: Acupuncture versus sumatriptan for early treatment of acute migraine attacks – a randomized controlled trial. Forsch Komplementärmed Klass Naturheilkd 2000; 7: 53

Nappi G, Faccinetti F, Martignoni E et al.: Endorphin patterns within the headache spectrum disorders. Cephalalgia (1985), 5: 201–210

Pfaffenrath V: Kopfschmerzen. in Zenz M und Jurna I (Hrsg.), Lehrbuch der Schmerztherapie (2001), Wiss.-Verl.-Ges. Stuttgart

Shanghai College of Traditional Medicine: Acupuncture- a comprehensive Text (1962). Übersetzt durch O'Conner J, Bensky D (1981). Eastland press, Seattle

Sharaw Y: Orofacial Pain. in Wall PD and Melzack R (Eds.): Textbook of Pain, 4th Edition, (1999), Churchill Livingstone, Edinburgh

Sjaastad O, Frederiksen TA, Pfaffenrath V: Cervicogenic headache diagnostic criteria. Headache (1990), 30: 25–26

Sjaastad O: Cluster headache Syndrome. In Major problems in neurology Vol 23 WB-Saunders (1992), London

Soyka D, Pfaffenrath V, Steude U, Zenz M: Überarbeitete Empfehlungen der DMKG zur Therapie und Prophylaxe von Gesichtsneuralgien und chronischen Gesichtsschmerzen anderer Provenienz. (2002), www.dmkg.org/archb/geneu.htm

Spacek A, Hanl G, Groiss O et al.: Acupuncture and gangionic local opioid analgesia in trigeminal neuralgia. Wien Med Wochenschr (1998), 148: 447–449

Sprotte G, Türp JC: Gesichtsschmerz. in Zenz-M und Jurna-I (Hrsg.) Lehrbuch der Schmerztherapie (2001), Wiss.-Verl.-Ges. Stuttgart

Sun Peilin: The treatment of pain with Chinese herbs and acupuncture. Churchill Linvingstone, London, Edinburgh, New-York (2002)

Vernon H, McDermaid CS, Hagino C: Systematic review of randomised clinical trials of complementary/alternative therapies in the treatment of tension-type and cervicogenic headache. Complement Ther Med (1999), 7: 142–155

Vickers ER, Cousins MJ, Walker S, Chisholm K: Analysis of 50 patients with atypical odontalgia. Oral Surgery, Oral Medicine, Oral Pathology, Oral Radiology and Endodontics (1998), 85: 24–32

10 Schmerzen des Bewegungssystems

Jürgen Bachmann
mit einem Beitrag von Jürgen Mücher (Chinesische Arzneitherapie)

10.1	Allgemeine Leitlinien	325	10.9	Tendovaginitiden und Ansatztendinosen ... 357
10.2	Cervicocephales Syndrom	332	10.10	Brustwirbelsäulensyndrome ... 360
10.3	Nackenschmerz	336	10.11	Chronischer Rückenschmerz ... 365
10.4	Cervicobrachiales Syndrom	340	10.12	Lumboischialgie ... 371
10.5	Bursitis subacromialis, Tendinitis calcarea	345	10.13	Postdiskotomiesyndrom ... 377
10.6	Supraspinatussehnensyndrom, Impingement-Syndrom	347	10.14	Piriformis-Syndrom ... 382
			10.15	Coxarthrose ... 384
10.7	Schultersteife (Frozen shoulder)	351	10.16	Gonarthrose ... 390
10.8	Epicondylitis humeroradialis und humeroulnaris	353	10.17	Achillessehnenschmerz ... 396
			10.18	Osteoporose ... 399
			10.19	Rheumatoide Arthritis ... 404

10.1 Allgemeine Leitlinien

Zunächst soll einleitend der Stellenwert der Akupunktur im Kontext einer integrativen Schmerztherapie des Bewegungssystems ausgeführt werden.

Die Behandlung chronischer Schmerzsyndrome des Bewegungssystems folgt meist einem multimodalen Therapieansatz mit kombinierter Anwendung verschiedener etablierter westlicher Verfahren. Diese ergeben sich aus den Facetten der vorliegenden Störung, auf struktureller und funktioneller Ebene, im Bereich der knöchernen und gelenkigen, der bewegenden und stützenden und schließlich der steuernden Anteile des Systems. Dabei kommen Therapieformen im Rahmen eines Konzepts von Reiz und Reaktion, aber auch mechanisch-strukturell und pharmakologisch-materiell orientierte Verfahren zum Einsatz. Die Kombination mit traditionell chinesischen Therapieverfahren ist oft sinnvoll. Auch die traditionelle chinesische Orthopädie verfügt über ein Spektrum von Verfahren, das weit über die Anwendung von Akupunktur hinausgeht.

Für die Akupunkturtherapie ist ein so genannter pragmatischer Therapieansatz mit Nadelung der wesentlichen Basispunkte, d.h. der lokalisationsbezogenen und regionalen sowie der zugeordneten Fernpunkte, ergänzt um symptomorientierte Punkte, in den meisten Fällen ausreichend.

Im Gegensatz zu einer Krankheitslehre, die eine definierte Pathogenese und Krankheitsbilder als einzige diagnostische Basis wählt, ist die funktionelle Orthopädie auch im Kontext westlicher Medizin in weiten Bereichen auf das Muster der vorliegenden Störungen und den Aktualbefund angewiesen um sich aus der solchermaßen formulierten Diagnose an den individuellen Zustand des Patienten anzunähern. Dies findet seinen Ausdruck auch in der zunehmenden Verwendung der International Classification of Impairments Diseases and Handicaps (ICIDH) und ihrer Fortschreibung zur International Classification of Functional Deficits (ICF), als funktions- und defizitorientierten Klassifikationssystemen in Ergänzung zur International Classification of Diseases (ICD), die wesentlich auf Krankheitsentitäten abstellt. Die sich aus der ICD ableitenden Therapiepläne sind verhältnismäßig unspezifisch und werden der orthopädischen Sichtweise oft nicht gerecht.

Die Behandlung gemäß einer Syndromdiagnose der traditionellen chinesischen Medizin bringt den Vorteil einer sehr individuellen Therapie, die Syndromdiagnose kann vor allem den psychovegetativen Zustand des Patienten differenzierter erfassen und die Grundlage für die Einbeziehung anderer Therapieansätze der traditionellen chinesischen Medizin liefern.

Die grundlegenden Prinzipien einer Integration funktioneller Orthopädie und Verfahren der traditionellen chinesischen Medizin und insbesondere der Akupunktur auf der Basis der oben genannten Sichtweise folgt aus Sicht des Autors am Bewegungssystem im Wesentlichen gleichartigen Prinzipien. Diese sollen in einem einleitenden Kapitel beispielhaft und entsprechend der Gliederung der Folgekapitel entfaltet werden. In diesen nachfolgenden Kapiteln wird zunächst in topografischer Gliederung, von Kopf bis Fuß, dieses Prinzip jeweils auf die Besonderheiten der jeweiligen Region hin fokussiert, wobei der Akupunktur der wesentliche Schwerpunkt zukommen soll.

Die drei abschließenden Kapitel behandeln Osteoporose (☞ Kap. 10.18), rheumatoide Arthritis (☞ Kap. 10.19) und Fibromyalgie (☞ Kap. 11), die sich als Systemerkrankungen einer stringenten Einordnung in eine Gliederung unter topografischen Gesichtspunkten versperren.

Stellenwert der Akupunktur

Für die meisten Regionen des Bewegungssystems gibt es gute Indikationen für die Akupunktur. Sicherlich ist das Bewegungssystem eines der dankbarsten Anwendungsgebiete, aber nicht für alle Krankheiten liegen gute Indikationen vor.

Der Einsatz ist viel versprechend vorwiegend im Rahmen der gezielten Muskeldetonisierung, der generellen Entspannung auf muskulärer und psychischer Ebene, der Schmerzdämpfung, der Verbesserung der muskulären Koordination, der Entmüdung im Rahmen der Rehabilitation, der vegetativen Regulation und der lokalen Anregung der Trophik.

Bei komplexeren und chronifizierten Krankheitsbildern ist ein polymodaler Therapieansatz unter Einbeziehung ordnungstherapeutischer Ansätze (Bewegung, Ernährung, Entspannung, *Qigong*, Stress- und Krankheitsbewältigung) sowie pharmakologischer Maßnahmen indiziert.

Systematische Reviews und Metaanalysen konnten für die Akupunktur z. B. im Rahmen der Cochrane-Reviews nur teilweise eine Effektivität nachvollziehen. Allerdings bestehen in den Einzelstudien häufig wesentliche methodische Probleme, die o. g. differenzierten Betrachtungen funktioneller Orthopädie in ein angemessenes Studiendesign zu überführen.

Die Effektivität für akute Störungen lässt sich für eine Reihe von Krankheitsbildern nachweisen, für eine Einordnung im Kontext multimodaler Therapiekonzepte bieten diese Studien zwar eine Grundlage, greifen insgesamt allerdings deutlich zu kurz.

Ein einheitlicher Wirkmechanismus der Akupunktur ist vermutlich nicht gegeben. Die beobachtbaren Wirkungen z. B. der peripheren Muskelentspannung, der Schmerzhemmung, der vegetativen Regulation, beruhen vermutlich auf verschiedenen peripheren, spinalen und zentralen Mechanismen (☞ Kap. 6.2). Durch differente Akupunkturpunktstimulation am selben Punkt werden z. B. unterschiedliche zentralnervöse Zentren aktiviert (Hui et al. 2000) und unterschiedliche psychovegetative Reaktionen evoziert (Bäcker et al. 2002).

Westliche Medizin

▸▸ **Epidemiologie**

Prävalenz: Die Störungen am Bewegungssystem machen den Hauptanteil sozialmedizinisch relevanter Krankheitserscheinungen aus. Dies betrifft z. B. Rückenleiden (80 % aller Personen in industrialisierten Ländern haben zumindest einmal im Leben Rückenschmerzen), aber auch Überlastungssyndrome bei einförmiger Belastung oder Fehlbeanspruchung. Aus der veränderten Altersverteilung in den entwickelten Ländern resultiert eine zunehmende Anzahl schmerzhafter degenerativer Erkrankungen des Bewegungssystems.

▸▸ **Klinik**

- Die subjektive Lokalisation von Schmerzen muss nicht immer den wesentlichen gestörten Bereich kennzeichnen, häufig bestehen übertragene und projizierte Schmerzen (☞ Kap. 2.1.5).
- Schmerz kann aufgrund verschiedener Störungen entstehen, deren Wahrscheinlichkeit in verschiedenen Lebensabschnitten und unter verschiedenen Belastungsprofilen unterschiedlich verteilt ist.
- Begleitsymptomatik erstreckt sich auf unterschiedliche Bereiche des vegetativen Systems, die Grade der resultierenden Behinderung differieren und verhalten sich nach dem Grad der Chronizität unterschiedlich.

▸ Pathophysiologie
- Im vorliegenden Modell zur Pathophysiologie der Schmerzsyndrome stehen neuromuskuläre Mechanismen im Vordergrund, da hier die wesentlichen Ansatzpunkte der Akupunktur liegen.
- Dennoch ist die multifaktorielle Ätiologie mit somatisch-strukturellen Faktoren jeweils abzuschätzen.

▸ Diagnostik
- Anamnestisch sind Auslöser, Verstärkung oder Verbesserung durch Faktoren wie Ruhe oder Bewegung, dynamische und/oder statische Beanspruchung und Vorerkrankungen, Verletzungen und vorangegangene operative Interventionen abzugrenzen.
- Bei chronischem Verlauf, Zeichen der Schmerzchronifizierung und polytoper Schmerzsymptomatik ist es sinnvoll, einen Schmerzfragebogen einzusetzen und einen Schmerzkalender führen zu lassen. Dies dient der Präzisierung der Diagnose, unter Zuhilfenahme der Visualisierung im Körperschema der Klärung der Behandlungsprioritäten des Patienten, der Selbstbeobachtung des Patienten und der Dokumentation der Effektivität einzelner Behandlungsmodalitäten in Bezug auf therapeutische Einzelziele.
- Körperliche Untersuchung mit Blick auf Haltungsauffälligkeiten, Asymmetrien und Hypotrophien, besondere Prüfung der geführten aktiven Arbeitsbewegung, Erfassung des Endgefühls, Palpation der regionalen Muskelgruppen und in Frage kommender Triggerpunkte, Widerstandstests zur Provokation von Ansatztendinosen, Dehnbarkeitsprüfung der regionalen, insbesondere der zur Verkürzung neigenden Muskelgruppen, Prüfung der zugeordneten Wirbelsäulensegmente, ggf. Untersuchung vorhandener Narbenbildungen z. B. auf Hyperästhesie und Verschieblichkeit.
- Bildgebende Diagnostik: Zur Ausschlussdiagnostik und bei Manualtherapie mit Impuls nativradiologische Untersuchung in 2 Ebenen, bei Verdacht auf strukturale ossäre Schädigung evtl. CT, bei Verdacht auf strukturale Weichteilschädigung evtl. NMR, bei Verdacht auf Entzündung oder Filia Knochenszintigrafie, evtl. Sonografie zur Darstellung von Weichteilveränderungen.
- DD: Entzündungsgeschehen, neuropathische und Nervenkompressionsschmerzen im Segment oder peripheren Nerven, ossärer Schmerz z. B. im Rahmen eines Tumorleidens
- Funktionsausfälle von Alltagsbewegungen und daraus resultierende Behinderungen sind zu erfassen und gehen in die Formulierung des Behandlungs- und Rehabilitationsplans ein.

▸ Therapie
Aufklärung
- Festlegung und Erläuterung der Behandlungsziele und Behandlungsstrategie
- Aufklärung über die Risiken einzusetzender Medikamente, die spezifischen Risiken von Injektionen, manualtherapeutischer Verfahren und anderer geplanter Eingriffe
- Abgrenzung von Leistungen der GKV und individuellen Gesundheitsleistungen, ggf. Honorarvereinbarung
- Frühzeitige Erläuterung der Behandlungsschritte, die eine aktive Mitarbeit erfordern.

Infiltrationsverfahren
- Therapeutische Lokalanästhesie (TLA) an die Gelenkkapsel, in das Gelenk, an den Muskelansatz, evtl. mit Zusatz von Komplexhomöopathika bei starker Reizung auch Steroiden
- Therapeutische Lokalanästhesie als Quaddel- und Gegenirritationsbehandlung über die Haut und Dermatome
- TLA im Rahmen wirbelsäulennaher Injektionsverfahren stellen erhöhte Anforderung an die technische Fertigkeit des Therapeuten; dieser sollte vorzugsweise anatomisch sehr versiert sein, über die Untersuchungsfertigkeiten verfügen, Änderungen im Verlauf in Änderungen der durch TLA anzugehenden Zielstruktur überführen zu können; verschiedene Mengen, Mischungen und Konzentrationen von Lokalanästhetika und weiteren Medikamenten sind üblich; aus der Verwendung von Lokalanästhetika resultiert die Notwendigkeit über sensomotorische Paresen aufzuklären und die Möglichkeit zur Betreuung für den genannten Fall vorzuhalten. Die Gebührenordnung sieht darüber hinaus auch ein Monitoring vitaler Funktionen vor, das im Regelfall allerdings nicht zu überraschenden Befunden führt; spezielle Injektionsnadeln vermindern das Risiko einer Duraverletzung.
- Bildgestützte TLA-Formen können die Injektion nahe verletzlicher anatomischer Strukturen und bei atypischer Anatomie gezielter und sicherer ma-

chen; strahlenhygienische Risiken sind abzuwägen; keinesfalls sollte die Bildgebung Ersatz für mangelnde palpatorische und diagnostische Fertigkeiten sein.

Physiotherapie
- Mobilisation betroffener Gelenke
- Dehnbarkeitsverbesserung beteiligter verkürzter Muskelgruppen
- Tonisierung beteiligter abgeschwächter Muskelgruppen
- Haltungskorrektur
- Erarbeitung physiologischer und ökonomischer Haltungs- und Bewegungsmuster
- Einüben wesentlicher Eigenübungen zur Dehnung und Kräftigung

Psychotherapie und Ordnungstherapie
- Aufklärung des Patienten über Ursache und Modalitäten seiner Beschwerden
- Einhalten eines regelmäßigen Übungsprogramms zur Besserung der Kraftausdauer
- Ergänzend dosierter Ausdauersport (z.B. 2–3-mal wöchentlich Radfahren, Wandern, Jogging oder Schwimmen)
- Einhalten eines regelmäßigen Schlaf-Wach-Rhythmus
- Entspannungsverfahren wie z.B. progressive Muskelentspannung nach Jacobson
- Hilfestellung zur Stressbewältigung
- Hilfestellung zur Gewichtsreduktion

Physikalische Therapie
- Traktion zur Entlastung passiver Strukturen des Stützsystems
- Wärmetherapie zur Verbesserung der Durchblutung und Entspannung der Muskulatur
- Kältetherapie zur Dämpfung von Schmerzwahrnehmung und Entzündungsreizen
- TENS und Elektrotherapie zur Dämpfung der Schmerzwahrnehmung

Orthesen
- Hilfsmittelversorgung zur Steigerung der propriozeptiven Wahrnehmung und Verbesserung der muskulären Stabilisierung
- Hilfsmittelversorgung zur äußeren Stabilisierung

Medikamentöse Therapie
- Akuter Schmerz
  - Antiphlogistische Therapie mit NSAR, bei gegebener Anamnese und Risikofaktoren auch von Coxiben
  - Bei starker Schmerzhaftigkeit und erheblichem Funktionsdefizit auch Infusionstherapie mit Steroiden, Muskelrelaxanzien, Opiatanalgetika
- Chronische Beschwerden
  - Bei persistierender Entzündungsschmerzhaftigkeit antiphlogistische Therapie mit NSAR und niedrig potenten Opioiden
  - Bei starker Schmerzhaftigkeit antiphlogistische Therapie mit NSAR ergänzt um Opiatanalgetika (beachte: Obstipationsprophylaxe) in Verbindung mit Koanalgetika
  - Zur Reduktion der Entzündungsaktivität Phytopharmaka
  - Zur Muskeldetonisierung Tolperison

Cave: Zentral wirksame Muskelrelaxanzien besitzen das Nebenwirkungsspektrum von Benzodiazepinen (Müdigkeit, Abhängigkeitspotenzial).

Operative und interventionelle Therapie
In der Regel nicht indiziert, bei konservativer Therapieresistenz kommen beispielsweise in Betracht:
- Denervierungsoperation peripher im Bereich der Gelenkkapsel und Muskelansätze
- Arthrotomien, Arthroplastiken, Gelenkersatzoperationen
- Korrekturosteotomien
- Synovektomien
- Operationen zur Dekompression nervaler Strukturen
- Radiosynoviorthesen
- Röntgentiefenbestrahlungen

▸▸ Prognose
Die Prognose quo ad vitam ist in der Regel gut, die Beschwerden werden allerdings von den Patienten oft als bedrohlich empfunden und können die Lebensqualität erheblich beeinträchtigen. Strukturelle Schädigungen erfordern ein kompensatorisches Rehabilitationsprogramm, dessen Erfolgsaussichten von Ort und Ausmaß der Schädigung, vom Alter und der Fähigkeit des Patienten abhängen, wesentliche Elemente dieses Programms im Alltag zur Krankheitsbewältigung umzusetzen.

10.1 Allgemeine Leitlinien

Traditionelle chinesische Medizin

▸▸ Sicht der TCM

In der traditionellen chinesischen Literatur wird zumeist nicht differenziert nach der strukturellen Diagnose oder den betroffenen Funktionen oder Muskeln. Vielmehr wird nach dem Leitbahnkonzept eine topografische Zuordnung getroffen. Die zugrunde liegende Vorstellung ist die einer fehlenden Durchgängigkeit von Leitbahnen und Kollateralen. Die primäre Aufgabe besteht darin, diese Durchgängigkeit wieder herzustellen. Schmerzen und Funktionsstörungen sollten sich danach bei einer Störung des Außen-*Biao* wieder zurückbilden.

Schmerzen und Funktionsstörungen werden in der traditionellen chinesischen Medizin weiter differenziert nach den Schmerzmodalitäten. Dabei kommen als Theoreme das Konzept von Blut *(Xue)* bzw. *Qi* (☞ Kap. 3.1.3) und die Differenzierung nach äußeren pathogenen Faktoren *(Liuxie)* (☞ Kap. 3.2.2) zum Tragen.

Differenzierung der häufigsten Syndrommuster
Äußere pathogene Faktoren Liuxie
Von den 6 äußeren pathogenen Faktoren *(Liuxie)* sind 4 für die Orthopädie und das Bewegungssystem bedeutsam:
- Wind *(Feng)*
- Kälte *(Han)*
- Feuchtigkeit *(Shi)*
- Hitze *(Re)*.

Dringen diese in das Leitbahnsystem ein, kommt es bei relativ zu schwachem Abwehr-*Qi* zu Störungen der Zirkulation von Blut *(Xue)* und *Qi*, die sich als Funktionsdefizite, Missempfindungen und Schmerzen äußern.

Die weitere Differenzierung nach den allgemeinen Leitsymptomen der Schmerzqualitäten und deren Zuordnung zu pathogenen Faktoren *(Liuxie)* soll hier nicht wiederholt werden (☞ Kap. 4.4.3).

Es erscheint wesentlich hervorzuheben, dass neben der realen Exposition ein Schmerz auch dann entsprechend zugeordnet wird, wenn er die Qualität aufweist, die bei einer solchen Exposition zu empfinden wäre (☞ Kap. 3.2).

Bi-Syndrom
Mit *Bi*-Syndrom wird die fehlende Durchgängigkeit von Leitbahnen und Kollateralen angesprochen, die sich an einer oder mehreren Stellen des Körpers mit Schmerz und Funktionsstörung manifestiert. Die Störung wird nach der Vorstellung der traditionellen chinesischen Medizin in den Leitbahnen und Kollateralen, aber auch auf der Ebene der Muskeln, Sehnen und Gelenke manifest. Man spricht dann von einem Gelenk-*Bi*-Syndrom.

Gemäß den vorliegenden dominanten Schmerzqualitäten und den zuzuordnenden pathogenen Faktoren erfolgt eine weitere Differenzierung. So wird bei entsprechender Schmerzsymptomatik (Tab. 10.1) beispielsweise die Diagnose eines Kälte-*Bi*-Syndroms *(Han Bi)* gestellt. Bei Vorliegen weiterer pathogener Faktoren sind auch Kombinationen wie Kälte-Wind-*Bi*-Syndrom *(Han Feng Bi)* oder Kälte-Feuchtigkeit-Wind-*Bi*-Syndrom *(Han Shi Feng Bi)* möglich. Kombinationen von Wind *(Feng)* mit allen anderen der

Tabelle 10.1 Zuordnung von pathogenen Faktoren und Schmerzqualitäten.

Qualität	*Bi*-Syndrom	Schmerz	Symptome	Zunge
Wind *(Feng)*	Wanderndes *Bi*	Plötzlich, anfallsartig, wechselnd	Bewegungseinschränkung, Taubheitsgefühl	Dünner Belag
Kälte *(Han)*	Schmerzhaftes *Bi*	Stechend, bohrend, lokal; Wärme/Bewegung lindert, Kälte/Ruhe verstärkt	Steifheit, Bewegungseinschränkung	Dünner, weißer Belag
Feuchtigkeit *(Shi)*	Fixiertes *Bi*	Dumpf, tief, unscharf; Anlaufschmerzen, Feuchtigkeit verstärkt	Schwellung, Schweregefühl, Taubheitsgefühl	Dicker, feuchter, schmieriger Belag
Hitze *(Re)*	Fiebriges *Bi*	Intensiv pochend	Rötung, Schwellung, Fieber, Durst	Gelber Belag

drei wichtigen Faktoren sind üblich. Hitze *(Re)* kann sich aus allen drei anderen entwickeln. Aus westlicher Sicht aktiviert sich z. B. die Arthrose oder es entzündet sich das bis dahin nur geschwollene Gewebe einer Sehnenscheidenentzündung. Für weitere Ausführungen zum *Bi*-Syndrom ☞ Kap. 3.2.2.

Kombination von Akupunkturpunkten beim Bi-Syndrom
Entsprechend der diagnostischen Typisierung der *Bi*-Syndrome ergeben sich differenzielle Punktkombinationen

Wind-Hitze ausleiten	Di 4, Di 11
Wind ausleiten, Schmerz bekämpfen	Di 4, Le 3
Krämpfe, Kontrakturen	Le 3, Gb 34
Kälte-*Bi*	3E 4, Ma 42
Kälte-*Bi*, Milz- und Magen-*Yangxu*	Ren 12, Bl 20, Bl 21
Feuchtigkeit	Mi 9, Mi 6
Hitze im Blut	Di 11, Mi 10, Le 2
Feuchte-Hitze-*Bi*	Di 11, Mi 9, Gb 34, 3E 5, Ma 44

Blut (Xue) und Qi
Der lokalisierte, stechende Schmerz entspricht nach der traditionellen chinesischen Medizin einer Blut-Stase und kann über Mi 10 oder Bl 17 adressiert werden; aus westlicher Sicht ist von einer strukturellen oder entzündlichen Komponente im Schmerzgeschehen auszugehen. Der unscharf begrenzte, regionale Schmerz einer *Qi*-Stagnation wird über die lokalen Akupunkturpunkte, die *Ashi*-Punkte und lokoregionalen Triggerpunkte mit dem Ziel behandelt die Durchgängigkeit herzustellen. Ergänzende Punkte zur Bewegung des *Qi* und Beseitigung der Stagnation werden in der Regel eingesetzt.
Da Blut *(Xue)* und *Qi* in einer dialektischen Beziehung stehen, kommen Störungen in beiden Aspekten häufig vor.

Zangfu
Chronische Schmerzen sind in der Regel mit Veränderungen und Störungen auf psychischer und vegetativer Ebene verknüpft. Stehen diese im Vordergrund, oder machen einen wesentlichen Aspekt einer integrativen Diagnose aus, wird eine Differenzierung nach den Funktionskreisen und *Zangfu* nötig (☞ Kap. 3.1.5, 4.4.4). Die therapeutischen Aspekte, die sich im Rahmen einer somatoformen Schmerzstörung ergeben, werden an anderer Stelle beschrieben (☞ Kap. 9.9).

▸▸ **Therapie nach Syndrommuster**
Akupunkturpunkte nach Syndrommuster
Je nachdem, welches Syndrommuster als sinnstiftend erkannt worden ist, ergeben sich auf der Ebene der Punktwahl Möglichkeiten zur Ergänzung der Therapiemuster (☞ Kap. 6.7.1).
Es gibt Akupunkturpunkte, die in besonderer Weise auf Blut *(Xue)* und Qi einwirken sollen. Die sechs pathogenen Faktoren sind den einzelnen Wandlungsphasen zugeordnet, so dass neben den Punkten, die zu einer Ausleitung pathogener Faktoren im Allgemeinen führen, auch Punkte auf den Leitbahnen der entsprechenden Funktionskreise, also z. B. Akupunkturpunkte der Milz-Leitbahn für Störungen der Qualität Feuchtigkeit, eingesetzt werden. Die Spezifität einer solchen Punktwahl erweist sich klinisch empirisch allerdings nicht immer als zwanglos nachvollziehbar.

Syndrommuster	Punkte
Blut-Stase *(Xueyu)*	Mi 10, Bl 17, Le 2
Qi-Stagnation	Dü 3, Di 4, Bl 62, Le 3, Ren 6, Pe 6
Äußere pathogene Faktoren (Liuxie)	**Punkte**
Kälte *(Han)*	Moxa obere Körperhälfte Du 14, untere Körperhälfte Bl 23
Feuchtigkeit *(Shi)*	Mi 9, Mi 6, Mi 5, Bl 20, Ren 3, Bl 28
Hitze *(Re)*	Du 14, Di 4, Di 11, Ma 44, Pe 5
Wind *(Feng)*	Di 4, 3E 5, Du 14, Gb 20, Le 3, Gb 31, Gb 34, Gb 41, Bl 11, Bl 12, Du 16, Ex-AH 9 *(Baxie)*, Ex-BF 10 *(Bafeng)*

Reizarten nach Syndrommuster
Aus der Analyse nach pathogenen Faktoren ergeben sich neben der Wahl des Akupunkturpunkts auch Möglichkeiten die Reizarten differenzierter zu gestalten. Einige Beispiele für die Akupunktur am Bewegungssystem (☞ Tab. 10.2).

Tabelle 10.2 Reizarten nach Syndrommuster

Syndrommuster	Verfahren
Äußere pathogene Faktoren (*Liuxie*)	Schröpfen
Kälte (*Han*)	Moxibustion
Feuchtigkeit (*Shi*)	Moxibustion, **cave:** Entwicklung von Feuchte-Hitze
Hitze (*Re*)	Mikroaderlass
Wind (*Feng*)	Schröpfmassage, *Tuina*

▸▸ **Besonderheiten der Therapieführung**

Die Akupunktur am Bewegungssystem arbeitet vorrangig pragmatisch unter Verwendung lokaler und regionaler Punkte, die als *Ashi*-Punkte erst durch sorgfältige Palpation lokalisiert werden müssen. Demgemäß müssen die Voraussetzungen für eine differenzierte körperliche Untersuchung erfüllt sein:
- Behandlungsliege von allen Seiten erreichbar
- Behandlungsliege höhenverstellbar
- Mindestens das Kopfteil muss verstellbar sein
- Lagerungshilfen wie Knie- und Nackenrolle
- Patient ohne Oberbekleidung

Der letzte Punkt ergibt sich daraus, dass der Befund von lokalen Stasen und Stagnationen variieren kann und neue Befunde möglicherweise zur Wahl von Fernpunkten führen, z.B. nach der Entsprechungsregel Oben – Unten, die dann aufgesucht werden müssen (☞ Kap. 6.7).

Aus dem Gesagten ergibt sich auch, dass der Akupunkteur bei der Therapie des Bewegungssystems erheblich von einer guten Schulung manueller Fertigkeiten der Palpation, Untersuchung und daneben auch von Fähigkeiten in manueller Therapie profitiert. Falls diese nicht hinreichend geschult sind, empfiehlt sich dringend eine interdisziplinäre und interprofessionelle Zusammenarbeit.

Durchführung der Therapie

Pragmatische Therapie mit Akupunktur ist konzeptionell auf den ersten Blick einfach strukturiert, die Komplexität erschließt sich aber schon recht bald v.a. aus der Frage der aktuellen Reiz-Reaktionslage und der daraus abzuleitenden Balance zwischen nahen und fernen Punkten einerseits und der zu wählenden Gesamtreizstärke andererseits (☞ Kap. 6.7.2).

- Punktauswahl:
  - Akuttherapie in der Frühphase bei heftigem Schmerz und starker Verspannung: Meist 2–3 Fernpunkte nach Schmerzlokalisation, evtl. Triggerpunkte der regionalen Muskulatur, ergänzend evtl. Punkte nach Symptomen
  - Akuttherapie in der Frühphase bei deutlichem Schmerz: Lokale *Ashi*-Punkte, Triggerpunkte der regionalen Muskulatur, 2–3 Fernpunkte nach Schmerzlokalisation, ergänzend evtl. Punkte nach Symptomen
  - Strategische Therapie nach der Akutphase: Lokale *Ashi*-Punkte, Triggerpunkte der regionalen Muskulatur, 2–3 Fernpunkte nach Schmerzlokalisation, ergänzend evtl. Punkte nach Symptomen
  - Bei Zeichen der Schmerzchronifizierung, polytoper Schmerzhaftigkeit und Funktionsstörung, dominanten vegetativen Begleitsymptomen oder Therapieresistenz: Einbeziehung der Syndromdiagnose (Punkte nach Syndrommuster, Phytotherapie und weitere Verfahren)
- Verbleib der Nadeln: Ca. 20–30 Minuten unter 1–3-maliger Stimulation
- Stimulationsart: Lokal ableitend und Durchgängigkeit herstellend, Fernpunkte ableitend je nach Konstitution des Patienten, ggf. syndromorientierte Punkte gemäß der Syndromdiagnose
- Behandlungsfrequenz:
  - Behandlungsserie von 10–15 Sitzungen
  - Zu Beginn jeden 2.–4. Tag
  - Später 1-mal wöchentlich vorteilhaft mit begleitender Physiotherapie/*Tuina*
  - In der Konsolidierungsphase begleitend im Rahmen der Trainingstherapie 1 Behandlung alle 1–4 Wochen möglich oder
  - Falls erforderlich, erneute Serie nach $1/2$–1 Jahr Pause.

Chinesische Arzneitherapie

Im Vergleich zur sonstigen Pharmakotherapie der traditionellen chinesischen Medizin kommen mehr Externa, Salben, Pasten, Tinkturen und Auflagen zum Einsatz.

▸▸ **Weitere therapeutische Ansätze**

Tuina

Am Bewegungssystem ist die Deaktivierung von Triggerpunkten ein häufiges Element der Behandlung. Nach der Deaktivierung ist eine muskuläre Dehnungsbehandlung unabdingbar, so dass grundsätzlich auch fast immer eine Indikation zur *Tuina* besteht. Da sich das Behandlungsspektrum in diesem Punkt nicht wesentlich von der westlichen Physiotherapie und Manuellen Therapie unterscheidet, bleibt es dem Behandler überlassen, anhand der konkreten Versorgungsstruktur eine Auswahl zu treffen.

Daneben hat die *Tuina* allerdings wesentliche konzeptionelle und faktische Besonderheiten, die eine eigenständige Indikation gegenüber der Physiotherapie bedingen. Sie liegen vorrangig in der Möglichkeit, fern vom Lokalbefund über Fernpunkte zu therapieren und darin, besonders schonende Handgrifftechniken einzusetzen (☞ Kap. 8.3).

Ohrakupunktur (☞ Kap. 6.9.1)

Die Ohrakupunktur als eine Form der Mikrosystemakupunktur eignet sich grundsätzlich als ergänzende Behandlungsoption. Im Vordergrund stehen einerseits akute Störungen, bei denen aufgrund der Schmerzhaftigkeit und Schonhaltung oder des muskulären Hartspanns eine differenzierte manuelle Diagnostik verwehrt ist, und andererseits komplexe und polytope Beschwerden, die sich einer sinnvollen Ordnung unter topografischen Gesichtspunkten entziehen.

TENS

- Geeignet zur Selbstbehandlung bei Dauerschmerzen und in der Konsolidierungsphase der Behandlung
- Elektrodenlokalisation je nach Schmerzlokalisation

10.2 Cervicocephales Syndrom

Vom Nacken her in die Kopfregion ausstrahlende Schmerzen, sowohl in den Bereich des Hinterkopfs, wie auch in die parietale Region, die Stirn und den Bereich der Augen, häufig verbunden mit Störungen der visuellen Wahrnehmung, des Gleichgewichtssinns, der Koordination und weiterer zentralnervöser Leistungen, Konzentration sowie vegetativer Grundregulationen.

Stellenwert der Akupunktur

- Aus Sicht des Autors: Gute Indikation
- Einsatz: Vorwiegend im Rahmen der muskulären Entspannung, Deaktivierung von Triggerpunkten, vegetativen Stabilisierung. Regelhaft in Verbindung mit manueller Therapie evtl. unter Einschluss osteopathischer Techniken
- Bei schweren Formen ist ein polymodaler Therapieansatz mit Einbeziehung von weiteren ordnungstherapeutischen Ansätzen (Bewegung, Entspannung, *Qigong*, Stress- und Krankheitsbewältigung), muskulärer und statischer Balancierung des Achsenorgans sowie zusätzlich pharmakologischen Maßnahmen indiziert
- Akute Symptomatik: Detonisierung der Halswirbelsäulenmuskulatur gelingt meist, damit ist eine der wesentlichen Voraussetzungen für eine schonende manuelle Therapie gegeben
- Chronische Stadien: hier häufig verzögerter Wirkeintritt erst nach einigen Behandlungen.

Westliche Medizin
▸▸ Klinik
- Lokalisation der Druckdolenz vor allem in der cervicocephalen Übergangsregion, der dortigen tiefen segmentalen Muskeln, auch Ausbildung von Triggerpunkten der auf diese Region einwirkenden – teils von Hirnnerven innervierten – oberflächlichen Muskeln wie M. trapezius, M. levator scapulae und auch M. splenius capitis
- Schmerz spontan vor allem hochcervical, Ausstrahlung in die Kopfregion, wobei verschiedene Übertragungszonen Hinweise auf die besonders beteiligten Muskeln geben; häufig Verschlechterung unter statischer Belastung, z. B. vordere Arbeitshaltung bei Schreibtischtätigkeit, Bildschirmarbeit in suboptimaler Positionierung, oder nach längerem Stehen bei aufsteigender Störungskette und Fehlstatik oder Dysbalance weiter caudal
- Beschwerdeverstärkung manchmal auch bewegungsinduziert, dann aber im Sinne einer Verstärkung, die in erreichter Position wieder abklingt (Decrescendo-Symptomatik)
- Begleitsymptomatik häufig, Konzentrationsstörungen, Visusstörungen. Hörminderung, Tinnitus, Blutdruckregulationsstörungen, Bruxismus.

▸▸ Pathophysiologie
- Modell: Neuromuskulärer Mechanismus mit Störung der Steuerungsfunktion der hochcervicalen propriozeptiven Wahrnehmungsfelder durch Überlastung, häufig mit segmentaler, artikulärer Dysfunktion, v. a. Occiput/C1 und C2/C3
- Multifaktorielle Ätiologie mit somatisch-strukturellen Faktoren, z. B. ligamentäre Hypermobilität, dege-

nerative Veränderungen in den darunter liegenden Segmenten der Halswirbelsäule mit konsekutiver, kompensatorischer Überlastung der oberen Halswirbelsäule, eher selten degenerative Veränderungen in den oberen Segmenten selbst
- Traumata werden häufig als Initialereignis angegeben, insbesondere die Distorsion der Halswirbelsäule, insbesondere bei Beschleunigung von dorsal in Rotationsstellung des Kopfs, morphologische Schädigung häufig nicht nachweisbar.

Möglicher Wirkmechanismus der Akupunktur: Die dichte propriozeptive Besetzung der cervicocephalen Übergangsregion bietet eine hochsensitive Zugriffszone für die Akupunkturstimulation in der tiefen autochthonen Muskulatur, mit Steuerungsfunktion für die Koordination posturaler Leistungen des Bewegungssystems; die segmentale Verschaltung führt auf die Anteile des Hirnstamms, in denen Hirnnervenkerngebiete liegen, insbesondere das des N. trigeminus. Dies könnte das weitreichende Wirkspektrum lokaler Akupunkturpunkte wie Gb 20 erklären.

▸▸ Diagnostik
- Anamnese hinsichtlich des Schmerz- und Beschwerdebildes im zeitlichen Verlauf, verstärkende und verbessernde Faktoren, dynamische und/oder statische Beanspruchungen, Vorerkrankungen, Verletzungen und vorangegangene operative Interventionen
- Bei chronischem Verlauf und Zeichen der Schmerzchronifizierung Schmerzfragebogen sinnvoll, Schmerzkalender unter Einschluss der Begleitsymptome möglichst handschriftlich führen lassen
- Körperliche Untersuchung mit besonderem Blick auf Haltungsauffälligkeiten, Asymmetrien, Prüfung der geführten aktiven Arbeitsbewegung mit Erfassung des Endgefühl, Gelenkspielprüfung insbesondere atlantooccipital und bis C3, Palpation der regionalen Muskelgruppen und in Frage kommender Triggerpunkte, Dehnbarkeitsprüfung (Mm. scaleni, Mm. sternocleidomastoidei, Mm. splenii, Mm. levatores scapulae und v. a. Mm. trapezii)
- Bildgebende Diagnostik: Zur Ausschlussdiagnostik und bei Manualtherapie mit Impuls nativradiologische Untersuchung in mindestens 2 Ebenen, besser als seitliche Funktionsaufnahmen, evtl. Denszielaufnahme bei Verdacht auf strukturale ossäre Beteiligung; evtl. CCT, NMR, bei Traumaanamnese und cervicocephaler Symptomatik Schnittbilddiagnostik unter Verweis auf die hochcervicale Region.

Cave: An strukturelle Läsionen und Missbildungen der hochcervicalen Region denken!

▸▸ Differenzialdiagnose
Die Differenzialdiagnose ist ebenso vielfältig wie das Krankheitsbild selbst. Einige wichtige Beispiele:
- Orthopädisch: Wirbelsäulenmiss- und fehlbildungen, Os odontoideum, Klippel-Feil-Syndrom, atlantodentale Instabilität, z.B. bei rheumatoider Arthritis, basiläre Impression
- Nervenärztlich: Hirntumoren, Meningeom, cerebrales Entzündungsgeschehen, Nervenkompressionsschmerzen der Nn. occipitales, Depression, psychovegetative Erschöpfung, posttraumatische Belastungsstörung
- HNO-ärztlich: Innenohrschädigung, Kehlkopferkrankungen
- Zahnärztlich und kieferorthopädisch: Bruxismus, Costen-Syndrom

▸▸ Therapie
Aufklärung
- Festlegung und Erläuterung der Behandlungsziele und Behandlungsstrategie
- Aufklärung über die spezifischen Risiken, insbesondere manualtherapeutischer Verfahren im hochcervicalen Bereich, aber auch von Injektionen und anderen Medikamentengaben
- Abgrenzung von Leistungen der GKV und individuellen Gesundheitsleistungen, z.B. Craniosakraltherapie, Osteopathie, Biofeedback-Training
- Frühzeitige Erläuterung der Behandlungsschritte, die eine aktive Mitarbeit erfordern.

Infiltrationsverfahren
Therapeutische Lokalanästhesie mit 2–5 ml Lidocain 1% und/oder Bupivacain 0,25%.

Physiotherapie
- Mobilisation betroffener Gelenke
- Dehnbarkeitsverbesserung beteiligter verkürzter Muskelgruppen, s. o.

- Tonisierung beteiligter abgeschwächter Muskelgruppen, v. a. Mm. erector trunci im Bereich der Brustwirbelsäule und Mm. rectus abdominis zur Haltungskorrektur
- Erarbeitung physiologischer und ökonomischer Haltungs- und Bewegungsmuster, Arbeitsplatzoptimierung
- Einüben wesentlicher Eigenübungen zur Dehnung und Stabilisierung

Psychotherapie und Ordnungstherapie
Siehe „Allgemeine Leitlinien".

Physikalische Therapie
- Traktion zur Entlastung passiver Strukturen des Stützsystems
- Wärmetherapie zur Verbesserung der Durchblutung und Entspannung der Muskulatur
- Kältetherapie zur Dämpfung von Schmerzwahrnehmung und Entzündungsreizen
- TENS und Elektrotherapie zur Dämpfung der Schmerzwahrnehmung

Orthesen
Hilfsmittelversorgung zur äußeren Stabilisierung problematisch, da recht schnelle Inaktivitätshypotrophie der statisch-posturalen Muskulatur.

Medikamentöse Therapie
- Akut: Antiphlogistisch-analgetische Therapie mit Paracetamol, evtl. NSAR
- Chronisch:
  - Bei starker Schmerzhaftigkeit antiphlogistische Therapie mit NSAR ergänzt um Muskelrelaxanzien, Opiatanalgetika in Verbindung mit Koanalgetika und ggf. Obstipationsprophylaxe
  - Zur Reduktion der Entzündungsaktivität Phytopharmaka
  - Zur Muskeldetonisierung mit vornehmlich peripherer Wirkung (Tolperison, evtl. Flupirtin)

Operative und interventionelle Therapie
- In der Regel nur indiziert bei Differenzialdiagnosen mit strukturellem Defizit, z.B. Stabilisierung bei Os odontoideum oder Segmentinstabilität
- Bei Therapieresistenz ohne strukturelles Defizit evtl. Denervierungsoperation peripher im Bereich der Gelenkapsel C2/C3

Prognose
Die Prognose ist in der Regel nur mäßig gut, da oft protrahierter Verlauf. Strukturelle Schädigungen erfordern nach einer Operation ein kompensatorisches Rehabilitationsprogramm.

Traditionelle chinesische Medizin
Pragmatische Therapie mit Akupunktur
Basispunkte

Lokalpunkte	Gb 20, Bl 10, Du 20, EX-KH 5 (Taiyang)
Systemische Punkte	Le 3
Fernpunkte	3E 5, Dü 3, Le 3, Bl 66

Punkte nach Schmerzlokalisation (zusätzlich)

Lokalisation des Hauptschmerzes (Leitbahnbezug)	Lokoregionale Punkte	Fernpunkte
Schläfenbereich (Shaoyang)	Gb 8, Gb 12	Gb 41
Stirnbereich (Yangming)	Du 23, Bl 2, EX-KH 3 (Yintang)	Ma 44
Hinterkopf (Taiyang)	Bl 10	Bl 60, Bl 62, Bl 66, Dü 3

Punkte nach Symptomen (zusätzlich)

Symptome	Punkte
Ausgeprägte Übelkeit, Erbrechen	Ren 12, Pe 6
Auslösung nach Stress	Le 2 (anstatt Le 3), Le 5
Erschöpfung	Ma 36, Ren 4
Muskuläre und statische Dysbalance	Gb 34

Durchführung der Behandlung
- Punktauswahl:
  - Akuttherapie in der Frühphase bei heftigem Schmerz, starker Verspannung oder Schwindel: 2–3 Fernpunkte nach Schmerzlokalisation, evtl. Triggerpunkte der regionalen Muskulatur, ergänzend evtl. Punkte nach Symptomen
  - Akuttherapie in der Frühphase bei deutlichem Schmerz: Lokale *Ashi*-Punkte, Triggerpunkte der regionalen Muskulatur, 2–3 Fernpunkte nach

10.2 Cervicocephales Syndrom

Schmerzlokalisation, ergänzend evtl. Punkte nach Symptomen
- Strategische Therapie nach der Akutphase: Lokale *Ashi*-Punkte, Triggerpunkte der regionalen Muskulatur, 2–3 Fernpunkte nach Schmerzlokalisation, ergänzend evtl. Punkte nach Symptomen
- Bei Zeichen der Schmerzchronifizierung, polytoper Schmerzhaftigkeit und Funktionsstörung, dominanten vegetativen Begleitsymptomen oder Therapieresistenz Einbeziehung der Syndromdiagnose (Punkte nach Syndrommuster, Phytotherapie und weitere Verfahren)

- Verbleib der Nadeln: Ca. 20–30 Minuten unter 1–3-maliger Stimulation
- Stimulationsart: Lokal ableitend und Durchgängigkeit herstellend, Fernpunkte ableitend je nach Konstitution des Patienten, ggf. syndromorientierte Punkte gemäß der Syndromdiagnose, in der Attacke stärker als im schmerzfreien Intervall
- Behandlungsfrequenz:
  - Behandlungsserie von 10–15 Sitzungen
  - Zu Beginn jeden 2.–4. Tag
  - Später 1-mal wöchentlich vorteilhaft mit begleitender Physiotherapie/*Tuina*
  - In der Konsolidierungsphase begleitend im Rahmen der Trainingstherapie 1 Behandlung alle 1–4 Wochen möglich
  - Falls erforderlich erneute Serie nach $1/2$–1 Jahr Pause.

▸▸ Cervicocephales Syndrom aus Sicht der TCM

In der traditionellen chinesischen Literatur wird zumeist nicht differenziert nach der strukturellen Diagnose oder den betroffenen Funktionen oder Muskeln, sondern nach dem Leitbahnkonzept eine topografische Zuordnung getroffen. Die zugrunde liegende Vorstellung ist die einer fehlenden Durchgängigkeit von Leitbahnen und Kollateralen, die primäre Aufgabe besteht darin, diese Durchgängigkeit wieder herzustellen.

Differenzierung der häufigsten Syndrommuster

Bi-*Syndrom*

Mit *Bi*-Syndrom wird die fehlende Durchgängigkeit von Leitbahnen und Kollateralen angesprochen, die sich an einer oder mehreren Stellen des Körpers mit Schmerz und Funktionsstörung manifestiert.

Gemäß den vorliegenden Schmerzqualitäten und pathogenen Faktoren erfolgt eine weitere Differenzierung nach den äußeren pathogenen Faktoren, so dass die Diagnose Kälte-*Bi*-Syndrom *(Han Bi)* oder auch in Kombination Kälte-Wind-*Bi*-Syndrom *(Han Feng Bi)* oder Kälte-Feuchtigkeit-Wind-*Bi*-Syndrom *(Han Shi Feng Bi)* lauten kann. Im Vordergrund steht oft Wind-*Feng*.

Zangfu

- Schwindel verweist häufig auf Beteiligung des Funktionskreises (Fk) Leber, evtl. auch Fk Niere
- Visusdefizite verweisen auf den Fk Leber
- Hörverlust verweist auf Fk Niere
- Tinnitus verweist häufig auf den Fk Leber und auch den Fk *Sanjiao*
- Konzentrationsdefizite werden dem Fk Herz zugerechnet
- Übelkeit und Erbrechen verweisen auf den mittleren *Sanjiao*.

▸▸ Therapie nach Syndrommustern

Akupunkturpunkte nach Syndrommuster

Je nachdem, welches Syndrommuster als sinnstiftend erkannt worden ist, ergeben sich auf der Ebene der Punktwahl Möglichkeiten zur Ergänzung der Therapiemuster.

Syndrommuster	Punkte
Bi-Syndrom	
Wind *(Feng)*	Gb 20, Gb 21, 3E 5, Gb 32
Zangfu	
Fk Leber, Schwindel	Le 3
Leere, insbesondere des Fk Niere	Ni 3, Ni 7, Bl 23
Visusdefizite	Le 3, Le 8 (+)
Hörverlust (Fk Niere)	Ni 3, Ni 7, Bl 23
Tinnitus (Fk Leber)	Le 3, Le 2, 3E 3 oder 3E 4
Konzentrationsdefizite (Fk Herz)	He 7, He 3
Übelkeit und Erbrechen (mittleres *Sanjiao*)	Ren 12, Pe 6

Chinesische Arzneitherapie

☞ Tabelle 10.3 siehe Seite 336.

Tabelle 10.3 Chinesische Arzneitherapie

Syndrommuster	Arzneitherapie
Invasion von Wind-Kälte-Feuchtigkeit	*Qiang huo sheng shi tang* (CAB 221) + Rad. Puerariae und Ram. Cinnamomi
Qi-Stagnation und Blut-Stase	*Shen tong zhu yu tang* (CAB 352) – Faeces Trogpteri seu Pteromi (wegen Complianceproblemen) + Rhiz. Corydalis, (Rad. et) Rhiz. Ligustici, Rad. Angelicae dahuricae und evtl. Herba Asari
Leber-*Qi*-Stagnation und Blut-Leere	*Xiao yao san* (CAB 161) + Rad. Puerariae, Rhiz. seu Rad. Notopterygii, Rad. (Ligustici) *Chuanxiong*, Fruct. Viticis, Flos Chrysanthemi und Fruct. Lycii
Gemeinsame Leere von Leber und Nieren	*Zuo gui wan* (CAB 296) + Flos Chrysanthemi und Rad. Puerariae

Durchführung der Behandlung
- Wichtig ist die Einbeziehung der Schmerzlokalisation durch Arzneimittel mit entsprechendem Leitbahnbezug (siehe Arzneitherapie von Spannungskopfschmerzen).
- Daneben unbedingt Aspekte der Chronifizierung (Blut-Stase, Schleim, *Qi*-Leere, Leber- und Nieren-Leere) beachten.

Weitere Therapiemöglichkeiten
TENS
Zur Selbstbehandlung bei Dauerschmerzen und in der Konsolidierungsphase der Behandlung. Elektrodenlokalisation je nach Schmerzlokalisation z. B. Gb 20 + Gb 21 oder Gb 20 + 3E 15 oder Gb 20 + Bl 43 bds.

Ohrakupunktur
☞ Kap. 6.9.1.

10.3 Nackenschmerz

Schmerzen vornehmlich im Nacken meist dorsal und mit Verspannung der Nackenmuskulatur verknüpft, fast immer mit Bewegungseinschränkung verbunden, diese oft asymmetrisch, nur fakultativ mit Ausstrahlung der Schmerzen in die Kopfregion und den Schultergürtel oder Arm.

Stellenwert der Akupunktur
- Aus Sicht des Autors: Gute Indikation
- Einsatz: Regelhaft in Verbindung mit Krankengymnastik, Manueller Therapie, vorwiegend im Rahmen der muskulären Entspannung, Deaktivierung von Triggerpunkten, Schmerzreduktion und Besserung der Bewegungseinschränkung
- Häufig chronischer Verlauf bei manifesten Arthrosen der Facetten- und Unkovertebralgelenke, hier häufig Wirkeintritt erst nach einigen Behandlungen
- Akute Beschwerden: Detonisierung der Halswirbelsäulenmuskulatur gelingt meist, damit ist eine der wesentlichen Voraussetzungen für eine schonende manuelle Therapie gegeben
- Bei schweren Formen ist ein polymodaler Therapieansatz mit Einbeziehung von weiteren ordnungstherapeutischen Ansätzen (Bewegung, Entspannung, *Qigong*, Stress- und Krankheitsbewältigung), muskulärer und statischer Balancierung des Achsenorgans sowie zusätzlich pharmakologischen Maßnahmen indiziert
- Möglicher Wirkmechanismus: Deaktivierung der lokoregionalen Triggerpunkte, Minderung der Verspannung der autochthonen Muskulatur, verbesserte Durchblutung der arthrotisch veränderten kleinen Wirbelgelenke bzw. ihrer Kapseln. Fernpunktwirkung vom Arm her am ehesten auf spinaler Ebene über segmentale Konvergenz zu erklären.

Westliche Medizin
Klinik
- Schmerz spontan im Nacken, fakultativ Übertragungszonen, die Hinweise auf die besonders beteiligten Muskeln geben
- Schmerzcharakter eines Nozizeptorschmerzes
- Häufig Bewegungseinschränkung
- Häufig Befall der Segmente, die den radiologisch stärker veränderten und palpatorisch hypomobilen Segmenten benachbart liegen
- Häufig Verschlechterung unter statischer Belastung, z. B. vordere Arbeitshaltung bei Schreibtischtätigkeit, Bildschirmarbeit in suboptimaler Positionierung,

oder nach längerem Stehen bei aufsteigender Störungskette und Fehlstatik oder Dysbalance weiter caudal
- Lokalisation der Druckdolenz vor allem in den Kapselregionen und zugehörigen tiefen autochthonen Muskeln, auch Ausbildung von Triggerpunkten der auf diese Region einwirkenden – teils von Hirnnerven innervierten – oberflächlichen Muskeln wie M. trapezius, M. levator scapulae und auch M. splenius capitis
- Beschwerdeverstärkung nachts bei erheblicher Gelenkreizung, oft bei Bauchschläfern
- Vegetative Begleitsymptomatik zeigt eine fortgeschrittene Chronifizierung an.

▸▸ Pathophysiologie
- Multifaktorielle Ätiologie mit somatisch-strukturellen Faktoren, z.B. diskoligamentäre Schädigung oder Hypermobilität, degenerative Veränderungen in den Segmenten der Halswirbelsäule mit konsekutiver kompensatorischer Überlastung der Nachbarsegmente
- Traumata werden nicht selten als Initialereignis angegeben, insbesondere eine Distorsion der Halswirbelsäule, insbesondere bei Beschleunigung von dorsal in Rotationsstellung des Kopfes, morphologische Schädigung sind häufig nicht nachweisbar.

▸▸ Diagnostik
- Anamnese hinsichtlich des Schmerz- und Beschwerdebildes im zeitlichen Verlauf, verstärkende und verbessernde Faktoren, dynamische und/oder statische Beanspruchungen, Vorerkrankungen, Verletzungen und vorangegangene operative Interventionen
- Bei chronischem Verlauf und Zeichen der Schmerzchronifizierung Schmerzfragebogen sinnvoll, Schmerzkalender unter Einschluss der Begleitsymptome möglichst handschriftlich führen lassen
- Körperliche Untersuchung mit besonderem Blick auf Haltungsauffälligkeiten, Asymmetrien, Prüfung der geführten aktiven Arbeitsbewegung mit Erfassung des Endgefühls, Gelenkspielprüfung C2 bis Th5 und der 1. Rippe, Palpation der regionalen Muskelgruppen und in Frage kommender Triggerpunkte, Dehnbarkeitsprüfung (Mm. scaleni, Mm. sternocleidomastoideus, Mm. splenii, Mm. levator scapulae und v. a. Mm. Trapezii)
- Bildgebende Diagnostik: Zur Ausschlussdiagnostik und bei Manualtherapie mit Impuls nativradiologische Untersuchung in mindestens 2 Ebenen, besser als seitliche Funktionsaufnahmen, evtl. Dens-Zielaufnahme bei Verdacht auf strukturale ossäre Beteiligung; evtl. CT der Halswirbelsäule, NMR bei Traumaanamnese und therapieresistenter Symptomatik, Schnittbilddiagnostik unter Verweis auf die betroffene Region.

▸▸ Differenzialdiagnose
Die Differenzialdiagnose ist vielfältig. Einige wichtige Beispiele:
- Orthopädisch: Wirbelsäulenmiss- und -fehlbildungen, Klippel-Feil-Syndrom, segmentale Instabilität, Bandscheibenprolaps oder Bandscheibenprotrusion, cervicale Myelopathie
- Internistisch: Erkrankungen und Störungen im Bereich ober- oder unterhalb des Zwerchfells können in der Halswirbelsäule in Erscheinung treten, dieses wird über den N. phrenicus aus dem Segment C4 innerviert
- Nervenärztlich: Cerebrale Erkrankungen wie Hirntumoren, Meningeom oder cerebrales Entzündungsgeschehen, Nervenkompressionsschmerzen, Depression, psychovegetative Erschöpfung, posttraumatische Belastungsstörung, somatoforme Schmerzstörung
- HNO-ärztlich: Kehlkopferkrankungen.

▸▸ Therapie
Aufklärung
- Festlegung und Erläuterung der Behandlungsziele und Behandlungsstrategie
- Aufklärung über die spezifischen Risiken, insbesondere manualtherapeutischer Verfahren im cervicalen Bereich, aber auch von Injektionen und anderer Medikamentengaben
- Abgrenzung von Leistungen der GKV und individuellen Gesundheitsleistungen, z.B. Osteopathie, Biofeedback-Training
- Frühzeitige Erläuterung der Behandlungsschritte, die eine aktive Mitarbeit erfordern.

Infiltrationsverfahren
Therapeutische Lokalanästhesie mit 2–5 ml Lidocain 1% und/oder Bupivacain 0,25%.

Physiotherapie
- Mobilisation betroffener Gelenke
- Dehnbarkeitsverbesserung beteiligter verkürzter Muskelgruppen, s. o.
- Tonisierung beteiligter abgeschwächter Muskelgruppen, v. a. Mm. erector trunci im Bereich der Brustwirbelsäule und Mm. rectus abdominis zur Haltungskorrektur
- Erarbeitung physiologischer und ökonomischer Haltungs- und Bewegungsmuster, Arbeitsplatzoptimierung
- Einüben wesentlicher Eigenübungen zur Dehnung und Stabilisierung.

Psychotherapie und Ordnungstherapie
Siehe „Allgemeine Leitlinien".

Physikalische Therapie
- Traktion zur Entlastung passiver Strukturen des Stützsystems
- Wärmetherapie zu Verbesserung der Durchblutung und Entspannung der Muskulatur
- Kältetherapie zur Dämpfung von Schmerzwahrnehmung und Entzündungsreizen
- TENS und Elektrotherapie zur Dämpfung der Schmerzwahrnehmung.

Orthesen
Hilfsmittelversorgung zur äußeren Stabilisierung problematisch, da recht schnelle Inaktivitätshypotrophie der statisch-posturalen Muskulatur.

Medikamentöse Therapie
- Akut: Antiphlogistisch-analgetische Therapie mit Paracetamol, evtl. NSAR
- Chronisch:
  - bei starker Schmerzhaftigkeit antiphlogistische Therapie mit NSAR ergänzt um Muskelrelaxanzien, Opiatanalgetika in Verbindung mit Koanalgetika und ggf. Obstipationsprophylaxe
  - zur Reduktion der Entzündungsaktivität Phytopharmaka
  - zur Muskeldetonisierung mit vornehmlich peripherer Wirkung Tolperison (evtl. Flupirtin)

Cave: Zentral wirksame Muskelrelaxanzien mit Nebenwirkung Müdigkeit und dem Abhängigkeitspotenzial der Benzodiazepine.

Operative und interventionelle Therapie
- In der Regel nur indiziert bei Differenzialdiagnosen mit strukturellem Defizit, z. B. Nukleotomie und Spondylodese bei Bandscheibenprolaps oder Segmentinstabilität
- Bei Therapieresistenz evtl. Denervierungsoperation peripher im Bereich der segmentalen Gelenkkapseln.

▸▸ Prognose
Die Prognose hinsichtlich der Beweglichkeitsminderung ist in der Regel umso besser, je geringer die strukturelle Schädigung ausgeprägt ist. Der Erfolg der Schmerzbehandlung ist hiervon eher unabhängig. Gute Prognose bei geringerem Entzündungsreiz.

Traditionelle chinesische Medizin
▸▸ Pragmatische Therapie mit Akupunktur
Basispunkte

Lokalpunkte	Gb 20, Bl 10, Du 14, Du 20, Bl 2
Systemische Punkte	Le 3
Fernpunkte	3E 5, Dü 3, Le 3, Bl 62, Bl 60

Punkte nach Schmerzlokalisation (zusätzlich)

Lokalisation Hauptschmerz/ Bewegungseinschränkung (Leitbahnbezug)	Lokoregionale Punkte	Fern- und systemische Punkte
Lateral und rotatorische Einschränkung (Shaoyang)	Gb 20, Gb 14, Du 14, Hua-Tuo-Punkte	3E 5
Dorsal und sagittale Einschränkung	Bl 10, Du 14, Bl 43, Hua-Tuo-Punkte	Dü 3, Bl 60, Bl 62
Ventral und lordotische Fehlhaltung (Yangming)	Di 17, Di 18, 3E 17 EX-KH 3 (Yintang), Dü 14	Di 4, Ma 41, Ma 30, Ren 2

Punkte nach Symptomen (zusätzlich)

Symptome	Punkte
Übelkeit, Erbrechen, Oberbauchbeschwerden	Ren 12, Pe 6
Auslösung nach Stress	Le 2, evtl. Le 3

10.3 Nackenschmerz

Symptome	Punkte
Erschöpfung	Ma 36, Ren 4
Muskuläre und statische Dysbalance	Gb 34

Durchführung der Behandlung
- Punktauswahl:
  - Akuttherapie in der Frühphase bei deutlicher Bewegungseinschränkung, starker Verspannung und heftigem lokalem Schmerz: 1–3 Fernpunkte nach Schmerzlokalisation, evtl. Triggerpunkte der regionalen Muskulatur, ergänzend evtl. Punkte nach Symptomen
  - Akuttherapie in der Frühphase bei deutlicher Verspannung: Lokale *Ashi*-Punkte, Triggerpunkte der regionalen Muskulatur, 2–3 Fernpunkte nach Schmerzlokalisation, ergänzend evtl. Punkte nach Symptomen
  - Strategische Therapie nach der Akutphase: Lokale *Ashi*-Punkte, Triggerpunkte der regionalen Muskulatur, 2–3 Fernpunkte nach Schmerzlokalisation, ergänzend evtl. Punkte nach Symptomen
  - Bei Zeichen der Schmerzchronifizierung, polytoper Schmerzhaftigkeit und Funktionsstörung, dominanten vegetativen Begleitsymptomen oder Therapieresistenz Einbeziehung der Syndromdiagnose (Punkte nach Syndrommuster, Phytotherapie und weitere Verfahren)
- Verbleib der Nadeln: Ca. 20–30 Minuten unter 1–3-maliger Stimulation
- Stimulationsart: Lokal ableitend und Durchgängigkeit herstellen, Fernpunkte ableitend je nach Konstitution des Patienten, ggf. syndromorientierte Punkte gemäß der Syndromdiagnose, in der Attacke stärker als im schmerzfreien Intervall
- Behandlungsfrequenz:
  - Behandlungsserie von 5–10 bei primär muskulärem, 10–15 Sitzungen bei deutlichem Gelenkreiz
  - Zu Beginn jeden 2.–4. Tag
  - Später 1-mal wöchentlich vorteilhaft mit begleitender Physiotherapie/*Tuina*
  - In der Konsolidierungsphase begleitend im Rahmen der Trainingstherapie 1 Behandlung alle 1–4 Wochen möglich oder
  - Falls erforderlich erneute Serie nach $1/2$–1 Jahr Pause.

▸▸ Nackenschmerz aus Sicht der TCM

In der traditionellen chinesischen Literatur wird zumeist nicht differenziert nach der strukturellen Diagnose oder den betroffenen Funktionen oder Muskeln sondern nach dem Leitbahnkonzept eine topografische Zuordnung getroffen. Die zugrunde liegende Vorstellung ist die einer fehlenden Durchgängigkeit von Leitbahnen und Kollateralen, die primäre Aufgabe besteht darin, diese Durchgängigkeit wieder herzustellen.

In der modernen Lesart der traditionellen chinesischen Medizin werden oft obere, lokale und untere oder ausstrahlende Schmerzen und Funktionsstörungen der Halswirbelsäule nicht differenziert, sondern unterschieden nach cervicaler Spondylopathie (s. a. nächstes Kapitel) und Torticollis, ersteres geprägt von den Symptomen der nervalen und Gefäßkompression durch Spondylophyten, letzteres einer primären muskulären Symptomatik zugeordnet.

Differenzierung der häufigsten Syndrommuster

Die Differenzierung eines *Bi*-Syndroms (fehlende Durchgängigkeit von Leitbahnen und Kollateralen) gemäß den vorliegenden Schmerzqualitäten und pathogenen Faktoren ist im vorigen Kapitel angesprochen worden. Im Vordergrund steht an der Halswirbelsäule oft Wind *(Feng)*.

Die Differenzierung nach *Zangfu* gibt nur bei vegetativer Begleitsymptomatik Sinn. Die relativ häufigen Beschwerden im Bereich des Zwerchfells fallen dabei entweder in die Kategorien des oberen oder mittleren der *Sanjiao*.

Bei Symptomen, die sich einzelnen Funktionskreisen wie Magen (z. B. Sodbrennen), Milz (z. B. Völlegefühl nach Mahlzeiten), Leber (z. B. Engegefühl bei Ärger) oder auch Herz (z. B. Palpitationen) zuordnen lassen, erfolgt die Differenzierung nach diesen *Zangfu*.

▸▸ Therapie nach Syndrommustern
Akupunkturpunkte nach Syndrommuster

Je nachdem, welches Syndrommuster als sinnstiftend erkannt worden ist, ergeben sich auf der Ebene der Punktwahl Möglichkeiten zur Ergänzung der Therapiemuster. Steht eine muskuläre Regulationsstörung im Vordergrund kann Gb 34 gewählt werden, bei eher knöchernen Veränderungen Bl 11.

Syndrommuster	Punkte
Bi-Syndrom	
Wind *(Feng)*	Gb 20, Gb 21, 3E 5
Kälte *(Han)*	Moxibustion
Feuchtigkeit *(Shi)*	Punkte des Fk Milz *(Pi)*
Zangfu	
Verspannungen	Le 3
Insuffizienz der Haltung (oft konstitutionelle Leere bes. des Fk Niere)	Ni 3, Ni 7, Bl 23
Oberbauchbeschwerden, Übelkeit und Erbrechen (mittleres *Sanjiao*)	Ren 12, Pe 6
Herzbeschwerden	Pe 6, Ren 17

Chinesische Arzneitherapie (☞ Tab. 10.4)

Tabelle 10.4 Chinesische Arzneitherapie

Syndrommuster	Arzneitherapie
Invasion von Wind-Kälte (und evtl. Feuchtigkeit)	*Chai ge jie ji tang* (CAB 45) + Fruct. Chaenomelis
Qi-Stagnation und Blut-Stase	*Shen tong zhu yu tang* (CAB 352) – Faeces Trogpteri seu Pteromi (wegen Complianceproblemen) + Rhiz. Corydalis

Durchführung der Behandlung
- Chinesische Arzneitherapie kann hier die schmerzstillende und muskelentspannende Wirkung einer Akupunkturbehandlung deutlich verbessern.

▸▸ Weitere Therapiemöglichkeiten

TENS
Geeignet zur Selbstbehandlung bei Dauerschmerzen und in der Konsolidierungsphase der Behandlung. Elektrodenlokalisation je nach Schmerzlokalisation z. B. Gb 20 + Gb 21 oder Gb 20 + 3E 15 oder Gb 20 + Bl 43 bilateral.

Ohrakupunktur
☞ Kap. 6.9.1.

10.4 Cervicobrachiales Syndrom

Schmerzen vom Nacken in den Schultergürtel oder Arm ausstrahlend, überwiegend Nervenkompressionsschmerz, daher auch periphere Dysästhesie, evtl. motorisch-sensorische Defizitsympome, oft mit Verspannung der Nackenmuskulatur verknüpft, mit lokal und ausstrahlend schmerzhafter Bewegungseinschränkung verbunden, meist asymmetrisch, nur fakultativ mit Ausstrahlung der Schmerzen in die Kopfregion.

Stellenwert der Akupunktur
- Aus Sicht des Autors: Gute Indikation bei myofascialer Genese und posturaler Nervenkompression (TOS), dann regelhaft in Verbindung mit Krankengymnastik und manueller Therapie, eingeschränkte Indikation bei Nervenkompression
- Einsatz: Vorwiegend im Rahmen der muskulären Entspannung, Deaktivierung von Triggerpunkten, Schmerzreduktion und Besserung der Bewegungseinschränkung; adjuvant in der neuromuskulären Rehabilitation zur Beschleunigung der nervalen Regeneration; Einsparung von Analgetika in allen Phasen der Behandlung
- Cave: Segmentale Detonisierung im akuten Stadium, es werden dann oft zunehmende Beschwerden bei manifester mechanischer Bedrängung der Nervenwurzel beobachtet
- Häufig chronischer Verlauf bei manifesten Arthrosen der Facetten- und Unkovertebralgelenke mit Einengung der Neuroforamina, hier häufig verzögerter Wirkeintritt erst nach einigen Behandlungen
- Bei schweren Formen ist ein polymodaler Therapieansatz unter Einbeziehung von weiteren causalen und ordnungstherapeutischen Ansätzen (Nervendekompression, medikamentöse Therapie, TENS, Entspannung, *Qigong*, Stress- und Krankheitsbewältigung, muskuläre und statische Balancierung des Achsenorgans) indiziert
- Möglicher Wirkmechanismus: Deaktivierung der lokoregionalen Triggerpunkte, Minderung der Verspannung der autochthonen Muskulatur, Schmerzinhibition auf spinaler Ebene, evtl. verbesserte Durchblutung der arthrotisch veränderten kleinen Wirbelgelenke bzw. ihrer Kapseln. Fernpunktwirkung vom Arm her am ehesten auf spinaler Ebene über segmentale Konvergenz zu erklären.

10.4 Cervicobrachiales Syndrom

Westliche Medizin
▸▸ Klinik
- Schmerz spontan vom Nacken in den Arm strahlend, fakultativ auch nur Projektionszonenschmerz, nachrangig Schmerzübertragungszonen, die Hinweise auf die besonders beteiligten Muskeln geben
- Schmerzcharakter eines Nervenkompressionsschmerzes
- Manchmal Bewegungseinschränkung, diese oft schmerzhaft für Bewegungen, die eine weitere Reduktion des Durchmessers der Neuroforamina zur Folge haben
- Der Befall der Segmente entspricht meist denen, die radiologisch stärker verändert und palpatorisch hypomobile Segmente sind.
- Häufig Verschlechterung unter statischer Belastung, z.B. vordere Arbeitshaltung bei Schreibtischtätigkeit, Bildschirmarbeit in suboptimaler Positionierung, oder gar Überkopfarbeit
- Lokalisation der Druckdolenz vor allem in den Nervenwurzelaustrittszonen, geringer auch den Kapselregionen und zugehörigen tiefen autochthonen Muskeln, Ausbildung von Triggerpunkten sowohl in den Innervationszonen und zugeordneten Muskeln, als auch in den auf diese Halswirbelsäule einwirkenden Muskeln wie M. trapezius, M. levator scapulae und auch M. splenius capitis, M. sternocleidomastoideus
- Beschwerdeverstärkung nachts v.a. bei Bauchschläfern
- Vegetative Begleitsymptomatik zeigt eine fortgeschrittene Chronifizierung an.

▸▸ Pathophysiologie
- Ätiologie dominiert von somatisch-strukturellen Faktoren, z.B. diskoligamentäre Schädigung oder Hypermobilität, degenerative Veränderungen in den Segmenten der Halswirbelsäule mit konsekutiver Neuroforamenenge
- Cervicaler Bandscheibenprolaps und cervicale Bandscheibenprotrusion
- Bei Haltungsschwäche und Fehlhaltung der Brustwirbelsäule und kompensatorischer Lordosierung der Halswirbelsäule sowie Protraktion des Schultergürtels mehreren Ebenen der nervalen Bedrängung (TOS = Thoracic outlet syndrome)
- Traumatische Genese eher selten; Distorsion der Halswirbelsäule mögliches Initialereignis, bei hoher Beschleunigung von dorsal morphologische Schädigung häufig nachweisbar, aber strittig.

▸▸ Diagnostik
- Anamnese hinsichtlich des Schmerz- und Beschwerdebildes im zeitlichen Verlauf, verstärkende und verbessernde Faktoren, dynamische und/oder statische Beanspruchungen, Vorerkrankungen, Verletzungen und vorangegangene operative Interventionen
- Bei chronischem Verlauf und Zeichen der Schmerzchronifizierung Schmerzfragebogen sinnvoll, Schmerzkalender unter Einschluss der Begleitsymptome möglichst handschriftlich führen lassen
- Körperliche Untersuchung mit besonderem Blick auf Haltungsauffälligkeiten, Asymmetrien, Prüfung der geführten aktiven Arbeitsbewegung mit Erfassung des Endgefühls, segmentale Untersuchung der peripheren sensomotorischen Funktionen und Reflexe am Arm, ergänzend Gelenkspielprüfung C2–Th5 und der 1. Rippe, Palpation der regionalen Muskelgruppen und in Frage kommender Triggerpunkte, Dehnbarkeitsprüfung (Mm. scaleni, Mm. sternocleidomastoideus, Mm. splenii, Mm. levator scapulae und v.a. Mm. Trapezii). Adson-Test (Prüfung der arteriellen Durchblutung in Abhängigkeit von der Stellung des Arms und Schultergürtel)
- Bildgebende Diagnostik: Zur Eingrenzung der Schadensregion und auch Ausschlussdiagnostik für Manualtherapie durch nativradiologische Untersuchung in mindestens 2 Ebenen, besser als seitliche Funktionsaufnahme, evtl. Foramenaufnahmen zur Klärung der struktural ossären Beteiligung, bei Persistenz über Wochen und nervalen Ausfallserscheinungen CT der Halswirbelsäule und evtl. ergänzend NMR v.a. bei Traumaanamnese, schnell progredienter Symptomatik und v.a. Myelopathie.

▸▸ Differenzialdiagnose
Die Differenzialdiagnose ist oft strukturell geprägt. Einige wichtige Beispiele:
- Aus orthopädischer Sicht mit zunehmender Wichtigkeit Wirbelsäulenmiss- und fehlbildungen, Klippel-Feil-Syndrom, segmentale Instabilität, spondylophytäre Neuroforamenenge, Bandscheibenprolaps oder Bandscheibenprotrusion, cervicale Myelopathie
- Fehlhaltungsstereotype führen nicht selten dazu, dass latente Engpässe im Verlauf des Plexus brachia-

lis und der begleitenden Gefäßbündel in Erscheinung treten
- Fehlhaltungsstereotype führen nicht selten zu übertragenen Schmerzen aus der Brustwirbelsäule in den Arm
- Internistisch: Erkrankungen und Störungen im Bereich ober- oder unterhalb des Zwerchfells können in die Schulterregion projizieren, der Bezirk wird wie das Schultergelenk über den N. phrenicus aus dem Segment C4 innerviert, cardiogene Schmerzen können in den Thorax und den Arm ausstrahlen.

Therapie
Aufklärung
- Festlegung und Erläuterung der Behandlungsziele und Behandlungsstrategie
- Aufklärung über die spezifischen Risiken, insbesondere manualtherapeutischer Verfahren im cervicalen Bereich, aber auch von Injektionen und anderen Medikamentengaben
- Abgrenzung von Leistungen der GKV und individuellen Gesundheitsleistungen, z.B. Osteopathie, Biofeedback-Training
- Frühzeitige Erläuterung der Behandlungsschritte, die eine aktive Mitarbeit erfordern.

Infiltrationsverfahren
Therapeutische Lokalanästhesie mit 2–5 ml Lidocain 1% und/oder Bupivacain 0,25% oft ergänzt um Steroide.

Physiotherapie
- Abschwellung und Schmerzschwellenhebung
- Neuromobilisation unter Beachtung der Schmerzentwicklung
- Mobilisation regionaler, sekundär betroffener Gelenke
- Dehnbarkeitsverbesserung beteiligter verkürzter Muskelgruppen
- Tonisierung beteiligter abgeschwächter Muskelgruppen, v. a. Mm. erector trunci im Bereich der Brustwirbelsäule und Mm. rectus abdominis zur Haltungskorrektur
- Erarbeitung physiologischer und ökonomischer Haltungs- und Bewegungsmuster, Arbeitsplatzoptimierung
- Einüben wesentlicher Eigenübungen zur Dehnung und Stabilisierung, v. a. isometrisch.

Psychotherapie und Ordnungstherapie
Siehe „Allgemeine Leitlinien".

Physikalische Therapie
- Traktion zur Entlastung passiver Strukturen des Stützsystems
- Wärmetherapie zu Verbesserung der Durchblutung und Entspannung der Muskulatur
- Kältetherapie zur Dämpfung von Schmerzwahrnehmung und Entzündungsreizen
- TENS und Elektrotherapie zur Dämpfung der Schmerzwahrnehmung.

Orthesen
Hilfsmittelversorgung zur äußeren Stabilisierung sind initial zwar oft segensreich, mittelfristig aber problematisch, da recht schnell eine Inaktivitätshypotrophie der statisch-posturalen Muskulatur auftritt.

Medikamentöse Therapie
- Akut: Antiphlogistisch-analgetische Therapie mit Paracetamol, NSAR, Steroiden
- Chronisch:
  - Bei starker Schmerzhaftigkeit: Antiphlogistische Therapie mit NSAR ergänzt um Muskelrelaxanzien, Opiatanalgetika in Verbindung mit Koanalgetika und ggf. Obstipationsprophylaxe
  - Zur Reduktion der Entzündungsaktivität: Phytopharmaka
  - Zur Muskeldetonisierung mit vornehmlich peripherer Wirkung: Tolperison (evtl. Flupirtin)
- Chronisch oder bei neuropathischer Schmerzgenese: Antiepileptika, z. B. Gabapentin, Carbamazepin in einschleichender Dosierung.

Operative und interventionelle Therapie
- In der Regel nur indiziert bei nervalem progredientem oder funktionell relevantem Defizit, z. B. Nukleotomie und Spondylodese bei Bandscheibenprolaps oder Segmentinstabilität
- Bei Therapieresistenz evtl. bildgestützte Injektionstherapie im Bereich der segmentalen Foramina bei klarem Segmentbezug oder als diagnostische Blockade.

Prognose
Die Prognose ist in der Regel langfristig gut, aber nicht direkt proportional zur strukturellen Schädigung.

Traditionelle chinesische Medizin

▸▸ **Pragmatische Therapie mit Akupunktur**
Basispunkte (Lokalauswahl nach
Schmerzlokalisation treffen,
cave: Segmentpunkte im akuten Stadium)

Lokalpunkte	Gb 20, Bl 10, Di 17, Di 18, 3E 17, 3E 15, Du 14, Bl 43
Systemische Punkte	Lu 7, Du 20
Fernpunkte	3E 5, Dü 3, Bl 62, Bl 60

Punkte nach Schmerzlokalisation (zusätzlich)

Lokalisation des Hauptschmerzes (Leitbahnbezug)	Lokoregionale Punkte	Fernpunkte
Ausstrahlung C6 (Yangming)	Di 15, Lu 1, Hua-Tuo-Punkte	Di 4, Lu 9
Ausstrahlung C7 (Shaoyang)	Gb 21, Du 14, Hua-Tuo-Punkte	3E 5
Ausstrahlung C8 (Taiyang)	Dü 8, He 3, Du 14, Bl 43, Hua-Tuo-Punkte	Dü 3, Bl 60, Bl 62

Punkte nach Symptomen (zusätzlich)

Symptome	Punkte
Übelkeit, Erbrechen, Oberbauchbeschwerden	Ren 12, Pe 6
Palpitation, Angina	Pe 6, He 7
Erschöpfung	Ma 36, Ren 4
Muskuläre und statische Dysbalance	Gb 34

Durchführung der Behandlung
- Akuttherapie in der Frühphase bei deutlicher Bewegungseinschränkung, starker Verspannung und heftigem lokalem Schmerz: 1–3 Fernpunkte nach Schmerzlokalisation und Ausstrahlung gemäß Dermatom bzw. Leitbahn, evtl. Triggerpunkte der regionalen Muskulatur, ergänzend evtl. Punkte nach Symptomen, aber keine segmentalen Lokalpunkte, Gefahr der Durchbrechung des lokalen Bedarfshartspanns
- Strategische Therapie nach der Akutphase: Lokale *Ashi*-Punkte, Triggerpunkte der regionalen Muskulatur, 2–3 Fernpunkte nach Schmerzlokalisation und Ausstrahlung ins Dermatom bzw. Leitbahn, ergänzend evtl. Punkte nach Symptomen
- Bei Zeichen der Schmerzchronifizierung, polytoper Schmerzhaftigkeit und Funktionsstörung, dominanten vegetativen Begleitsymptomen oder Therapieresistenz Einbeziehung der Syndromdiagnose (Punkte nach Syndrommuster, Phytotherapie und weitere Verfahren)
- Verbleib der Nadeln: Ca. 20–30 Minuten unter 1–3-maliger Stimulation
- Stimulationsart: Lokal ableitend Durchgängigkeit herstellen, Fernpunkte ableitend je nach Konstitution des Patienten, ggf. syndromorientierte Punkte gemäß der Syndromdiagnose
- Behandlungsfrequenz:
  – Behandlungsserie von 10–15 bei primär muskulären Fehlfunktionen mit Engpasssyndrom, 10 Sitzungen und deutlich mehr bei deutlichem Wurzelreiz und protrahiertem Verlauf
  – Zu Beginn jeden 1.–3. Tag
  – Später 2-mal wöchentlich, vorteilhaft mit begleitender Physiotherapie/*Tuina*
  – In der Konsolidierungsphase begleitend im Rahmen der Trainingstherapie 1 Behandlung pro Woche möglich, im Verlauf auch seltener
  – Falls erforderlich erneute Serie nach $^1/_2$–1 Jahr Pause.

▸▸ **Cervicobrachiales Syndrom aus Sicht der TCM**

In der traditionellen chinesischen Literatur wird zumeist nicht differenziert nach der strukturellen Diagnose oder den betroffenen Funktionen oder Muskeln sondern nach dem Leitbahnkonzept eine topografische Zuordnung getroffen. Die zugrunde liegende Vorstellung ist die einer fehlenden Durchgängigkeit von Leitbahnen und Kollateralen, die primäre Aufgabe besteht darin, diese Durchgängigkeit wieder herzustellen.

In der modernen Lesart der traditionellen chinesischen Medizin werden oft obere, lokale und untere oder ausstrahlende Schmerzen und Funktionsstörungen der Halswirbelsäule nicht differenziert, sondern unterschieden nach cervicaler Spondylopathie und Torticollis, also Symptomen der nervalen und Gefäßkompression durch Spondylophyten oder primär muskulärer Symptomatik.

Schmerzen und Funktionsstörungen werden aber in der traditionellen chinesischen Medizin grundsätzlich differenziert nach den Schmerzmodalitäten. Vergleiche die Theoreme des Konzepts von Blut *(Xue)* bzw. *Qi* (☞ Kap. 3.2) und die Differenzierung nach äußeren pathogenen Faktoren *Liuxie* (☞ Kap. 3.2, 4.4.3).

Differenzierung der häufigsten Syndrommuster

Die Differenzierung eines *Bi*-Syndroms (fehlende Durchgängigkeit von Leitbahnen und Kollateralen) gemäß den vorliegenden Schmerzqualitäten und pathogenen Faktoren ist im vorigen Abschnitt (☞ Kap. 10.1) angesprochen worden. Im Vordergrund steht bei Nervenkompressionsschmerz oft der Wind- *(Feng-)*Charakter.

Die Differenzierung nach *Zangfu* gibt nur bei protrahiertem Verlauf Sinn und führt regelhaft zur Diagnose einer Form der Schwäche und/oder Leere.

▸▸ Therapie nach Syndrommuster
Akupunkturpunkte nach Syndrommuster

Je nachdem, welches Syndrommuster als sinnstiftend erkannt worden ist, ergeben sich auf der Ebene der Punktwahl Möglichkeiten zur Ergänzung der Therapiemuster. Steht eine muskuläre Regulationsstörung im Vordergrund kann Gb 34 gewählt werden, bei eher knöchernen Veränderungen Bl 11.

Syndrommuster	Punkte
Bi-Syndrom	
Wind *(Feng)*	Gb 20, Gb 21, 3E 5, Gb 31
Kälte *(Han)*	Moxibustion
Feuchtigkeit *(Shi)*	Punkte des Fk Milz *(Pi)*
Zangfu	
Leere	Ma 36, Ren 4, Ren 6

Chinesische Arzneitherapie
☞ Tabelle 10.5 s. u.

Durchführung der Behandlung
In der zeitgenössischen chinesischen Arzneitherapie hat sich bei knöchernen Veränderungen auch die Ergänzung von Herba Pyrolae *(lu ti cao)* bewährt.

Tabelle 10.5 Chinesische Arzneitherapie

Syndrommuster	Arzneitherapie
Bi-Syndrom mit Vorherrschen von Wind	• *Fang feng tang* (☞ Anhang) mit Ram. statt Cort. Cinnamomi – Rad. Scutellariae + Rad. Clematidis u. Rhiz. seu Rad. Notopterygii
Bi-Syndrom mit Vorherrschen von Kälte	• *Wu tou tang* (CAB 436) + Ram. Cinnamomi, Rad. Puerariae, Rad. seu Rhiz. Notopterygii und evtl. Herba Asari (Aus Gründen der Arzneimittelsicherheit empfiehlt sich trotz eines gewissen Wirkungsverlustes der Ersatz von Rad. Aconiti praep. durch Rad. lateralis Aconiti praep.)
Bi-Syndrom mit Vorherrschen von Feuchtigkeit	• *Qiang huo sheng shi tang* (CAB 221) + Rad. Puerariae, Rad. Clematidis, Rhiz. Atractylodis u. Ram. Cinnamomi
Qi-Stagnation und Blut-Stase	• *Hua yu tong bi tang* (☞ Anhang) • Bei zusätzlicher Verstopfung der Netzgefäße durch Schleim-Feuchtigkeit: + Sem. Sinapis, Rhiz. Pinelliae und Rhiz. Arisaematis
Qi- und Blut-Leere	• *Huang qi gui zhi wu wu tang* (CAB 237) + Rad. Puerariae • Zur Verstärkung der auffüllenden Wirkung evtl. + Rad. Angelicae sinensis und Rad. Codonopsis • Zur Verstärkung der schmerzstillenden Wirkung + Rhiz. Curcumae longae und Rhiz. Corydalis • Zur Verstärkung der Wirkung gegen Parästhesien + Rad. Clematidis, Fruct. Chaenomelis, Rhiz. seu Rad. Notopterygii, Sem. Vaccariae und evtl. Retinervus Fruct. Luffae
Gemeinsame Leere von Leber und Nieren	• *Zuo gui wan* (CAB 296) + Rad. Angelicae sinensis, Rad. Puerariae, Ram. Loranthi und Cort. Eucommiae, bei fortbestehendem Bi-Syndrom auch + Rad. Clematidis und evtl. Fruct. Chaenomelis

Weitere Therapiemöglichkeiten

Tuina
Indikation zu diesem Verfahren grundsätzlich sehr sinnvoll, allerdings unter zurückhaltender Reizdosierung im cervicalen Bereich, cervicale Manipulation relativ kontraindiziert. Maßnahmen bei diesem spezifischen Beschwerdebild eher im Bereich der peripheren und regionalen, nicht lokalen Stimulation.

TENS
Geeignet zur Selbstbehandlung bei Dauerschmerzen und in der Konsolidierungsphase der Behandlung. Elektrodenlokalisation je nach Schmerzlokalisation z. B. Gb 20 + Gb 21 oder Gb 20 + 3E 15 oder Gb 20 + Bl 43 bilateral.

Ohrakupunktur
☞ Kap. 6.9.1.

10.5 Bursitis subacromialis, Tendinitis calcarea

Das Krankheitsbild präsentiert sich meist in der akuten Phase, mit einer auch in Ruhe sehr schmerzhaften Schulterregion, mit erheblicher Bewegungseinschränkung, auf dem Boden einer heftigen Entzündungsreaktion. Diese gründet oft auf eine akute Umbaureaktion an einer Verkalkung im Bereich des Schleimbeutels oder der Sehnen insbesondere der Rotatorenmanschette.

Stellenwert der Akupunktur
- Aus Sicht des Autors: Weniger gute Indikation, da Analgesie durch Akupunktur nicht ausreichend, antiphlogistische Wirkung nicht ausgeprägt genug
- Einsatz: Vorwiegend im Rahmen sekundärer Rehabilitation, s. unter Supraspinatussehnensyndrom (☞ Kap. 10.6)
- Antiphlogistische und Injektionstherapie im Vordergrund.

Westliche Medizin
▸▸ Klinik
- Lokalisation: Je nach Ort der Verkalkung anterolaterale, laterale oder dorsolaterale subakromiale Region
- Schmerz als heftiger Dauerschmerz, oft generalisiert in der gesamten Schulterregion, Bewegungsschmerz
- Begleitsymptomatik Hartspann der Schulter-Nacken-Muskulatur, Schonhaltung der Schulter, erhebliche Bewegungseinschränkung.

▸▸ Pathophysiologie
Modell: Aufgrund chronischer Reizung der Sehnenansatzzonen, Sehnen und Schleimbeutel kommt es zur Ossifikation, der Kalk kann in die Schleimbeutelräume einbrechen und löst dabei eine Entzündungsreaktion aus.

▸▸ Diagnostik
- Anamnestisch meist akuter Eintritt ohne bekannten Auslöser, Verstärkung durch Bewegung
- Körperliche Untersuchung mit Blick auf Entzündungszeichen, Überwärmung, Schonhaltung, Bewegungseinschränkung; erst nach abgeklungener Entzündung auf weitere funktionelle und muskuläre Faktoren
- Bildgebende Diagnostik: Nativradiologische Untersuchung, Sonografie zur Darstellung von Weichteilveränderungen mit Erguss, Bursitis, Verkalkung, Tendovaginitis der Bizepssehne

▸▸ Differenzialdiagnose
- Die Differenzialdiagnose ist primär vorrangig die einer spezifischen Arthritis, insbesondere bei chronischem Verlauf und vorangegangener lokaler Injektionstherapie. Daneben auch Arthritis im Rahmen einer rheumatoiden Arthritis
- Die sekundäre Differenzialdiagnose zielt auf alle Strukturen der Schulter-Nacken-Region, aus nervenärztlicher Sicht auch Engpasssyndrome und trophische Syndrome.
- Nach Abklingen der Akutphase persistierende Funktionsausfälle von Alltagsbewegungen und daraus resultierende Behinderungen sind zu erfassen und gehen in die Formulierung des Behandlungs- und Rehabilitationsplans ein.

▸▸ Therapie
Aufklärung
- Festlegung und Erläuterung der Behandlungsziele und Behandlungsstrategie
- Aufklärung über die Risiken einzusetzender Medikamente, die spezifischen Risiken von Injektionen.

Infiltrationsverfahren

Therapeutische Lokalanästhesie mit 5–10 ml Lidocain 1% und/oder Bupivacain 0,25% an die Entzündungsregion subakromial, je nach Stärke der Reizung mit 1–2 Ampullen Lipotalon oder 10–40 mg Triamcinolon.

Physiotherapie und Physikalische Therapie

- Akut: Keine
- In der Folge im Rahmen der sekundären Rehabilitation: Mobilisation und Dehnbarkeitsverbesserung beteiligter verkürzter Muskelgruppen
- Tonisierung beteiligter abgeschwächter Muskelgruppen
- Haltungskorrektur
- Erarbeitung physiologischer und ökonomischer Haltungs- und Bewegungsmuster
- Einüben wesentlicher Eigenübungen zur Dehnung und Kräftigung.

Psychotherapie und Ordnungstherapie

Siehe „Allgemeine Leitlinien".

Physikalische Therapie

- Primär Kältetherapie zur Dämpfung von Schmerzwahrnehmung und Entzündungsreizen
- Evtl. TENS und Elektrotherapie zur Dämpfung der Schmerzwahrnehmung
- Im Verlauf: Traktion zur Entlastung passiver Strukturen des Stützsystems
- Nach Abklingen der Entzündung Wärmetherapie zu Verbesserung der Durchblutung und Entspannung der Muskulatur.

Orthesen

Hilfsmittelversorgung zur Unterstützung von Alltagsaktivitäten bei persistierender Bewegungseinschränkung.

Medikamentöse Therapie

- Akut:
  - Antiphlogistische Therapie mit NSAR (z. B. 3 × 50 mg Diclofenac oder 3–4 × 600 mg Ibuprofen), bei gegebener Anamnese und Risikofaktoren auch mit Coxiben
  - Bei starker Schmerzhaftigkeit auch Opiatanalgetika
- Chronisch: Bei persistierender Entzündungsschmerzhaftigkeit antiphlogistische Therapie mit NSAR und schwach wirksamen Opioiden.

Operative und interventionelle Therapie

- Injektionstherapie als Mittel der Wahl kann durch bildgestützte Durchführung effizienter gestaltet werden, sonografisch zur Darstellung der Schleimbeutel, radiologisch durch Bildverstärker zur Darstellung der Ossifikation
- In gleicher Sitzung evtl. so genanntes Needling mit dem Ziel, Kalk durch eine großlumige Kanüle unter Lokalanästhesie zu aspirieren
- Bei Therapieresistenz nach Abklingen der Entzündung evtl. Ausschälen der Kalkherde und ggf. Akromioplastik bei Impingement.

▸▸ Prognose

Die Prognose ist in der Regel gut, Rezidive sind allerdings häufig.

Traditionelle chinesische Medizin

▸▸ Pragmatische Therapie mit Akupunktur

Basispunkte

Lokalpunkte	Nicht indiziert
Fernpunkte	Di 4, 3E 5, Ma 38

Punkte nach Schmerzlokalisation (zusätzlich)

Lokalisation des Hauptschmerzes (Leitbahnbezug)	Fernpunkte
Anterolateral *(Yangming)*	Ma 36
Lateral *(Shaoyang)*	Gb 39
Dorsolateral *(Taiyang)*	Bl 60, Bl 57, Dü 3

Durchführung der Behandlung

- Akuttherapie in der Frühphase bei heftigem Schmerz und starker Verspannung: 2–3 Fernpunkte nach Schmerzlokalisation, evtl. Triggerpunkte der regionalen Muskulatur, *Ashi*-Punkte in der Akutphase kontraindiziert
- Strategische Therapie nach der Akutphase: Lokale *Ashi*-Punkte, Triggerpunkte der regionalen Muskulatur, 2–3 Fernpunkte nach Schmerzlokalisation, ergänzend evtl. Punkte nach Symptomen
- Stimulationsart: Fernpunkte ableitend je nach Konstitution des Patienten
- Behandlungsfrequenz: 1–2 Sitzungen täglich über 1–5 Tage.

Bursitis subacromialis, Tendinitis calcarea aus Sicht der TCM

Wegen der Akuität der Erkrankung ist die TCM-Klassifizierung meist von geringem Stellenwert. Schmerzen und Funktionsstörungen können aber nach den Schmerzmodalitäten weitergehend differenziert werden. Dabei kommt nach äußeren pathogenen Faktoren *Liuxie* (☞ Kap. 3.2.2) meist eine Hitze-Wind-Diagnose zum Tragen.

Therapie nach Syndrommuster
Akupunkturpunkte nach Syndrommuster

Syndrommuster	Punkte
Hitze *(Re)*	He 9 oder Pe 9; Mikroaderlass
Wind *(Feng)*	Gb 20, Gb 31, Le 2 oder Le 3

Chinesische Arzneitherapie (☞ Tab. 10.6)
Tabelle 10.6 Chinesische Arzneitherapie

Syndrommuster	Arzneitherapie
Wind-Feuchtigkeit-Hitze-Bi	*Bai hu jia gui zhi tang* (CAB 74) + Ram. Mori, Ram. Lonicerae, Rhiz. Curcumae longae, Cort. Phellodendri und Caulis Sargentodoxae

Durchführung der Behandlung
Die antiphlogistische Potenz chinesischer Arzneimittel ist im akuten Stadium der Erkrankung allein meist nicht ausreichend.

Weitere Therapiemöglichkeiten

Tuina
Indikation nur nach Abklingen der Akutphase im Zusammenhang mit Akupunktur zur Korrektur von Dysbalancen, Fehl- und Schonhaltungsmustern.

Ohrakupunktur
Sinnvolle Maßnahme in der Akuttherapie zur Schmerzreduktion (☞ Kap. 6.9.1).

TENS
Geeignet zur Selbstbehandlung bei verbleibenden Dauerschmerzen und in der Konsolidierungsphase der Behandlung. Elektrodenlokalisation je nach Schmerzlokalisation im Bereich der Schulter-Nacken-Region.

10.6 Supraspinatussehnensyndrom, Impingement-Syndrom

Das Krankheitsbild präsentiert sich meist als chronisch rezidivierender, oft nächtlich betonter Schmerz der Schulterregion, mit endgradiger Bewegungseinschränkung für Tätigkeiten über Kopf auf dem Boden einer chronischen Umbaureaktion im Verlauf der Sehnen und Ansatzzonen insbesondere der Rotatorenmanschette. Am häufigsten betroffen ist die hier beschriebene Supraspinatussehne.

Stellenwert der Akupunktur
- Aus Sicht des Autors: Gute Indikation
- Einsatz: Vorwiegend im Rahmen der sekundären Rehabilitation.

Westliche Medizin
Klinik
- Lokalisation: Anterolaterale Schulterregion im Sehnenansatzbereich
- Schmerz vor allem bei Abduktion zwischen 70° und 120°, nächtlicher Schmerz vor allem in der Seitenlage
- Begleitsymptomatik: Dysbalance der Schultermuskulatur insbesondere bei Brustwirbelsäulenkyphose und Haltungsinsuffizienz und schmerzhafter Ausgleichshyperlordose der Halswirbelsäulenmuskulatur.

Pathophysiologie
- Modell: Neuromuskulärer Mechanismus mit Ausbildung einer Verkürzung der schulterführenden Muskulatur mit Schulterprotraktionshaltung, Triggerpunkten v. a. des Supraspinatus, Infraspinatus und Levator scapulae; oft verstärkender Einfluss durch Fehlhaltung und Haltungsschwäche
- Traumatische Läsionen der Rotatorenmanschette durch Sturz auf den Arm kommen vor.
- Multifaktorielle Ätiologie mit somatisch-strukturellen Faktoren bei osteophytären Veränderungen des Acromio-Clavicular-Gelenks mit Inkongruenz der Gleitwege der Supraspinatussehne, Schulterinstabilität bei Läsionen des Labrums, Halswirbelsäulenveränderungen und latentem Nervenwurzelreiz in den versorgenden Segmenten.

> **Möglicher Wirkmechanismus der Akupunktur:** Muskelbalancierung, dabei v. a. Detonisierung der häufig verkürzten Muskeln des Schultergürtels.

▸ Diagnostik
- Anamnestisch sind Auslöser, Verstärkung oder Verbesserung durch Faktoren wie Ruhe oder Bewegung, dynamische und/oder statische Beanspruchung und Vorerkrankungen, Verletzungen und vorangegangene operative Interventionen abzugrenzen
- Körperliche Untersuchung mit Blick auf Haltungsauffälligkeiten, Asymmetrien und Hypotrophien, Prüfung der geführten Arbeitsbewegung, Erfassung des Endgefühls, Palpation der regionalen Muskelgruppen und in Frage kommender Triggerpunkte, Widerstandsteste zur Provokation von Ansatztendinosen v. a. in die Abduktion und die Außenrotation, Dehnbarkeitsprüfung der regionalen, insbesondere der zur Verkürzung neigenden Muskelgruppen, v. a. des Pectoralis, Subscapularis, Trapezius und Levator scapulae, Prüfung der zugeordneten Wirbelsäulensegmente C3–5
- Bildgebende Diagnostik:
  - Zur Klärung struktureller ossärer Schädigung oder Gelenkdegeneration z. B. des AC-Gelenks
  - Sonografie zur Darstellung von Weichteilveränderungen
  - Evtl. CT, bei Verdacht auf strukturale Gelenkschädigung, z. B. nach Schulterluxation
  - Evtl. NMR, bei persistierendem Schmerz zur Beurteilung der Sehne unter dem Verdacht einer Weichteilschädigung, zum Ausschluss von Entzündung oder Filia
  - Zur Ausschlussdiagnostik und bei Manualtherapie mit Impuls im Bereich der Halswirbelsäule nativ-radiologische Untersuchung der Halswirbelsäule zumindest in 2 Ebenen.

▸ Differenzialdiagnose
Die Differenzialdiagnose umfasst:
- Orthopädisch: Spondylogene Schmerzen aus der Halswirbelsäule, Instabilität der Schulter, Omarthrose und AC-Arthrose, Manifestation einer rheumatoiden Arthritis
- Nervenärztlich: Nervenkompressionsschmerzen z. B. des N. suprapinatus, Somatisierungsstörung
- Internistisch: Übertragener Schmerz aus der Zwerchfellregion (Segment C4), z. B. bei Schmerz rechts aus dem Bereich der Gallenwege
- Funktionsausfälle von Alltagsbewegungen und daraus resultierende Behinderungen sind zu erfassen und gehen in die Formulierung des Behandlungs- und Rehabilitationsplans ein.

▸ Therapie
Aufklärung
- Festlegung und Erläuterung der Behandlungsziele und Behandlungsstrategie
- Aufklärung über die Risiken einzusetzender Medikamente, die spezifischen Risiken von Injektionen, manualtherapeutischer Verfahren und anderer geplanter Maßnahmen
- Abgrenzung von Leistungen der GKV und individuellen Gesundheitsleistungen, ggf. Honorarvereinbarung
- Frühzeitige Erläuterung der Behandlungsschritte, die eine aktive Mitarbeit erfordern.

Infiltrationsverfahren
Therapeutische Lokalanästhesie mit 2–5 ml Lidocain 1 % und/oder Bupivacain 0,25 % an die Sehnenansätze und Gleitwege, evtl. mit Zusatz von Komplexhomöopathika z. B. Zeel® oder Traumeel®, bei starker Reizung auch 10 mg Triamcinolon.

Physiotherapie
- Mobilisation betroffener Gelenke, der Brustwirbelsäule und Halswirbelsäule
- Dehnbarkeitsverbesserung beteiligter verkürzter Muskelgruppen
- Tonisierung beteiligter abgeschwächter Muskelgruppen
- Haltungskorrektur
- Erarbeitung physiologischer und ökonomischer Haltungs- und Bewegungsmuster
- Einüben wesentlicher Eigenübungen zur Dehnung und Kräftigung.

Psychotherapie und Ordnungstherapie
☞ „Allgemeine Leitlinien".

Physikalische Therapie
- Traktion zur Entlastung passiver Strukturen des Stützsystems

10.6 Supraspinatussehnensyndrom, Impingement-Syndrom

- Wärmetherapie zu Verbesserung der Durchblutung und Entspannung der Muskulatur
- Ggf. Kältetherapie zur Dämpfung von Schmerzwahrnehmung und Entzündungsreizen
- TENS und Elektrotherapie zur Dämpfung der Schmerzwahrnehmung.

Medikamentöse Therapie

- Akut: Antiphlogistische Therapie mit NSAR (z. B. 3 × 50 mg Diclofenac oder 3–4 × 600 mg Ibuprofen), bei gegebener Anamnese und Risikofaktoren auch mit Coxiben
- Akut bei starker Schmerzhaftigkeit und erheblichem Funktionsdefizit: auch Infusionstherapie mit Steroiden, Muskelrelaxanzien, Opiatanalgetika
- Chronisch bei persistierender Entzündungsschmerzhaftigkeit: antiphlogistische Therapie mit NSAR und schwach wirksame Opioiden
- Chronisch bei starker Schmerzhaftigkeit: antiphlogistische Therapie mit NSAR ergänzt um Opiatanalgetika in Verbindung mit Koanalgetika und ggf. Obstipationsprophylaxe
- Chronisch zur Reduktion der Entzündungsaktivität: Phytopharmaka, z. B. Phytodolor Tinktur® und als Radikalfänger Vitamin E z. B. Spondyvit®.

Operative und interventionelle Therapie

Bei Therapieresistenz:

- Arthroskopie und je nach struktureller Schädigung Indikationsstellung zusätzlicher Verfahren, z. B.:
  - Durch Glättung der Gleitwege z. B. bei osteophytärem Umbau des AC-Gelenks durch kleine Inzision, bei schwerer Schädigung auch AC-Resektion
  - Lokale Denervierung durch Akromioplastik
  - Bei Synovitis z. B. im Rahmen einer Arthritis Synovektomie
  - Bei Instabilität Kapselschrumpfung oder Kapselraffung
  - Bei Labrumläsion Refixation oder Resektionsarthroplastik
- Radiosynoviorthese bei rheumatoider Arthritis
- Stoßwellentherapie bei Calcarea
- Röntgentiefenbestrahlung insbesondere bei AC-Arthrose bei Kontraindikationen zur operativen Intervention.

▸▸ **Prognose**

Meist längerfristiger Verlauf mit rezidivierenden Beschwerden, erfordert ein kompensatorisches Rehabilitationsprogramm, dessen Erfolgsaussichten von Ort und Ausmaß der Schädigung, vom Alter und der Fähigkeit des Patienten abhängen, wesentliche Elemente dieses Programms im Alltag zur Krankheitsbewältigung umzusetzen.

Traditionelle chinesische Medizin

▸▸ **Pragmatische Therapie mit Akupunktur**

Basispunkte

Lokalpunkte	Di 15, 3E 14, Dü 12, Dü 11
Fern- und Erfahrungspunkte	Di 4, 3E 5, Ma 38

Punkte nach Schmerzlokalisation (zusätzlich)

Lokalisation des Hauptschmerzes (Leitbahnbezug)	Lokoregionale Punkte	Additive Punkte
Anterolateral	Di 14, Di 11, Lu 1, Lu 5	Lu 7, Ma 36
Lateral *(Shaoyang)*	3E 13, 3E 15	Gb 34
Dorsolateral *(Taiyang)*	Dü 9, Dü 10	Bl 57, Dü 3
Bei Fehlhaltung der Brustwirbelsäule und Halswirbelsäule	Dü 14, Bl 43	Bl 60, Bl 62

Durchführung der Behandlung

- Punktauswahl:
  - Akuttherapie in der Frühphase bei heftigem Schmerz und starker Verspannung: 2–3 Fernpunkte nach Schmerzlokalisation, evtl. Triggerpunkte der regionalen Muskulatur, ergänzend evtl. Punkte nach Symptomen
  - Akuttherapie in der Frühphase bei deutlichem Schmerz: Lokale *Ashi*-Punkte, Triggerpunkte der regionalen Muskulatur, 2–3 Fernpunkte nach Schmerzlokalisation, ergänzend evtl. Punkte nach Symptomen
  - Strategische Therapie nach der Akutphase: Lokale *Ashi*-Punkte, Triggerpunkte der regionalen Muskulatur, 2–3 Fernpunkte nach Schmerzlokalisation, ergänzend evtl. Punkte nach Symptomen
- Verbleib der Nadeln: ca. 20–30 Minuten unter 1–3-maliger Stimulation

- Stimulationsart: Lokal ableitend und Durchgängigkeit herstellen, Fernpunkte ableitend je nach Konstitution des Patienten, ggf. syndromorientierte Punkte gemäß der Syndromdiagnose, in der Attacke stärker als im schmerzfreien Intervall
- Behandlungsfrequenz:
  - Behandlungsserie von 10–15 Sitzungen
  - Zu Beginn jeden 2.–4. Tag
  - Später 1-mal wöchentlich vorteilhaft mit begleitender Physiotherapie/*Tuina*
  - In der Konsolidierungsphase begleitend im Rahmen der Trainingstherapie 1 Behandlung alle 1–4 Wochen möglich
  - Falls erforderlich erneute Serie nach $1/2$–1 Jahr Pause.

▸▸ Supraspinatussehnensyndrom, Impingementsyndrom aus Sicht der TCM

In der traditionellen chinesischen Literatur wird nicht differenziert nach der strukturellen Diagnose oder den betroffenen Funktionen oder Muskeln, sondern nach dem Leitbahnkonzept eine topografische Zuordnung getroffen.

Daher kommen die o.g. funktionell muskulären Befunde meist nur in vereinfachter Form zum Tragen, wonach bestimmte Bewegungsrichtungen mit dem Befall bestimmter Leitbahnen und Kollateralen verknüpft sein sollen, z. B. Anteversion mit dem Befall der *Yangming*-Leitbahn. Diese Einteilung erweist sich aber als klinisch wenig hilfreich und auch nicht stimmig, da die Behinderung im genannten Beispiel aus einer Schwäche der Muskulatur resultieren kann, die in diese Richtung agiert oder aber auch (und dies ist häufiger) aus einer Dehnbarkeitsstörung der Antagonisten.

Diese liegen aber eben genau nicht im Bereich der Schmerzhaftigkeit und werden nicht von der postulierten Leitbahn durchzogen.

Die Differenzierung nach den Schmerzmodalitäten nach den Theoremen von Blut *(Xue)* bzw. *Qi* und der äußeren pathogenen Faktoren *Liuxie* bleibt hiervon unbenommen.

Die weiteren Ansätze ergeben sich aus der o.g. Differenzierung.

Chinesische Arzneitherapie
☞ Tabelle 10.7 s. u.

Durchführung der Behandlung
Die *Qi*-auffüllenden Substanzen dienen vor allem der Beseitigung einer durch Überanstrengung bedingten *Qi*-Leere in der betroffenen Region.

▸▸ Weitere Therapiemöglichkeiten
Tuina
Da muskuläre Dysbalancen und Verkürzungen und die Ausbildung von Triggerpunkten häufig sind, ist eine Ergänzung insbesondere durch die entspannenden und dehnenden Techniken der *Tuina* meist sinnvoll.

TENS
Geeignet zur Selbstbehandlung bei Dauerschmerzen und in der Konsolidierungsphase der Behandlung. Elektrodenlokalisation je nach Schmerzlokalisation z. B. Di 15 + Gb 21 oder Gb 21 + 3E 14 oder Di 15 + Bl 43 homolateral.

Ohrakupunktur
☞ Kap. 6.9.1.

Tabelle 10.7 Chinesische Arzneitherapie

Syndrommuster	Arzneitherapie
Qi-Leere mit Invasion von Wind-Kälte in die Sehnen	• *Huang qi gui zhi wu wu tang* (CAB 237) + Rad. Angelicae sinensis, Rad. Codonopsis, Rhiz. Curcumae longae, Fruct. Chaenomelis und Rhiz. seu Rad. Notopterygii • In Fällen mit gering ausgeprägter Qi-Leere aber starker Kältesymptomatik + Rad. lateralis Aconiti praep. und evtl. Herba Ephedrae
Qi-Leere mit Invasion von Kälte-Feuchtigkeit in die Sehnen	• *Juan bi tang aus bai yi xuan fang* (CAB 223) mit Rad. Paeoniae alba/lactiflora statt Rad. Paeoniae rubrae + Ram. Cinnamomi, Rad. (Ligustici) Chuanxiong, Fruct. Chaenomelis • In Fällen mit gering ausgeprägter Qi-Leere aber starker Kältesymptomatik + Rad. lateralis Aconiti praep.
Qi-Stagnation und Blut-Stase	• *Shen tong zhu yu tang* (CAB 352) – Faeces Trogpteri seu Pteromi (wegen Complianceproblemen) + Rhiz. Corydalis, Rad. Codonopsis

10.7 Schultersteife (Frozen shoulder)

Das Krankheitsbild präsentiert sich meist als chronisch verlaufende Bewegungseinschränkung der Schulter, anfangs verbunden mit Ruhe- und Bewegungsschmerz der Schulterregion, die phasenhaft über mehrere Monate verläuft. Manchmal ohne weitere erkennbare Ursache, häufiger aber auch in Folge einer vorangegangenen Entzündung oder Verletzung und Immobilisation im Bereich der Schultergelenke oder ihrer Muskeln und Sehnen.

Stellenwert der Akupunktur
- Aus Sicht des Autors: Gute Indikation
- Einsatz: Vorwiegend im Rahmen der muskulären Detonisierung zur Gelenkmobilisierung, auch zur Schmerzhemmung in der Initialphase; Behandlung sekundärer Muskeldysbalancen
- Möglicher Wirkmechanismus: V. a. Detonisierung der häufig verkürzten Muskeln des Schultergürtels, insbesondere des M. subscapularis.

Westliche Medizin
▶ Epidemiologie
Geschlechtsverteilung 60 % weiblich, Alter meist 40.–60. Lebensjahr.

▶ Klinik
- Schmerz der gesamten Schulterregion, nächtlich und bewegungsinduziert
- Bewegungsdefizit der Schulter vor allem der Abduktion und Außenrotation
- Je nach Stadium im Verlauf der Monate zunächst Rückgang der Schmerzen, nach Monaten langsame Zunahme der Beweglichkeit.

▶ Pathophysiologie
- Adhäsive Kapsulitis des glenohumeralen Gelenks
- Primär als idiopathische Erkrankung mit Zusammenhängen zu Diabetes, Schilddrüsenerkrankungen, Verletzungen, Hemiplegie, Halswirbelsäulensyndromen
- Sekundär als Folge von Arthrose des Schultergelenks, Calcarea, Rupturen der Rotatorenmanschette, nach Ruhigstellung, z. B. nach Traumen oder Operationen.

▶ Diagnostik
- Anamnestisch sind Auslöser, Vorerkrankungen, Verletzungen und vorangegangene operative Interventionen zu erfragen
- Körperliche Untersuchung mit Prüfung der geführten Arbeitsbewegung, Erfassung des Endgefühls, Palpation der regionalen Muskelgruppen und in Frage kommender Triggerpunkte, Widerstandsteste zur Provokation von Ansatztendinosen v. a. in die Abduktion und die Außenrotation zur Abgrenzung ggf. auch sekundärer myofascialer Syndrome, Dehnbarkeitsprüfung der regionalen, insbesondere der zur Verkürzung neigenden Muskelgruppen, v. a. des Pectoralis, Subscapularis, Trapezius und Levator scapulae, Prüfung der zugeordneten Wirbelsäulensegmente C3–5
- Bildgebende Diagnostik:
  – Zur Klärung strukturaler ossärer Veränderungen, z. B. Entkalkung des Humeruskopfes
  – Sonografie zur Darstellung der Adhäsion der Kapsel, Frage des Ergusses.

▶ Differenzialdiagnose
Die Differenzialdiagnose umfasst:
- Orthopädisch: Schmerzen mit Bewegungsdefizit bei primär periartikuklären Weichteilreizungen, Rotatorenmanschettenruptur, Manifestation einer rheumatoiden Arthritis
- Nervenärztlich: Nervenläsionen mit primär muskulärem Funktionsdefizit und sekundärer Einsteifung, Parkinson-Syndrom, Somatisierungsstörung.

▶ Therapie
Aufklärung
- Festlegung und Erläuterung der Behandlungsziele und Behandlungsstrategie, d. h. vor allem Hinweis auf die gute Prognose und lange Verlaufsdauer
- Aufklärung über die Risiken einzusetzender Medikamente, v. a. NSAR und Analgetika, die spezifischen Risiken von Injektionen, manualtherapeutischer Verfahren und anderer geplanter Verfahren, z. B. Schultermobilisation in Narkose
- Frühzeitige Erläuterung der Behandlungsschritte, die eine aktive Mitarbeit erfordern.

Injektionsverfahren
- Frühphase: Therapeutische Lokalanästhesie mit 10–20 ml Lidocain 1 % und/oder Bupivacain 0,25 %

ins Gelenk, bei starker Reizung unter Zusatz 20 mg Triamcinolon
- Infiltrative oder Leitungsanästhesie vor physiotherapeutischen Mobilisationen, **cave:** Ausschaltung der Alarmfunktion des Schmerzes! Nur bei geschultem Personal unter enger ärztlich-physiotherapeutischer Abstimmung
- Bei Therapieresistenz: Plexusblockaden.

Physiotherapie
- Mobilisation des Schultergelenks und evtl. weiterer, sekundär betroffener Gelenke, der Brustwirbelsäule und der Halswirbelsäule
- Dehnbarkeitsverbesserung beteiligter und sekundär verkürzter Muskelgruppen
- Haltungskorrektur
- Anleitung zu Eigenübungen, v. a. in der Frühphase.

Ergotherapie
- Erarbeitung kompensatorischer in der Spätphase normalisierter physiologischer und ökonomischer Haltungs- und Bewegungsmuster
- Bei starker Funktionseinschränkung Hilfsmitteltraining.

Physikalische Therapie
- Initial evtl. Kältetherapie zur Dämpfung von Schmerzwahrnehmung und Entzündungsreizen
- In der Spätphase Wärmetherapie zu Verbesserung der Durchblutung und Entspannung der Muskulatur
- TENS und Elektrotherapie zur Dämpfung der Schmerzwahrnehmung.

Medikamentöse Therapie
- Frühphase: Analgetische und antiphlogistische Therapie mit NSAR (z.B. 3 × 50 mg Diclofenac oder 3–4 × 600 mg Ibuprofen), bei gegebener Anamnese und Risikofaktoren auch mit Coxiben
- Frühphase vor physiotherapeutischer Mobilisation: Zusätzlich starke Analgetika
- Akut: Bei starker Schmerzhaftigkeit und erheblichem Funktionsdefizit auch Infusionstherapie mit Steroiden, Muskelrelaxanzien, Opiatanalgetika
- Chronisch: Bei persistierender Entzündungsschmerzhaftigkeit antiphlogistische Therapie mit NSAR und ggf. schwach wirksame Opioide.

Operative und interventionelle Therapie
Bei Therapieresistenz:
- Narkosemobilisation bei völliger Relaxation, **cave:** Humerusfraktur, v. a. bei Inaktivitätsosteoporose.

▸▸ **Prognose**
Meist längerfristiger phasenhafter Verlauf zunächst mit Rückbildung der Schmerzen und nach Monaten auch Restitution der Beweglichkeit, residuelle sekundäre Fehlhaltung und Muskeldysbalancen.

Traditionelle chinesische Medizin
▸▸ **Pragmatische Therapie mit Akupunktur**
Basispunkte

Lokalpunkte	Di 15, 3E 14, Lu 1
Fern-, Erfahrungs- und systemische Punkte	Di 11, 3E 5, Lu 5, Ma 38, Gb 34

Durchführung der Behandlung
- Lokale *Ashi*-Punkte, Triggerpunkte der regionalen Muskulatur, v. a. M. pectoralis, M subscapularis (in maximal möglicher Abduktion von axillär nach dorsomedial!), 2–3 Fernpunkte nach Schmerzlokalisation, ergänzend evtl. Punkte nach Symptomen
- Verbleib der Nadeln: Ca. 20–30 Minuten unter 1–3-maliger Stimulation, Triggerpunkte evtl. kürzer
- Stimulationsart: Lokal ableitend und Durchgängigkeit herstellen, Fernpunkte ableitend je nach Konstitution des Patienten
- Behandlungsfrequenz:
  – Mehrere Behandlungsserien von 10–15 Sitzungen, über Monate
  – Jeden 2.–4. Tag.

Hier besonders vorteilhaft mit begleitender Physiotherapie/*Tuina*, da Mobilisation erleichtert ohne Ausschaltung der Warnfunktion des Schmerzes.

▸▸ **Schultersteife aus Sicht der TCM**
Nach dem Leitbahnkonzept besteht eine topografische Zuordnung zu Leitbahnen, die an der Außenseite verlaufen und somit einer *Yang*-Qualität zugeordnet sind, also Hand-*Yangming*-Dickdarm-Leitbahn, Hand-*Taiyang*-Dünndarm-Leitbahn und Hand-*Shaoyang-Sanjiao*-Leitbahn. Die funktionell muskulären Befunde kommen in diesem Konzept nicht zum Tragen, die

häufig getroffene Aussage, wonach die Einschränkung bestimmter Bewegungsrichtungen mit dem Befall bestimmter Leitbahnen und Kollateralen verknüpft sein soll, z. B. Anteversion mit dem Befall der *Yangming*-Leitbahn erweist sich als klinisch wenig hilfreich.

Die Differenzierung nach den Schmerzmodalitäten nach den Theoremen von Blut *(Xue)* bzw. *Qi* und der äußeren pathogenen Faktoren *Liuxie* kann im Einzelfall hilfreiche Zusatzpunkte weisen.

Die weiteren Ansätze ergeben sich aus der o. g. Differenzierung.

Chinesische Arzneitherapie
☞ Tabelle 10.8 s. u.

Durchführung der Behandlung
- Bei deutlicher Bewegungseinschränkung empfiehlt sich die Ergänzung von Herba Pyrolae und Herba Lycopodii.
- Bei Symptomen von Verstopfung der Netzgefäße durch Schleim-Feuchtigkeit (sehr chronischer, schmerzhafter Verlauf, starke Bewegungseinschränkung, evtl. Bildung von Knötchen im periartikulären Gewebe) empfiehlt sich die Ergänzung von Rhiz. Pinelliae, Poria und Sem. Sinapis unter evtl. Weglassung einiger Arzneimittel gegen Wind-Feuchtigkeit.

▸▸ Weitere Therapiemöglichkeiten
Qigong
In der Spätphase der Erkrankung kann die Schulung der Haltung und Bewegung zur Rehabilitation und Behandlung verbliebener muskulärer Dysbalancen sinnvoll eingesetzt werden.

Tuina
Die muskulären Verkürzungen und die Ausbildung von Triggerpunkten sind wesentliches und essenzielles Moment der Behandlung der Frühphase. *Tuina* kann analog der Physiotherapie zur Gelenkmobilisation und Muskeldehnung eingesetzt werden.

TENS
Geeignet zur Selbstbehandlung bei Dauerschmerzen und v. a. in der Früh- und frühen Konsolidierungsphase der Erkrankung. Elektrodenlokalisation je nach Schmerzlokalisation z. B. Di 15 + Gb 21 oder Gb 21 + 3E 14 oder Di 15 + Bl 43 homolateral.

Ohrakupunktur
☞ Kap. 6.9.1.

10.8 Epicondylitis humeroradialis und humeroulnaris

Nach Überlastungen durch ungewohnte Tätigkeiten, sportliche Überanstrengung oder statische Dauerbelastungen kommt es häufig zu Schmerzen am Ellbogen und Unterarm. Die subjektive primäre Schmerzlokalisation liegt in der Mehrzahl der Fälle am radialen Epikondylus, in der Minderzahl der Fälle ulnar.

Stellenwert der Akupunktur
- Aus Sicht des Autors: Gute Indikation
- Einsatz: Vorwiegend im Rahmen der muskulären Detonisierung und Rückführung der lokalen Reizung im Rahmen der Ansatztendinose

Tabelle 10.8 Chinesische Arzneitherapie

Syndrommuster	Arzneitherapie
Invasion von Wind-Kälte-Feuchtigkeit bei *Qi*- und Blut-Leere	• *Juan bi tang* (CAB 222) – Gummi Olibanum, Rad. Aucklandiae + Rad. Astragali, Caulis Trachelospermi und Rhiz. Curcumae longae • Bei stärkeren Leeresymptomen auch + Rad. Codonopsis und Rad. Paeoniae albae/lactiflorae
Invasion von Wind-Kälte-Feuchtigkeit bei Leber- und Nieren-Leere	• *Du huo ji sheng tang* (CAB 226) – Herba Asari + Ram. Cinnamomi und Caulis Trachelospermi
Qi-Stagnation und Blut-Stase	• *Shen tong zhu yu tang* (CAB 352) – Faeces Trogpteri seu Pteromi + Rhiz. Curcumae longae • Bei begleitender Qi- und Blut-Leere (häufig) + Rad. Astragali und Rad. Codonopsis • Bei begleitender Leber- und Nieren-Leere – Rad. Cyathulae + Rad. Achyranthis bidentatae, Ram. Loranthi und evtl. Rad. Rehmanniae praep.

- Möglicher Wirkmechanismus: Deaktivierung von Triggerpunkten, Muskeldetonisierung, lokale Steigerung der Durchblutung.

Westliche Medizin
▸▸ Klinik
- Lokalisation meist radialer Epikondylus, seltener auch ulnar
- Schmerz vor allem im Bereich der Sehneninsertion der Extensoren bzw. Flexoren des Unterarms am knöchernen Vorsprung, in zweiter Linie im Verlauf der Muskelgruppe oder auch in den zugehörigen, distal in Richtung Hand gelegenen Übertragungsschmerzarealen bei Triggerpunkten in den genannten Muskelgruppen
- Begleitsymptomatik: Häufig wird angegeben, dass Greifen und Halten mit muskulär stabilisiertem Handgelenk Schmerzen bereitet oder schmerzbedingt nicht ausgeführt werden kann.

▸▸ Pathophysiologie
- Modell: Ansatztendinose mit hypometaboler Reizung, neuromuskulärer Mechanismus mit Ausbildung eines erhöhten Muskeltonus als Reaktion auf die Überlastung und sekundär Triggerpunkten
- Seltene muskuläre Reaktion auf arthrogene Gelenkspielstörung, v. a. des Humeroradialgelenks
- Multifaktorielle Ätiologie mit somatisch-strukturellen Faktoren im Bereich der Halswirbelsäule unter Ausbildung eines segmentalen Schmerzgeschehens und der Brustwirbelsäule mit Dysfunktion im Verlauf der funktionellen Muskelketten ist häufig bei Therapieresistenz zu beachten.

▸▸ Diagnostik
- Anamnestisch sind Auslöser, Verstärkung oder Verbesserung durch Faktoren wie Ruhe oder Bewegung, dynamische und/oder statische Beanspruchung und Vorerkrankungen, Verletzungen und vorangegangene operative Interventionen abzugrenzen
- Körperliche Untersuchung mit Blick auf Haltungsauffälligkeiten, Asymmetrien und Hypotrophien, Prüfung der geführten Arbeitsbewegung mit Erfassung des Endgefühls, Palpation der regionalen Muskelgruppen und in Frage kommender Triggerpunkte, Widerstandsteste zur Provokation von Ansatztendinosen, Dehnbarkeitsprüfung der regionalen, insbesondere der zur Verkürzung neigenden Muskelgruppe der Extensoren, Prüfung der zugeordneten Wirbelsäulensegmente (C4–5 radial, C7–Th1 ulnar)
- Bildgebende Diagnostik: Zur Ausschlussdiagnostik und bei Manualtherapie an der Halswirbelsäule mit Impuls nativradiologische Untersuchung in zwei Ebenen, bei protrahiertem Verlauf oder Verdacht auf strukturale ossäre Schädigung auch des Ellbogens. Bei Traumaanamnese mit Hinweisen auf knöcherne Beteiligung evtl. CT, bei Verdacht auf strukturale Weichteilschädigung evtl. NMR.

▸▸ Differenzialdiagnose
Die Differenzialdiagnose umfasst als wichtige Beispiele:
- Orthopädisch: Gelenkknorpeldegeneration, Radiusköpfchenblockierung, Manifestation rheumatoider Arthritis insbesondere bei beidseitigem Befall, spondylogener projizierter Schmerz und segmental unterhaltenes Schmerzgeschehen
- Nervenärztlich: Nervenkompressionsschmerz im Supinatorschlitz, Sulcus ulnaris, zentripetale Symptome bei Karpaltunnelsyndrom
- DD: Entzündungsgeschehen, ossärer Schmerz z. B. im Rahmen eines Tumorleidens
- Dorsaler und kubitaler Ellbogenschmerz ist abgrenzen, zunächst besteht hier der Verdacht auf einen arthrogenen Schmerz oder strukturellen Schaden, der weiterer Abklärung durch Bildgebung und Entzündungsserologie bedarf.

▸▸ Therapie
Aufklärung
- Festlegung und Erläuterung der Behandlungsziele und Behandlungsstrategie
- Aufklärung über die Risiken einzusetzender Medikamente, die spezifischen Risiken von Injektionen, manualtherapeutischer Verfahren und anderer geplanter Interventionen
- Abgrenzung von Leistungen der GKV und individuellen Gesundheitsleistungen, ggf. Honorarvereinbarung
- Frühzeitige Erläuterung der Behandlungsschritte, die eine aktive Mitarbeit erfordern.

Infiltrationsverfahren
Therapeutische Lokalanästhesie mit 2–5 ml Lidocain 1 % und/oder Bupivacain 0,25 % an die Sehnenansätze, evtl. mit Zusatz von Komplexhomöopathika z. B. Zeel®

10.8 Epicondylitis humeroradialis und humeroulnaris

oder Traumeel®, bei starker Reizung auch 10 mg Triamcinolon.

Physiotherapie
- Mobilisation betroffener Gelenke
- Dehnbarkeitsverbesserung beteiligter verkürzter Muskelgruppen
- Tonisierung beteiligter abgeschwächter Muskelgruppen
- Haltungskorrektur
- Erarbeitung physiologischer und ökonomischer Haltungs- und Bewegungsmuster
- Einüben wesentlicher Eigenübungen zur Dehnung und Kräftigung.
- Hilfestellung zur Arbeitsplatzanpassung.

Psychotherapie und Ordnungstherapie
☞ „Allgemeine Leitlinien".

Physikalische Therapie
- Wärmetherapie zu Verbesserung der Durchblutung und Entspannung der Muskulatur
- Kältetherapie zur Dämpfung von Schmerzwahrnehmung und Entzündungsreizen im Sehnenansatzbereich
- TENS und Elektrotherapie zur Dämpfung der Schmerzwahrnehmung.

Orthesen
- Hilfsmittelversorgung zur Steigerung der propriozeptiven Wahrnehmung und Verbesserung der muskulären Koordination sowie Entlastung der Ansatzzone durch sog. Epicondylitisspangen
- Initial relative Ruhigstellung
- In schweren Fällen vorübergehende Immobilisation.

Medikamentöse Therapie
- Akut: Antiphlogistische Therapie mit NSAR (z. B. 3 × 50 mg Diclofenac oder 3–4 × 600 mg Ibuprofen), bei gegebener Anamnese und Risikofaktoren auch von Coxiben; lokale und topische Gabe von NSAR in Verbindung mit relativer Ruhigstellung
- Chronisch bei persistierender Entzündungsschmerzhaftigkeit: Antiphlogistische Therapie mit NSAR und schwach wirksamen Opioiden
- Chronisch zur Muskeldetonisierung mit vornehmlich peripherer Wirkung: Tolperison 50 mg (Mydocalm® 3-mal tgl. 1–3 Filmtabletten).

Cave: Zentral wirksame Muskelrelaxanzien mit Nebenwirkung Müdigkeit und dem Abhängigkeitspotenzial der Benzodiazepine.

Operative und interventionelle Therapie
I. d. R. nicht primär indiziert, bei Therapieresistenz:
- Denervierungsoperation peripher im Bereich der Gelenkkapsel und Muskelansätze
- Stoßwellentherapie
- Synovektomie
- Radiosynoviorthese bei Arthritis.

▸▸ **Prognose**
Gut, aber oft hartnäckig persistierender Verlauf, insbesondere bei fortgesetzter Überlastung oder unzureichender Behandlung von Fehlhaltungen.

Traditionelle chinesische Medizin
▸▸ **Pragmatische Therapie mit Akupunktur**
Basispunkte

	Radial	Ulnar
Lokalpunkte	Di 10, Di 11, *Ashi*-P.	He 3, *Ashi*-P.
Fernpunkte	Di 4, 3E 5	He 7, Dü 3

Punkte nach Schmerzlokalisation (zusätzlich)

Lokalisation des Hauptschmerzes (Leitbahnbezug)	Lokoregionale Punkte	Systemische Punkte
Radial (*Yangming*)	Di 15	Ma 36
Ulnar (*Taiyang*)	Lu 2, Bl 43, Dü 9	Bl 57, Dü 3

Durchführung der Behandlung
- Punktauswahl:
  – Akuttherapie in der Frühphase bei heftigem Schmerz und starker Verspannung: 2–3 Fernpunkte nach Schmerzlokalisation, evtl. Triggerpunkte der regionalen Muskulatur, ergänzend evtl. Punkte nach Symptomen
  – Akuttherapie in der Frühphase bei deutlichem Schmerz: Lokale *Ashi*-Punkte auch der Ansatzzone mit periostaler Reizung (schmerzhaft!), Triggerpunkte der regionalen Muskulatur, 2–3 Fernpunkte nach Schmerzlokalisation, ergänzend evtl. Punkte nach Symptomen

– Strategische Therapie nach der Akutphase: Lokale *Ashi*-Punkte, Triggerpunkte der regionalen Muskulatur, 2–3 Fernpunkte nach Schmerzlokalisation
- Verbleib der Nadeln: Ca. 20–30 Minuten unter 1–3-maliger Stimulation
- Stimulationsart: Lokal ableitend und Durchgängigkeit herstellen, Fernpunkte ableitend je nach Konstitution des Patienten, ggf. syndromorientierte Punkte gemäß der Syndromdiagnose
- Behandlungsfrequenz:
  – Behandlungsserie von 10–15 Sitzungen
  – Zu Beginn jeden 2.–4. Tag
  – Später 1-mal wöchentlich vorteilhaft mit begleitender Physiotherapie/*Tuina*
  – In der Konsolidierungsphase begleitend im Rahmen der Trainingstherapie 1 Behandlung alle 1–4 Wochen möglich
  – Falls erforderlich, erneute Serie nach $1/2$–1 Jahr Pause.

Epicondylitis humeroradialis und humeroulnaris Sicht der TCM

In der traditionellen chinesischen Literatur wird zumeist nicht differenziert nach der strukturellen Diagnose oder den betroffenen Funktionen oder Muskeln, sondern nach dem Leitbahnkonzept eine topografische Zuordnung getroffen. Die zugrunde liegende Vorstellung ist die einer fehlenden Durchgängigkeit von Leitbahnen und Kollateralen, die primäre Aufgabe besteht darin, diese Durchgängigkeit wieder herzustellen. Schmerzen und Funktionsstörungen sollten sich danach bei einer Störung des Außen-*Biao* wieder zurückbilden.

Schmerzen und Funktionsstörungen werden aber in der traditionellen chinesischen Medizin weitergehend differenziert nach den Schmerzmodalitäten. Dabei kommen als Theoreme das Konzept von Blut *(Xue)* bzw. *Qi* und die Differenzierung nach äußeren pathogenen Faktoren *Liuxie* zum Tragen.

Differenzierung und Therapie der häufigsten Syndrommuster

Bi-Syndrom

Mit *Bi*-Syndrom wird die fehlende Durchgängigkeit von Leitbahnen und Kollateralen angesprochen, die sich an einer oder mehreren Stellen des Körpers mit Schmerz und Funktionsstörung manifestiert. Gemäß den vorliegenden Schmerzqualitäten und pathogenen Faktoren erfolgt eine weitere Differenzierung nach den äußeren pathogenen Faktoren, so dass die Diagnose ein Kälte-*Bi*-Syndrom *(Han Bi)* oder auch Kombinationen wie Kälte-Wind-*Bi*-Syndrom *(Han Feng Bi)* oder Kälte-Feuchtigkeit-Wind-*Bi*-Syndrom *(Han Shi Feng Bi)* lauten kann.

Wesentlich erscheint dabei, dass neben der realen Exposition auch ein Schmerz auch dann entsprechend zugeordnet wird, wenn er die Qualität aufweist, die bei einer solchen Exposition zu empfinden wäre.

Äußere pathogene Faktoren *Liuxie*

Die weitere Differenzierung der Schmerzqualitäten und deren Zuordnung zu pathogenen Faktoren-*Liuxie* soll hier nicht wiederholt werden.

Blut *(Xue)* und *Qi*

Der lokalisierte, stechende Schmerz entspricht nach der traditionellen chinesischen Medizin einer Blut-Stase und kann über Mi 10 oder Bl 17 adressiert werden, aus westlicher Sicht ist von einer strukturellen oder entzündlichen Komponente im Schmerzgeschehen auszugehen. Der unscharf begrenzte, regionale Schmerz, eine *Qi*-Stagnation, wird über die lokalen Akupunkturpunkte, die *Ashi*-Punkte und lokoregionalen Triggerpunkte mit dem Ziel behandelt, die Durchgängigkeit herzustellen. Ergänzende Punkte zur Bewegung des *Qi* und Beseitigung der Stagnation werden in der Regel eingesetzt.

Da Blut *(Xue)* und *Qi* in einer dialektischen Beziehung stehen, kommen Störungen in beiden Aspekten häufig vor.

Bei der Epicondylitis kommt es häufig vor, dass die muskuläre Verspannung und Schmerzhaftigkeit sich schneller zurückbildet als die lokale, stechende Schmersymptomatik im Bereich des Sehnenansatzes. Diese ist dann im Sinn einer Ausleitung einer tiefen periostalen, daher allerdings schmerzhaften Nadelung zugänglich.

Zangfu

Chronische Schmerzen sind in der Regel mit Veränderungen und Störungen auf psychischer und vegetativer Ebene verknüpft. Stehen diese im Vordergrund, oder machen einen wesentlichen Aspekt einer integrativen Diagnose aus, wird eine Differenzierung nach den Funktionskreisen und *Zangfu* nötig (☞ Kap. 4.4.4). Dies ist bei dem vorliegenden Krankheitsbild allerdings selten der Fall, wenn es sich um eine lokalisierte

Störung und nicht um eine Symptomatik im Rahmen einer polytopen Schmerzhaftigkeit handelt.

Chinesische Arzneitherapie
☞ Tabelle 10.9 s. u.

Durchführung der Behandlung
- Die Anwendung chinesischer Arzneirezepturen ist bei diesem Krankheitsbild in der Regel nur in therapieresistenten Fällen erforderlich.

Weitere Therapiemöglichkeiten
Tuina
Die Indikation zur *Tuina* ist häufig sinnvoll zu stellen. Die Maßnahmen bei diesem Beschwerdebild umfassen Techniken die auf die Entspannung der lokalen Muskulatur, Dehnung und Friktion der Sehnenansätze zielen.

Ohrakupunktur
☞ Kap. 6.9.1.

TENS
Geeignet zur Selbstbehandlung bei Dauerschmerzen vor allem in der Sehnenansatzzone; Elektrodenlokalisation je nach Schmerzlokalisation z. B. Di 11 + Di 10 oder He 3 + He 7 homolateral.

10.9 Tendovaginitiden und Ansatztendinosen

Im Bereich von Sehnen treten nach Trauma, situativer oder chronischer Überlastung Schmerzen und Schwellungen auf. Die aktive Bewegung löst Schmerzen aus, das Gleitgewebe ist verdickt, es entsteht ein Knirschen bei Bewegung, es kann sich Flüssigkeit im Raum der Sehnenscheide ansammeln. In Verbindung mit der Tendovaginitis können auch Ansatztendinosen bestehen, gekennzeichnet durch lokale Schmerzen in der Ansatzzone der Sehnen am Knochen bei aktiver Anspannung. Bei chronischem Verlauf bestehen daneben häufig Veränderungen der Muskulatur mit erhöhtem Tonus und Verminderung der Dehnbarkeit, gelegentlich auch unter Ausbildung von Triggerpunkten. Häufige Lokalisationen liegen im Bereich der Handgelenks-, Finger- und Daumenstrecker, gelegentlich auch der Beugersehnen am distalen Unterarm, der langen Bizepssehne, an der unteren Extremität vor allem der Achillessehne, aber auch der Peronealsehne, v. a. des Peroneus longus.

Stellenwert der Akupunktur
- Aus Sicht des Autors: Mäßig gute Indikation, v. a. bei sekundären Erkrankungen
- Einsatz: Vorwiegend im Rahmen der muskulären Detonisierung und Verbesserung der lokalen Trophik im Bereich von Ansatztendinosen
- Bei chronischen Überlastungen z. B. durch unergonomischen Arbeitsplatz causale Therapie beachten.

Westliche Medizin
Klinik
- Lokalisation der Schwellung im Gleitgewebe einer Sehne
- Schmerz vor allem bei Anspannung und Gleitbewegung der Sehne
- Schmerz bei Ansatztendinosen auch bei isometrischer Anspannung

Tabelle 10.9 Chinesische Arzneitherapie

Syndrommuster	Arzneitherapie
Qi- und Blut-Leere mit Wind-Kälte-*Bi*	• *Huang qi gui zhi wu wu tang* (CAB 237) + Rhiz. seu Rad. Notopterygii, Rad. (Ligustici) *Chuanxiong* und evtl. Herba Ephedrae • Bei zusätzlicher Invasion von Feuchtigkeit + Rad. Clematidis und Caulis Piperis (futo)kadsurae • Bei Chronifizierung mit Schwäche und Mangelernährung der Sehnen + Cort. Acanthopanacis und Rad. Dipsaci
Qi-Stagnation und Blut-Stase	• *Huo luo xiao ling dan* (CAB 366) + Rhiz. seu Rad. Notopterygii, Rhiz. Curcumae longae, Rad. Dipsaci, Rad. (Ligustici) *Chuanxiong* und evtl. Rhiz. Corydalis
Leber-*Qi*-Stagnation und Blut-Leere	• *Xiao yao san* (CAB 161) + Rhiz. seu Rad. Notopterygii, Rad. (Ligustici) *Chuanxiong*, Rhiz. Curcumae longae und evtl. Fruct. Lycii

- Begleitsymptomatik evtl. mit Krepitation und Überwärmung im Bereich der Sehnenscheide.

▸ Pathophysiologie
- Modell: Neuromuskulärer Mechanismus mit Überlastung führt zur Verkürzung und Verminderung der Dehnbarkeit der Muskulatur, hieraus resultiert ein Reizzustand des Sehnengleitgewebes und der Sehneninsertionen.

> **Möglicher Wirkmechanismus der Akupunktur:** Detonisierung überlasteter und verspannter Muskeln, Deaktivierung von Triggerpunkten, erhöhte Durchblutung und Verbesserung der Mikrozirkulation.

▸ Diagnostik
- Anamnestisch sind Auslöser, Verstärkung oder Verbesserung durch Faktoren wie Ruhe oder Bewegung, dynamische und/oder statische Beanspruchung und Vorerkrankungen, Verletzungen zu erheben.
- Offene Verletzungen sind abzugrenzen.
- Sekundäre Tendopathien im Kontext mit benachbarten und funktionell zugeordneten Gelenken sind abzugrenzen.
- Spätestens bei chronischem Verlauf Arbeitsplatzanamnese und Sportanamnese
- Körperliche Untersuchung mit Prüfung der geführten aktiven Arbeitsbewegung, Druckdolenzprovokation im Sehnenverlauf, Erfassung des Endgefühls, Palpation der regionalen Muskelgruppen und in Frage kommender Triggerpunkte, Widerstandsteste zur Provokation von Ansatztendinosen, Dehnbarkeitsprüfung der regionalen, insbesondere der zur Verkürzung neigenden Muskelgruppen, evtl. Prüfung der zugeordneten Wirbelsäulensegmente
- Sonografie zur Darstellung von Weichteilveränderungen, im Bereich der Sehnenscheide Ergussbildungen, im Verlauf der Sehne Degeneration und Zysten
- Bildgebende Diagnostik zur Ausschlussdiagnostik bei Manualtherapie mit Impuls als nativradiologische Untersuchung der Halswirbelsäule oder Lendenwirbelsäule in 2 Ebenen.

▸ Differenzialdiagnose
Die Differenzialdiagnose ist vielfältig, vorrangig erscheint bei protrahiertem Verlauf ohne umschriebene Verletzung oder Überlastungssituation die Abgrenzung von Funktionsstörungen benachbarter Gelenke und der erweiterten muskulären Funktionskette.
Differente Ursachen, die zur Reizung der Sehne führen, sind abzuklären. Die Zugänglichkeit für eine Akupunkturbehandlung ist in folgenden Fällen eingeschränkt:
- Rheumatoide Arthritis
- Primäre Sehnendegeneration
- Engpasssyndrome im Sehnenverlauf
- Infektiöse Tendinitis, z. B. nach Verletzung oder iatrogen im Verlauf der Behandlung.

▸ Therapie
Aufklärung
- Festlegung und Erläuterung der Behandlungsziele und Behandlungsstrategie
- Aufklärung über die Risiken einzusetzender Medikamente, die spezifischen Risiken von Injektionen insbesondere der Sehnenschädigung
- Abgrenzung von Leistungen der GKV (z. B. sind topische Antiphlogistika aus dem Leistungsspektrum entfernt worden), und individuellen Gesundheitsleistungen, wie infiltrativer Therapie mit Substanzen außerhalb der vertragsärztlichen Versorgung, z. B. Homöopathika, ggf. Honorarvereinbarung
- Frühzeitige Erläuterung der Behandlungsschritte die eine aktive Mitarbeit erfordern, aktive Dehnungsübungen.

Infiltrationsverfahren
Therapeutische Lokalanästhesie mit 2–5 ml Lidocain 1 % und/oder Bupivacain 0,25 % an (nicht in!) die Sehne, evtl. mit Zusatz von Komplexhomöopathika z. B. Zeel® oder Traumeel®, bei starker Reizung auch 10 mg Triamcinolon.

Physiotherapie
- Dehnbarkeitsverbesserung beteiligter verkürzter Muskelgruppen
- Tonisierung beteiligter abgeschwächter Muskelgruppen
- Erarbeitung physiologischer und ökonomischer Haltungs- und Bewegungsmuster
- Einüben wesentlicher Eigenübungen zur Dehnung und Kräftigung.

Psychotherapie und Ordnungstherapie
- Einhalten eines regelmäßigen Übungsprogramms zur Besserung der Kraftausdauer
- Erkennen und Vermeiden von Triggerfaktoren (u. a. Arbeitshaltung, Arbeitseinteilung).

Physikalische Therapie
- Kältetherapie zur Dämpfung von Schmerzwahrnehmung und Entzündungsreizen
- Wärmetherapie zu Verbesserung der Durchblutung und Entspannung der Muskulatur
- TENS und Elektrotherapie zur Dämpfung der Schmerzwahrnehmung bei chronischem Verlauf.

Orthesen
- Gipsruhigstellung zur Ausschaltung der überlasteten Funktion war früher üblich, Nachteil: muskuläre Hypotrophie
- Moderne Hilfsmittelversorgung zur äußeren funktionellen Entlastung und Stabilisierung
- Orthesen zur Verbesserung der Propriozeption.

Medikamentöse Therapie
- Lokal bei oberflächlichem Sehnenverlauf: Topische Antiphlogistika, evtl. mit teilfixierendem Verband und in feuchter Kammer
- Akut: Antiphlogistische Therapie mit NSAR (z. B. 3 × 50 mg Diclofenac oder 3 – 4 × 600 mg Ibuprofen), bei gegebener Anamnese und Risikofaktoren auch mit Coxiben
- Bei starker Entzündungsschmerzhaftigkeit auch Infiltration mit Steroiden.

Operative und interventionelle Therapie
- In der Regel bei Peritenonitis nicht indiziert
- Bei Engpasssyndromen: Möglichkeiten der Dekompression abwägen.

Bei Therapieresistenz:
- Denervierungsoperation peripher im Bereich der Gelenkkapsel und Muskelansätze
- Evtl. Röntgentiefenbestrahlung.

▸▸ Prognose
- Die Prognose ist in der Regel gut.
- Die Erfolgsaussichten hängen bei Überlastung wesentlich von der ergonomischen Optimierung und Verbesserung der muskulären Leistungsfähigkeit ab.

Traditionelle chinesische Medizin
▸▸ Pragmatische Therapie mit Akupunktur
Basispunkte
- Lokoregionale Punkte
- Fernpunkte auf der Leitbahn.

Durchführung der Behandlung
- Akuttherapie in der Frühphase bei deutlichem Schmerz: Lokale *Ashi*-Punkte, Triggerpunkte der regionalen Muskulatur, 2 – 3 Fernpunkte nach Schmerzlokalisation, ergänzend evtl. Punkte nach Symptomen
- Verbleib der Nadeln: Ca. 20 – 30 Minuten unter 1 – 3-maliger Stimulation
- Stimulationsart: Lokal ableitend und Durchgängigkeit herstellen, Fernpunkte ableitend je nach Konstitution des Patienten, ggf. syndromorientierte Punkte gemäß der Syndromdiagnose
- Behandlungsfrequenz:
  - Behandlungsserie von 10 – 15 Sitzungen
  - Zu Beginn jeden 1. – 2. Tag
  - Später 2-mal wöchentlich vorteilhaft mit begleitender Physiotherapie/*Tuina*.

▸▸ Tendovaginitiden und Ansatztendinosen aus Sicht der TCM
Nach dem Leitbahnkonzept besteht eine fehlende Durchgängigkeit von Leitbahnen und Kollateralen, die primäre Aufgabe besteht darin, diese Durchgängigkeit wieder herzustellen.

Daneben werden rheumatische Erkrankungen im weiteren Sinne als *Bi*-Syndrom bezeichnet und können auch unter weiteren Aspekten differenziert werden.

▸▸ Differenzierung und Therapie der häufigsten Syndrommuster
Bi-Syndrom
Mit *Bi*-Syndrom wird die fehlende Durchgängigkeit von Leitbahnen und Kollateralen manifestiert sich mit Schmerz und Funktionsstörung, meist nach dem Bild der pathogenen Faktoren eines Kälte-Feuchtigkeit-*Bi*-Syndroms *(Han Shi Bi)*: Letztere ergibt sich aus der Weichteilschwellung und dem oft dumpfen, diffusen Schmerzcharakter. Bei lokaler Schwellung mit Überwärmung besteht eine Feuchte-Hitze, bei der sich die Anwendung von Moxibustion verbietet.

Blut (Xue) und Qi

Bei lokalisiertem stechenden Schmerz spricht die traditionelle chinesische Medizin von einer Blut-Stase die durch lokale Ableitung und über Mi 10 oder Bl 17 adressiert werden kann. Aus westlicher Sicht ist von einer strukturellen oder entzündlichen Komponente im Schmerzgeschehen auszugehen.

Zangfu

Erkrankungen der Sehnen werden aus Sicht der traditionellen chinesischen Medizin den Fks der Leber und Gallenblase zugeordnet. Diese Zuordnung erweist sich im klinischen Kontext für die Akupunkturbehandlung als wenig hilfreich.

Chinesische Arzneitherapie

☞ Tabelle 10.10 s. u.

Durchführung der Behandlung
Bei Symptomen von Verstopfung der Netzgefäße durch Schleim-Feuchtigkeit (sehr chronischer, schmerzhafter Verlauf, Ansammlung von Flüssigkeit, Verdickung des Gleitgewebes evtl. mit Bildung von Knötchen oder Zysten) empfiehlt sich die Ergänzung von Rhiz. Pinelliae, Poria und Sem. Sinapis unter evtl. Weglassung einiger Arzneimittel gegen Wind-Feuchtigkeit.

▸▸ Weitere Therapiemöglichkeiten

Tuina
Sinnvolle Handgrifftechniken der *Tuina* umfassen Maßnahmen zur Dehnung der Muskulatur, Friktion der Ansatzzonen, vorsichtige Mobilisation der Sehnengleitwege und auch die segmentale Behandlung der Halswirbelsäule und Lendenwirbelsäule.

Ohrakupunktur
☞ Kap. 6.9.1.

TENS
Nicht gut geeignet zur Behandlung bei Schmerzen, kann aber im Sinn einer Iontophorese mit Elektrodenlokalisation im Bereich der Ansatzzone oder im Sehnenverlauf eingesetzt werden.

10.10 Brustwirbelsäulensyndrome

Schmerzen und Bewegungseinschränkung sind die Kernsymptome eines Brustwirbelsäulensyndroms. Die Spanne der Symptomatik ist darüber hinaus breit: Von akuten Beschwerden über chronisch rezidivierende zu chronischen Dauerschmerzen und von Beschwerden ohne Fehlhaltung über aktuelle Schonhaltungen zu Schmerzen auf dem Boden strukturell fixierter Fehlhaltungen. Je nach Altersgruppe, Geschlecht und Konstitution ergeben sich verschiedene Erwägungen zur Pathogenese. Wenn im Folgenden vom Brustwirbelsäulensyndrom die Rede ist, wird der Ausschluss systemischer, entzündlicher oder lokaler struktureller Erkrankungen ebenso vorausgesetzt, wie eine internistische Abklärung, ob therapierefraktäre oder rezidivierende Beschwerden als äußeres Erscheinungsbild cardialer oder pulmonaler Störungen zu werten sind.

Stellenwert der Akupunktur

- Aus Sicht des Autors: Gute Indikation, in mehreren Behandlungsphasen mit differenten Zielen
- Einsatz: In der Frühphase vorwiegend im Rahmen der Schmerzhemmung, in der subakuten Phase zur

Tabelle 10.10 Chinesische Arzneitherapie

Syndrommuster	Arzneitherapie
(Qi-Leere mit) Invasion von Kälte-Feuchtigkeit in die Sehnen	• *Juan bi tang* aus *bai yi xuan fang* (CAB 223) mit Rad. Paeoniae alba/lactiflora statt Rad. Paeoniae Rad. Paeoniae rubrae + Rad. Clematidis, Ram. Cinnamomi und Caulis Spatholobi, bei stärkerer Kälte-Symptomatik auch + Herba Asari • Bei reinen Fülle-Zuständen kann Rad. Astragali evtl. weggelassen werden. • Bei Umwandlung von Kälte-Feuchtigkeit in Hitze Ersatz von Rhiz. seu Rad. Notopterygii durch Rhiz. Anemarrhenae und Herba Siegesbeckiae
Qi-Stagnation und Blut-Stase	• *Huo luo xiao ling dan* (CAB 366) (evtl. in leichteren Fällen – Gummi Olibanum) + Rhiz. Curcumae longae, Ram. Mori, Rad. (Ligustici) *Chuanxiong* und Caulis Spatholobi *(Jixuefeng)* • Bei (lokaler) Blut-Leere mit Mangelversorgung der Sehnen + Rad. Paeoniae albae/lactiflorae und Rad. Polygoni multiflori

Muskeldetonisierung und Deaktivierung von Triggerpunkten, in der Restitutionsphase zur Unterstützung der physiotherapeutischen Maßnahmen die auf Besserung der Kraftausdauer zielen, v. a. bei sekundärer Rehabilitation auf dem Boden fixierter Fehlhaltungen, bei visceraler Begleitsymptomatik als ganzheitlicher Verfahrensansatz
- Häufig ist ein Therapieansatz mit Einbeziehung von manualtherapeutischen Ansätzen indiziert, da die biomechanischen Anteile des neuromuskuloskelettalen Aufbaus komplex strukturiert sind und zur Fehlsteuerung neigen.

Westliche Medizin
▸ Epidemiologie
Prävalenz: Häufiges Krankheitsbild der orthopädischen Primärversorgung, überwiegend sekundär bei funktionellen und strukturellen Kyphosen und Kyphoskoliosen.

▸ Klinik
- Lokalisation betrifft meist einzelne oder wenige Segmente der Brustwirbelsäule, seltener die gesamte Brustwirbelsäule
- Schmerz vor allem in der mittleren Brustwirbelsäule, überwiegend mit einseitiger Ausstrahlung, daneben auch Störungen der Übergangsregionen im cervicothorakalen und thorakolumbalen Abschnitt, meist verknüpft mit Störungen der Nachbarregionen
- Begleitsymptomatik: Nach ventral übertragener oder auch visceraler Schmerz, z. B. präcordial, Oberbauch
- Häufig Beteiligung der Nachbarregionen: Der Halswirbelsäule bei oberem Brustwirbelsäulensyndrom, der Lendenwirbelsäule und Beckenregion bei unterem Brustwirbelsäulensyndrom.

▸ Pathophysiologie
- Einfaches Modell für akute Schmerzen: Neuromuskulärer Mechanismus der Schmerzgenese mit Funktionsstörung der kleinen Wirbelgelenke und Costotransversalgelenke und Verspannung der autochthonen oligosegmentalen Muskulatur
- Multifaktorielle Ätiologie mit psychosomatischen Faktoren bei evtl. teilfixierter Fehlhaltung oft gekennzeichnet durch Kyphose der Brustwirbelsäule, mit der Folge, dass die körperliche Gestalt kleiner und zurückgenommen wirkt, auch verknüpft mit Haltungsschwäche im Gegensatz zum aufrechten Gang. Hierbei häufig Verspannung der langen Bahnen der Muskulatur, M. iliocostalis, M. costocervicalis
- Multifaktorielle Ätiologie mit somatisch-strukturellen Faktoren bei struktureller, fixierter Fehlstellung durch Wirbelkörpersinterung, Skoliose, M. Scheuermann, M. Bechterew, M. Forrestier
- Vielfältige vertebroviscerale reflektorische Bezüge.

▸ Diagnostik
- Anamnestisch sind Auslöser, Verstärkung oder Verbesserung durch Faktoren wie Ruhe oder Bewegung, dynamische und/oder statische Beanspruchung und Vorerkrankungen und Beschwerden auch auf internistischem Gebiet, Verletzungen und vorangegangene operative Interventionen abzugrenzen
- Bei chronischem Verlauf, vegetativer Begleitsymptomatik oder Zeichen der Schmerzchronifizierung sinnvoller Einsatz eines Schmerzfragebogen
- Körperliche Untersuchung mit Blick auf Haltungsauffälligkeiten in seitlicher und hinterer Ansicht, Stellung des Beckens, der Taillendreiecke, Schulterblatt und Schulterhöhe, Rotationszeichen wie Rippenbuckel, Asymmetrien und Hypotrophien, Prüfung der geführten aktiven Arbeitsbewegung in allen Ebenen, v. a. der Seitneigung, dabei Erfassung des Endgefühls und Erfassung von Harmoniestörungen der Seitneigung, Palpation der regionalen Muskelgruppen und in Frage kommender Triggerpunkte. Dehnbarkeitsprüfung der regionalen, insbesondere der zur Verkürzung neigenden Muskelgruppen wie M. quadratus lumborum, M. erector trunci, M. levator scapulae, palpatorische und funktionelle Prüfung der inspektorisch auffälligen oder anamnestisch angegebenen Wirbelsäulensegmente, Prüfung der Kibler-Falte unter Berücksichtigung des Dermatomshifts, ggf. Untersuchung vorhandener Narbenbildungen z. B. auf Hyperästhesie und Verschieblichkeit
- Bildgebende Diagnostik: Zur Ausschlussdiagnostik und bei Manualtherapie mit Impuls nativradiologische Untersuchung in 2 Ebenen, bei Verdacht auf strukturelle ossäre Schädigung evtl. CT, bei Verdacht auf strukturale Weichteilschädigung evtl. NMR, bei Verdacht auf Entzündung oder Filia Knochenszintigrafie.

▸ Differenzialdiagnose

Die Differenzialdiagnose betrifft orthopädische und internistische Krankheitsbilder. Einige wichtige Beispiele:

- Orthopädisch: Wirbelsäulenmiss- und -fehlbildungen, rheumatische Erkrankungen wie M. Bechterew, Versteifungen der Brustwirbelsäule bei M. Forrestier, der assoziiert zum Diabetes mellitus auftritt, Residuen nach stumpfem Thoraxtrauma, ossärer Schmerz z. B. im Rahmen eines Tumorleidens oder nach Wirbelkörpersinterung bei Osteoporose
- Nervenärztlich: Depression, Somatisierungsstörung, neuropathische und Nervenkompressionsschmerzen im Segment oder peripheren Nerven der Brustwirbelsäule z. B. bei Zoster
- Internistisch: Cardiale und pulmonale Erkrankungen, aber auch Erkrankungen des Oberbauchs, insbesondere des Magens können zu Schmerzen in Projektion auf die mittlere, bzw. obere Brustwirbelsäule führen.

▸ Therapie

Aufklärung

- Festlegung und Erläuterung der Behandlungsziele und Behandlungsstrategie, meist letztlich Aufrichtung der Brustwirbelsäule und muskuläre Stabilisierung
- Aufklärung über die Risiken einzusetzender Medikamente, die spezifischen Risiken von Injektionen, manualtherapeutischer Verfahren und evtl. anderer geplanter Interventionen
- Abgrenzung von Leistungen der GKV und individuellen Gesundheitsleistungen, ggf. Honorarvereinbarung
- Frühzeitige Erläuterung der Behandlungsschritte die eine aktive Mitarbeit erfordern, insbesondere aktive Eigenübungen zur Aufrichtung der Brustwirbelsäule.

Infiltrationsverfahren

- Therapeutische Lokalanästhesie mit 2–5 ml Lidocain 1% und/oder Bupivacain 0,25% an die Gelenkkapsel der kleinen Wirbelgelenke und Costotransversalgelenke, evtl. mit Zusatz von Komplexhomöopathika z. B. Zeel® oder Traumeel®, bei starker Reizung auch 10 mg Triamcinolon oder 1 Amp. Lipotalon unter Beachtung der anatomischen Verhältnisse und Vermeidung des interkostalen Raumes durch Zweifingertechnik oder bildgestützte Intervention
- Bei Skoliosen und Fehlstellungen ist eine bildgestützte Infiltrationstechnik sicherer, dabei reicht ein modernes Bildverstärkersystem in der Regel aus, bei speziellen Indikationen auch durch Schnittbildgebung wie z. B. durch CT.

Physiotherapie

- Mobilisation betroffener Gelenke der Brustwirbelsäule und der Rippengelenke
- Dehnbarkeitsverbesserung beteiligter verkürzter Muskelgruppen, v. a. des M. iliocostalis, M. quadratus lumborum und M. pectoralis
- Tonisierung beteiligter abgeschwächter Muskelgruppen, v. a. der tiefen Bauchmuskulatur
- Haltungskorrektur zur Aufrichtung der Brustwirbelsäule
- Erarbeitung physiologischer und ökonomischer Haltungs- und Bewegungsmuster
- Einüben wesentlicher Eigenübungen zur Dehnung und Kräftigung.

Psychotherapie und Ordnungstherapie

- Aufklärung des Patienten über Ursache und Modalitäten seiner Beschwerden
- Einhalten eines regelmäßigen Übungsprogramms zur Besserung der Kraftausdauer
- Hilfestellung zur Gewichtsreduktion.

Physikalische Therapie

- Traktion zur Entlastung passiver Strukturen der Brustwirbelsäule
- Wärmetherapie zur Entspannung der paravertebralen Muskulatur
- TENS und Elektrotherapie zur Dämpfung der Schmerzwahrnehmung paravertebral der Brustwirbelsäule.

Orthesen

- Hilfsmittelversorgung zur Steigerung der propriozeptiven Wahrnehmung und Verbesserung der muskulären Stabilisierung im Sinn eines Mieders

Cave: Versorgung so aktiv wie möglich. Mieder führen bei richtiger Konstruktion zu einer Ökonomisierung der muskulären Stabilisierung. Fixierende Korsettkonstruktionen bewirken eine muskuläre Minderbeanspruchung und Hypotrophie.

10.10 Brustwirbelsäulensyndrome

- Hilfsmittelversorgung zur äußeren Stabilisierung bei schweren Deformitäten der Brustwirbelsäule und Lendenwirbelsäule.

Medikamentöse Therapie
- Akut: Antiphlogistische Therapie mit NSAR (z. B. 3 × 50 mg Diclofenac oder 3–4 × 600 mg Ibuprofen), bei gegebener Anamnese und Risikofaktoren auch mit Coxiben
- Akut bei starker Schmerzhaftigkeit und erheblichem Funktionsdefizit z. B. bei osteoporotischen Sinterungen: auch Infusionstherapie mit Opiatanalgetika
- Chronisch bei persistierender Entzündungsschmerzhaftigkeit: antiphlogistische Therapie mit NSAR und schwach wirksamen Opioiden
- Chronisch bei starker Schmerzhaftigkeit: antiphlogistische Therapie mit NSAR ergänzt um Opiatanalgetika in Verbindung mit Koanalgetika und ggf. Obstipationsprophylaxe
- Chronisch zur Muskeldetonisierung mit vornehmlich peripherer Wirkung: Tolperison 50 mg (Mydocalm® 3-mal tgl. 1–3 Filmtabletten).

Operative und interventionelle Therapie
- In der Regel nicht indiziert
- Bei Therapieresistenz Denvervierungsoperation peripher im Bereich der Gelenkkapsel und Muskelansätze
- Bei frischen osteoporotischen Sinterungen wird derzeit die Stabilisierung durch mikroinvasiv in den Wirbelkörper eingebrachten Zement erprobt (Vertebroplastik/Kyphoplastik)
- Bei schweren oder instabilen Fehlstellungen der Brustwirbelsäule kann eine Spondylodese erwogen werden.

▸▸ Prognose
Die Prognose quo ad vitam ist in der Regel gut, hinsichtlich des Schmerzes eingeschränkt, ein chronischer und rezidivierender Verlauf ist häufig. Vor allem strukturelle Schädigungen erfordern ein kompensatorisches Rehabilitationsprogramm, dessen Erfolgsaussichten von Ort und Ausmaß der Schädigung, vom Alter und der Fähigkeit des Patienten abhängen, wesentliche Elemente dieses Programms im Alltag zur Krankheitsbewältigung umzusetzen.

Traditionelle chinesische Medizin

▸▸ Pragmatische Therapie mit Akupunktur
Basispunkte

Lokalpunkte	Bl 43, Bl 47, Bl 13, 15, 17, 20, 21, Gb 25
Fern- und systemische Punkte	Bl 57, Bl 60, Bl 62, Dü 3, Dü 6, Bl 10

Punkte nach Schmerzlokalisation (zusätzlich)

Lokalisation ausstrahlender Schmerzen	Lokoregionale Punkte	Fernpunkte
Thorax ventral	Ren 17, Ren 15	Pe 6
Oberbauch	Ren 12, Le 13	Pe 6, Ma 36
Nacken und Hinterkopf	Bl 10, Du 14	Bl 60, Dü 3
Ulnare Brachialgie	He 3, Dü 8	He 7, Dü 3

Punkte nach Begleiterscheinungen (zusätzlich)

Symptome	Punkte
Übelkeit, Erbrechen	Ren 12, Pe 6
Allgemeine Kraftlosigkeit	Ni 3, Mi 4, Mi 6, Ma 36, Ren 6
Palpitationen, thorakale Enge	Pe 6, Pe 5, He 7

Durchführung der Behandlung
- Punktauswahl:
  - Akuttherapie in der Frühphase: Lokale *Ashi*-Punkte, Triggerpunkte der regionalen Muskulatur, 2–3 Fernpunkte nach Schmerzlokalisation, ergänzend evtl. Punkte nach Symptomen
  - Strategische Therapie nach der Akutphase: Lokale *Ashi*-Punkte, Triggerpunkte der regionalen Muskulatur, 2–3 Fernpunkte nach Schmerzlokalisation, ergänzend evtl. Punkte nach Symptomen
  - Bei Zeichen der Schmerzchronifizierung, polytoper Schmerzhaftigkeit und Funktionsstörung, dominanten vegetativen Begleitsymptomen oder Therapieresistenz Einbeziehung von Syndromdiagnose und Punkten nach Syndrommuster; Mikrosystem-Akupunktur, Phytotherapie und weiteren Verfahren
- Verbleib der Nadeln: Ca. 20–30 Minuten unter 1–3 maliger Stimulation

- Stimulationsart: Lokal ableitend und Durchgängigkeit herstellen, Fernpunkte ableitend je nach Konstitution des Patienten, ggf. syndromorientierte Punkte gemäß der Syndromdiagnose, in der Attacke stärker als im schmerzfreien Intervall
- Behandlungsfrequenz:
  - Behandlungsserie von 10–15 Sitzungen
  - Zu Beginn jeden 2.–4. Tag
  - Später 1-mal wöchentlich vorteilhaft mit begleitender Physiotherapie/*Tuina*
  - In der Konsolidierungsphase begleitend im Rahmen der Trainingstherapie 1 Behandlung alle 1–4 Wochen möglich oder
  - Falls erforderlich erneute Serie nach $1/2$–1 Jahr Pause.

▸▸ Brustwirbelsäulensyndrome aus Sicht der TCM

In der traditionellen chinesischen Medizin nach dem Leitbahnkonzept wird eine topografische Zuordnung bei Brustwirbelsäulenbeschwerden zur Blasen-*Taiyang*-Leitbahn getroffen. Die zugrunde liegende Vorstellung ist die einer fehlenden Durchgängigkeit von Leitbahnen und Kollateralen, die primäre Aufgabe besteht darin, diese Durchgängigkeit wieder herzustellen. Schmerzen und Funktionsstörungen sollten sich danach wieder zurückbilden.

Die Schmerzmodalitäten können weiter differenziert werden, in der Regel können bei akuten Beschwerden die Theoreme des Konzepts von Blut *(Xue)* bzw. *Qi* und die Differenzierung nach äußeren pathogenen Faktoren *Liuxie* zum Tragen kommen.

Differenzierung der häufigsten Syndrommuster

Blut (Xue) und Qi
Der lokalisierte, stechende Schmerz einer Blockierung der Wirbelgelenke oder Costotransversalgelenke entspricht nach der traditionellen chinesischen Medizin einer Blut-Stase und kann neben Ausleitung über Lokalpunkte auch zusätzlich über Mi 10 oder Bl 17 adressiert werden, der damit nicht nur Lokalpunkt ist.

Der unscharf begrenzte, regionale Schmerz, eine *Qi*-Stagnation, wird über die lokalen Akupunkturpunkte, die *Ashi*-Punkte und lokoregionalen Triggerpunkte mit dem Ziel behandelt die Durchgängigkeit herzustellen. Ergänzende Punkte zur Bewegung des *Qi* und Beseitigung der Stagnation werden in der Regel eingesetzt.

Da Blut *(Xue)* und *Qi* in einer dialektischen Beziehung stehen, kommen Störungen in beiden Aspekten häufig vor.

Zangfu
Chronische Schmerzen sind in der Regel mit Veränderungen und Störungen auf psychischer und vegetativer Ebene verknüpft. Stehen diese im Vordergrund oder machen einen wesentlichen Aspekt einer integrativen Diagnose aus, wird eine Differenzierung nach den Funktionskreisen und *Zangfu* nötig. Hierzu zählen im Bereich der BWS je nach Abschnitt Symptome der Funktionskreise Herz und Lunge, aber auch Magen, Leber und Milz (oberer, mittlerer Abschnitt), Nieren, Blase und Dickdarm (mittlerer, unterer Abschnitt).

Drei Erwärmer
Bei Beschwerden der Brustwirbelsäulenregion die mehrere Funktionskreise betreffen, kann die Analyse auch nach dem Konzept der Drei Erwärmer erfolgen, betroffen ist dann in der Regel der obere Erwärmer bei Funktionsstörungen der oberen Brustwirbelsäule, der mittlere Erwärmer aus den Segmenten der unteren Brustwirbelsäule, in denen auch die Zustimmungspunkte von Magen (Bl 20) und Milz (Bl 21) liegen. Störungen aus der unteren Brustwirbelsäule können auch Auswirkungen bis in die Region des unteren Erwärmers haben.

Die therapeutischen Aspekte, die sich im Rahmen einer somatoformen Schmerzstörung ergeben, werden an anderer Stelle beschrieben (☞ Kap. 17).

▸▸ Therapie nach Syndrommustern

Reizarten nach Syndrommuster

Aus der Analyse nach pathogenen Faktoren ergeben sich neben der Wahl des Akupunkturpunkts auch Möglichkeiten die Reizarten differenzierter zu gestalten (☞ „Allgemeine Leitlinien"). An der Brustwirbelsäule bietet sich neben der *Tuina* s. u. auch die Anwendung einer Schröpfmassage zur Ausleitungsbehandlung an.

Chinesische Arzneitherapie
☞ Tabelle 10.11 siehe Seite 365.

Durchführung der Behandlung
Chinesische Arzneitherapie kann hier die schmerzstillende und muskelentspannende Wirkung einer Akupunkturbehandlung deutlich verbessern.

Tabelle 10.11 Chinesische Arzneitherapie

Syndrommuster	Arzneitherapie
Invasion von Wind-Kälte	*Gui zhi jia ge gen tang* (CAB 34) + Rhiz. seu Rad. Notopterygii und Rad. Angelicae pubescentis bei ausgeprägter Kälte-Symptomatik und sehr starken Schmerzen auch + Rad. lateralis Aconiti praep.
Leber-*Qi*-Stagnation	*Xiao yao san* (CAB 161) – Herba Menthae und Rhiz. Atractylodis macrocephalae, + Rad. Puerariae, Rhiz. seu Rad. Notopterygii, Pericarp. Citri reticulatae viride, Rad./Tub. Curcumae und (bei starken Schmerzen) Fruct. (Meliae) Toosendan
Qi-Stagnation und Blut-Stase	*Shen tong zhu yu tang* (CAB 352) – Faeces Trogpteri seu Pteromi (wegen Complianceproblemen) + Rhiz. Corydalis

▸▸ Weitere Therapiemöglichkeiten

Qigong
Übungen des *Qigong* vermitteln eine aufrechte und locker gespannte Körperhaltung mit Aufrichtung der Brustwirbelsäule und Streckung des cervicothorakalen und thorakolumbalen Übergangs. Dies ist im Kontext eines Brustwirbelsäulensyndroms sehr häufig ein sinnvolles therapeutisches Ziel.

Tuina
Sinnvolle Ergänzung, auch in Kombination mit Akupunktur um Leitbahnen durchgängig zu machen, notwendige Ergänzung um arthrogene Störungen zu mobilisieren und die muskuläre Dehnbarkeit herzustellen, insoweit dies nicht durch westliche Physiotherapie geleistet wird.

Ohrakupunktur
☞ Kap. 6.9.1.

TENS
Mäßig geeignet zur Selbstbehandlung bei Dauerschmerzen. Elektrodenlokalisation je nach Schmerzlokalisation bilateral paravertebral.

10.11 Chronischer Rückenschmerz

Chronisch rezidivierende lumbale Schmerzen und schmerzhafte Bewegungseinschränkung sind die Kernsymptome eines lokalen Lendenwirbelsäulensyndroms, das in der englischsprachigen Literatur meist als „low back pain" bezeichnet, in hiesigen, algesiologisch motivierten Veröffentlichungen als unspezifischer Rückenschmerz angesprochen wird. Wenn im Folgenden von chronischem Rückenschmerz die Rede ist, wird der Ausschluss systemischer, entzündlicher oder lokalisierter struktureller Erkrankungen vorausgesetzt. Abzugrenzen sind darüber hinaus aus klinisch-therapeutischen Gründen Rückenschmerzen, die nach einer operativen Intervention aufgetreten sind oder trotz dieser fortbestehen, und Rückenschmerzen, die mit einer Ausstrahlung ins Bein, einer Ischialgie, verknüpft sind. Die Spanne der verbleibenden Symptomatik ist darüber hinaus jedoch immer noch breit.

Hinsichtlich der Akuität reicht sie von akuten Beschwerden im Rahmen eines chronisch rezidivierenden Verlaufs zu chronischen Dauerschmerzen, hinsichtlich der strukturellen Rahmenbedingungen von Beschwerden ohne Fehlhaltung über aktuelle Schonhaltungen zu Schmerzen auf dem Boden strukturell fixierter Fehlhaltungen. Je nach Altersgruppe, Geschlecht und Konstitution ergeben sich hieraus verschiedene Erwägungen zur Pathogenese und therapeutischen Ansätzen.

Stellenwert der Akupunktur
- Aus Sicht des Autors: Gute Indikation
- Einsatz: In der akuten Phase vorwiegend im Rahmen der Schmerzhemmung und Verbesserung der Beweglichkeit, in der subakuten und chronischen Phase zur Muskeldetonisierung und Deaktivierung von Triggerpunkten, in der Restitutionsphase zur Unterstützung der physiotherapeutischen Maßnahmen die auf Besserung der Kraftausdauer zielen
- Häufig ist ein Therapieansatz mit Einbeziehung von manualtherapeutischen Ansätzen indiziert.
- Mittelfristig sollten Behandlungen auch die sekundär und tertiär präventiven Aspekte der Verbesserung der Kraftausdauer der die Lendenwirbelsäule stabilisierenden Muskulatur mit einbeziehen.

Westliche Medizin

▸▸ Klinik
- Lokalisation des Schmerzes betrifft meist die unteren Segmente der Lendenwirbelsäule, manchmal die untere Lendenwirbelsäule mit Ausstrahlung in die Sakralregion und die Glutealregion, seltener wird die gesamte Lendenwirbelsäule oder die obere Lendenwirbelsäule hinaufziehend zur Brustwirbelsäule als schmerzhaft angegeben.
- Begleitsymptomatik: Manchmal kann auch ein visceraler Schmerz, z. B. im Bereich der Blase und der Leistenregion oder eine viscerale Symptomatik im Bereich des Darms auftreten.

▸▸ Pathophysiologie
- Im Vordergrund steht ein Nozizeptorschmerz, dabei sind verschiedene Anteile der Lendenwirbelsäule mit Nozizeptoren besetzt, z. B.:
  - Wirbelgelenke und Kapseln
  - Bänder, die in längs verlaufender Richtung die Wirbelsegmente ventral und dorsal der Wirbelkörper, im Bereich der Wirbelbogen und zwischen den Dorn- und Querfortsätzen verbinden
  - Bänder zu den Darmbeinen und zum Sakrum hin
  - Muskeln des Erector trunci, die medial und tief gelegen oligosegmental, lateral und oberflächlicher gelegen mehrsegmental als lange Bahnen ziehen
  - Weitere Muskeln des Rumpfes und der Beckenregion
  - Die Fascienumhüllungen der Muskeln
  - Deren Ansatzzonen
  - Die Wirbelkörper, insbesondere im Bereich der Grund- und Deckplatten und angrenzen
  - Die Bandscheibenringe (Anulus fibrosus)
  - Die Nervenhäute des Rückenmarkssacks und der seitlich abgehenden Nervenwurzeltaschen
- Ein einfaches somatisches Modell kann für akute Schmerzen gelten: Neuromuskulärer Mechanismus der Schmerzgenese mit Funktionsstörung der kleinen Wirbelgelenke und Verspannung der autochthonen oligosegmentalen Muskulatur
- Bei chronischen Schmerzen multifaktorielles Geschehen mit psychosomatischen Aspekten, veränderter peripherer und zentraler Schmerzverarbeitung, teilfixierter Fehlhaltung mit veränderter statischer Belastung und Belastbarkeit
- Vertebroviscerale, reflektorische Bezüge.

■ **Möglicher Wirkmechanismus der Akupunktur: Muskelentspannung, Schmerzhemmung auf spinaler Ebene, Schmerzhemmung durch Aktivierung des nozifensiven Systems.** ■

▸▸ Diagnostik
- Anamnestisch sind Ort, Dauer, Stärke der Beschwerden, deren Auslösung, Verstärkung oder Verbesserung durch Faktoren wie Ruhe oder Bewegung, dynamische und/oder statische Beanspruchung und Vorerkrankungen und Beschwerden auch auf internistischem Gebiet, Verletzungen und vorangegangene operative Interventionen abzugrenzen.
- Bei chronischem Verlauf, vegetativer Begleitsymptomatik oder Zeichen der Schmerzchronifizierung Einsatz eines Schmerzfragebogens sinnvoll
- Körperliche Untersuchung mit Blick auf Haltungsauffälligkeiten in seitlicher und hinterer Ansicht, Stellung des Beckens, der Taillendreiecke, Beinstatik Rotationszeichen wie Lendenwulst, Asymmetrien und Hypotrophien, Prüfung der geführten aktiven Arbeitsbewegung in allen Ebenen, v. a. der Seitneigung, dabei Erfassung des Endgefühls und Erfassung von Harmoniestörungen der Seitneigung, Palpation der regionalen Muskelgruppen und in Frage kommender Triggerpunkte. Dehnbarkeitsprüfung der regionalen, insbesondere der zur Verkürzung neigenden Muskelgruppen wie M. quadratus lumborum, M. erector trunci, Mm. ischiocrurales, M. rectus femoris, palpatorische und funktionelle Prüfung der inspektorisch auffälligen oder anamnestisch angegebenen Wirbelsäulensegmente, ggf. Untersuchung vorhandener Narbenbildungen z. B. auf Hyperästhesie und Verschieblichkeit
- Bildgebende Diagnostik: Zur Ausschlussdiagnostik und bei Manualtherapie mit Impuls nativradiologische Untersuchung in 2 Ebenen, bei Verdacht auf strukturelle ossäre Schädigung evtl. CT, bei Verdacht auf strukturale Weichteilschädigung evtl. NMR, bei Verdacht auf Entzündung oder Filia Knochenszintigrafie.

▸▸ Differenzialdiagnose
Die Differenzialdiagnose betrifft orthopädische und internistische Krankheitsbilder. Einige wichtige Beispiele:
- Orthopädisch: Wirbelsäulenmiss- und -fehlbildungen, Skoliosen, rheumatische Erkrankungen wie

10.11 Chronischer Rückenschmerz

M. Bechterew, Versteifungen der Lendenwirbelsäule bei M. Forrestier, der assoziiert zum Diabetes mellitus auftritt, ossärer Schmerz z.B. im Rahmen eines Tumorleidens mit Filiae
- Nervenärztlich: Depression, Somatisierungsstörung, neuropathische und Nervenkompressionsschmerzen im Segment oder peripheren Nerven der Lendenwirbelsäule
- Internistisch: Nierenerkrankungen, aber auch Erkrankungen des Retroperitoneums, insbesondere des Pankreas können zu Schmerzen in Projektion auf die obere Lendenwirbelsäule führen.

▸▸ Therapie

Aufklärung
- Festlegung und Erläuterung der Behandlungsziele und Behandlungsstrategie, meist letztlich muskuläre Stabilisierung der Lendenwirbelsäule und evtl. Aufrichtung der Lendenwirbelsäulenlordose
- Aufklärung über die Risiken einzusetzender Medikamente, die spezifischen Risiken von Injektionen, manualtherapeutischer Verfahren und evtl. anderer geplanter Interventionen
- Abgrenzung von Leistungen der GKV und individuellen Gesundheitsleistungen, ggf. Honorarvereinbarung
- Frühzeitige Erläuterung der Behandlungsschritte die eine aktive Mitarbeit erfordern, insbesondere aktive Eigenübungen zur Stabilisierung der Lendenwirbelsäule.

Infiltrationsverfahren
- Therapeutische Lokalanästhesie mit 2–5 ml Lidocain 1% und/oder Bupivacain 0,25% an die Gelenkkapsel der kleinen Wirbelgelenke und Costotransversalgelenke, evtl. mit Zusatz von Komplexhomöopathika z.B. Zeel® oder Traumeel®, bei starker Reizung auch 10–40 mg Triamcinolon oder 1 Amp. Lipotalon
- Peridurale Injektionsverfahren von dorsalem oder sakralem Zugang aus sind insbesondere bei mehrsegmentalem Befund, Reizungen im Bereich des Lig. longitudinale posterior oder schmerzhaften Nozizeptorreizungen bei Bandscheibenprotrusionen indiziert; erhöhte Anforderung an technische Fertigkeit des Therapeuten; verschiedene Mengen, Mischungen und Konzentrationen von Lokalanästhetika, Steroiden, Vitaminen, Enzymen, Opioiden sind üblich, z.B. 10 ml Bupivacain 0,125% mit 1 Amp. Lipotalon; spezielle Injektionsnadeln vermindern das Risiko einer Duraverletzung
- Sklerosierungsbehandlung im Bereich der Gelenke, Kapseln und Bandansätze, insbesondere bei generalisierter oder segmentaler Hypermobilität
- Denervierungsbehandlung der kleinen Wirbelgelenke mit Alkohol bei Therapieresistenz aktivierter Facettarthrose und positiver diagnostischer Lokalanästhesie
- Bei Skoliosen und Fehlstellungen ist eine bildgestützte Infiltrationstechnik sicherer, dabei reicht ein modernes Bildverstärkersystem in der Regel aus, bei speziellen Indikationen auch durch Schnittbildgebung wie z.B. durch CT.

Physiotherapie
- Mobilisation betroffener Gelenke der Lendenwirbelsäule und der Gelenke des Beckenrings
- Dehnbarkeitsverbesserung beteiligter verkürzter Muskelgruppen, v.a. Mm. ischiocrurales, M. piriformis, M. iliocostalis, M. quadratus lumborum und M. iliopsoas, M. rectus femoris
- Tonisierung beteiligter abgeschwächter Muskelgruppen, v.a. der tiefen Bauchmuskulatur
- Haltungskorrektur zur Aufrichtung des Beckens
- Erarbeitung physiologischer und ökonomischer Haltungs- und Bewegungsmuster
- Einüben wesentlicher Eigenübungen zur Dehnung und Kräftigung.

Psychotherapie und Ordnungstherapie
- Aufklärung des Patienten über Ursache und Modalitäten seiner Beschwerden
- Einhalten eines regelmäßigen Übungsprogramms zur Besserung der Kraftausdauer
- Ggf. Hilfestellung zur Gewichtsreduktion.

Physikalische Therapie
- Traktion und Stufenlagerung zur Entlastung passiver Strukturen der Lendenwirbelsäule und der Wirbelgelenke
- Wärmetherapie zur Entspannung der paravertebralen Muskulatur
- TENS und Elektrotherapie zur Dämpfung der Schmerzwahrnehmung paravertebral der Lendenwirbelsäule.

Orthesen

- Hilfsmittelversorgung zur Steigerung der propriozeptiven Wahrnehmung, zur Verbesserung der muskulären Stabilisierung und Durchblutung im Sinn einer Bandage oft ausreichend
- Hilfsmittelversorgung im Sinn eines Mieders v. a. bei degenerativen Skoliosen und muskulärer Insuffizienz
- Hilfsmittelversorgung zur äußeren Stabilisierung bei schweren Deformitäten und Strukturdefiziten der Lendenwirbelsäule.

> **Cave:** Versorgung so aktiv wie möglich. Bandagen und Mieder können bei richtiger Indikation und Konstruktion zu einer Ökonomisierung der muskulären Stabilisierung führen, übermäßig fixierende Korsettkonstruktionen führen zu einer muskulären Minderbeanspruchung und Hypotrophie.

Medikamentöse Therapie

- Akut:
  - Antiphlogistische Therapie mit NSAR (z.B. 3×50 mg Diclofenac oder $3-4 \times 600$ mg Ibuprofen), bei gegebener Anamnese und Risikofaktoren auch mit Coxiben
  - Bei starker Schmerzhaftigkeit und erheblichem Funktionsdefizit z.B. bei osteoporotischen Sinterungen auch orale oder Infusionstherapie mit Opiatanalgetika
- Chronisch:
  - Bei persistierender Entzündung antiphlogistische Therapie mit NSAR, analgetische Therapie mit peripheren Analgetika und/oder schwach wirksamen Opioiden
  - Bei starker Schmerzhaftigkeit antiphlogistische Therapie mit NSAR ergänzt um Opiatanalgetika in Verbindung mit Koanalgetika und ggf. Obstipationsprophylaxe
  - Zur Muskeldetonisierung mit vornehmlich peripherer Wirkung Tolperison 50 mg (Mydocalm® 3-mal tgl. 1–3 Filmtabletten).

Operative und interventionelle Therapie

- In der weit überwiegenden Mehrzahl der Fälle nicht indiziert
- Bei Therapieresistenz und arthrogenem Schmerz: mikrointerventionelle Denervierungsoperation im Bereich der Gelenkkapsel der Facetten, z. B. als Kryoläsion, Radiofrequenzläsion, thermische oder chemische Denervierung
- Bei frischen osteoporotischen Sinterungen wird derzeit die Stabilisierung durch mikroinvasiv in den Wirbelkörper eingebrachten Zement erprobt (Vertebroplastik/Kyphoplastik)
- Bei schweren oder instabilen Segmentstörungen oder Olisthesen der Lendenwirbelsäule kann eine Spondylodese erwogen werden
- Kontraindikationen ergeben sich häufig aus den primär oder sekundär veränderten psychosozialen Strukturmerkmalen chronischer Rückenschmerzkranker.

▸▸ Prognose

Die Prognose quo ad vitam ist zwar in der Regel gut, hinsichtlich des Schmerzes aber häufig sehr eingeschränkt, ein chronischer und rezidivierender Verlauf ist häufig. Bei fehlenden, aber auch nachweisbaren strukturellen Schädigungen sind psychosoziale Veränderungen wesentliches Moment protrahierter Schmerzen und oft einer Therapie nicht ohne weiteres zugänglich.

Traditionelle chinesische Medizin

▸▸ Pragmatische Therapie mit Akupunktur

Basispunkte

Lokalpunkte	Bl 23, Bl 25, Bl 24, Bl 26, Bl 31–34, Bl 52, Bl 54, Gb 25, Gb 26, Ex-R 2 *(Huatuojiaji)*, Ex-R 8 *(Shiqizhuixia)*, Ex-R 7 *(Yaoyan)*, Ex-R 6 *(Yaoyi)*
Fern- und Erfahrungspunkte	Bl 40, Bl 37, Bl 57, Dü 3, Dü 6

Additive Punkte nach Schmerztyp und Begleiterscheinungen (zusätzlich)

Schmerztyp, Begleiterscheinung	Additive Punkte
Akute Lumbago	Ex–AH 7 *(Yaotongdian)*
Sehr starke Lumbago, Trauma	Du 26
Chronischer Schmerz	Bl 60
Chronifizierung	Bl 10
Unruhe	He 7

Durchführung der Behandlung
- Punktauswahl:
  - Akuttherapie in der Frühphase: Lokale *Ashi*-Punkte, Triggerpunkte der regionalen Muskulatur, 2–3 Fernpunkte nach Schmerzlokalisation, ergänzend evtl. Punkte nach Symptomen
  - Im Anschluss evtl. angeleitete Automobilisation unter Fernpunktstimulation
  - Strategische Therapie nach der Akutphase: Lokale *Ashi*-Punkte, Triggerpunkte der regionalen Muskulatur, 2–3 Fernpunkte nach Schmerzlokalisation, ergänzend evtl. Punkte nach Symptomen
  - Bei Zeichen der Schmerzchronifizierung, polytoper Schmerzhaftigkeit und Funktionsstörung, dominanten vegetativen Begleitsymptomen oder Therapieresistenz Einbeziehung von Syndromdiagnose und Punkten nach Syndrommuster; Mikrosystem-Akupunktur, Phytotherapie und weiteren Verfahren
- Verbleib der Nadeln: Ca. 20–30 Minuten unter 1–3-maliger Stimulation
- Stimulationsart: Lokal ableitend und Durchgängigkeit herstellen, Fernpunkte ableitend je nach Konstitution des Patienten, ggf. syndromorientierte Punkte gemäß der Syndromdiagnose, in der Attacke stärker als im schmerzfreien Intervall
- Behandlungsfrequenz:
  - Behandlungsserie von 10–15 Sitzungen
  - Zu Beginn jeden 2.–4. Tag
  - Später 1-mal wöchentlich vorteilhaft mit begleitender Physiotherapie/*Tuina*
  - In der Konsolidierungsphase begleitend im Rahmen der Trainingstherapie 1 Behandlung alle 1–4 Wochen möglich
  - Falls erforderlich erneute Serie nach $1/2$–1 Jahr Pause.

▸ Chronischer Rückenschmerz aus Sicht der TCM

In der traditionellen chinesischen Medizin nach dem Leitbahnkonzept wird eine topografische Zuordnung bei Lendenwirbelsäulenbeschwerden zur Blase-*Taiyang*-Leitbahn getroffen. Die zugrunde liegende Vorstellung ist die einer fehlenden Durchgängigkeit von Leitbahnen und Kollateralen, die primäre Aufgabe besteht darin, diese Durchgängigkeit wieder herzustellen. Schmerzen und Funktionsstörungen sollten sich danach wieder zurückbilden.

Die Schmerzmodalitäten der Lumbago können weiter differenziert werden, und die Differenzierung nach äußeren pathogenen Faktoren *Liuxie* zum Tragen kommen.

Differenzierung der häufigsten Syndrommuster
Bi-Syndrom

Mit *Bi*-Syndrom wird die fehlende Durchgängigkeit von Leitbahnen und Kollateralen angesprochen, die sich an einer oder mehreren Stellen des Körpers mit Schmerz und Funktionsstörung manifestiert. Gemäß den vorliegenden Schmerzqualitäten und pathogenen Faktoren erfolgt eine weitere Differenzierung nach den äußeren pathogenen Faktoren, so dass die Diagnose eine Kälte-*Bi*-Syndrom *(Han Bi)* oder auch Kombinationen wie Kälte-Wind-*Bi*-Syndrom *(Han Feng Bi)* oder Kälte-Feuchtigkeit-Wind-*Bi*-Syndrom *(Han Shi Feng Bi)* lauten kann.

Wesentlich erscheint dabei, dass neben der realen Exposition ein Schmerz auch dann entsprechend zugeordnet wird, wenn er die Qualität aufweist, die bei einer solchen Exposition zu empfinden wäre.

Blut (Xue) und Qi

Der lokalisierte, stechende Schmerz einer Blockierung der Wirbelgelenke entspricht nach der traditionellen chinesischen Medizin einer Blut-Stase und kann neben Ausleitung über Lokalpunkte, Mikroaderlass über Bl 40 auch zusätzlich über Mi 10 oder Bl 17 adressiert werden.

Der unscharf begrenzte, regionale Schmerz eine *Qi*-Stagnation wird über die lokalen Akupunkturpunkte, die *Ashi*-Punkte und lokoregionalen Triggerpunkte mit dem Ziel behandelt die Durchgängigkeit herzustellen. Ergänzende Punkte zur Bewegung des *Qi* und Beseitigung der Stagnation werden in der Regel eingesetzt.

Da Blut *(Xue)* und *Qi* in einer dialektischen Beziehung stehen, kommen Störungen in beiden Aspekten häufig vor.

Zangfu

Chronische Schmerzen sind in der Regel mit Veränderungen und Störungen auf psychischer und vegetativer Ebene verknüpft. Stehen diese im Vordergrund, oder machen einen wesentlichen Aspekt einer integrativen Diagnose aus, wird eine Differenzierung nach den Funktionskreisen und *Zangfu* nötig.

10 Schmerzen des Bewegungssystems

Grundsätzlich werden die Region der Lendenwirbelsäule und der Kniegelenke aus Sicht der traditionellen chinesischen Medizin dem Funktionskreis der Niere zugerechnet.

Demgemäß ist bei chronischen Lumbalgien immer ergänzend eine Stärkung des Funktionskreises Niere anzustreben. Hierzu werden neben den bereits angeführten Punkten Gb 25 und Bl 23 als Shu- bzw. Mu-Punkte auch Ni 3, Ni 7 und Ni 10 eingesetzt.

▸ Therapie nach Syndrommustern

Akupunkturtherapie nach Syndrommuster

Punktauswahl: Je nachdem, welches Syndrommuster und welche pathogenen Faktoren erkannt worden sind, ergeben sich auf der Ebene der Punktwahl Möglichkeiten zur Ergänzung der Therapiemuster. Dabei gibt es Akupunkturpunkte, die in besonderer Weise den pathogenen Faktoren zugeordnet sind und Punkte, die zu einer Ausleitung pathogener Faktoren im Allgemeinen führen.

Einige wichtige Beispiele für die Lumbago:

Syndrommuster	Punkte
Qi-Stagnation	Dü 3, Di 4, Bl 62, Le 3, Ren 6, Mi 6
Äußere pathogene Faktoren *Liuxie*	Di 4, 3E 5, Du 14
Kälte-*Han*	Moxibustion
Feuchtigkeit-*Shi*	Mi 9, Mi 6
Hitze-*Re*	Bl 32, Di 11
Wind-*Feng*	Gb 20, Gb 31

Nadeltechnik: Wohl bei kaum einer anderen Indikation als der Lumbago ist innerhalb einer einzigen Behandlung der Fortschritt in der Auflösung der lokalen Stase und Stagnation so sinnfällig zu beobachten. Die Platzierung der Akupunkturnadel an die Stelle der lokalen Stase und Stagnation löst häufig ein kräftiges *De-Qi* aus, das schon nach kurzer Zeit, teils nach Sekunden, oft nach wenigen Minuten schwindet. Ein neuerliches Aufsuchen des *De-Qi* ergibt eine veränderte Lage, bei *Bi*-Syndromen nunmehr meist erst bei tieferer Lage der Nadelspitze, bei primärem *Xu*-Zustand (Leere) korrespondiert dies mit einer nunmehr oberflächlicheren *De-Qi*-Antwort.

Reizarten: Aus der Analyse nach pathogenen Faktoren ergeben sich neben der Wahl des Akupunkturpunkts auch Möglichkeiten die Reizarten differenzierter zu gestalten (☞ Kap. 10.1). Insbesondere dient die Moxibustion zur Tonisierung bei *Xu*-Leere-Zuständen, die bei chronischer Lumbago in der Regel gegeben sind, und kann gleichzeitig bei Kälte-*Han* Symptomen sinnvoll sein.

An der Lendenwirbelsäule bietet sich neben der *Tuina* s. u. auch die Anwendung einer Schröpfmassage zur Ausleitungsbehandlung an.

Chinesische Arzneitherapie
☞ Tabelle 10.12 siehe Seite 371.

Durchführung der Behandlung
- Aufgrund des in der Regel langwierigen Verlaufs einer Akupunkturbehandlung chronischer Rückenschmerzen ist die gleichzeitige oder alternierende Gabe chinesischer Arzneimittel sehr empfehlenswert.
- Wind-Kälte und Wind-Hitze verursachen zwar in der Regel eher akute Störungsmuster, tragen aber häufig auch zur Exazerbation chronischer Rückenschmerzen bei. Die jeweiligen Rezepturen müssten dann bei Bedarf um entsprechende auffüllende Arzneimittel ergänzt werden.

▸ Weitere Therapiemöglichkeiten

Qigong
Übungen des *Qigong* vermitteln eine aufrechte und locker gespannte Körperhaltung mit Aufrichtung der Lendenwirbelsäule und Streckung des thorakolumbalen Übergangs und Beckenaufrichtung. Dies ist im Kontext eines Lendenwirbelsäulensyndroms sehr häufig ein sinnvolles therapeutisches Ziel.

Tuina
Sinnvolle Ergänzung, auch in Kombination mit Akupunktur um Leitbahnen durchgängig zu machen, notwendige Ergänzung um arthrogene Störungen zu mobilisieren und die muskuläre Dehnbarkeit herzustellen, insoweit dies nicht durch westliche Physiotherapie geleistet wird. Einige Manipulationstechniken und kräftige Mobilisationstechniken der *Tuina* im Bereich der Lendenwirbelsäule sind allerdings unter Sicherheitsaspekten bedenklich.

Ohrakupunktur
☞ Kap. 6.9.1.

Tabelle 10.12 Chinesische Arzneitherapie

Syndrommuster	Arzneitherapie
Invasion von Wind-Kälte (und evtl. Feuchtigkeit)	• *Qiang huo sheng shi tang* (CAB 221) – (Rad. et) Rhiz. Ligustici und Fruct. Viticis + Rad. Cyathulae, Rad. Angelicae sinensis und Ram. Cinnamomi • Bei ausgeprägter Kältesymptomatik und starken Schmerzen + Rad. lateralis Aconiti praep. und evtl. Herba Ephedrae • Bei ausgeprägter Feuchtigkeitssymptomatik + Rhiz. Atractylodis, Rad. Gentianae macrophyllae und Rad. Clematidis • In chronischen Fällen, in denen die Belastung durch Wind-Kälte-Feuchtigkeit die Nieren geschwächt hat stattdessen: *Du huo ji sheng tang* (CAB 236)
Invasion von Wind-Hitze	• *Xiao chai hu tang* (CAB 148) – Rhiz. Pinelliae + Rhiz. seu Rad. Notopterygii, Rad. Angelicae dahuricae und Rad. Dipsaci
Akkumulation von Feuchtigkeit-Kälte	• *Gan cao gan jiang ling zhu tang* (CAB 485) + Ram. Cinnamomi, Rad. Achyranthis bidentatae, Cort. Eucommiae, Ram. Taxilli und Rad. Dipsaci • Bei ausgeprägter Kältesymptomatik und starken Schmerzen + Rad. lateralis Aconiti praep. • Bei ausgeprägter Feuchtigkeitssymptomatik + Rhiz. Atractylodis
Akkumulation von Feuchtigkeit-Hitze	• *Si miao wan* (CAB 214) + Sem. Plantaginis, Rhiz. Dioscoreae hypoglaucae, Rad. Dipsaci, Rad. Angelicae sinensis, Fruct. Chaenomelis und Poria
Akkumulation von Schleim	• *Ditan tang* (CAB 465) – Pulvis Arisaematis cum Felle Bovis und Rad. Ginseng + Rad. Angelicae sinensis, Fruct. Trichosanthis, Sem. Sinapis und evtl. Rhiz. Atractylodis
Leber-*Qi*-Stagnation	• *Xiao yao san* (CAB 161) – Herba Menthae und Rhiz. Atractylodis macrocephalae, + Rhiz. Cyperi, Rad. Linderae, Fruct. Foeniculi, Pericarp. Citri reticulatae viride, Rad./Tub. Curcumae und (bei starken Schmerzen) Fruct. (Meliae) Toosendan
Qi-Stagnation und Blut-Stase	• Bei generalisierter Tendenz zur Stagnation und Stase bzw. Chronifizierung anderer Störungsmuster: *Shen tong zhu yu tang* (CAB 352) – Faeces Trogpteri seu Pteromi (wegen Compliance-Problemen) + Rhiz. Corydalis und Rad. Angelicae pubescentis • Bei akuter traumatischer Genese stattdessen: *Tao hong si wu tang* (CAB 352) – Rad. Rehmanniae praep. + Rad. Dipsaci und Rhiz. Corydalis • Bei chronischer Überlastung und repetitiven Mikrotraumatisierungen stattdessen: *Tiao rong huo luo yin* (☞ Anhang)
Nieren-*Yang*-Leere	• *Qing e wan* (CAB 312) + Gelatinum Cornu Cervi und Sem. Cuscutae • Bei ausgeprägter Kältesymptomatik und starken Schmerzen + Rad. lateralis Aconiti praep. und Cort. Cinnamomi • Bei gleichzeitiger Nieren-*Yin*-Leere (häufig) + Rad. Rehmanniae praep., Fruct. Corni, Rhiz. Dioscoreae und Fruct. Lycii • Bei fortbestehender Belastung durch Wind-Kälte-Feuchtigkeit-*Bi* stattdessen: *Du huo ji sheng tang* (CAB 236)
Nieren-*Yin*-Leere	• *Dang gui di huang yin* (CAB 294) • In schweren Fällen mit gleichzeitiger beginnender Nieren-*Yang*-Leere stattdessen: *Zuo gui wan* (CAB 296) • Bei *Yin*-Leere-Feuer + Rhiz. Anemarrhenae und Cort. Phellodendri

TENS

Gut geeignet zur Selbstbehandlung bei Dauerschmerzen. Elektrodenlokalisation je nach Schmerzlokalisation bilateral paravertebral und auch in der Ausstrahlungszone. Dies erfordert in der Regel ein mehrkanaliges Stimulationsgerät.

10.12 Lumboischialgie

Chronisch rezidivierende, dermatombezogene Ischialgien mit und ohne lumbale Schmerzen, Nervendehnungsschmerzen, Verstärkung bei Husten, Pressen und Niesen sind die Kernsymptome eines Lendenwirbelsäulensyndroms, das mit Nervenwurzelreizung und/oder Nervenkompression einhergeht. Im letzteren Falle sind auch Defizitbefunde der nervalen Versorgung zu erwarten. Es handelt sich wesentlich um neuralgische Schmerzen. Nicht selten sind dem aktuellen Ereignis Episoden chronisch rezidivierender Rückenschmerzen vorangegangen, bevor es durch einen raumfordernden Vorfall von Bandscheibengewebe oder die Induktion einer lokalen Entzündungsreaktion unter Einschluss neuraler Gewebe zu einer Nervenbedrängung kommt.

Ist die Ausstrahlung eher diffus, nicht dermatombezogen und reicht nur bis in die Glutealregion oder den Oberschenkel, ist die Ischialgie eher einem übertragenen und Nozizeptorschmerz zuzuordnen. Dies stellt eine Erweiterung der Symptomatik des chronischen Rückenschmerzes dar.

Stellenwert der Akupunktur

- Aus Sicht des Autors: Mäßig gute Indikation bei Nervenreizungs- und -kompressionsschmerz, gute Indikation bei Nozizeptorschmerz und übertragenem Schmerz
- Einsatz: In der akuten Phase vorwiegend im Rahmen der Schmerzhemmung, in der subakuten und chronischen Phase zur Muskeldetonisierung und Deaktivierung von Triggerpunkten und Verbesserung der Beweglichkeit, in der Restitutionsphase zur Unterstützung der physiotherapeutischen Maßnahmen die auf Besserung der Kraftausdauer zielen
- Häufig ist in der Akutphase ein Therapieansatz unter Einbeziehung von medikamentösen Ansätzen mit antiphlogistischer Zielsetzung sinnvoll
- Das mittelfristige Konzept entspricht der Behandlung des chronischen Rückenschmerzes. Es sollte auch die sekundär und tertiär präventiven Aspekte der Verbesserung der Kraftausdauer der die LWS stabilisierenden Muskulatur mit einbeziehen
- Möglicher Wirkmechanismus: Schmerzhemmung auf spinaler Ebene (akut), Schmerzhemmung durch Aktivierung des nozifensiven Systems (chronisch), Muskelentspannung.

Westliche Medizin

▸▸ Klinik

- Lokalisation der Ischialgie bei Nervenwurzelschmerz meist entlang der Rückseite des Beins (S1), häufig auch entlang der Außenseite des Beins und über den Vorfuß ziehend (L5), seltener den ventralen Oberschenkel und von dort über das Knie an den medialen Unterschenkel und evtl. Fuß ziehend (L4)
- Lokalisation der übertragenen Schmerzen im Bereich des dorsalen, lateralen oder ventralen Oberschenkels, der Leistenbeuge oder auch der Glutealregion
- Die unteren Segmente der Lendenwirbelsäule werden manchmal spontan häufiger bei lokaler Untersuchung als schmerzhaft angegeben.

▸▸ Pathophysiologie

- Im Vordergrund stehen Nervenreizung und Nervenkompressionsschmerz
- Es sind verschiedene strukturelle und damit im Wesentlichen irreversible Möglichkeiten der Bedrängung des Nervs bzw. der Nervenwurzel gegeben, z. B.:
  - Bandscheibenvorfall und -protrusion
  - Neuroforameneinengung durch osteophytäre Anbauten im Bereich der kleinen Wirbelgelenke und der Wirbelkörpergrund- und -deckplatten
  - Hypertrophie der Bänder, die in längs verlaufender Richtung die Wirbelsegmente im Bereich der Wirbelbogen verbinden
  - Anlagebedingte Verkürzung des sagittalen Durchmessers des Spinalkanals
  - Segmentale Veränderungen, Instabilitäten und Verschiebungen
- Daneben gibt es einige reversible Faktoren, die zur Reizung der Nervenwurzel beitragen:
  - Im Rahmen einer lokalen Reaktion Anschwellen der Nervenwurzel selbst
  - Verspannung der Muskeln des Erector trunci mit Belastung der Bandscheiben und Verengung der dorsalen Strukturen und Neuroforamina
  - Venöse Stase im Bereich der epiduralen Venengeflechte
- Bei chronischen Schmerzen ist von einem komplexen Geschehen mit psychosomatischen Aspekten, veränderter peripherer und zentraler Schmerzverarbeitung, teilfixierter Fehlhaltung mit veränderter statischer Belastung und Belastbarkeit und auch nervalen Defiziten auszugehen.

▸▸ Diagnostik

- Anamnestisch sind zu erheben:
  - Ort, Dauer, Stärke der Beschwerden, Schmerzen, Gefühlsstörungen und Muskelschwächen
  - Deren Auslösung, Verstärkung oder Verbesserung

durch Faktoren wie Husten, Pressen, Niesen, Ruhe oder Bewegung, dynamische und/oder statische Beanspruchung
  – Vorerkrankungen, Verletzungen und vorangegangene operative Interventionen
- Anamnestisch wesentlich ist die Frage nach Stuhl- und Harninkontinenz als Zeichen einer Kaudasymptomatik, die aufgrund der fehlenden Reversibilität eine umgehende operative Dekompression der betroffenen nervalen Strukturen erfordert
- Bei chronischem Verlauf, vegetativer Begleitsymptomatik oder Zeichen der Schmerzchronifizierung Einsatz eines Schmerzfragebogens sinnvoll
- Körperliche Untersuchung analog zum Vorgehen beim chronischen Rückenschmerz, zusätzlich mit orientierender Prüfung der Kennmuskeln, Muskeleigenreflexe und Oberflächensensibilität der Dermatome
- Bildgebende Diagnostik: Zum Ausschluss ossärer Pathologie und für die Manualtherapie mit Impuls als nativradiologische Untersuchung in 2 Ebenen, bei Verdacht auf strukturelle ossäre Schädigung und zur Eingrenzung der Nervenwurzelbedrängung evtl. CT oder NMR.

▸▸ Differenzialdiagnose

Die Differenzialdiagnose betrifft orthopädische und v. a. neurologische Krankheitsbilder. Einige wichtige Beispiele:
- Orthopädisch: Angeborene und erworbene Wirbelsäulenmiss- und -fehlbildungen wie Spinalkanalstenose oder Spondylolisthese und Skoliosen, rheumatische Erkrankungen wie M. Bechterew, ossärer Schmerz z. B. im Rahmen eines Tumorleidens mit Filiae
- Nervenärztlich: Depression, Somatisierungsstörung, neuropathische und Schmerzen oder periphere Nervenläsionen
- Internistisch: Tumorerkrankungen.

▸▸ Therapie

Aufklärung

- Festlegung und Erläuterung der Behandlungsziele und Behandlungsstrategie einschließlich der Chancen und Risiken operativer Dekompression der Nervenwurzel
- Aufklärung über die Risiken einzusetzender Medikamente, die spezifischen Risiken von Injektionen, manualtherapeutischen Verfahren und evtl. anderer geplanter Interventionen
- Frühzeitige Erläuterung der Behandlungsschritte, die eine aktive Mitarbeit erfordern, insbesondere aktive Eigenübungen zur Stabilisierung der Lendenwirbelsäule im Rahmen der tertiären Prävention.

Infiltrationsverfahren

- Therapeutische Lokalanästhesie mit 2–5 ml Lidocain 1% und/oder Bupivacain 0,25% an die Nervenwurzel mit Zusatz von 10–40 mg Triamcinolon oder 1 Amp. Lipotalon evtl. Komplexhomöopathika z. B. Zeel® oder Traumeel®
- Peridurale Injektionsverfahren von dorsalem oder sakralem Zugang aus; insbesondere bei medialem Bandscheibenbefund, mehrsegmentalem Befund, Reizungen im Bereich des Lig. longitudinale posterior oder schmerzhaften Nozizeptorreizungen bei Bandscheibenprotrusionen indiziert: Erhöhte Anforderung an technische Fertigkeit des Therapeuten; verschiedene Mengen, Mischungen und Konzentrationen von Lokalanästhetika, Steroiden, Vitaminen, Enzymen, Opioiden sind üblich, z. B. 10 ml Bupivacain 0,125% mit 1 Amp. Lipotalon; spezielle Injektionsnadeln vermindern das Risiko einer Duraverletzung.
- Bei Skoliosen und Fehlstellungen ist eine bildgestützte Infiltrationstechnik sicherer, dabei reicht ein modernes Bildverstärkersystem in der Regel aus, bei speziellen Indikationen auch durch Schnittbildgebung wie z. B. durch CT.

Physiotherapie

- Akute Phase: Dreidimensionale Entlastungshaltung erarbeiten
- Nach der Akutphase analog der Behandlung chronischer Rückenschmerzen:
  – Mobilisation betroffener Gelenke der Lendenwirbelsäule und des Beckenrings
  – Dehnbarkeitsverbesserung beteiligter verkürzter Muskelgruppen
  – Tonisierung beteiligter abgeschwächter Muskelgruppen, v. a. der tiefen Bauchmuskulatur
  – Haltungskorrektur zur Aufrichtung des Beckens
  – Erarbeitung physiologischer und ökonomischer Haltungs- und Bewegungsmuster
  – Einüben wesentlicher Eigenübungen zur Dehnung und Kräftigung

Psychotherapie und Ordnungstherapie
- Aufklärung von psychosozialen Ursache und Modalitäten der Beschwerden
- Einhalten eines regelmäßigen Übungsprogramms zur Besserung der Kraftausdauer
- Ggf. Hilfestellung zur Gewichtsreduktion.

Physikalische Therapie
- Traktion und Stufenlagerung zur Entlastung der Lendenwirbelsäule und der Nervenwurzeln
- Später: Wärmetherapie zur Entspannung der paravertebralen Muskulatur, initial ist Wärmeanwendung mit dem Risiko zunehmender Nervenwurzelschwellung behaftet
- TENS und Elektrotherapie zur Dämpfung der Schmerzwahrnehmung paravertebral der Lendenwirbelsäule und im Verlauf der Ausstrahlung an nervennahen Punkten, z. B. Valleixsche Punkte.

Orthesen
- Hilfsmittelversorgung zur Stabilisierung in Entlastungshaltung, in der Regel entlordosierend kann bei protrahiertem Verlauf auch bei Nervenwurzelreizsymptomatik sinnvoll sein
- Bei Nozizeptorschmerz analog dem Vorgehen bei chronischer Lumbalgie zur Steigerung der propriozeptiven Wahrnehmung, Verbesserung der muskulären Stabilisierung und Durchblutung im Sinn einer Bandage oft ausreichend
- Hilfsmittelversorgung im Sinn eines Mieders v. a. bei degenerativen Skoliosen und muskulärer Insuffizienz
- Hilfsmittelversorgung zur äußeren Stabilisierung bei schweren Deformitäten und Strukturdefiziten der Lendenwirbelsäule.

Medikamentöse Therapie
- Akut: Antiphlogistische Therapie mit NSAR (z. B. 3 × 50 mg Diclofenac oder 3–4 × 600 mg Ibuprofen), bei gegebener Anamnese und Risikofaktoren auch mit Coxiben, für begrenzte Zeit auch mit Steroiden
- Akut bei starker Schmerzhaftigkeit und erheblichem Funktionsdefizit z. B. bei osteoporotischen Sinterungen: auch orale oder Infusionstherapie mit Opiatanalgetika
- Chronisch bei persistierender Entzündung: Antiphlogistische Therapie mit NSAR, analgetische Therapie mit peripheren Analgetika und/oder schwach wirksamen Opioiden
- Chronisch bei starker Schmerzhaftigkeit: Antiphlogistische Therapie mit NSAR ergänzt um Opiatanalgetika in Verbindung mit Koanalgetika und ggf. Obstipationsprophylaxe
- Chronisch: Evtl. Muskeldetonisierung mit vornehmlich peripherer Wirkung z. B. Tolperison 50 mg (Mydocalm® 3-mal tgl. 1–3 Filmtabletten).

Operative und interventionelle Therapie

> Eine Caudasymptomatik mit Blasen- und Mastdarmstörungen ist ein seltener aber akuter Notfall mit der Dringlichkeit umgehender diagnostischer Abklärung und ggf. operativer Dekompression.

- In der Mehrzahl der Fälle nicht dringlich indiziert
- Bei Lähmungserscheinungen kontroverse Diskussion der Notwendigkeit zur operativen Dekompression, Langzeitergebnisse sollen im Durchschnitt ähnlich ausfallen.
- Auch primär operativ ausgerichtete Fächer sehen zunehmend die Chronifizierungsrisiken und Risikofaktoren gerade bei ausgedehnten und offenen Therapieverfahren
- Mikrointerventionelle Operationstechniken (z. B. Absaugung, Laser-Dekompression, Hitze-Ablation, endoskopisch gesteuerte Minimalnukleotomie) vermeiden die Bildung von Narben im Bereich der Bandscheibengewebe durch minimalisierte Zugangswege außerhalb des Spinalkanals, sind aber in der Indikationsbreite eingeschränkt und z. B. nicht in der Lage sequestrierte und größere Bandscheibenvorfälle zu erreichen
- Bei schweren Deformitäten, instabilen Segmentstörungen oder Olisthesen der Lendenwirbelsäule kann eine Spondylodese und Dekompression erwogen werden, die Resultate bei degenerativer Ätiologie sind allerdings ernüchternd
- Kontraindikationen ergeben sich häufig aus den primär oder sekundär veränderten psychosozialen Strukturmerkmalen chronisch Rückenschmerzkranker.

▸▸ Prognose
Die Prognose ist zwar in der Regel gut, je kürzer der Verlauf und je eindeutiger die Kongruenz von klinischer Symptomatik aber desto besser.

Relativ häufig kommt es aber zu Therapieversagern, dann ist ein chronischer und rezidivierender Verlauf häufig. Bei fehlenden, aber auch bei nachweisenbaren strukturellen Schädigungen sind psychosoziale Veränderungen wesentliches Moment protrahierter Schmerzen und oft einer Therapie nicht ohne weiteres zugänglich. Wiederholte operative Interventionen führen statistisch zu immer geringerer Verbesserung der klinischen Situation.

Traditionelle chinesische Medizin

▸▸ Pragmatische Therapie mit Akupunktur
Basispunkte

Lokalpunkte	Bl 23, Bl 25, Bl 24, Bl 26, Bl 31–34, Bl 52, Bl 54, Gb 25, Gb 26, Ex-R 2 *(Huatuojiaji)*, Ex-R 8 *(Shiqizhuixia)*, Ex-R 7 *(Yaoyan)*, Ex-R 6 *(Yaoyi)*
Fern- und Erfahrungspunkte	Bl 40, Bl 37, Bl 57, Dü 3, Dü 6

Regionale und Fernpunkte nach Schmerzausstrahlung (ggf. zusätzlich)

Schmerz-aus-strahlung	Regionale Punkte	Nerven-verlaufs-punkte	Additive Punkte
Dorsal (S1), *Taiyang*	Bl 54, Bl 36	Bl 36, Bl 37, Bl 56, Bl 62	Dü 3, Dü 6, Du 20
Lateral (L5), *Shaoyang*	Gb 29, Gb 30, Gb 31	Gb 32, Gb 34, Gb 39	Gb 41, Gb 40, Ex-AH7
Ventral (L4), *Yangming*	Ma 31, Ma 34, Ma 10	Mi 12, Ma 36, Ma 38, Ma 42	Mi 3, Mi 4, Mi 6, Mi 9

▸▸ Therapie
Nervenwurzelreizsymptomatik und Nervenwurzelkompression
- Akuttherapie in der Frühphase: 2–3 Fernpunkte nach Schmerzlokalisation, Punkte im Verlauf der ausstrahlenden Schmerzempfindung, ergänzend evtl. Punkte nach Symptomen, keine segmentalen Punkte, da Gefahr der Unterbrechung eines Bedarfshartspanns, regionale Akupunkturpunkte können gegeben werden
- Strategische Therapie nach der Akutphase: Entsprechend dem Vorgehen beim Nozizeptorschmerz.

Nozizeptorschmerzen
Lokale *Ashi*-Punkte, Segmentpunkte, Punkte im Verlauf der ausstrahlenden Schmerzempfindung, Triggerpunkte der regionalen Muskulatur, 2–3 Fernpunkte nach Schmerzlokalisation, ergänzend evtl. Punkte nach Symptomen.

Ischialgie – generelle Prinzipien
- Bei Zeichen der Schmerzchronifizierung, polytoper Schmerzhaftigkeit und Funktionsstörung, dominanten vegetativen Begleitsymptomen oder Therapieresistenz Einbeziehung von Syndromdiagnose und Punkten nach Syndrommuster; Mikrosystem-Akupunktur, Phytotherapie und weiteren Verfahren
- Verbleib der Nadeln: Ca. 20–30 Minuten unter 1–3-maliger Stimulation
- Stimulationsart: Lokal ableitend und Durchgängigkeit herstellen, Fernpunkte ableitend je nach Konstitution des Patienten, ggf. syndromorientierte Punkte gemäß der Syndromdiagnose, in der Attacke stärker als im schmerzfreien Intervall
- Behandlungsfrequenz:
  - Behandlungsserie von 10–15 Sitzungen
  - Zu Beginn jeden 1.–3. Tag
  - Später 2-mal wöchentlich vorteilhaft mit begleitender Physiotherapie/*Tuina*
  - In der Konsolidierungsphase begleitend im Rahmen der Trainingstherapie 1 Behandlung alle 1–4 Wochen möglich
  - Falls erforderlich erneute Serie nach 1 Jahr Pause.

▸▸ Lumboischialgie aus Sicht der TCM
In der traditionellen chinesischen Medizin wird eine topografische Zuordnung bei Lendenwirbelsäulenbeschwerden zur Niere getroffen. Die der Schmerzempfindung – auch der Empfindung der ausstrahlenden Schmerzen – zugrunde liegende Vorstellung einer fehlenden Durchgängigkeit von Leitbahnen und Kollateralen führt auf die o. g. Leitbahnen der *Yangming*, *Shaoyang* und *Taiyang*-Achse. Die primäre Aufgabe besteht darin, diese Durchgängigkeit wieder herzustellen, hier sind in Ergänzung der Behandlung einer chronischen Lumbago auch der Charakter und das Ausbreitungsgebiet der Ischialgie einzubeziehen. Schmerzen und Funktionsstörungen sollten sich danach wieder zurückbilden.

▸ Therapie nach Syndrommuster

Chinesische Arzneitherapie
☞ Tabelle 10.13 s. u.

Durchführung der Behandlung
- Prädisponierende Faktoren für die Entstehung einer Lumboischialgie sind neben einer Nieren-Leere häufig auch eine Leber-*Qi*-Stagnation und/oder eine Milz-Leere. Falls dies der Fall ist, sollten diese Störungen durch entsprechende Hinzufügungen zur jeweiligen Basisrezeptur mitbehandelt werden.
- Bei andauernden starken Schmerzen sollte in jedem Fall an eine Blut-Stase als Teil des vorliegenden Störungsmusters gedacht werden und eine entsprechende Rezepturmodifikation erfolgen.

▸ Weitere Therapiemöglichkeiten

Qigong
Übungen des *Qigong* vermitteln eine aufrechte und locker gespannte Körperhaltung mit Aufrichtung der Lendenwirbelsäule und Streckung des thorakolumbalen Übergangs und Beckenaufrichtung. Dies ist im Kontext eines Lendenwirbelsäulensyndroms sehr häufig ein sinnvolles therapeutisches Ziel.

Tuina
Sinnvolle Ergänzung, auch in Kombination mit Akupunktur um Leitbahnen durchgängig zu machen. Auch hier gilt der Hinweis, mit segmentalen Grifftechniken in der Akutphase zurückhaltend zu sein, um nicht einen Bedarfshartspann der segmentalen Muskulatur aufzulösen.

Bei chronischem Verlauf liefert *Tuina* eine oft notwendige Ergänzung um arthrogene Störungen zu mobilisieren und die muskuläre Dehnbarkeit herzustellen, insoweit dies nicht durch westliche Physiotherapie geleistet wird.

Einige Manipulationstechniken und kräftige Mobilisationstechniken der *Tuina* im Bereich der Lendenwirbelsäule sind allerdings unter biomechanischen und Sicherheitsaspekten grundsätzlich bedenklich.

Tabelle 10.13 Chinesische Arzneitherapie

Syndrommuster	Arzneitherapie
Invasion von Wind-Kälte-Feuchtigkeit	• *Du huo ji sheng tang* (CAB 236) • Bei ausgeprägter Kältesymptomatik und starken Schmerzen + Rad. lateralis Aconiti praep. • Bei Taubheitsgefühl in der unteren Extremität + Rad. Clematidis, Fruct. Chaenomelis und Retinervus Fructus Luffae • Bei Bewegungseinschränkungen + Caulis Trachelospermi und Caulis Piperis (futo)kadsurae
Akkumulation von Feuchtigkeit-Kälte	• *Gan cao gan jiang ling zhu tang* (CAB 485) + Ram. Cinnamomi, Rad. Achyranthis bidentatae, Cort. Eucommiae, Ram. Taxilli und Rad. Dipsaci • Bei ausgeprägter Kälte-Symptomatik und starken Schmerzen + Rad. lateralis Aconiti praep. und evtl. Herba Ephedrae • Bei ausgeprägter Feuchtigkeits-Symptomatik + Rhiz. Atractylodis
Akkumulation von Feuchtigkeit-Hitze	• *Si miao wan* (CAB 214) + Sem. Plantaginis, Rhiz. Dioscoreae hypoglaucae, Rad. Dipsaci, Rad. Angelicae sinensis, Fruct. Chaenomelis und Poria
Qi-Stagnation und Blut-Stase	• *Shen tong zhu yu tang* (CAB 352) – Faeces Trogpteri seu Pteromi (wegen Compliance-Problemen) + Rhiz. Corydalis, Rad. Dipsaci und Rad. Angelicae pubescentis
Nieren-*Yang*-Leere	• *Bu shen zhuang gu tang* (☞ Anhang) + Gelatinum Cornu Cervi, Rhiz. Cibotii und Sem. Cuscutae • Bei ausgeprägter Kältesymptomatik und starken Schmerzen + Rad. lateralis Aconiti praep. und Cort. Cinnamomi
Nieren-*Yin*-Leere	• *Zuo gui wan* (CAB 296) + Cort. Eucommiae und Ram. Taxilli • Bei *Yin*-Leere-Feuer + Rhiz. Anemarrhenae und Cort. Phellodendri

Ohrakupunktur
☞ Kap. 6.9.1.

TENS
Gut geeignet zur Selbstbehandlung bei Dauerschmerzen. Elektrodenlokalisation je nach Schmerzlokalisation bilateral paravertebral und auch in der Ausstrahlungszone. Dies erfordert in der Regel ein mehrkanaliges Stimulationsgerät.

10.13 Postdiskotomiesyndrom

Chronisch anhaltende, oft nicht dermatombezogene Ischialgien und lumbale Schmerzen, Nervendehnungsschmerzen mit Verstärkung bei Husten und Pressen sind neben vegetativen Stigmata und weiteren Zeichen der Schmerzchronifizierung die Symptome die auch nach mehrfachen Operationen im Bereich der Lendenwirbelsäule – speziell Nukleotomien – ein vielgestaltiges Schmerzbild formen. Synonyme: Failed-Back-Surgery-Syndrom (FBSS), Postdiskotomiesyndrom.

Stellenwert der Akupunktur

- Aus Sicht des Autors: Aufgrund der eingeschränkten Prognose auch unter Einsatz weiterer Verfahren zwar nur mäßig gute, aber relevante Indikation, Schmerzanteile aus Nervenreizung und Nervenkompression mit mäßig guter Indikation, Schmerzanteile aus Nozizeptorschmerz und übertragenem Schmerz mit mäßig guter Indikation
- Einsatz richtet sich nach dem individuellen Bild des Syndroms und den therapeutischen Einzelzielen des komplexen und gestuften Therapieplanes. Akupunktur kann eine Rolle spielen zur:
  – Schmerzhemmung
  – Vegetativen Stabilisierung
  – Schlafregulation
  – Muskeldetonisierung
  – Deaktivierung von Triggerpunkten
  – Verbesserung der Beweglichkeit
  – Unterstützung der physiotherapeutischen Maßnahmen
  – Unterstützung der Übungen, die auf Besserung der Kraftausdauer
  – Entstörung von Narbenarealen
- Bei höherer Chronifizierung (zentrale Sensitivierungsprozesse, psychosomatische Aspekte dominieren) häufig besser beeinflussbar durch Akupunktur als in früherem Stadium, in dem eher somatische Ätiologie des Schmerzes dominieren
- In der Regel multimodaler Therapieansatz mit medikamentöser Therapie, TLA/Neuraltherapie, Übungsbehandlung, Orthesen, bildgestützten Mikrointerventionen, psychologischer Unterstützung der Schmerzverarbeitung

Westliche Medizin
Epidemiologie
Prävalenz: Mäßig häufiges, aber zeit- und kostenintensives Krankheitsbild der orthopädischen Versorgung, bei divergierenden Angaben muss davon ausgegangen werden, dass mindestens 10 % aller Bandscheibenoperationen in ein Postnukleotomiesyndrom münden.

Klinik
Es besteht ein individuell meist konstantes, interindividuell recht buntes Bild von Schmerzen und funktionellen Defiziten:
- Ischialgien und Lumbalgie
- Muskelhartspann lumbal, oft muskuläre Hypotrophie, Hartspann der Muskeln des Beckengürtels
- Beweglichkeitsdefizit lumbal und der Hüfte
- Verstärkung lageabhängig und belastungsabhängig
- Fehlende Einflussfaktoren als Hinweis für fortgeschrittenes Chronifizierungsstadium.

Pathophysiologie
Entsprechend der großen Bandbreite von individuellen Symptomausprägungen besteht eine ganze Reihe von pathophysiologischen Möglichkeiten nach Operationen an der Lendenwirbelsäule. Diese umfassen die Ausbildung von neuropathischen und durch Nozizeptoren generierten Schmerzen, aber auch der zentralnervösen Schmerzverarbeitung.
- Falsche Indikation oder Durchführung des primären Eingriffs, z. B.:
  – Primär kein Nervenkompressionsschmerz, z. B. bei Störungen des ISG oder Piriformissyndrom
  – Falsche Bandscheibe identifiziert und operiert
  – Übersehene Rezessusstenose
  – Unzureichende knöcherne Dekompression bei lumbaler Stenose oder Ligamenthypertrophie
  – Verbleibendes Bandscheibengewebe
  – Unzureichende Abklärung der Chronifizierungsrisiken und deren Konstellation

- Komplikationen des primären Eingriffs mit schmerzhaften Folgen, z. B.:
  - Hämatombildung
  - Liquorfistel
  - Nervenverletzung
  - Fibrose und Narbenbildung
  - Infektion, Spondylodiszitis, Arachnoiditis
  - Pseudarthrose nach Spondylodesen
  - Instrumentversagen bei instrumentierter Spondylodese
- Operationsfolgen, z. B.:
  - Segmentale Instabilitäten und Gefügestörung im operierten Segment
  - Kompensatorische segmentale Instabilitäten in dem einer Spondylodese benachbarten Segment
- Daneben gibt es echte Rezidive und Progredienz, z. B.:
  - Persistierender neuropathischer Schmerz nach Nervenwurzelkompression
  - Rezidivprolaps
  - Prolaps oder Protrusion in weiteren Segmenten
  - Dekompensation einer Olisthese, Pseudolisthese
  - Degenerative Skoliose
- Bei chronischen Schmerzen ist von einem komplexen Geschehen mit psychosomatischen Aspekten, veränderter peripherer und zentraler Schmerzverarbeitung, teilfixierter Fehlhaltung mit veränderter statischer Belastung und Belastbarkeit und auch nervalen Defiziten auszugehen.

Möglicher Wirkmechanismus der Akupunktur: Schmerzhemmung auf lokaler, spinaler Ebene und zentraler Ebene durch Aktivierung des nozifensiven Systems, Muskelentspannung, vegetative Regulation.

▸ Diagnostik

Anamnese
Wichtiges Ziel der Diagnostik ist die Entschlüsselung des komplexen Schmerzbildes zur Klärung von Schmerzursache und Ort der Schmerzgenese. Die Anamnese bedarf ausführlicher Erhebung und Zeit. Es ist zu erheben:
- Ort, Dauer, Stärke der Schmerzen
- Weitere Beschwerden:
  - Gefühlsstörungen
  - Muskelschwächen
  - Schlafstörung
  - Vegetative Symptome
- Faktoren der Auslösung, Verstärkung oder Verbesserung wie
  - Husten, Pressen, Niesen
  - Körperhaltung und statische Beanspruchung
  - Ruhe
  - Bewegung und dynamische Belastung
- Vorerkrankungen, Verletzungen und vorangegangene operative Interventionen.

Dokumentation
Bei chronischem Verlauf, vegetativer Begleitsymptomatik oder Zeichen der Schmerzchronifizierung Einsatz eines standardisierten Schmerzfragebogens sinnvoll zur Feststellung des Chronifizierungsgrades, Einordnung der psychischen Dimensionen der Schmerzverarbeitungsstörung.
Evtl. EMG/SEP zur Objektivierung von Nervenläsionen unter medikolegalen Gesichtspunkten, hinsichtlich der Differenzialtherapie meist nicht zielführend.

Körperliche Untersuchung
Die körperliche Untersuchung erfolgt analog zum Vorgehen beim chronischen Rückenschmerz und Ischialgien:
- Inspektion von Gehen und Stehen
- Prüfung der Arbeitsbewegung
- Segmentale Untersuchung der Schmerzregion und Nachbarregionen
- Lokale Druckdolenzprüfung
- Prüfung der Kennmuskeln, Muskeleigenreflexe und Oberflächensensibilität der Dermatome
- Orientierende angiologische Untersuchung.

Bildgebende Diagnostik
Auf Grundlage der Anamnese und körperlichen Untersuchung:
- Lendenwirbelsäule im Stehen nativradiologisch, evtl. Funktionsaufnahmen
- NMR unter Gabe von Kontrastmittel zur Darstellung von Entzündungsbezirken, Abgrenzung von Narben und Bandscheibengewebe
- CT und Myelo-CT zur Frage der Spinalstenose, Rezessusstenose
- Funktionsmyelogramm zur Frage der Nervenwurzelbedrängung bei Gefügestörung, Olisthese oder Instabilität
- Szintigrafie bei Hinweisen für Entzündung, z. B. Spondylodiszitis.

10.13 Postdiskotomiesyndrom

▸▸ Differenzialdiagnose

Die Diagnostik des Postdiskotomiesyndroms ist per se Differenzialdiagnose. Wesentliches Ziel ist die Abgrenzung einer auf mechanischer und operativ mit Aussicht auf Erfolg behandelbarer Pathologie. Ist dies – wie in der Mehrzahl der Fälle – nicht gegeben, dient sie als Grundlage für eine multimodale Schmerztherapie auf orthopädischer und nervenärztlicher Grundlage. Zugehörige nervenärztliche Diagnosen umfassen u. a.:

- Somatoforme Störung
- Depression
- Psychovegetative Erschöpfung
- Neuropathische Schmerzen
- Nervenwurzelläsion, Plexusläsion
- Periphere Nervenläsionen.

▸▸ Therapie

Aufklärung

- Festlegung und Erläuterung der Behandlungsziele und Behandlungsstrategie einschließlich der Chancen und Risiken erneuter operativer Verfahren
- Aufklärung über die Risiken einzusetzender Medikamente, die spezifischen Risiken von Injektionen, manualtherapeutischen Verfahren und evtl. anderer geplanter Interventionen
- Frühzeitige Erläuterung der Behandlungsschritte, die eine aktive Mitarbeit erfordern, insbesondere im Rahmen der Schmerzdokumentation und laufenden Schmerzanalyse, bei Entspannungsverfahren und TENS-Anwendung.

Infiltrationsverfahren

- Diagnostische bildgestützte Lokalanästhesie mit geringen Volumina von 3 ml Lidocain 2 % und/oder Bupivacain 0,25 %
- Gegenirritation durch Quaddelung im Segment
- Therapeutische Lokalanästhesie mit 2–5 ml Lidocain 1 % und/oder Bupivacain 0,25 % an die Facettgelenke mit Zusatz von 10–40 mg Triamcinolon oder 1 Amp. Lipotalon evtl. Komplexhomöopathika z. B. Zeel® oder Traumeel®
- Therapeutische Lokalanästhesie mit 2–5 ml Lidocain 1 % und/oder Bupivacain 0,25 % an die Nervenwurzel mit Zusatz von 10–40 mg Triamcinolon oder 1 Amp. Lipotalon evtl. Komplexhomöopathika z. B. Zeel® oder Traumeel®
- Peridurale Injektionsverfahren von dorsalem oder sakralem Zugang aus bei Narbenbildungen, mehrsegmentalem Befund, Reizungen im Bereich des Lig. longitudinale posterior
- Bei Skoliosen und Fehlstellungen ist eine bildgestützte Infiltrationstechnik sicherer, dabei reicht ein modernes Bildverstärkersystem in der Regel aus, bei speziellen Indikationen auch durch Schnittbildgebung wie z. B. durch CT.

Physiotherapie

- Haltungskorrektur und dreidimensionale Entlastungshaltung
- Mobilisation funktionsgestörter Nachbarsegmente der Lendenwirbelsäule, der Brustwirbelsäule und des Beckenrings
- Mobilisation der nervalen Gleitwege
- Dehnbarkeitsverbesserung beteiligter verkürzter Muskelgruppen
- Tonisierung beteiligter abgeschwächter Muskelgruppen, v. a. der tiefen Bauchmuskulatur
- Erarbeitung physiologischer und ökonomischer Haltungs- und Bewegungsmuster
- Einüben wesentlicher Eigenübungen zur Dehnung und Kräftigung.

Psychotherapie und Ordnungstherapie

- Aufklärung von psychosozialen Ursache und Modalitäten der Beschwerden
- Erarbeiten von Entspannungsübungen, Autogenes Training, Biofeedback
- Einhalten eines regelmäßigen Übungsprogramms zur Besserung der Kraftausdauer
- Ggf. Hilfestellung zur Gewichtsreduktion.

Physikalische Therapie

- Traktion und Stufenlagerung zur Entlastung der Lendenwirbelsäule und der Nervenwurzeln
- Wärmetherapie zur Entspannung der paravertebralen Muskulatur

▎Die forcierte Wärmeanwendung ist gerade bei einer subjektiv empfundenen primären Linderung und Muskelentspannung mit dem Risiko von Hautverbrennungen und einer zunehmenden Nervenwurzelschwellung behaftet.▎

- TENS und Elektrotherapie zur Dämpfung der Schmerzwahrnehmung lumbal und im Verlauf der Ausstrahlung, z. B. Valleixsche Punkte oder entlang der Muskelkette.

Orthesen

Eine Hilfsmittelversorgung mit einer Lumbalorthese als Mieder kann sinnvoll sein zur:
- Stabilisierung in Entlastungshaltung, in der Regel entlordosierend
- Verbesserung der propriozeptiven Wahrnehmung
- Ökonomisierung der muskulären Stabilisierung
- Steigerung der Durchblutung.

Eine Hilfsmittelversorgung zur äußeren Stabilisierung als Korsett kommt bei schweren Deformitäten und Strukturdefiziten der Lendenwirbelsäule (Instabilität, schwere degenerative Skoliose) in Betracht, die Indikation muss hinsichtlich der Nachteile einer muskulären Minderbeanspruchung und hypotrophen Anpassungsreaktion abgewogen werden.

Medikamentöse Therapie

Es gelten im Wesentlichen die Prinzipien der gestuften medikamentösen Schmerztherapie, zu Risiken und Nebenwirkungen (☞ Kap. 2.4.1).
- Antiphlogistische Therapie mit NSAR (z. B. 3 × 50 mg Diclofenac oder 3–4 × 600 mg Ibuprofen), bei gegebener Anamnese und Risikofaktoren auch mit Coxiben, für begrenzte Zeit auch mit Steroiden
- Zur Schlafregulation und Effizienzsteigerung Verbindung mit Koanalgetika (Antidepressiva) in niedriger Dosierung, z. B. Amitriptylin oder Doxepin zur Nacht
- Bei starker Schmerzhaftigkeit zusätzlich Opiatanalgetika und Obstipationsprophylaxe
- Zur Muskeldetonisierung mit vornehmlich peripherer Wirkung z. B. Tolperison 50 mg (Mydocalm® 3-mal tgl. 1–3 Filmtabletten)
- Bei depressiver Komponente auch höher dosierte Antidepressiva
- Bei neuropathischer Schmerzkomponente Antikonvulsiva, z. B. Carbamazepin oder Gabapentin.

Operative und interventionelle Therapie

Die erneute operative Therapie fußt auf einer klaren Diagnose und Indikationsstellung und der Einwilligung des Pt. Sie darf einerseits weder aus Unkenntnis noch aus überzogenem therapeutischem Nihilismus vorenthalten werden. Andererseits sind häufig die Grenzen und Möglichkeiten operativer Ansätze hin zum interventionellem Aktionismus nicht hinreichend auszuloten.

> **Every surgery in the spine is necessary except for the first one!**

In der Mehrzahl der Fälle ist die Abklärung der Operationsindikation wichtig aber nicht dringlich. Operative Verfahren umfassen z. B.:
- Operative Dekompression bei Rezidivprolaps, erneutem Prolaps
- Operative Dekompression bei unzureichender Primäroperation
- Offene Adhäsiolyse bei Narbengewebe
- Geschlossene, bildgestützte und/oder epiduroskopische Adhäsiolyse und/oder Kathederbehandlung
- Operative Stabilisierung von schweren Deformitäten, instabilen Segmentstörungen oder Olisthesen.

Kontraindikationen ergeben sich häufig aus den primär oder sekundär veränderten psychosozialen Strukturmerkmalen chronisch Rückenschmerzkranker, insbesondere laufenden Rentenverfahren.

▸▸ **Prognose**

Die Prognose ist in der Regel umgekehrt proportional zur Anzahl der Voroperationen und umso günstiger, je klarer eine mechanische Ursache identifiziert werden kann.

Traditionelle chinesische Medizin

▸▸ **Pragmatische Therapie mit Akupunktur**

Basispunkte

Entsprechen weitgehend dem Vorgehen bei chronischer Lumboischialgie:

Lokalpunkte	Bl 23, Bl 25, Bl 24, Bl 26, Bl 31–34, Bl 52, Bl 54, Gb 25, Gb 26, Ex–R 2 (*Huatuojiaji*), Ex–R 8 (*Shiqizhuixia*), Ex–R 7 (*Yaoyan*), Ex–R 6 (*Yaoyi*)
Fern- und Erfahrungspunkte	Bl 40, Bl 37, Bl 57, Dü 3, Dü 6

10.13 Postdiskotomiesyndrom

Regionale und Fernpunkte nach Schmerzausstrahlung (ggf. zusätzlich)

Schmerz-aus-strahlung	Regionale Punkte	Nerven-verlaufs-punkte	Additive Punkte
Dorsal (S1), *Taiyang*	Bl 54, Bl 36	Bl 36, Bl 37, Bl 56, Bl 62	Dü 3, Dü 6, Du 20
Lateral (L5), *Shaoyang*	Gb 29, Gb 30, Gb 31	Gb 32, Gb 34, Gb 39	Gb 41, Gb 40, ExAH7
Ventral (L4), *Yangming*	Ma 25, Ma 31, Ma 34	Mi 12, Ma 36, Ma 38, Ma 42	Mi 3, Mi 4, Mi 6, Mi 9

Durchführung der Behandlung
- Punktauswahl:
  - Lokale *Ashi*-Punkte, Segmentpunkte, Punkte im Verlauf der ausstrahlenden Schmerzempfindung, Triggerpunkte der regionalen Muskulatur
  - 2–3 Fernpunkte nach Schmerzlokalisation, wichtig insbesondere dann, wenn durch die aktivierte Nozireaktion und regional generalisierte Schmerzhaftigkeit *Ashi*-Punkte nicht differenziert bestimmt werden können
  - Wegen der Schmerzchronifizierung, polytoper Schmerzhaftigkeit und Funktionsstörung, dominanten vegetativen Begleitsymptomen Einbeziehung von Syndromdiagnose und Punkten nach Syndrommuster; Mikrosystem-Akupunktur, Phytotherapie und weiteren Verfahren
- Verbleib der Nadeln: Ca. 20–30 Minuten unter 1–3-maliger Stimulation
- Stimulationsart: Lokal ableitend und Durchgängigkeit herstellen, Fernpunkte ableitend je nach Konstitution des Patienten
- Syndromorientierte Punkte gemäß der Syndromdiagnose, in der Regel tonisierend
- Behandlungsfrequenz:
  - Behandlungsserie von 10–15 Sitzungen
  - 2-mal wöchentlich vorteilhaft mit begleitender Physiotherapie/*Tuina*
  - Im Rahmen der Trainingstherapie 1 Behandlung alle 1–2 Wochen möglich
  - Wiederholte Behandlungsserien mit wenigen Wochen Pause möglich.

▶▶ Postdiskotomiesyndrom aus Sicht der TCM

Die Sichtweise der traditionellen chinesischen Medizin unterscheidet lumbale Beschwerden nicht grundsätzliche nach der Frage einer Voroperation. Die der Schmerzempfindung – auch der Empfindung der ausstrahlenden Schmerzen – zugrunde liegende Vorstellung einer fehlenden Durchgängigkeit von Leitbahnen und Kollateralen ist aufgrund der mit einer Operation verbundenen Gewebsschädigung von besonderer Bedeutung.

Die Aktivierung muskulärer Dysbalancen im Rahmen des chronischen Krankheitsverlaufs führt auf die tendinomuskulären und Hauptleitbahnen der *Yangming*, *Shaoyang* und *Taiyang*-Achse. Die vorrangige Aufgabe besteht darin, die Durchgängigkeit für *Qi* und Blut wieder herzustellen, hierzu kommen auch die Narbenstrukturen und der Endpunkte als Akupunkturpunkte in Betracht.

Eine topografische Zuordnung bei Lendenwirbelsäulenbeschwerden zur Niere ist zu beachten. Siehe auch Differenzierung der Syndrommuster bei chronischem Rückenschmerz (☞ Kap. 10.11).

Chinesische Arzneitherapie (☞ Tab. 10.14)

Tabelle 10.14 Chinesische Arzneitherapie

Syndrom-muster	Arzneitherapie
Nieren-*Yang*-Leere	• *You gui wan* (CAB 310) – Rad. lateralis Aconiti praep. und Cort. Cinnamomi + Rhiz. Cibotii, Rad. Morindae, Rhiz. Drynariae und Cort. Acanthopanacis
Qi-Stagnation und Blut-Stase	• *Shen tong zhu yu tang* (CAB 352) – Faeces Trogpteri seu Pteromi (wegen Complianceproblemen) + Rhiz. Corydalis, Rad. Dipsaci, Rad. Notoginseng und Lignum Sappan
Leber-*Qi*-Stagnation	• *Xiao yao san* (CAB 161) – Herba Menthae und Rhiz. Atractylodis macrocephalae, + Rhiz. Cyperi, Rad. Linderae, Fruct. Foeniculi, Pericarp. Citri reticulatae viride, Rad./Tub. Curcumae und (bei starken Schmerzen) Fruct. (Meliae) Toosendan • Bei Muskelhartspann + Fruct. Chaenomelis • Bei eingeschränkter Beweglichkeit + Herba Pyrolae und Herba Lycopodii

Durchführung der Behandlung
Bei Störung der Schmerzverarbeitung, Schlafstörungen und vegetativer Dysregulation empfiehlt sich die Ergänzung von Arzneimitteln, die das Herz nähren und den Geist beruhigen, z. B. Sem. Zizyphi spinosae, Sem. Platycladi/Biotae und/oder Rad. Polygalae.

▸▸ Weitere Therapiemöglichkeiten
Qigong
Übungen des *Qigong* können als *neigong* konzentrative Entspannung vermitteln (☞ Kap. 8.4). Bei äußeren und bewegten Formen kann eine aufrechtere, locker gespannte Körperhaltung im Kontext eines Lendenwirbelsäulensyndroms sinnvoll angestrebt werden.

Tuina
Sinnvolle Ergänzung, auch in Kombination mit Akupunktur um Leitbahnen durchgängig zu machen. Im Gegensatz zur westlich klassischen Massage ist dabei von Vorteil, dass auch Techniken über Fernpunkte und außerhalb der Hauptbeschwerderegion eingesetzt werden können, wenn diese gegenüber einer manuellen Behandlung zu empfindlich ist.
Viscerale Techniken, analog der westlichen Osteopathie können die häufige vegetative Begleitsymptomatik behandeln.
Bei chronischem Verlauf liefert *Tuina* eine oft notwendige Ergänzung um arthrogene Störungen zu mobilisieren und die muskuläre Dehnbarkeit herzustellen, insoweit dies nicht durch westliche Physiotherapie geleistet wird.
Manipulationstechniken und kräftige Mobilisationstechniken der *Tuina* im Bereich der Lendenwirbelsäule sind allerdings unter biomechanischen und Sicherheitsaspekten grundsätzlich bedenklich und nicht indiziert.

Ohrakupunktur
☞ Kap. 6.9.1.

TENS
Geeignet zur Selbstbehandlung bei Dauerschmerzen. Elektrodenlokalisation je nach Schmerzlokalisation bilateral paravertebral und auch in der Ausstrahlungszone. Dies erfordert in der Regel ein mehrkanaliges Stimulationsgerät.

10.14 Piriformis-Syndrom

Chronisch rezidivierende, nicht sicher dermatombezogene Ischialgien, manchmal mit Nervendehnungsschmerzen, in der Regel aber ohne Verstärkung bei Husten, Pressen und Niesen sind die Symptome eines Piriformis-Syndroms, das durch die Nervenkompression des N. ischiadicus gekennzeichnet ist, der unter und bei einem Teil der Menschen durch den M. piriformis verläuft. Da dieser Muskel im Rahmen anderer auch lumbaler Störungen häufig mit Verkürzung und Verspannung reagiert, kann das Syndrom mit und ohne lumbale Schmerzen bestehen und ist eine häufig verkannte Differenzialdiagnose zu lumbalen Nervenwurzelkompression beim Bandscheibenvorfall. Der M. piriformis kann übertragene Schmerzen auf der Rückseite des Oberschenkels auslösen.

Stellenwert der Akupunktur
- Aus Sicht des Autors: Sehr gute Indikation
- Einsatz: Zur Muskeldetonisierung und Deaktivierung von Triggerpunkten
- Das mittelfristige Konzept muss der Behandlung der Störungen gelten, die zur Aktivierung des M. Piriformis primär gestört waren, insofern diese Störung noch fortbesteht.

Westliche Medizin
▸▸ Klinik
- Ischialgie entlang der Rückseite des Beins und auch entlang der Außenseite des Beins bis zum Fuß ziehend
- Dumpfe übertragene Schmerzen im Bereich des dorsalen Oberschenkels.

▸▸ Pathophysiologie
- Myofascialer Schmerz
- Nervenkompressionsschmerz

> **Möglicher Wirkmechanismus der Akupunktur: Muskelentspannung und Löschung des Übertragungsschmerzes, Reduktion der Nervenkompression.**

▸▸ Diagnostik
- Anamnestisch sind zu erheben:
  – Ort, Dauer, Stärke der Beschwerden, Schmerzen, Gefühlsstörungen und Muskelschwächen

10.14 Piriformis-Syndrom

- Deren Auslösung, Verstärkung oder Verbesserung durch Faktoren wie Husten, Pressen, Niesen, Ruhe oder Bewegung, dynamische und/oder statische Beanspruchung
- Vorerkrankungen, Verletzungen im Bereich der Lendenwirbelsäule, des Beckens und der Hüfte
- Körperliche Untersuchung analog zum Vorgehen beim chronischen Rückenschmerz, zusätzlich mit gezielter Prüfung des Kennmuskels auf Verkürzung, Verspannung, Druckdolenz, Triggerpunkte
- Bildgebende Diagnostik: Zum Ausschluss ossärer Pathologie im Bereich Lendenwirbelsäule, Becken und Hüfte als nativradiologische Untersuchung in 2 Ebenen; zur Frage der Nervenwurzelbedrängung evtl. CT oder NMR.

▸▸ Differenzialdiagnose
Die Differenzialdiagnose kann vor allem hinsichtlich einer Nervenwurzelbedrängung bei positivem Bandscheibenbefund in CT oder NMR schwierig sein, und aufgrund der irreführend ähnlichen Symptomatik Anlass zu nicht zielführenden operativen Interventionen geben.

▸▸ Therapie
Aufklärung
Festlegung und Erläuterung der Behandlungsziele und Behandlungsstrategie vor allem im Hinblick auf eine Probebehandlung unter der Arbeitshypothese eines myofascialen oder Nervenkompressionsschmerz.

Infiltrationsverfahren
Therapeutische Lokalanästhesie mit 2–5 ml Lidocain 1% und/oder Bupivacain 0,25% an die Triggerpunkte und Myogelosen, Nachteil gegenüber der Akupunktur besteht in der möglichen motorischen Parese, stärkerem Weichteiltrauma durch Kanüle im Vergleich zur Akupunkturnadel. Vorteilhaft ist, dass über das infiltrierte Volumen größere Areale ohne mechanische Irritation erreicht werden können.

Physiotherapie
- Dehnbarkeitsverbesserung des Piriformis und weiterer beteiligter verkürzter Muskelgruppen
- Tonisierung beteiligter abgeschwächter Muskelgruppen, v. a. der tiefen Bauchmuskulatur
- Behandlung einer evtl. vorliegenden primären Störung

Physikalische Therapie
Nur zur Behandlung einer evtl. vorliegenden primären Störung.

Orthesen
Nur zur Behandlung einer evtl. vorliegenden primären Störung.

Medikamentöse Therapie
Nur zur Behandlung einer evtl. vorliegenden primären Störung.

Operative und interventionelle Therapie
Nur zur Behandlung einer evtl. vorliegenden primären Störung. In der Mehrzahl der Fälle nicht indiziert.
In der chinesischen Akupunkturliteratur finden sich aktuell Beiträge über Konzepte, die Akupunktur und die Dekompression vaskulärer und nervaler Fasciendurchtrittsstellen in Zusammenhang bringen. Der Erklärungswert dieser Konzepte kann noch nicht letztlich eingeschätzt werden. Auch kursieren derzeit in der westlichen Laienpresse Berichte über chirurgische Dekompressionsverfahren an solchen Stellen. Das Nutzen-Risiko-Verhältnis erscheint den Autoren allerdings fragwürdig.

▸▸ Prognose
Die Prognose ist in der Regel gut. Die Rezidivrate hängt allerdings wesentlich von einer ggf. vorliegenden primären Erkrankung ab.

Traditionelle chinesische Medizin
▸▸ Pragmatische Therapie mit Akupunktur
Basispunkte

Lokalpunkte	Bl 54, Gb 30
Fern- und Erfahrungspunkte	Bl 37, Bl 40, Bl 57, Dü 6, Gb 31, Gb 34, Gb 39

Durchführung der Behandlung
- Bauchlage
- Punktauswahl:
  - Bei akuten Schmerzen 1–2 Fernpunkte nach Schmerzlokalisation im Verlauf der Blasenleitbahn und Gallenblasenleitbahn
  - Lokale *Ashi*-Punkte in Triggertechnik
- Lange Nadel notwendig, ggf. durch *Tuina* in der Technik „an" (Drücken) substituieren, bei Zeichen der

Ischiadikusläsion durch die Akupunktur sofortige Nadelentfernung
- Verbleib der Nadeln: ca. 10–30 min, mehrmalige Stimulation und Aufsuchen von Randzonen der Myogelose
- Stimulationsart: Lokal ableitend und Durchgängigkeit herstellen, Fernpunkte ableitend je nach Konstitution des Patienten
- Anschließend Dehnung durch Außenrotation im Hüftgelenk, evtl. ergänzend Wiederholung als postisometrische Dehnung
- Behandlungsfrequenz:
  – Behandlungsserie von 4–6 Sitzungen
  – Zu Beginn jeden 1.–2. Tag
  – Später unter Einbeziehung der Primärstörung evtl. 2-mal wöchentlich vorteilhaft mit begleitender Physiotherapie/*Tuina*
  – Dabei weiteres Vorgehen analog dem Vorgehen für chronischen Rückenschmerz oder Hüftschmerz

▸▸ Piriformis-Syndrom aus Sicht der TCM

In der TCM wird entsprechend der Schmerzempfindung und der ausstrahlenden Schmerzen die Vorstellung einer fehlenden Durchgängigkeit von Leitbahnen und Kollateralen der *Shaoyang* und *Taiyang*-Achse formuliert. Die therapeutische Aufgabe besteht darin, diese Durchgängigkeit wieder herzustellen, die Funktionsstörungen sollten sich danach zurückbilden.

▸▸ Therapie nach Syndrommuster

Chinesische Arzneitherapie (☞ Tab. 10.15)

Tabelle 10.15   Chinesische Arzneitherapie

Syndrommuster	Arzneitherapie
Leber-*Qi*-Stagnation mit Blut-Leere	• *Xiao yao san* (CAB 161) – Herba Menthae + Caulis Spatholobi (*Jixueteng*), Rad. Achyranthis bidentatae und Cort. Eucommiae
Qi-Stagnation und Blut-Stase	• *Shun qi huo xue tang* (☞ Anhang) • Bei begleitender Nieren-Leere + Cort. Eucommiae, Rad. Dipsaci und Ram. Taxilli (*Sangjisheng*)

Durchführung der Behandlung
Bei rein lokaler Symptomatik ist eine Akupunkturbehandlung hier die erste Wahl. Ergänzende chinesische Arzneitherapie ist vor allem bei systemischen Zeichen von *Qi*-Stagnation und evtl. Blut-Stase sinnvoll.

▸▸ Weitere Therapiemöglichkeiten

Qigong
Eine Verbesserung Körperhaltung mit Aufrichtung der Lendenwirbelsäule und Beckenaufrichtung durch Übungen des bewegten *Qigong* ist häufig ein sinnvolles therapeutisches Ziel.

Tuina
- Sinnvolle Ergänzung bei fehlendem ausreichend langem Nadelmaterial
- Substitution der Akupunktur, insbesondere bei Gerinnungsstörungen
- Die *Tuina* ist eine notwendige Ergänzung, um nach Triggerakupunktur die muskuläre Dehnbarkeit herzustellen, soweit dies nicht durch westliche Physiotherapie geleistet wird.

Ohrakupunktur
☞ Kap. 6.9.1.

TENS
Geeignet zur Selbstbehandlung im selteneren Fall bei chronisch rezidivierenden und Dauerschmerzen. Elektrodenlokalisation nach Schmerzlokalisation homolateral gluteal und auch in der Ausstrahlungszone am dorsalen, evtl. dorsolateralen Oberschenkel. Dies erfordert in der Regel ein mehrkanaliges Stimulationsgerät.

10.15 Coxarthrose

Die Coxarthrose zählt mit der Gonarthrose zu den häufigen degenerativen Gelenkerkrankungen, sei es als primäre Arthrose oder sekundär auf dem Boden dysplastischer Fehlbildungen, Wachstumsstörungen, Durchblutungsstörungen oder Verletzungen des Gelenks. Das klinische Bild imponiert oft mit einem akuten arthrogenen Schmerz meist in Projektion auf die Leistengegend und mit entzündlicher Reaktionslage und Gelenkerguss: einer so genannten aktivierten Arthrose. Zwischen diesen akuten Phasen bestehen allerdings typischerweise Phasen etwas geringerer Schmerzhaftigkeit, jedoch mit funktionellen Defiziten, die sich auf muskulärer Ebene als myofasciale und tendomyotische Schmerzen manifestieren und Alltagsaktivitäten limitieren können.

10.15 Coxarthrose

Stellenwert der Akupunktur
- Aus Sicht des Autors: Gute Indikation, v. a. hinsichtlich der Periarthrosis coxae
- Einsatz: Vorwiegend im Rahmen der Behandlung von myofascialen Schmerzen
- Einsatz auch nach totalendoprothetischer Versorgung im Rahmen der Rehabilitation bei myofascialen Schmerzen und Dysbalance, v. a. des Tractus iliotibialis, M. rectus femoris, M. gluteus medius

> **Merke:** Die operative Behandlung des Hüftgelenks führt nicht notwendig zur Rückbildung und häufig zunächst zur zusätzlichen Störung der muskulären Balance: am häufigsten ist der Tractus iliotibialis betroffen!

Westliche Medizin

Epidemiologie
Prävalenz mit zunehmendem durchschnittlichen Lebensalter zunehmend. Erstmanifestation der primären Coxarthrose in der Regel erst im Lauf des 6. Dezenniums, Gelenkdestruktion mit Indikation zur endoprothetischen Versorgung überwiegend erst im 7. Dezennium.

Klinik
- Lokalisation der Schmerzen v. a. Leiste und Gesäß, Ausstrahlung über den Oberschenkel zum Knie hin, meist medial
- Schmerz initial vor allem als Anlaufschmerz, später oder mit höherer Krankheitsaktivität Belastungsschmerzen und schließlich Ruheschmerzen oder beim „Drehen im Schlaf"
- Begleitsymptomatik:
  – Schonhinken, Schmerzhinken, Insuffizienzhinken, Duchenne-Hinken
  – Lumbalgie bei kompensatorischer Gangbildstörung
  – Beugeadduktionskontraktur
  – Funktionelle Beinverkürzung
- Störungen der Alltagsaktivitäten:
  – Einschränkung der Gehstrecke
  – Einschränkung beim Treppensteigen
  – Unmöglichkeit eigene Füße zu erreichen mit Auswirkungen auf selbstständiges An- und Auskleiden, Körperpflege

Pathophysiologie
- Primäre Coxarthrose: Unbekannte Ätiologie, Manifestation zwischen 50. und 60. Lebensjahr, überwiegen beidseits
- Sekundäre Coxarthrose: Auf dem Boden von Hüftgelenkserkrankungen, die mit Residuum oder unvollständig abgeheilt bzw. chronischer Natur sind, z. B. Hüftdysplasie, Epiphysenlösung, Infektarthritis, Femurkopfnekrose und M. Perthes, M. Bechterew. Manifestation früher als bei primärer Coxarthrose und auf der (stärker) betroffenen Seite
- Arthrose zeigt Phasen der Dekompensation des Knorpelstoffwechsels mit Synovitis und Schonhaltung
- Modell: Neuromuskulärer Mechanismus mit Verschiebung der Muskelbalance in Richtung auf Schonhaltung zur Entlastung der Hüftgelenkskapsel, d. h. Verlust an Extension, Innenrotation und Abduktion auf muskulärer und kapsulärer Ebene

> **Möglicher Wirkmechanismus der Akupunktur:** Detonisierung verkürzter Muskulatur, Deaktivierung von Triggerpunkten, Aktivierung von abgeschwächten Antagonisten.

Diagnostik
- Anamnestisch sind Auslöser, Verstärkung oder Verbesserung durch Faktoren wie Ruhe oder Bewegung, dynamische und/oder statische Beanspruchung und Verletzungen und vorangegangene Erkrankungen der Hüftregion abzugrenzen.
- Körperliche Untersuchung mit Blick auf:
  – Haltungsauffälligkeiten und Asymmetrien im Stehen und v. a. Gehen
  – Prüfung der geführten aktiven Arbeitsbewegung und auf Beugekontraktur (Thomas-Handgriff)
  – Erfassung des Endgefühls, weich > muskulär, hart > kapsulär oder knöchern
  – Palpation der regionalen Muskelgruppen und in Frage kommender Triggerpunkte
  – Widerstandsteste zur Provokation von Ansatztendinosen
  – Dehnbarkeitsprüfung der regionalen v. a. der zur Verkürzung neigenden Muskelgruppen (M. piriformis, M. rectus femoris, M. tensor fasciae latae, M. quadratus lumborum, M. iliopsoas, Mm. ischiocrurales, Mm. adductores)
  – Prüfung der zugeordneten Wirbelsäulensegmente,

ggf. Untersuchung vorhandener Narbenbildungen z. B. auf Hyperästhesie und Verschieblichkeit
- Bildgebende Diagnostik: Zur nativradiologischen Untersuchung als Beckenübersicht, vorzugsweise im Stehen, auf der Basis der Anamnese/Untersuchung und der resultierenden Differenzialdiagnose oft Lendenwirbelsäule in zwei Ebenen
- Evtl. Sonografie zur Darstellung von Gelenkerguss und Weichteilveränderungen
- Bei Verdacht auf strukturale Weichteilschädigung und bei Verdacht auf Entzündung oder Filia evtl. NMR, evtl. Knochenszintigrafie.

Differenzialdiagnose
Einige wichtige Beispiele:
- Orthopädisch: Spondylogener Schmerz mit Übertragung aus der unteren Lendenwirbelsäule, radikulärer Schmerz aus dem thorakolumbalen Übergang, Arthritis z. B. bei M. Bechterew, auch rheumatoider Arthritis, Übertragungsschmerz bei Störungen des M. iliopsoas
- Chirurgisch: Leistenbruch, Appendizitis, abdominelle und retroperitoneale Erkrankungen mit Reizung des M. iliopsoas, Prostatitis
- Gynäkologisch: Adnexitis. Ovarialerkrankungen, Endometriose
- Nervenärztlich: Nervenwurzelreizungen aus L3–L5, Plexusreizungen oder Nervenkompressionsschmerzen der Nn. obturatores, Nn. clunii, Somatisierungsstörung
- Entzündungsgeschehen, ossärer Schmerz z. B. im Rahmen eines Tumorleidens.

Therapie
Aufklärung
- Festlegung und Erläuterung der Behandlungsziele und Behandlungsstrategie einschließlich der Erläuterung der Indikation für oder gegen operative Maßnahmen
- Aufklärung über die Risiken einzusetzender Medikamente, z. B. Steroide, die spezifischen Risiken von Injektionen, insbesondere ins Hüftgelenk, manualtherapeutischer Verfahren und anderer geplanter Interventionen
- Abgrenzung von Leistungen der GKV – individuellen Gesundheitsleistungen (z. B. Homöopathika, Knorpelschutztherapie, osteopathische Therapie, *Tuina*, Magnetfeldtherapien), ggf. Honorarvereinbarung
- Frühzeitige Erläuterung der Behandlungsschritte die eine aktive Mitarbeit erfordern, insbesondere Dehnungsübungen und Aufbautraining, Hinweise zur Verminderung der Belastung der Hüftgelenke im Alltag, Gelenkschutz.

Infiltrationsverfahren
- Therapeutische Lokalanästhesie mit 5–10 ml Lidocain 1% und/oder Bupivacain 0,25% an die Gelenkkapsel, evtl. mit Zusatz von Komplexhomöopathika z. B. Zeel® oder Traumeel®, bei starker Reizung auch 10 mg Triamcinolon
- Therapeutische Lokalanästhesie mit 5 ml Lidocain 1% und/oder Bupivacain 0,25% in das Gelenk, evtl. mit Zusatz von Komplexhomöopathika z. B. Zeel® oder Traumeel®, bei starker Reizung auch 1 Amp. Lipotalon

> **Kurzfristig wiederholte Gabe von Steroiden intraartikulär erhöht das Infektionsrisiko und das Risiko einer Femurkopfnekrose!**

- Injektion von Hyaluronsäurepräparaten in das Gelenk, cave: extraartikuläre Gabe führt zur lokalen Reizung
- Therapeutische Lokalanästhesie mit 2–5 ml Lidocain 1% und/oder Bupivacain 0,25% an den Muskelansatz evtl. mit Zusatz von Komplexhomöopathika z. B. Zeel® oder Traumeel®, bei starker Reizung auch 10 mg Triamcinolon.

Physiotherapie
- Traktionsmobilisation der Hüftgelenke
- Mobilisation sekundär betroffener Gelenke
- Dehnbarkeitsverbesserung beteiligter verkürzter Muskelgruppen:
  - M. piriformis
  - M. rectus femoris
  - M. tensor fasciae latae
  - M. quadratus lumborum
  - M. iliopsoas
  - Mm. Ischiocrurales
  - Mm. Adductores
  - M. erector trunci
- Tonisierung beteiligter abgeschwächter Muskeln:
  - M. gluteus medius
  - M. gluteus minimus

10.15 Coxarthrose

– M. gluteus maximus
– M. quadriceps, vastus medialis
* Haltungskorrektur
* Erarbeitung physiologischer und ökonomischer Haltungs- und Bewegungsmuster
* Hilfsmitteltraining (z. B. Schuhanzieher, Gehstock, Stehstuhl)
* Einüben wesentlicher Eigenübungen zur Dehnung und Kräftigung.

Psychotherapie und Ordnungstherapie
* Aufklärung des Patienten über Ursache und Modalitäten seiner Beschwerden
* Belastungsregulation
* Arbeitsplatzergonomie
* Einhalten eines regelmäßigen Übungsprogramms zur Besserung der Kraftausdauer
* Hilfestellung zur Gewichtsreduktion.

Physikalische Therapie
* Traktion zur Entlastung und Anregung der Knorpelernährung
* Wärmetherapie zu Verbesserung der Durchblutung und Entspannung der Muskulatur
* Kältetherapie zur Dämpfung von Schmerzwahrnehmung und Entzündungsreizen, v.a. bei Bursitis trochanterica
* Ultraschall im Bereich von Ansatztendinosen
* Magnetfeldtherapie zur Stabilisierung des Knorpelstoffwechsels
* TENS und Elektrotherapie zur Dämpfung der Schmerzwahrnehmung.

Orthesen
Hilfsmittelversorgung zur:
* Gelenkentlastung durch Gehstock, Pufferabsatz
* Steigerung der propriozeptiven Wahrnehmung und Verbesserung der muskulären Stabilisierung durch Bandagen, v.a. lumbal
* Behandlung sekundärer Funktionsstörungen, z. B. lumbal
* Hilfsmittelversorgung zur Kompensation von Defiziten bei Alltagsbewegungen (z. B. Schuhanzieher, Gehstock, Stehstuhl, Toilettensitzerhöhung)
* Hilfsmittelversorgung zur äußeren Stabilisierung sehr selten indiziert bei inoperablen fortgeschrittenen schmerzhaften Gelenkdestruktionen.

Medikamentöse Therapie
* Akut: Antiphlogistische Therapie mit NSAR (z.B. 3 × 50 mg Diclofenac oder 3–4 × 600 mg Ibuprofen), bei gegebener Anamnese und Risikofaktoren auch mit Coxiben
* Chronisch:
  – Bei persistierender Entzündungsschmerzhaftigkeit antiphlogistische Therapie mit NSAR und schwach wirksamen Opioiden
  – Bei starker Schmerzhaftigkeit und Kontraindikationen zur operativen Therapie antiphlogistische Therapie mit NSAR ergänzt um Opiatanalgetika in Verbindung mit Koanalgetika und ggf. Obstipationsprophylaxe
  – Zur Reduktion der Entzündungsaktivität Phytopharmaka, z. B. Phytodolor Tinktur® und als Radikalfänger Vitamin E z. B. Spondyvit®
* Chondroprotektiva bei chronischen leichteren Beschwerden der Frühphase der Gelenkknorpelveränderung.

Operative und interventionelle Therapie
* Bei präarthrotischer Deformität, Therapieresistenz und Zonen noch brauchbaren Gelenkknorpels gelenkerhaltende Umstellungsosteotomie erwägen.
* Endoprothese in der Regel erst indiziert, wenn sich unter Ausschöpfen der vielgestaltigen konservativen Therapieoptionen keine hinreichende Beschwerdelinderung erreichen lässt. Diverse Philosophien des Prothesendesigns mit zementierter oder zementfreier Implantationstechnik und verschiedenen Materialpaarungen zwischen Kopf und Pfanne führen zu einer großen Vielfalt von operativen Techniken.

▸▸ Prognose
Die Prognose lässt eine fortschreitende Gelenkknorpeldestruktion erwarten, deren radiologisch fassbares Erscheinungsbild aber nicht unbedingt die Auswirkungen hinsichtlich des Schmerzes und der funktionellen Einschränkung widerspiegelt.
Auch bei strukturellen Schädigungen kann ein kompensatorisches Rehabilitationsprogramm eine deutliche Beschwerdebesserung und bessere Adaptation an die Möglichkeiten der Gelenkbelastbarkeit erzielen. Die Erfolgsaussichten hängen von Ort und Ausmaß der Schädigung, vom Alter und der Fähigkeit des Patienten ab, wesentliche Elemente dieses Programms im Alltag zur Krankheitsbewältigung umzusetzen.

Traditionelle chinesische Medizin

▸ Pragmatische Therapie mit Akupunktur
Basispunkte

Lokalpunkte	Gb 29, Gb 30, Mi 12, Ma 31
Fern- und Erfahrungspunkte	Gb 34, 3E 5, Gb 41, Ma 36, Ma 34, Mi 10

Punkte nach Schmerzlokalisation (zusätzlich)

Lokalisation des Hauptschmerzes (Leitbahnbezug)	Lokoregionale Punkte	Fernpunkte
Lateral *(Shaoyang)*	Gb 31, *Ashi* im Tractus iliotibialis	Gb 40
Ventral *(Yangming)*	Ma 30, Le 11	Mi 3
Dorsal *(Taiyang)*	Bl 54, Bl 37, Bl 23, Bl 25, Bl 32	Dü 3, Bl 62

Durchführung der Behandlung
- Punktauswahl:
  - Akuttherapie in der Entzündungsphase bei heftigem Schmerz und starker Verspannung: 2–3 Fernpunkte nach Schmerzlokalisation, evtl. Triggerpunkte der regionalen Muskulatur, Ohrakupunktur oder Mikrosystem-Akupunktur einbeziehen. Parallel antiphlogistische Therapie oder intraartikuläre Injektionsbehandlung anzuraten
  - Bei subakuten Beschwerden mit deutlichem Schmerz: Lokale *Ashi*-Punkte, Triggerpunkte der regionalen Muskulatur, 2–3 Fernpunkte nach Schmerzlokalisation, ergänzend evtl. Punkte nach Symptomen
  - Strategische Therapie: Lokale *Ashi*-Punkte, abgeschwächte Muskeln tonisieren, Triggerpunkte der regionalen Muskulatur, 2–3 Fernpunkte nach Schmerzlokalisation, ergänzend evtl. Punkte nach Symptomen
- Verbleib der Nadeln: Ca. 20–30 Minuten unter 1–3-maliger Stimulation
- Stimulationsart: Lokal ableitend und Durchgängigkeit herstellen, Fernpunkte ableitend je nach Konstitution des Patienten, ggf. syndromorientierte Punkte gemäß der Syndromdiagnose
- Behandlungsfrequenz:
  - Behandlungsserie von 10–15 Sitzungen,
  - Zu Beginn jeden 2.–4. Tag
  - Später 1-mal wöchentlich vorteilhaft mit begleitender Physiotherapie/*Tuina*
  - In der Konsolidierungsphase begleitend im Rahmen der Trainingstherapie 1 Behandlung alle 1–4 Wochen möglich oder
  - Falls erforderlich, erneute Serie nach $^1/_2$–1 Jahr Pause.

Punkte nach Symptomen (zusätzlich)
Nicht selten ergeben sich sekundäre Störungen im Bereich des homolateralen Kniegelenks, der Lendenwirbelsäule oder bei protrahiertem Verlauf gar der gegenseitigen Schulterregion, die dort lokoregional fassbare Funktionsdefizite und schmerzhafte muskuläre Zonen entwickeln. Die Behandlung sollte dann auch die wichtigsten Funktionsstörungen der genannten Zonen aufgreifen.

▸ Coxarthrose aus Sicht der TCM
Leitbahnbezug
In der traditionellen chinesischen Medizin wird nach dem Leitbahnkonzept eine topografische Zuordnung getroffen, für die typische Symptomatik der Coxarthrose also vornehmlich Gallenblase, Milz und Magen. Die Durchgängigkeit von Leitbahnen und Kollateralen ist wieder herzustellen.

Schmerzen und Funktionsstörungen werden aber in der traditionellen chinesischen Medizin weitergehend differenziert nach den Schmerzmodalitäten. Dabei kommen als Theoreme das Konzept von Blut *(Xue)* bzw. Qi und die Differenzierung nach äußeren pathogenen Faktoren *Liuxie* zum Tragen.

Differenzierung der häufigsten Syndrommuster
Bi-Syndrom
Die typische Symptomatik der Coxarthrose wird als gelenkbezogenes *Bi*-Syndrom verstanden, wobei die fehlende Durchgängigkeit von Leitbahnen und Kollateralen sich gemäß den typischen Schmerzqualitäten nach den pathogenen Faktoren meist unter die Diagnose eines Kälte-*Bi*-Syndrom *(Han Bi)* oder Kombinationen Kälte-Feuchtigkeit-*Bi*-Syndrom *(Han Shi Bi)* fassen lässt.

Blut (Xue) und Qi
Der lokalisierte, stechende Schmerz bei aktivierter Arthrose entspricht nach der traditionellen chinesischen Medizin einer Blut-Stase.

10.15 Coxarthrose

Der unscharf begrenzte, regionale und eher myofasciale Schmerz einer *Qi*-Stagnation wird über die lokalen Akupunkturpunkte, die *Ashi*-Punkte und lokoregionalen Triggerpunkte mit dem Ziel behandelt die Durchgängigkeit herzustellen.

Zangfu
Chronische Schmerzen, Hüftschmerzen sind nicht regelhaft mit bestimmten Veränderungen und Störungen auf psychischer und vegetativer Ebene verknüpft.

▸▸ Therapie nach Syndrommustern

Syndrommuster	Punkte
Blut-Stase *Xueyu*	Mi 10, Bl 17, Le 2
Qi-Stagnation	Dü 3, Di 4, Bl 62, Le 3
Äußere pathogene Faktoren *Liuxie*	Di 4, 3E 5, Du 14
Kälte-*Han*	Moxibustion
Feuchtigkeit-*Shi*	Mi 9, Mi 6

Akupunkturpunkte nach Syndrommuster: Je nach Syndrommuster ist auf der Ebene der Punktwahl eine Möglichkeit zur Ergänzung der Therapiemuster gegeben.
Einige wichtige Beispiele für die Akupunktur bei Coxarthrose:

Reizarten nach Syndrommuster: Nach den pathogenen Faktoren ergeben sich für die Coxarthrose Möglichkeiten die Reizarten differenzierter zu gestalten. Wichtige Beispiele für die Akupunktur bei Hüftgelenksschmerzen sind die Behandlung von Kälte-*Han* durch Moxibustion und von Feuchtigkeit-*Shi* durch Moxibustion unter Vermeidung der Entwicklung von Feuchte-Hitze und Schröpfmassage.

Chinesische Arzneitherapie
☞ Tabelle 10.16 s. u.

Tabelle 10.16 Chinesische Arzneitherapie

Syndrommuster	Arzneitherapie
Bi-Syndrom mit Vorherrschen von Wind	• *Fang feng tang* (☞ Anhang) – Rad. Scutellariae + Rad. Clematidis, Ram. Mori, Rhiz. (Ligustici) *Chuanxiong* und Rad. Angelicae pubescentis
Bi-Syndrom mit Vorherrschen von Kälte	• *Wu tou tang* (CAB 436) + Caulis Spatholobi (*Jixueteng*) und Rad. Angelicae pubescentis (aus Gründen der Arzneimittelsicherheit empfiehlt sich trotz eines gewissen Wirkungsverlustes der Ersatz von Rad. Aconiti praep. durch Rad. lateralis Aconiti praep.)
Bi-Syndrom mit Vorherrschen von Feuchtigkeit	• *Yi yi ren tang* (CAB 224) + Caulis Spatholobi (*Jixueteng*), Cort. Erythriniae, Herba Siegesbeckiae, Rad. Angelicae pubescentis, Rad. (Ligustici) *Chuanxiong* und Fruct. Chaenomelis
(Feuchtigkeit-)Hitze-*Bi*-Syndrom	• *Bai hu jia gui zhi tang* (CAB 74) + *San miao wan* (CAB 213) + Caulis Lonicerae • Bei stärkeren akuten Hitze- (= Entzündungs-)Zeichen und entsprechend starken Schmerzen: + Herba Siegesbeckiae und Caulis Sargentodoxae
Qi-Stagnation und Blut-Stase	• *Shen tong zhu yu tang* (CAB 352) – Faeces Trogpteri seu Pteromi (wegen Complianceproblemen) und Rhiz. et/seu Rad. Notopterygii + Rhiz. Corydalis und Rad. Angelicae pubescentis • Bei zusätzlicher Verstopfung der Netzgefäße durch Schleim-Feuchtigkeit: + Sem. Sinapis, Rhiz. Pinelliae und evtl. Rhiz. Arisaematis
Qi- und Blut-Leere	• *Shi quan da bu tang* (CAB 288) mit Ram. Cinnamomi statt Cort. Cinnamomi + Caulis Spatholobi (*Jixueteng*), Rad. Angelicae pubescentis und Rad. Cyathulae
Gemeinsame Leere von Leber und Nieren	• *Du huo ji sheng tang* (CAB 236) • Bei Vorherrschen einer Nieren-*Yang*-Leere + Rad. Morindae und Herba Epimedii • Bei Vorherrschen einer Nieren-*Yin*-Leere – Herba Asari und Cort. Cinnamomi + Rad. Rehmanniae praep. in angemessener Dosis statt Rad. Rehmanniae exsicc./viride und + Fruct. Corni • Bei *Yin*-Leere-Feuer, außerdem + Rhiz. Anemarrhenae und Cort. Phellodendri

Durchführung der Behandlung
Da Arthroseschmerzen vor allem bei älteren Menschen auftreten, besteht in der Regel ein Mischbild aus (lokaler) Fülle und (konstitutioneller/altersbedingter) Leere. Dieser Tatsache sollte durch entsprechende Rezepturmodifikationen Rechnung getragen werden.

▸▸ Weitere Therapiemöglichkeiten
Eine Verbesserung Körperhaltung mit Verbesserung der Balance, Aufrichtung der Lendenwirbelsäule und Beckenaufrichtung durch Übungen des bewegten *Qigong* ist häufig ein sinnvolles therapeutisches Ziel. Spezifisch können Übungen, die phasenweise eine kontrollierte einseitige Belastung im Stand erfordern eine Möglichkeit zu dosierten Trainingsreizen darstellen.

Tuina
Die *Tuina* ist eine notwendige Ergänzung um nach Triggerakupunktur die muskuläre Dehnbarkeit herzustellen, insoweit dies nicht durch westliche Physiotherapie geleistet wird.
Sinnvoller Ersatz für die Triggerbehandlung einzelner Punkte, falls kein ausreichend langes Nadelmaterial zur Behandlung der konstitutionell im Einzelfall kräftig ausgeprägten hüftführenden Muskulatur zur Verfügung steht.
Eine Substitution der Akupunkturbehandlung, insbesondere bei Gerinnungsstörungen ist wegen der tiefen Punktlokalisation, z. B. des M. iliopsoas oder des M. piriformis zu erwägen.

Ohrakupunktur
☞ Kap. 6.9.1.

TENS
Wenig geeignet zur Selbstbehandlung da die algogenetischen Strukturen in der Regel tief liegen. Bei sekundären Lumbalbeschwerden und Ansatztendinosen Einsatz möglich.

10.16 Gonarthrose

Die Gonarthrose zählt mit der Coxarthrose zu den häufigen degenerativen Gelenkerkrankungen, sei es als primäre Arthrose oder sekundär auf dem Boden von Verletzungen des Gelenks, seines Bandapparates oder der Menisken, Fehlstellungen, dysplastischer Fehlbildungen v. a. der Patella, Durchblutungsstörungen, systemischen Erkrankungen und Osteonekrosen. Das klinische Bild imponiert akut oft als aktivierte Arthrose mit einem arthrogenen Schmerz im Kniegelenk mit entzündlicher Reaktionslage und Gelenkerguss. Zwischen den akuten Phasen bestehen typischerweise Phasen etwas geringerer Schmerzhaftigkeit, jedoch mit funktionellen Defiziten, Anlauf- und Belastungsschmerzen, die sich auf muskulärer Ebene als myofasciale und tendomyotische Schmerzen etablieren.

Stellenwert der Akupunktur
- Aus Sicht des Autors: Gute Indikation
- Einsatz: Vorwiegend im Rahmen der Behandlung von myofascialen Schmerzen, der Steigerung der Durchblutung der Ansatzzonen, Ökonomisierung der muskulären Gelenk- und Patellaführung
- Einsatz auch nach totalendoprothetischer Versorgung im Rahmen der Rehabilitation bei myofascialen Schmerzen und Dysbalance, v. a. des Tractus iliotibialis, M. rectus femoris, M. tibialis anterior.

> Die operative Behandlung des Kniegelenks führt nicht notwendig zur Rückbildung und häufig zunächst zur zusätzlichen Störung der muskulären Balance: Am häufigsten ist der Tractus iliotibialis und das proximale tibiofibulare Gelenk betroffen!

Westliche Medizin
▸▸ Epidemiologie
Prävalenz mit zunehmendem durchschnittlichen Lebensalter zunehmend. Erstmanifestation von primärer Gonarthrose oft schon im Lauf des 4. Dezenniums, Gelenkdestruktion mit Indikation zur endoprothetischen Versorgung überwiegend erst im 7. Dezennium.

▸▸ Klinik
- Lokalisation der Schmerzen v. a. mediales Knie und retropatellar, seltener lateral entsprechend dem hauptsächlich befallenen Gelenkkompartiment
- Schmerz initial vor allem als Anlaufschmerz, später oder mit höherer Krankheitsaktivität Belastungsschmerzen und schließlich Ruheschmerzen
- Begleitsymptomatik
  - Schonhinken
  - Schwellneigung
  - Beugekontraktur und funktionelle Beinverkürzung

- Störungen der Alltagsaktivitäten
  - Einschränkung der Gehstrecke
  - Einschränkung beim Treppensteigen.

Pathophysiologie
- Primäre Gonarthrose: Häufigste Form, unbekannte Ätiologie
- Sekundäre Gonarthrose: Auf dem Boden von Fehlstellungen, Stoffwechselstörungen und unvollständig abgeheilten Verletzungen
- Arthrose zeigt Phasen der Dekompensation des Knorpelstoffwechsels mit Synovitis, Erguss und Schonhaltung
- Neuromuskuläres Modell: Verschiebung der Muskelbalance nach lateral gemäß der zur stabilisierenden Daueranspannung, relative Hypotrophie des M. quadriceps femoris vastus medialis mit Lateralisierung der Patella.

Möglicher Wirkmechanismus der Akupunktur: Lokale Verbesserung der Trophik, spinale Schmerzhemmung, Detonisierung verkürzter Muskulatur, Deaktivierung von Triggerpunkten, Aktivierung von abgeschwächten Antagonisten.

Diagnostik
- Anamnestisch sind Auslöser, Verstärkung oder Verbesserung durch Faktoren wie Ruhe oder Bewegung, dynamische und/oder statische Beanspruchung und Verletzungen und vorangegangene Erkrankungen der Knie- und Hüftregion abzugrenzen
- Körperliche Untersuchung mit Blick auf
  - Haltungsauffälligkeiten und Asymmetrien im Stehen und v. a. Gehen
  - Prüfung der geführten aktiven Arbeitsbewegung des Kniegelenks und Hüftgelenks.

Etwa 20 % aller Hüfterkrankungen imponieren primär als Knieschmerz!

- Erfassung des Endgefühls, weich > muskulär, hart > kapsulär oder knöchern
  - Prüfung der Meniskuszeichen, der Bandstabilität
  - Palpation der regionalen Muskelgruppen und in Frage kommender Triggerpunkte
  - Widerstandsteste zur Provokation von Ansatztendinosen
  - Dehnbarkeitsprüfung der regionalen v. a. der zur Verkürzung neigenden Muskelgruppen (M. triceps surae, M. rectus femoris, M. tensor fasciae latae, Mm. ischiocrurales, Mm. adductores)
  - Prüfung der zugeordneten Wirbelsäulensegmente, ggf. Untersuchung vorhandener Narbenbildungen z. B. auf Hyperästhesie und Verschieblichkeit
- Bildgebende Diagnostik: Zur nativradiologischen Untersuchung als Kniegelenk in 2 Ebenen und zusätzlich der Patella tangenzial, vorzugsweise a. p. als Langaufnahme im Stehen und auf der Basis der Anamnese und Untersuchung und der resultierenden Differenzialdiagnose oft Beckenübersicht im Stehen
- Evtl. Sonografie zur Darstellung von Bakerzyste, Gelenkerguss und Weichteilveränderungen
- Bei Verdacht auf strukturale Weichteilschädigung, v. a. der Bänder und bei Verdacht auf Entzündung oder Filia NMR.

Differenzialdiagnose
Einige wichtige Beispiele aus der Orthopädie:
- Spondylogener Schmerz mit Übertragung aus der unteren Lendenwirbelsäule und v. a. des Hüftgelenks
- Radikulärer Schmerz aus dem lumbosakralen Übergang
- Arthritis z. B. bei M. Bechterew und rheumatoider Arthritis
- Übertragungsschmerz bei Störungen des M. rectus femoris und des Iliosakralgelenks
- Lokales Entzündungsgeschehen
- Ossärer Schmerz z. B. im Rahmen eines Tumorleidens.

Therapie
Aufklärung
- Festlegung und Erläuterung der Behandlungsziele und Behandlungsstrategie einschließlich der Erläuterung der Indikation für oder gegen operative Maßnahmen
- Aufklärung über die Risiken einzusetzender Medikamente, z. B. Steroide, die spezifischen Risiken von Injektionen, insbesondere ins Kniegelenk, manualtherapeutischer Verfahren und anderer geplanter Interventionen
- Abgrenzung von Leistungen der GKV und individuellen Gesundheitsleistungen (z. B. Homöopathika, Knorpelschutztherapie, osteopathische Therapie, *Tuina*, Magnetfeldtherapien), ggf. Honorarvereinbarung
- Frühzeitige Erläuterung der Behandlungsschritte, die eine aktive Mitarbeit erfordern, insbesondere

Dehnungsübungen und gezieltes Aufbautraining, Hinweise zur Verminderung der Belastung der Gelenke im Alltag (Gelenkschutz).

Infiltrationsverfahren
- Therapeutische Lokalanästhesie mit 5–10 ml Lidocain 1% und/oder Bupivacain 0,25% an die Gelenkkapsel oder schmerzhafte Ansatzzonen, evtl. mit Zusatz von Komplexhomöopathika z. B. Zeel® oder Traumeel®, bei starker Reizung auch 10 mg Triamcinolon
- Therapeutische Lokalanästhesie mit 5 ml Lidocain 1% und/oder Bupivacain 0,25% in das Gelenk, evtl. mit Zusatz von Komplexhomöopathika z. B. Zeel® oder Traumeel®, bei starker Reizung auch 1 Amp. Lipotalon

Kurzfristig wiederholte Gabe von Steroiden intraartikulär erhöht das Infektionsrisiko!

- Injektion von Hyaluronsäurepräparaten in das Gelenk, **cave:** extraartikuläre Gabe führt zur lokalen Reizung
- Therapeutische Lokalanästhesie mit 2–5 ml Lidocain 1% und/oder Bupivacain 0,25% an den Muskelansatz evtl. mit Zusatz von Komplexhomöopathika z. B. Zeel® oder Traumeel®, bei starker Reizung auch 10 mg Triamcinolon.

Physiotherapie
- Traktionsmobilisation des sekundär betroffenen proximalen tibiofibularen Gelenks
- Dehnbarkeitsverbesserung beteiligter verkürzter Muskelgruppen:
  - M. rectus femoris
  - M. tensor fasciae latae
  - M. iliopsoas
  - Mm. Ischiocrurales
  - Mm. Adductores
  - M. triceps surae
- Tonisierung beteiligter abgeschwächter Muskelgruppen:
  - M. quadriceps, M. vastus medialis
- Erarbeitung ökonomischer Haltungs- und Bewegungsmuster
- Hilfsmitteltraining (z. B. Gehstock, Stehstuhl)
- Einüben wesentlicher Eigenübungen zur Dehnung und Kräftigung.

Psychotherapie und Ordnungstherapie
- Aufklärung des Patienten über Ursache und Modalitäten seiner Beschwerden
- Belastungsregulation, Arbeitsplatzergonomie
- Einhalten eines regelmäßigen Übungsprogramms zur Besserung der Kraftausdauer und muskulären Gelenkführung
- Hilfestellung zur Gewichtsreduktion.

Physikalische Therapie
- Mobilisation zur Entlastung und Anregung der Knorpelernährung
- Wärmetherapie zu Verbesserung der Durchblutung und Entspannung der Muskulatur
- Kältetherapie zur Dämpfung von Schmerzwahrnehmung und Entzündungsreizen, v. a. bei aktivierter Arthrose
- Ultraschall im Bereich von Ansatztendinosen
- Magnetfeldtherapie zur Stabilisierung des Knorpelstoffwechsels
- TENS und Elektrotherapie zur Dämpfung der Schmerzwahrnehmung und Bahnung abgeschwächter Muskeln.

Orthesen
Hilfsmittelversorgung zur:
- Gelenkentlastung durch Gehstock, Pufferabsatz
- Steigerung der propriozeptiven Wahrnehmung und Verbesserung der muskulären Stabilisierung durch Bandagen
- Behandlung sekundärer Funktionsstörungen
- Hilfsmittelversorgung zur Kompensation von Defiziten bei Alltagsbewegungen (z. B. Gehstock, Stehstuhl)
- Schuhranderhöhung bei beginnenden bis mäßigen Arthrosen auf dem Boden von Fehlstellungen in der Frontalebene
- Hilfsmittelversorgung zur äußeren Stabilisierung selten indiziert bei inoperablen, schmerzhaft instabilen Gelenkdestruktionen.

Medikamentöse Therapie
- Akut: Antiphlogistische Therapie mit NSAR (z. B. 3 × 50 mg Diclofenac oder 3–4 × 600 mg Ibuprofen), bei gegebener Anamnese und Risikofaktoren auch mit Coxiben
- Chronisch: Bei persistierender Entzündungsschmerzhaftigkeit antiphlogistische Therapie mit NSAR und schwach wirksamen Opioiden

- Chronisch: Bei starker Schmerzhaftigkeit und Kontraindikationen zur operativen Therapie antiphlogistische Therapie mit NSAR ergänzt um Opiatanalgetika in Verbindung mit Koanalgetika und ggf. Obstipationsprophylaxe
- Chondroprotektiva bei chronischen leichteren Beschwerden der Frühphase der Gelenkknorpelveränderung
- Chronisch: Zur Reduktion der Entzündungsaktivität Phytopharmaka, z. B. Phytodolor Tinktur® und als Radikalfänger Vitamin E z. B. Spondyvit®.

Operative und interventionelle Therapie

Die Arthroskopie gilt mittlerweile als schonender, minimalinvasiver diagnostischer Eingriff mit der Möglichkeit gleichzeitig eine mikrointerventionelle Therapie zu beginnen, die von der Reparatur von frischen Band- und Meniskusläsionen, über Bandplastiken, zu Teilresektionen und schließlich rekonstruktiven Verfahren auch des Gelenkknorpels reichen.

Bei präarthrotischer Deformität, Therapieresistenz und noch mäßiger Gelenkknorpelschädigung gelenkerhaltende Umstellungsosteotomie erwägen.

Endoprothese in der Regel erst indiziert wenn sich unter Ausschöpfen der vielgestaltigen konservativen Therapieoptionen keine hinreichende Beschwerdelinderung erreichen lässt. Diverse Philosophien des Prothesendesigns mit einerseits zementierter oder zementfreier Implantationstechnik und andererseits verschieden starker Führung der Prothese selbst führen zu einer großen Vielfalt von operativen Techniken.

▸▸ Prognose

Die Prognose lässt eine fortschreitende Gelenkknorpeldestruktion erwarten, deren radiologisch fassbares Erscheinungsbild aber nicht unbedingt die Auswirkungen hinsichtlich des Schmerzes und der funktionellen Einschränkung widerspiegelt.

Auch bei strukturellen Schädigungen kann ein kompensatorisches Therapie- und Rehabilitationsprogramm eine deutliche Beschwerdebesserung und bessere Adaptation an die Möglichkeiten der Gelenkbelastbarkeit erzielen. Die Erfolgsaussichten hängen von Ort, Art und Ausmaß der Schädigung, vom Alter und der Fähigkeit des Patienten ab, wesentliche Elemente dieses Programms im Alltag zur Krankheitsbewältigung umzusetzen.

Traditionelle chinesische Medizin

▸▸ Pragmatische Therapie mit Akupunktur

Basispunkte
Auswahl nach dominanter Schmerzregion

Lokalpunkte	Ma 34, Ma 35, Ma 36, Gb 34, Bl 40, Mi 9, Mi 10, Ni 10, Ex–UE 2 *(Heding)*, Ex–UE 4 *(xiyan)*
Fernpunkte	Gb 40, Ma 41, Mi 5

Punkte nach Schmerzlokalisation (zusätzlich)
Auswahl der Fernpunkte auch nach der Entsprechung von Knie zu Ellbogen möglich.

Lokalisation des Hauptschmerzes (Leitbahnbezug)	Lokoregionale Punkte	Fern- und additive Punkte
Lateral *(Shaoyang)*	Gb 31, *Ashi* im Tractus iliotibialis	Gb 40, Ma 41, Di 10, Di 15
Ventral *(Yangming)*	Ma 30, Le 11	Mi 3, Lu 5
Dorsal *(Taiyang)*	Bl 56, Bl 37, Bl 57, Bl 58, Bl 32	Dü 8, Bl 62
Medial *(Yin-Leitbahnen)*	Le 8, Le 7, Le 9	Lu 5, He 3, Pe 3

Durchführung der Behandlung
- Punktauswahl:
  – Akuttherapie in der Entzündungsphase bei heftigem Schmerz und starker Verspannung: 2–3 Fernpunkte nach Schmerzlokalisation, evtl. Triggerpunkte der regionalen Muskulatur, Ohrakupunktur oder Mikrosystem-Akupunktur einbeziehen. Parallel antiphlogistische Therapie oder intraartikuläre Injektionsbehandlung erwägen
  – Bei subakuten Beschwerden mit deutlichem Schmerz: Lokale *Ashi*-Punkte, Triggerpunkte der regionalen Muskulatur, 2–3 Fernpunkte nach Schmerzlokalisation, ergänzend evtl. Punkte nach Symptomen
  – Strategische Therapie: Lokale *Ashi*-Punkte, abgeschwächte Muskeln tonisieren, Triggerpunkte der regionalen Muskulatur, 2–3 Fernpunkte nach Schmerzlokalisation, ergänzend evtl. Punkte nach Symptomen
- Verbleib der Nadeln: Ca. 20–30 Minuten unter 1–3-maliger Stimulation

- Stimulationsart: Lokal ableitend und Durchgängigkeit herstellen, Fernpunkte ableitend je nach Konstitution des Patienten, ggf. syndromorientierte Punkte gemäß der Syndromdiagnose
- Behandlungsfrequenz:
  - Behandlungsserie von 10–15 Sitzungen
  - Zu Beginn jeden 2.–4. Tag
  - Später 1-mal wöchentlich vorteilhaft mit begleitender Physiotherapie/*Tuina*
  - In der Konsolidierungsphase begleitend im Rahmen der Trainingstherapie 1 Behandlung alle 1–4 Wochen möglich oder, falls erforderlich, erneute Serie nach $1/2$–1 Jahr Pause.

Punkte nach Symptomen (zusätzlich)
Nicht selten ergeben sich sekundäre Störungen im Bereich der Lendenwirbelsäule oder bei protrahiertem Verlauf gar der gegenseitigen Schulterregion, die dort lokoregional fassbare Funktionsdefizite und schmerzhafte muskuläre Zonen entwickeln. Die Behandlung sollte dann auch die wichtigsten Funktionsstörungen der genannten Zonen aufgreifen.

▸▸ Gonarthrose aus Sicht der TCM
Leitbahnbezug
In der traditionellen chinesischen Medizin wird nach dem Leitbahnkonzept eine topografische Zuordnung getroffen, für die typische Symptomatik der Gonarthrose also vornehmlich Magen, Gallenblase, Milz, Leber und Niere. Die Durchgängigkeit von Leitbahnen und Kollateralen ist wieder herzustellen.

Differenzierung der häufigsten Syndrommuster
Bi-Syndrom
Die typische Symptomatik der Gonarthrose wird als gelenkbezogenes *Bi*-Syndrom verstanden, wobei die fehlende Durchgängigkeit von Leitbahnen und Kollateralen sich gemäß den typischen Schmerzqualitäten nach den pathogenen Faktoren meist unter die Diagnose eines Kälte-*Bi*-Syndrom *(Han Bi)* oder Kombinationen Kälte-Feuchtigkeit-*Bi*-Syndrom *(Han Shi Bi)* fassen lässt, d.h. wenn ein Erguss ohne Überwärmung vorliegt, bei Überwärmung oder Brennschmerz Hitze-*Re* Symptomatik.

Blut (Xue) und Qi
Der lokalisierte, stechende Schmerz bei aktivierter Arthrose entspricht einer Blut-Stase.

Der unscharf begrenzte, regionale und eher myofasciale Schmerz einer *Qi*-Stagnation wird über die lokalen Akupunkturpunkte, die *Ashi*-Punkte und lokoregionalen Triggerpunkte mit dem Ziel behandelt, die Durchgängigkeit herzustellen.

Zangfu
Chronische Kniebeschwerden werden wie Beschwerden der Lendenwirbelsäule allgemein dem Funktionskreis Niere zugeordnet. Der Funktionskreis zeigt keine Füllesymptome, Schwäche, Kraft- und Kontrollverlust im Kniegelenk sind Zeichen der Leere verbunden mit Kältegefühl als *Yang*-Mangel, im Falle von Hitzesensationen als *Yin*-Mangel zu definieren.

▸▸ Therapie nach Syndrommustern

Syndrommuster	Punkte
Nieren-*Yang*-Leere	Ren 4, Du 4, Ren 6, Ni 3, Ni 7, Bl 23 (Moxibustion!)
Nieren-*Yin*-Leere	Bl 23, Ni 3, Ni 6, Ni 2, Mi 6

Akupunkturtherapie
Punkte nach Syndrommuster
Je nach Syndrommuster ist auf der Ebene der Punktwahl eine Möglichkeit zur Ergänzung der Therapiemuster gegeben.
Einige wichtige Beispiele für die Akupunktur bei Gonarthrose:

Reizarten nach Syndrommuster
Die Möglichkeiten die Reizarten differenzierter zu gestalten betreffen für das Beispiele Kniegelenk v.a. die Behandlung von Kälte-*Han* und/oder Nieren-*Yang*-Mangel durch Moxibustion und von Feuchtigkeit-*Shi* durch Moxibustion unter Vermeidung der Entwicklung von Feuchte-Hitze im Sinne eines Ergusses.
Bei Nieren-*Yin*-Leere keine Moxibustion sondern Tonisierung über Stichtechnik und Punktwahl.

Chinesische Arzneitherapie
☞ Tabelle 10.17 siehe Seite 395.

Durchführung der Behandlung
Da Arthroseschmerzen vor allem bei älteren Menschen auftreten, besteht in der Regel ein Mischbild aus (lokaler) Fülle und (konstitutioneller/altersbedingter) Lee-

10.16 Gonarthrose

Tabelle 10.17 Chinesische Arzneitherapie

Syndrommuster	Arzneitherapie
Bi-Syndrom mit Vorherrschen von Wind	• *Fang feng tang* (☞ Anhang) – Rad. Scutellariae + Rad. Achyranthis bidentatae sowie zur Wirkungsverstärkung evtl. + Rad. Clematidis, Ram. Mori, Rad. Angelicae pubescentis und/oder Rhiz. (Ligustici) *Chuanxiong* • Bei Bewegungseinschränkungen: + Herba Lycopodii und Caulis Trachelospermi • Bei starken Schmerzen: + Rhiz. Corydalis
Bi-Syndrom mit Vorherrschen von Kälte	• *Wu tou tang* (CAB 436) + Rad. Achyranthis bidentatae und Rad. Angelicae pubescentis (Aus Gründen der Arzneimittelsicherheit empfiehlt sich trotz eines gewissen Wirkungsverlustes der Ersatz von Rad. Aconiti praep. durch Rad. lateralis Aconiti praep.) • Bei Bewegungseinschränkungen: + Herba Lycopodii und Fruct. Chaenomelis • Bei starken Schmerzen: + Rhiz. Corydalis
Bi-Syndrom mit Vorherrschen von Feuchtigkeit	• *Yi yi ren tang* (CAB 224) + Rad. Achyranthis bidentatae, Cort. Erythriniae, Herba Siegesbeckiae, Rad. Angelicae pubescentis, Rad. (Ligustici) *Chuanxiong* und Fruct. Chaenomelis • Bei Bewegungseinschränkungen: + Herba Lycopodii und Rad. Clematidis • Bei starken Schmerzen: + Rhiz. Corydalis
(Feuchtigkeit-)Hitze-*Bi*-Syndrom	• *Bai hu jia gui zhi tang* (CAB 74) + *San miao wan* (CAB 213) + Rad. Clematidis, Ram. Mori und Rhiz. Dioscoreae hypoglaucae • Bei stärkeren akuten Hitze- (= Entzündungs-)Zeichen und entsprechend starken Schmerzen: + Herba Siegesbeckiae und Caulis Sargentodoxae • Bei ausgeprägter Gelenkschwellung + Caulis Clematidis armandii und Sem. Coicis
Qi-Stagnation und Blut-Stase	• *Shen tong zhu yu tang* (CAB 352) – Faeces Trogpteri seu Pteromi (wegen Complianceproblemen) und Rhiz. seu Rad. Notopterygii + Rhiz. Corydalis und Rad. Angelicae pubescentis • Bei zusätzlicher Verstopfung der Netzgefäße durch Schleim-Feuchtigkeit: + Sem. Sinapis, Rhiz. Pinelliae und evtl. Rhiz. Arisaematis
Qi- und Blut-Leere	• *Shi quan da bu tang* (CAB 288) mit Ram. Cinnamomi statt Cort. Cinnamomi + Caulis Spatholobi *(Jixueteng)*, Rad. Angelicae pubescentis und Rad. Cyathulae
Gemeinsame Leere von Leber und Nieren	• *Du huo ji sheng tang* (CAB 236) • Bei Vorherrschen einer Nieren-*Yang*-Leere + Rad. Morindae und Herba Epimedii • Bei Vorherrschen einer Nieren-*Yin*-Leere: – Herba Asari und Cort. Cinnamomi + Rad. Rehmanniae praep. in angemessener Dosis statt Rad. Rehmanniae exsicc./viride und + Fruct. Corni • Bei *Yin*-Leere-Feuer außerdem: + Rhiz. Anemarrhenae und Cort. Phellodendri

re. Dieser Tatsache sollte durch entsprechende Rezepturmodifikationen Rechnung getragen werden.

▶▶ Weitere Therapiemöglichkeiten

Qigong
Eine Verbesserung Körperhaltung mit Verbesserung der Balance und Beckenaufrichtung durch Übungen des bewegten *Qigong* ist häufig ein sinnvolles therapeutisches Ziel. Spezifisch können Übungen, die phasenweise eine kontrollierte Belastung im Stand in Kniebeugung erfordern eine Möglichkeit zu dosierten Trainingsreizen darstellen, die über die Stärke der Absenkung des Rumpfs und die resultierende Kniebeugehaltung dosiert werden kann.

Tuina
Die *Tuina* ist eine notwendige Ergänzung um nach Triggerakupunktur die muskuläre Dehnbarkeit herzustellen, insoweit dies nicht durch westliche Physiotherapie geleistet wird.

Eine *Tuina*-Behandlung kann auch zur Gelenkmobilisation herangezogen werden.

Ohrakupunktur
☞ Kap. 6.9.1.

TENS
Mäßig geeignet zur Selbstbehandlung der algogenetischen Strukturen. Als Muskelstimulator zur Anbahnung von Trainingsreizen, insbesondere des M. quadriceps vastus medialis.

10.17 Achillessehnenschmerz

Chronische Schmerzen an den Achillessehnen sind häufige Beschwerden bei Laufsportlern, charakterisiert durch Einlaufschmerzen. Im Bereich der Sehne treten nach Trauma, situativer oder chronischer Überlastung neben den Schmerzen auch Schwellungen auf. Die aktive Bewegung löst Schmerzen aus, das Gleitgewebe ist verdickt, vermehrt nach der Belastung und teilweise verbunden mit einer chronischen Reizreaktion auch der Ansatzzonen. Bei chronischem Verlauf bestehen daneben häufig Veränderungen der Muskulatur des M. triceps surae mit erhöhtem Tonus und Verminderung der Dehnbarkeit, gelegentlich auch unter Ausbildung von Triggerpunkten.

Stellenwert der Akupunktur
- Aus Sicht des Autors: Mäßig gute Indikation, oft komplexe Pathophysiologie
- Einsatz: Vorwiegend im Rahmen der muskulären Detonisierung und Verbesserung der lokalen Trophik im Bereich von Ansatztendinosen
- Bei chronischen Überlastungen z. B. durch Störungen der Fußstatik oder ungünstiges Schuhwerk causale Therapie beachten.

Westliche Medizin

▸▸ Klinik
- Lokalisation der Schwellung im Gleitgewebe einer Sehne
- Schmerz vor allem bei Anspannung und Gleitbewegung der Sehne
- Schmerz bei Ansatztendinosen auch bei isometrischer Anspannung
- Begleitsymptomatik evtl. mit Krepitation und Überwärmung im Bereich der Sehnenscheide.

▸▸ Pathophysiologie
- Reizzustand des Sehnengleitgewebes und der Sehneninsertionen durch Überlastung bei insgesamt nur schwacher Trophik der Achillessehne
- Als causale Bedingungen kommen verschiedene Störungen in Frage:
  - Einfache Überlastung
  - Fußfehlstellungen
  - Ungünstiges Schuhwerk
  - Blockierungen (OSG, USG)
  - Blockierungen im distalen und proximalen Tibiofibulargelenk mit myofascialer Störung des M. biceps femoris
  - Myofasciale Störungen des M. soleus und der Mm. gastrocnemii.

Möglicher Wirkmechanismus der Akupunktur: Detonisierung überlasteter und verspannter Muskeln, Deaktivierung von Triggerpunkten, lokal erhöhte Durchblutung und Verbesserung der Mikrozirkulation.

▸▸ Diagnostik
- Anamnestisch sind zu erheben:
  - Genauer Schmerzort
  - Auslöser, Verstärker oder verbessernde Faktoren wie Ruhe oder Bewegung
  - Dynamische und/oder statische Beanspruchungsmuster
  - Vorerkrankungen (z. B. Infekte, Allgemeinerkrankungen) und Verletzungen
  - Sport- und Schuhanamnese
- Körperliche Untersuchung mit:
  - Inspektion der Fußstatik und insbesondere der Rückfußstellung
  - Prüfung der geführten aktiven Arbeitsbewegung im Sprunggelenk
  - Palpation und Druckdolenzprovokation im Sehnenverlauf
  - Palpation der regionalen Muskelgruppen und in Frage kommender Triggerpunkte im Bereich des M. triceps surae
  - Widerstandsteste zur Provokation von Ansatztendinosen
  - Dehnbarkeitsprüfung der zur Verkürzung neigenden Muskelgruppen, insbesondere M. triceps surae
  - Prüfung der zugeordneten Wirbelsäulensegmente in der unteren Lendenwirbelsäule und des Iliosakralgelenks
- Sonografie zur Darstellung von Weichteilveränderungen im Verlauf der Sehne (Degeneration, Zysten)
- Nativradiologische Untersuchung des Rückfußes seitlich, evtl. des Sprunggelenks in 2 Ebenen.

▸▸ Differenzialdiagnose
Die Differenzialdiagnose ist vielfältig. Vorrangig ist zunächst die Abgrenzung zu Schmerzen im Bereich des Rückfußes wegen anderen Erkrankungen:

10.17 Achillessehnenschmerz

- Myofascialer übertragener Schmerz ohne Beteiligung der Achillessehne
- Bursitis achillae
- Hinterer Fersensporn
- Gelenkblockierungen
- Teilruptur der Achillessehne, meist im Bereich der Insertion des M. soleus
- Spondylogener übertragener Schmerz aus der Lendenwirbelsäule
- Schmerzen im Rahmen einer entzündlich rheumatischen Erkrankung wie Morbus Bechterew, Morbus Reiter.

Bei protrahiertem Verlauf ist die Abgrenzung von Funktionsstörungen benachbarter Gelenke und der erweiterten muskulären Funktionskette.
Differente Ursachen können zu einer Reizung der Sehne führen. Diese sind abzuklären, da diese in der Regel einer Therapie mit Akupunktur nicht ohne weiteres zugänglich sind. Einige wichtige Beispiele:
- Rheumatoide Arthritis
- Primäre Sehnendegeneration
- Infektiöse Tendinitis, z. B. nach Verletzung und Hämatom oder iatrogen.

▸▸ Therapie
Aufklärung
- Festlegung und Erläuterung der Behandlungsziele und Behandlungsstrategie
- Aufklärung über die Risiken einzusetzender Medikamente, die spezifischen Risiken von Injektionen insbesondere der Sehnenschädigung
- Abgrenzung von Leistungen der GKV, z. B. sind topische Antiphlogistika aus dem Leistungsspektrum entfernt worden, und individuellen Gesundheitsleistungen, wie infiltrativer Therapie mit Substanzen außerhalb der vertragsärztlichen Versorgung, z. B. Homöopathika, ggf. Honorarvereinbarung
- Frühzeitige Erläuterung der Behandlungsschritte, die eine aktive Mitarbeit erfordern, wie Anpassung des Schuhwerks, später Dehnungsübungen.

Infiltrationsverfahren
Therapeutische Lokalanästhesie mit 2–5 ml Lidocain 1% und/oder Bupivacain 0,25% an (nicht in!) die Sehne, evtl. mit Zusatz von Komplexhomöopathika z. B. Zeel® oder Traumeel®, bei starker Reizung auch 10 mg Triamcinolon.

Infiltration von Corticoiden insbesondere in kristalliner Form birgt das Risiko einer Sehnenruptur, die im Bereich der Achillessehne eine chirurgische Refixation erfordert!

Physiotherapie
Während der Akutphase nicht indiziert, Ruhe und Entlastung stehen im Vordergrund. Später können sinnvoll sein:
- Dehnbarkeitsverbesserung beteiligter verkürzter Muskelgruppen nach der Akutphase
- Tonisierung beteiligter abgeschwächter Muskelgruppen
- Einüben wesentlicher Eigenübungen zur Dehnung und Kräftigung.

Psychotherapie und Ordnungstherapie
Erkennen und Vermeiden von Faktoren der Überlastung, Trainingsplan und -einteilung, Schuhwerk, Laufstil, Streckenwahl.

Physikalische Therapie
- Kältetherapie zur Dämpfung von Schmerzwahrnehmung und Entzündungsreizen
- Iontophorese, Phonophorese zur Dämpfung von Entzündungsreizen
- Ultraschallbehandlung zur Verbesserung der Durchblutung
- Evtl. TENS und Elektrotherapie zur Dämpfung der Schmerzwahrnehmung bei chronischem Verlauf.

Orthesen
- Fersenkeil zur Entlastung der Sehne
- Gipsruhigstellung zur Ausschaltung der überlasteten Funktion war früher üblich, Nachteil: Muskuläre Hypotrophie.

Medikamentöse Therapie
- Lokal bei oberflächlichem Sehnenverlauf: Topische Antiphlogistika, evtl. mit teilfixierendem Verband und in feuchter Kammer
- Akut: Antiphlogistische Therapie mit NSAR (z. B. 3 × 50 mg Diclofenac oder 3–4 × 600 mg Ibuprofen), bei gegebener Anamnese und Risikofaktoren auch von Coxiben
- Bei starker Entzündungsschmerzhaftigkeit auch Infiltration mit Steroiden, cave s. o.

10 Schmerzen des Bewegungssystems

Operative und interventionelle Therapie
- In der Regel bei Peritenonitis nicht indiziert
- Bei Therapieresistenz evtl. Röntgentiefenbestrahlung.

▸▸ **Prognose**

Die Prognose ist in der Regel gut. Die Erfolgsaussichten hängen aber bei Überlastung wesentlich von der korrekten Fußstatik, der ergonomischen Optimierung und Verbesserung der muskulären Leistungsfähigkeit ab.

Traditionelle chinesische Medizin

▸▸ **Pragmatische Therapie mit Akupunktur**

Basispunkte

Im Vordergrund stehen lokale Punkte im Bereich des Ansatzes und des Verlaufs der Achillessehne ergänzt um Punkte die sich aus der funktionellen orthopädischen Untersuchung und den dabei gefundenen Befunden ergeben.

Lokoregionale Punkte	Regionale und muskuläre Punkte	Additive Punkte
Ni 3, Ni 5, Ni 7, Bl 60, Bl 61, Bl 62 Nadelung paratendinös beidseits	Gb 40, Insertion M. soleus, Triggerpunkte im Mm. gastrocnemii, auch Fußheber, Ma 36, M. Bizeps femoris	Bl 58, Bl 57, Bl 67, Dü 3, Dü 5, He 7 Bei Verkürzung der ischiokruralen Muskeln: Bl 36, Bl 37

Durchführung der Behandlung
- Akuttherapie in der Frühphase bei deutlichem Schmerz: Lokale *Ashi*-Punkte, Triggerpunkte der regionalen Muskulatur, 2–3 Fernpunkte nach Schmerzlokalisation
- Verbleib der Nadeln: Ca. 20–30 Minuten unter 1–3-maliger Stimulation
- Stimulationsart: Lokal ableitend und Durchgängigkeit herstellen
- Behandlungsfrequenz:
  - Behandlungsserie von 10–15 Sitzungen
  - Zu Beginn jeden 1.–2. Tag
  - Später 2-mal wöchentlich vorteilhaft mit begleitender Physiotherapie und/oder *Tuina*.

▸▸ **Achillessehnenschmerz aus Sicht der TCM**

Nach dem Leitbahnkonzept besteht eine fehlende Durchgängigkeit von Leitbahnen und Kollateralen, die primäre Aufgabe besteht darin, diese Durchgängigkeit wieder herzustellen.

Daneben werden rheumatische Erkrankungen im weiteren Sinne als *Bi*-Syndrom bezeichnet und können auch unter weiteren Aspekten differenziert werden.

▸▸ **Therapie nach Syndrommuster**

Akupunkturtherapie

Meist nach dem Bild der pathogenen Faktoren eines Feuchtigkeit-*Bi*-Syndroms *(Shi Bi):* Letztere ergibt sich aus der Weichteilschwellung und wird, v. a. in Verbindung mit Kälte-*Han,* durch lokale Moxibustion angegangen. Ergänzend kommen Punkte wie Mi 9 und Mi 6 in Betracht.

Bei lokaler Schwellung mit Überwärmung besteht eine Feuchte-Hitze, bei der sich die Anwendung von Moxibustion verbietet. Die Hitze kann durch Mikroaderlass ausgeleitet werden, hinzu treten ausleitende Punkte wie z. B. Di 4.

Chinesische Arzneitherapie

☞ Tabelle 10.18 siehe Seite 399.

Durchführung der Behandlung

Bei Symptomen von Verstopfung der Netzgefäße durch Schleim-Feuchtigkeit (sehr chronischer, schmerzhafter Verlauf, Ansammlung von Flüssigkeit, Verdickung des Gleitgewebes evtl. mit Bildung von Knötchen oder Zysten) empfiehlt sich die Ergänzung von Rhiz. Pinelliae, Poria und Sem. Sinapis unter evtl. Weglassung einiger Arzneimittel gegen Wind-Feuchtigkeit.

▸▸ **Weitere Therapiemöglichkeiten**

Qigong

Sinnvolle Ergänzung durch Schulung der plantaren Propriozeption und milder Dehnung der Wadenmuskulatur.

Tuina

Sinnvolle Handgrifftechniken der *Tuina* umfassen Maßnahmen zur Dehnung der Muskulatur, Friktion der Ansatzzonen, vorsichtige Mobilisation der Sehnengleitwege, Mobilisation der Sprunggelenke und des Rückfußes und auch die segmentale Behandlung der Lendenwirbelsäule.

Ohrakupunktur

☞ Kap. 6.9.1.

Tabelle 10.18 Chinesische Arzneitherapie

Syndrommuster	Arzneitherapie
(*Qi*-Leere mit) Invasion von Kälte-Feuchtigkeit in die Sehnen	• *Juan bi tang aus bai yi xuan fang* (CAB 223) mit Rad. Paeoniae alba/lactiflora statt Rad. Paeoniae rubrae und Rad. Angelicae pubescentis statt Rhiz. seu Rad. Notopterygii + Rad. Achyranthis bidentatae, Rad. Clematidis, Fruct. Chaenomelis, Ram. Cinnamomi und Caulis Spatholobi *(Jixueteng)*, bei stärkerer Kälte-Symptomatik auch + Herba Asari • Bei reinen Fülle-Zuständen kann Rad. Astragali evtl. weggelassen werden.
Nach-Unten-Fließen von Feuchtigkeit-Hitze	• *Si miao wan* (CAB 214) + Poria, Rhiz. (Ligustici) *Chuanxiong*, Ram. Lonicerae und Caulis Trachelospermi
Qi-Stagnation und Blut-Stase	• *Huo luo xiao ling dan* (CAB 366) (evtl. in leichteren Fällen – Gummi Olibanum) + Rad. Cyathulae, Ram. Mori, Rad. (Ligustici) *Chuanxiong* und Caulis Spatholobi *(Jixueteng)* • Bei (lokaler) Blut-Leere mit Mangelversorgung der Sehnen + Rad. Paeoniae albae/lactiflorae und Rad. Polygoni multiflori

TENS

Nur eingeschränkt geeignet zur Behandlung bei Schmerzen.

Eine Iontophorese mit Antiphlogistika und Elektrodenlokalisation im Bereich der Ansatzzone oder im Sehnenverlauf kann aber mit Aussicht auf Entzündungshemmung eingesetzt werden.

10.18 Osteoporose

Die Osteoporose ist gekennzeichnet durch eine Reduktion der Knochendichte, Rarefizierung der trabekulären Binnenstruktur der Knochen und eine erhöhte Frakturanfälligkeit des Skeletts, wobei klinisch Frakturen an Schenkelhals, Wirbelkörper und distalem Radius im Vordergrund stehen. Obwohl aus dem Mutterland der Akupunktur Berichte über die Effektivität der traditionellen chinesischen Orthopädie zur Besserung der Knochenstruktur vorliegen, stellt dies m. E. im hiesigen Kontext derzeit noch keine ernst zu nehmende Behandlungsalternative dar. Vielmehr liegt die Aufgabe der Akupunktur bei der Osteoporoseerkrankung erstens in der unterstützenden Analgesie bei schmerzhaften Knochensinterungen insbesondere des Achsenorgans und zweitens in der Entspannung von Muskelgruppen, die unter der zunehmenden Deformierung des Achsenskeletts in eine ungünstige Arbeitsposition und sekundäre Überlastungsreaktion mit Verhärtung, Ausbildung von Myogelosen und myogenen Schmerzen geraten. Die Behandlungsprinzipien sind also die der lokoregionalen Therapie. Schmerzen und Bewegungseinschränkung der kyphotischen Brustwirbelsäule und auch der durch Sinterungen deformierten Lendenwirbelsäule sind dabei die häufigsten Symptome im Rahmen der Osteoporose. Die Spanne der Symptomatik reicht von akuten Beschwerden bei Sinterungen zu chronisch rezidivierenden Dauerschmerzen auf dem Boden strukturell fixierter Fehlhaltungen.

Stellenwert der Akupunktur
- Aus Sicht des Autors: Mäßig gute Indikation zur Behandlung akuter Schmerzen, gute Indikation zur Behandlung myofascialer Schmerzen
- Einsatz: Begleitende Therapie zur Schmerzhemmung in der akuten Phase; zur Muskeldetonisierung und Deaktivierung von Triggerpunkten und zur Unterstützung physiotherapeutischer Maßnahmen die im Rahmen einer sekundären Rehabilitation auf Besserung der Kraftausdauer der rumpfstabilisierenden Muskulatur zielen
- Wirksamkeitsnachweis: Nur empirisch gegeben, keine zielführenden prospektiven Studien bekannt.

Westliche Medizin
▸▸ **Formen**
- Einteilung: Primär und idiopathisch nach Lebensabschnitt unterschieden zwischen präseniler, meist postmenopausaler Osteoporose mit hohem Umsatz des Knochenstoffwechsels und relativem Östrogenmangel einerseits und seniler Altersinvolution ab dem 70. Lebensjahr mit schleichendem Verlauf; daneben sekundäre Osteoporosen bei

- Endokrinen Störungen (Hyperthyreose, Diabetes mellitus, M. Cushing)
- Medikamenteneinnahme, insbesondere Steroidtherapie, Laxanzien
- Entzündlich rheumatische Erkrankungen
- Intestinale Erkrankungen mit Malabsorption
- Renale Erkrankungen
- Inaktivität und Bewegungsmangel bei Verletzungen, Lähmungen, Bettruhe
- Plasmozytom, Leukämie, Tumorerkrankungen mit Filiae
- Suchterkrankungen mit Abusus von Alkohol und Nikotin.

Klinik
- Hyperkyphose der Brustwirbelsäule
- Verminderung der Körpergröße
- Relative Überlänge der Arme
- Tannenbaumphänomen mit Hautfalten am Rücken
- Schmerz und Hartspann der Muskulatur vor allem in der Brustwirbelsäule, daneben auch Störungen der Übergangsregionen im zervikothorakalen und thorakolumbalen Abschnitt und verknüpfte Störungen der Nachbarregionen
- Klopf- und Erschütterungsschmerz weisen auf ossären Schmerzanteil
- Schweregrad wird eingeteilt nach stattgehabten pathologischen Frakturen und Abweichung der Knochendichte vom Altersdurchschnitt.

Pathophysiologie
Die Pathophysiologie der Osteoporoseerkrankung selbst ist für den Einsatz der Akupunktur unerheblich. Das pathophysiologische Modell für Schmerzen im Rahmen der Erkrankung stellt neben den ossären Schmerzen auf die neuromuskuläre Mechanismen ab. Die Schmerzgenese beruht auf schmerzhafter Verspannung der Muskeln bei fixierter Fehlhaltung, auf Funktionsstörungen der kleinen Wirbelgelenke und Costotransversalgelenke und Verspannung der autochthonen polysegmentalen Muskulatur z. B. M. iliocostalis, M. costocervicalis.

Diagnostik
- Anamnestisch sind Auslöser, Verstärkung oder Verbesserung durch Faktoren wie Ruhe oder Bewegung, dynamische und/oder statische Beanspruchung und Vorerkrankungen auf internistischem Gebiet und Steroidtherapie abzugrenzen
- Bei chronischem Verlauf, vegetativer Begleitsymptomatik oder Zeichen der Schmerzchronifizierung sinnvoller Einsatz eines Schmerzfragebogens
- Körperliche Untersuchung mit Blick auf:
  - Haltungsauffälligkeiten in seitlicher und hinterer Ansicht
  - Beckenstellung
  - Taillendreiecke
  - Tannenbaumphänomen
  - Schulterblattstellung
  - Schulterhöhe
  - Rotationszeichen wie Rippenbuckel
  - Gangsicherheit und Koordination als wesentlichem Faktor für Sturzrisiken
- Prüfung der geführten aktiven Arbeitsbewegung, v. a. der Seitneigung zur Erfassung von Harmoniestörungen und der Aufrichtungsfähigkeit zur Abschätzung der Fixierung
- Palpation der regionalen Muskelzüge auf Verspannung und Triggerpunkte
- Dehnbarkeitsprüfung der zur Verkürzung neigenden Muskelgruppen wie M. quadratus lumborum, Erector trunci, M. levator scapulae
- Prüfung der Kibler-Falte unter Berücksichtigung des Dermatomshifts
- Labor:
  - Vorrangig zur Differenzialdiagnose, bei Osteoporose in der Regel Normalwerte für BSG, Blutbild, Ca++, Phosphat, AP, GOT, GPT, Urinstatus, TSH, Immun-Elektrophorese
  - Spezielle Marker des Knochenumbaus möglich, aber aufwändig und daher für primäre Abklärung nicht empfohlen
  - Histologische Untersuchung einer Knochenbiopsie auch v. a. zur Abklärung unklarer, therapieresistenter oder progredienter Osteopathien
- Osteodensitometrie (Knochendichtemessung) durch DEXA (Dual-energy-x-ray-absorpiometry), pqCT oder qCT (quantitative Computertomografie peripher oder im Bereich der Lendenwirbelsäule) als Verfahren hoher Präzision und minimaler bzw. vertretbarer Strahlenbelastung, da Röntgen zur Frühdiagnose ungeeignet, ultraschallgestützte Messverfahren bisher nicht hinreichend reliabel und validiert
- Bildgebende Diagnostik: Nativradiologische Untersuchung der Brustwirbelsäule und Lendenwirbelsäu-

le in 2 Ebenen im Stehen zur Beurteilung der, zur Frage der Stabilität bei Verdacht auf strukturelle ossäre Schädigung evtl. CT, zur Abgrenzung osteoporotische Sinterung vs. pathologische Fraktur bei Entzündung oder Filia NMR und evtl. Knochenszintigrafie.

▸▸ Differenzialdiagnose

Die Differenzialdiagnose hinsichtlich der Osteoporose umfasst andere Osteopathien mit einer Erniedrigung der Knochendichte, hinsichtlich der Folgen orthopädische Krankheitsbilder, wie z. B. der bei der vermehrten Kyphose der Brustwirbelsäule wie Wirbelsäulenfehlbildungen, M. Bechterew, M. Forrestier, M. Scheuermann. Zur Differenzialdiagnose von Schmerzen im Bereich der Brustwirbelsäule (☞ Kap. 10.10 Brustwirbelsäulensydrome).

▸▸ Therapie
Aufklärung
- Festlegung und Erläuterung der Behandlungsziele und Behandlungsstrategie, meist muskuläre Entspannung und Stabilisierung, soweit möglich Aufrichtung der Wirbelsäule
- Aufklärung über die Risiken einzusetzender Medikamente, die spezifischen Risiken von Injektionen, manualtherapeutische Verfahren bei Osteoporose mit Frakturgefahr
- Abgrenzung von Leistungen der GKV und individuellen Gesundheitsleistungen, z. B. Osteodensitometrie (!), ggf. Honorarvereinbarung
- Frühzeitige Erläuterung der Behandlungsschritte, die eine aktive Mitarbeit erfordern, insbesondere aktive Eigenübungen zur Stabilisierung der Wirbelsäule.

Infiltrationsverfahren
- Therapeutische Lokalanästhesie mit 2–5 ml Lidocain 1% und/oder Bupivacain 0,25% an Triggerpunkte, schmerzhafte Muskelansatzzonen, z. B. Angulus costae, an die Gelenkkapsel der kleinen Wirbelgelenke und/oder der Costotransversalgelenke, hier evtl. mit Zusatz von 10 mg Triamcinolon, an Kontaktstellen zwischen Rippen und Beckenkamm.

> Bei Injektionen im Thoraxbereich Beachtung der anatomischen Verhältnisse und Vermeidung des intercostalen Raums durch Zweifingertechnik oder bildgestützte Intervention.

- Bei Skoliosen und Fehlstellungen ist eine bildgestützte Infiltrationstechnik sicherer, dabei reicht ein modernes Bildverstärkersystem in der Regel aus, bei speziellen Indikationen auch durch Schnittbildgebung wie z. B. durch CT.

Physiotherapie
- Behutsame Techniken haben Vorrang
- Einüben wesentlicher Eigenübungen zur Dehnung und Kräftigung
- Soweit strukturelle Grenzen nicht erreicht: Haltungskorrektur zur Aufrichtung der Brustwirbelsäule
- Dehnbarkeitsverbesserung beteiligter verkürzter Muskelgruppen, v. a. des M. iliocostalis, M. quadratus lumborum und M. pectoralis, bevorzugt über Querdehnung
- Vorsichtige Tonisierung beteiligter abgeschwächter Muskelgruppen, v. a. der tiefen Bauchmuskulatur
- Vorsichtige Mobilisation betroffener Gelenke der Brustwirbelsäule und der Rippengelenke.

Psychotherapie und Ordnungstherapie
- Aufklärung über Risikofaktoren der Grunderkrankung und Möglichkeiten der Prophylaxe:
  - Ausreichende Bewegung z. B. Gymnastik oder Schwimmen
  - Aktiver Lebensstil
  - Sonnenexposition
  - Ausreichende Zufuhr von Ca++ und Vitamin D mit der Nahrung
  - Karenz bezüglich Alkohol und Nikotin
- Hormonelle Substitution ist nach langjähriger Routine wegen Studienergebnissen zu cardiovaskulären Risiken strittig geworden.

Physikalische Therapie
- Wärmetherapie zur Entspannung der paravertebralen Muskulatur
- TENS und Elektrotherapie zur Dämpfung der Schmerzwahrnehmung paravertebral der Wirbelsäule.

Orthesen
- Hilfsmittelversorgung zur Verbesserung der muskulären Stabilisierung im Sinn eines Mieder (Lindemann Mieder), möglichst mit herausnehmbaren Stäben, zur Feinanpassung und leichteren hygienischen Aufbereitung

> Mieder können zu einer Ökonomisierung der muskulären Stabilisierung und vermeiden Inaktivitätshypotrophie führen!

- Hilfsmittelversorgung zur äußeren Stabilisierung nur bei schweren Deformitäten der Brustwirbelsäule und Lendenwirbelsäule.

Medikamentöse Therapie
- Schmerztherapie:
  - Akute Therapie mit NSAR (z. B. 3 × 50 mg Diclofenac oder 3–4 × 600 mg Ibuprofen), bei gegebener Anamnese und Risikofaktoren auch mit Coxiben
  - Akut bei starker Schmerzhaftigkeit und erheblichem Funktionsdefizit bei osteoporotischen Sinterungen auch Opiatanalgetika, evtl. als parenterale Infusionstherapie
  - Bei chronisch persistierender ossärer Schmerzhaftigkeit antiphlogistische Therapie mit NSAR und evtl. schwach wirksamen retardierten Opioiden (Tilidin/Naloxon oder Tramedol retard)
  - Bei starken Schmerzen NSAR auch ergänzt um starke Opiatanalgetika in Verbindung mit Koanalgetika und ggf. Obstipationsprophylaxe, bei länger anhaltenden Dauerschmerzen evtl. transdermale Applikation
  - Muskeldetonisierung mit vornehmlich peripherer Wirkung Tolperison 50 mg (Mydocalm® 3-mal tgl. 1–3 Filmtabletten)
  - Kalzitonin, s. u.
  - Bisphosphonate, s. u.
- Therapie der Osteoporose:
  - Bisphosphonate zur Osteoklastenhemmung, z. B. Alendronat (Fosamax®), Risedronat (Actonel®) nunmehr auch als 1 × wöchentliche Gabe und nach Studienlage dem älteren Vorläufer Etidronat (z. B. Didronel®) überlegen, aber auch deutlich teurer
  - Fluoride für 2 bis maximal 4 Jahre unter jährlicher Röntgenkontrolle wegen der Möglichkeit der Entwicklung einer Fluorose, z. B. Natriumfluorid (Ossin®) 1–0–1
  - Substitution von Kalzium 500–1000–1500 mg/d und Vitamin D, 800 IE/d
  - Kalzitonin, tgl. 50–100 IE z. B. Karil® oder Calsynar® als s. c. Injektion, evtl. auch nasal über 2 Wochen, dann ausschleichend über 4 Wochen, bei Übelkeit an den ersten Therapietagen MCP-Tropfen.

Operative und interventionelle Therapie
In der Regel nicht indiziert. Bei frischen osteoporotischen Sinterungen wird derzeit die Stabilisierung durch mikroinvasiv in den Wirbelkörper eingebrachten Zement erprobt (Vertebroplastik/Kyphoplastik).

▶ **Prognose**
Die Prognose hinsichtlich des Schmerzes ist limitiert durch die strukturelle Fehlstellung und ein chronischer und rezidivierender Verlauf ist häufig. Strukturelle Schädigungen erfordern ein kompensatorisches Rehabilitationsprogramm, dessen Erfolgsaussichten von Ort und Ausmaß der Schädigung, vom Alter und der Fähigkeit des Patienten abhängen, wesentliche Elemente dieses Programms im Alltag zur Krankheitsbewältigung umzusetzen.

Traditionelle chinesische Medizin
▶ **Pragmatische Therapie mit Akupunktur**
Basispunkte
Entsprechend einer einfachen Nah- und Fernpunktbehandlung, z. B. für die Brustwirbelsäule:

Lokalpunkte	Bl 43, Bl 47, Bl 13, 15, 17, 20, 21, Gb 25, Gb 26
Fernpunkte	Bl 57, Bl 60, Bl 62, Dü 3

Punkte nach Schmerzlokalisation (zusätzlich)
Bei fixierter Kyphose der Brustwirbelsäule ergeben sich im weiteren Verlauf häufig sekundäre Störungen der Nachbarabschnitte in Halswirbelsäule und Len-

Lokalisation ausstrahlender Schmerzen	Lokoregionale Punkte	Additive Punkte
Nacken und Hinterkopf	Bl 10, Du 14	Bl 60, Dü 3
Halswirbelsäule	Bl 10, Gb 20, Gb 21, Ashi	Dü 3, 3E 5
Ulnare Brachialgie	He 3, Dü 8	He 7, Dü 3
Schultergürtel	Di 15, 3E 14, Dü 11, Dü 12, Lu 1	Ma 38, Gb 34
Thorax ventral	Ren 17, Ren 15	Pe 6
Oberbauch	Ren 12, Le 13	Pe 6, Ma 36
Lendenwirbelsäule	Bl 23, Bl 24, Bl 25, Bl 32	Bl 54, Bl 37, Bl 40, Bl 57

denwirbelsäule mit vermehrter Lordose, nach ventral übertragene Symptome und Beschwerden und myofasciale Schmerzen.

Durchführung der Behandlung
- Punktauswahl:
  - Akuttherapie bei Sinterungen in der Brustwirbelsäule oder Lendenwirbelsäule ohne lokale oder *Ashi*-Punkte, 4–6 Fernpunkte nach Schmerzlokalisation, ergänzend evtl. Punkte nach zusätzlichen Symptomen, Mikrosysteme nutzen
  - Strategische Therapie nach der Akutphase: Lokale *Ashi*-Punkte, Triggerpunkte der regionalen Muskulatur, 2–3 Fernpunkte nach Schmerzlokalisation
  - Bei Zeichen der Schmerzchronifizierung, polytoper Schmerzhaftigkeit und Funktionsstörung, dominanten vegetativen Begleitsymptomen oder Therapieresistenz, Einbeziehung von Syndromdiagnose und Punkten nach Syndrommuster; Mikrosystem-Akupunktur, Phytotherapie und weiteren Verfahren
- Verbleib der Nadeln: Ca. 20–30 Minuten unter 1–3-maliger Stimulation
- Stimulationsart: Lokal ableitend und Durchgängigkeit herstellen, Fernpunkte ableitend je nach Konstitution
- Behandlungsfrequenz:
  - Behandlungsserie von 10–15 Sitzungen
  - Zu Beginn jeden 2.–4. Tag
  - Später 1-mal wöchentlich vorteilhaft mit begleitender Physiotherapie/*Tuina*
  - In der Konsolidierungsphase begleitend im Rahmen der stabilisierenden Trainingstherapie 1 Behandlung alle 2 Wochen möglich
  - Erneute Serie bei Rezidiv.

▸▸ Osteoporose aus Sicht der TCM
Differenzierung wesentlicher Syndrommuster
Schmerzen werden in der traditionellen chinesischen Medizin nach dem Leitbahnkonzept mit einer topografischen Zuordnung, z. B. bei Brustwirbelsäulenbeschwerden zur Blase-*Taiyang*-Leitbahn eingeordnet. Näheres zu Schmerzen im Bereich der Brustwirbelsäule (☞ Kap. 10.10, Brustwirbelsäule) und der Lendenwirbelsäule (☞ Kap. 10.11).
Die Osteoporose als Grunderkrankung betrifft den Knochen und seinen Stoffwechsel. Dieser ist gemäß der Einteilung der *Zangfu* dem Funktionskreis der Niere *(Shen)* zugeordnet, wobei der westlichen Sicht einer Knochenentkalkung und chronischen Erkrankung die Zuordnung zu einer Leere-*Xu* Erkrankung entspricht.

▸▸ Therapie nach Syndrommuster
Akupunkturtherapie nach Syndromdiagnose
Will man also das Skelettsystem insgesamt nach den Prinzipien der traditionellen chinesischen Orthopädie zum therapeutischen Ziel machen, so sind lehrbuchgemäß Akupunkturpunkte zu wählen, die die Niere *(Shen)* unterstützen, auffüllen.
Punkte zur Tonisierung der Niere *(Shen)*: Bl 23, Ni 3, Ni 7, Ren 4, Ren 6.
Darüber hinaus steht unter den Akupunkturpunkten der Löcher der Acht Zusammenkünfte *(Ba huixue)* für das Knochensystem der Akupunkturpunkt Bl 11 zur Verfügung, der sinnigerweise in Höhe Th1 und damit in der cervicothorakalen Übergangsregion angesiedelt ist, die im Rahmen der Osteoporoseerkrankung häufig eine Formveränderung zeigt, die als Witwenbuckel angesprochen wird.
An der Brustwirbelsäule bietet sich zur Ausleitungsbehandlung und Detonisierung verspannter Muskulatur neben der *Tuina* auch als schonendere Methode die Anwendung einer Schröpfmassage an.

Chinesische Arzneitherapie
☞ Tabelle 10.19 siehe Seite 404.

Durchführung der Behandlung
- Da intestinale Resorptionsstörungen an der Entwicklung einer Osteoporose beteiligt sind, sollten neben den Nieren auch die Verdauungskräfte der Milz gestärkt werden, z. B. durch die Ergänzung von *Si jun zi tang* (Vier-Edle-Abkochung – CAB 260) zu den o. a. Rezepturen.
- Bei andauernden starken Schmerzen sollte in jedem Fall an eine Blut-Stase als Teil des vorliegenden Störungsmusters gedacht werden und eine entsprechende Rezepturmodifikation – z. B. mit Arzneimitteln wie Rad. Paeoniae rubrae, Myrrha und Gummi Olibanum – erfolgen.

▸▸ Weitere Therapiemöglichkeiten
Qigong
Übungen des *Qigong* vermitteln eine aufrechte und locker gespannte Körperhaltung mit Aufrichtung der Brustwirbelsäule.

Tabelle 10.19 Chinesische Arzneitherapie

Syndrommuster	Arzneitherapie
Nieren-*Yang*-Leere	• Zur vorrangigen Kräftigung der Knochen: *You gui wan* (CAB 309) + Rad. Dipsaci, Rhiz. Drynariae und Rad. Morindae • Zur vorrangigen Schmerzbehandlung: *Du huo ji sheng tang* (CAB 236) + Sem. Cuscutae, Fruct. Alpiniae oxyphyllae und Rad. Dipsaci
Nieren-*Yin*-Leere	• Zur vorrangigen Kräftigung der Knochen: *Zuo gui wan* (CAB 296) + Rad. Dipsaci, Rhiz. Drynariae, Rhiz. Polygonati und Ram. Taxilli *(Sangjisheng)* • Bei *Yin*-Leere-Feuer + Rhiz. Anemarrhenae und Cort. Phellodendri • Zur vorrangigen Schmerzbehandlung: *Du huo ji sheng tang* (CAB 236) – Herba Asari + Plastrum Testudinis und Sem. Sesami indici

Die Bewegungsschulung führt zu einer besseren muskulären Koordination und trägt somit zur Sturzprophylaxe bei. Dies ist vor dem Hintergrund des erhöhten Frakturrisikos und der Mortalität von Schenkelhalsfrakturen von nicht zu unterschätzender Bedeutung.

Tuina

Die sinnvolle Ergänzung der Akupunktur um *Tuina*, mit dem Ziel die Leitbahnen durchgängig zu machen, muss auf sanfte und evtl. auch auf schmerzferne Techniken beschränkt werden. Die teils kräftigen Stimulations- und Handgrifftechniken zur Mobilisierung der Brustwirbelsäule und Lendenwirbelsäule sind bei Osteoporose kontraindiziert.

> *Tuina* ist keine an sich harmlose Therapie! Sie beinhaltet kräftige Techniken, die bei Osteoporose zu schweren Schäden und Frakturen führen können. Daher ist eine *Tuina*-Therapie in jedem Fall an eine sorgfältige Diagnose aus westlicher Sicht geknüpft!

Ohrakupunktur

☞ Kap. 6.9.1.

TENS

Geeignet zur Selbstbehandlung bei Dauerschmerzen. Elektrodenlokalisation je nach Schmerzlokalisation meist bilateral paravertebral.

10.19 Rheumatoide Arthritis

Die rheumatoide Arthritis ist eine systemische immunologische Erkrankung mit chronischer Entzündung der Gelenksynovialis und extraartikulärer Weichteile, insbesondere Schleimbeutel, Sehnenscheiden, daneben aber auch Schleimhäute und Gefäße. Sie hat einen chronischen, schubweise beschleunigten Verlauf. Demgemäß ist für die Anwendung der Akupunktur zwischen einer Behandlung im Schub und einer Behandlung im Intervall zu unterscheiden. Nach Abklingen der Entzündungsphase kann ein „ausgebrannter" Zustand verbleiben, in dem die Gelenkdestruktion im Vordergrund steht und der im Hinblick auf die Akupunktur wie eine schwere degenerative Arthrose zu behandeln ist.

Stellenwert der Akupunktur

- Aus Sicht des Autors: Mäßig gute Indikation zur Behandlung von Schmerzen und myofascialen Fehlsteuerungen im Intervall und im ausgebrannten Stadium, weniger gute Indikation zur Behandlung von schmerzhaften Entzündungsschüben
- Einsatz v. a. im Intervall:
  - Zur Muskeldetonisierung und Deaktivierung von Triggerpunkten
  - Zur Unterstützung physiotherapeutischer Maßnahmen
  - Zur Unterstützung einer sekundären Rehabilitation und Besserung der Kraftausdauer
- Einsatz im Schub:
  - Ausleitung von Hitze-*Re* und Feuchtigkeit-*Shi*
  - Schmerzhemmung.

Westliche Medizin

» **Epidemiologie**

- Prävalenz: Häufiges Krankheitsbild der rheumaorthopädischen Versorgung, etwa 1 %, M:F 1:3, also überwiegend Frauen, Manifestation meist im 3.–5. Dezennium

10.19 Rheumatoide Arthritis

- Einteilung: Nach Vorliegen eines Rheumafaktor als seropositiv oder seronegativ, auch nach Befallsmuster, Aktivität und Sicherheit der Diagnose, da im Prodromalstadium oft schwierig festzustellen
- Sonderformen nach Alter und Verlaufsform abzugrenzen:
  – Maligne RA: Aggressiver Verlauf
  – Juvenile RA: Eigene, heterogene Gruppe
  – Alters-RA
  – Propf-RA
- Sonderformen, nach Beteiligung weiterer Organsysteme:
  – Sjögren-Syndrom: Keratokonjunktivitis sicca, Befall weiterer Drüsen
  – Morbus Behcet: Stomatitis, Iridozyklitis, Genitalulzera
  – Löfgren-Syndrom: Akute Sarkoidose
  – Felty-Syndrom: Rheumaknoten, Splenomegalie, Vasculitis, rezidivierende Infekte.

▸▸ Klinik

- Initial Allgemeinsymptome wie Ermüdbarkeit, Schwitzen, Gewichtsabnahme, Morgensteifigkeit
- Im Verlauf Zunahme der Morgensteifigkeit auf mehr als eine Stunde, langsames Auftreten von Synovitis bevorzugt der kleinen Gelenke, symmetrisch, auch oligoarthritischer Verlauf möglich
- Im weiteren Verlauf Befall der Hände und Finger mit Fehlstellung, Füße mit Zehenfehlstellung und Fußwurzeldestruktion, Kniegelenke, Hüftgelenke, Halswirbelsäule mit Ausbildung von Instabilitäten
- Periartikuläre Manifestationen in Schleimbeuteln, Sehnenscheiden
- Organbefall mit Granulomen und Vasculitis, sekundäres Amyloid

Die Ätiologie der Erkrankung ist ungeklärt. Hinweise für erhöhtes Risiko bei bestimmten HLA-Konstellationen.
Für den Einsatz der Akupunktur erheblich ist der pathologische Verlauf in die 4 Phasen Erguss-, Synoviaproliferations-, Knorpeldestruktions und Degenerationsphase, die jeweils unterschiedliche Indikationen zur Akupunktur beinhalten. Im Rahmen einer akuten entzündlichen Veränderung der Gelenke mit Überwärmung verbietet sich in der Regel eine lokale Nadelbehandlung. Es kann aber versucht werden, durch Mikroaderlass, d.h. Stechen und bluten lassen gelenknaher Akupunkturpunkte oder der Leitbahnendpunkte zu einer Reduktion des Entzündungsschmerzes zu gelangen, eine in der Diktion der traditionellen chinesischen Medizin Hitze ausleitende Methode. Bisweilen gelingt hiermit eine symptomatische Besserung und Linderung der Entzündung. Das Verfahren stellt jedoch keine Alternative, sondern eine komplementäre therapeutische Modalität im Rahmen der symptomatischen Therapie dar.

▸▸ Diagnostik

- Von den diagnostischen Kriterien der RA (n. American College of Rheumatology) müssen mindestens vier erfüllt sein:
  – > 6 Wochen Morgensteifigkeit über mindestens 1h
  – > 6 Wochen arthritische Weichteilschwellung an 3 oder mehr Gelenken
  – > 6 Wochen Schwellung/Arthritis der PIP, der MCP oder carpalen Gelenke
  – > 6 Wochen symmetrische Schwellung/Arthritis
  – Rheumaknoten
  – Rheumafaktor positiv nachweisbar
  – Radiologisch Erosionen oder gelenknahe Entkalkung im Bereich der Hände
- Anamnestisch sind Auslöser, Verstärkung oder Verbesserung durch Faktoren wie Ruhe oder Bewegung, dynamische und/oder statische Beanspruchung und Vorerkrankungen zu erheben
- Körperliche Untersuchung mit Blick auf:
  – Arbeitsbewegung, Alltagsaktivitäten, Gangbild und Abrollen des Fußes
  – Prüfung der aktiven Arbeitsbewegung der Hände, Arme, Knie und Hüften
  – Instabilitätsprüfung der Halswirbelsäule, orientierende Untersuchung der Lendenwirbelsäule
  – Palpation der regionalen Muskelzüge in Schmerzregionen auf Verspannung und Triggerpunkte
- Labor:
  – Zur Differenzialdiagnose und Bestimmung der Krankheitsaktivität im Verlauf, BSG, RF, ANF, CRP, Blutbild, Ca++, Phosphat, AP, GOT, GPT, Urinstatus, Immun-Elektrophorese, ggf. HLA Marker
  – Gelenkpunktat zur Synoviaanalyse
- Sonografie: Erguss und Weichteilschwellung
- Bildgebende Diagnostik: Nativradiologische Untersuchung Hände und Füße in 2 Ebenen zur Beurteilung der strukturell ossären Schädigung, ggf. auch Halswirbelsäule in 3 Ebenen

- Osteodensitometrie (Knochendichtemessung) sinnvoll, da die Erkrankung den Mineralsalzverlust beschleunigt, ggf. Steroideinnahme
- Evtl. Knochenszintigrafie zur Feststellung des Befallsmusters
- NMR selten indiziert.

▸ Differenzialdiagnose

Die Differenzialdiagnose ist oft schwierig, und gerade in der frühen Phase nicht mit hoher Sicherheit abzugrenzen.

▸ Therapie

Aufklärung

- Wichtig zur Festigung des Vertrauensverhältnisses, da chronischer Verlauf die Regel und jeweils angepasst an die aktuelle Aktivität der Erkrankung eine Festlegung der Behandlungsziele und Behandlungsstrategie erfolgen muss.
- Meist multimodale Therapieansätze, medikamentös, physikalisch, gymnastisch und operativ
- Aufklärung über die Risiken einzusetzender Medikamente und die spezifischen Risiken von Gelenkinjektionen
- Abgrenzung von Leistungen der GKV und individuellen Gesundheitsleistungen, z.B. nicht rezeptpflichtige naturheilkundliche Präparate, Osteodensitometrie (!), ggf. Honorarvereinbarung
- Erläuterung der Behandlungsaspekte, die eine aktive Mitarbeit erfordern, insbesondere aktive Eigenübungen und ergotherapeutische Hilfsmittelversorgung.

Infiltrationsverfahren

Therapeutische Lokalanästhesie mit 2–5 ml Lidocain 1% und/oder Bupivacain 0,25% an Triggerpunkte, schmerzhafte Muskelansatzzonen, an und in die Gelenkkapsel der Gelenke mit Zusatz von 2–5–10–20–40 mg Triamcinolon oder 1–2 Ampullen Lipotalon®, je nach Größe des synovitischen Gelenkraums.

> **Bei Injektionen im Gelenkbereich Beachtung der anatomischen Verhältnisse und aseptische Technik! Beim Rheumatiker mit Erguss und der Notwendigkeit zur Punktion und zum Kanülenwechsel rechnen!**

Physiotherapie, Ergotherapie

- Übungen zur Optimierung der Kraftausdauer
- Mobilisation eingeschränkter Gelenke
- Dehnbarkeitsverbesserung verkürzter Muskelgruppen
- Tonisierung beteiligter abgeschwächter Muskelgruppen, v. a. der tiefen Bauchmuskulatur
- Einüben wesentlicher Eigenübungen zur Dehnung und Kräftigung
- Ergotherapeutische Versorgung und Optimierung von Alltagsaktivitäten bei Funktionsdefiziten der oberen Extremität.

Psychotherapie und Ordnungstherapie

- Aufklärung über Risikofaktoren der Grunderkrankung und Möglichkeiten der Eigentherapie:
  - Bewegung, Gymnastik, Schwimmen
  - Gelenkschutz
  - Ausreichende Zufuhr von Vitaminen, Spurenelementen und Antioxidanzien mit der Nahrung
  - Diätetische Möglichkeiten
  - Entspannungsverfahren
- Häufig Phasen von Depressionen, mit der Notwendigkeit zur psychotherapeutischen Behandlung
- Häufig komplexe sozialmedizinische Fragestellungen mit Beratungsbedarf.

Physikalische Therapie

- Wärmetherapie zur Entspannung der paravertebralen Muskulatur
- Kältetherapie zur Schmerzhemmung und Dämpfung von Entzündungsaktivität, lokal und als Kältekammer
- TENS zur Dämpfung der Schmerzwahrnehmung
- Elektrotherapie als Iontophorese zur Entzündungshemmung im Bereich von Sehnen, Ansatzzonen, Schleimbeuteln.

Orthesen

Umfangreiche Indikationen zur Hilfsmittelversorgung und orthopädietechnischen Maßnahmen, zur Kompensation von Instabilität, Fußgewölbestützung, orthopädische Schuhversorgung, Gehhilfen.

Medikamentöse Therapie

- Basistherapie: DMARD (Disease modifying Antirheumatic Drugs) sind langfristig einzunehmende krankheitsmodifizierende Pharmaka, die nach dem Prinzip „hit hard and early" eingesetzt werden sollen,

noch bevor Gelenkschäden eingetreten sind. Der Wirkeintritt ist oft erst nach Wochen und Monaten zu beurteilen, dabei engmaschige Laborkontrollen zur Entzündungsaktivität und Nebenwirkungen:
- MTX (z. B. Lantarel®): Goldstandard, beste Wirkung-Nebenwirkungs-Relation
- Leflunomid (Arava®): Neueres, (teureres) Präparat, Stärke etwa wie MTX
- Sulfasalazin (z. B. Azulfidine RA®, Pleon RA®): V. a. bei enteropathologischer Arthritis, auch M. Bechterew
- Goldpräparate (z. B. Ridaura®): Etwas aus der Mode gekommen, da relativ häufig Nebenwirkungen
- D-Penicillamin: Selten eingesetzt, häufig Nebenwirkungen
- Hydroxychloroquin und Chloroquin: Für milde Verlaufsformen
- Azathioprin (z. B. Imurek®, Azamedac®): Auch für Kollagenose und Vaskulitiden
- „Biologicals": Neue Klasse von Medikamenten, die spezifisch hemmend in die Entzündungskaskade eingreifen sollen. Derzeit stehen v. a. TNFα-Inhibitoren als zugelassene Optionen zur Verfügung (sehr hoher Preis!):
  - Infliximab (Remicade®): In Kombination mit MTX als Kurzinfusion
  - Etanercept (Enbrel®)
- Schmerztherapie
  - Therapie mit NSAR (z. B. 3 × 50 mg Diclofenac oder 3–4 × 600 mg Ibuprofen), bei gegebener Anamnese und Risikofaktoren auch von Coxiben
  - Bei starker Entzündung auch Steroide zur Dosisreduktion der NSAR
  - Bei akutem Schub: Steroidstoß, z. B. 20–30 mg über 2–3 Wochen, dann langsame Reduktion auf unter 7,5 mg Prednisolon-Äquivalent
  - Bei starken Schmerzen NSAR auch ergänzt um Opiatanalgetika in Verbindung mit Koanalgetika und ggf. Obstipationsprophylaxe
  - Muskeldetonisierung mit Chlormezanon (Muskel Trancopal®).

Operative Therapie

In der Regel multiple Indikationen, da multilokulärer destruierender Prozess.
Verpasst wird leider häufig der Zeitpunkt zur Frühsynovektomie, bei der eine radikale Entfernung der entzündlich hypertrophen Synovia angestrebt wird. Der ideale Zeitpunkt liegt vor manifesten Gelenkdestruktionen, wenn eine Therapie mit DMARD nicht hinreichend angeschlagen hat.

▸▸ **Prognose**

Die Erkrankung mündet in der Regel in ein ausgebranntes Residualstadium. Die Prognose langfristig bestehenden Schmerzes ist abhängig von strukturellen Fehlstellungen und v. a. Instabilität. Ein chronischer und rezidivierender Verlauf ist häufig.

Traditionelle chinesische Medizin

▸▸ **Pragmatische Therapie mit Akupunktur**

Eine pragmatische Therapie mit Akupunktur bezieht sich vornehmlich auf das ausgebrannte Stadium und orientiert sich an den Prinzipien für die Behandlung degenerativer Gelenkschäden und myofascialer Schmerzen der betroffenen Region.

Durchführung der Behandlung
- Akuttherapie keine lokalen oder *Ashi*-Punkte, 4–6 Fernpunkte nach Schmerzlokalisation einschließlich kontralateraler Entsprechungspunkte, ergänzend evtl. Punkte nach zusätzlichen Symptomen, Mikrosysteme nutzen
- Strategische Therapie nach der Akutphase: Lokale *Ashi*-Punkte, Triggerpunkte der regionalen Muskulatur, 2–3 Fernpunkte nach Schmerzlokalisation
- Bei Zeichen der Schmerzchronifizierung, polytoper Schmerzhaftigkeit und Funktionsstörung, dominanten vegetativen Begleitsymptomen oder Therapieresistenz Einbeziehung von Syndromdiagnose und Punkten nach Syndrommuster; Mikrosystem-Akupunktur, Phytotherapie und weiteren Verfahren
- Verbleib der Nadeln: Ca. 20–30 Minuten unter 1–3-maliger Stimulation
- Stimulationsart: Lokal ableitend und Durchgängigkeit herstellen, Fernpunkte je nach Konstitution, insgesamt eher tonisierend
- Behandlungsfrequenz:
  - Behandlungsserie von 10–15 Sitzungen
  - Zu Beginn jeden 2.–4. Tag
  - Später 1-mal wöchentlich vorteilhaft mit begleitender Physiotherapie/*Tuina*
  - In der Konsolidierungsphase begleitend im Rahmen der stabilisierenden Trainingstherapie 1 Behandlung alle 2 Wochen möglich
  - Erneute Serie bei Rezidiv

▸ Polyarthritis aus Sicht der TCM
Differenzierung wesentlicher Syndrommuster
Entzündlich rheumatische Erkrankungen sind typischerweise als Gelenk-*Bi*-Syndrom zu diagnostizieren (☞ Kap. 7.1, Allgemeine Hinweise).

Akupunkturtherapie nach Syndrommuster
Nach den Prinzipien der traditionellen chinesischen Orthopädie ist die Niere *(Shen)* zu unterstützen und aufzufüllen, da diese die Knochen und damit auch die Gelenke „regiert". Will man also das Skelettsystem insgesamt nach den Prinzipien der traditionellen chinesischen Orthopädie zum therapeutischen Ziel machen, so sind lehrbuchgemäß Akupunkturpunkte zu wählen, die die Niere *(Shen)* unterstützen und auffüllen.

Punkte zur Tonisierung der Niere *(Shen)*: Bl 23, Ni 3, Ni 7, Ren 4, Ren 6.

Darüber hinaus steht unter den Akupunkturpunkten der Löcher der Acht Zusammenkünfte *(Ba huixue)* für das Knochensystem der Akupunkturpunkt Bl 11 zur Verfügung.

Wie bei allen Schmerzen ist das therapeutische Prinzip, die Verteilung von *Qi* und Blut zu verbessern und lokale Stasen und Stagnationen aufzulösen.

Häufig liegt eine Schwäche des Milz-*Qi* vor, was die Schwellungsneigung begünstigt. Dementsprechend ist die Milz zu stärken, z. B. über Bl 20, Ma 36, Mi 6.

Darüber hinaus sind jedoch je nach Qualität der Entzündung und des Schmerzes auch ausleitende Punkte zu wählen:
- Für Hitze Mikroaderlass an Leitbahnendpunkten (schmerzhaft!) oder Nadelung der Punkte Du 14, Di 11 und 4, Mi 10 evtl. auch der Herz-Leitbahn und Herzhülle-Leitbahn
- Für Wind v. a. Di 4, Gb 20
- Für Kälte Moxibustion an Bl 23, Du 4 oder Du 14
- Für Feuchtigkeit mit Punkten der Magen-Leitbahn und Milz-Leitbahn z. B. Ma 40, Ma 36, Mi 6, Mi 9 oder Mi 5.

Bei Schwellungen und Reizungen an Händen und Füßen kommen neben den Leitbahnendpunkten auch die Extrapunkte intermetacarpal *(Baxie)* und intermetatarsal *(Bafeng)* in Betracht.

Chinesische Arzneitherapie
☞ Tabelle 10.20 siehe Seite 409.

Durchführung der Behandlung
- Während die Akupunktur besonders zur gezielten Behandlung definierter Schmerzareale geeignet ist, entfaltet die chinesische Arzneitherapie eine meist weniger intensive, dafür aber generalisiertere schmerzstillende Wirkung.
- Die allgemeine antiphlogistische Wirkung der chinesischen Arzneitherapie ist meist stärker als die der Akupunktur, trotzdem reicht sie allein in der Regel nicht zur effektiven Behandlung eines akuten Rheumaschubes aus. Sie kann aber zur Einsparung schulmedizinischer Antirheumatika beitragen und kommt evtl. als alleinige Therapie in Phasen geringerer entzündlich-rheumatischer Aktivität in Frage.

▸ Weitere Therapiemöglichkeiten
Qigong
Die Bewegungsschulung führt zu einer besseren muskulären Koordination und trägt somit zum Wohlbefinden und zum Funktionserhalt bei.

Tuina
Die sinnvolle Ergänzung der Akupunktur um *Tuina*, mit dem Ziel die Leitbahnen durchgängig zu machen, muss auf sanfte und evtl. auch auf schmerzferne Techniken beschränkt werden. Die teils kräftigen Stimulations- und Handgrifftechniken zur Mobilisierung sind bei entzündlich rheumatischen Erkrankungen relativ kontraindiziert.

Ohrakupunktur
☞ Kap. 6.9.1.

TENS
Geeignet zur Selbstbehandlung bei Dauerschmerzen. Elektrodenlokalisation je nach Schmerzlokalisation meist bilateral paravertebral.

Literatur
Bäcker M, Hammes MG, Valet M, Deppe M, Conrad B, Tolle TR, Dobos G. Different modes of manual acupuncture stimulation differentially modulate cerebral blood flow velocity, arterial blood pressure and heart rate in human subjects. Neuroscience Letters 2002 Nov 29;333(3):203-6

Hui KK, Liu J, Makris N, Gollub RL, Chen AJ, Moore CI, Kennedy DN, Rosen BR, Kwong KK. Acupuncture modulates the limbic system and subcortical gray structures of the human brain: evidence from fMRI studies in normal subjects. Hum Brain Mapp. 2000;9(1):13-25

Tabelle 10.20 Chinesische Arzneitherapie

Syndrommuster	Arzneitherapie
Bi-Syndrom mit Vorherrschen von Wind	- *Fang feng tang* (☞ Anhang) - Bei Schmerzen v. a. in den oberen Extremitäten: + Rhiz. seu Rad. Notopterygii, Rad. Clematidis, Rhiz. Curcumae longae und/oder Rhiz. (Ligustici) *Chuanxiong* - Bei Schmerzen vor allem in den unteren Extremitäten: + Rad. Angelicae pubescentis, Rad. Achyranthis bidentatae und/oder Rhiz. Dioscoreae hypoglaucae - Bei Schmerzen vor allem im (unteren) Rücken: + Cort. Eucommiae, Ram. Taxilli (*Sangjisheng*), Herba Epimedii, Rad. Morindae und/oder Rad. Dipsaci - Bei beginnender Umwandlung eines rezidivierenden Wind-Kälte-Feuchtigkeit-*Bi* in Hitze stattdessen: *Gui zhi shao yao zhi mu tang* (CAB 223)
Bi-Syndrom mit Vorherrschen von Kälte	- *Wu tou tang* (CAB 436) (Aus Gründen der Arzneimittelsicherheit empfiehlt sich trotz eines gewissen Wirkungsverlustes der Ersatz von Rad. Aconiti praep. durch Rad. lateralis Aconiti praep.) - Bei Schmerzen vor allem in den oberen Extremitäten + Rhiz. seu Rad. Notopterygii, Rad. Clematidis, und/oder Rhiz. Curcumae longae - Bei Schmerzen vor allem in den unteren Extremitäten + Rad. Angelicae pubescentis, Rad. Achyranthis bidentatae und/oder Fruct. Chaenomelis - Bei Schmerzen vor allem im (unteren) Rücken + Cort. Eucommiae, Ram. Taxilli (*Sangjisheng*) und/oder Rad. Dipsaci - Bei Chronifizierung der Schmerzen mit Ausbildung einer (kältebedingten) Blut-Stase + Caulis Spatholobi (*Jixueteng*), Rad. Angelicae sinensis und/oder Caulis Trachelospermi
Bi-Syndrom mit Vorherrschen von Feuchtigkeit	- *Yi yi ren tang* (CAB 224) + Caulis Spatholobi (*Jixueteng*), Cort. Erythriniae, Herba Siegesbeckiae, Rad. Angelicae pubescentis, Rad. (Ligustici) *Chuanxiong* und Fruct. Chaenomelis - Bei ausgeprägter Gelenkschwellung + Rhiz. Dioscoreae hypoglaucae und Caulis Clematidis armandii - Bezüglich der Behandlung verschiedener Schmerzlokalisationen s. o.
Bi-Syndrom mit gleichen Anteilen von Wind, Kälte und Feuchtigkeit	- *Juan bi tang aus yi xue xin wu* (CAB 222) - Bezüglich der Behandlung verschiedener Schmerzlokalisationen s. o.
(Feuchtigkeit-) Hitze-*Bi*-Syndrom	- *Bai hu jia gui zhi tang* (CAB 74) + Cort. Phellodendri, Cort. Erythriniae und Ram Mori - Bei ausgeprägter Gelenkschwellung + Rhiz. Alismatis, Rhiz. Dioscoreae hypoglaucae und Caulis Clematidis armandii - Bei stärkeren akuten Hitze- (= Entzündungs-)Zeichen und entsprechend starken Schmerzen: + Lumbricus, Herba Siegesbeckiae und Caulis Sargentodoxae
Bi-Syndrom mit Blut-Stase	- *Shen tong zhu yu tang* (CAB 352) – Faeces Trogpteri seu Pteromi (wegen Complianceproblemen) + Rad. Angelicae pubescentis, Rad. Clematidis und evtl. Rad. Saposhnikoviae/Ledebouriellae - Bei zusätzlicher Verstopfung der Netzgefäße durch Schleim-Feuchtigkeit: + Sem. Sinapis, Rhiz. Pinelliae und evtl. Rhiz. Arisaematis - Bei sehr starken Schmerzen + Rhiz. Corydalis, Scorpio (Buthus martensii) und Zaocys
Qi- und Blut-Leere	- *Shi quan da bu tang* (CAB 288) mit Ram. Cinnamomi statt Cort. Cinnamomi + Rad. Clematidis, Rad. Gentianae macrophyllae, Rhiz. Curcumae longae und/oder Rad. Cyathulae
Gemeinsame Leere von Leber und Nieren	- *Du huo ji sheng tang* (CAB 236) - Bei Vorherrschen einer Nieren-*Yang*-Leere + Rad. Morindae und Herba Epimedii - Bei Vorherrschen einer Nieren-*Yin*-Leere – Herba Asari und Cort. Cinnamomi + Rad. Rehmanniae praep. in angemessener Dosis statt Rad. Rehmanniae exsicc./viride und + Fruct. Corni - Bei Yin-Leere-Feuer außerdem + Rhiz. Anemarrhenae und Cort. Phellodendri

11 Fibromyalgie, Fibromyalgiesyndrom (FMS)
Marcus Bäcker, Jürgen Mücher

Nicht entzündliches, generalisiertes Schmerzsyndrom der Muskeln und des Bindegewebes.

Stellenwert der Akupunktur
- Aus Sicht der Autoren: Gute Indikation
- Einsatz: **Cave!** Einsatz der Akupunktur nur im Rahmen eines allgemein aktivierenden Konzepts, das die Selbstverantwortung des Patienten in den Vordergrund stellt (s. u.). Ein primär „behandelnder" Therapieansatz führt zur weiteren Chronifizierung.
- Wirksamkeitsnachweis: Moderate Evidenz aus systematischem Review mit besserer Wirksamkeit von Akupunktur im Vergleich zu Sham Behandlung (Berman 2000) bezüglich Schmerzreduktion, Erhöhung der Schmerzschwellen und Reduktion der morgendlichen Steifheit der Gelenke. Weitere RCT sind notwendig (Ernst 2004; Berman et al. 2000).

Westliche Medizin
▸▸ Epidemiologie
Prävalenz: 2 % der Bevölkerung (Europa), M : F : 1 : 10.

▸▸ Klinik (nach Offenbächer 2001)
- Generalisierte Schmerzen des Bewegungsapparates (Diagnosekriterien, s. u.)
- Zumeist 1–2 Hauptfoci wechselnder Lokalisation und Schmerzstärke (☞ Abb. 11-1)
- Häufig assoziierte psychovegetative Symptome:
  – Schlafstörungen (Ein- und Durchschlafstörungen; leichter, nicht erholsamer Schlaf)
  – Depressives Syndrom (42 %), innere Unruhe
  – Gedächtnisschwäche, Konzentrationsstörungen
  – Allgemeine Schwäche, leichte Erschöpfbarkeit, Tagesmüdigkeit (75 % der Patienten mit Diagnose „Chronic-Fatique-Syndrom" zeigen diagnostische Kriterien für Fibromyalgie-Syndrom (Goldenberg et al. 1990)
  – Trockene Augen und Haut
  – Hoher Ruhepuls, Hyperhidrosis der Hände
  – Schwindel, Parästhesien
- Häufig funktionelle Symptome: Globusgefühl, Atembeschwerden, Colon irritabile, Reizblase, Palpitationen
- Zuweilen assoziierte Symptome:
  – Restless-legs-Syndrom,
  – Raynaud-Phänomen,
  – multiple chemische Unverträglichkeiten (u. a. Medikamente, „sick building syndrome"),
  – erhöhte Infektanfälligkeit
- Modalitäten:
  – Besserung durch warmes und/oder trockenes Wetter (sowie Wärmeanwendung), Entspannung, leichte Bewegung (Spazierengehen)
  – Verschlechterung durch feuchtes und/oder kaltes Wetter, psychische oder physische Belastung, monotone Haltung (z. B. längeres Sitzen).

▸▸ Pathophysiologie
- Vermutlich ist FMS ein heterogener Sammelbegriff für verschiedene Störungen mit der gemeinsamen Endstrecke einer generalisierten Hyperalgesie
- Modell: Komplexe psychoneuroendokrine Störung mit einer pathologischen zentralen Schmerzverarbeitung und modulierenden peripheren Faktoren:
  – **Zentrale Faktoren:** Zeichen einer veränderten zentralen Schmerzverarbeitung in verschiedenen Studien (neurophysiologischen und funktionell bildgebenden Verfahren), erhöhte Konzentration von Substanz P im Liquor als Indikator einer generalisierten zentralen Sensitivierung
  – **Periphere Faktoren:** Anhaltender nociceptiver Input aus Peripherie als ätiologischer Faktor der zentralen Sensitivierung denkbar (☞ Kap. 2.1.2) = sekundäres Fibromyalgiesyndrom
  – **Psychische Faktoren:** Erhöhte Komorbidität an psychiatrischen Erkrankungen (z.B. depressives Syndrom in 20–40 %, Gruppe 3 nach Egle), gehäuft funktionelle Symptome (Gruppe 4 nach Egle), primär psychische Ursache der Erkrankung im Sinne einer Somatisierungsstörung aber nur bei einer Minderheit (20 %) der Patienten.

11 Fibromyalgie, Fibromyalgiesyndrom (FMS)

■ Gleiche Prävalenz von Somatisierungstörungen bei FMS und Primär chronischer Polyarthritis (PcP) (Ahles et al. 1991). ■

■ Möglicher Wirkmechanismus der Akupunktur: Aktivierung adaptiver Prozesse des schmerzverarbeitenden Systems (☞ Kap. 6.2.3) mit dem Effekt einer verbesserten Kompensationsfähigkeit von Schmerzreizen. Evtl. Desensibilisierung des nociceptiven Systems. ■

▸▸ Diagnostik
Diagnostische Kriterien des American College of Rheumatology (1990):
- Generalisierte Schmerzen der Muskulatur über mind. 3 Monate (generalisiert = oberhalb **und** unterhalb der Taille **und** an beiden Körperseiten) **und**
- Erhöhte Druckdolenz an mind. 11 von 18 definierten Punkten („Tender Points", 9 auf jeder Körperhälfte, ☞ Abb 11-1)
  - Ansätze der suboccipitalen Muskeln (etwa Gb 20)
  - Querfortsätze der HWS C5–7
  - M. trapezius (Mittelpunkt der Achse, etwa Gb 21)
  - M. supraspinatus
  - Knochen-Knorpel-Grenze der 2. Rippe
  - Epidcondylus radialis (2 cm distal)
  - Oberer äußerer Quadrant der Gesäßmuskulatur
  - Trochanter major
  - Fettpolster des Kniegelenks medial der Gelenklinie.

Lokalbefund: Gelenkbeweglichkeit nicht eingeschränkt, keine neurologischen Defizite, Muskelverkürzungen möglich, subj. Gefühl der Muskelsteifigkeit, Haltungsinsufizienz, häufig (80% der Patienten) auch Triggerpunkte (zur Abgrenzung zu myofascialen Syndromen ☞ Tab. 11.1)

Ausschlussdiagnostik:
- entzündlich-rheumatische Gelenkserkrankungen (u. a. PcP, Spondylarthropathien)
- Myopathien/Myositiden (u. a. Polymyalgia rheumatica, Kollagenosen, toxische Myopathien)
- Infekte (u. a. Borreliose, CMV)
- Tumorerkrankungen (paraneoplastische Symptomatik)
- endokrine Erkrankungen (u. a. Hypothyreose, Hypo-/Hyperparathyreodisums)
- Rentenbegehren.

Internistische Diagnose: Basisdiagnostik incl. Röntgen-Thorax, Sonographie des Abdomens, Hämoccult, Urinstatus
Sinnvolle Laboruntersuchungen: BKS, BB, Elyte, TSH, antinukleäre AK, Rf, CRP, CK, evtl. PTH.

▸▸ Differenzialdiagnose
☞ Tabelle 11.1 siehe Seite 412.

▸▸ Therapie
- Therapieziele: Förderung der Selbstverantwortung und Eigenaktivität des Patienten, Erhöhung der psychophysischen Funktionalität (u. a. Erhaltung oder Herstellung der Arbeitsfähigkeit), Linderung der Schmerzen sowie der Begleitsymptomatik (Schmerzfreiheit ist zumeist unrealistisches Therapieziel)

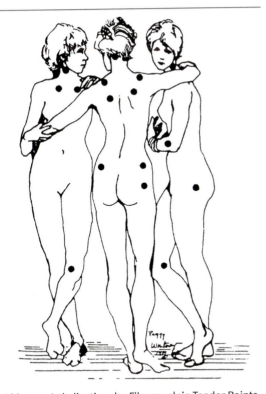

Abb. 11-1 Lokalisation der Fibromyalgie Tender Points nach den Kriterien des American College of Rheumatology (aus Wolfe et al. 1990). Darstellung unter Verwendung von: „Die drei Grazien" von Jean Baptiste Reynault (1793), Louvre, Paris.

Tabelle 11.1 Differenzialdiagnose zwischen myofaszialen Schmerzen und Fibromyalgiesyndrom (nach Georgi und Menninger 2001)

	Myofaszialer Schmerz	Fibromyalgiesyndrom
Schmerzentstehung	Primär nociceptive Afferenzen aus Bewegungssystem	Primär zentrale Störung schmerzinhibitorischer Mechanismen
Alter	Kein Schwerpunkt	Mittleres Erwachsenenalter
Geschlecht, F : M	Mehr Männer (1 : 2)	Deutlich mehr Frauen (10 : 1)
Disponierende Faktoren	Mechanische Faktoren, z. B. Fehlstatik	Psychosomatische Faktoren, z. B. Depression
Verlauf	Akuter Beginn, Chronifizierung möglich	Schleichender Beginn, immer chronischer Verlauf
Schmerzlokalisation	Regional	Regional in generalisierter Verteilung
Palpation der Muskeln	„trigger points", referred pain, evtl. Muskelzuckung („twitch response")	„tender points" ohne lokale Muskelreaktion, häufig zusätzlich „trigger points"
Lokale Therapie	Guter Effekt	Geringer Effekt
Medikamentöse Therapie	Analgetika	Antidepressiva

- „Hilfe zur Selbsthilfe" (Gruppenprogramme sinnvoll und gut durchführbar):
  - Edukation: Aufklärung des Patienten und der Familienangehörigen über die Erkrankung, Erläuterung des somatopsychischen und psychosomatischen Zusammenhanges chronischer Schmerzen und den Einfluss von Stress auf das Schmerzerleben
  - Strukturierung der Tagesplanung, Reduktion von Belastungen
  - Stressbewältigungstraining, Entspannungsverfahren (prog. Muskelrelaxation nach Jakobson, Body Scan/Sitzmeditation nach Kabat-Zinn, *Qigong*), instruktive Tonträger im Buchhandel oder bei Krankenkassen erhältlich
  - Sportberatung, kardiovaskuläres Ausdauertraining (z. B. Walking, Ergometertraining)
  - Anleitung zu selbstständig durchführbaren naturheilkundlichen/physikalisch medizinischen Selbsthilfemaßnahmen (u.a. thermische Anwendungen wie Bienenwachsauflagen, Ingwer-Kompressen, Quarkauflagen, Kneipp-Verfahren: Brustwickel, Wechselgüsse, Sauna)
  - Ernährungsberatung
- Psychosomatische/psychotherapeutische Therapie häufig zusätzlich indiziert
- Physikalische Maßnahmen vorübergehend zur Symptomlinderung: Hydro-, Thermo- und Balneotherapie, Hyperthermie bei Patientinnen mit Kälteempfindlichkeit gut geeignet (**Cave:** Keine Dauertherapie, zu viel Behandlung vermindert Eigenaktivität des Patienten)
- Heilfasten (z. B. nach Buchinger) als adjuvante Maßnahme zur psychovegetativen Umstimmung und Entlastung vor allem bei Patienten in „Fülle-Symptomatik", Kontraindikationen: ausgeprägte „Leere-Zustände", stark erschöpfte und/oder untergewichtige Patienten
- Medikamentöse Therapie
  - trizyklische Antidepressiva (z. B. Amitriptylin z. B. 25 mg/d 0-0-0-1), alternativ versuchsweise auch Johanniskraut (z. B. Laif® 600 mg $1^{1}/_{2}$-0-0)
  - Analgetika mit sehr begrenztem Nutzen (z. B. Paracetamol 1000 mg bei Bedarf, NSAR), **Cave:** Analgetika-Abusus
  - trotz mitunter temporärer Wirkung **nicht** empfehlenswert: Tranquillanzien, Muskelrelaxanzien, **Cave:** Abhängigkeitspotenzial.

Bei nachvollziehbarer morphologischer Pathologie als Ursache eines anhaltenden peripheren nociceptiven Inputs (z. B. neuropathische Schmerzen im Rahmen Postdisektomiesyndrom, Gonarthrose) ist eine symptomorientierte Lokaltherapie im Rahmen eines aktivierenden Gesamttherapiekonzeptes zudem sinnvoll, aber **cave:** Nicht den häufig die Lokalisation wechselnden Beschwerden des Patienten „hinterher therapieren" (verhindert Eigenaktivität und Selbstverantwortung des Patienten, häufigster Fehler bei der Behandlung des FMS).

▸▸ Prognose

Folgende Faktoren fördern eine weitere Chronifizierung der Erkrankung und müssen daher vermieden werden (Georgi und Menninger 2001):
- Passive Heilungserwartung mit Fixation auf externale Behandlungsansätze und Arztbesuche
- Gehäufte unnötige diagnostische und (invasive) therapeutische Eingriffe
- Lange Arbeitsunfähigkeit
- Rentenbegehren
- Entwicklung einer Medikamentenabhängigkeit.

Traditionelle chinesische Medizin
▸▸ Pragmatische Therapie mit Akupunktur
Basispunkte

Le 3, Ma 36, Di 4, KG 12, Du 20 alternierend: Mi 6, Pe 6, Bl 20, Bl 23, Du 20

Weitere Punkte nach Symptomen

Symptome	Punkte
Generalisierte Schmerzempfindlichkeit im Vordergrund	Gb 34, Di 4, Le 3
Depression	Pe 6, Ren 12, Gb 34, Mi 6, Le 3, He 7
Schlafstörungen	Du 20 plus Ex–KH 1 (Si-shen-cong), He 7, Ni 3
Konzentrationsstörungen	He 7, Pe 6
Erschöpfungszustand	KG 6, KG 4, Ma 36
Infektanfälligkeit	Lu 7, Bl 13, KG 6, KG 4
Kälteempfindlichkeit	Moxa
Schweregefühl der Extremitäten	Mi 9, Ma 40
Ungerichteter Schwindel	Gb 20, Ni 3, Bl 18, Di 11
Funktionelle viszerale Beschwerden: Reizmagen, Colon irritabile, funktionelle Herzbeschwerden	☞ Kap. 12

Durchführung der Behandlung
- Punktauswahl: Basispunkte evtl. plus 1–2 symptomatische Punkte oder 1–2 Punkte nach Schmerzlokalisation. Alternierende Behandlung in Bauch- und Rückenlage von Sitzung zu Sitzung sinnvoll (bei Patienten mit kräftiger Konstitution auch innerhalb einer Sitzung)
- Methode: Vor allem bei schwacher Konstitution und bereits langem Krankheitsverlauf am Anfang der Therapie nicht zu viele Punkte nadeln und nicht zu stark stimulieren! Im Verlauf eines Behandlungszyklus (10–15 Sitzungen) Reizstärke und Nadelanzahl langsam erhöhen, soweit der Patient dies toleriert (Desensitivierung). Initial 2- bis 3-mal wöchentliche Behandlung, im Verlauf Abstände vergrößern mit 1-mal wöchentlich bis 1-mal monatlichen Behandlungen. Evtl. 2. und 3 Zyklus nach einigen Monaten Pause.

Zusätzlich Lokaltherapie nach Schmerzlokalisation bei klarer, morphologisch fassbarer Schmerzursache
Siehe unter einzelnen Indikationen ☞ Kap. 10.

▸▸ Fibromyalgie aus Sicht der TCM

Fibromyalgische Beschwerden werden von der TCM als Schmerzen im (ganzen) Körper *(shen tong)* oder – spezifischer – als (Muskel-)Fleisch-Bi *(jibi)* kategorisiert. Die wichtigsten Aspekte der vegetativen und psychischen Begleitsymptomatik wie Schlafstörungen, Depression, Schwäche/Erschöpfung etc. sind aus dieser Perspektive eigene Krankheitskategorien.

Der dem gesamten Beschwerdekomplex zugrunde liegende zentrale Pathomechanismus ist eine Disharmonie zwischen Leber und Milz mit den sich gegenseitig beeinflussenden Aspekten Leber-*Qi*-Stagnation, Leber-Blut-Leere und Milz-Leere. Die Leber ist für den freien *Qi*-Fluss verantwortlich. Ist dieser gestört, entsteht Schmerz. Die Leber regiert mit den Sehnen den Bewegungsaspekt der Muskulatur, die Milz mit dem Fleisch deren Fülleaspekt. Bei der Ernährung und Entspannung der Muskulatur spielt das Leber-Blut eine entscheidende Rolle.

Als Ursachen für die o. a. Disharmonie gelten:
- Psychische Faktoren wie Frustration und Ärger aufgrund von unerfüllten Strebungen. Sie führen zur Stagnation des Leber-*Qi* und damit zu Schmerzen und depressiven Verstimmungen.

- Ernährungsfehler, körperliche und/oder geistige Überlastung, Bewegungsmangel und feuchtes Raumklima. Sie schwächen die Milz und damit die Produktion des „Wahren", körpereigenen *Qi*, was zu körperlichen und geistigen Leistungsminderungen und z. B. auch zu einer Schwäche des Immunsystems führen kann. Die im Rahmen einer Milz-Leere beeinträchtigte Verdauungsleistung äußert sich häufig in Form von Nahrungsmittel- oder Medikamentenunverträglichkeiten. Wenn die Milz darüber hinaus von stagnierendem Leber-*Qi* „angegriffen" wird, entsteht nicht selten die Symptomatik eines Reizdarmsyndroms.
- Chronische Blut-/Substanz-Verluste (z. B. durch Menstruation, erhöhte Prävalenz der Fibromyalgie bei Frauen zwischen 20 und 50). Sie beeinträchtigen die Fähigkeit der Leber, eine ungestörte (gut „geschmierte") *Qi*-Dynamik aufrecht zu erhalten. Dies erzeugt oder verschlimmert eine Stagnation des Leber-*Qi*, was wiederum eine Milz-Leere verursachen oder (häufiger) eine bereits bestehende Milz-Leere verschlimmern kann. Eine geschwächte Milz kann nun ihrerseits nicht genügend Blut produzieren, so dass die Leber-Blut-Leere weiter zunimmt. Wichtige hinweisende Symptome sind in diesem Fall Taubheitsgefühle, Parästhesien und/oder muskulärer Hypertonus.

Die Einbeziehung weiterer Funktionsbereiche ins Krankheitsgeschehen läuft, oft als Folge konstitutioneller Prädispositionen, typischerweise entweder in Form eines Hitze- oder eines Kälte-Szenarios ab. So führt die Obstruktion des Leber-*Qi* leicht zur Bildung von Obstruktions-Hitze, die auch auf andere Zang, vor allem das Herz, übergreifen kann. Dieses kann auch unter der Leber-Blut-Leere leiden und selbst in einen Blut-Leere-Zustand geraten. In beiden Fällen wird der Schlaf zunehmend beeinträchtigt und es kann zu Palpitationen kommen. Länger andauernde Obstruktions-Hitze schädigt nicht selten das *Yin*, das darüber hinaus oft auch im Rahmen einer andauernden Blut-Leere zunehmend in Mitleidenschaft gezogen wird.

Aus der allgemeinen *Yin*-Leere mit Trockenheitssymptomen (z. B. der Haut und der Augen) entwickelt sich häufig ein Leere-Hitze-Muster als weiterer wichtiger Aspekt des Hitze-Szenarios, das dann für einen hohen Ruhepuls, allgemeine Unruhezustände und/oder z. B. ein Restless-Legs-Syndrom verantwortlich sein kann. Eine Blut- oder *Yin*-Leere kann schließlich auch zur Entstehung von Innerem Wind mit Symptomen wie Schwindel und anderen neurologischen Störungen führen.

Unter anderen Voraussetzungen kann sich die Milz-*Qi*-Leere zu einer Milz-*Yang*-Leere weiterentwickeln und schließlich die Nieren „erreichen". Die dadurch entstehende Nieren-*Yang*-Leere kann, zusammen mit den geschwächten Transformations- und Transportkräften der Milz, zur Ansammlung von Feuchtigkeit führen, die einerseits die Milz-Funktion noch weiter schwächt, andererseits z. B. auch in die Muskulatur überfließen und dort bestehende Stagnationen und Schmerzen verschlimmern kann. Typisch ist in diesem Fall die Verschlimmerung der Beschwerden durch feucht-kaltes Wetter.

Feuchtigkeit kann auch auf die Dauer zu Schleim „eindicken", der – zusammen mit stagnierendem Leber-*Qi* – Atembeschwerden und/oder ein Globusgefühl erzeugen kann. Die Kombination aus *Qi*-Stagnation, Blut-Leere und *Yang*-Leere ist dann oft für die Entstehung eines Raynaud-Phänomens verantwortlich.

Wenn sich Aspekte beider Szenarien miteinander verbinden, resultieren besonders hartnäckige Krankheitszustände wie Feuchtigkeit-Hitze (Symptome: Reizblase, Hyperhidrosis der Hände und Füße etc.) oder eine gemeinsame Leere von Nieren-*Yin* und Nieren-*Yang*.

Ein weiterer Chronifizierungsfaktor, der sich aus einer *Qi*-Stagnation, evtl. in Kombination mit Hitze, Kälte oder *Qi*-Leere, entwickeln kann, ist eine Blut-Stase. Sie tritt in diesem Fall in der Regel nicht als eigenständiges Syndrommuster sondern als Komplikation der oben beschriebenen Szenarien auf.

Differenzierung der häufigsten Syndrommuster

Die Disharmonie von Leber und Milz ist in der Regel das grundlegende Syndommuster, die übrigen Muster treten meist im weiteren Verlauf der Erkrankung in Ergänzung dazu auf.

☞ Tabelle 11.2 siehe Seite 415.

11 Fibromyalgie, Fibromyalgiesyndrom (FMS)

Tabelle 11.2 Differenzierung der Syndrommuster

Syndrommuster	Leitsymptome
Disharmonie von Leber und Milz (Leber-*Qi*-Stagnation mit Blut-Leere und Milz-Leere)	Muskulärer Hypertonus, evtl. Parästhesien, Schmerzen wechselnder Lokalisation, v. a. auch im Kopf und Nacken, in den Flanken und im Zusammenhang mit der Menstruation, Zyklusunregelmäßigkeiten, Reizbarkeit, depressive Verstimmung mit Unterdrückung von Gefühlsausdruck, Müdigkeit, Schwäche der Gliedmaßen, Appetitlosigkeit, evtl. Wechsel zwischen Durchfall und Verstopfung, evtl. Unverträglichkeit von Nahrungsmitteln (oder chemischen Substanzen), evtl. Schwindel, verminderte Schlafqualität **Zunge:** Eher blass, evtl. leicht livide **Puls:** Saitenförmig, leer oder dünn
Disharmonie von Leber und Milz mit Blut-Stase	s. o., außerdem starke, lokalisierte, stechende Schmerzen, oft mit Verschlimmerung abends oder nachts, ausgeprägte Dysmenorrhö **Zunge:** Dunkel, livide, evtl. Venektasien **Puls:** Saitenförmig, rau, tief, evtl. unregelmäßig
Disharmonie von Leber und Milz mit Feuchtigkeits-Akkumulation	s. o., außerdem eher andauernde, lokalisierte Schmerzen mit Schweregefühl und evtl. Anschwellung der Extremitäten, Verschlimmerung morgens und durch feuchtes Wetter, Lethargie, Unklarheit des Denkens, Völlegefühl in der Brust und im Oberbauch, Tendenz zu breiigem oder durchfälligem Stuhl **Zunge:** Dicker, schmieriger, weißer Belag **Puls:** Entspannt oder schlüpfrig
Disharmonie von Leber und Milz mit Obstruktions-Hitze	s. o., außerdem verstärkte Reizbarkeit mit gelegentlichen Zornesausbrüchen, Schlafstörungen mit übermäßigen Träumen, Herzklopfen, Trockenheit und bitterer Geschmack im Mund **Zunge:** Rötung, zumindest an den Seiten, evtl. dünner, gelber Belag **Puls:** Saitenförmig und schnell
Disharmonie von Leber und Milz mit Feuchtigkeit-Hitze im Mittleren und/oder Unteren Erwärmer	Wie bei Feuchtigkeits-Akkumulation, außerdem spontan bzw. nach den geringsten Anstrengungen Schwereempfindungen, Katergefühl oder evtl. brennende Dysästhesien in der Muskulatur, evtl. Hyperhidrosis an Händen und Füßen, evtl. stark riechende Durchfälle, dysurische Beschwerden und/oder dickflüssiger vaginaler Fluor **Zunge:** Dicker, schmieriger, gelber Belag **Puls:** Schlüpfrig und schnell
Disharmonie von Leber und Milz mit Leber- und Nieren-*Yin*-Leere	s. o., außerdem nervöse Erschöpfung, Getriebensein, Trockenheit der Augen, Haut und Schleimhäute, evtl. Sehstörungen, Schwindel und/oder Tinnitus, Schmerzen im unteren Rücken, je nach Ausmaß der Leere-Hitze mehr oder weniger ausgeprägte Unruhe, Schlafstörungen mit Nachtschweiß, Rötung der Wangen, Überwärmung der Handflächen und Fußsohlen und evtl. nachmittägliche subfebrile Temperaturen **Zunge:** Klein, rot, verdünnter oder fehlender Belag **Puls:** Dünn und schnell
Disharmonie von Leber und Milz mit Milz- und Nieren-*Yang*-Leere	s. o., außerdem Mangel an Lebenswärme mit Kältegefühl in den Extremitäten, v. a. auch an den Füßen, blasses Gesicht, Erschöpfung, Vitalitätsverlust, spontanes Schwitzen, breiiger, häufig, besonders morgens, auch durchfallartiger Stuhl, Schmerzen im unteren Rücken, häufiges, reichliches, v. a. auch nächtliches Wasserlassen, sexuelle Schwäche, Bildung von Ödemen, evtl. Schwindel und/oder Tinnitus **Zunge:** Blass, gedunsen, feucht **Puls:** Leer, eher langsam
Disharmonie von Leber und Milz mit *Yin*- und *Yang*-Leere	Mischung aus und/oder abwechselndes Auftreten der Symptome der beiden vorangehenden Syndrommuster, häufig bei Frauen in der Menopause

▸ Therapie nach Syndrommuster
Punkte nach Syndrommustern (zusätzlich zu Basispunkten und Punkten nach Schmerzlokalisation)

Syndrommuster	Punkte
Disharmonie von Leber und Milz (Leber-*Qi*-Stagnation mit Blut-Leere und Milz-Leere)	• Di 4 + Le 3 (harmonisieren die Leber, machen die Leitbahnen durchgängig, stillen Schmerzen) • Pe 6 + Ren 12 (harmonisieren den Mittleren Erwärmer) • Ma 36 + Mi 6 + Bl 20 + Bl 47 (auch mit Moxa) (stärken die Milz als Wurzel der *Qi*- und Blut-Erzeugung, nähren das Blut) • Mi 21 + Gb 34 (bei Schmerzen im ganzen Körper) • Bei Herz-Blut-Leere auch He 7 + Bl 15
Disharmonie von Leber und Milz mit Blut-Stase	s. o., außerdem Le 2 + Mi 10 sowie bevorzugte Verwendung von Lokalpunkten
Disharmonie von Leber und Milz mit Feuchtigkeits-Akkumulation	s. o., außerdem Mi 9, bei Schleimbildung auch Ma 40
Disharmonie von Leber und Milz mit Obstruktions-Hitze	s. o., außerdem Le 2, Di 11, bei Hitze im Herzen auch He 5, keine Moxibustion
Disharmonie von Leber und Milz mit Feuchtigkeit-Hitze im Mittleren und/oder Unteren Erwärmer	s. o., außerdem Mi 9 + Di 11 + Le 2 + Ma 44, keine Moxibustion
Disharmonie von Leber und Milz mit Leber- und Nieren-*Yin*-Leere	s. o., außerdem Bl 18, Bl 23, Ni 3 u./o. Ni 6, bei Leere-Hitze auch Ni 2, bei Schlafstörungen auch Du 20 + Ex–KH1 + He7, bei Nachtschweiß auch He 6, keine Moxibustion
Disharmonie von Leber und Milz mit Milz- und Nieren-*Yang*-Leere	s. o., außerdem Bl 23, Du 4, Ren 6, Ren 4, Ni 3 u./o. Ni 7, bevorzugt mit Moxa
Disharmonie von Leber und Milz mit *Yin*- und *Yang*-Leere	Auswahl aus den für die beiden vorangegangenen Syndrommuster angegebenen Punkten, Moxa nur sehr vorsichtig, am ehesten auf Ren 4 anwenden

Durchführung der Behandlung
- Die Begrenzung der Nadelanzahl pro Behandlung je nach Konstitution und aktueller Verfassung des Patienten erfordert eine wohlüberlegte Auswahl aus den möglichen Punkten. Dabei sollten in jedem Fall allgemein schmerzstillende und den Geist beruhigende/psychisch ausgleichende Punkte berücksichtigt werden.
- Die Punkte zur Beseitigung von Stagnation, Stase, Feuchtigkeit, Schleim und Hitze sowie zur Schmerzbehandlung werden ableitend, diejenigen zur Harmonisierung mit einer zwischen Auffüllen und Ableiten ausgeglichenen Technik und die übrigen Punkte auffüllend behandelt. Dabei ist die Stärke der ableitenden Technik ebenfalls von der Konstitution und der aktuellen Verfassung des Patienten abhängig.
- Wenn der Patient die Nadelung schmerzhafter Lokalpunkte nicht toleriert, empfiehlt sich stattdessen die Verwendung von fadenförmigem, direktem, nicht narbenbildendem Moxa nach der japanischen *okyo*-Methode (Birch und Ida 2001).

Chinesische Arzneitherapie
☞ Tabelle 11.1 siehe Seite 417.

Durchführung der Behandlung
Neben der Schmerzbehandlung sollte die Behandlung einer evtl. bestehenden Schlafstörung mit den angegebenen Variationen hohe Priorität genießen, da erfahrungsgemäß oft die Verbesserung der Schlafqualität allein schon mit einer deutlichen Schmerzlinderung einhergehen kann.

▸ Weitere Verfahren der TCM
Qigong
Hervorragend geeignet als sanftes, bewegungsorientiertes Verfahren zur Aktivierung von erschöpften Patienten. Förderung der Eigenaktivität durch die Möglichkeit der selbstständigen Durchführung.

Literatur
Ahles TA, Khan SA, Yunus MB, Spiegel DA, Masi AT. Psychiatric status of patients with primary fibromyalgia, patients with rheumatoid arthritis, and subjects without pain: a blind comparison of DSM-III diagnoses. Am J Psychiatry (1991), 148(12): 1721–1726

Berman BM, Swyers JP, Ezzo J. The evidence for acupuncture as a treatment for rheumatologic conditions. Rheum Dis Clin North Am. 2000 Feb; 26(1):103–15, ix–x.

11 Fibromyalgie, Fibromyalgiesyndrom (FMS)

Tabelle 11.1 Chinesische Arzneitherapie

Syndrommuster	Arzneitherapie/Rezepte
Disharmonie von Leber und Milz (Leber-*Qi*-Stagnation mit Blut-Leere und Milz-Leere)	• *Xiao yao san* (CAB 161) + Caulis Spatholobi *(Jixueteng)*, Fruct. Chaenomelis, Rhiz. Cyperi und Rad. (Ligustici) *Chuanxiong* • bei ausgeprägter Milz-Leere + Rad. Astragali und evtl. Rad. Codonopsis • bei Herz-Blut-Leere + Sem. Zizyphi spinosae und Sem. Platycladi/Biotae • bei Reizdarmsymptomatik + Pericarp. Citri reticulatae und Rad. Saposhnikoviae/Ledebouriellae
Disharmonie von Leber und Milz mit Blut-Stase	• Ergänzung von Flos Carthami, Rad. Salviae und evtl. Gummi Olibanum zu einer Variation von *Xiao yao san* (s. o.) oder: • *Shen tong zhu yu tang* (CAB 352) + Rad. Astragali, Rad. Codonopsis, Rad. Polygoni multiflori und Caulis Spatholobi
Disharmonie von Leber und Milz mit Feuchtigkeits-Akkumulation	• Ergänzung von Rhiz. Atractylodis, Sem. Coicis und Rhiz. Dioscoreae hypoglaucae zu einer Variation von *Xiao yao san* (s. o.) • Bei Schleimbildung stattdessen Ergänzung von *Er chen tang* (CAB 472), bei Globusgefühl auch + Cort. Magnoliae und Caulis Perillae, bei geschwollenen Lymphknoten und anderen subkutanen Knoten auch + Concha Ostreae, Rad. Scrophulariae, Sargassum und Thallus Laminariae/Algae
Disharmonie von Leber und Milz mit Obstruktions-Hitze	• Ergänzung von Cort. Moutan und Fruct. Gardeniae zu einer Variation von *Xiao yao san* (s. o.) • Bei ausgeprägter Hitze im Herzen + Rhiz. Coptidis
Disharmonie von Leber und Milz mit Feuchtigkeit-Hitze im Mittleren Erwärmer	• Ergänzung von Rad. Scutellariae und Rhiz. Atractylodis zu einer Variation von *Xiao yao san* (s. o.) oder: • *Ban xia xie xin tang* (CAB 165) + Rad. Astragali, Rad. Bupleuri und Rad. Paeoniae albae/lactiflorae
Disharmonie von Leber und Milz mit Feuchtigkeit-Hitze im Unteren Erwärmer	• Ergänzung von Fruct. Gardeniae, Rhiz. Alismatis und Caulis Clematidis armandii zu einer Variation von *Xiao yao san* (s. o.)
Disharmonie von Leber und Milz mit Feuchtigkeit-Hitze in den Muskeln	• Ergänzung von *Si miao wan* (CAB 214) zu einer Variation von *Xiao yao san* mit Fruct. Chaenomelis (s. o.)
Disharmonie von Leber und Milz mit Leber- und Nieren-*Yin*-Leere	• *Yi guan jian* (CAB 301) + Rad. Astragali, Rad. Dioscoreae und Rad. Paeonia albae/lactiflorae • bei Schmerzen im unteren Rücken + Rad. Achyranthis bidentatae und Ram. Taxilli *(Sangjisheng)* • bei Schlafstörungen und Nachtschweiß + Sem. Zizyphi spinosae, Sem. Platycladi/Biotae und Sem. Tritici levis • bei ausgeprägter Leere-Hitze + Rhiz. Anemarrhenae und Cort. Phellodendri • bei Entwicklung von Innerem Wind + Rad. Achyranthis bidentatae, Fossilia Ossis Mastodi/Os Draconis und Concha Ostreae
Disharmonie von Leber und Milz mit Milz- und Nieren-*Yang*-Leere	• *Da bu yuan jian* (CAB 296) + Cort. Cinnamomi, Sem. Cuscutae, Fruct. Chaenomelis und Rhiz. Cyperi • Bei ausgeprägten Leere-Kälte-Symptomen vorübergehend + Rad. lateralis Aconiti praep. • Bei Schmerzen im unteren Rücken + Rad. Achyranthis bidentatae und Rhiz. Cibotii
Disharmonie von Leber und Milz mit *Yin*- und *Yang* Leere	• *Er xian tang* (CAB 314) + Rad. Astragali, Rad. Ginseng, Fruct. (Meliae) Toosendan, Pericarp. Citri reticulatae und evtl. Rad. Paeoniae albae/lactiflorae • Bei Schmerzen durch unzureichende Ernährung der Sehnen und Muskeln + Caulis Spatholobi *(Jixueteng)*, Rad. Achyranthis bidentatae und Cort. Acanthopanacis • Bei Nachtschweiß und Hitzewallungen + Sem. Tritici levis und Concha Ostreae • Bei Schlafstörungen + Sem. Zizyphi spinosae und Cort. Albiziae

11 Fibromyalgie, Fibromyalgiesyndrom (FMS)

Birch S, Ida J: Japanische Akupunktur (S. 125ff). ML-Verlag, Uelzen 2001

Ernst E: Musculoskeletal conditions and complementary/alternative medicine. Best Pract Res Clin Rheumatol. 2004 Aug; 18(4): 539–56

Georgi-J, Menninger-H. Rheumaschmerz. in Zenz-M und Jurna-I (Hrsg.) Lehrbuch der Schmerztherapie. Wiss.-Verl.-Ges., Stuttgart 2001

Goldenberg-DL, Simms-RW, Geiger-A, Komaroff-AL. High fequency of fibromyalgia in patients with chronic fatique seen in primary care practice. Arthritis and Rheumat (1990), 33: 381–387

Offenbächer-M. Diagnostik und Therapie des Fibromyalgiesyndroms. Curriculum Algesiologie, Fortbildung bayerischer Schmerzambulanzen (April 2001)

Wolfe-F, Smythe-HA, Yunus-MB et al. The American College of Rheumatology. Criteria for the classification of fbromyalgia: report of the Multicenter Committee. Arthritis and Rheumatism (1990), 33, 160–172

Wolfe-F, Smythe-HA, Yunus-MB et al. The American College of Rheumatology. Criteria for the classification of fibromyalgia: rerport of the Multicenter Committee. Arthritis and Rheumatism (1990), 33, 160–172

12 Viscerale Schmerzen

Beate Ingenabel

mit Beiträgen von Jürgen Mücher (Chinesische Arzneitherapie, Chronischer Unterleibsschmerz)

12.1 Allgemeine Leitlinien 419
12.2 Angina pectoris 427
12.3 Funktionelle Herzschmerzen 430
12.4 Gastritis, Magenschleimhautentzündung 432
12.5 Funktionelle Dyspepsie 438
12.6 Reizdarmsyndrom (irritable bowel syndrome) 442
12.7 Dysmenorrhö 447
12.8 Chronischer Unterleibsschmerz 450

12.1 Allgemeine Leitlinien

Viscerale Schmerzen entstehen bei einem sehr breiten Spektrum von Erkrankungen. Dieses reicht von akut lebensbedrohlichen Akutschmerzen (z. B. Akutes Abdomen) mit der Notwendigkeit sofortiger chirurgischer Intervention bis hin zu rezidivierenden oder chronischen Schmerzzuständen ohne morphologisches Substrat. Letztere werden in der Regel als funktionelle Schmerzsyndrome beschrieben und zeigen eine hohe Prävalenz.

Im Rahmen der **akuten visceralen Schmerzen** nimmt die Akupunktur nur einen kleinen Stellenwert ein. Therapeutisch stehen hier nach rascher differenzialdiagnostischer Klärung die möglichen causal-mechanischen Maßnahmen im Vordergrund: Chirurgische Intervention, ERCP, PTCA, etc. Bei konservativen Therapieindikationen (z. B. Pankreatitis) kann bei starken Schmerzen die Akupunktur eine sinnvolle adjuvante Maßnahme sein. Zudem können Kenntnisse in der chinesischen Medizin für die Diagnostik von akuten visceralen Schmerzen wichtige Hinweise liefern. Zu erwähnen sind hier beispielhaft die Druckschmerzhaftigkeit von *Mu-*, Rücken-*Shu*-Punkten bei Erkrankungen innerer Organe *(Zangfu)*, oder charakteristische Veränderungen der Zunge oder des Pulses.

Bei **chronischen visceralen Schmerzen** kommt der Akupunktur eine größere Bedeutung zu. Schmerzlokalisation, Schmerzcharakter und begleitende Symptome (☞ „Diagnostik") stehen im Vordergrund bei der Auswahl des Akupunkturkonzeptes. Es sollte an dieser Stelle nochmals betont werden, dass vor Durchführung der Akupunktur eine ausführliche konventionelle Abklärung der Schmerzen erfolgen muss. Die TCM betrachtet Erkrankungen aus rein phänomenologischer Perspektive. Da ein Reizdarmsyndrom und ein gastrointestinaler Tumor mitunter ähnliche klinische Symptome verursachen, werden sie auch in ähnlichen Kategorien diagnostiziert. Diese diagnostische Lücke kann und muss durch Untersuchungsgänge geschlossen werden. Nach durchgeführter Ausschlussdiagnostik und Fehlen morphologisch fassbarer Pathologien fällt ein großer Teil der chronischen visceralen Schmerzen in die Gruppe der so genannten funktionellen Beschwerden. Darüber hinaus hat jeder organisch bedingte viscerale Schmerz einen funktionellen Anteil. In der Diagnostik und Behandlung funktioneller Störungen besteht die Stärke der TCM. In einer patientenzentrierten Betrachtung und individualisierten Therapie vor allem psychovegetativer Aspekte der Erkrankungen ist die TCM der konventionellen Medizin häufig überlegen.

Vor dem Hintergrund der Konzepte zur Krankheitsentstehung (☞ Kap. 3) kommt der chinesischen Medizin hier noch eine weitere Qualität zu: Die der Prophylaxe von Krankheiten bzw. die Vermeidung eines Voranschreitens der Erkrankung. Sowohl einem Reizdarmsyndrom als auch einem gastrointestinalen Tumor liegt eine Störung des harmonischen Flusses der Lebensenergie zu Grunde. Eine Unterteilung in gutartige und bösartige Erkrankungen findet in der TCM nicht statt. Sowohl für das Reizdarmsyndrom als auch für den Tumor gilt als oberstes Behandlungsgebot die Wiederherstellung des harmonischen Flusses der Lebensenergie.

Westliche Medizin

▸ Definition
Vereinfacht werden viscerale Schmerzen als Eingeweideschmerzen aufgefasst. Klassischerweise lassen sich zwei Komponenten abgrenzen:
- Organschmerz („true visceral pain"), der im Viscerum selbst empfunden wird
- Übertragener Schmerz („referred pain"), der einer Schmerzwahrnehmung in benachbarten Organen, Gelenken oder Hautzonen (Head-Zonen) entspricht. Zur Entstehung des übertragenen Schmerzes, ☞ Kap. 2).

Viscerale Schmerzen werden oft von vegetativen Reaktionen begleitet und destabilisieren in erheblichem Maße das emotionale Gleichgewicht.

Die visceralen Schmerzen sind ein Stiefkind der westlichen Medizin wie auch der Schmerztherapie. Leitlinien für eine biopsychosoziale Diagnostik und Therapie, wie sie für Kopf- und Gesichtsschmerzen oder Rückenschmerzen bereits vielfach angewandt werden, fehlen fast vollständig. Dies ist umso schwerwiegender, da bei der Diagnostik der visceralen Schmerzen in der Regel eine große Bandbreite von internistischen, gynäkologischen, urologischen, neurologischen, orthopädischen oder psychiatrischen Erkrankungen abzuklären ist. Auch nach durchgeführter Ausschlussdiagnostik gelingt es jedoch häufig nicht, eine hinreichende morphologische Pathologie oder psychiatrische Störung als Ursache der Beschwerden zu sichern. Bei diesen nicht seltenen Erkrankungen handelt es sich um funktionelle Störungen (☞ Kap. 2.1.5).

Diagnostische Schwierigkeiten bereiten die häufigen Überlappungen von verschiedenen funktionellen Erkrankungen. So lässt sich die Dysmenorrhö nicht immer problemlos von einem Reizdarmsyndrom abgrenzen. Es können auch zwei und mehr funktionelle Störungen gemeinsam auftreten (zur Pathophysiologie funktioneller Störungen ☞ Kap. 2.1.5). Solche Häufungen funktioneller Beschwerden finden sich auch bei Patienten mit Schmerzen im muskuloskeletalen Bereich. Fibromyalgie ist sehr oft vergesellschaftet mit funktionellen visceralen Schmerzsyndromen.

▸ Formen
Akutschmerz
Akute, neu auftretende und vor allem starke viscerale Schmerzen stellen in der Regel eine Notfallsituation dar, die einer sofortigen Diagnostik bedürfen. Hierbei steht im Vordergrund die Klärung der Notwendigkeit einer chirurgischen Intervention. Exemplarisch sei hier aufgeführt: die Perforation oder Stenose eines Hohlorgans, Einklemmung von Steinen im Gallengang, Dissektion, Verschluss oder Ruptur der thoracalen oder abdominellen Gefäße und vieles mehr. Für das Vorgehen in solchen Akutsituationen gibt es eine Fülle von Leitlinien und Entscheidungshilfen, die in der Regel im Rahmen der medizinischen Aus- und Weiterbildung gut vermittelt werden (☞ weiterführende Literatur, z. B. Eigler 1993).

Chronischer Schmerz
Chronische oder chronisch rezidivierende viscerale Schmerzen erfordern eine nicht minder intensive differenzialdiagnostische Abklärung.
Die häufigsten Ursachen chronischer visceraler Schmerzen sind:
- Chronische Entzündungen einschließlich Steinleiden
- Funktionelle Erkrankungen und Motilitätsstörungen
- Maligne Prozesse
- Metabolische Erkrankungen

Die häufigsten funktionellen visceralen Beschwerden sind:
- Nichtcardialer Thoraxschmerz
- Dyspepsie, irritabler Darm
- Chronischer Unterbauchschmerz

Die Systematik funktioneller Erkrankungen des Magen-Darm-Traktes wurde 1999 vom sog. Rome-II-Komitee überarbeitet und als solche publiziert (Talley 1999). Hier werden Krankheitsbilder beschrieben, die häufig mit visceralen Schmerzen assoziiert sind.
Für viscerale Schmerzen existiert in der Literatur eine uneinheitliche und teilweise unpräzise Nomenklatur. Im Folgenden sind die wichtigsten Synonyma und Differenzialdiagnosen für viscerale Schmerzen in Abhängigkeit von der Lokalisation zusammengefasst (☞ Tab. 12.1).

Tabelle 12.1 Einteilung visceraler Schmerzen

Viscerale Schmerzen des Thorax	
Funktionell	• Nichtcardialer Thoraxschmerz • Herzneurose (DaCosta-Syndrom, Effort-Syndrom)
Thoraxschmerz cardialer Genese	• Coronare Herzerkrankung, Angina pectoris, Myocardischämie • Myocarditis, Pericarditis • Herzinsuffizienz
Thoraxschmerz bei Erkrankungen des Mediastinums und der Aorta	• Mediastinitis, Mediastinaltumore • Aortendissektion
Thoraxschmerz pulmonaler, pleuraler Genese	• Pleuritis, Pneumonien, Tuberculose • Maligne Prozesse der Lunge oder Pleura • Pleurodynie • Lungenembolie
Thoraxschmerz knöchern nervaler Genese	• Degenerative Wirbelsäulenveränderungen, Osteochondrose • Wurzelkompression mit Reizung spinaler Nerven • Thoracales Facettgelenks-Syndrom • Postthoracotomie-Syndrom • Intercostale Neuralgien • Ossäre Metastasierung Wirbelsäule, Rippen, Sternum • Entzündliche Erkrankungen der Wirbelsäule • Spondylolisthese • Spondylodiscitis • Costosternale Gelenkdysfunktionen • Costoclaviculäre Gelenkdysfunktion • Tietze-Syndrom • Sternuminfektionen, unvollständige ossäre Durchwachsung • Cerclagenwanderung, Lockerung, Thoraxinstabilität • Postpneumektomie-Syndrom
Thoraxschmerz anderer Genese	• Refluxkrankheit, Reflux-Ösophagitis, Ösophagitis anderer Genese • Ösophagusdivertikel, Ösophaguscarcinom • Diffuser Ösophagusspasmus • Nussknackerösophagus (hyperkontraktiler Ösophagus) • Achalasie • Roemheld-Syndrom (Druckgefühl im mittleren/linken Oberbauch u.a. durch Luft im Magen oder Meteorismus mit reflektorischen Herzschmerzen) • Hiatushernie • Ulcuskrankheit • Pankreatitis • Gallenkolik • Psychiatrische Erkrankungen, somatoforme Schmerzstörungen
Viscerale Schmerzen des Abdomens	
Funktionell	• Dyspepsie, non ulcus Dyspepsie • Colon irritabile, irritable bowel syndrome • Reizdarm • Reizmagen
Erkrankungen des Magen-Darm-Trakts, der Bauchorgane	• Ulcuskrankheit • Gastritis, gastroösophageale Refluxerkrankung • Diffuser Ösophagusspasmus • Maligne Erkrankungen der Bauchorgane: z. B. Magencarcinom, Darmtumoren, Lymphome, etc.

Tabelle 12.1 Einteilung visceraler Schmerzen *(Forts.)*

Viscerale Schmerzen des Abdomens *(Forts.)*	
Erkrankungen des Magen-Darm-Trakts, der Bauchorgane	• Entzündliche Darmerkrankungen: Morbus Crohn, Colitis ulcerosa, Sigmadiverticulitis • Gastroenteritis • Gastroparese • Hernien: Hiatushernie, Upsite-Down-Magen • Divertikelkrankheit • Intestinale Stenosen • Intestinale Pseudoobstruktionen • Verwachsungsbauch • Gallengangskoliken • Cholecystitis, Cholelithiasis • Sphinkter-oddi-Dysfunktion • Perforation von Hohlorganen • Appendizitis • Pankreatitis • Peritonitis • Ileus, Subileus
Metabolische Erkrankungen	• Diabetische, urämische Entgleisungen • Intermittierende Porphyrien • Hämolytische Krisen • C1-Esterase-Inhibitormangel • Laktoseintoleranz • Nahrungsmittelunverträglichkeiten • Malabsorbtion
Vasculäre Erkrankungen	• Angina abdominalis • Vasculäre mesenteriale Prozesse • Milzinfarkt • Aortendissektion • Aortenaneurysma • Coronare Herzerkrankung, Infarkt
Erkrankungen des nephrologischen Formenkreises	• Harnleitersteine, Nierenkoliken • Nephritis • Cystitis • Tumoren
Erkrankungen des gynäkologischen Formenkreises	• Adnexitis • Ovarialcysten, Torsion, Ruptur • Endometriose • Dysmenorrhö • Extrauterine Gravidität
Erkrankungen des muskuloskelettalen Systems	• Degenerative Wirbelsäuleneerkrankungen • Wurzelkompression, Spinalnervreizung • Triggerpunkt-Syndrome der Bauchwand
Viscerale Schmerzen des Beckens	
Funktionell	• Chronischer Beckenschmerz • Chronic pelvic pain (CPP) • Chronischer Unterleibsschmerz
Gynäkologisch	• Endometriose • Dysmenorrhö

Tabelle 12.1 Einteilung visceraler Schmerzen *(Forts.)*

Viscerale Schmerzen des Beckens *(Forts.)*	
Gynäkologisch	• Mittelschmerz • Vulvodynie • Dyspareunie • Adnexitis • Tumoren, Cysten: des Uterus, der Ovarialstrukturen
Urologisch	• Interstitielle Cystitis und andere Cystitiden
Gastrointestinal	
Muskuloskelettal	• Coccygodynie • Iliosacrale Gelenkserkrankungen
Neurologisch	• Neuralgien des N. pudendus, ileoinguinalis
Psychiatrisch	• Somatoforme Störungen

▸ Diagnostik

Wegen des hohen Anteiles funktioneller Störungen (s. auch somatoforme autonome Funktionsstörungen ☞ Kap.2.1.5) sollte ein diagnostisches Vorgehen sorgfältig interdisziplinär geplant werden. Eine stabile Arzt-Patient-Beziehung ist hierfür unabdingbar.
Vor allem vor dem Hintergrund der oft fehlenden morphologischen Korrelate bei visceralen Schmerzen ist die emotionale Verunsicherung der betroffenen Patienten häufig groß.
„Ich habe Schmerzen, aber man findet nichts!"
Hier kommen dem Gespräch, dem Einfühlungsvermögen, der psychologischen Führung und der emotionalen Kompetenz des Arztes eine weit größere Bedeutung zu als der oft aufwändigen apparativen Diagnostik.

Kernpunkte der Diagnostik

- Ausführliche Anamnese nach biopsychosozialen Aspekten und unter Einbeziehung schmerztherapeutischer Fragestellungen und Techniken wie z. B. standardisierter Fragebögen, Dokumentationen wie Schmerztagebücher
- Dokumentation der bereits erfolgten diagnostischen Untersuchungen
- Veranlassung und Koordination weiterer differenzialdiagnostischer Verfahren
- Vermeidung von wiederholter Diagnostik
- Neben den üblichen schmerzspezifischen Fragen (☞ Kap 2.2.1) sind die Kriterien der integrativen Anamnesetechnik für die Diagnostik der visceralen Schmerzen von großem Vorteil (☞ Kap 4.2.1, 4.2.2).

Besonderes Augenmerk gilt hierbei folgenden Fragestellungen

- Zeitlicher Verlauf der Beschwerden
  - Beginn und Dauer der Schmerzsymptomatik
  - Progression oder Abnahme der Schmerzsymptomatik im zeitlichen Verlauf
  - Tagesprofil, Monatsprofil, Jahresprofil, Lebensprofil, Schmerzbiographie!
- Abhängigkeit von bzw. Beeinflussung durch zyklische Vorgänge
  - Tages-/Nachtschwankungen, Schlafstörungen, Mondphasen
  - Bei Frauen Menstruationszyklus, Schwangerschaften, Geburten, Menarche, Menopause
  - Ausscheidungsverhalten (Stuhl, Harn)
  - Atemrhythmus
  - Herzrhythmus
- Begleitsymptome: Vegetative, sensorische Veränderungen
- Emotionale Faktoren

▸ Therapieführung

Evidenzbasierte Konzepte zur Behandlung visceraler Schmerzen sind bisher rar. Dies gilt insbesondere für die funktionellen Störungen. Folgende allgemeine Kernpunkte der Therapieführung lassen sich zusammenfassen:

- Wiederholte Arzt-Patienten-Gespräche zur Förderung eines stabilen Vertrauensverhältnisses (therapeutisches Bündnis)
- Klare Diagnosevermittlung an den Patienten

12 Viscerale Schmerzen

- Aufklärung des Patienten über Ursachen und Wesen der Erkrankung (Modell)
- Förderung der Eigenverantwortung (Edukation)
- Psychosoziale Einordnung, Identifizierung und Abbau von Stressfaktoren und Konflikten
- Ernährungsberatung, diätetische Möglichkeiten
- Erlernen von Entspannungsübungen, Atemtechniken
- Körperliche Ausgleichsbetätigungen
- Aufzeigen allgemein unterstützender Maßnahmen und medikamentöser Möglichkeiten
- Kontinuierliche, standardisierte Dokumentation der bereits durchgeführten therapeutischen Maßnahmen und der Wirksamkeit.

Das spezielle schmerztherapeutische Procedere einzelner Störungen ist in dem jeweiligen Kapitel aufgeführt.

Traditionelle chinesische Medizin

▸▸ Viscerale Schmerzen aus Sicht der TCM

In den seltensten Fällen handelt es sich bei den visceralen Schmerzen um Leitbahn-Erkrankungen. Zum Verständnis der visceralen Schmerzen aus Sicht der TCM ist es daher unerlässlich, sich mit der Lehre der *Zangfu* und der Behandlung innerer Erkrankungen auseinander zu setzen.

Nach Ansicht der Autorin ist eine längerfristige, rein symptomatische Akupunkturbehandlung bei einem so komplexen Krankheitsgeschehen wie den visceralen Schmerzsyndromen nicht gerechtfertigt. Es sollte auch wegen der Gefahr der Chronifizierung möglichst frühzeitig ein interdisziplinäres Behandlungskonzept erarbeitet werden und ein TCM-erfahrener Therapeut zur Akupunkturbehandlung hinzugezogen werden.

Grundregeln bei der TCM-Diagnostik von visceralen Schmerzen

- **Die chinesische Diagnose ist unabhängig von einer westlichen Diagnose**
  Als Beispiel: Die Leber-*Qi*-Stagnation begleitet von dem Syndrom „Leber greift den Magen an" kommt als Differenzialdiagnose für Schmerzzustände durch eine Gastritis oder Ulkuskrankheit genauso in Betracht wie für Schmerzen im Rahmen einer Dyspepsie.
- **Die Diagnosefindung in der chinesischen Medizin erfolgt in der Regel phänomenologisch** und ist nicht zwingend causalanalytisch.
- **Die chinesische Diagnose ist nicht an ein morphologisches Substrat gebunden,** sondern beschreibt eine Symptomkonstellation. Qualitative Veränderungen haben den gleichen Stellenwert wie quantitative Veränderungen. Sinnliches Erleben und Empfinden (z. B. Erleichterung des Schmerzes durch Aufstoßen, oder Bedürfnis nach lauwarmen Getränken in kleinen Schlucken) dienen als diagnostische Kriterien.
- **Die Funktionen eines inneren Organs, besser Funktionskreises *(Zangfu)* sind nicht zwingend identisch mit den westlichen Funktionen des entsprechenden Organs.**
- Für die Diagnosefindung ist immer auch eine **Beurteilung der Konstitution** eines Patienten notwendig. Konstitution und Schmerzgeschehen können aber stark differieren oder sich widersprüchlich verhalten. Das aktuelle Krankheitsbild ist daher immer gesondert von der Konstitution zu betrachten. Im Therapieverlauf kann aber u. U. die Berücksichtigung der Konstitution wesentlich zum Genesungsprozess beitragen. Beispielhaft seien hier viscerale Schmerzen im Bereich des Beckens genannt: Auch ein Patient mit einer konstitutionellen *Yang*-Schwäche der Blase und/oder Niere kann Schmerzen durch Feuchte-Hitze der Blase erleiden.
- Wie auch in der westlichen Medizin kommt der **Lokalisation der visceralen Schmerzen** aus Sicht der TCM eine wesentliche Bedeutung zu. Die Beschwerden werden dem
  – Oberen Erwärmer (oberen *Sanjiao*)
  – Mittleren Erwärmer (mittleren *Sanjiao*) oder
  – Unteren Erwärmer (unteren *Sanjiao*) zugeordnet.
  Im oberen Erwärmer, oberhalb des Zwerchfells sind die *Zangfu* Lunge und Herz gelegen. Im mittleren Erwärmer sind es Magen und Milz, Leber und Gallenblase. Im unteren Erwärmer die Blase, Niere und Därme sowie das außerordentliche Organ Uterus.
  Die 3 Erwärmer sind maßgeblich an dem Transport der Nahrung und Flüssigkeiten, der Transformation und Verteilung im gesamten Körper beteiligt. Die Mitte spielt hier eine zentrale Rolle.
- **Biologische Rhythmik** der Schmerzen: Bei den anamnestischen Erhebungen kommt deswegen bei abdominellen Beschwerden den Umständen und der Art der Nahrungsaufnahme sowie dem Ausscheiden von Harn und Stuhl eine große Bedeutung hinzu. Bei

thorakalen Schmerzen ist die Erhebung der Beeinflussung der Schmerzen durch die Atmung wichtig. Bei visceralen Schmerzen im unteren Erwärmer muss zusätzlich eine Anamnese des Menstruationszyklus, Schwangerschaften sowie der sexuellen Gewohnheiten erfolgen.

Folgende Gesichtspunkte sind bei Erhebung einer Schmerzanamnese nach den Kriterien der TCM wesentlich. Zusätzlich zu den bereits genannten Gesichtspunkten (s.o.) kommt vor allem
- Der **Veränderlichkeit** der Beschwerden
- Der **Abhängigkeit** von anderen Faktoren oder
- Der **Beeinflussung** durch gezielte Maßnahmen

eine große Bedeutung hinzu.

Ein typischer Fragenkatalog lautet
- Verändern sich die Schmerzen (Verbesserung, Verschlimmerung, Verlagerung) durch: Bestimmte Körperhaltung, Körperposition, Nahrungsaufnahme, Umstände und Zeitpunkt der Nahrungsaufnahme, Art und Menge der Nahrungsmittel, Geschmack, Temperaturverhalten, Erbrechen, Stuhlgang, Winde, Harnausscheidung, Aufstoßen, Husten, Seufzen, Stöhnen, äußere Faktoren, emotionale Faktoren?
- Sind die Beschwerden abhängig von: Tagesverlauf, Uhrzeit, energetischen Zuständen, Schlaf-, Wach-Rhythmus, Atemzyklus, Menstruationszyklus?
- Lassen sich die Schmerzen beeinflussen durch: Druck, Massage, Palpation, Anwendung von Wärme, Kälte, Bewegung oder Ruhe.

Eine diagnostische Leitlinie der chinesischen Medizin sind die *Bagang*, acht Kriterien.
Eine Erkrankung wird in Fülle, Leere, *Yin, Yang*, innen, außen, Hitze und Kälte unterteilt (☞ Kap. 4.4.2).
Für den visceralen Schmerz finden sich die in Tabelle 12.2 genannten Zuordnungen.
Sowohl in ihren diagnostischen Leitlinien als auch in ihren therapeutischen Konzepten (Einbindung von Stimulationstechniken, manueller Therapie, medikamentösen Maßnahmen, diätetischer Beratung, Lebensberatung und Gestaltung, Entspannungsverfahren) kommt die chinesische Medizin einem auch in der westlichen Medizin geforderten biopsychosozialen Ansatz sehr nahe und stellt daher bei der Behandlung visceraler Schmerzen dem Schmerztherapeuten ein zusätzliches Kapital zur Verfügung.

Tabelle 12.2 Zuordnung für den visceralen Schmerz

Dumpfe Schmerzen	Leere-Schmerz
Schmerzlinderung nach Nahrungsaufnahme Schmerzverschlimmerung nach der Defäkation	Leere-Schmerz
Krampfartige, stechende Schmerzen	Fülle-Schmerz
Schmerzverstärkung nach Nahrungsaufnahme und/oder Schmerzlinderung nach Defäkation	Fülle-Schmerz z. B. Nahrungs-Stagnation
Heller, stechender, evtl. brennender Schmerz	Hitze-Schmerz
Verbesserung durch Aufnahme kalter Speisen oder Getränke	Hitze-Schmerz
Dunkler, bohrender Schmerzcharakter	Kälte-Schmerz
Verbesserung durch Aufnahme warmer Speisen und Getränke, durch Wärmeanwendung von außen	Kälte-Schmerz
Distensionsgefühl, mildere Schmerzen, ohne genauere Lokalisation	Stagnation von *Qi*
Ausgesprochen intensive Schmerzen, besser lokalisierbar, evtl. fixiert	Stase von Blut-*Xue*

Aus Gründen der Übersichtlichkeit und zur Erleichterung für den Anwender werden im Folgenden die wichtigsten visceralen Schmerzsyndrome im Kontext der westlichen Diagnosen besprochen.

Besonderheiten der Therapieführung
Wie bereits erwähnt kann die Druckschmerzhaftigkeit von Akupunkturpunkten einen Hinweis auf die zu Grunde liegende Störung liefern. Eine Druckschmerzhaftigkeit vor allem der *Mu*- und Rücken-*Shu*-Punkte können auf eine Erkrankung der zugehörigen *Zang Fu* (-Organe) hinweisen. Da zu jedem inneren Organ auch innere und äußere Leitbahnverläufe zugehörig sind, kann auch die Palpation der Leitbahnen weitere diagnostische Hinweise liefern. Hierbei ist die Untersuchung nicht auf schmerznahe Akupunkturpunkte begrenzt, sondern die gesamte Leitbahn wird palpatorisch erfasst.

Da das Substrat für Schmerz im Verständnis der chinesischen Medizin immer auch eine Behinderung des freien Flusses von *Qi* und oder Blut beinhaltet, werden druckschmerzhafte Punkte auch therapeutisch genutzt und beispielsweise als Basispunkte bei Schmerzen im jeweiligen Segment akupunktiert (☞ einzelne Indikationen).

An dieser Stelle müssen auch die an den Extremitäten gelegenen Spalten-*Xi*-Punkte erwähnt werden. Sie befinden sich auf dem jeweils zugehörigen Meridian distal des Knies (Ausnahme Ma 34) bzw. distal des Ellenbogengelenkes.

Die *Xi*-Spalten-Punkte sind Akupunkturpunkte, an denen sich sowohl *Qi* als auch Blut sammeln und tiefer sinken. Der Ausgangspunkt des zunächst oberflächlicheren Flusses von *Qi* und Blut sind die *Jing*-Brunnen-Punkte.

Die *Xi*-Spalten-Punkte werden in der Behandlung akuter Zustände und Schmerzen im Allgemeinen eingesetzt. Die *Xi*-Punkte der *Yin*-Leitbahnen haben eine zusätzliche Indikation in der Behandlung von Bluterkrankungen. So ist z. B. Mi 8 ein wichtiger Punkt zur Auflösung von Schmerzen durch Blut-Stase im Uterus und unteren Abdomen und kommt in der Behandlung der Dysmenorrhö zum Einsatz.

Wegen ihrer herausragenden Bedeutung zur Behandlung von Schmerzen sind die Indikationen der *Xi*-Spalten-Punkte in Tabelle 12.3 aufgelistet.

Tabelle 12.3 *Xi*-Punkte

	Schmerztherapeutische Indikationen
Lu 6	Thoraxschmerz, Schmerz und Schwellung des Halses Schmerzen des Ellenbogens und Oberarmes Epigastrische Schmerzen, Kopfschmerzen
Pe 4	Brustschmerzen, Herzschmerzen mit Ausstrahlung in den Hals, linken Arm, Rücken
He 6	Herzschmerzen, Völlegefühl in der Brust, schmerzende Hitzesensationen tief in den Knochen
Mi 8	Abdominelle Schmerzen, Dysmenorrhö, Lumbalschmerzen
Le 6	Unterbauchschmerzen, hypogastrische Schmerzen
Ni 5	Abdominelle Schmerzen, Dysmenorrhö, Schmerzen unterhalb des Herzens

Akupunkturtherapie

Grundsätzlich ist es möglich über die Behandlung von lokalen Punkten, sowie bestimmten Fernpunkten einen Therapieansatz zu formulieren. Dieser sehr pragmatische Ansatz ist unter TCM-Therapeuten sicher umstritten. Im Bereich der visceralen Schmerzen scheint er aus westlicher und insbesondere neurophysiologischer Sicht aber leicht nachvollziehbar. Die bekannte Verschaltung somato-visceraler Reflexe kann als physiologische Grundlage des Konzeptes der *Mu-Shu*-Punkte oder das der segmentalen Punktauswahl nach Schmerzlokalisation herangezogen werden.

Die Vorschläge im Abschnitt pragmatische Akupunktur dürfen aber nicht so verstanden werden, dass sich die Beschäftigung mit den Prinzipien der *Zangfu*-Erkrankungen erübrigt.

Für einige Schmerzerkrankungen wie Migräne oder Erkrankungen des Bewegungsapparates ist die Akupunktur eine zunehmend etablierte Methode. Im Hinblick auf die visceralen Schmerzen ergeben sich möglicherweise ebenso gute analgetische Ansätze für die Nadeltherapie. Weitere klinische Studien zur Untersuchung der Wirksamkeit von Akupunktur bei visceralen Schmerzen wären zu begrüßen.

Praktische Durchführung der Akupunktur

Chronische Schmerzen: Je chronischer ein Schmerzgeschehen, desto schwieriger die Behandlung. Diese Tatsache ist für viele Schmerztherapeuten durch das wachsende Verständnis der Chronifizierungsprozesse leicht nachzuvollziehen. Sowohl vom Therapeuten aber auch vom Patienten wird ein hohes Maß an Geduld erfordert. Die Multimodalität der Behandlung spielt hier eine wichtige Rolle.

Eine Behandlung mit Akupunktur sollte 1-mal wöchentlich durchgeführt werden, und der Patient sollte darüber aufgeklärt werden, dass ein längerer Therapiezeitraum erforderlich sein wird. Zu Beginn der Behandlung dürfen auch allgemeine Befindlichkeitsveränderungen wie: „Es tut mir gut, ich fühle mich irgendwie besser" als therapeutische Wirkung interpretiert werden. Eine Veränderung des Schmerzgeschehens kann sich unter Umständen erst viel später einstellen. Ein Schmerztagebuch ist unter diesen Bedingungen sehr hilfreich. Eine Verminderung der Attackenhäufigkeit eines wiederkehrenden oder periodischen Schmerzgeschehens kann sonst von dem Patienten unbemerkt bleiben, was einen frühzeitigen Therapieabbruch bedingen kann.

Akute Schmerzen: Je akuter ein Schmerzgeschehen ist, desto dichter darf die Behandlungsfrequenz gewählt werden. Eine tägliche Durchführung der Akupunktur kann beispielsweise bei postoperativen Schmerzzuständen angemessen sein.

Ein häufig angewandter Behandlungsplan sieht eine Serie von 15 Sitzungen vor, beginnend mit 2–3 Behandlungen in der Woche und dann anschließend eine 1-mal wöchentliche Behandlung.

Zyklische Schmerzen: Bei visceralen Schmerzen, die an zyklische Körpervorgänge gebunden oder zumindest hiervon beeinflusst sind wie z. B. die Dysmenorrhö oder die Beschwerden des Reizdarmsyndroms, empfiehlt sich eine Vorausplanung der Akupunkturtermine in Abhängigkeit vom Zyklus. Die Akupunktur sollte möglichst vor Auftreten der vollständigen Schmerzsymptomatik eingesetzt werden. Für erfahrene TCM-Therapeuten eröffnet sich hier auch eine Behandlung nach den 10 Himmelsstämmen und 12 Erdzweigen. Ein ungenutztes Potenzial liegt nach Ansicht der Autorin bei chronischen Schmerzen in den chronobiologischen Diagnoseverfahren *Bazi Suanming*. Hier muss auf weiterführende Literatur verwiesen werden (☞ Leitfaden chinesische Medizin, Focks und Hillenbrand 2003).

Neben den üblichen Kriterien für die Durchführung der Akupunktur sind folgende Punkte für den visceralen Schmerz zu betonen:
- Da bei Schmerzen oft eine Stagnation des Energieflusses besteht, ist häufig eine sedierende Nadeltechnik von Nöten.
- Je chronischer der Schmerz, desto wichtiger ist es, eine ausgesprochen schmerzhafte Stimulation zu vermeiden.
- Bei ausgeprägter Allodynie ist evtl. die Stimulation von Fernpunkten zu bevorzugen.
- Eine Differenzierung in Kälte- und Hitze-Schmerz sollte wenn möglich immer erfolgen, da die Moxibustion gerade bei visceralen Schmerzen des Abdomens und der Beckenorgane eine hocheffektive Methode darstellt.
- Bei Verschlimmerung der Beschwerden ist die Diagnose und auch die angewandte Nadeltechnik zu hinterfragen.
- Eine pragmatische Akupunktur sollte nur über einen kurzen Zeitraum angewandt werden.
- Bei periodischen Schmerzen sollte der Versuch der chronobiologischen Diagnostik und Therapie erfolgen.

12.2 Angina pectoris

Herzerkrankung unterschiedlicher Genese mit dem pathophysiologischen Endergebnis der Coronarinsuffizienz, entsprechend einem Missverhältnis zwischen Sauerstoffbedarf und -angebot im Herzen. Syn.: Ischämische Herzerkrankung, Coronarinsuffizienz, Stenocardie.

Stellenwert der Akupunktur
- Aus Sicht der Autoren: Gute Indikation
- Einsatz: nur begleitend zur konventionellen Therapie, zur psychischen Stabilisierung bei oft bestehender Labilität von KHK-Patienten, unterstützend im Rahmen von „self care education"-Programmen bei KHK-Patienten, mögliche Reduktion der Attackenhäufigkeit.
- Wirksamkeitsnachweis: Es liegt eine Reihe von unkontrollierten Studien vor, die auf einen therapeutischen Effekt der Akupunktur bei cardiovasculären Erkrankungen hindeuten. So wird ein Effekt der Akupunktur in der Behandlung von Arrythmien (Bao 1981, Gao 1987) und pectanginösen Schmerzen (Sternfield 1987) beschrieben. In verschiedenen Studien wurde zudem eine Akupunktur-assoziierte Steigerung der linksventrikulären Funktion (Radzievsky 1988, Yin 1991, Richter 1991, Ballegaard 1986, 1990) beobachtet.

Westliche Medizin
▸▸ Epidemiologie
Prävalenz: Bis zu 20% der Männer im mittleren Lebensalter, M:F 2:1, Häufigkeit verschiedener Formen der KHK als Erstmanifestation: Angina pectoris: 55%, Herzinfarkt: 25%, Plötzlicher Herztod: 20%.

▸▸ Klinik
- Vorwiegend retrosternale Schmerzen
- Schmerzcharakter: Dumpf, bohrend, drückend, evtl. pulsierend, stechend, brennend, messerartig
- Am häufigsten Ausstrahlung in die linke Schulter, linker Arm bis in die ulnaren Fingerspitzen, ferner Ausstrahlung in Hals, Unterkiefer, Oberbauch, rechter Arm, Rücken möglich

12 Viscerale Schmerzen

- Begleitsymtome: Engegefühl und/oder Druckgefühl im Thorax, Dyspnoe, Husten, Schweißausbruch, kalte Extremitäten, Cyanose, Vernichtungsgefühl, Unruhe, Harn- und Stuhldrang
- Verschlimmerung möglich durch: Physische Belastung, Kälte, Nahrungsaufnahme, Stress, emotionale Überforderung.

▸▸ Pathophysiologie

Das Korrelat für die Schmerzen bei der KHK ist die myocardiale Ischämie:
- Angina pectoris: Thoraxschmerzen in Folge reversibler Myocardischämie
- Herzinfarkt: Ischämische Myocardnekrose
- Herzrhythmusstörungen
- Plötzlicher Herztod

> **Möglicher Wirkmechanismus der Akupunktur:** Endogene Opiatfreisetzung, Minderung des Sympathicotonus und nachfolgender coronarer Dilatation (Ballegaard 1991), Aktivierung Sympaticus inhibierender Neurone in der Medulla oblongata (Ciao 1999).

Traditionelle chinesische Medizin

▸▸ Pragmatische Therapie mit Akupunktur

Basispunkte

Lokalpunkte	Ren 14, Ren 17 Bl 15
Fernpunkte	Pe 4, Pe 6

Schmerzausstrahlung, Druckschmerzhaftigkeit prüfen

Rücken	*Huatuojiaji* Blasenmeridianpunkte: Bl 14, Bl 17
Abdomen	Ren 12, Ren 13, Ren 16, Ma 21
Hals	Ren 22
Schulter, Arm	Pe 2, Dü 11, Gb 21

Auswahl klassischer Kombinationen*

Agitiertheit des Herzens	Ren 14, Bl 15
Agitiertheit und Völlegefühl des Herzens	Ren 14, Ni 19
Herzschmerz und Druckgefühl im Bereich Herz und Abdomen	Ren 17, 3E 10
Herzschmerz mit Völlegefühl, Agitiertheit, steifer Zunge	He 6, Pe 9
Herzschmerz mit Brechreiz, Agitiertheit, Völlegefühl	Pe 4, He 1
Schmerzen des Herzens und des Brustkorbs	Pe 3, Pe 6, Pe 7
Herzschmerzen	Pe 3, Pe 4, Pe 7

* alle klassischen Punktkombinationen in diesem Kapitel zitiert nach Deadman 2000

Durchführung der Behandlung
- Basispunkte plus Punkte nach Schmerzlokalisation
- Schmerzausstrahlung berücksichtigen, Druckschmerzhaftigkeit im Schmerzareal und im Bereich der übertragenen Schmerzen prüfen
- Cave: Ren 17, bei ca. 5% der Bevölkerung ist das Sternum nicht vollständig knöchern verwachsen. Eine zu tiefe senkrechte Nadelung von Ren 17 kann bei diesen Patienten zu Verletzung des Pericards oder Herzens führen.

▸▸ Angina pectoris aus Sicht der TCM

Der Symptomkomplex der pectanginösen Beschwerden wird in der chinesischen Medizin dem Thorax-*Bi*-Syndrom *(Xiong Bi)* oder schmerzhaftes Obstruktionssyndrom des Thorax zu geordnet. Drei weitere Untergruppen des Thorax-*Bi*-Syndroms werden unterschieden (Maciocia 1994):

Xin tong (Herzschmerz) oder Thoraxschmerz, *Zhen xin tong* (Wahrer Herzschmerz) mit Cyanose von Gesicht, Armen und Füßen und *Jue xin tong* (*Yang*-Kollaps-Herzschmerz) mit kalten Extremitäten. Diese Einteilung entspricht im Wesentlichen einer klinischen Progredienz der Erkrankung bis hin zum cardiogenen Schock.

Als Pathomechanismen kommen *Qi*-Stagnation im Thorax, Blut-Stase, Schleim-Akkumulation und Kälte-Stagnation in Betracht. Eine Differenzierung sollte erfolgen, da die Auswahl des Therapieverfahrens: Nadeltechnik, Stimulationsverfahren, blutiges Schröpfen, Moxibustion von der Diagnose abhängig ist und den Behandlungserfolg erhöht.

12.2 Angina pectoris

Differenzierung der häufigsten Syndrommuster
☞ Tabelle 12.5 siehe Seite 430.

▸▸ Therapie nach Syndrommuster
Punkte nach Syndrommuster

Syndrommuster	Punkte
Qi-Stagnation im Thorax	Ren 17, Bl 15, Bl 18, Le 3, Pe 6
Herz-Blut-Stase	Pe 4, He 6, Ren 17, Bl 17, Du 9, Mi 10, Le 2
Schleimretention im Thorax	Pe 1, Pe 5, Ma 40, Ren 12, Ren 17, Bl 20
Herz-*Qi*- und *Yang*-Mangel Nieren-*Yang*-Mangel Kälte-Stagnation	Ren 4, Ren 6, Ren 17, Du 4, Bl 23, Ma 36, Pe 6, He 5
Qi- und *Yin*-Mangel	Bl 13, Bl 15, Bl 23, Lu 5, Lu 9, Ma 36, Mi 6, Ni 6
Yang-Mangel mit Kollapsneigung	Ren 4, Ren 6, Ma 36, Du 20, Ni 1 Nabelmoxen

Chinesische Arzneitherapie
☞ Tabelle 12.4 s. u.

Durchführung der Behandlung
- In den meisten Fällen von Angina pectoris hat zwar die Manifestation (Schmerzen) einen Füllecharakter, aber an deren Wurzel liegt ein Leerzustand (meist des *Yang-Qi*). Deshalb sollte die Gabe von stärker ableitenden (z. B. Stase austreibenden) Arzneimitteln nur mit der gebotenen Vorsicht und für möglichst kurze Zeit erfolgen.
- Obwohl Rad. lateralis Aconiti praep. das effektivste Arzneimittel ist, um bei Angina pectoris den Fluss des *Yang* zu wärmen und zu befreien, sollte es wegen seiner harschen Wirkung nur so lange eingesetzt werden, bis die Symptome unter Kontrolle sind.

Tabelle 12.4 Chinesische Arzneitherapie

Syndrommuster	Arzneitherapie/Rezepte
Stagnation des Leber- und Herz-*Qi*	*Chai hu shu gan san* (CAB 160) – Pericarp. Citri reticulatae + Pericarp. Citri reticulatae viride, + Rad. Platycodi, Rad./Tub. Curcumae und Cort. Albiziae Da eine Leber-*Qi*-Stagnation i. d. R. nur bei gleichzeitigem Vorliegen von (a) Schleim oder (b) Blut-Stase zu echten pektanginösen Beschwerden führt, empfiehlt sich die weitere Ergänzung von: • (a) Fruct. Trichosanthis und Rhiz. Pinelliae • (b) Rad. Salviae miltiorrhizae und evtl. Rhiz. Corydalis
Herz-Blut Stase	*Xue fu zhu yu tang* (CAB 350), bei sehr ausgeprägten Schmerzen + Rad./Tub. Curcumae, Rhiz. Corydalis u./o. Lignum Dalbergiae
Verstopfung durch trüben Schleim	• *Wen dan tang* (CAB 475) + Fruct. Trichosanthis • Bei starken Schmerzen (Schleim-Verstopfung führt zu Blut-Stase) + Rad./Tub. Curcumae und Rad. Salviae miltiorrhizae • Bei Schmerzverschlimmerung durch Kälte u./o. anderen Kältezeichen – Caulis Bambusae in Taeniam + Rhiz. Zingiberis, Bulb. Allii macrostemi/fistulosi und Fruct. Amomi rotundus
Kälte-Erstarrung	• *Gua lou xie bai ban xia tang* (CAB 327) + *Dan shen yin* (CAB 354) + Rad. lateralis Aconiti praep. und Ram. Cinnamomi
Herz-*Qi*-Leere	• *Gui pi tang* (CAB 283) – Rad. Aucklandiae, Arillus Longan + Rad. (Ligustici) Chuanxiong, Rad. Salviae miltiorrhizae und Ram. Cinnamomi • Bei Herz-*Yang*-Leere zusätzlich: + Rad. lateralis Aconiti praep. und Bulb. Allii macrostemi/fistulosi • Bei Blut-Stase aufgrund von Herz-*Qi*-Leere stattdessen: *Bu yang huan wu tang* (CAB 357) – Lumbricus + Rad. Codonopsis, Sem. Zizyphi spinosae und Rad. Puerariae
Qi- und *Yin*-Leere	• *Sheng mai san* (CAB 270) + Rad. Salviae miltiorrhizae und Rad. Puerariae • Bei ausgeprägter *Qi*-Leere zusätzlich: + Rad. Astragali, Rhiz. Atractylodis macrocephalae und Poria • Bei ausgeprägter *Yin*-Leere zusätzlich: + Rad. Paeoniae albae/lactiflorae, Rad. Rehmanniae exsicc. und evtl. zur Verbesserung der Verdaulichkeit der Rezeptur Pericarp. Citri reticulatae • Bei stärkeren Schmerzen zusätzlich: + Rad./Tub. Curcumae, Herba Leonuri und evtl. Rad. Notoginseng pulv.

Tabelle 12.4 Chinesische Arzneitherapie *(Forts.)*

Syndrommuster	Arzneitherapie/Rezepte
Qi- und *Yin*-Leere	• Bei *Yin*-Leere von Herz und Nieren stattdessen *Tian wang bu xin dan* (CAB 416) mit weniger Rad. Rehmanniae exsicc. und mehr Rad. Salviae miltiorrhizae, bei stärkeren Schmerzen außerdem + Rad./Tub. Curcumae u./o. Rad. (Ligustici) *Chuanxiong*
Nieren-*Yang*-Leere	• Im akuten Kollaps-Zustand schulmedizinische Behandlung, ansonsten *You gui yin* (CAB 311) + Rad. Ginseng • Bei gemeinsamer Leere von *Yin* und *Yang* außerdem + Rad./Tub. Ophiopogonis und Fruct. Schisandrae

Tabelle 12.5 Differenzierung der Syndrommuster

Syndrommuster	Symptome
Qi-Stagnation im Thorax	Schmerz: thorakales Distensionsgefühl, Enge-Druckgefühl, wandernd, intermittierend Häufig Auslösung durch Kälte, Distension im Hypochondrium **Zunge:** Wenig aussagekräftig, evtl. etwas schmieriger Belag **Puls:** Saitenförmig
Herz-Blut-Stase	Schmerz: fixiert stechend, in der Herzregion und im Thorax Völle-Spannungsgefühl laterale Rippenregion Kurzatmigkeit, Unruhe **Zunge:** Dunkelrot oder purpur, Blut-Stase-Flecken, gestaute Zungenuntervenen **Puls:** Rau, saitenförmig
Schleimretention im Thorax	Schmerz: drückend im gesamten Brustkorb Ausstrahlung in Schulter und Rücken Dyspnoe, Expektoration Schweregefühl, Leibesfülle Kraftlosigkeit **Zunge:** Gedunsen, schmierig, dicker Belag **Puls:** Schlüpfrig, voll
Herz-*Qi* und *Yang*-Mangel, Nieren-*Yang*-Schwäche Mit Kälte-Stagnation	Schmerz: stark, krampfartig mit Palpitationen, Engegefühl Ausstrahlung Schulter und Rücken mit Schwächegefühl Verschlimmerung bei Kälte Dyspnoe, kalte Extremitäten, evtl. Lippen-Nagel-Cyanose **Zunge:** Blass, blass-bläulich, weißer Belag **Puls:** Tief, dünn, schwach, evtl. unregelmäßig
Qi- und *Yin*-Mangel	Schmerz: wechselnde Intensität von thorakalem Druck und Schmerz Verschlimmerung durch Anstrengung Kurzatmigkeit, Palpitationen, Müdigkeit, blasses Gesicht, trockener Mund, Schwindel **Zunge:** Rot, ohne Belag **Puls:** Dünn
Yang-Mangel mit Kollapsneigung	Schmerz: starker Herzschmerz, dumpfer Thoraxschmerz Dyspnoe, Kaltschweißigkeit, kalte cyanotische Extremitäten, weißes Gesicht **Zunge:** Blass, bläulich **Puls:** Tief, schwach

12.3 Funktionelle Herzschmerzen

Nichtcardialer Thoraxschmerz, Herzneurose, DaCosta-Syndrom, Effort-Syndrom.

Stellenwert der Akupunktur

- Aus Sicht der Autoren: Gut geeignet
- Einsatz: Zur psychovegetativen Stabilisierung über einen somatopsychischen Therapieansatz
- Wirksamkeitsnachweis: ☞ Kap. 12.2

12.3 Funktionelle Herzschmerzen

Westliche Medizin

▸▸ **Epidemiologie**
Keine sicheren Daten vorhanden.

▸▸ **Definition**
- Beschwerdebild mit ähnlichen Schmerzsymptomen, wie sie bei KHK auftreten, ohne morphologisch fassbare Korrelate einer KHK
- Funktionelle Herzschmerzen können auch nach erfolgreicher cardiochirurgischer Revaskularisierung auftreten. Diese Patienten klagen über persistierende pectanginöse Beschwerden trotz guter morphologischer Ergebnisse.

▸▸ **Klinik**
Die klinische Symptomatik entspricht im Wesentlichen der bei KHK.
Häufiger:
- Vorliegen psychiatrischer Diagnosen
- Begleitet von Symptomen eines allgemeinen psychovegetativen Syndroms (☞ Kap. 2.1.5)
- Komorbidität mit anderen chronischen Schmerzsyndromen.

▸▸ **Pathophysiologie**
- Allgemeine Mechanismen zur Entstehung funktioneller Störungen (☞ Kap. 2.1.5)
- Der Invasivität der morphologischen Diagnostik kommt in der Genese funktioneller Störungen möglicherweise eine größere Bedeutung zu. Bietet ein Patient eine cardiale Symptomatik, so ist die Wahrscheinlichkeit hoch, dass er die gesamte Bandbreite der Diagnostik durchläuft. Einer so genannten „Organwahl" wird hierdurch Vorschub geleistet. Eine hypochondrische Fehleinstellung kann erschwerend hinzukommen.

▸▸ **Diagnostik**
Die Diagnose einer funktionellen Herzerkrankung erfordert eine konventionelle Ausschlussdiagnostik.

Traditionelle chinesische Medizin

▸▸ **Pragmatische Therapie mit Akupunktur**
Basispunkte

Lokalpunkte	Ren 14, Ren 17, Bl 14
Fernpunkte	Pe 4, Pe 6

Schmerzausstrahlung, Druckschmerzhaftigkeit prüfen

Rücken	*Huatuojiaji* Blasenmeridianpunkte: Bl 14, Bl 17
Abdomen	Ren 12, Ren 13, Ren 16 , Ma 21
Flanken	Le 13, Le 14
Hals	Ren 22
Schulter, Arm	Pe 2, Dü 11, Gb 21

Auswahl klassischer Kombinationen*

Agitiertheit des Herzens	Ren 14, Bl 15
Agitiertheit und Völlegefühl des Herzens	Ren 14, Ni 19
Pochendes Gefühl unter dem Herzen und Neigung zu Schrecken	Pe 3, Pe 7
Schmerzen im Brustkorb und der lateralen Rippenregion	Pe 4, Mi 21, SJ 8, Gb 38, Gb 41
Furcht und Schrecken mit Herzschmerz	Pe 6, He 7, He 9, Gb 34
Schreckpalpitation mit verringertem *Qi*	Ren 14, He 7, Le 5
Qi-Rebellion mit Husten, Völlegefühl, Kurzatmigkeit, Schmerz, der in den Rücken ausstrahlt	Ren 14, Le 14
Herzschmerz mit Brechreiz, Agitiertheit, Völlegefühl	Pe 4, He 1

Durchführung der Behandlung
Sie erfolgt in der Regel nach den gleichen Gesichtspunkten wie die Behandlung der pectanginösen Beschwerden bei KHK.

▸▸ **Funktionelle Herzschmerzen aus Sicht der TCM**
Der Symptomkomplex der pectanginösen Beschwerden wurde im Kapitel 12.2, Angina pectoris, erläutert. In der chinesischen Medizin wird nicht unterschieden, ob sich morphologische Veränderungen der Coronararterien finden oder nicht. Beurteilt wird die Phänomenologie der Symptome. So werden auch funktionelle cardiale Schmerzen dem Thorax-*Bi* zugeordnet.
Im Vordergrund stehen bei funktionellen cardialen Beschwerden aber die milderen Schmerzmuster, begleitet von Beschwerden wie Palpitationen.

Als wesentliche Pathomechanismen kommen *Qi*-Stagnation im Thorax, Mangel an *Qi* und Blut, und Hitze im Thorax in Betracht.

Differenzierung der häufigsten Syndrommuster
☞ Tabelle 12.6 s. u.

▸▸ Therapie nach Syndrommuster
Punkte nach Syndrommuster

Syndrommuster	Punkte
Qi-Stagnation im Thorax	Ren 17, Bl 15, Bl 18, Le 3, Pe 6
Schleimretention im Thorax	Pe 1, Pe 5, Ren 12, Ren 17, Bl 20, Ma 40
Herz-*Qi*-Mangel	He 5, Ren 17, Bl 15, Ma 36, Lu 9
Qi- und *Yin*-Mangel	Bl 13, Bl 15, Bl 23, Lu 5, Lu 9 Ma 36, Mi 6, Ni 6
Herz-*Yin*-Mangel mit Leere-Hitze	He 6, Ren 14, Ren 15, Ni 3, Ni 6, Mi 6, Bl 23
Herz-Blut-Mangel	He 7, Bl 15, Bl 17, Mi 6, Ma 36

Chinesische Arzneitherapie
☞ Tabelle 12.7 siehe Seite 433.

Durchführung der Behandlung
- Wegen der oft vorhandenen psychischen Labilität der Patienten sollte die gewählte Rezeptur in jedem Fall den Geist beruhigende Arzneimittel enthalten.
- Da das Äquivalent von psychosomatisch (mit-)bedingten Schmerzen in der TCM meist eine Stagnation des Leber-*Qi* ist, sollte dies auch bei der Behandlung von Leerezuständen berücksichtigt werden.

12.4 Gastritis, Magenschleimhautentzündung

Oft wird der Begriff auch als Synonym für Magenschmerzen oder epigastrische Schmerzen verwandt, die auf eine Therapie mit Antacida oder Säurehemmern ansprechen ohne dass ein endoskopischer oder histologischer Befund erhoben wurde.

Tabelle 12.6 Differenzierung der Syndrommuster

Syndrommuster	Symptome
Qi-Stagnation im Thorax	Schmerz: thorakales Distensionsgefühl, Enge- Druckgefühl, wandernd, intermittierend Häufig Auslösung durch Kälte, Distension im Hypochondrium **Zunge:** Wenig aussagekräftig, evtl. etwas schmieriger Belag **Puls:** Saitenförmig
Schleimretention im Thorax	Schmerz: drückend im gesamten Brustkorb Ausstrahlung in Schulter und Rücken Dyspnoe, Expektoration Schweregefühl, Leibesfülle Kraftlosigkeit, Übelkeit **Zunge:** Gedunsen, schmierig, dicker Belag **Puls:** Schlüpfrig, voll
Herz-*Qi*-Mangel	Schmerz: gering, evtl. Unwohlsein, Engegefühl, belastungsabhängig, in Ruhe Linderung, Spontanschweiße, Erschöpfung **Zunge:** Blass, schlaff **Puls:** Schwach, evtl. intermittierend
Qi- und *Yin*-Mangel	Schmerz: wechselnde Intensität von thorakalem Druck und Schmerz Verschlimmerung durch Anstrengung Kurzatmigkeit, Palpitationen, Müdigkeit, blasses Gesicht, trockener Mund, Schwindel **Zunge:** Rot, ohne Belag **Puls:** Dünn
Herz-*Yin*-Mangel mit Leere-Hitze	Schmerz: wechselnde Intensität, evtl. brennend, Verschlimmerung durch Anstrengung, begleitet von Hitzegefühl, innerer Unruhe, Reizbarkeit, Palpitationen, Herzrasen, Schlafstörungen, Nachtschweiß Gerötete Wangen

12.4 Gastritis, Magenschleimhautentzündung

Tabelle 12.6 Differenzierung der Syndrommuster *(Forts.)*

Syndrommuster	Symptome
Herz-*Yin*-Mangel mit Leere-Hitze	**Zunge:** Rot vor allem an der Spitze, Riss bis zur Spitze durchgehend **Puls:** Dünn, schnell
Herz-Blut-Mangel	Schmerz: thorakale Missempfindung, Palpitationen auch in Ruhe, Vergesslichkeit, Schreckhaftigkeit, Ängstlichkeit **Zunge:** Blass, dünner, verkleinerter Zungenkörper, Delle in der Spitze **Puls:** Schwach, rau

Tabelle 12.7 Chinesische Arzneitherapie

Syndrommuster	Arzneitherapie/Rezepte
Stagnation des Leber- und Herz-*Qi*	• *Chai hu shu gan san* (CAB 160) – Pericarp. Citri reticulatae + Pericarp. Citri reticulatae viride, + Rad. Platycodi, Rad./Tub. Curcumae und Cort. Albiziae
Verstopfung durch Trüben Schleim	• *Wen dan tang* (CAB 475) + Fruct. Trichosanthis • Bei gleichzeitiger Leere von Herz- und Gallenblasen-*Qi* mit Ängstlichkeit und Schreckhaftigkeit stattdessen: *Shi wei wen dan tang* (CAB 477)
Herz-*Qi*-Leere	• *Gui pi tang* (CAB 283) + Rad./Tub. Curcumae und Fruct. Trichosanthis
Qi- und *Yin*-Leere	• *Sheng mai san* (CAB 270) + Rad. Salviae miltiorrhizae und Rad. Puerariae • Bei ausgeprägter Qi-Leere zusätzlich: + Rad. Astragali, Rhiz. Atractylodis macrocephalae und Poria • Bei ausgeprägter *Yin*-Leere zusätzlich: + Rad. Paeoniae albae/lactiflorae, Rad. Rehmanniae exsicc. und evtl. zur Verbesserung der Verdaulichkeit der Rezeptur Pericarp. Citri reticulatae
Herz-(und Nieren-)*Yin*-Leere	• *Tian wang bu xin dan* (CAB 416), bei stärkeren Schmerzen + Rad./Tub. Curcumae • Bei stärkerer Leere-Hitze stattdessen: *Zhu sha an shen wan* (CAB 423) – Cinnabaris + Fossilia Ossis Mastodi/Os Draconis sowie + Sem. Zizyphi spinosae und Flos Albiziae, bei stärkeren Schmerzen auch + Rad./Tub. Curcumae
Herz-Blut-Leere	• *Zhi gan cao tang* (CAB 285) – Sem. Cannabis + Sem. Zizyphi spinosae + Rad. Angelicae sinensis und Rad./Tub. Curcumae

Stellenwert der Akupunktur

- Aus Sicht der Autoren: Gut geeignet
- Einsatz: Adjuvant zur konventionellen Therapie, zur Verbesserung der Magenmotilität, Verminderung der Säuresekretion und Schmerzlinderung
- Wirksamkeitsnachweis:
  - Es liegen Studien vor, die eine Wirkung von Akupunktur auf verschiedene Funktionen des Magens dokumentieren
  - Beeinflussung der Motilität (Li 1987) und elektrischen Aktivität des Magens (Xing 1998) sowie säuremindernde Effekte (Tougas 1992; Liu 1994)
  - Diskutiert werden vor allem segmentale vegetative Mechanismen (Yuan 1986) als auch die mögliche Beteiligung parasympathischer und sympathischer Regulation
  - Es finden sich Berichte über eine günstige Beeinflussung peptischer Ulcera (Sodipo 1979; Salvi 1983). Kontrollierte Studien liegen hierzu allerdings nicht vor.

Westliche Medizin

▸▸ Epidemiologie

- Prävalenz: Die Prävalenz der chronischen Gastritis ist hoch, 50 % aller Menschen über 50 Jahre zeigen eine chronische Oberflächengastritis vom Typ B (Herold 2004)
- Inzidenz des Ulcus duodeni wird in Deutschland mit 100 000 Erkrankungen jährlich angegeben M:F 3:1
- Inzidenz des Ulcus ventriculi mit 50 000 Erkrankungen jährlich M:F 1:1.

12 Viscerale Schmerzen

▸ Definition
- Entzündliche Veränderung der Magenschleimhaut mit oberflächlichen Leukocyteninfiltraten, oberflächlichen Epitheldefekten bis hin zu größeren Erosionen
- Erosion: Defekt der Magenmukosa, ohne Durchdringung der Muscularis mucosae
- Ulcus: Umschriebener Substanzdefekt, der die Muscularis mucosa und evtl. auch andere Wandschichten durchdringt.

▸ Klinik
- Breites Spektrum von fast keinen klinischen Symptomen bis hin zu starken Schmerzen
- Schmerzen im Epigastrium, Druckgefühl im Oberbauch, Übelkeit, Erbrechen
- Unspezifische Oberbauchbeschwerden, diffuses Druckgefühl, postprandiales Völlegefühl
- Schmerzcharakter: Meist ziehend, evtl. drückend, evtl. krampfartig brennend
- Ausstrahlung: In den Rücken, ins Abdomen möglich
- Begleitsymptome: Appetitlosigkeit, Aufstoßen, unangenehmer Mundgeschmack
- Häufig assoziiert mit Spannungs- und Völlegefühl im Abdomen, Diarrhö oder Obstipation.

▸ Pathophysiologie
Es gibt verschiedene Klassifikationen der Gastritis. Die ABC-Klassifikation richtet sich nach ätiologischen und histologischen Kriterien.
ABC Klassifikation der chronischen Gastritis:
- Typ A-Korpusgastritis, Autoimmungastritis ca. 5%, descendierende Ausbreitung von der Cardia auf die Corpusschleimhaut
- Typ B-Antrumgastritis, meistens Helicobacter-pylori-Gastritis, ca. 85%
- Typ C chemisch toxisch induzierte Gastritis 5–10%

Traditionelle chinesische Medizin
▸ Pragmatische Therapie mit Akupunktur
Basispunkte

Lokalpunkte	Ren 12, Ren 13, Ma 21
Fernpunkte	Ma 36, Ma 44, Ma 45, Pe 6

Schmerzausstrahlung, Druckschmerzhaftigkeit prüfen

Rücken	Bl 17, Bl 18, Bl 19
Thorakolumbaler Übergang	Bl 20, Bl 21, Bl 22
Rippenbogen	Le 13, Le 14, Ma 20
Epigastrischer Winkel	Ren 14, Ren 15

Auswahl klassischer Kombinationen*

Nahrungs-Stagnation, stechender Schmerz, der nicht vergeht	Ren 12, Mi 4, Ma 41, Ma 36
Akkumulation im Magen	Ren 21, Ma 36
Abdominelle Schmerzen	Mi 4, Pe 6
Erbrechen	Ren 13, Ma 19, Pe 7

Durchführung der Behandlung
- Bei akuten Beschwerden täglich oder jeden 2. Tag
- Einbeziehung der Syndrom-Diagnose zu empfehlen
- Punktauswahl: Bei starker Übelkeit, Erbrechen eine nach unten gerichtete Nadelung, Punkte der unteren Extremität bevorzugen
- Linderung oder Schmerzverstärkung durch Kälte, Wärme, Druck feststellen.

▸ Gastritis aus Sicht der TCM
Aus Sicht der westlichen Medizin werden bei Beschwerden im oberen Abdomen verschiedene Krankheitsbilder voneinander abgegrenzt. Kriterien der Unterscheidung sind neben der klinischen Symptomatik vor allem endoskopische und histologische Befunde.
Aus Sicht der chinesischen Medizin sind es die Beschwerden und deren Phänomenologie, die als Unterscheidungskriterien herangezogen werden.
Beschwerden im oberen Abdomen werden auf eine Zirkulationsstörung in der Mitte zurückgeführt. Sowohl der Fluss von *Qi* als auch Blut kann behindert sein. Darüber hinaus können Ansammlung von Flüssigkeiten, Feuchtigkeit oder Schleim, oder das Eindringen pathogener Faktoren von außen ursächlich mitwirken. Ein besonderes Augenmerk richtet sich bei oberen abdominellen Beschwerden auf die:
- Ernährungsgewohnheiten
- Evtl. Diätfehler
- Umstände der Nahrungsaufnahme
- Konstitution des Patienten.

12.5 Funktionelle Dyspepsie

So kann beispielsweise eine lediglich unregelmäßige Einnahme warmer Mahlzeiten bei einer eher schwachen Konstitution zu Beschwerden führen, während bei einer robusten Konstitution sich die Symptome erst bei groben Diätfehlern zeigen.

Die häufigsten Störungen betreffen die Funktionskreise Magen, Milz, Leber und Gallenblase.

Die chinesische Medizin unterscheidet hierbei nicht, ob morphologische Veränderungen vorliegen oder nicht. Klinische und anamnestische Kriterien sind ausschlaggebend.

Dies sei am Beispiel des Leitsymptoms epigastrische Schmerzen erklärt:

Wesentlich ist die Lokalisation des Schmerzes:
- Schmerzen im Bereich des epigastrischen Winkels werden dem Funktionskreis Magen zugeordnet.
- Schmerzen, die sich entlang des Rippenbogens ausdehnen, werden als hypochondrische Schmerzen bezeichnet und sprechen für eine Störung in den Funktionskreisen Leber und Gallenblase.
- Schmerzen, die ins mittlere Abdomen ausstrahlen liegt oft eine Störung des Funktionskreises Milz zu Grunde. Hierbei finden sich oft begleitend Störungen der Verdauungsfunktion mit Blähungen. Meteorismus und Veränderung des Ausscheidungsverhaltens oder mit Veränderung der Stuhlkonsistenz.
- Die weitere Differenzierung erfolgt nach den üblichen diagnostischen Kriterien (☞ Kap. 4).

Die wesentlichen Pathomechanismen der oberen abdominellen Beschwerden sind:
- *Qi*-Stagnation
- Blut-Stase
- Nahrungs-Stagnation
- Kälte-Stagnation
- Feuchte-Hitze
- Feuchte-Kälte
- *Qi*- und Blut-Mangel
- *Yin*-Mangel
- Feuer.

Eine Differenzierung sollte erfolgen, da die Auswahl des Therapieverfahrens: Punktkombination, Nadeltechnik, Stimulationsverfahren, blutiges Schröpfen, Moxibustion von der Diagnose abhängig ist und den Behandlungserfolg erhöht.

Differenzierung der häufigsten Syndrommuster
☞ Tabelle 12.8 siehe Seite 436.

▸▸ Therapie nach Syndrommuster
Punkte nach Syndrommuster

Syndrommuster	Punkte
Kälte-Invasion in den Magen	Ma 21, Ma 34, Mi 4, Ren 13 (Moxibustion)
Nahrungs-Stagnation im Magen	Ren 13, Ren 10, Ma 21, Ma 44, Mi 4, Pe 6
Magen-*Qi*-Mangel mit Kälte	Ren 12, Pe 6, Ma 36, Ren 6, Bl 20, Bl 21 (Moxibustion)
Magen-*Yin*-Mangel	Ren 12, Ma 36, Mi 6
Magen-Hitze, -Feuer	Ma 21, Ma 44, Ma 45, Mi 6, Ren 13, Bl 21, Du 9
Schleim-Flüssigkeiten im Magen	Ren 9, Ren 10, Ren 12, Ma 36, Ma 40, Bl 20, Bl 21
Leber attackiert den Magen	Le 14, Pe 6, Ren 12, Ma 36, Gb 34, Le 3
Blut-Stase im Magen	Ren 10, Ma 21, Ma 34, Mi 10, Bl 17, Pe 6, Le 2
Feuchte-Kälte in der Milz	Ren 12, Ma 36, Mi 9, Pe 6 (Moxibustion)
Feuchte-Hitze in der Milz	Ren 12, Mi 6, Mi 9, Du 9, Ma 44, Di 11
Leber-Blut-Stase	Le 14, Bl 18, Bl 17, Le 3, Gb 34, Mi 10, 3E 6
Feuchte-Hitze in Leber und Gallenblase	Le 14, Gb 24, Bl 18, Bl 19, Ren 12, Pe 6, Mi 9, Gb 34, Le 2
Leber- und Magen-Feuer	Le 14, Ma 21, Gb 34, Le 2, Ma 44

Chinesische Arzneitherapie
☞ Tab. 12.9 siehe Seite 437.

Durchführung der Behandlung
- Zur Verstärkung der schmerzstillenden Wirkung bei Fülle-Zuständen werden meist Rhiz. Corydalis, Fruct. (Meliae) Toosendan u./o. Rad./Tub. Curcumae ergänzt
- Bei Leere-Zuständen, insbesondere des *Yin*, können stark ableitende, sehr bittere oder scharfe, schmerzstillende Arzneimittel das *Yin* und evtl. auch das *Qi* des Magens weiter schwächen. In diesen Fällen empfiehlt sich die Ergänzung milder wirksamer Arzneimittel wie Fruct. Citri Sarcodactylis, Fruct. Akebiae, Flos Rosae rugosae u./o. Pericarp. Citri (medicae)

Tabelle 12.8 Differenzierung der Syndrommuster

Syndrommuster	Symptome
Kälte-Invasion in den Magen	**Schmerz:** Dumpf, verschlechtert bei Palpation, nach kalten NM, besser bei Wärme, Erbrechen klarer Flüssigkeiten **Zunge:** Blass, feuchter, schmieriger weißer Belag **Puls:** Schlüpfrig, langsam
Nahrungs-Stagnation im Magen	**Schmerz:** Dumpf, verschlechtert bei Palpation, durch Nahrungsaufnahme, Erleichterung nach Erbrechen, Völlegefühl, Übelkeit, schlechter Mundgeruch **Zunge:** Klebriger schmieriger Zungenbelag **Puls:** Voll, schlüpfrig
Magen-*Qi*-Mangel mit Kälte	**Schmerz:** Dumpf, diffus, besser bei Palpation, Wärme, nach Aufnahme warmer NM, Regurgitation von Flüssigkeiten, Appetitlosigkeit **Zunge:** Blass **Puls:** Schwach, tief
Magen-*Yin*-Mangel	**Schmerz:** Diffus, brennend, ständig leichtes Durstgefühl, trockener Mund, Rachen, Obstipation **Zunge:** Rot, ohne Belag **Puls:** Dünn, schnell
Magen-Hitze, -Feuer	**Schmerz:** Stechend, brennend häufig saures Aufstoßen, bitterer Mundgeschmack, großer Durst, Verlangen nach kalten Getränken, Heißhungerattacken, Zahnfleischbluten **Zunge:** Rot **Puls:** Schnell
Schleim-Flüssigkeiten im Magen	**Schmerz:** Drückend, starkes Völlegefühl, Plätschern im Magen, Erbrechen schaumiger Flüssigkeiten **Zunge:** Gedunsen, klebriger Belag **Puls:** Tief, schlüpfrig
Leber attackiert den Magen	**Schmerz:** Anfallsartig, krampfartig Übelkeit, galliger Reflux, Erbrechen, Nervosität, Reizbarkeit, Verschlechterung bei innerer Anspannung **Zunge:** Gewellte Zungenränder, evtl. gerötet **Puls:** Saitenförmig
Blut-Stase im Magen	**Schmerz:** Heftig stechend, bohrend, Verschlechterung nach dem Essen, bei Palpation, im Liegen, Nachts evtl. Blut im Erbrochenen **Zunge:** Dunkel, violett, gestaute Zungenvenen, rote Flecken, Venenknäuel **Puls:** Rau
Feuchte-Kälte in der Milz	**Schmerz:** Drückend, Engegefühl im Epigastrium und Thorax, Verbesserung durch Wärme, süßlicher Mundgeschmack oder Verlust von Geschmackssinn, Schweregefühl **Zunge:** Dicker, klebrig weißer Belag **Puls:** Schlüpfrig, langsam
Feuchte-Hitze in der Milz	**Schmerz:** Drückend, Engegefühl im Epigastrium, Thorax Übelkeit, Erbrechen, Appetitlosigkeit und Geschmacksverlust **Zunge:** Klebriger gelber Belag **Puls:** Schlüpfrig, schnell
Leber-Blut-Stase	**Schmerz:** stechend, fixiert, ins Hypochondrium strahlend, Verschlimmerung durch Palpation, im Liegen, nachts **Zunge:** Dunkel violett, v. a. Zungenränder **Puls:** Rau
Feuchte-Hitze in Leber und Gallenblase	**Schmerz:** Dumpf, drückend ins Hypochondrium strahlend, Verschlechterung bei Druck, Palpation, Nahrungsaufnahme, Völlegefühl, bitterer Mundgeschmack **Zunge:** Rote Zungenränder, klebriger gelber Belag, evtl. einseitig **Puls:** Saitenförmig

12.5 Funktionelle Dyspepsie

Tabelle 12.8 Differenzierung der Syndrommuster *(Forts.)*

Syndrommuster	Symptome
Leber- und Magen-Feuer	**Schmerz:** Brennend, bitterer Mundgeschmack, saurer Reflux, saures Aufstoßen, saures Erbrechen, Reizbarkeit, Wutausbrüche **Zunge:** Rot, trockener gelber Belag **Puls:** Schnell, saitenförmig

Tabelle 12.9 Chinesische Arzneitherapie

Syndrommuster	Arzneitherapie/Rezepte
Kälte greift den Magen an	• *Liang fu wan* (CAB 329), bei ausgeprägter Kälte + Fruct. Evodiae und Rhiz. Zingiberis sowie bei stärkerer *Qi*-Stagnation + Pericarp. Citri reticulatae und Rad. Aucklandiae. • Bei gleichzeitiger Nahrungs-Akkumulation (häufig) + Fruct. Aurantii immaturus, Masa fermentata und Endothelium Corneum Gigeriae Galli
Nahrungs-Akkumulation und -Stagnation (evtl. mit Verstopfung des Magens durch Feuchtigkeit-Hitze)	• Im akuten *Fall Bao he wan* (CAB 500), bei starker Aufblähung des Abdomens u./o. Reflux + Fruct. Aurantii immaturus, Sem. Arecae • In chronischen Fällen mit Milz-Leere stattdessen: *Xiang sha zhi zhu wan* (CAB 505), evtl. + Massa fermentata und Fruct. Hordei germinatus • Wenn sich die Nahrungs-Stagnation in Feuchtigkeit-Hitze umwandelt und den Magen verstopft stattdessen: *Zhi shi dao zhi wan* (CAB 505)
Leere-Kälte von Milz und Magen	• *Huang qi jian zhong tang* (CAB 245), während epigastrischer Schmerzanfälle evtl. + *Liang fu wan* (CAB 329) • Bei deutlicher Leere des Milz-*Yang* mit breiigem oder durchfälligem Stuhlgang statt dessen *Fu zi li zhong wan* (CAB 241)
Magen-*Yin*-Leere	*Yi wei tang* (CAB 182) + *Shao yao gan cao tang* (CAB 279), bei Leere-Hitze + Rhiz. Anemarrhenae und Rad. Scrophulariae, bei atrophischer Magenschleimhaut + Rad. Salviae miltiorrhizae und in Honig gerösteter Rad. Scutellariae
Magen-Hitze bzw. -Feuer	• *Qing wei san* (CAB 99) + Rad./Tub. Curcumae, bei länger andauernden Beschwerden zur Unterstützung des *Yin* auch + Rad. Scrophulariae • Bei Bildung von Schleim-Hitze (häufige Komplikation bei Fülle-Patienten) stattdessen *Xiao xian xiong tang* (CAB 479) + Rad. Bupleuri, Rad. Scutellariae, Fruct. Aurantii immaturus, Rad. Paeoniae albae/lactiflorae, Rhiz. Cyperi, Rad./Tub. Curcumae und evtl. Rhiz. Corydalis
Ansammlung von Schleim-Flüssigkeiten im Mittleren Erwärmer	*Ling gui zhu gan tang* (CAB 484) + Fuct. Aurantii, Cort. Magnoliae und evtl. Pericarp. Arecae
Leber greift den Magen an (evtl. mit Obstruktions-Hitze in Leber und Magen)	• *Chai hu shu gan san* (CAB 160) – Fruct. Aurantii + Fruct Aurantii immaturus • Wenn andauernde *Qi*-Stagnation Obstruktions-Hitze erzeugt: + Fruct. Gardeniae und Cort. Moutan (Radicis) • Wenn die Obstruktions-Hitze auch den Magen selbst erfasst stattdessen: *Hua gan jian* (☞ Anhang) + *Zuo jin wan* (CAB 105) • Wenn durch *Qi*-Stagnation und Hitze auch das Magen-*Yin* geschädigt ist stattdessen: *Yi guan jian* (CAB 301) + Rad. Paeoniae albae/lactiflorae und Rad. Glycyrrhizae praep.
Blut-Stase im Magen (evtl. mit Leber-*Qi*-Stagnation)	• *Dan shen yin* (CAB 354) + Rhiz. Corydalis, Pollen Typhae, Rad. Paeoniae albae/lactiflorae und Rad. Glycyrrhizae praep., bei *Qi*-Leere auch + Rad. Astragali, Rhiz. Atractylodis macrocephalae und Rhiz. Polygonati • Da die meisten Patienten mit Blut-Stase im Magen auch eine geschwächte Verdauungsleistung haben, empfiehlt sich auch die Ergänzung von Fruct. Crataegi und Massa fermentata • Bei Blut-Stase aufgrund von Leber-*Qi*-Stagnation wird stattdessen meist verwendet: *Xue fu zhu yu tang* (CAB 350)

Tabelle 12.9 Chinesische Arzneitherapie *(Forts.)*

Syndrommuster	Arzneitherapie/Rezepte
Feuchtigkeit-Kälte verstopft den Mittleren Erwärmer	• *Ping wei san* (CAB 195) + Rhiz. Cyperi und Fruct. Amomi, bei Nahrungs-Stagnation auch + Massa fermentata und Fruct. Hordei germinatus • Bei Umwandlung in Feuchtigkeit-Hitze auch + Rad. Scutellariae und Rhiz. Coptidis

- Bei gastro-ösophagealem Reflux ist die Ergänzung von calciumhaltigen Arzneimitteln wie Concha Arcae und Os Sepiae seu Sepiellae üblich. Diese sollten allerdings aufgrund ihrer schweren Verdaulichkeit bei Patienten mit Leere von Milz und Magen nur mit Vorsicht und unter Zugabe von Arzneimitteln gegen Nahrungs-Stagnation wie z. B. Massa fermentata verwendet werden
- Bei Übelkeit und Erbrechen empfiehlt sich die Ergänzung von Rhiz. Pinelliae und Rhiz. Zingiberis recens
- Bei Nachweis von Helicobacter pylori empfehlen zeitgenössische Autoren vor allem Herba Taraxaci und Rad. Scutellariae
- In komplexen Fällen mit einem Mischbild aus Fülle und Leere sowie Hitze und Kälte mit einem Gefühl von Stauung, Auftreibung und Unwohlsein im Epigastrium ist eine harmonisierende Therapiestrategie angezeigt. Eine häufig verwendete Rezeptur ist dabei *Ban xia xie xin tang* (Pinellia-Herz-Ableitungs-Abkochung, CAB 165)
- Wenn die Schmerzen unter Kontrolle sind, empfiehlt sich oft noch eine Weiterbehandlung zur Konsolidierung und Stärkung der Milz-Funktion. Dabei werden meist Variationen von *Si jun zi tang* (Vier-Edle-Abkochung, CAB 260) verordnet.

12.5 Funktionelle Dyspepsie

Reizmagen, Oberbauchschmerzen, Non-Ulcus-Dyspepsie, Essenzielle Dyspepsie.

Stellenwert der Akupunktur
- Aus Sicht der Autoren: Sehr gut geeignet
- Einsatz und Wirksamkeitsnachweis: ☞ 12.4.

Westliche Medizin
▸▸ **Epidemiologie**
Prävalenz: Auf den Oberbauch bezogene Symptome wie Schmerz, Übelkeit, Völlegefühl sind in der Literatur mit Prävalenzraten zwischen 7 und 4 % beschrieben (Gschossmann 2002). Für Deutschland wurde in einer repräsentativen Stichprobe eine Prävalenz von 29 % ermittelt (Holtmann 1994).

▸▸ **Definition**
Unter funktioneller Dyspepsie werden Beschwerden im oberen Abdomen wie Schmerzen, Völlegefühl, Unwohlsein, Übelkeit, Erbrechen zusammengefasst, bei denen kein Nachweis einer organischen Läsion oder biochemischen Störung mit den üblichen diagnostischen Verfahren gelingt.
Aus ätiologischer Sicht können Patienten mit dyspeptischen Beschwerden in folgende Untergruppen eingeteilt werden:
- Patienten mit einer nachgewiesenen Ursache für ihre Beschwerden, wie z. B. chronische peptische Ulcera, gastroösophageale Refluxkrankheit mit oder ohne Ösophagitis, Malignome, Pankreas oder Gallengangserkrankungen, Medikamentennebenwirkungen
- Patienten mit pathophysiologisch oder mikrobiellen Erkrankungen, deren Relevanz für das Beschwerdebild unklar ist wie Helicobacter Pylori Besiedlung, Zustand nach Eradikation, Duodenitis, Cholecystolithiasis, viscerale Hypersensibilität oder Dysmotilitätserkrankungen
- Patienten mit keiner erkennbaren Erklärung für ihre Symptome.

Die Diagnose „Funktionelle Dyspepsie" ist eine Ausschlussdiagnose und wird bei Patienten der 2. und 3. Kategorie gestellt.

▸▸ **Klinik**
Die Klinik ist den Symptomen einer Gastritis sehr ähnlich. Die Beschwerden werden hauptsächlich im Mittellinienbereich des oberen Abdomens lokalisiert.
Es bestehen folgende Symptome:
- Schmerzen im Epigastrium
- Unwohlsein im Oberbauch

- Übelkeit, evtl. Erbrechen
- Diffuses Druck- oder Spannungsgefühl im oberen Abdomen
- Frühzeitiges Sättigungsgefühl
- Völlegefühl postprandial oder auch nahrungsunabhängig

Die klinische Einteilung erfolgt an Hand der führenden Symptomkonstellation als:
- Dyspepsie vom:
  - Dysmotilitäts-Typ
  - Ulkus-Typ
  - Reflux-Typ
- Nichtspezifische Dyspepsie (solche Beschwerden, die sich keiner der 3 Gruppen eindeutig zu ordnen lassen).

Die jeweiligen Leitsymptome sind:
- Dysmotilitätstyp: Zeichen einer Magenmotilitätsstörung oder einer oberen intestinalen Motilitätsstörung mit Völlegefühl, frühes postprandiales Sättigungsgefühl, Druckgefühl oder Blähungen im oberen Abdomen, Übelkeit, Schmerzen oder Missempfindungen im oberen Abdomen, die in der Regel durch Nahrungsaufnahme verschlimmert werden.
- Ulkustyp: Leitsymptom ist hier der Schmerz im oberen Abdomen. Häufig Nüchternschmerz, nächtliche Schmerzen, Intensitätswechsel, Auftreten von sehr schmerzhaften und schmerzfreien Episoden. Durch Nahrungsaufnahme, H2-Blocker oder Protonenpumpeninhibitoren Linderung der Schmerzen möglich.
- Refluxtyp: Sodbrennen, retrosternaler Brennschmerz oder Druckgefühl, saures Aufstoßen.

▸▸ Pathophysiologie

Es gibt keine klare pathophysiologische Erklärung. Diskutiert wird in der Literatur eine Regulationsstörung mit verminderter vagaler Stimulation, herabgesetzter antraler Motilität, verzögerter Entleerung aber auch eine erniedrigte Schmerzschwelle bei Ballonprovokation. Die Rolle der Helicobacter-pylori-Infektionen wird kontrovers diskutiert (Schüßler 1999).

▸▸ Diagnostik

Die Definitionen der Konsensuskonferenz über funktionelle gastroduodenale Erkrankungen wurden als Rome-II-Kriterien veröffentlicht (Talley 1999). Dort wird für die Diagnose einer Dyspepsie eine Beschwerdedauer von mindestens 12 Wochen innerhalb von 12 Monaten gefordert. Die Beschwerden sind entweder chronisch oder rezidivierend und betreffen das obere Abdomen.
Die Diagnose ist eine Ausschlussdiagnose.
Als minimale Diagnostik wird in den 1999 überarbeiteten Rome-Kriterien folgendes gefordert:
- Detaillierte Anamnese
- Ausführliche klinische Untersuchung
- Endoskopie des oberen Gastrointestinaltrakts während einer symptomatischen Krankheitsphase
- Eine 24 Stunden ösophageale pH-Messung wird zur Diagnosestellung einer gaströsophagealen Refluxkrankheit zumindest in Studiendesigns gefordert.

▸▸ Therapie

In der Literatur existieren keine zufrieden stellenden Therapieempfehlungen für die funktionelle Dyspepsie. Die Bewertung der einzelnen Therapien wird durch eine hohe Placeboresponderrate (20–60%) noch erschwert (Finney 1998; Farup 1996).
Mögliche Behandlungsansätze sind:
- Ernährungsumstellung mit Vermeidung von potenziellen Auslösern
- Diätetische Maßnahmen: Meiden von Kaffee, Alkohol, fettiger Nahrung
- Ausführliche Beratung, Patientenschulung
- Antacida werden häufig eingenommen. Allerdings fehlt ein Nachweis über die Wirksamkeit. Doppelblinde kontrollierte Studien zeigen keine dem Placebo überlegene Wirksamkeit
- H2-Rezeptorantagonisten werden ebenfalls oft eingesetzt. Die Studienlage hierzu ist kontrovers
- Protonenpumpenhemmer scheinen dem Placebo leicht überlegen zu sein. Patienten mit Dyspepsie vom Motilitäts-Typ sprechen aber nicht an
- Der Stellenwert von Erythromycin ist wegen des Nebenwirkungsspektrums deutlich begrenzt
- Für Antiemetika (wie Ondansetron), Antidepressiva (Amitriptylin) sowie für die H-pylori-eradication gibt es keinen in Studien nachgewiesenen Benefit.

Ein intermittierender Behandlungsversuch mit antisekretorischen oder prokinetischen Substanzen scheint am ehesten gerechtfertigt.
Westliche naturheilkundliche Ansätze bieten zudem gute Therapiemöglichkeiten. Hier ist vor allem die Ein-

nahme von Heilerde (z. B. Luvos Heilerde® 2–2–2) oder Leinsamenschleim zur Schleimhautprotektion und die Gabe von Iberis amara (Bittere Schleifenblume) (z. B. als Kombinationspräparat, Iberogast® 3-mal 20 Tropfen) zur Verbesserung der Magenmotilität zu nennen. Einfach und häufig sehr wirkungsvoll sind zudem die Durchführung von Kümmelöleinreibungen und Leibwickeln.

Traditionelle chinesische Medizin
▸▸ **Pragmatische Therapie mit Akupunktur**
Basispunkte

Lokalpunkte	Ren 12, Ren 13, Ma 21
Fernpunkte	Ma 36, Ma 44, Pe 6

Schmerzausstrahlung, Druckschmerzhaftigkeit

Rücken	Bl 17, Bl 18, Bl 19
Thorakolumbaler Übergang	Bl 20, Bl 21, Bl 22
Rippenbogen	Le 13, Le 14, Ma 20
Epigastrischer Winkel	Ren 14, Ren 15

Auswahl klassischer Kombinationen*

Nahrungs-Stagnation, stechender Schmerz, der nicht vergeht	Ren 12, Mi 4, Ma 41, Ma 36
Akkumulation im Magen	Ren 21, Ma 36
Abdominelle Schmerzen	Mi 4, Pe 6
Erbrechen	Ren 12, Le 13, Bl 17
Erbrechen	Ren 13, Ma 19, Pe 7

Durchführung der Behandlung
- 1-mal wöchentlich
- Einbeziehung der Syndrom-Diagnose sinnvoll.

▸▸ **Funktionelle Dyspepsie aus Sicht der TCM**
Wie im Kapitel Gastritis (☞ Kap. 12.4) ausgeführt, werden aus Sicht der chinesischen Medizin Beschwerden des oberen Abdomens unabhängig von der westlichen Diagnose unterschieden.
Da die Klinik der Gastritis und der Dyspepsie sehr ähnlich sind, gelten in der chinesischen Medizin auch die gleichen Gesetzmäßigkeiten für Diagnostik und Therapie.

Auch bei der Dyspepsie stehen Zirkulationsstörungen des Mittleren Erwärmers im Vordergrund.
Eine detaillierte Anamnese bezüglich der Ernährungsgewohnheiten, evtl. Diätfehler und die Umstände der Nahrungsaufnahme sowie die Konstitution des Patienten sind hier genauso zwingend zu erheben und in das Therapiekonzept mit einzubeziehen wie bei der Gastritis.
Interessanterweise haben diese anamnestischen Informationen auch aus Sicht der westlichen Medizin eine Berechtigung, werden aber bei „organischen" Erkrankungen wie der Gastritis häufig zu Gunsten einer Pharmakotherapie vernachlässigt.
Zusammenfassend sind die wesentlichen Pathomechanismen der oberen abdominellen Beschwerden:
- *Qi*-Stagnation
- Blut-Stase
- Nahrungs-Stagnation
- Kälte-Stagnation
- Feuchte-Hitze
- Feuchte-Kälte
- *Qi*- und Blut-Mangel
- *Yin*-Mangel
- Feuer.

Differenzierung der häufigsten Syndrommuster
☞ Tabelle 12.10 siehe Seite 441.

▸▸ **Therapie nach Syndrommuster**
Punkte nach Syndrommuster

Syndrommuster	Punkte
Kälte-Invasion in den Magen	Ma 21, Ma 34, Mi 4, Ren 13 (Moxibustion)
Nahrungs-Stagnation im Magen	Ren 13, Ren 10, Ma 21, Ma 44, Mi 4, Pe 6
Magen-*Qi*-Mangel mit Kälte	Ren 12, Pe 6, Ma 36, Ren 6, Bl 20, Bl 21 (Moxibustion)
Magen-*Yin*-Mangel	Ren 12, Ma 36, Mi 6
Magen-Hitze, -Feuer	Ma 21, Ma 44, Ma 45, Mi 6, Ren 13, Bl 21, Ma 34, Du 9
Schleim-Flüssigkeiten im Magen	Ren 9, Ren 10, Ren 12, Ma 36, Ma 40, Bl 20, Bl 21
Leber attackiert den Magen	Le 14, Pe 6, Ren 12, Ma 36, Gb 34, Le 3
Blut-Stase im Magen	Ren 10, Ma 21, Ma 34, Mi 10, Bl 17, Pe 6, Le 2

12.5 Funktionelle Dyspepsie

Syndrommuster	Punkte
Feuchte-Kälte in der Milz	Ren 12, Ma 36, Mi 9, Pe 6, Le 2 (Moxibustion)
Feuchte-Hitze in der Milz	Ren 12, Mi 6, Mi 9, Du 9, Ma 44, Di 11
Leber-Blut-Stase	Le 14, Bl 18, Bl 17, Le 2, Gb 34, Mi 10, 3E 6
Feuchte-Hitze in Leber und Gallenblase	Le 14, Gb 24, Bl 18, Bl 19, Ren 12, Pe 6, Mi 9, Gb 34, Du 9
Leber- und Magen-Feuer	Le 14, Ma 21, Gb 34, Le 2, Ma 44, Du 9

Chinesische Arzneitherapie

Da, wie oben ausgeführt, die TCM in Differenzialdiagnose und Therapie von epigastrischen Schmerzen nicht unterscheidet zwischen solchen, die durch Gastritiden, und solchen, die durch einen Reizmagen verursacht werden, gibt es auch die Differenzialtherapie mit Chinesischer Arzneitherapie keine nennenswerten Unterschiede. Zur Arzneitherapie des funktionellen Dyspepsie sei deshalb auf das Kapitel Gastritis verwiesen.

Tabelle 12.10 Differenzierung der Syndrommuster

Syndrommuster	Symptome
Kälte-Invasion in den Magen	**Schmerz:** Dumpf, verschlechtert bei Palpation, nach kalten NM, besser bei Wärme, Erbrechen klarer Flüssigkeiten **Zunge:** Blass, feuchter, schmieriger weißer Belag **Puls:** Schlüpfrig, langsam
Nahrungs-Stagnation im Magen	**Schmerz:** Dumpf, verschlechtert bei Palpation, durch Nahrungsaufnahme, Erleichterung nach Erbrechen, Völlegefühl, Übelkeit, schlechter Mundgeruch **Zunge:** Klebriger schmieriger **Puls:** Voll, schlüpfrig
Magen-*Qi*-Mangel mit Kälte	**Schmerz:** Dumpf, diffus, besser bei Palpation, Wärme, nach Aufnahme warmer NM, Regurgitation von Flüssigkeiten, Appetitlosigkeit **Zunge:** Blass **Puls:** Schwach, tief
Magen-*Yin*-Mangel	**Schmerz:** Diffus, brennend, ständig leichtes Durstgefühl, trockener Mund, Rachen, Obstipation **Zunge:** Rot, ohne Belag **Puls:** Dünn, schnell
Magen-Hitze, -Feuer	**Schmerz:** Stechend, brennend häufig saures Aufstoßen, bitterer Mundgeschmack, großer Durst, Verlangen nach kalten Getränken, Heißhungerattacken, Zahnfleischbluten **Zunge:** Rot **Puls:** Schnell
Schleim-Flüssigkeiten im Magen	**Schmerz:** Drückend, starkes Völlegefühl, Plätschern im Magen, Erbrechen schaumiger Flüssigkeiten **Zunge:** Gedunsen, klebriger Belag **Puls:** Tief, schlüpfrig
Leber attackiert den Magen	**Schmerz:** Anfallsartig, krampfartig Übelkeit, galliger Reflux, Erbrechen, Nervosität, Reizbarkeit, Verschlechterung bei Stress **Zunge:** Gewellte Zungenränder, evtl. gerötet **Puls:** Saitenförmig
Blut-Stase im Magen	**Schmerz:** Heftig stechend, bohrend, Verschlechterung nach dem Essen, bei Palpation, im Liegen, Nachts evtl. Blut im Erbrochenen **Zunge:** Dunkel, violett, gestaute Zungenvenen, rote Flecken, Venenknäuel **Puls:** Rau
Feuchte-Kälte in der Milz	**Schmerz:** Drückend, Engegefühl im Epigastrium und Thorax, Verbesserung durch Wärme, süßlicher Mundgeschmack oder Verlust von Geschmackssinn, Schweregefühl **Zunge:** Dicker, klebrig weißer Belag **Puls:** Schlüpfrig, langsam

Tabelle 12.10 Differenzierung der Syndrommuster *(Forts.)*

Syndrommuster	Symptome
Feuchte-Hitze in der Milz	**Schmerz:** Drückend, Engegefühl im Epigastrium, Thorax Übelkeit, Erbrechen, Appetitlosigkeit und Geschmacksverlust **Zunge:** Klebriger gelber Belag **Puls:** Schlüpfrig, schnell
Leber-Blut-Stase	**Schmerz:** stechend, fixiert, ins Hypochondrium strahlend, Verschlimmerung durch Palpation, im Liegen, nachts **Zunge:** Dunkel violett, v. a. Zungenränder **Puls:** Rau
Feuchte-Hitze in Leber und Gallenblase	**Schmerz:** Dumpf, drückend ins Hypochondrium strahlend, Verschlechterung bei Druck, Palpation, Nahrungsaufnahme, Völlegefühl, bitterer Mundgeschmack **Zunge:** Rote Zungenränder, klebriger gelber Belag, evtl. einseitig **Puls:** Saitenförmig
Leber- und Magen-Feuer	**Schmerz:** Brennend, bitterer Mundgeschmack, saurer Reflux, saures Aufstoßen, saures Erbrechen, Reizbarkeit, Wutausbrüche **Zunge:** Rot, trockener gelber Belag **Puls:** Schnell, saitenförmig

12.6 Reizdarmsyndrom (irritable bowel syndrome)

IBS, Reizdarmsyndrom, Colon irritabile, spastisches Colon (letztere Begriffe sollten nicht mehr verwendet werden, da sich die Erkrankung nicht auf das Colon beschränkt).

Stellenwert der Akupunktur
- Aus Sicht der Autoren: Gut geeignet
- Einsatz: Meist in Kombination mit chinesischer Phytotherapie und/oder konventioneller Therapie sowie westlichen Naturheilverfahren; psychosomatische Ansätze wesentlich
- Wirksamkeitsnachweis: Trotz der Häufigkeit der Erkrankung liegen nur sehr wenige klinische Studien mit kleinen Fallzahlen zur Wirksamkeit der Akupunktur beim IBS vor (Lewis 1992; Kunze 1990; Chan 1997; Diehl 1999). Eine Pilotstudie aus Australien mit randomisiert, doppelblindem, placebokontrolliertem Versuchsdesign deutet auf eine Wirksamkeit der Chinesischen Kräuter bei IBS hin. Sowohl die Gabe einer standardisierten Kräutermischung als auch die einer individualisierter Krätertherapie zeigten einen signifikanten Effekt der Behandlung. Die Erfolge dieser beiden Gruppen war bei Therapieende vergleichbar, aber nur die Patienten der individualisierten Therapiegruppe zeigten einen längerfristig (nach 14 Wochen) anhaltenden Therapieerfolg (Bensoussan 1998).

Westliche Medizin

▸▸ **Epidemiologie**

15–20% der Jugendlichen und Erwachsenen in den USA leiden an funktionellen Darmbeschwerden (Drossmann 1997).
Studien in verschiedenen Ländern haben Prävalenzraten zwischen 6 und 25% erbracht. Eine in BRD durchgeführte Studie ergab eine Prävalenz von 16% bei Frauen, 8% bei Männern.

▸▸ **Definition**

Das Reizdarmsydrom gehört zu den funktionellen Darmerkrankungen, deren Einteilung 1999 als Rome-II-Kriterien veröffentlicht wurden:
- Darmbeschwerden (Bowel disorders)
- Reizdarmsyndrom (Irritable bowel syndrome)
- Funktionelle abdominelle Blähung (Functional abdominal bloating)
- Funktionelle Obstipation (Functional constipation)
- Funktionelle Diarrhö (Functional diarrhea)
- Unspezifische funktionelle Darmbeschwerden (unspecified functional bowel disorder)
- Hiervon werden die funktionellen abdominellen Schmerzen (functional abdominal pain) abgegrenzt, die keinen Bezug zum Stuhlverhalten haben.

12.6 Reizdarmsyndrom (irritable bowel syndrome)

In der Literatur werden funktionelle Darmbeschwerden und Reizdarmsyndrom oft synonym verwendet und hierin sind in der Regel dann auch die oben aufgeführten funktionellen Beschwerden wie Obstipation und Diarrhö mit einbezogen.

▸ Klinik

Für die Diagnosestellung werden rezidivierende Symptome (abdominelle Missempfindungen oder Schmerzen im Bereich des mittleren oder unteren Abdomens) gefordert, die über einen Zeitraum von mindestens 12 Wochen (nicht zwingend konsekutiv) in einem Zeitraum von 12 Monaten bestehen.

Als weitere Kriterien müssen mindestens 2 der folgenden Symptome vorliegen:
- Erleichterung der Beschwerden/Schmerzen durch Stuhlgang
- Veränderung der Stuhlfrequenz mit Auftreten der Beschwerden assoziiert
- Veränderung der Stuhlbeschaffenheit mit Auftreten der Beschwerden assoziiert

Folgende Symptome sind zudem häufig zu finden:
- Stuhlfrequenz mehr als 3 pro Tag oder weniger als 3 pro Woche
- Stuhlpassagestörungen: Drang und Druckgefühl bei der Defäkation, Gefühl der unvollständigen Entleerung
- Stuhlbeschaffenheit (hart, klebrig oder breiig, wässrig)
- Schleimbeimengungen
- Hörbare Darmgeräusche (Borborysmen), Meteorismen, Völlegefühl im Abdomen
- Blähbauch
- Postprandiale Schmerzverstärkung, Verschlimmerung während der Periode
- Seltener: Nächtliche Schmerzen, Inkontinenz.
- Schmerzen: Die Lokalisation der Schmerzen betrifft das gesamte Abdomen, einzelne Darmabschnitte können als verhärteter, kontrahierter Strang tastbar sein. Schmerzen der linken oder rechten Colonflexur werden auch als splenic oder hepatic flexure syndrom bezeichnet. Der Schmerzcharakter ist brennend, stechend, evtl. krampfartig, Tenesmen oder auch bohrend dumpf. Meist gelingt eine genaue Lokalisation nicht.
- Häufig: Verschlimmerung der Symptome bei emotionaler Belastung, psychischem Stress, Zeitdruck.

▸ Pathophysiologie

Wie bei den anderen funktionellen visceralen Schmerzsyndromen liegen lediglich verschiedene Hypothesen zur Pathophysiologie vor. Das Konzept der visceralen Hyperalgesie wird neben anderen Konzepten wie Ernährungsfaktoren, Nahrungsmittelunverträglichkeiten, durchgemachte bakterielle Darminfektion etc. diskutiert (Hotz 2000).

Traditionelle chinesische Medizin

▸ Pragmatische Therapie mit Akupunktur

Basispunkte

Lokalpunkte	Ma 25, Ren 6, Ren 4
Fernpunkte und Funktionspunkte	Di 4, Ma 36, Ma 37, Mi 4, Le 3, Pe 6

Punkte nach Hauptbeschwerdebild

Schmerzen	Ma 25, Ren 12, Pe 6
Diarrhö	Mi 9, Mi 6, Ma 25
Obstipation	3E 6, Ma 28, Ma 29, Ma 37, Ma 40
Blähungen	Mi 3, Mi 4
Unverdaute Nahrungsreste	Ren 10, Mi 3, Mi 4

Auswahl klassischer Kombinationen*

Unaufhörliche Diarrhö	Ma 25, Ren 12, Ren 3
Diarrhö	Ma 37, Ma 25, Di 11
Diarrhö mit Eiter und Blut	Ma 38, Ni 21, Mi 3
Diarrhö und abdominelle Erkrankungen	Ma 36, Ma 44
Nahrungs-Stagnation, Schmerzen im mittleren Abdomen	Mi 4, Ma 41, Ren 12, Ma 36
Blähungen	Mi 4, Mi 3, Bl 25, Bl 22
Blähungen, unverdaute Nahrungsbestandteile	Bl 25, Ma 21, Ma 36, Mi 6, Ren 12, Bl 22, Du 5
Blähungen und Diarrhö	Ren 8, Ren 9, Ren 6
Obstipation und Völlegefühl	Di 9, Gb 34, Gb 41
Obstipation Erschwerte Defäkation	3E 6, Mi 3, Ni 6, Le 13 Ren 4, Ni 4, Bl 33, Bl 56, Le 3, Ni 3, Ren 12

Durchführung der Behandlung
Im symptomfreien Intervall 1-mal wöchentlich; während akuter Symptomatik engere Intervalle mit bis zu 1-mal täglichen Behandlungen. Einbeziehung der Syndrom-Diagnose ist sinnvoll.

▸ Reizdarmsyndrom aus Sicht der TCM

Leitsymptom des Reizdarmsyndroms sind Schmerzen und Verdauungsstörungen.
Die Kenntnis der Physiologie der Nahrungsumwandlung in der chinesischen Medizin ist wesentlich für die Erstellung einer chinesischen Diagnose beim Reizdarmsyndrom.

Pathophysiologie der Verdauung

Wichtig sind hierfür die Betrachtung des Weges, den die Nahrung im Körper nimmt und die Physiologie der Transformation. Im Wesentlichen sind dabei die Funktionskreise Magen, Milz, Dünn- und Dickdarm beteiligt.
Lunge, Leber, Gallenblase und Niere kommen nicht direkt in Kontakt mit der Nahrung, liefern aber das notwendige physiologische Netzwerk zum Transport und zur Umwandlung der Nahrung (☞ Kap. 2; Tab. 12.11). Durch das Wechselspiel von Magen und Milz entsteht im Wesentlichen das *Qi* der Nahrung *(Gu-Qi)*. Dieses Nahrungs-*Qi* ist ein Teil des nachgeburtlichen *Qi* und zugleich wichtigstes Ausgangsprodukt für die Bildung von *Qi* und Blut *(Xue)* im gesamten Körper. Hieraus lässt sich auch ermessen, welche überaus wichtige Bedeutung der Qualität und Quantität der Nahrung und auch dem gesamten Prozess der Nahrungsaufnahme in der chinesischen Medizin zukommt.
Der Funktionskreis Milz sendet das Nahrungs-*Qi* nach oben. Im Thorax bzw. konkreter im Funktionskreis Lunge vereinigt es sich mit der Luft, um im weiteren Transformationsgeschehen das wahre *Qi* zu bilden.
Wegen ihrer Bedeutung in der Erzeugung von *Qi* und Blut *(Xue)* und auch wegen ihrer Lage werden Magen und Milz als die Mitte bezeichnet. In der Richtung ihrer *Qi*-Zirkulation ergänzen sich diese beiden Funktionskreise und bilden ein für den Transport und die Umwandlung wichtiges Gleichgewicht.
Viele Formen von Verdauungsstörungen, Malassimilations- und Malabsorptionssyndromen haben mit einer Fehlfunktion der Mitte zu tun.
Zum Verständnis der Fehlfunktionen der Mitte muss noch erwähnt werden, dass der Umwandlungsprozess mit einer Art Erwärmung, Verbrennung oder Verdampfung verglichen wird. Bei einer nur unvollständigen Transformation der Nahrung kann es zu verschiedenen Formen von Stuhlunregelmäßigkeiten kommen. Klassischerweise werden weiche, breiige oder ungeformte Stühle beschrieben, aber auch Nahrungsreste können sich im Stuhl zeigen. Bei fehlendem Aufsteigen des *Qi* reichen die Störungen bis hin zu Diarrhöen (z. T. auch im Wechsel mit Obstipation). Solche Diarrhöen können ihre Ursache in der Ansammlung von Feuchtigkeit haben, die durch eine ungenügende Erwärmung und Verbrennung der Nahrung entsteht. Schleimbeimengungen im Stuhl können hier als Begleitsymptom auftreten (Tab. 12.12).
Einen weiteren Einfluss auf die gleichmäßige Funktion von Magen und Milz üben die Funktionskreise Leber und Gallenblase aus. Sie sind eng mit der Funktion der Mitte verbunden und zugleich sehr stark in die Regulation der *Qi*-Zirkulation im gesamten Körper eingebunden. Eine Störung der Funktionskreise Leber/Gallenblase zieht sehr häufig eine Störung der Mitte nach sich.
Die Beschreibung für diese Ätiologie von Beschwerden lautet: Leber attackiert die Milz. Auf allen genannten Transformationsstufen kann es zu Störungen der physiologischen Funktion kommen.
Eine Zuordnung zu einem Syndrommuster sollte erfolgen, da eine differenzierte Auswahl des Therapieverfahrens (Nadeltechnik, Stimulationsverfahren, blutiges Schröpfen, Moxibustion etc.) nach Diagnose den Be-

Tabelle 12.11 Physiologisches Netzwerk der Organe zu Transport und Umwandlung von Nahrung.

Magen	Aufnahme der Nahrung Verarbeitung oder Reifen der Nahrung Ursprung der Körpersäfte *Qi*-Richtung: Nach unten fließend
Milz	Transport und Umwandlung von festen und flüssigen Nahrungsbestandteilen *Qi*-Richtung: Nach oben fließend
Dünndarm	Aufnahme der Nahrung und Trennung von klar und trübe Trennung der Körpersäfte
Dickdarm	Aufnahme des Nahrungsbreies aus dem Dünndarm Absorption von Säften Ausscheiden des Stuhls

12.6 Reizdarmsyndrom (irritable bowel syndrome)

Tabelle 12-12 Differenzialdiagnosen beim Reizdarmsyndrom

Abdominelle Schmerzen	• Milz-*Qi*- oder -*Yang*-Mangel (Synonyma: Magen- und Milz-*Qi*- und/oder -*Yang*-Mangel, Mitte-*Qi*-Mangel, Leere-Kälte im Abdomen, Leere-Kälte im mittleren Erwärmer) • Kälte im Dickdarm • Feuchtigkeit und Hitze im Dickdarm • Leber-*Qi*-Stagnation und Angriff von Milz und Magen • Blut-Stase
Meteorismus	• Nahrungs-Stagnation • Milz- und Magen-*Qi* Mangel • usw.
Diarrhö	• Feuchtigkeit und Kälte in der Milz • Feuchtigkeit und Kälte im Dickdarm • Feuchtigkeit und Hitze in der Milz • Feuchtigkeit und Hitze im Dickdarm • Nahrungs-Stagnation • Milz- und Magen-*Qi*- oder -*Yang*-Mangel • Milz- und Nieren-*Yang*-Mangel
Obstipation	• Hitze im Dickdarm • Trockenheit im Dickdarm • Leber-*Qi*-Stagnation • *Qi*-Mangel • Blut-*Xue*-Mangel • *Yin*-Mangel • *Yang*-Mangel • Kälte im Dickdarm

handlungserfolg erhöht. Schmerzen sind das führende Symptom beim Reizdarmsyndrom. Im Folgenden werden die Differenzialdiagnosen ausführlich diskutiert.

Differenzierung der häufigsten Syndrommuster bei abdominellen Schmerzen

☞ Tabelle 12.13 siehe Seite 446.
Darüber hinaus sind folgende häufige Kombinationen von Syndromen zu berücksichtigen:
• Milz- und Nieren-*Yang*-Mangel
• Lungen- und Milz-*Qi*-Mangel
• Herz- und Milz-*Yang*-Mangel
• Milz-Leere mit innerer Ansammlung von Feuchtigkeit
• Milz-Leere bei überkontrollierendem Leber-*Qi*
• Milz-Leere und Dickdarm-Schwäche mit Kälte

▸▸ Therapie nach Syndrommuster
Punkte nach Syndrommuster

Syndrommuster	Punkte
Qi-Mangel und Leere-Kälte im Abdomen	Ma 36, Ren 6, Bl 20, Bl 21, Bl 25 Ma 37/Ma 39 (Moxibustion)
Kälte im Dickdarm	Ma 25, Mi 15, Ma 27, Ma 36, Mi 6 (Moxibustion)
Feuchtigkeit und Hitze im Dickdarm	Ma 25, Bl 25, Di 11, Ma 37, Mi 9, 3E 6, Ren 10, Ma 44
Leber-*Qi*-Stagnation	Le 3, Di 4, Le 13, Pe 6, Gb 34, 3 E, Bl 18
Blut-*Xue*-Stase	Ren 6, Pe 6, Bl 17, Bl 18, Mi 10, Mi 6, Le 2, Gb 34

Die häufigste dem Reizdarm zugrunde liegende Pathologie ist die Leber-*Qi*-Stagnation, die Unterdrückung und Verknotung des Leber-*Qi*.
Die wichtigste Ätiologie stellen hier die emotionalen Belastungen dar, allen voran unterdrückte Emotionen wie Ärger, Zorn oder Wut. Auch wiederkehrende oder anhaltende Frustration oder dauerhafter Leistungsstress können hier ursächlich sein. Durch die kontrollierende Funktion der Leber gegenüber Milz und Magen, kommt es rasch zu dem nachfolgenden Syndrom: Leber attackiert Magen und/oder Milz.
Als wichtigstes therapeutisches Konzept ist die Regulation des Leber-*Qi* zu nennen. Darüber hinaus muss häufig das Milz-*Qi* gestärkt werden. Eine ganz erhebliche Rolle spielen notwendige Umstellungen der Lebensgewohnheiten. Die Therapie sollte daher um die Aspekte gesunder Lebensführung, *Qigong* und/oder Atem-Entspannungsverfahren und ggf. weiterführende psychotherapeutische Verfahren ergänzt werden.

Chinesische Arzneitherapie
☞ Tabelle 12.14 siehe Seite 446.

Durchführung der Behandlung
• Da die Ursache des Reizdarmsyndroms im Sinne der TCM, wie oben erläutert, in den allermeisten Fällen in der Leber und damit in dem inadäquaten Umgang mit psychisch belastenden Situationen liegt, empfehlen sich einige spezifische Ergänzungen zu *Tong xie yao fang* (wichtige Rezeptur gegen Schmerzen und Durchfall, CAB 163) um dieser Situation gerecht zu werden:

Tabelle 12.13 Differenzierung der Syndrommuster

Syndrommuster	Symptomatik
Qi-Mangel und Leere-Kälte im Abdomen	Schmerz: dumpf, anfallsweise bei Anstrengung Besserung durch Ruhe, Wärme und Druck Müdigkeit, Kältegefühl Verlangen nach warmen Getränken Weiche Stühle **Zunge:** Blass, evtl. Zahnabdrücke **Puls:** Schwach
Kälte im Dickdarm	Schmerz: Intensiv Verschlimmerung durch: Druck u. kalte Getränke/Nahrung Besserung durch: Wärmeanwendungen/warme Getränke Weicher Stuhl o. Obstipation **Zunge:** Weißer, klebriger Belag **Puls:** Schlüpfrig, voll, gespannt
Feuchtigkeit und Hitze im Dickdarm	Schmerz: Heftig, reißend, „Brennen" am Anus Verschlimmerung durch Druck, heiße/scharfe/fettige Speisen Diarrhö, übelriechend Schleim-/Blutbeimengungen im Stuhl, Durst, dunkler Harn **Zunge:** Rot, dicker gelber Belag **Puls:** Voll, schlüpfrig, schnell
Leber-*Qi*-Stagnation	Schmerz: Drückend, evtl. krampfartig, Völlegefühl, Distensionsgefühl Verschlimmerung bei emotionaler Belastung, Reizbarkeit, Launenhaftigkeit Blähbauch, Aufstoßen Wechsel zwischen Obstipation und Diarrhö **Zunge:** Aufgerollte Ränder o. gerötete Ränder (bei Umwandlung Hitze) **Puls:** Saitenförmig
Blut-*Xue*-Stase	Schmerz: intensiv, bohrend Gut lokalisierbar, krampfartig, stechend Verschlimmerung durch Druck Tastbare Resistenzen im Abdomen **Zunge:** Purpur, evtl. sublinguale Venenstauung **Puls:** Tief, rau oder tief, haftend

Tabelle 12.14 Chinesische Arzneitherapie

Syndrommuster	Arzneitherapie/Rezepte
Milz-*Qi*-(bzw. *Yang*-) Leere	*Si jun zi tang* (CAB 260) + Rad. Paeoniae albae/lactiflorae und Rad. Aucklandiae • Bei gleichzeitiger Nahrungs-Stagnation auch + Endothelium corneum Gigeriae Galli • Bei Progression zur *Yang*-Leere auch + Ram. Cinnamomi, Rhiz. Zingiberis und evtl. Rad. lateralis Aconiti praep. • Bei Bildung von Feuchtigkeit aufgrund der Milz-*Qi*-Leere stattdessen *Shen ling bai zhu san* (CAB 264) + Pericarp. Citri reticulatae
Leber greift die Milz an (evtl. mit Feuchtigkeit-Hitze oder Blut-Stase)	*Tong xie yao fang* (CAB 163) • Bei stärkerer *Qi*-Stagnation + Rad. Bupleuri, Rhiz. Cyperi und Rad. Aucklandiae • Bei kolikartigen Schmerzen + mehr Rad. Paeoniae albae/lactiflorae, Rad. Glycyrrhizae und Rhiz. Corydalis • Bei Flatulenz + Fruct. Crataegi und Massa fermentata • Bei Bildung von Feuchtigkeit-Hitze + Rad. Scutellariae und Rhiz. Coptidis • Bei Progression der *Qi*-Stagnation in Richtung auf Blut-Stase + Rhiz. Corydalis, Rad. Salviae miltiorrhizae und Rad./Tub. Curcumae • Bei stärkerer Milz-*Qi*-Leere + Rad. Astragali, Rad. Codonopsis, Poria und Rad. Glycyrrhizae praep.

- Bei depressiver Verstimmung + Rad./Tub. Curcumae, Cort. Albiziae und Rhiz. Cyperi
- Bei ärgerlicher oder depressiver Gemütsverfassung u./o. Schlafstörungen + Caulis Polygoni und Cort. Albiziae
- Bei emotionaler Anspannung und ärgerlicher Gemütsverfassung + Sem. Zizyphi spinosae, Poria cum Ligno hospite/pararadicis und Rad. Angelicae sinensis
- Bei Ängstlichkeit und Nervosität + Cort. Albiziae, Fruct. Schisandrae und Sem. Tritici levis
- Bei Angstsymptomatik, Gedächtnis- und Konzentrationsstörungen + Poria cum Ligno hospite/pararadicis, Sem. Platycladi/Biotae und Sem. Zizyphi spinosae
- Bei geistiger Unklarheit und Verwirrung + Rad./Tub. Curcumae, Rhiz. Acori tatarinowii/graminei und Rad. Polygalae.
- Je chronischer der Verlauf der Krankheit ist, desto komplexer wird meist auch das Syndrommuster, in dem sie sich manifestiert. Es entsteht häufig ein Mischbild aus Fülle, Leere, (Feuchtigkeit-) Hitze und Kälte. Eine in solchen Fällen gut geeignete Rezeptur ist die Kombination aus *Tong xie yao fang* mit *Ban xia xie xin tang* (Pinellia-Herz-Ableitungs-Abkochung, CAB 165) und 1–2 die Milz auffüllenden Arzneimitteln, die dann je nach Symptomatik variiert wird.

12.7 Dysmenorrhö

Regelschmerzen, Menstruationsbeschwerden.

Stellenwert der Akupunktur
- Aus Sicht der Autoren: Sehr gut geeignet
- Einsatz: prophylaktisch im Rahmen eines (psycho-) vegetativen Therapieansatzes und während der Menstruation zur Symptom- und Schmerzlinderung
- Wirksamkeitsnachweis: Allgemein gilt die Akupunktur bei vielen Therapeuten als sehr gut wirksam bei gynäkologischen Problemen. Entgegen der möglichen Erwartungen sind gut konzipierte klinische Studien rar (Filshie 1998). Einige Studien bieten Hinweise für eine Wirksamkeit der Akupunktur (Helms 1987) und auch TENS-Stimulation von Akupunkturpunkten (Thomas 1995).

Westliche Medizin

▸▸ Epidemiologie
Prävalenz: Je nach Definition (s. u.) der Dysmenorrhö muss man von einer hohen bis sehr hohen Prävalenz dieser Beschwerden ausgehen.

▸▸ Definition
Unterleibsschmerzen vor bzw. während der Menstruationsblutung. Da es nur wenige Frauen gibt, die vor und während der monatlichen Blutung überhaupt keine Einschränkung ihrer körperlichen und geistigen Leistungsfähigkeit empfinden, werden als Dysmenorrhö solche Beschwerden bezeichnet, die zu einer erheblichen Behinderung bei der Ausführung der beruflichen oder häuslichen Aufgaben führen.

▸▸ Klinik
- Schmerzen im Unterleib
- Schmerzcharakter: Meist ziehend, evtl. drückend, krampfartig bis hin zu Koliken
- Ausstrahlung: In den unteren Rücken, thorakolumbalen Übergang, Steißbein, beide Beine
- Begleitsymptome: Müdigkeit, herabgesetzte Arbeitsfähigkeit, nervöse Reizbarkeit
- Spannungs- und Völlegefühl im Abdomen, Diarrhö oder Obstipation
- Spannungsgefühl und Schmerzen in den Mammae
- Übelkeit, Erbrechen, Kopfschmerzen, Rückenschmerzen
- Herzklopfen, Ohnmachtsanfälle.

▸▸ Pathophysiologie
Nach dem Auftreten unterscheidet man 2 Formen: Die primäre und die sekundäre oder erworbene Dysmenorrhö.
- Bei der primären Dysmenorrhö beginnen die schmerzhaften Menstruationsblutungen von früher Jugend an, also mit der Menarche.
- Bei der sekundären Dysmenorrhö tritt die Schmerzhaftigkeit erst in späteren Jahren auf.

Dysmenorrhö kann, muss aber nicht mit organischen Erkrankungen korrelieren. Wie bei anderen viszeralen Schmerzsyndromen besteht kein direkter Zusammenhang zwischen morphologischer Veränderung im Sinne eines pathologischen Befundes im Beckenbereich und dem Ausmaß der Beschwerden.

Hier kommt folgenden Krankheitsbildern eine Bedeutung zu:
- Selten: Fehlbildungen der Gebärmutter, Uterus septus, Uterus bicornis mit rudimentärem aber Schleimhaut enthaltenden Nebenhorn
- Uterushypoplasie, Retroflexio uteri mobilis, Uterus myomatosus, Gebärmutterpolypen
- Endometriose, chron. Entzündungen der Gebärmutterwand, des Beckens.

Als Molimina menstrualia bezeichnet man menstruelle Beschwerden ohne eine Periodenblutung. Diese können auch nach einer Hysterektomie auftreten und sind ein wichtiger Hinweis auf die Bedeutung neurovegetativer Ursachen bei der Entstehung oder Persistenz von Unterleibsschmerzen.
Die pathophysiologischen Überlegungen entsprechen denen im Kapitel „chronischer Unterleibsschmerz" dargestellten (☞ 12.8).

▸ Diagnostik
Die Diagnose wird über eine detaillierte Anamnese gestellt. Wichtig ist hierbei die häufige Überschneidung verschiedener Unterleibsbeschwerden. So finden sich bei Patientinnen mit Dysmenorrhö häufig zusätzlich funktionelle gastrointestinale Beschwerden (Moore 1998). Oft sind Untersuchungen zum Ausschluss anderer Erkrankungen und zur Beruhigung der Patientin notwendig.

▸ Therapie
- An erster Stelle stehen Allgemeinmaßnahmen wie Aufklärung über Wesen und Ursache der Beschwerden
- Ordnungstherapie: Entspannungsverfahren, in Einzelfällen psychosomatische Therapie
- Regelmäßige Stuhlentleerung, ausgewogene, ballaststoffreiche Ernährung
- Westliche Naturheilverfahren: physikalische und kneippsche Verfahren (ansteigende Fußbäder, prämenstruell ansteigende Sitzbäder), Leibwickel, lokal Heublumensack, Bindegewebsmassage, allgemeine Roborierung außerhalb der Menstruation (Sauna, Wechselgüsse, Bewegungstherapie), Balneotherapie (u.a. Solebäder), Phytotherapie: Nachtkerzenöl (Kps.), Gänsefingerkraut (Potentilla anserina), Wanzenkraut (Cimifuga racemosa), Mönchspfeffer (Agnus castum) bei perimenstruellem Syndrom (PMS)
- Passagere medikamentöse Therapie: Spasmolytika, ASS, Paracetamol, Indomethazin, Prostaglandine, ggf. Anticonceptivum
- Fachärztliche, gynäkologische Therapie bei sekundären und erworbenen Formen oder bei morphologischer Pathologie.

Traditionelle chinesische Medizin
▸ Pragmatische Therapie mit Akupunktur
Basispunkte

Lokalpunkte	Ren 3, Ren 4, Bl 30–Bl 34
Fernpunkte	Mi 8, Mi 10, Le 3, Mi 6

Schmerzausstrahlung, Druckschmerzhaftigkeit prüfen

Symphysenoberrand	Ren 2, Ni 11
Abdomen	Ma 26–28, Gb 26
LWS, Rücken, os sacrum	Bl 20–34
Leiste	Ma 30
Beine	Mi 10

Punkte nach Zykluszeitpunkt

Unmittelbar vor der Periode	Di 4, Le 13, Pe 6, Gb 34
Nach der Periode	Mi 6, Mi 8, Le 8, Ma 36, Bl 17
Während der Periode	Mi 8, Bl 17, Le 2, Mi 10

Auswahl klassischer Kombinationen*

Stockende Menstruation	Mi 6, Gb 41, Ren 3
Akute Dysmenorrhö	Mi 8, Di 4
Dysmenorrhö	Ren 6, Bl 27
Unregelmäßige Menstruation	Ren 3, Ren 6, Mi 6, Gb 26, Bl 23

Durchführung der Behandlung
- Regelmäßige Behandlung, 1-mal wöchentlich, mindestens 3 Zyklen
- Bei Beschwerden vor und während der Menstruation meist ableitende Nadeltechnik, oft Moxibustion
- Punktauswahl: Schmerzausstrahlung erfragen, schmerzhafte Punkte palpieren, bei Behandlung berücksichtigen

- Immer nach Kältesymptomen und Linderung durch Wärme fragen, dann unbedingt Moxibustion einsetzen.

Eine Besonderheit bei menstruellen Beschwerden ist ihr zyklisches Auftreten. Es ist empfehlenswert, bei der Wahl des Akupunkturzeitpunktes den Zeitpunkt des Zyklus zu berücksichtigen. So kann vor Eintreten der Menstruation am besten *Qi* und Blut bewegt werden, eine Stärkung von Blut oder *Yin* sollte nach Abschluss der Menstruation erfolgen.

▸ Dysmenorrhö aus Sicht der TCM

Die normale Menstruation, aber auch Fruchtbarkeit, Empfängnis und Schwangerschaft hängen eng mit der Physiologie des Blutes und des *Qi* der Frau zusammen. Im unteren Erwärmer wird das Blut im Uterus gespeichert, während einer Schwangerschaft ernährt es den Fötus. Es wird aber auch in zyklischen Abläufen bewegt und ausgeschieden. Für ein Verständnis der Menstruation ist die Kenntnis der Physiologie der Blutbildung sowie der Regulation des Flusses von *Qi* und Blut notwendig.

Der Uterus gehört zu den außerordentlichen *Fu*-Organen. Er steht im Zentrum eines engen Geflechtes von Interaktionen der *Zangfu* mit den Außerordentlichen Gefäßen. Eine besondere Bedeutung kommt hierbei der Leber sowie dem *Chong mai* und *Ren mai* zu. Im normalen Menstruationszyklus werden vier Phasen unterschieden:

Menstruation: (ca. 5–7 Tage) während dieser Phase bewegt sich das Blut, unterstützt durch das Leber-*Qi*. Schmerzen können durch *Qi*-Stagnation oder Blut-Stase ausgelöst werden.

Postmenstruell: (ca. 7 Tage) Diese Phase ist gekennzeichnet durch eine relative Leere an *Yin* und Blut, die beiden außerordentlichen Gefäße sind entleert. Schmerzen weisen evtl. auf einen Blut-Mangel hin.

Zyklusmitte: (ca. 7 Tage) Blut und *Yin* steigen langsam an, aber auch *Yang* steigt langsam, die Ovulation findet statt, Hitze oder Feuchtigkeit verursachen häufig eine Behinderung des freien Flusses von *Qi* und Blut

Prämenstruell: (ca. 7 Tage) das *Yang-Qi* steigt weiter an, um eine Regelblutung vorzubereiten, eine Bewegung des Leber-*Qi* muss erfolgen, Schmerzen in dieser Phase werden sehr häufig durch eine Leber-*Qi*-Stagnation ausgelöst.

Wesentliche Pathomechanismen der Dysmenorrhö:
- *Qi*-Stagnation
- Blut-Stase
- Kälte-Stagnation im Uterus
- Feuchte-Hitze im Uterus
- *Qi*- und Blut-Mangel.

Eine Syndrom-Zuordnung sollte erfolgen, da eine differenzierte Auswahl des Therapieverfahrens (Nadeltechnik, Stimulationsverfahren, blutiges Schröpfen, Moxibustion etc.) nach Diagnose den Behandlungserfolg erhöht.

Differenzierung der häufigsten Syndrommuster

☞ Tabelle 12.15 siehe Seite 450.

▸ Therapie nach Syndrommuster

Syndrommuster	Punkte
Qi-Stagnation	Le 3, Mi 8, Bl 32, Bl 31, Bl 30, Ren 3, Ren 6
Blut-Stase	Mi 8, Mi 10, Bl 17, Bl 32, Ren 3, Le 2, Mi 4, Pe 6
Kälte-Stagnation im Uterus	Ren 3, Ren 4, Ren 6, Ni 14 (Moxibustion)
Feuchte-Hitze im Uterus	Mi 8, Mi 9, Bl 22, Ren 9, Gb 26, Le 2, Gb 41, 3E 5
Qi- und Blut-Mangel	Ren 4, Ren 6, Bl 17, Bl 20, Bl 21, Bl 23, Ma 36, Le 8, Mi 6
Yang- Mangel mit Kälte im Uterus	Ren 4, Ren 6, Nabelmoxa, Bl 23, Du 4, Ma 29
Leber- und Nieren-*Yin*-Mangel	Ren 4, Bl 18, Bl 23, Le 8, Lu 7, Ni 6, Le 3, Mi 6

Chinesische Arzneitherapie

☞ Tabelle 12.16 siehe Seite 451.

Durchführung der Behandlung
- Die Behandlung der Dysmenorrhö sollte zyklusgerecht erfolgen, d.h. stärker ableitende Rezepturen sollten in der Regel erst nach der Ovulation zum Einsatz kommen und dann abgesetzt oder zumindest reduziert werden, wenn das Menstruationsblut ungehindert und schmerzfrei fließt.
- Die Behandlung der Krankheitsursache („Wurzel" – *ben*) schließt grundsätzlich die Regulation des Zyklus einschließlich der Dauer, Qualität und Quantität der Menstruation ein.

12 Viscerale Schmerzen

Tabelle 12.15 Differenzierung der Syndrommuster

Syndrommuster	Symptome
Qi-Stagnation	Schmerz: Diffus, ziehend, vor und während Mens, Distensionsgefühl Blutung: Zögerlich beginnend, dunkles Blut **Zunge:** Normal, leichte Rötung der Ränder **Puls:** Saitenförmig, evtl. rau
Blut-Stase	Schmerz: Stark, fixiert, stechend, Linderung durch Abgang von Blutklumpen Blutung: Dunkel, grob klumpig **Zunge:** Blauviolett **Puls:** Saitenförmig
Kälte-Stagnation im Uterus	Schmerz: Krampfartig, im Unterbauch zentralisiert, Besserung durch Wärme Blutung: Spärlich mit kleinen dunklen Klumpen **Zunge:** Blassbläulich, weißer Belag **Puls:** Saitenförmig, langsam
Feuchte-Hitze im Uterus	Schmerz: Vor und während der Menses, evtl. auch in der Zyklusmitte, brennend Blutung: Stark, rot, kleine Klumpen **Zunge:** Rot, gelber Belag **Puls:** Schnell, schlüpfrig
Qi- und Blut-Mangel	Schmerz: Während oder nach Blutungsbeginn, dumpf, ziehend, Besserung durch Druck, Massage Blutung: Wenig, blassrot, wässrig, evtl. verlängert **Zunge:** Blass **Puls:** Schwach, leer, evtl. rau
Yang-Mangel mit Kälte im Uterus	Schmerz: Anhaltend dumpf während Blutung, verlängerte Zyklen, Besserung durch Druck, Wärme Blutung: Wenig, wässrig, keine Klumpen **Zunge:** Blass **Puls:** Tief, langsam
Leber- und Nieren-Yin-Mangel	Schmerz: Anhaltend, eher dumpf, erst nach Beginn der Blutung, Rückenschmerzen, Besserung durch Druck, Ruhe Blutung: Spärlich, blassrot **Zunge:** Rot, belaglos **Puls:** Dünn, schnell

12.8 Chronischer Unterleibsschmerz
Beate Ingenabel und Jürgen Mücher

CPP, chronic pelvic pain, chronischer Beckenschmerz, Beckenschmerzsyndrom

Stellenwert der Akupunktur
- Aus Sicht der Autoren: Sehr gut geeignet
- Einsatz zur Verminderung der Beschwerden, Förderung der Körperwahrnehmung und psychischen Stabilisierung
- Wirksamkeitsnachweis: Keine Daten vorliegend.

Westliche Medizin
▸▸ **Epidemiologie**
- Prävalenz: Ca. 5% der weiblichen Bevölkerung. Das Risiko ein chronisches Beckenschmerzsyndrom zu entwickeln ist nach einer Unterleibsentzündung ca. 4-fach erhöht (Ryder 1996).
- Fast 15% aller Frauen klagen während ihrer reproduktionsfähigen Jahre über chronische Unterleibsschmerzen (Matthias 1996). Epidemiologische Studien aus England weisen für den chronischen Beckenschmerz ähnlich hohe Prävalenzraten wie für den Rückenschmerz aus (Zondervan 2000).
- Eine Vielzahl von laparoskopischen Eingriffen bei Frauen werden auf Grund der Diagnose chronische Schmerzen im Becken durchgeführt. Aber auch nach Hysterektomie leiden ca. 25% der Frauen weiterhin

12.8 Chronischer Unterleibsschmerz

Tabelle 12.16 Chinesische Arzneitherapie

Syndrommuster	Arzneitherapie/Rezepte
Stagnation des Leber-*Qi*	- *Xiao yao san* (CAB 161) – Herba Menthae + Rhiz. Cyperi, Rhiz. Corydalis, Rhiz. (Ligustici) *Chuanxiong* - Bei Unterbauchschmerzen im Verlauf der Leberleitbahn + Rad. Linderae - Bei Rückenschmerzen + Rad. Cyathulae und Rad. Stephaniae tetrandrae (oder Rhiz. Dioscoreae hypoglaucae) - Bei scharfen, lokalisierten Schmerzen + Rad./Tub. Curcumae - Bei Spannungs- und Völlegefühl im Abdomen + Cort. Magnoliae und Per. Citri reticulatae - Bei Durchfall + Rhiz. Pinelliae und Rhiz. Dioscoreae - Bei Verstopfung durch Hitze in den Därmen + Rad. et Rhiz. Rhei und Mirabilitum - Bei perimenstruellen Ödemen + Rhiz. Alismatis und Sem. Plantaginis - Bei Spannungsgefühl und Schmerzen in den Mammae + Fruct. Trichosanthis und Rad. seu Rhiz. Notopterygii, bei Bildung von Knötchen auch + Sem. Citri reticulatae - Bei Übelkeit und Erbrechen + Fruct. Evodiae und Caulis Bambusae in Taeniis - Bei Kopfschmerzen während der Regelblutung + Herba Schizonepetae und Rad. Angelicae dahuricae - Bei Migräne + Rhiz. Gastrodiae, Ram. cum Uncis Uncariae und Flos Chrysanthemi - Bei Neigung zu Zornesreaktionen und übermäßigen Gebärmutterblutungen durch Umwandlung der Leber-*Qi*-Stagnation in Feuer + Cort. Moutan und Fruct. Gardeniae - Bei nervöser Reizbarkeit + Ram. cum Uncis Uncariae - Bei Herzklopfen, Schlafstörungen und übermäßigen Träumen + Sem. Zizyphi spinosae und Sem. Platycladi/Biotae - Bei *Qi*-Leere mit Müdigkeit und evtl. Kollapsneigung + Rad. Astragali und Rad. Codonopsis
Blut-Stase	- *Ge xia zhu yu tang* (CAB 352) (wegen Complianceproblemen – Excrementum Trogopteri seu Pteromi + Myrrha) - Bei schmerzhafter abdomineller Auftreibung und Verstopfung + Sem. Arecae - Bei Cysten oder tastbaren Verhärtungen der Ovarien oder des Uterus + Sem. Citri reticulatae und Thallus Laminariae/Algae - Bei verlängerter, dunkel-violetter, zähflüssiger Blutung durch Obstruktions-Hitze in der Leber + Fruct. Gardeniae, Spica Prunellae und Herba Leonuri - Bei profusen oder andauernden Blutungen von violetter Farbe + Rad. Notoginseng und Rhiz. Bletillae - Bei begleitender Milz-*Qi*-Leere mit Druck auf der Brust und Appetitverlust + Rhiz. Atractylodis macrocephalae, Poria und Pericarp. Citri reticulatae - Weitere Variationen s. Stagnation des Leber-*Qi*
Erstarrung und Stagnation von Feuchtigkeit-Kälte	- *Shao fu zhu yu tang* (CAB 352) (wegen Complianceproblemen – Excrementum Trogopteri seu Pteromi + Myrrha) + Rhiz. Atractylodis und Poria - Bei starken Schmerzen und ausgeprägter allgemeiner Kältesymptomatik + Rad. lateralis Aconiti praep. und Fol. Artemisiae Argyi - Bei Rückenschmerzen + Rad. Achyranthis bidentatae und Cort. Eucommiae - Bei Durchfall + Fruct. Psoraleae - Weitere Variationen s. Blut-Stase
Feuchtigkeit-Hitze ergießt sich nach unten	- *Qing re tiao xue tang* (☞ Anhang) - Bei stärkeren Schmerzen, bes. im Rahmen einer Salpingitis/PID + Herba Taraxaci, Herba Patriniae und evtl. Sem. Coicis - Bei profusen Blutungen + Fruct. Gardeniae und Rad. Sanguisorbae - Bei spärlicher Miktion + Rhiz. Alismatis
Qi- und Blut-Leere	- Bei Vorherrschen von *Qi*-Leere: *Bu zhong yi qi tang* (CAB 266) + mehr Rad. Angelicae sinensis und Rad. Glycyrrhizae praep. sowie + Rad. Paeoniae albae/lactiflorae und Rad. Aucklandiae - Bei Vorherrschen von Blut-Leere: *Sheng yu tang* (CAB 275) – Rad. Rehmanniae exsiccatae/viride + Rad. Paeoniae albae und Caulis Spatholobi *(Jixueteng)* - In beiden Fällen bei stärkeren Schmerzen + Rhiz. Cyperi u/o Rhiz. Corydalis, bei Herzklopfen und Schlafstörungen + Sem. Zizyphi spinosae und Sem. Platycladi/Biotae

Tabelle 12.16 Chinesische Arzneitherapie *(Forts.)*

Syndrommuster	Arzneitherapie/Rezepte
Leere-Kälte in der Gebärmutter	• *Wen jing tang* (CAB 361) • Bei ausgeprägter Kälte-Symptomatik – Rad. Ophiopogonis, Cort. Moutan (Radicis) und Ram. Cinnamomi + Fruct. Foeniculi, Fol. Artemisiae Argyi und Cort. Cinnamomi • Bei stärkeren Schmerzen zusätzlich: + Rhiz. Cyperi und Rad. Linderae • Bei Nieren-Yang-Leere mit Schmerzen im unteren Rücken + Rad. Morindae
Leber- und Nieren-Leere	• *Tiao gan tang* (☞ Anhang) • Bei stärkeren Schmerzen + Rhiz. Corydalis und evtl. Rad. (Ligustici) *Chuanxiong* • Bei Rückenschmerzen + Rad. Dipsaci und Cort. Eucommiae • Bei Schlafstörungen + Sem. Zizyphi spinosae • Bei Zeichen von Leere-Hitze + Concha Ostreae und Rad. Achyranthis bidentatae oder + Cort. Phellodendri und Cort. Moutan (Radicis)

an Schmerzen. Die medizinischen Kosten werden in den USA auf 881,5 Millionen Dollar pro Jahr geschätzt.

▸▸ Definition

- Die Definition des Beckenschmerzes in der Literatur ist nicht einheitlich. In der Regel wird in der gynäkologischen Literatur ein Schmerz, der nicht zyklisch aber über einen Zeitraum von mindestens 6 Monaten auftritt, als chronischer Beckenschmerz bezeichnet. Nach einer Definition der International Associaton for the Study of Pain (IASP) ist er gynäkologischen Ursprungs, ohne dass eine biologisch fassbare Veränderung gefunden werden kann. Ohne die Möglichkeit eines Befundes beschreibt diese Definition nur die Tatsache, dass der chronische Beckenschmerz eine Erkrankung der Frau ist. Der Bezug zu gynäkologischen Strukturen bleibt eine nicht überprüfbare Implikation. Diese offizielle Definition hat sich klinisch allerdings als nicht sehr sinnvoll erwiesen und wird auch in der Literatur kaum verwandt (Wesselmann 2002).
- Eine Definition des ACOG bezeichnet nichttumorbedingte Unterleibsschmerzen als chronische Beckenschmerzen, sobald sie länger als 6 Monate persistieren (ACOG 1996).

▸▸ Klinik

- Die Schmerzen im Unterleib können sehr häufig variabel sein. Sie sind nicht eindeutig zu lokalisieren und werden meist in der Tiefe des Beckens empfunden, unilateral oder beidseitig oder das gesamte Becken erfassend. Die Lokalisation kann zu verschiedenen Untersuchungszeitpunkten wechselnd sein. Eine Zuordnung zu einem bestimmten Organ ist meistens nicht möglich. Die Schmerzen strahlen häufig in den unteren Rücken oder in den suprapubischen Raum aus. Im Ausstrahlungsgebiet kann eine Hyperalgesie der Muskulatur und/oder Haut bestehen. Auch Ausstrahlungen in die Oberschenkel, Hüften oder den urogenitalen Bereich können auftreten
- Eine Veränderung der Schmerzen im Menstruationszyklus ist möglich
- Begleitet werden die chronischen Beckenschmerzen von einer Vielzahl psychologischer Probleme. Dies ist vor dem Hintergrund des engen Zusammenhanges von Unterleibsbeschwerden und sexuellem Erleben leicht verständlich. Schmerzen im Bereich der Sexualorgane gehen mit einem größeren Krankheitsgefühl einher und werden als bedrohlicher und peinlicher erlebt als Schmerzen in anderen Körperteilen (Klonoff 1993)
- Patientinnen mit chronischen Beckenschmerzen haben oft eine lange Vorgeschichte mit multiplen Voruntersuchungen und oft frustranen diagnostischen Bemühungen hinter sich. Das Fehlen eines pathologischen Befundes führt sowohl bei den Patientinnen als auch bei den Behandlern zu ausgeprägter Unsicherheit, weshalb eine adäquate Schmerztherapie oftmals unterbleibt.

▸▸ Pathophysiologie

- Das chronische Beckenschmerzsyndrom verdeutlicht die Notwendigkeit über neue Konzepte im Verständnis der visceralen Schmerzen nachzudenken. Beim chronischen Beckenschmerz finden sich keine

12.8 Chronischer Unterleibsschmerz

peripheren physiologischen, anatomischen oder biochemischen Korrelate, die eine Entstehung des Schmerzgeschehens suffizient erklären könnten. Dies wird unterstrichen durch die häufige Schmerzpersistenz nach Organentnahme wie Hysterektomie.
- Nach Jänig und Häbler weisen Colon, Rectum, Uterus und Harnblase 2 Zonen der Ausbreitung übertragener Schmerzen auf, nämlich im Bereich des thorakolumbalen Überganges und im sakralen Bereich. Die Strukturen, die bei Entstehung oder Unterhaltung von Schmerzen des Beckens eine Rolle spielen können, gehören zum urogenitalen und gastrointestinalen System. Auch die vasculären und lymphatischen Strukturen spielen eine Rolle.

▸▸ Diagnostik
- Die Diagnose wird meistens über eine detaillierte Anamnese nach schmerztherapeutischen Gesichtspunkten einschließlich einer psychosozialen Anamnese gestellt.
- Da eine Vielzahl von Differenzialdiagnosen berücksichtigt werden müssen, ist es wichtig, alle bisher durchgeführten Untersuchungen zusammenzutragen. Eine Wiederholung vor allem invasiver diagnostischer Verfahren sollte vermieden werden. Chirurgische Maßnahmen sind kritisch zu hinterfragen. Die Patientenführung ist vorrangig, um Chronifizierung zu vermeiden, da sich viele Patientinnen im Netzwerk der unterschiedlichen Fachdiziplinen leicht verlieren.

▸▸ Therapie
- Der Therapieplan ist meist individuell zu erstellen, es sollten die Prioritäten der Schmerztherapie herausgearbeitet und Therapieziele vereinbart werden
- Unterstützende Verfahren (☞ Kap. 12.7)
- Ein interdisziplinäres Vorgehen ist meistens unerlässlich, aber der Beendigung der diagnostischen Bemühungen und der Beruhigung der Patientinnen kommt eine ebenso große Bedeutung zu.

Traditionelle chinesische Medizin
▸▸ Pragmatische Therapie mit Akupunktur
Basispunkte

Lokalpunkte	Ren 3, Ren 4, Ren 6, Bl 28, Du 4, Bl 23
Fernpunkte	Mi 6, Le 3

Punkte nach Schmerzausstrahlung (zusätzlich)

Genitalregion	Le 5, Ma 39
LWS, Rücken, Kreuzbein	Bl 20–Bl 34, Du 4 *Yaoyan* (Ex-B 7), *Shiqizhui* (Ex-B 8)
Hüfte	Gb 29, Gb 30
Abdomen	Ren 4, Ren 12

Auswahl klassischer Kombinationen*

Schmerzen, Obstipation, Diarrhö	Mi 15, Bl 25, 3E 6
Verhärtung und Schmerzen im unteren Abdomen, Unfähigkeit Wasser zu lassen	Ren 5, Ren 7, Bl 39
Kälte Feuchtigkeit	Le 6, Ma 27, Mi 8 (Moxibustion)

Durchführung der Behandlung
- Wie bei chronischen Schmerzsyndromen in der Regel 1- bis 2-mal wöchentlich
- Über ca. 3–4 Monate
- Anschließend kann eine Behandlung 1-mal monatlich den Behandlungserfolg konsolidieren
- Bei Schmerzen, die durch die Menstruation beeinflusst werden, empfiehlt sich eine Wahl des Therapiezeitpunkts in Abhängigkeit von Zyklus und Beschwerdeintensität.
- Eine Einbeziehung der Syndrom-Diagnose ist jedem Fall zu empfehlen, da eine Zuordnung die Auswahl des Therapiekonzeptes deutlich erleichtert und den Behandlungserfolg erhöht.

▸▸ Chronischer Unterleibsschmerz aus Sicht der TCM
Unterleibsschmerzen, die nicht zyklusabhängig sind, werden von der TCM als Schmerzen im lateralen („geringen") *(shao fu tong)* oder unteren („kleinen") Bauchbereich *(xiao fu tong)* kategorisiert.
Schmerzen in diesen Bereichen, die nicht eindeutig zu lokalisieren sind bzw. an unterschiedlichen Orten und in unterschiedlicher Intensität auftreten, werden typischerweise auf eine Stagnation des Leber-*Qi* zurückgeführt. Dies gilt besonders dann, wenn sie mit Disharmonien des seelischen Erlebens wie ärgerlichen oder depressiven Gemütsverfassungen bzw. mit der Unterdrückung oder mangelnden Erfüllung seelischer (hier vor allem sexueller) Wünsche und Strebungen einhergehen.

Chronische Blut/Substanzverluste wie sie bei Frauen durch die Menstruation und eventuelle Geburten auftreten können machen darüber hinaus die Leber stagnationsanfälliger, weil sie die Fähigkeit der Leber beeinträchtigen, eine ungestörte (gut „geschmierte") Qi-Dynamik aufrecht zu erhalten.

Da die hier besprochenen Schmerzen per Definition chronisch sind, wird die Leber-Qi-Stagnation häufig von ihren typischen Komplikationen begleitet. Auch wenn eine Blut-Leere nicht von vornherein an der Entstehung der Störung beteiligt ist, entwickelt sie sich in den meisten Fällen aufgrund eines gesteigerten Bedarfs der Leber an Harmonisierung („Schmierung") der Qi-Dynamik. Aus einer solchen Leber-Blut-Leere kann sich in sehr chronischen Fällen auch eine Leber-Yin-Leere entwickeln. Fast regelhaft greift das chronisch gestaute Leber-Qi auch die Milz an und schwächt insbesondere deren Fähigkeiten, Blut zu bilden und die Körperflüssigkeiten umzuwandeln. Die Folgen davon sind eine Verschlimmerung der Blut-Leere und die Bildung von Feuchtigkeit. Außerdem führt die Obstruktion des Leber-Qi leicht zur Bildung von Obstruktions-Hitze, die sich oft mit der in den Unteren Erwärmer abgesackten Feuchtigkeit aus der Milz zu einer meist sehr hartnäckigen Feuchtigkeit-Hitze-Störung verbindet. Da das Qi das Blut bewegt, führt eine Leber-Qi-Stagnation oft auch auf die Dauer zu einer Blut-Stase.

Neben diesem auf Stagnation beruhenden Szenario gibt es noch ein weiteres, das sich aus einer – meist konstitutionellen – Leere heraus entwickelt und in dessen Mittelpunkt die Milz steht. Insbesondere, wenn diese (meist zusätzlich) noch durch übermäßige (depressive) Sorgen und Grübeleien, Mangel an Bewegung oder falsche Ernährung geschädigt ist, kann sie das Qi nicht länger ausreichend stark nach oben bewegen. Die daraufhin mit dem Qi der Mitte nach unten absinkenden Substanzen und Organe blockieren dort den freien Fluss des Qi und führen so zu schmerzhaften Stauungen. Die Milz-Qi-Leere kann sich zu einer Milz-Yang-Leere weiterentwickeln. Diese Störung kann auch aufgrund von konstitutioneller Schwäche, extremer oder anhaltender Erschöpfung sowie durch andauernde schwächende Erkrankungen entstehen. Sie führt in Unteren Erwärmer zu einem Leere-Kälte-Zustand, wobei die Kälte aufgrund ihrer zusammenziehenden Eigenschaft den durch die Yang-Leere sowieso schon geschwächten Qi-Fluss noch zusätzlich blockiert und so Schmerzen verursacht.

Wenn sich die chronischen Unterleibsschmerzen im Rahmen einer chronifizierten Entzündung (z.B. einer pelvic inflammatory disease – PID) entwickeln, muss meist von der Persistenz einer Feuchtigkeit-Hitze-Störung ausgegangen werden. Eine solche Situation liegt besonders dann vor, wenn eine Leber-Qi-Stagnation oder eine Milz-Leere die vollständige Umwandlung und den Abtransport dieses Pathogens und damit eine Abheilung der Entzündung verhindern.

Eine große Rolle bei der Differenzierung von Unterleibsschmerzen spielt in der TCM auch das Eindringen von äußerer Kälte in die Leberleitbahn oder (in Kombination mit Feuchtigkeit) in die Gebärmutter. Dies kann z.B. beim Schwimmen im kalten Wasser, beim Sitzen auf kalten Steinen oder anderen Formen der Verkühlung des Unterleibs geschehen. Wenn dieses Kälte-Pathogen im Unteren Erwärmer persistiert, was insbesondere bei einer bereits bestehenden Schwächung des Qi oder Yang der Fall ist, kann auch dieses Szenario zu chronischen Schmerzen führen. Es ist allerdings fraglich, ob es bei der Entstehung von chronischen Beckenschmerzen in unserem Kulturkreis von größerer Bedeutung ist.

Differenzierung der häufigsten Syndrommuster

☞ Tabelle 12.17 siehe Seite 455.

Punkte nach Syndrommustern (zusätzlich zu Basispunkten und Punkten nach Schmerzlokalisation)

Syndrommuster	Punkte
Leber-Qi-Stagnation	Di 4, Le 3, Le 2, Le 5, Le 14, Gb 40
Disharmonie von Leber und Milz (Leber-Qi-Stagnation mit Blut-Leere und Milz-Leere)	zusätzlich zu Punkten gegen Leber-Qi-Stagnation: Ma 39, Ma 36, Mi 6, Bl 20 [auch mit Moxa] Mi 4, Pe 6, Le 13
Disharmonie von Leber und Milz mit Leere des Leber-Yin	zusätzlich zu Punkten gegen Leber-Milz-Disharmonie [ohne Moxa]: Bl 18, Bl 19
Disharmonie von Leber und Milz mit Feuchtigkeit-Hitze im Unteren Erwärmer	zusätzlich zu Punkten gegen Leber-Milz-Disharmonie: Mi 9, Di 11, Le 8, Bl 28

12.8 Chronischer Unterleibsschmerz

Tabelle 12.17 Differenzierung der Syndrommuster

Syndrommuster	Leitsymptome
Leber-*Qi*-Stagnation	(Als reines Fülle-Muster in chronischen Fällen nicht so häufig) Spannungs- oder Krampfschmerzen wechselnder Lokalisation und Intensität sowie Druck- oder Aufblähungsgefühl (von innen nach außen), schlimmer durch Druck und unter psychischen Belastungen, besser durch Entspannung, Ausstrahlung v. a. in die Flanken; Flatulenz, die die Schmerzen bessert; prämenstruelles Syndrom, Reizbarkeit, depressive Verstimmung mit Unterdrückung von Gefühlsausdruck **Puls:** Saitenförmig **Zunge:** Leicht livide
Disharmonie von Leber und Milz (Leber-*Qi*-Stagnation mit Blut-Leere und Milz-Leere)	Zusätzlich zu den Symptomen der Leber-*Qi*-Stagnation muskuläre Verkrampfungen, Parästhesien, Zyklusunregelmäßigkeiten, Müdigkeit, Schwäche der Gliedmaßen, Appetitlosigkeit, Wechsel zwischen Durchfall und Verstopfung, evtl. Schwindel, verminderte Schlafqualität **Puls:** Leer oder dünn **Zunge:** Blass
Disharmonie von Leber und Milz mit Leere des Leber-*Yin*	Zusätzlich nervöse Erschöpfung, Getriebensein, Trockenheit der Augen, Haut und Schleimhäute, Sehstörungen, Kopfschmerzen, Schwindel und/oder Tinnitus, Schlafstörungen mit Nachtschweiß **Puls:** Saitenförmig, dünn und schnell **Zunge:** Rot oder blass mit roter Spitze/rotem Rand, oft verdünnter Belag
Disharmonie von Leber und Milz mit Feuchtigkeit-Hitze im Unteren Erwärmer	Oft im Anschluss an Entzündungen im unteren Abdomen eher andauernde, lokalisierte, brennende Schmerzen mit Schweregefühl und Ausstrahlung in den unteren Rücken, die Kreuzbeingegend und/oder die Rückseiten der Beine, evtl. stark riechende Durchfälle, dysurische Beschwerden oder dickflüssiger vaginaler Fluor, Allgemeinsymptome einer Leber-Milz-Dysharmonie **Puls:** Saitenförmig, schlüpfrig und oft schnell **Zunge:** Roter Körper, an der Zungenwurzel verdickter, schmieriger, gelber Belag
Leber-*Qi*-Stagnation und Blut-Stase	Zusätzlich zu den Symptomen der Leber-*Qi*-Stagnation starke, lokalisierte, stechende Schmerzen, oft mit Verschlimmerung abends oder nachts, ausgeprägte Dysmenorrhö **Puls:** Saitenförmig, rau, tief, unregelmäßig **Zunge:** Dunkel, livide, Venektasien
Kälte-Stagnation in der Leber-Leitbahn	Scharfe, lokalisierte Schmerzen im seitlichen Unterbauch, die oft bis in die äußeren Genitalien und oder den medialen Oberschenkel ausstrahlen und durch Kälte verschlimmert werden; auch Dysmenorrhö. **Puls:** Straff **Zunge:** Blassfärbung der Seitenränder In chronischen Fällen oft auch Symptome von Leere-Kälte im Unteren Erwärmer
Erstarrung und Stagnation von Feuchtigkeit-Kälte in der Gebärmutter	☞ Kap. 12.7 (Dysmenorrhö)
Milz-*Qi*-Leere mit Absinken des *Qi* der Mitte	Mäßige bis geringe dumpfe Schmerzen mit einem nach unten drängenden Gefühl im Dammbereich, manifeste Senkungsbeschwerden, Verschlimmerung der Schmerzen beim Stehen und bei Ermüdung, Besserung durch Druck und Wärme; blasses Gesicht, Müdigkeit, (orthostatischer) Schwindel, Schwäche der Extremitäten, spontanes Schwitzen, Appetitlosigkeit, breiiger Stuhl oder chronischer Durchfall **Puls:** Leer und tief **Zunge:** Blass, vergrößert, mit Zahneindrücken
(Milz- und) Nieren-*Yang*-Leere mit Leere-Kälte im Unteren Erwärmer	Milde Schmerzen und Kältegefühl, meist im mittleren Unterbauch und/oder im unteren Rücken, schlimmer bei Ermüdung, besser durch Wärme und Druck; mehr oder weniger ausgeprägter Mangel an Lebenswärme mit Kältegefühl in den Extremitäten, vor allem auch an den Füßen, blasses Gesicht, Erschöpfung, Vitalitätsverlust, spontanes Schwitzen, evtl. morgens durchfälliger Stuhlgang, häufiges, reichliches, vor allem auch nächtliches Wasserlassen, sexuelle Schwäche, evtl. Bildung von Ödemen, evtl. Schwindel und/oder Tinnitus **Puls:** Leer, langsam **Zunge:** Blass, gedunsen, feucht

Syndrommuster	Punkte
Leber-*Qi*-Stagnation und Blut-Stase	zusätzlich zu Punkten gegen Leber-*Qi*-Stagnation: Bl 17, Mi 10, Mi 8, Lokalpunkte wie z.B. Ni 14
Kälte-Stagnation in der Leber-Leitbahn	Ren 4, Mi 13, Le 8, Le 4
Milz-*Qi*-Leere mit Absinken des *Qi* der Mitte	Pe 6, Ren 12, Ma 25, Ren 6, Ren 4, Ma 36, Mi 6
(Milz- und) Nieren-*Yang*-Leere mit Leere-Kälte im Unteren Erwärmer	Bl 23, Ren 6, Ren 4, Ma 36, Mi 6, Ni 3, Ni 7

Durchführung der Behandlung

Die Punkte zur Beseitigung von Stagnation, Stase, Feuchtigkeit, Schleim und Hitze sowie zur Schmerzbehandlung werden ableitend, diejenigen zur Harmonisierung mit einer zwischen Auffüllen und Ableiten ausgeglichenen Technik und die übrigen Punkte, auffüllend behandelt. Dabei ist die Stärke der ableitenden Technik ebenfalls von der Konstitution und der aktuellen Verfassung des Patienten abhängig.

Chinesische Arzneitherapie

☞ Tabelle 12.18 siehe Seite 457.

Durchführung der Behandlung

- Wenn möglich, sollten die Schmerzen entweder schwerpunktmäßig dem seitlichen Unterbauch (Beziehung vor allem zur Leber- und Gallenblasenleitbahn) oder dem mittleren Unterbauch (Beziehung vor allem zu Niere, Blase, Dünn- und Dickdarm, zum Uterus und evtl. zur Leber als *Zang*-Organ) zugeordnet werden. Es sollten dann vor allem Rezepturen bzw. Arzneimittel mit entsprechenden Affinitäten verwendet werden.
- Stärker das Blut belebende Rezepturen sollten abgesetzt oder zumindest in der Dosis reduziert werden, sobald das Menstruationsblut ungehindert fließt.

Literatur

American College of Obstetricians and Gynocologists (ACOG) 1996 Technical BulletinChronic pelvic pain, number 223 Int J Gynecol Obstet 54: 59 – 68
Ballegaard S et al. 1986: Acupuncture in severe, stable angina pectoris: a randomized trial. Acta Physiologica Skandinavica 220: 307 – 313
Ballegaard S et al. 1990: Effects of acupuncture in moderate, stable angina pectoris: a controlled study Journal of Internal Medicine 227: 25 – 30
Ballegaard S et al. 1991: Acupuncture in Angina pectoris: does acupuncture have a specific effekt? Journal of internal Medicine 229: 357 – 362
Bao YX et al.: The immediate effect on acute myocardial infarction treated by puncturing Neiguan.
Bensoussan A et al.: JAMA 1998, November 11, Vol 280, No 18
Chan J et al. 1997: The role of acupuncture in the treatment of irritable bowel syndrome: a pilot study Hepatogastroenterology 44(17): 1328 – 30
Chao DM et al. 1999: Naloxone reverses inhibitory effect of electroacupuncture on sympathetic cardiovascular reflex responses. Am J Physiol 276(6Pt2): H2127 – 34
Chin. Acupunct Moxib 1: 2 – 5, 1981
Deadman P: Großes Handbuch der Akupunktur. VGM, Kötzting 2000
Diehl DL 1999: Acupuncture for gastrointestinal and hepatobiliary disorders J altern Complement Med 5(1): 27 – 45
Drossmann DA: Irritable bowel syndrome A technical rewiew for practice guideline development Gastroenterology 1997; 112: 2120 – 37
Eigler FW: Schmerz und akutes Abdomen In Goebell Hg Gastroenterologie Urban und Schwarzenberg 1993: 113
Ernst E 1999: Dec Angina pectoris: saving a lot of money with acupuncture MMW Fortschr Med. 16;141: 23 – 4
Farup PG 1996: Am J Gastroent 5;91: 660 – 73
Finney JS 1998: Metaanalysis J Clin Gastroent 26: 312 – 20
Focks C, Hillenbrand N: Leitfaden Chinesische Medizin. 4. Aufl., Urban & Fischer, München – Jena 2003
Gao ZW et al.: Cinical observation on treatment of 220 cases of arrhthmyia with acupuncture. In: Compilation of the abstracts of acupuncture and moxibustion papers. The first world congress on acupuncture-moxibustion Hangzhou, PRC, 1987, p 13 – 14
Gschossmann JM et al. 2002: Epidemiologie und klinische Phänomenologie visceraler Schmerzen. Der Schmerz 16: 447 – 451
Gschossmann JW 2002: Der Schmerz. 16, 476 – 480
Helms JM 1987: Acupuncture fort he management of primary dysmenorrhea. Obstetrics and Gynecology 69: 51 – 56
Holtmann G et al. 1994: Dyspepsia in consulters and non consulter: prevalence, health-care seeking behaviour and risk factors. Eur J Gastroenterol Hepatol 6: 917 – 24
Hotz J et al. 2000: Das Reizdarmsyndrom Deutsches Aerzteblatt 48, A3263 – 3270 in Die Praxis der Chinesischen Medizin Giovanni Macciocia, S. 346
In Medical Acupuncture ed. By Jaqueline Filshie, Adrian White Churchill Livingstone1998, S.279
Jänig W 1996: Biol Psychol 42: 29 – 51
Klonoff EA 1993: Appraisal and response to pain may be a function of ist bodily location J Psychosom Res 37: 661 – 670

12.8 Chronischer Unterleibsschmerz

Tabelle 12.18 Chinesische Arzneitherapie

Syndrommuster	Arzneitherapie/Rezepte
Leber-*Qi*-Stagnation	• *Chai hu shu gan san* (CAB 160) + Fruct. (Meliae) Toosendan und Rad. Linderae • Bei Schmerzen vor allem in seitlichen Unterbauch + Rad./Tub. Curcumae und evtl. Rhiz. Corydalis • Bei Rückenschmerzen + Rad. Cyathulae und Rad. Stephaniae tetrandrae (oder Rhiz. Dioscoreae hypoglaucae) • Bei Spannungs- und Völlegefühl + Cort. Magnoliae und Pericarp. Citri reticulatae • Bei Behinderung der Miktion + Poria • Bei nervöser Reizbarkeit + Ram. cum Uncis Uncariae • Bei Herzklopfen, Schlafstörungen und übermäßigen Träumen + Sem. Zizyphi spinosae und Sem. Platycladi/ Biotae
Disharmonie von Leber und Milz (Leber-*Qi*-Stagnation mit Blut-Leere und Milz-Leere)	• *Xiao yao san* (CAB 161) • Bei Unterbauchschmerzen im Verlauf der Leberleitbahn + Rad. Linderae • Bei ausgeprägterer Milz-Leere + Rad. Astragali und evtl. Rad. Codonopsis • Bei Reizdarmsymptomatik + Pericarp. Citri reticulatae und Rad. Saposhnikoviae/Ledebouriellae • Ergänzungen s. auch unter Leber-Qi-Stagnation
Disharmonie von Leber und Milz mit Leere des Leber-*Yin*	• *Yi guan jian* (CAB 301) + Rad. Astragali, Rad. Dioscoreae und Rad. Paeonia albae/lactiflorae • Bei Schmerzen im unteren Rücken + Rad. Achyranthis bidentatae und Ram. Taxilli *(Sangjisheng)* • Bei Schlafstörungen und Nachtschweiß + Sem. Zizyphi spinosae, Sem. Platycladi/Biotae und Sem. Tritici levis • Bei Kopfschmerzen, Schwindel und/oder trockenen Augen + Flos Chrysanthemi und Fruct. Tribuli
Disharmonie von Leber und Milz mit Feuchtigkeit-Hitze im Unteren Erwärmer	• *Xiao yao san* (CAB 161) + *simiao wan* (CAB 214) • Bei dickflüssigem vaginalem Fluor + Rhiz. Dioscoreae hypoglaucae und Sem. Plantaginis • Bei dysurischen Beschwerden + Fruct. Gardeniae, Rad. Scutellariae und Rhiz. Alismatis • Bei stark riechenden Durchfällen + Rad. Scutellariae, Rhiz. Coptidis und Rad. Puerariae
Leber-*Qi*-Stagnation und Blut-Stase	• Ergänzung von Rhiz. (Ligustici) *Chuanxiong*, Flos Carthami, Sem. Persicae und evtl. Rad. Salviae miltiorrhizae zu einer Variation von *xiao yao san* (s.o.) oder: • *Shao fu zhu yu tang* (CAB 352) (wegen Complianceproblemen – Excrementum Trogopteri seu Pteromi + Sem. Persicae) + Rhiz. Cyperi und Rad. Linderae
Kälte-Stagnation in der Leber-Leitbahn	• *Dang gui si ni tang* (236) + Fruct. Evodiae, Rad. Linderae, Fruct. Foeniculi u. Rhiz. Zingiberis recens • Bei stärkeren Schmerzen + Rhiz. Cyperi und Rhiz. (Ligustici) *Chuanxiong*
Milz-*Qi*-Leere mit Absinken des *Qi* der Mitte	• *Bu zhong yi qi tang* (CAB 266) + Rad. Paeoniae albae/lactiflorae, Rhiz. (Ligustici) *Chuanxiong* und Rad. Aucklandiae • Bei stärkeren Schmerzen + Rhiz. Cyperi und/oder Rhiz. Corydalis • Bei Herzklopfen und Schlafstörungen + Sem. Zizyphi spinosae und Sem. Platycladi/Biotae • Bei gleichzeitig bestehender chronifizierter Feuchtigkeit-Hitze-Störung + *Er miao wan* (CAB 213)
(Milz- und) Nieren-*Yang*-Leere mit Leere-Kälte im Unteren Erwärmer	• *Da bu yuan jian* (CAB 296) + Cort. Cinnamomi, Fruct. Foeniculi, Rad. Linderae und evtl. Rhiz. Cyperi • Bei ausgeprägten Leere-Kälte-Symptomen vorübergehend + Rad. lateralis Aconiti praep. oder, bei Beschwerden hauptsächlich im seitlichen Unterbauch, + Fruct. Evodiae • Bei Schmerzen im unteren Rücken + Rad. Achyranthis bidentatae und Rhiz. Cibotii

Kunze M et al. 1990: Comparative studies of the effecticeness of brief psychotherapie acupuncture and papaverin therapy in patients with irritable bowel syndrome Z Gesamte Inn Med 15, 45(20) 625–7

Lewis P 1992: Irritable bowel syndrome. Emotional factors and acupuncture treatment. Journal of Chinese medicine 40: 9–11

Lewis T 1942: Pain Macmillan Press London

Li Y et al. 1992: The effect of acupuncture on gastrointestinal function and disorders. AM J of Gastroent 87: 1372–1381

Liu L 1994: Effects of acupuncture on antral G cells in patients with gastric disease Zhen Ci Yan Jiu 19(2)

Maciocia G: Die Grundlagen der chinesischen Medizin. Wühr, Kötzting 1994

Matthias SD et al. 1996: Chronic pelvic pain: prevalence, health related quality of life and economic correlates. Obstet Gynecol 87: 321–327

Moore J et al. 1998: Do gastrointestinal symptoms vary with the menstrual cycle? Br J Obstet Gynaecol 105: 1322–25

Radzievsky SA et al. 1988: Possible mechanisms of acupuncture as an independent method for treating ischaemic heart disease. American Journal of Acupuncture 16(4): 323–328

Richter A et al. 1991: Effect of Acupuncture in patients with angina pectoris. European Heart Journal 12: 175-178

Ryder RM 1996: Chronic pelvic pain Am Fam Phys 54: 2225–2232

Salvi E et al. 1983: Ulcera duodenale. Minerva Medica 74(42) 2541–2546

Schüßler G 1999: Funktionelle Magenbeschwerden Deutsches Ärzteblatt 96, Heft 7, A419–A423

Sodipo JOA et al. 1979: Acupunctureand gastric acid studies. Am J of Chin Med 7: 356–361

Sternfield M et al. Effect of accupuncture on symptomatology and objective cardiac parametersin angina pectoris. American Journal of Acupuncture 15 (2): 149–152, 1987

Talley NJ et al. 1995: Medical costs in community subjects with irritable bowel syndrome. Gastroenterology 109: 1736–1741

Talley NJ et al. 1999: Functional gastroduodenal disorders. Gut 45 (suppl 2): II37–42

Thomas M et al. 1995: Pain and discomfort in primary dysmenorrhea is reduced by preepmtive acupuncture or low frequency Tens European J of Pysical Medicine and rehabilitation 5: 71–76

Tölle, R: Deutsches Aerzteblatt 96, Heft 3, Januar 99

Tougas G et al. 1992: Effect of acupuncture on gastric acid secretion in healthy male volunteers. Didestive Diseases and sciences 37: 1576–1582

Wesselmann U 2002: Klinik und Pathophysiologie der Schmerzen der Beckenorgane der Frau. Der Schmerz 16: 467–475

Xing W 1998 J Trad Chin Med 18(3): 184–7

Yin

Yuan C et al. 1986: The curative effect and mechanismen of action of the acupoints pishu and weishu. J of Trad Chin Med 6: 249–252

Zondervan K et al. 2000: Epidemiology of chronic pelvic pain. Baillieres Best Pract Res Clin Obstet Gynecol 14: 403–414

13 Neuropathische Schmerzsyndrome

Marcus Bäcker, Michael Hammes

mit Beiträgen von Jürgen Mücher (chin. Arzneitherapie, CRPS)
und Jürgen Bachmann (Karpaltunnelsyndrom)

13.1 Allgemeine Leitlinien 459
13.2 Karpaltunnelsyndrom 462
13.3 Meralgia parästhetica 466
13.4 Interkostalneuralgie 467
13.5 (Post-)Zosterneuralgie 470
13.6 Polyneuropathie (PNP) 473
13.7 Komplexes regionales Schmerzsyndrom (CRPS) 475
13.8 Zentrale Schmerzen 479
13.9 Stumpf- und Phantomschmerz 482

13.1 Allgemeine Leitlinien

Die Behandlung neuropathischer Schmerzsyndrome gehört zu den schwierigsten Aufgaben der Schmerztherapie. In diesem Kontext müssen auch die therapeutischen Optionen der Akupunktur betrachtet werden. Die wesentlichen schmerzlindernden Mechanismen von Akupunktur werden über das Nervensystem vermittelt (☞ Kap. 6.2) und basieren auf der intakten Regulationsfähigkeit des nociceptiven Systems, das bei neuropathischen Schmerzen lädiert ist. Dies begrenzt die therapeutischen Optionen der Akupunktur deutlich bzw. führt nach einer erreichten Schmerzlinderung häufig zur raschen Wiederkehr der Schmerzen.

Die meisten neuropathischen Schmerzsyndrome bedürfen einer multimodalen Therapie mit vor allem physikalisch-medizinischen und pharmakologischen Ansätzen. Hier ergeben sich für die Akupunktur vor allem als „add-on"-Therapie einige Optionen. Der Effekt der Akupunktur scheint dabei besonders von einem frühen Beginn der Behandlung abhängig zu sein. Bei chronifizierten Schmerzsyndromen und Fortschreiten einer neuronalen Degeneration oder Einsetzen pathogenetisch bedeutsamer plastischer Veränderungen ist die Wirksamkeit der Akupunkturtherapie limitiert.

So besteht bei Polyneuropathie assoziierten Schmerzen eine gute Erfolgsaussicht bei leichteren Formen, während bei weit fortgeschrittener Neuropathie die Akupunktur weitaus schlechter greift. Dies gilt auch für Engpasssyndrome (Karpaltunnelsyndrom und Meralgia parästhetica). Auch bei traumatischen Querschnittläsionen ist eine möglichst frühe Therapie essenziell.

Es ist allerdings anzumerken, dass, obgleich bei Patienten mit chronischen Schmerzen häufig kein Einfluss auf die Intensität der Schmerzen genommen werden kann, ein wesentlicher Therapieeffekt darin bestehen kann, dass besonders affektive Dimensionen der Schmerzen besser ertragen werden und das allgemeine Wohlbefinden gesteigert wird (Hammes et al. 2002).

Die Effektivität der Therapie ist ferner abhängig von der Pathogenese der Erkrankung. So lassen sich bei einer Intercostalneuralgie aufgrund von Wirbelgelenksblockierungen gute therapeutische Ergebnisse erzielen, während bei einer posttraumatischen Genese mit Läsion des Intercostalnerven (z. B. bei Z. n. Thorakotomie) die Prognose deutlich schlechter ist.

Bei der (Post-)Zosterneuralgie ergibt sich trotz schlechter Wirksamkeit der Akupunktur eine Indikation bei Therapieresistenz konventioneller Evidenz basierter Methoden, wenn der Patient den Wunsch äußert mit Akupunktur behandelt zu werden. Hier steht der Therapeut im Spannungsfeld zwischen evidenzbasierter und Patienten-zentrierter Medizin. „Da wo sonst keiner mehr etwas tun kann" ermöglicht die Akupunkturtherapie mitunter einen somatopsychischen Ansatz. Dies ist relevant vor allem für ältere Patienten bei denen psychosomatisch orientierte Ansätze häufig schwierig sind.

Die Behandlung des chronisch regionalen Schmerzsyndroms (CRPS) gehört in die Hand spezialisierter

Zentren. Hier ist in jedem Falle eine interdisziplinäre Schmerztherapie indiziert, die anästhesiologische, physikalisch-medizinische sowie psychologische Ansätze beinhaltet. Akupunktur kann in diesem Kontext einen zuweilen hilfreichen, vegetativ modulierenden Beitrag leisten.

Zentrale Schmerzen nach Verletzung des zentralen Nervensystems bei spinaler Querschnittläsion, Z.n. cerebralem Insult oder entzündlichen Veränderungen des ZNS (z.B. Multiple Sklerose) gehören zu den am schwierigsten zu behandelnden Schmerzsyndromen überhaupt. Insbesondere zur Behandlung von Begleiterkrankungen wie Obstipation und Blasenentleerungsstörungen hat die Akupunktur hier jedoch einen Stellenwert. Es muss allerdings angemerkt werden, dass wie in China üblich, hierzu sehr viele (bis zu 50–100) engmaschige Behandlungen notwendig sind. Auch der Phantomschmerz ist ein schwierig zu behandelndes Krankheitsbild. Bei insgesamt begrenzten Möglichkeiten ist auch die Wirksamkeit der Akupunktur limitiert. Besonders zu erwähnen ist hier die Möglichkeit der Selbstbehandlung mit TENS, die manchen Patienten eine gewisse Einflussmöglichkeit auf wiederkehrend auftretende Schmerzspitzen ermöglicht.

Für die Wirksamkeit von Akupunktur bei den meisten neuropathischen Schmerzsyndromen existieren bisher keine ausreichenden wissenschaftlichen Daten. In keinem Fall darf die Akupunktur anstelle eines nachweislich wirksamen Verfahrens Anwendung finden. Vielmehr kann die Akupunktur als Erweiterung des therapeutischen Settings im Sinne einer „add-on"-Therapie eine sinnvolle Verwendung finden. Eine zu zögerliche Therapie ohne Verwendung der zur Verfügung stehenden konventionellen Maßnahmen in der prognostisch günstigeren Frühphase einer Erkrankung erhöht das Risiko einer Chronifizierung erheblich.

Westliche Medizin

▸▸ Pathophysiologie

Während nociceptive Schmerzen reale oder potenzielle Gewebeschäden reflektieren, stellen neuropathische Schmerzen eine Fehlinformation für den Organismus dar, welche aufgrund einer strukturellen Läsion des schmerzverarbeitenden Systems selbst entsteht. Im Falle einer peripheren Läsion können spontane, ektope Impulse in geschädigten Nervenfasern generiert werden oder Impulse aus nicht nociceptiven Fasern auf geschädigte nociceptive Fasern (Ephapsen) überspringen. Das lädierte periphere Nervensystem wird somit vom Impulsleiter zum Impulsgenerator. Bei Läsionen des zentralen Nervensystems beobachtet man zudem nicht reversible plastische Veränderungen des ZNS, die ebenfalls zu Generierung und Aufrechterhaltung der Schmerzen führen.

▸▸ Formen

Folgende Formen von neuropathischen Schmerzen lassen sich entsprechend ihrer Pathogenese unterscheiden (modifiziert nach Baron und Jänig 2001).
- Schmerzen nach akuter oder chronischer mechanischer Affektion peripherer Nerven (z.B. Karpaltunnelsyndrom ☞ Kap. 13.2)
- Schmerzen nach metabolischen Läsionen von afferenten Neuronen (z.B. diabetischer Neuropathie ☞ Kap. 13.6)
- Schmerzen nach Virusinfektionen (z.B. Post-Zoster-Neuralgie ☞ Kap. 13.5)
- Schmerzen mit causaler Beteiligung des sympathischen Nervensystems (chronisch regionales Schmerzsyndrom II, M. Sudeck ☞ Kap. 13.7)
- Schmerzen nach Amputationen/Deafferenzierungsschmerzen (Phantomschmerzen ☞ Kap. 13.9)
- Schmerzen nach zentralen Läsionen (z.B. spinales Querschnittssyndrom ☞ Kap. 13.8, Thalamusläsion ☞ Kap. 13.8).

▸▸ Klinik

Neuropathische Schmerzen sind in ihrer Ausprägung und der subjektiven Empfindung des Patienten äußerst vielgestaltig. Entgegen früherer Meinung gibt es keinen pathognomonischen Charakter der Schmerzen. Fakultativ können folgende Charakteristika getrennt oder gemeinsam auftreten:
- Dauerhaft brennender Schmerz
- Paroxysmal einschießender Schmerz, spontan auftretend oder durch äußere Reize triggerbar
- Weitere schmerzhafte Empfindungen wie: Ziehen, Drücken, Reißen etc.
- Allodynie (leichte Reize mechanischer oder thermischer Natur lösen einen heftigen Schmerz aus)
- Hyperpathie (sensible Reize werden erst ab einer höheren Intensität, dafür aber umso heftiger empfunden)
- Begleitende neurologische Minussymptomatik: Hypästhesie, motorische Paresen
- Bei zentralen Läsionen: Spastik.

▸▸ Diagnostik

- Anamnese: Schmerzcharakter (brennend, elektrisierend), Schmerzlokalisation (topologische Hinweise auf Läsionsort), zeitliches Auftreten (dauerhaft oder paroxysmal einschießend), Änderung des Schmerzcharakters (= Hinweis auf CRPS), Berührungs-/Kälteempfindlichkeit (= Allodynie), Triggerfaktoren
- Neurologische Untersuchung: Insbesondere differenzierte sensible Testung (Berührungs- und Vibrationsempfinden, Lagesinn, Zwei-Punkt-Diskrimination, Thermästhesie), Untersuchung des motorischen Systems (schlaffe oder spastische Paresen, Dystonie, Atrophien), Hinweise auf sympathisch unterhaltene Schmerzen (= veränderte Temperatur, Sudomotorik, Dystrophie von Haut und Nägeln, Verschlechterung bei Herabhängen der Extremität, ☞ Kap. 13.7)
- Elektrophysiologische Zusatzdiagnostik (somatosensorisch evozierte Potenziale, Elektromyographie/Neurographie) zur weiteren topologischen Abklärung des Läsionsortes und qualitativen Diagnostik von Neuropathien; in spezialisierten Zentren: Quantitative sensorische Testung (differenzierte psychophysikalische Testverfahren)
- Bildgebende Verfahren: Spinales und/oder craniales MRT u. a. bei V. a. zentrale Läsion; Röntgen und/oder Skelettszintigraphie bei V. a. chronisch regionales Schmerzsyndrom
- Laboruntersuchungen insbesondere bei V. a. entzündliche Läsionen (☞ 13.5 Zoster-Neuralgie) und zur Diagnostik von Polyneuropathien (s. dort)
- Liquoruntersuchung: Bei V. a. entzündliche Prozesse (u. a. Multiple Sklerose, Lyme-Borreliose).

▸▸ Besonderheiten der Therapieführung

Es gelten die allgemeinen Leitlinien zur Behandlung chronischer Schmerzen (☞ Kap. 2.3). Zur medikamentösen Differenzialtherapie ☞ Kap. 2.4.1).

Traditionelle chinesische Medizin

Das Nervensystem ist als morphologisch-physiologische Entität im theoretischen Konzept der traditionellen chinesischen Medizin nicht vorhanden. Wie auch in anderen Bereichen der TCM wird bei den neuropathischen Schmerzen ein phänomenologisch orientierter Ansatz gewählt.

Die diagnostische Zuordnung orientiert sich damit zunächst einmal am Schmerzcharakter. Neuropathien zeigen häufig eine neurologische Reizsymptomatik mit brennenden oder auch kälteähnlichen Dysästhesien sowie erhöhter Empfindlichkeit gegen thermische oder taktile Reize (u. a. Wind). In einer „als-ob"-Analogie werden diese Reizzustände deshalb als das Einwirken pathogener klimatischer Faktoren im Kontext eines *Bi*-Syndroms betrachtet. Zur Komplettierung der Diagnose ist die betroffene Leitbahn entsprechend der Lokalisation der Schmerzen zu bestimmen.

In späteren Stadien von Neuropathien, im Zuge des Fortschreitens einer neuralen Degeneration kann sich eine Minussymptomatik mit Schwäche/Paresen, Atrophien und/oder Hypästhesie ausbilden. Diese Konstellation fällt aus Sicht der TCM unter die Gruppe der *Wei*-Syndrome, die vor allem mit Leere-Mustern wie *Qi*- und/oder Blut-Leere, Leber- und/oder Nieren-Leere einhergehen. Ferner trifft man häufig als komplizierendes Muster eine Milz-Leere-Symptomatik mit Feuchtigkeit an. Die Beschwerden können dann vor allem als Schweregefühl beschrieben werden und es können weitere Milz-*Qi*-Leere-Symptome wie allgemeine Abgeschlagenheit, adipöser oder kachektischer Ernährungszustand, Verdauungsbeschwerden, Schleimsymptomatik oder eine depressive Stimmungslage vorliegen. Steht nicht der Schmerz im Vordergrund, sondern ein Spannungsgefühl mit wechselnder Lokalisation und/oder besteht eine besonders affektiv gefärbte Symptomatik mit deutlicher Abhängigkeit von emotionalen Triggern ist an eine (Leber-) *Qi*-Stagnation zu denken. Bei chronifizierten Schmerzen oder bei traumatischen Verletzungen des Nervensystems wird eine Blut-Stase als relevantes Muster betrachtet. Typischer Schmerzcharakter in diesem Falle ist ein stechender Schmerz mit fixierter Lokalisation. Abbildung 9.5-1 gibt einen Überblick über die häufigsten Syndrommuster und diagnostischen Entscheidungen bei neuropathischen Schmerzen.

- *Bi*-Syndrome = Neuropathien mit überwiegend Plussymptomatik/Reizsymptomen und Allodynie
- Leber-/Nieren-Leere = Neuropathien mit Atrophien/Hypästhesien/Minussymptomatik
- Blut-Stase = Bei traumatischen Läsionen und/oder ausgeprägter Chronifizierung
- (Leber-) *Qi*-Stagnation = Innere Stagnation, affektive Symptome/Trigger, weniger Schmerz eher Spannungsgefühl
- (Milz-) Feuchtigkeit (bzw. Feuchtigkeit-Hitze) = Schweregefühl, dumpfe Beschwerden, oder auch konstitutionell Milz-Symptomatik, wenn die entspre-

chende Schmerzcharakteristik vorliegt und evtl. eine systemische Milz-Problematik vorliegt.

▸ Besonderheiten der Therapieführung

Die Akupunkturtherapie neuropathischer Schmerzen orientiert sich primär an der westlichen Pathogenese und dem Ort der Läsion der jeweiligen Erkrankung. Je nach Ursache der neuropathischen Störung ist die Nadelung auf das Versorgungsgebiet und den anatomischen Verlauf eines peripheren Nervs, das betroffene Segment oder die Repräsentation einer zentral nervösen Einheit gerichtet. Eine detaillierte Darstellung des auf dieser Prämisse basierenden Vorgehens findet sich unter den einzelnen Krankheitsbildern im hinteren Teil des Kapitels.

Die Einbeziehung der Syndromdiagnose ist für die Akupunktur im Gegensatz zur chinesischen Arzneitherapie von untergeordneter Bedeutung. Wesentlich ist es jedoch bei chronisch kranken, geschwächten oder älteren Patienten eine vorsichtige Reizdosierung zu wählen, da bei zu starker Reizung die Schmerzen exazerbieren können.

In Abhängigkeit von der Empfindlichkeit des Patienten und der Ausprägung der Erkrankung sollte an die Möglichkeit erweiterter Stimulationsvarianten wie TENS, Laser oder Elektrostimulationsakupunktur (ESA) gedacht werden. Die Verträglichkeit dieser Methoden muss im Einzelfall ausgetestet werden. Insbesondere mit der ESA lassen sich jedoch zuweilen sonst therapieresistente Schmerzen noch günstig beeinflussen.

Siehe auch allgemeine Leitlinien der Akupunkturtherapie (☞ Kap. 6.7.1) bezüglich Punktauswahl, Auswahl von Reizart und -dauer.

13.2 Karpaltunnelsyndrom (KTS)

Kompression des N. medianus unter dem Retinaculum flexorum (Karpaltunnel); Abkürzung: KTS.

Stellenwert der Akupunktur

- Aus Sicht des Autors: Gute Indikation, zu differenzieren abhängig von der Ätiologie
- Einsatz: Im Rahmen komplexer Fehlhaltungsmuster und deren Korrektur, aber auch zur lokalen Abschwellung und Minderung der Kompression sowie auch im Rahmen der Regulation der hormonellen Homöostase

- Wirksamkeitsnachweis: Bisher eine offene Studie und einzelne Fallberichte im westlichen Sprachraum: Hinweise für Wirksamkeit aus offener Beobachtungsstudie: Das Patientenkollektiv bestand aus 31 Patienten, bei denen zuvor eine konventionelle (konservative und/oder operative) Therapie versagt hatte. Alle Patienten wurden lokal im Bereich des Handgelenkes kombiniert mit Laser und TENS behandelt. Bei einigen Patienten kamen zusätzlich Nadelakupunktur und chinesische Phytotherapie zum Einsatz. In 91% der Fälle zeigte sich nach einer 4–5-wöchigen Behandlung mit 3 Sitzungen/Woche eine mindestens 50%-Reduktion der Schmerzen. Nach einem 2-Jahres-Follow-up waren die Schmerzen bei nur 8% der Patienten wiedergekehrt (Branco u. Naeser 1999). Fazit: Insgesamt äußerst dünne Studienlage, Hinweise für Wirksamkeit, weitere Studien erforderlich.

Westliche Medizin

▸ Epidemiologie

Ursache für 50% aller Brachialgien, Frauen > Männer (1:3), zumeist > 50. Lj. (Schepelmann und Kloß 1998).

▸ Klinik

- Lokalisation der Parästhesien im Bereich der Hand, vorrangig der Finger D1–D3, aber häufig, gerade in späteren Stadien auch des gesamten Armes und nach proximal hin sich ausbreitend bis in die Schulter-Nacken-Region
- Häufig vor allem während des Schlafes Beschwerden
- Schmerz vor allem in frühen und weniger ausgeprägten Stadien belastungs- und stellungsabhängig, später auch als nächtliche Parästhesien, die den Schlaf unterbrechen und zu Bewegung, Ausschütteln, Überspülen mit kaltem Wasser nötigen.

Weitere Symptomatik je nach Schwere der Ausprägung auch mit sensiblen und motorischen Defiziten und Hypotrophie im Versorgungsbereich des N. medianus.

▸ Pathophysiologie

- Einfaches Modell: Kompression des N. medianus, der im Bereich des Karpaltunnel zusammen mit den Beugersehnen der Hand verläuft, so dass Schwellungen der Sehne und ihrer Gleitgewebe die relative Enge im Karpaltunnel in eine Kompression münden lassen.

- Komplexes Modell: Faktoren, die eine erhöhte Empfindlichkeit des Nerven bedingen, können den Grad der klinischen Ausprägung mit bestimmen, hierzu zählen neben humoralen Faktoren auch solche, die die Reizschwelle der Nervenfasern über somatisch-strukturellen Faktoren im proximalen Verlauf beeinflussen. Hierzu zählen Reizungen durch Bandscheibenvorfall, Foramenenge, übergreifende Facettegelenksreizungen, Verkürzung der Mm. Scaleni mit direkter oder indirekter Auswirkung auf den Nerven, häufig verknüpft mit Störungen der 1. Rippe, und Kompression des Gefäßnervenbündel im Verlauf der Mm. Scaleni, im Raum zwischen Thorax und Clavikula oder unter dem M. pectoralis mit seiner Insertion am Proc. coracoideus.

> **Möglicher Wirkmechnanismus der Akupunktur:**
> - Lokale Mechanismen: Antiphlogistische, analgetische sowie den Lymphabfluss fördernde Mechanismen (☞ Kap. 3.3.1) könnten zu einer Abschwellung im Bereich des Karpaltunnels beitragen.
> - Systemischer Einfluss über die Modulation der vegetativ-hormonellen Achse denkbar. Darüber hinaus Verminderung einer möglichen proximalen Nervenreizung durch Korrektur von Fehlhaltungsmustern.

▸▸ Verlauf
- Mögliche Persistenz einer reinen Schmerzsymptomatik über Jahre
- Bei Fortschreiten der Erkrankung auch tagsüber Beschwerden, Hypästhesie der Palmarseite der ersten drei Finger sowie Paresen und Atrophien der N.-medianus-innervierten Muskulatur.

▸▸ Diagnostik
- Klassische Anamnese (Auslöser, Verstärkung oder Verbesserung durch Faktoren wie Ruhe oder Bewegung, dynamische und/oder statische Beanspruchung und Vorerkrankungen, Verletzungen und vorangegangene operative Interventionen abzugrenzen, nächtliche Beschwerden)
- Provokationsteste:
  - Phalen-Test: Zunehmende Schmerzen und Parästhesien bei maximaler Handgelenksflexion über 1 min
  - Umgekehrter Phalen-Test: Zunehmende Schmerzen und Parästhesien bei maximaler Handgelenksextension über 1 min
  - Klopfschmerzprovokation über dem Nervenverlauf (Hoffmann-Tinnell-Zeichen)
  - Kompressionsschmerzprovokation über dem Nervenverlauf über 30 sec mit Auslösung von Schmerz und Parästhesien
- Körperliche Untersuchung mit Blick auf Haltungsauffälligkeiten, wie vermehrte Lordose der Halswirbelsäule und Kyphose der Brustwirbelsäule, Hypotrophien des Thenar sowie der Mm. lumbricales, Prüfung der zugeordneten Wirbelsäulensegmente, Kraftminderung des M. opponens oder M. abductor pollicis
- Bildgebende Diagnostik: Lokal meist entbehrlich, abgesehen bei vorangegangenem knöchernen Trauma im Handgelenksbereich; evtl. bei klinischen Hinweisen auf komplexes Geschehen röntgen der Halswirbelsäule in 3 Ebenen unter Einschluss der Foramenabgänge, bei begründetem klinischen Verdacht auf strukturale ossäre Schädigung oder relevanten Bandscheibenschaden evtl. auch CT oder NMR
- Elektrophysiologische Untersuchung: NLG (Leitungsverzögerung N. medianus am Ligamentum transversum), evtl. Elektromyographie (EMG), insbesondere vor operativer Indikationsstellung
- DD: Radikulopathie C6 oder C7, aber auch als pseudoradikuläre Ausstrahlung, Thoracic-Outlet-Syndrom, überlastungsinduzierte Tendovaginitiden
- Nervenärztlich: Nervenkompressionsschmerzen des N. medianus im Bereich des M. pronator teres, Polyneuropathien, untere Plexusläsion.

▸▸ Therapie
- Milde Symptomatik ohne sensomotorische Ausfälle:
  - Falls möglich auslösende Aktivitäten vermeiden
  - Volare Handschiene zur äußeren Stabilisierung und Immobilisation, wirkt oft nur kurz über die Dauer der Ruhigstellung hinaus
  - Therapeutische Lokalanästhesie mit 1–3 ml Lidocain 1% in den Karpaltunnel mit Zusatz von 10 mg Triamcinolon in loss-of-resistance-Technik, cave: Nervenverletzung, evtl. auch Komplexhomöopathika z. B. Zeel® oder Traumeel® bei diskreter Reizung
  - Physiotherapie: Bei komplexem Syndrom mit Fehlhaltungsmuster evtl. Dehnbarkeitsverbesserung

beteiligter verkürzter Muskelgruppen und Haltungskorrektur, Yoga mit Dehnübungen des Handgelenkes
- Physikalische Therapie: Bei einfacher Kompression relative Indikation für TENS/Iontophorese zur Dämpfung der Schmerzwahrnehmung und Entzündung, bei komplexem Syndrom mit Fehlhaltungsmuster evtl. Traktion zur Entlastung
- Nichtsteroidale Antiphlogistika (NSAR; z. B. 3-mal 25–50 mg Diclofenac täglich für einige Tage)
• Deutliche sensible und/oder motorische Defizite und bei Versagen der konservativen Therapie:
- Operative Therapie: Insbesondere beim einfachen Karpaltunnelsyndrom häufig indiziert. Voraussetzung ist, dass die Nervenkompression durch elektrophysiologische Untersuchung verifiziert wurde. Dann ist die operative Dekompression des Karpaltunnels durch Spaltung des Retinakulum zielführend und ganz überwiegend nachhaltig erfolgreich. Gängig sind 2 Vorgehensweisen: Offene Dekompressionsoperation im Bereich des Retinakulum in Blutleere und Plexus- oder Lokalanästhesie, Dekompressionsoperation durch endoskopische Spaltung des Retinakulum.

Traditionelle Chinesische Medizin
▸▸ **Pragmatische Therapie mit Akupunktur**
Basispunkte

Lokalpunkte	Pe 7, Pe 8, Pe 6, He 7, Lu 9, Lu 7
Dorsal	Ex-AH 7, Ex-AH 8

Punkte nach Begleitsymptomatik
Die wesentlichste Ergänzung zur lokalen Therapie des Karpaltunnelsyndroms (KTS) besteht in der segmentalen Therapie der Halswirbelsäule und oberen Brustwirbelsäule. Ergänzend zu den folgenden Punkten ist das Kapitel Halswirbelsäule (☞ 10.2–10.4) zu Rate zu ziehen.

Symptommuster	Lokal/Regionalpunkte	Fernpunkte
Fehlhaltung/Störung der Halswirbelsäule	Gb 20, Du 14, Bl 43, Di 17	Gb 41, Bl 60, Gb 39
Fehlhaltung/Störung der Brustwirbelsäule	Bl 10, Bl 43, Bl 23	Bl 60, Bl 57, Dü 3
Verkürzung M. pectoralis	Lu 1, Lu 2	Keine
Verkürzung Handgelenksbeuger	He 3, Pe 3	Keine

Durchführung der Behandlung
• Punktauswahl:
- 2–3 lokale Akupunkturpunkte und *Ashi*-Punkte, evtl. Triggerpunkte der regionalen Muskulatur der Handgelenksbeuger, ergänzend Punkte nach Symptomen
- Bei Hinweis auf Pathologien oder Fehlhaltung im Bereich der Brustwirbelsäule und Halswirbelsäule ergänzende Leitbahnpunkte (hier v. a. Blasen-Leitbahn)
• Methode:
- Pe 7 mit Impuls in Richtung Karpaltunnel nadeln und stark stimulieren, dann Nadel entfernen
- Anschließend regionale Punkte und weitere Punkte nadeln und für 30 min unter 2–3-maliger Stimulation belassen
• Moxa bei Kältesymptomatik
• Verbleib der Nadeln: Ca. 20–30 min unter 1–3-maliger Stimulation
• Stimulationsart: Lokal ableitend und Durchgängigkeit herstellen, Fernpunkte ableitend je nach Konstitution des Patienten
• Behandlungsfrequenz:
- Behandlungsserie von 10–15 Sitzungen
- Jeden 2. bis 4. Tag
- Falls erforderlich, erneute Serie nach 6 Wochen Pause möglich.

▸▸ **Karpaltunnelsyndrom aus Sicht der TCM**
Aus Sicht der TCM lässt sich das KTS als *Bi*-Syndrom einordnen. In der Pathogenese spielen äußere pathogene Faktoren wie Wind, Kälte und Feuchtigkeit eine Rolle, die die Leitbahnen obstruieren. Von der Lokalisation her sind hierbei vor allem die Dickdarm- und Lungen-Leitbahnen sowie die Perikard-Leitbahn an der Hand betroffen. In Analogie zur westlichen Pathogenese können manifestationsfördernde Faktoren zu Schwellungen führen. Hier kann eine Milz-Schwäche mit der Bildung von Feuchtigkeit und Schleim eine

13.2 Karpaltunnelsyndrom (KTS)

Rolle spielen. Bei Traumata oder Z.n. operativen Eingriffen ist an Blut-Stase zu denken. Das fortgeschrittene Stadium des KTS mit Kraftverlust und Atrophie wird als Blut- und *Qi*-Leere eingeordnet.

▸▸ Differenzierung häufiger Syndrommuster (Qiu 1992)
☞ Tabelle 13.1 s.u.

▸▸ Therapie nach Syndrommuster
Akupunkturpunkte nach Syndrommuster

Syndrommuster	Punkte
Wind-Kälte-Feuchtigkeit-*Bi*-Syndrom	Di 4, Ex-AH 9, Du 14 (Moxa), Gb 20, 3E 5, Mi 9
Blut-Stase und trüber Schleim	Bl 17, Mi 10, Ma 36, Ma 40
Qi- und Blut-Leere	Bl 17, Bl 20, Ma 36, Mi 6

Chinesische Arzneitherapie
☞ Tabelle 13.2 s.u.

Tabelle 13.1 Differenzierung häufiger Syndrommuster (Qiu 1992)

Syndrommuster	Leitsymptome
Wind-Kälte-Feuchtigkeit-*Bi*-Syndrom	• Wind vorherrschend: Wandernde und fluktuierende Symptomatik • Kälte vorherrschend: Deutlicher Schmerz, Verschlimmerung durch lokale Kälteeinwirkung, verspannte Muskulatur • Feuchtigkeit vorherrschend: Schweregefühl, muskelkaterähnlicher Schmerz • **Puls:** Kann gespannt oder schlüpfrig sein
Blut-Stase und trüber Schleim	• Lokales Trauma?, ansonsten lange vorbestehendes *Bi*-Syndrom, Kraftverlust, Atrophien und zunehmende Sensibilitätsstörungen, allgemeine Symptome einer Milz-*Qi*-Leere mit Feuchtigkeit möglich, Verschlimmerung bei feucht kaltem Wetter • **Puls:** Kann schlüpfrig sein • **Zunge:** Kann Zahneindrücke und einen klebrig fetten Belag aufweisen
Qi- und Blut-Leere	• Muskelkaterähnliche Schmerzen, ausgeprägte Parästhesien, trockene Haut, Atrophien, Kraftverlust bei körperlicher Belastung, Kurzatmigkeit und Schwindel möglich • **Zunge:** Kann blass sein • **Puls:** Kann fein und schwach sein

Tabelle 13.2 Chinesische Arzneitherapie

Syndrommuster	Arzneitherapie/Rezepte
Wind-Kälte-Feuchtigkeit-*Bi*-Syndrom	• Bei Vorherrschen von Wind: *Fang feng tang* (☞ Anhang) – Sem. Armeniacae amarum, Herb. Ephedrae, Rad. Scutellariae, Cort. Cinnamomi + Ram. Cinnamomi, Ram. Mori, Rad. seu Rhiz. Notopterygii, Lumbricus, Rhiz. Curcumae longae • Bei Vorherrschen von Kälte: *Wu tou tang* (CAB 436) – Herb. Ephedrae, + Ram. Cinnamomi, Ram. Mori, Rad. seu Rhiz. Notopterygii, Retinervus Fruct. Luffae, Rhiz. Curcumae longae (Aus Gründen der Arzneimittelsicherheit empfiehlt sich trotz eines gewissen Wirkungsverlustes der Ersatz von Rad. Aconiti praep. durch Rad. lateralis Aconiti praep.) • Bei Vorherrschen von Feuchtigkeit: *Qiang huo sheng shi tang* (CAB 221) – Fruct. Viticis, + Ram. Cinnamomi, Ram. Mori, Rad. Clematidis, Rhiz. Atractylodis
Qi-Stagnation und Blut-Stase	*Shen tong zhu yu tang* (CAB 352) – Excrementum Trogopteri seu Pteromi, Rad. Cyathulae + Rhiz. Corydalis, bei zusätzlich bestehender Schleim-Stagnation: + Retinervus Fruct. Luffae, Fruct. Trichosanthis und/oder Rhiz. Pinelliae
Qi- und Blut-Leere	*Sheng yu tang* (CAB 275) – Rad. Rehmannia exsicc./viride + Caulis Spatholobi (*ji xue teng*), Rad. Salviae miltiorrhizae

13.3 Meralgia parästhetica

Kompressionssyndrom des Nervus cutaneus femoris lateralis.

Stellenwert der Akupunktur
- Aus Sicht der Autoren: Weniger gute Indikation
- Einsatz: Zur adjuvanten Lokaltherapie
- Wirksamkeitsnachweis: Außer einer Anwendungsbeobachtung von 2 Fällen mit erfolgreicher Therapie existieren keine Daten (Aigner et al. 1997), keine Aussage möglich.

Westliche Medizin
▸▸ Klinik
- Schmerzen, Parästhesie, evtl. Hypästhesie im Bereich des lateralen Oberschenkels; initial intermittierend, im späteren Verlauf häufig dauerhafte Beschwerden
- Teilweise bewegungs- und belastungsabhängig.

▸▸ Pathophysiologie
Kompression des Nerven beim Durchtritt durch das Leistenband (vielfach Lageanomalien) durch:
- Extern: Enge Kleidung, Gürtel, Korsett
- Nach Operationen in vornüber gebeugter Haltung
- Selten: Raumforderung im Retroperitoneum.

▸▸ Diagnostik
- Provokationstest: Umgekehrter Lasègue (Streckung des Hüftgelenkes)
- Diagnostische Blockade des Nerven
- DD: Radikulopathie L 3 (Parese, evtl. Reflexminderung/PSR), RF im Retroperitoneum, (zumeist ist Kompression am Leistenband die Ursache und keine weitere Ursache zu finden).

▸▸ Therapie
- Falls greifbar Behebung der Ursache: Vermeiden zu enger Kleidung, Gewichtsreduktion bei adipösen Patienten
- Blockadeserien: Lokalanästhetikum und/oder Cortison 1–2 cm medial und unterhalb der Spina iliaca superior anterior, Platzierung unterhalb der Fascia lata
  - Bei schmerzhafter Persistenz über Monate: Chirurgische Dekompression des Nerven
  - Bei schweren Verläufen medikamentöse Therapie: Antikonvulsiva, Antidepressiva, Opioide.

▸▸ Prognose
Gute Prognose: In vielen Fällen spontanes Verschwinden nach Wochen bis Monaten.

Traditionelle Chinesische Medizin
▸▸ Pragmatische Therapie mit Akupunktur
Basispunkte

Lokalpunkte	Gb 27, Ma 32, Ma 33, Gb 31, *Ashi*-Punkte
Fernpunkt	Mi 6

Durchführung der Behandlung
- Punktauswahl: Lokalpunkte sowie weitere Punkte im Bereich des schmerzhaften Areals
- Methode:
  - Die Lokalpunkte werden oberflächlich genadelt und kräftig stimuliert
  - Zusätzlich Umstechen des hyperpathischen oder allodynen Schmerzareals, oberflächlich in Richtung der Zentrums des Areals nadeln
  - Dann hochfrequente Elektrostimulation mit Verbindung der jeweils gegenüberliegenden Nadeln
  - Weitere Option: Aufsuchen lokaler Triggerpunkte und kräftig stimulierende Nadlung zum Auslösen einer „twitch response" oder ausstrahlender Nadelsensationen
- Behandlungsfrequenz: Täglich oder jeden 2. Tag, 10 Behandlungen ergeben einen Zyklus.

▸▸ Meralgia parästhetica aus Sicht der TCM
Für die Meralgia parästhetica gelten dieselben pathogenetischen Überlegungen wie für das KTS.

Differenzierung häufiger Syndrommuster
☞ Tabelle 13.3 siehe Seite 467.

▸▸ Therapie nach Syndrommuster
Punkte nach Syndrommuster

Syndrommuster	Punkte
Wind-Kälte-Feuchtigkeit-*Bi*-Syndrom	Du 14 (Moxa)
Blut-Stase und trüber Schleim	Bl 17, Mi 10, Ma 36, Ma 40
Qi- und Blut-Leere	Bl 17, Bl 20, Ma 36, Mi 6

Chinesische Arzneitherapie
☞ Tabelle 13.4 siehe Seite 467.

Tabelle 13.3 Differenzierung häufiger Syndrommuster

Syndrommuster	Leitsymptome
Wind-Kälte-Feuchtigkeit-Bi-Syndrom	• Wind vorherrschend: Wandernde und fluktuierende Symptomatik • Kälte vorherrschend: Deutlicher Schmerz, Verschlimmerung durch lokale Kälteeinwirkung, verspannte Muskulatur • Feuchtigkeit vorherrschend: Schweregefühl, muskelkaterähnlicher Schmerz • **Puls:** Kann gespannt oder schlüpfrig sein
Blut-Stase und trüber Schleim	• Lokales Trauma?, ansonsten lange vorbestehendes Bi-Syndrom, Kraftverlust, Atrophien und zunehmende Sensibilitätsstörungen, allgemeine Symptome einer Milz-Qi-Leere mit Feuchtigkeit möglich, Verschlimmerung bei feucht kaltem Wetter • **Puls:** Kann schlüpfrig sein • **Zunge:** Kann Zahneindrücke und einen klebrig fetten Belag aufweisen
Qi- und Blut-Leere	• Muskelkaterähnliche Schmerzen, ausgeprägte Parästhesien, trockene Haut, Atrophien, Kraftverlust bei körperlicher Belastung, Kurzatmigkeit und Schwindel möglich • **Zunge:** Kann blass sein • **Puls:** Kann fein und schwach sein

Tabelle 13.4 Chinesische Arzneitherapie

Syndrommuster	Arzneitherapie/Rezepte
Wind-Kälte-Feuchtigkeit-Bi-Syndrom	Bei Vorherrschen von Wind: *Fang feng tang* (s. Anhang) – Rad. Scutellariae, Cort. Cinnamomi + Ram. Cinnamomi, Ram. Mori, Rad. Angelicae pubescentis, Lumbricus, Rad. Cyathulae Bei Vorherrschen von Kälte: *Wu tou tang* (CAB 436) + Ram. Cinnamomi, Fruct. Chaenomelis, Rad. Angelicae pubescentis, Retinervus Fruct. Luffae, Rad. Cyathulae (Aus Gründen der Arzneimittelsicherheit empfiehlt sich trotz eines gewissen Wirkungsverlustes der Ersatz von Rad. Aconiti praep. durch Rad. lateralis Aconiti praep.) Bei Vorherrschen von Feuchtigkeit: *Qiang hou scheng shi tang* (CAB 221) – Fruct. Viticis, Rad. seu Rhiz. Notopterygii, + Rad. Cyathulae, Ram. Cinnamomi, Fruct. Chaenomelis, Rad. Clematidis, Rhiz. Atractylodis
Blut-Stase und trüber Schleim	*Shen tong zhu yu tang* (CAB 352) – Excrementum Trogopteri seu Pteromi, Rad. seu Rhiz. Notopterygii + Rad. Angelicae pubescentis, Caulis Spatholobi *(ji xue teng)*, in schweren Fällen auch Rhiz. Corydalis, bei zusätzlich bestehender Schleim-Stagnation: + Retinervus Fruct. Luffae, Rhiz. Atractylodis, Sem. Coicis und/oder Rhiz. Pinelliae
Qi- und Blut-Leere	*Shen yu tang* (CAB 275) – Rad. Rehmannia exsicc./viride + Ram. Cinnamomi, Caulis Spatholobi *(Jixueteng)*, Rad. Cyathulae

13.4 Interkostalneuralgie

Schmerzen im Verlauf eines oder mehrerer Intercostalnerven.

Stellenwert der Akupunktur
• Aus Sicht der Autoren: Abhängig von der Pathogenese: Bei traumatischer Läsion eines Intercostalnerven (z. B. nach Rippenserienfraktur) mäßig gute Indikation, bei Wirbelgelenksblockierungen gute Indikation
• Einsatz: Adjuvante Lokaltherapie, gute Indikation auch für TENS
• Wirksamkeitsnachweis: Nach Kenntnis der Autoren keine Studien im westlichen Sprachraum vorhanden.

Westliche Medizin
▸▸ **Epidemiologie**
Seltenes Krankheitsbild, allerdings häufig als Synonym für thorakale Schmerzen verschiedener Ätiologie (s. DD) verwendet.

13 Neuropathische Schmerzsyndrome

▸▸ **Klinik**

Paroxysmal einschießende oder dauerhaft brennende Schmerzen im Versorgungsgebiet eines oder mehrerer Intercostalnerven, in der Regel einseitige Symptomatik.

▸▸ **Pathophysiologie**
- Irritation oder Läsion eines oder mehrerer Intercostalnerven
- Ätiologien: Postoperativ (Thorakotomiesyndrom), traumatisch/posttraumatisch (Rippenfraktur), Fehlstatik des Thoraxskelettes (z. B. ausgeprägte Skoliose), Herpes zoster/postherpetische Neuralgie (auch als reine Schmerzsymptomatik möglich „zoster sine herpete").

▸▸ **Diagnostik**
- Typische Anamnese (Trauma, Zoster?)
- Manuelle Diagnostik: Myofasciale oder pseudoradikuläre Genese, Fehlstatik?
- Rö-Thorax (knöcherne Pathologien?)
- Falls sonst keine Ursache greifbar: Weitergehende Diagnostik zum Ausschluss cardialer, pulmonaler sowie maligner Erkrankungen (CT-Thorax, MRT, BWS, [Belastungs-]EKG, Sono Abdomen, Labor, ggf. Knochenszintigraphie)
- Differenzialdiagnosen: Am häufigsten funktionelle Störung am Bewegungssystem: Pseudoradikuläres Syndrom, myofasciales Syndrom (Triggerpunkte im Bereich der Rückenmuskulatur), Wirbelgelenkblockierung, Tietze-Syndrom (punktförmige Schmerzen am sternocostalen Übergang), thorakaler Bandscheibenprolaps (sehr selten). Pleuritis, infiltrativ wachsende Karzinome, ossäre Metastasen (u. a. multiples Myelom), übertragender Schmerz: U. a. Angina pectoris.

▸▸ **Therapie**
- Lokale Therapie: Capsaicin-Salbe (0,05%), physikalische Therapie
- Medikamentöse Therapie: Brennender Schmerz: Antidepressivum (z. B. Amitriptylin 10–75 mg 0–0–0–1), elektrisierend-einschießender Schmerz: Antikonvulsivum (z. B. Carbamazepin bis auf 2-mal 400–600 mg langsam aufdosieren, Blutspiegelkontrolle, alternativ Gabapentin), evtl. zusätzlich Opioide: Zum Beispiel Tramadol ret. 2–3-mal 50(–100) mg, hochpotente Opioide nur bei geklärter und rechtfertigender Genese
- Invasive Maßnahmen bei sonstiger Therapieresistenz (z. B. schweres Postthorakotomiesyndrom): Prognostische Blockade mehrerer Intercostalnerven, falls Blockade erfolgreich: Neurolyse der entsprechenden Intercostalnerven zu erwägen.

Traditionelle Chinesische Medizin
▸▸ **Pragmatische Therapie mit Akupunktur**

Basispunkte

Lokalpunkte	*Huatuo-Jiaji*-Punkte in Höhe der Schmerzen, *Ashi*-Punkte um das betroffene Areal
Fernpunkte	3E 6, Di 5, Gb 34, Gb 40 auf Ni 6 zu nadeln

Durchführung der Behandlung
- Punktauswahl: Nadelung von *Huatuo-Jiaji*-Punkten in Höhe des schmerzhaften Segmentes und lokale Nadelung von *Ashi*-Punkten am Thorax („Umstechen" der Maximalzone), zudem Fernpunkte
- Methode:
  - Bei Verursachung durch Wirbelgelenkblockierung: Zuerst Fernpunkte nadeln und stark stimulieren, während der Stimulation Patienten Bewegungen ausführen lassen, die typischerweise die Schmerzen evozieren können (z. B. Rotation der BWS), Nadeln 5–10 min belassen; anschließend Lokaltherapie mit Nadelung der segmentalen und lokalen Punkte (*Huato tuo* und *Ashi*), Nadeln 15–20 min belassen
  - Bei chronischen Schmerzen: Lokaltherapie im Vordergrund, Stimulation mit geringerer Intensität, falls möglich Syndromdiagnose einbeziehen (incl. Phytotherapie)
  - Cave: Am Thorax oberflächliche Nadelung, Gefahr eines Pneumothorax.

▸▸ **Interkostalneuralgie aus Sicht der TCM**

Entsprechend der phänomenologischen Annäherung der chinesischen Medizin kann die Interkostalneuralgie als Thorax-*Bi*-Syndrom aufgefasst werden. Äußere pathogene Faktoren befallen die *Shaoyang*- (Gallenblasen-) Leitbahn und führen zu einer Störung der Zirkulation von *Qi* und/oder Blut (bei Traumata). Es ist anzumerken, dass aus Sicht der TCM ein Herzinfarkt damit ähnlich kategorisiert wird wie eine Wirbelgelenksblockierung. Die westlich naturwissenschaftlich orientierte Vorstellung thorakaler Schmerzstörungen ist hier der chinesischen überlegen.

Als weitere begleitende oder im Verlaufe des Progresses der Erkrankung auftretende Syndrome sind: Leber-*Qi*-Stagnation, Schleim/Feuchtigkeit (u. a. bei chronisch-obstruktiven Pulmonalerkrankungen [COPD]), Leber-*Yin*-Leere.

Differenzierung häufiger Syndrommuster (Qiu 1992)
☞ Tabelle 13.5 s. u.

▸▸ Therapie nach Syndrommuster
Punkte nach Syndrommuster

Syndrommuster	Punkte
Äußere pathogene Faktoren befallen das *Shaoyang*	3E 3, 3E 5, Du 14, Gb 41
Feuchtigkeit/Schleim	Lu 5, Lu 7, Ma 36, Ma 40, Ren 17
Leber-*Qi*-Stagnation	Bl 18, Le 13, Gb 34, Gb 40, Le 3
Blut-Stase	Bl 17, Bl 18, Mi 10, Mi 6, Le 2

Chinesische Arzneitherapie
☞ Tabelle 13.6 s. u.

Tabelle 13.5 Differenzierung häufiger Syndrommuster (Qiu 1992)

Syndrommuster	Leitsymptome
Äußere pathogene Faktoren befallen das *Shaoyang*	• Muskelverspannungen, Schmerz mit Kältegefühl, oder Brennschmerz, oder Spannungsgefühl, Schüttelfrost möglich, Erkältungssymptome möglich • **Zunge:** Belag kann gelb sein • **Puls:** Kann saitenförmig sein
Feuchtigkeit/Schleim	• Schmerz mit Spannungsgefühl, Zunahme bei vertiefter Atmung, Kurzatmigkeit und verschärfte Atemgeräusche sowie Hustenanfälle möglich, unter Umständen Begleitsymptom einer chronisch obstruktiven Lungenerkrankung • **Zunge:** Belag kann weiß und klebrig fett sein • **Puls:** Kann fein und saitenförmig oder tief und schlüpfrig sein
Leber-*Qi*-Stagnation	• Spannungsgefühl ausgeprägter als Schmerz oder stechender bei nicht fixierter Lokalisation, Verstärkung durch emotionale Belastung, Brustbeklemmung, häufiges Seufzen, zusätzlich abdominelle Distension und Appetitlosigkeit möglich • **Puls:** Kann saitenförmig sein
Blut-Stase	• Stechender Schmerz mit fixer Lokalisation, anhaltender Schmerz mit Exazerbationen, nächtlich besonders ausgeprägt, Traumaanamnese möglich • **Zunge:** Violette Farbe mit Staseflecken möglich

Tabelle 13.6 Chinesische Arzneitherapie

Syndrommuster	Arzneitherapie/Rezepte
Wind-Kälte-(Feuchtigkeit)	*Xiao chai hu tang* (CAB 148) – Rad. Ginseng, Fruct. (Zizyphi) Jujubae+ Fruct. (Citri) Aurantii und evtl. Rhiz. Cyperi
Feuchtigkeit/Schleim	*Xiang fu xuan fu hua tang* (CAB 474) evtl. + Rad. Bupleuri und/oder Fruct. (Citri) Aurantii Bei Feuchtigkeit-Hitze in Leber und Gallenblase stattdessen: *Long dan xie gan tang* (CAB 102) evtl. + Fruct. (Meliae) Toosendan, Rad./Tub. Curcumae und/oder Pericarp. Citri reticulatae viride
Leber-*Qi*-Stagnation	*Chai hu shu gan san* (CAB 160), in schweren Fällen + Fruct. (Meliae) Toosendan, Pericarp. Citri reticulatae viride, Rad./Tub. Curcumae Bei gleichzeitig bestehender Milz-*Qi*- und Blut-Leere stattdessen *Xiao yao san* (CAB 161), evtl. mit den o. a. Modifikationen
Blut-Stase	*Xue fu zhu yu tang* (CAB 350) + Rad./Tub. Curcumae, Bulb. Allii fistulosi Oder, in schweren, traumatisch verursachten Fällen: *Fu yuan huo xue tang* (CAB 363) mit Rhiz. Corydalis oder Myrrha statt Squama Manitis (steht unter Naturschutz)

13.5 (Post-)Zosterneuralgie

Akute Zosterneuralgie: Schmerzen im betroffenen Segment während einer akuten Herpes-Zoster-Erkrankung.
Postzosterische Neuralgie: Persistierende Schmerzen sechs Wochen nach Abheilung der Effloreszenzen eines Herpes zoster.

Stellenwert der Akupunktur
- Aus Sicht der Autoren: Weniger gute Indikation, aber adjuvante Behandlung nach Ausschöpfung Evidenz basierter Therapien bzw. auf Wunsch des Patienten als Therapieversuch vertretbar
- Einsatz: Als Lokaltherapie und psychovegetativ modulierendes Verfahren
- Wirksamkeitsnachweis: Keine Aussage möglich; eine kontrollierte Studie mit negativem Ergebnis (gleiches Resultat wie Placebo TENS, Lewith et al. 1993).

Westliche Medizin
▸▸ Epidemiologie
Akute Zosterinfektion häufige Erkrankung bei älteren Patienten (Prävalenz 25%), 15% entwickeln im Anschluss an die Infektion eine Post-Zoster-Neuralgie (David 1999), wesentlich seltener bei Jüngeren, M:F : 1:2.

▸▸ Klinik
Akute Zosterinfektion
- Häufig ältere oder immunsupprimierte Patienten, Prodromi: Abgeschlagenheit, evtl. Fieber, leichtes Brennen im betroffenen Segment, nach 1–2 Wochen bläschenförmiges Exanthem auf erythematösen Grund
- Lokalisation zumeist im Bereich eines thorakalen Dermatomes (54%) oder eines Trigeminusastes (13%), zuweilen auch beidseitig (30%) oder polysegmental
- Brennender Dauerschmerz, Dysästhesie und Hyperalgesie im betroffenen Segment
- In seltenen Fällen auch Schmerz ohne Exanthem möglich (Zoster sine herpete)
- Ko.: Zoster ophthalmicus mit Keratokonjunktivitis, muskuläre Paresen (u.a. Fazialisparese bei Zoster oticus), Zosterenzephalitis und Generalisation v.a. bei ausgeprägter Immunsuppression.

Postzosterische Neuralgie (PZN)
- Def.: Persistierende Schmerzen 3 Monate nach Abheilung der Effloreszenzen
- Mögliche narbige Residuen im betroffenen Segment mit Hypästhesie, teilweise quälendem Juckreiz und Schmerzen
- Verschiedene Schmerzcharakteristika treten zumeist kombiniert auf:
  - Brennend bohrender Dauerschmerz
  - Einschießende, neuralgieforme Attacken
  - Dynamische Berührungsallodynie (leichteste Berührungen führen zu Schmerzen, feste Berührung hingegen kann Erleichterung verschaffen)
- Häufig ausgeprägte Abhängigkeit der Schmerzen von der psychischen Verfassung.

▸▸ Pathophysiologie
- Auslösemechanismus bisher nicht bekannt
- Entstehung neuropathischer Schmerzen:
  - Schädigung peripherer Axone führt zu pathologisch erhöhtem nociceptiven Einstrom mit der Folge einer sekundären Sensibilisierung der Hinterhornneurone im RM
  - Degeneration peripherer Neurone führt zu Reorganisation synaptischer Strukturen im Rückenmark, so dass sonst niederschwellige (taktile) A-beta-Afferenzen anatomische Verbindungen zu nociceptiven Neuronen ausbilden
  - Vermehrung sympathischer Fasern im Bereich des Spinalganglions mit Ausbildung eines sympathisch unterhaltenen Schmerzes.

▸▸ Diagnostik
- Diagnosestellung erfolgt klinisch
- Ergänzende Labortests zur Diagnosesicherung möglich: Polymerase-Kettenreaktion, Tzanck-Test
- Internistische Basisdiagnostik zur Abklärung einer mögl. Immunsuppression (Leistungsknick, B-Symptomatik, Tumorscreening, andere Infekte/HIV, Alkoholismus, psychosoziale Stressoren)
- DD: U. a. Trigeminusneuralgie, Intercostalneuralgie, Cholecystitis, Lumboischialgien.

▸▸ Therapie
Akute Zosterinfektion
- Therapieziel: Reduktion des Risikos einer PZN durch Verhinderung der Ausbreitung der Viren und möglichst konsequente Schmerztherapie

13.5 (Post-)Zosterneuralgie

- Systemische antivirale Therapie: Ind.: Immunsuppression, Alter > 50, Affektion des Kopfes, ausgedehnter cutaner Befall, hämorrhagische Läsionen, Schleimhautbeteiligung; so früh wie möglich (innerhalb von 48 h nach Ausbruch des Exanthems), Goldstandard Aciclovir i.v., bei alten Patienten, Niereninsuffizienz: Brivudin
- Medikamentöse Schmerztherapie:
  - Bei geringer Symptomatik und jungen Patienten: NSAR, z.B. Ibuprofen 2-mal 800 mg/Tag
  - Bei ausgeprägter Symptomatik: Opioide, z.B. Tramadol 3-mal 50–100 mg/Tag (langsam aufdosieren, ggf. plus Antiemetikum)
  - Bei Risikofaktoren für PZN (s.u.): frühzeitige Gabe von Amitriptylin erwägen (z.B. ab 10–25 mg abends)
- Sympathikusblockaden (GLOA Gl. cervicale sup., Epiduralanästhesie, lumbale Grenzstrangblockade): Ind.: Bei medikamentös nicht beherrschbarer Symptomatik, deutliche Schmerzlinderung möglich
- Lokale Therapie: Feuchte, kühle Kompressen, Zink-Schüttelmixtur.

Postzosterische Neuralgie

- Individuelle Schmerztherapie nach Schmerzcharakter und Zustand des Patienten
- Medikamentöse Therapie: Dosistitration jeweils nach Wirkungen/Nebenwirkungen, cave: bei älteren Patienten niedriger dosieren, Antidepressivum: Amitriptylin 10–25(–75) mg abends, (Schwerpunkt brennende Schmerzen), falls nicht wirksam Desipramin, Maprotilin; und/oder Antikonvulsivum: Carbamazepin langsam aufdosieren bis 2-mal 400–600 mg ret. (Schwerpunkt neuralgiforme Schmerzen), alternativ: Gabapentin (Erhaltungsdosis: 900–2400 mg/Tag); und/oder Opioid: z.B. Tramadol ab 2–3-mal 50(–100) mg, evtl. hochpotentes Opioid
- Lokaltherapie: Capsaicin-Creme (3–4-mal/Tag Auftragen, über 4–6 Wochen, Achtung: heftiges Brennen beim Auftragen), topisch ASS, bei dynamischer Allodynie: Therapieversuch mit elastischen Bandagen
- Sympathikusblockaden (s.o.)
- Psychosoziale Unterstützung (besonders bei allein stehenden, älteren Patienten).

▸▸ Verlauf/Prognose

- Schmerzen zeitlich graduell remittierend: Zum Zeitpunkt der Abheilung der Effloreszenzen Schmerzen bei ca. 20%, nach einem Monat noch bei 9–15%, nach 1 Jahr noch bei 1%, in seltenen schweren Fällen allerdings nahezu therapieresistente Schmerzen über Jahre möglich
- Erhöhtes Risiko einer PZN bei: Höherem Alter, weiblichem Geschlecht, Patient allein stehend, starke Ausprägung der Zostereffloreszenzen oder Narben; folgende Faktoren erniedrigen möglicherweise das Risiko einer PZN: Frühzeitige Therapie mit Antidepressiva (Amitriptylin), frühzeitige antivirale Therapie, frühzeitige und konsequente Therapie der Schmerzen.

Traditionelle Chinesische Medizin

▸▸ **Pragmatische Therapie mit Akupunktur**

Basispunkte

Lokalpunkte	*Ashi*-Punkte um das betroffene Areal, *Huatuo-Jiaji*-Punkte in betroffenen Segmenten
Fernpunkte	Gb 40 auf Ni 6 zu nadeln, „*Long yan*" (Erfahrungspunkte auf Dü-Leitbahn, jeweils auf Höhe des DIP bzw. PIP des Kleinfingers)

Punkte nach Schmerzlokalisation (zusätzlich)

Lokalisation	Punkte
Zoster im Bereich des Kopfes	Gb 20, Di 4, 3E 5, Ex-KH 5, Bl 2, Ma 2, Ma 6, Ma 5
Thorakaler Zoster	3E 6, Gb 34, Le 3
Abdomineller und/oder lumbaler Zoster	Gb 34, Ma 36, Mi 6

Punkte nach Symptomen

Schwäche, Erschöpfung	Ma 36, Mi 6
Unruhe, Agitiertheit	Du 20 + *Sishencong*, He 7, Di 11
Obstipation	3E 6
Fieber	Di 11, Di 4

Durchführung der Behandlung

- Punkteauswahl: *Ashi*-Punkte, Regionalpunkte (segmental *Huatuo Jiaji* und Rücken-*Shu*), Fernpunkte, psychovegetativ wirksame (symptomatische) Punkte
- Methode:
  - Umstechung im Abstand von 2–3 cm entlang des Randes des schmerzhaften Areals, mit der Nadel-

spitze in Richtung Zentrum des Areals, flache Nadelung (subcutan), falls tolerabel Elektrostimulation (ESA) (Frequenz 100 Hz, bei fehlendem Therapieeffekt auch niedrige Frequenz, z. B. 2 Hz oder Kombination hoch/niedrigfrequent versuchen)
- *Huatuo-Jiaji-* (und/oder Rücken-*Shu-*)Punkte auf Höhe der betroffenen Segmente (hier ebenfalls ESA möglich), bei ausgeprägter Allodynie zunächst kontralateral nadeln, nach Besserung dann auch auf der betroffenen Seite.

▸▸ Zosterneuralgie aus Sicht der TCM

Die akute Zosterinfektion wird entsprechend der auftretenden Effloreszenzen als Invasion von Wind-Feuer (kräftig rote Effloreszenzen, brennender Schmerz) oder feuchter Hitze der Milz (blasse Effloreszenzen) aufgefasst. *Qi*-Stagnation und Blut-Stase gehen mit der Entstehung einer Post-Zosterneuralgie einher.

Differenzierung häufiger Syndrommuster

☞ Tabelle 13.7 s. u.

▸▸ Therapie nach Syndrommuster
Akupunkturpunkte nach Syndrommuster

Syndrommuster	Punkte
Feuchte-Hitze (in Leber und Gallenblase)	Gb 34, L 8, Le 2, Mi 10, Mi 6, Gb 43
Qi-Stagnation und Blut-Stase	Punkte nach Schmerzlokalisation

Chinesische Arzneitherapie
☞ Tabelle 13.8 s. u.

Durchführung der Behandlung
- *Long dan xie gan tang* (Gentiana-Leber-Ableitungs-Abkochung) gilt allgemein als die wichtigste Rezep-

Tabelle 13.7 Differenzierung häufiger Syndrommuster

Syndrommuster	Leitsymptome
Feuchte-Hitze (in Leber und Gallenblase)	• Akute Zosterneuralgie: Kräftig rote Effloreszenzen, prall gefüllte Bläschen, brennend stechender Schmerz, bitterer Mundgeschmack, trockener Rachen, Durst mit Verlangen nach kühlen Getränken, Appetitverlust, innere Unruhe und Reizbarkeit, Neigung zu Obstipation, konzentrierter Urin • **Zunge:** Kann rot mit gelbem und/oder klebrig fettem Belag sein • **Puls:** Kann saitenförmig und beschleunigt sein
Qi-Stagnation und Blut-Stase	• Post-Zosterneuralgie: Anhaltende Schmerzen mit Schlafstörung und gedrückter Stimmung • **Zunge:** Kann düster sein, Spitze kann Stase-Flecken aufweisen • **Puls:** Kann saitenförmig und fein sein

Tabelle 13.8 Chinesische Arzneitherapie

Syndrommuster	Arzneitherapie/Rezepte
Üppiges Hitze-Gift	*Ma chi xian jie du tang* (☞ Anhang) mit Cort. Moutan (Radicis) statt Rad. Arnebiae (in Deutschland verboten) sowie + Rad. Rehmanniae exsiccatae/viride, Rad. Paeoniae rubrae, Rhiz. Corydalis. Diese Rezeptur löst in der Frühphase der Erkrankung Hitze-Gift („Toxin") und kühlt das Blut.
Feuchtigkeit-Hitze in Leber und Gallenblase	*Long dan xie gan tang* (CAB 102) – Rad. Angelicae sinensis + Flos Lonicerae, Fruct. Forsythiae, Rad. Paeoniae rubrae, Rhiz. Corydalis
Feuchtigkeit-Hitze in der Milz	*Chu shi wei ling tang* (CAB 198) + Rad. Gentianae (Longdancao), Rhiz. Corydalis
Qi-Stagnation und Blut-Stase	*Chai hu shu gan san* (CAB 160) + Rad. Salviae miltiorrhizae, Rhiz. Corydalis, Pericarp. Citri reticulate viride und/oder Rad./Tub. Curcumae, in schweren, chronifizierten Fällen auch + Lumbricus, Gummi Olibanum und/oder Myrrha. Um die Schmerzen auch durch Beruhigung des Geistes zu lindern, werden häufig ergänzt: Concha Margaritiferae, Concha Ostreae, Fossilia Dentis Mastodi/Dens Draconis und/oder Magnetitum.

tur in der eruptiven Phase des Zoster. Dennoch sollten auch die anderen o. a. Rezepturen bei entsprechender Symptomatik in Betracht gezogen werden.
- Bei allen Akut-Rezepturen sind folgende Ergänzungen entsprechend der Lokalisation der Hauterscheinungen möglich:
  - Gesicht: Fruct. Arctii, Flos Chrysanthemi indici
  - Rippen- oder Lumbalbereich: Rad. Isatidis, Rhiz. Paridis
  - Brust oder Abdomen: Rad. Sophorae flavescentis
  - Untere Extremität: Rhiz. Atractylodis, Cort. Phellodendri (und/oder Rad. Achyranthis bidentatae)
- Die Post-Zoster-Neuralgie wird in der oben angegebenen Form als Qi-Stagnation und Blut-Stase behandelt.
- Die Behandlung älterer Menschen mit blutbelebenden Arzneimitteln sollte vorsichtig erfolgen. Häufig empfiehlt sich dabei die Ergänzung von Rad. Astragali.

13.6 Polyneuropathie (PNP)

Erkrankungen der peripheren Nerven unterschiedlicher Ätiologie mit zumeist distal symmetrisch betonten sensiblen, vegetativen und motorischen Symptomen.

Stellenwert der Akupunktur
- Aus Sicht der Autoren: Bei leichten Formen mäßig gute Indikation, bei schweren Formen weniger gute Indikation
- Einsatz: Adjuvanter Einsatz zur Verminderung der Dysästhesien, causale Therapieansätze (wie z. B. konsequente Diabetes-Einstellung) beachten! Etwa 30 % der Patienten mit peripheren Neuropathien suchen Hilfe bei einem Akupunkteur (Brunelli und Gorson 2004)
- Wirksamkeitsnachweis: Ein größerer RCT (N = 239) bei Patienten mit HIV-assoziierter PNP mit gleichem Ergebnis für Akupunktur wie für Placebo-Pillen und Amitriptylin (Shlay et al. 1998). Ferner vereinzelt positive Fallberichte (Elgert 1999). Fazit: Für HIV-assoziierte PNP vermutlich keine Wirksamkeit, für PNP anderer Genese keine Aussage möglich.

Westliche Medizin
▸ **Epidemiologie**
Häufige Erkrankung im höheren Lebensalter.

▸ **Klinik**
- Dysästhesien (Pelzigkeit, Ameisenlaufen, Schwellungsgefühl, Kälte- oder Wärmemissempfindungen), Hypästhesie, „Burning-feet"-Syndrom mit brennenden Schmerzen an den Füßen (selten an den Händen), in der Nacht und in Ruhe zunehmend (DD: Idiopathisches Restless-legs-Syndrom)
- Hypo- bzw. Areflexie, Paresen, Muskelkrämpfe (häufig Wadenmuskulatur)
- Vegetative und trophische Störungen: U. a. Hyperhidrose (Alkohol), Hypohidrose (DM), vasomotorisch-neurotrophische Störungen mit Ulzerationen, Affektion innerer Organe
- Manifestationstypen: Am häufigsten distal symmetrische PNP: Befall sensibler und/oder motorischer Fasern, strump/handschuhförmige Symptome (u. a. Alkohol, DM); Mononeuritis multiplex (u. a. Kollagenosen, Bleiintoxikation, Herpes Zoster, Lyme-Borreliose, Hirnnervenausfälle).

▸ **Ätiologie**
Diabetes mellitus 30 %, Alkoholabusus 25 %, nicht klassifizierbar (25 %), Lyme-Borreliose (5 %), hereditär (5 %), paraneoplastisch/paraproteinämisch (3 %), andere (< 3 %).

▸ **Pathophysiologie**
Drei Formen der neuronalen Degeneration:
- Axonale Degeneration
- Demyelinisierung (in schweren Formen zusätzl. axonale Degeneration)
- Erkrankung des Zellsomas

Geschädigte nociceptive C-Fasern werden vom Impulsleiter zum Impulsgenerator, Ausbildung von Ruheaktivität führt zu Spontanschmerzen, konsekutiv zentrale Sensibilisierung mit der Folge plastischer Veränderungen im ZNS (Hinterhorn im RM sowie supraspinal, Schmerzgedächtnis).

> **Möglicher Wirkmechanismus von Akupunktur bei PNP:** Vasodilatation (Perfusion der Vasa nervorum? Kaada 1982), zentrale Desensibilisierung.

▸ **Diagnostik**
- Neurologische Untersuchung: Distale Pallästhesie und Muskeleigenreflexe häufig zuerst aufgehoben

13 Neuropathische Schmerzsyndrome

- Objektivierung und Differenzialdiagnose (axonale/demyelinisierende PNP) durch Elektrophysiologie (Elektromyographie, Neurographie)
- Basislabordiagnostik bei PNP unklarer Ätiologie: BSG, BB, Elektrophorese, Nüchternglucose und OGT (evtl. Hba1c), GOT, GPT, γ-GT, Elektrolyte, Harnstoff, Kreatinin, TSH, ANA, Rheumafaktoren, CRP, Vitamin B_{12} und Folsäure, Borrelien-AK, TPHA-Test
- Liquordiagnostik bei unklarer Genese und rascher Progredienz erwägen
- Internistische Basisdiagnostik: Tumorscreening (Rö-Thorax, Sono-Abdomen, Hämoccult)
- Nervenbiopsie (selten notwendig) z. B. bei V. a. vaskulitischen Prozess.

▸▸ Therapie

- Falls möglich ursächliche Therapie (Alkoholkarenz, straffe Einstellung des DM)
- Physiotherapie: Falls notwendig Kontrakturprophylaxe bei muskulären Paresen, evtl. Hilfsmittelverordnung (z. B. Peroneusschiene)
- Medikamentöse Schmerztherapie: **Cave:** v. a. cardiale NW und niedrige Dosierung bei älteren Patienten: Antidepressivum und/oder Anitkonvulsivum, und/oder niedrigpotentes Opioid, evtl. hochpotentes Opioid, Chinin bei Wadenkrämpfen (200 mg abends), alpha-Liponsäure (v. a. bei diabetischer PNP): 1-mal 600 mg/Tag in 250 ml NaCl 0,9% innerhalb von 30 min i. v. für 2 Wochen, L-Dopa bei Restless-Legs-Syndrom: 125–600 mg oral zur Nacht
- Äußere Therapie: Capsaicin-Creme.

Traditionelle Chinesische Medizin
▸▸ Pragmatische Therapie mit Akupunktur
Basispunkte

Untere Extremität	Ex-AH 9 (Baxie, interdigitale Punkte), Bl 40, Gb 34, Ma 36, Mi 6, Bl 60
Obere Extremität	Ex-BF 10 (Bafeng, interdigitale Punkte), Lu 5, Pe 6, Di 11, Di 4

Punkte nach Symptomen

Blasenfunktionsstörung	1. Ma 25, Ma 27, Ma 28, Le 3, Mi 9 2. Bl 31, Bl 32, Bl 33, Bl 34, Bl 52, Bl 28
Impotenz	1. Ren 3, Ren 4, Ren 6 2. DU 3, Du 4, Bl 27, Bl 23
Diabetische Ophthalmoplegie	1. Bl 1, Bl 2, *Ashi*-Punkte rund um die Orbita 2. Bl 13, Bl 18, Bl 23
Schlafstörungen, Restless-Legs-Syndrom	1. Le 3, He 7, Ren 15, Du 20, Ex-KH 3 *(Yintang)* 2. Bl 15, Bl 17, Pe 6

Durchführung der Behandlung
- Punktauswahl: Basispunkte je nach betroffener Extremität, insbesondere Nadelung der interdigitalen Punkte (Ex-AH 9, Ex-BF 10); bei Komplikationen einer PNP weitere Punkte nach Symptomen (angegebene Schemata 1./2. können alternierend genadelt werden)
- Methode: Versuch mit Elektrostimulation (ESA) bei Therapieresistenz: Intermittierender Modus, enge Behandlungsintervalle (jeden oder jeden zweiten Tag) über 10–15 Sitzungen; Verträglichkeit muss individuell ausgetestet werden, da auch Dysästhesien verstärken kann.

▸▸ Polyneuropathie aus Sicht der TCM

Polyneuropathien können als chronische *Bi*-Syndrome mit Invasion und Persistenz von Feuchtigkeit und weiteren pathogenen Faktoren in die Leitbahnen klassifiziert werden. Die Differenzierung erfolgt nach der geschilderten Schmerzqualität. Häufigstes Muster ist eine Feuchtigkeit-Hitze-Symptomatik mit den für die PNP typischen brennenden Dysästhesien. Kälteähnliche Dysästhesien werden entsprechend als Feuchtigkeit-Kälte aufgefasst. Bei Dominanz der Feuchtigkeit empfinden die Patienten ein ausgeprägtes Schweregefühl der betroffenen Extremitäten. Aus Sicht der TCM ist ein prädisponierender Faktor für Feuchtigkeit eine Milz-*Qi*-Leere. Eine Analogie zur westlichen Medizin besteht hier in der häufig metabolischen Genese (Diabetes mellitus, Alkohol) der Polyneuropathien.

Stehen die Parästhesien im Vordergrund kann eine Blut-Leere vorliegen. Bei schweren und chronifizierten Verläufen kann an Blut-Stase, Schleim, (Blut- und) *Qi*-Leere und Leber- und Nieren-Leere mit möglicher neurologischer Minussymptomatik (Atrophien, Hypästhesien) gedacht werden.

Differenzierung häufiger Syndrommuster
☞ Tabelle 13.9 siehe Seite 475.

Tabelle 13.9 Differenzierung der Syndrommuster

Syndrommuster	Leitsymptome
Feuchtigkeit-Hitze-*Bi*-Syndrom	Brennender Schmerz, bei Feuchtigkeit Schweregefühl der Extremitäten
Feuchtigkeit-Kälte-*Bi*-Syndrom	Kältedysästhesien, bei Feuchtigkeit Schweregefühl der Extremitäten
Milz-*Qi*-Leere mit Feuchtigkeit und Schleim	Abgeschlagenheit, Inappetenz, gastrointestinale Beschwerden, evtl. depressive Stimmungslage, Neigung zu adipösem oder kachektischem Habitus, evtl. metabolisches Syndrom mit Diabetes Typ 2, bei Schleim Taubheitsgefühl der Extremitäten **Zunge:** Kann weißen klebrigen Belag haben
Blut-Stase	Starker fixierter Schmerz, häufig in späteren Stadien **Zunge:** Kann violett sein mit Stase-Flecken
Blut- (und *Qi*-) Leere	Häufig in späteren Stadien, bei überwiegend Blut-Leere Parästhesien im Vordergrund, Atrophien möglich **Zunge:** Kann blass sein
Leber- (und Nieren-) Leere	Neurologische Minussymptomatik mit Atrophien und Hypästhesie im Vordergrund, bei Leber- und Nieren-*Yin*-Leere mit innerer Hitze brennender Schmerzcharakter

▶ Therapie nach Syndrommuster

Akupunkturpunkte nach Syndrommuster

Syndrommuster	Punkte
Feuchtigkeit-Hitze-*Bi*-Sydrom	Mi 9, Ma 40, Ma 36, Ren 12
Feuchtigkeit-Kälte-*Bi*-Syndrom	Du 14 (Moxa), Ma 40, Ma 36, Ren 12 (Moxa)
Feuchtigkeit und Schleim bei Milz-*Qi*-Leere	Mi 6, Ma 36, Mi 9, Ma 40, Ren 12, Bl 20
Blut-Stase	Mi 10, Bl 17
Blut- (und *Qi*-) Leere	Bl 17, Bl 20, Ma 36, Mi 6
Leber- (und Nieren-) Leere	Bl 18, Bl 23, Ni 3, Mi 6

Chinesische Arzneitherapie

☞ Tabelle 13.10 siehe Seite 476.

Durchführung der Behandlung
Bei ausschließlichem Befall der oberen bzw. unteren Extremitäten empfiehlt sich die Ergänzung bestimmter Führerarzneien, wobei möglichst deren Temperaturverhalten berücksichtigt werden sollte: Arme: Rhiz. seu Rad. Notopterygii und/oder Ram. Cinnamomi (warm), bzw. Ram. Mori (kühl); Beine: Rad. Angelicae pubescentis und/oder Fruct. Chaenomelis (warm), bzw. Rad. Achyranthis bidentatae (neutral)

Da Polyneuropathien oft im Rahmen chronischer Allgemeinerkrankungen auftreten, sollten in solchen Fällen konstitutionelle Aspekte (vor allem Leber-*Qi*-Stagnation, Milz-Leere, *Qi*- und *Yin*-Leere) mit berücksichtigt werden.
In jedem Fall sollte nach Zeichen von Blut-Stase gesucht und diese bei Vorliegen unbedingt mit behandelt werden.
In chronischen Fällen sind die Netzgefäße oft in einem Ausmaß befallen, das den Einsatz von speziellen Arzneimitteln, meist so genannten „Wurm-" (bzw. Insekten-) Arzneimitteln erforderlich macht. Es kommen dabei vor allem Bombyx batryticatus, Lumbricus, sowie – in sehr hartnäckigen Fällen – auch die toxischen und daher mit besonderer Vorsicht anzuwendenden Arzneien Scorpio (Buthus martensii) und Scolopendra in Frage.

13.7 Komplexes regionales Schmerzsyndrom (CRPS)

Terminus für heterogene Gruppe regionaler Schmerzsyndrome mit oder ohne Beteiligung des sympathischen Nervensystems, Synonyme: M. Sudeck, Algodystrophie, sympathische Reflexdystrophie, Causalgie.

Stellenwert der Akupunktur

- Aus Sicht der Autoren: Weniger gute Indikation bei insgesamt schwer zu behandelndem Krankheitsbild
- Einsatz: Als adjuvanter, vegetativ modulierender Ansatz

Tabelle 13.10 Chinesische Arzneitherapie

Syndrommuster	Arzneitherapie/Rezepte
Feuchtigkeit-Hitze verstopft die Netzgefäße	*Si miao wan* (CAB 214) + Fruct. Chaenomelis, Ram. Mori und Rhiz. Dioscoreae hypoglaucae
Feuchtigkeit-Kälte verstopft die Netzgefäße	In leichteren Fällen: *Qiang huo sheng shi tang* (CAB 221) + Rhiz. Alismatis In schwereren Fällen: *Xiao huo luo dan* (CAB 436) – Rad. Aconiti kusnezoffii praep. (Toxizität) + Herba Asari oder Ram. Cinnamomi sowie Rhiz. Atractylodis und Sem. Coicis
Feuchtigkeit-Schleim	*Dao tan tang* (CAB 490) mit Fruct. Aurantii statt Fruct. Aurantii immaturus sowie – Exocarpium rubrum citri + Rad. Angelicae pubescentis, Rhiz. seu Rad. Notopterygii und Sem. Sinapis Bei Milz-*Qi*-Leere zusätzlich: Rad. Codonopsis und Rhiz. Atractylodis macrocephalae
Milz-*Qi*-Leere	*Tiao zhong yi qi tang* (CAB 269) Bei vermehrter Feuchtigkeit, wenn diese von der Milz nicht umgewandelt wird, zusätzlich: Poria und Rhz. Alismatis
Blut-Stase	In leichteren Fällen: *Tao hong si wu tang* (CAB 276) In schwereren Fällen: *Shen tong zhu yu tang* (CAB 352) – Excrementum Trogopteri seu Pteromi + Retinervus Luffae Fructus
Blut- (und *Qi*-) Leere	*Ba zhen tang* (CAB 287) Bei stärkeren Schmerzen: In den Armen: + Rhiz. seu Rad. Notopterygii, Rhiz. Curcumae longae und evtl. Ram. Cinnamomi In den Beinen: + Rad. Angelicae pubescentis, Cort. Acanthopanacis und evtl. Cort. Cinnamomi
Leber- (und Nieren-Leere)	Bei eher *Yang*-betonter Leber- und Nieren-Leere mit Schwäche und Schmerzen: *Du huo ji sheng tang* (CAB 226) Bei *Yin*-betonter Leber- und Nieren-Leere mit Schwäche und Atrophie: *Hu qian wan* (CAB 298) – Os Tigris, Rhz. Zingiberis + Rad. Astragali, Ram. Mori und Rad. Achyranthis bidentatae

- Wirksamkeitsnachweis: Keine sichere Aussage möglich bei nicht ausreichender Studienlage. Hinweise für positive Effekte aus mehreren Fallbeschreibungen (Chan und Chow 1981) und 2 RCT (Fialka et al. 1993, Korpan et al. 1999) mit sehr kleinen Kollektiven (N = 14, 14). Hinweis auf Wirksamkeit von TENS bei CRPS bei Kindern (Wilder et al. 1992)
- Cave: Keine schmerzhafte Stimulation, keine Nadelung von Lokalpunkten in der Akutphase, da sonst Gefahr der Verschlimmerung des CRPS.

Westliche Medizin

▶ Epidemiologie

Inzidenz 1–2% nach Frakturen, 1–5% nach peripheren Nervenläsionen, Frauen häufiger betroffen als Männer (Scadding 1999).

▶ Klinik

- Unproportional starke und andauernde Schmerzen im Anschluss an ein Trauma (Distorsion, Quetschung, Fraktur, OP, auch Bagatelltraumen) zumeist im Bereich einer distalen Extremität; Veränderung der Stärke und des Charakters des initialen Traumaschmerzes mit distaler Generalisierung deutet auf Entwicklung eines CRPS
- In selteneren Fällen auch spontanes Auftreten ohne Traumaanamnese möglich
- Spontaner Brennschmerz, mechanische Allodynie (bei Bewegung, Berührung)
- Typische Lokalbefunde: Ödeme (v. a. im Akutstadium), vasomotorische Störungen: Temperaturdifferenz und/oder Asymmetrie der Hautfarbe sudomotorische Störungen: Vermindertes oder verstärktes Schwitzen, trophische Störungen: Glanzhaut, verändertes Nagelwachstum und Behaarung (postakutes Stadium); sensomotorische Störungen: Paresen, Tremor, dystone Bewegungen; Störung der epikritischen Sensibilität, Steigerung des gelenknahen Knochenstoffwechsels: Gelenksteifigkeit, Ankylose, Osteoporose
- Modalitäten: Verstärkung der Schmerzen durch Bewegung, Belastung, Hängenlassen der Extremität, Erleichterung durch Entlastung, Hochlegen der Extremität

13.7 Komplexes regionales Schmerzsyndrom (CRPS)

- Psychische Symptome: Affektlabilität, Körperwahrnehmungsstörungen, Depression, Bagetellisieren/Katastrophisieren, selten autoaggressives Verhalten.

▸ Verlauf
Drei Stadien, sehr variabler Dauer und Ausprägung, Mischformen möglich:
- Akutstadium: Generalisiertes Ödem, Temperaturunterschied zwischen den Extremitäten, eher warme Extremität
- Postakutes Stadium: Zunehmende Funktionseinschränkung der Extremität, beginnende trophische Veränderungen, eher kalte Extremität (lokale Nadelung möglich)
- Chronisches Stadium: Atrophie, Kontrakturen.

▸ Pathophysiologie
- Genauer Mechanismus bisher nicht geklärt
- Verschiedene Ansätze (Baron et al. 2001)
- Sympathisch-afferente Kopplung (bei Subgruppe der Patienten): Bei Erregung sympathischer Neurone treten Impulse auf afferente nociceptive Neurone über. **Cave:** Verschlechterung der Erkrankung durch allgemein erhöhten Sympathikotonus (Stress, psychische Anspannung)
  – Unphysiologische Aktivierung nociceptiver Afferenzen durch Trauma mit der Folge spontaner Entladungen, aufgrund des veränderten afferenten Einstroms entstehen plastische Veränderungen im ZNS, diese führen zur Schmerzgeneralisierung und zu einem veränderten sympathischen Reflexverhalten (vasomotorische, sudomotorische, trophische Störungen)
  – Muskuläre Paresen und schmerzbedingte Inaktivität führen zu zunehmender Funktionseinbuße und Kontrakturen der Extremität
  – Psychophysiologische Prädisposition.

> Möglicher Wirkmechanismus der Akupunktur: Zahlreiche Daten aus Grundlagenstudien zeigen deutliche Effekte von Akupunktur auf das Vegetativum. Nach einigen Behandlungen sympathikolytischer Effekt denkbar (Ernst und Lee 1986). Cave: Bei zu starker und lokaler Nadelung sympathikotoner Effekt mit Verschlechterung des CRPS denkbar (Lin und Fu 2000).

▸ Diagnostik
- Diagnostische Kriterien (nach Baron und Jänig, Baron und Jänig 1998): Lokalisation: Distale Generalisierung; Kombination aus neurologischer Symptomatik (Schmerz, sensomotorische und autonome Symptome) mit Veränderungen der peripheren Gelenkfunktion
  Zeitlicher Ablauf: Entstehung der Kardinalsymptome innerhalb von Stunden bis Tagen Änderung des Schmerzes: Vor Entstehung CRPS: Lokal im direkt traumatisierten Bereich, anschließend diffuse Ausbreitung in gesamte Extremität
- Neurophysiologie (NLG) zur Diagnostik von Nervenläsion (Def.: Läsion nachweisbar = CRPS II, keine fassbare Nervenläsion = CRPS I)
- Diagnostische Abgrenzung von CRPS II zu territorialen neuropathischen Syndromen (z. B. posttraumatische Neuralgien, PZN) Generalisierungstendenz, Gelenkschmerzen, Störung des Knochenstoffwechsels
- Sympathikusblockade (diagnostische und therapeutische Relevanz: bei Schmerzreduktion Blockadeserie)
- Radiologische Untersuchungen: Drei-Phasen-Skelettszintigraphie, Nativ-Röntgen (erst nach Wochen bis Monaten fleckenförmige Entkalkungen nachweisbar).

▸ Therapie
- Zumindest zu Beginn der Erkrankung multidisziplinäre u. U. stationäre Therapie in spezialisierter Einrichtung (physikalische Medizin/Anästhesie)
- Behandlung angepasst an Stärke der Schmerzen und Schweregrad der Begleitsymptome
  – Ruheschmerz: Vorrangig Behandlung der Schmerzen (Hochlagerung der Extremität, Belastungsreduktion, Analgetika, evtl. Sympathikusblockaden)
  – Schmerz nur bei Belastung: Physio- und Ergotherapie bis zur Schmerzschwelle, Behandlung der Schmerzen (s. o.)
  – Keine Schmerzen: Krankengymnastik und Übungsbehandlung
- Beachte: Die Schmerztherapie dient vorrangig dazu eine aktive krankengymnastische und ergotherapeutische Übungsbehandlung zu ermöglichen, Übungen oberhalb der Schmerzschwelle können zu Verschlechterung des Zustandes führen

- Sympathikusblockaden (Grenzstrangblockaden, GLOA), falls wirksam Blockadeserien
- Medikamentöse Schmerztherapie im Akutstadium: Cortisonstoßtherapie (cave Kontraindikationen) in abklingender Dosierung über 14–28 Tage (z. B. Prednisolon 90/60/30/10/5 mg/Tag oral), vorwiegend als Akutschmerztherapie: NSAR, Metamizol (4-mal 1 g, oral), als Kurz- ggf. Langzeittherapie (falls keine ausreichende Wirkung der Sympathikusblockaden): Opioide: Zum Beispiel Tramadol ab 2–3-mal 50 (–100) mg, evtl. hochpotentes Opioid (z. B. Morphium, Oxycodon, Fentanyl, Dosistitration bis zur Wirksamkeit), langsam aufdosieren, Antiemese und Obstipationprophylaxe, bei chronifiziertem CRPS: Antidepressiva (z. B. Amitriptylin z. B. 25 mg/Tag 0–0–1), und/oder Antikonvulsiva (z. B. Carbamazepin, langsam aufdosieren bis 2-mal 400–600 mg ret., alt. Gabapentin 900–2400 mg/Tag)
- Physikalische Therapie: Krankengymnastik: Bewegungsschmerzen signalisieren Belastungsgrenze, bei Ruheschmerzen ausschließlich Übungen nicht betroffener Gelenke, Lymphdrainage zur Ödemtherapie, CO_2-Bäder, thermische Anwendungen (Kälte im Akutstadium, Wärme in späteren Stadien), Schienenbehandlung zur Verhinderung von Kontrakturen
- Psychologische Schmerztherapie: Vermittlung adäquater Verhaltensstrategien (Vermeidung von Inaktivität, Überbelastung), Entspannungsverfahren (z. B. Progressive Muskelrelaxation nach Jacobson).

Traditionelle Chinesische Medizin

▸▸ **Pragmatische Therapie mit Akupunktur**

Punkte nach Schmerzlokalisation

Obere Extremität	• Regionalpunkte (nicht im Akutstadium!): Hand radial: Di 4, Hand ulnar: 3E 3, Handrücken, Armstreckseite: 3E 5, Handinnenfläche, Armbeugeseite: Pe 6; Ellenbogen medial: He 3, Ellenbogen lateral: Di 11 • Regionalpunkte kontralateral • Korrespondierende Punkte an der unteren Extremität nach Schmerzlokalisation: Hand radial: Le 3, Hand ulnar: Gb 41, Handrücken: Ma 41, Armstreckseite: Ma 40, Handinnenfläche, Armbeugeseite: Mi 6, Ellenbogen lateral: Ma 36, Ellenbogen medial: Mi 9
Untere Extremität	• Regionalpunkte (nicht im Akutstadium!): Fuß medial: Le 3, Mi 3; Fuß lateral: Gb 41, Fußrücken: Ma 41, Unterschenkel frontal: Ma 40, Unterschenkel dorsal: Mi 6, Bl 57; Knie lateral: Ma 36, Gb 34, Ma 43; Knie medial: Mi 9, Mi 10 • Regionalpunkte kontralateral • Korrespondierende Punkte an oberer Extremität: Fuß medial: Di 4, Fuß lateral: 3E 3, Fußrücken, Unterschenkel frontal: 3E 5, Unterschenkel dorsal, Pe 6, Knie lateral: Di 11, Knie medial: He 3

Durchführung der Behandlung
- Punktauswahl:
  - Akutstadium: Keine lokale Nadlung, korrespondierende Punkte der Gegenseite bzw. der nicht betroffenen Extremitäten plus Punkte nach Symptomen
  - Postakutes und chronisches Stadium: Lokal/Regionalpunkte (incl. *Ashi*- und Trigger-Punkte) nur wenn keine relevante Allodynie, Hyperpathie oder Dystonie vorliegt; sonst Vorgehen wie bei Akutstadium; plus Punkte nach Symptomen
- Methode:
  - Cave im Akutstadium: Keine lokale Nadelung und nur schwache Reize wählen, sonst Gefahr der Verschlimmerung des CRPS!
  - In jedem Fall schmerzhafte Reize vermeiden
  - Im postakuten und chronischen Stadium lokale Nadelung möglich, wenn Allodynie, Hyperpathie und Dystonie deutlich reduziert sind, alternativ Nadelung an korrespondierenden Punkten der nicht betroffenen Extremitäten.

▸▸ **CRPS aus Sicht der TCM**

Aufgrund seines Leitsymptoms wird das CRPS von der chinesischen Medizin der Krankheitskategorie „Schmerzen der 4 Gliedmaßen" *(sizhi tong)* zugeordnet. Genauere Beschreibungen des Krankheitsbildes in chinesischen klassischen Texten sind den Autoren nicht bekannt. Auch in zeitgenössischen Quellen finden sich nur wenige verwertbare Hinweise. Es lassen sich aber einige nach den Grundsätzen der chinesischen Medizin gut begründbare Pathomechanismen aus dem Beschwerdebild ableiten, die als Grundlage für eine Differenzialtherapie dienen können.

Die Schmerzverstärkung als wesentliches Zeichen der Entwicklung eines CRPS setzt nach den Axiomen der TCM zwingend die Verschlimmerung eines bereits be-

stehenden Obstruktionszustandes der Leitbahnen und Netzgefäße einer Extremität voraus. Dabei kommen folgende Mechanismen in Frage:
- Verschlimmerung einer traumatisch bedingten Stagnation/Stase von *Qi* und Blut z. B. durch übermäßige Kälteanwendungen oder zu lange Ruhigstellung der betroffenen Extremität
- Eindringen äußerer pathogener Faktoren im Sinne der Entwicklung eines *Bi*-Syndroms. In diesem Zusammenhang hat *Gao* im Rahmen einer vergleichenden Studie (Gao 1992) ermittelt, dass Patienten, die eine Kälte-*Bi*-Symptomatik in der Vorgeschichte hatten, nach einer Frakturbehandlung mit Gipsverband deutlich häufiger Zeichen eines CRPS (hier: Distale Cyanose, Kältegefühl, Schmerzverstärkung, Ödem, andauernde funktionelle Störungen und Muskelatrophie) entwickelten als eine Kontrollgruppe. (Der Autor vermutet in diesem Zusammenhang, dass die im Sinne der chinesischen Medizin sehr kalte Arzneiqualität des Gipses hier auch bei äußerlicher Anwendung zum Tragen kommt.)
- Verschlimmerung einer *Qi*-Stagnation durch bereits bestehende oder sich im Zusammenhang mit dem vorangegangenen Trauma entwickelnde psychische Störung, insbesondere aus dem depressiven Formenkreis. Diese entspricht im Sinne der chinesischen Medizin einer Leber-*Qi*-Stagnation, die wiederum zu einer Einschränkung des peripheren *Qi*-Flusses führen kann.
- Da das *Qi* alle übrigen Substanzen im Organismus dynamisiert, hat dessen Stagnation oft auch die Ansammlung von Körperflüssigkeiten bis hin zu manifesten Ödemen zur Folge. Insbesondere bei entsprechender konstitutioneller Disposition (*Yang*-Fülle oder *Yin*-Leere) wandelt sich stagnierende Feuchtigkeit mehr oder weniger schnell in Feuchtigkeit-Hitze um, die sich dann in Form einer lokalen Überwärmung und einer brennenden Schmerzqualität manifestieren kann. Alternativ ist auch, wie oben geschildert, ein Feuchtigkeit-Kälte-Szenario möglich. Diese Pathomechanismen entsprechen der akuten Phase eines CRPS.
- Längerdauernde Einwirkung von (Fülle-) Kälte führt häufig zu einem Verbrauch und damit einer Schwächung des *Yang*. Paradoxerweise kann auch ein andauernder Feuchtigkeit-Hitze-Zustand das *Yang* schädigen (Flaws und Finney 1996). In beiden Fällen kann es zu *Yang*-Leere kommen. Diese wiederum verstärkt eine mögliche Kälte-*Bi*-Symptomatik mit Schmerzen und Bewegungseinschränkungen der betroffenen Gelenke. Eine derartige Konstellation entspricht dem post-akuten Stadium bzw. einer möglichen Chronifizierungsform des CRPS.
- Da Hitzezustände auf die Dauer das Blut und das *Yin* schädigen und sich auch eine *Yang*-Leere zu einer gemeinsamen Leere von *Yin* und *Yang* weiterentwickeln kann (Wiseman und Feng 1998), entspricht das chronische Stadium eines CRPS meist einer gemeinsamen Leere von Leber (-Blut) und Nieren (-*Yin* und/oder -*Yang*).

Differenzierung häufiger Syndrommuster
☞ Tabelle 13.11 siehe Seite 480.

Chinesische Arzneitherapie
☞ Tabelle 13.12 siehe Seite 480.

Durchführung der Behandlung
Zur Verwendung von Führerarzneien in die jeweils betroffene Extremität und zur Verwendung von „Wurm-" (bzw. Insekten-) Arzneimitteln bei besonders starken und chronifizierten Schmerzen im Rahmen des verstärkten Befalls der Netzgefäße siehe die Anmerkungen in Kap. 13.5 (Polyneuropathie).

13.8 Zentrale Schmerzen

Schmerz bei Läsionen des zentralen Nervensystems.

Stellenwert der Akupunktur
- Aus Sicht der Autoren: Spinales Querschnittssyndrom: Mäßig gute Indikation; Thalamusschmerz: Weniger gute Indikation bei insgesamt sehr schwierig zu behandelndem Krankheitsbild
- Einsatz: Früher Beginn notwendig, Therapieversuch im Rahmen eines multimodalen Settings (insbesondere Physikalische Medizin/Physiotherapie, Pharmakotherapie) gerechtfertigt
- Wirksamkeitsnachweis:
  – Spinale Querschnittsläsion: Hinweise für Wirksamkeit von Akupunktur als „add-on"-Therapie hinsichtlich Schmerz, Spastik, motorischen Defiziten und Blasenentleerungsstörungen aus einigen, teilweise randomisiert kontrollierten Studien, allerdings überwiegend kleinen und/oder inhomo-

13 Neuropathische Schmerzsyndrome

Tabelle 13.11 Differenzierung häufiger Syndrommuster

Syndrommuster	Leitsymptome
Feuchtigkeit-Hitze verstopft die Netzgefäße (in Kombination mit *Qi*-Stagnation und Blut-Stase)	Die betroffene Extremität ist gerötet, warm, ödematös und stark schmerzhaft, häufig mit einer ziehenden und/oder brennenden Schmerzqualität. Evtl. schlüpfriger oder saitenförmiger, schneller Puls, evtl. rote Zunge mit gelbem Belag
Feuchtigkeit-Kälte verstopft die Netzgefäße	Die betroffene Extremität ist blass, kühl, ödematös und stark schmerzhaft, die Schmerzen sind eher tief, krampfartig und ortsfest und werden meist durch Druck verschlimmert. Beginnende Gelenksteifigkeit. Evtl. schlüpfriger oder saitenförmiger bzw. straffer Puls, evtl. blasse Zunge mit weißem Belag
Leber-Obstruktion, *Qi*-Stagnation und Blut-Stase	Eher schmerzhaftes Anschwellungsgefühl als tatsächliches Ödem, Kältegefühl vor allem der distalen Extremitäten, beides schlimmer unter psychischer Belastung, bei Blut-Stase auch unabhängig davon ortsfeste Dauerschmerzen und bläuliche Hautverfärbung. Depressive Stimmung, Unterdrückung von Gefühlsausdruck, meist leberspezifische Allgemeinsymptome (☞ Kap. 4.4.4). Meist saitenförmiger Puls, evtl. livide Zungenfarbe
Yang-Leere	Subakutes oder chronisches Stadium mit Blässe, Kälte, Schmerzhaftigkeit, Schwäche und Steifigkeit der betroffenen Extremität, oft auch ödematöse Schwellung. Meist deutliche Mitbeteiligung der Gelenke. Evtl. allgemeine Leere-Kälte-Symptome (☞ Kap. 4.4.4). Evtl. tiefliegender, kraftloser Puls und blasse Zunge
Gemeinsame Leere von Leber (-Blut) und Nieren (-*Yin*)	Schwäche, Atrophie und evtl. Kontraktur der betroffenen Muskulatur, neben Schmerzen oft andere Missempfindungen wie Kribbeln und Ameisenlaufen. Versteifung der Gelenke, Brüchigkeit der Nägel. Evtl. dünner Puls und rote Zunge mit verdünntem Belag

Tabelle 13.12 Chinesische Arzneitherapie

Syndrommuster	Arzneitherapie/Rezepte
Feuchtigkeit-Hitze verstopft die Netzgefäße (in Kombination mit *Qi*-Stagnation und Blut-Stase)	*Si miao wan* (CAB 214) + Fruct. Chaenomelis, Ram. Mori, Rad. Salviae miltiorrhizae, Rhiz. Corydalis und Lumbricus
Feuchtigkeit-Kälte verstopft die Netzgefäße	*Xiao huo luo dan* (CAB 436) – Rad. Aconiti kusnezoffii praep. (Toxizität) + Herba Asari oder Ram. Cinnamomi sowie Rhiz. Atractylodis und Sem. Coicis
Leber-Obstruktion, *Qi*-Stagnation und Blut-Stase	*Chai hu shu gan san* (CAB 160) – Per. Citri reticulatae + Rhiz. Corydalis, Rad./Tub. Curcumae, Rad. Salviae miltiorrhizae und Caulis Spatholobi *(Jixueteng)*
Yang-Leere	Bei gleichzeitiger Blut-Leere: *Yang he tang* (CAB 238) – Sem. Sinapis + Rad. Astragali, Rad. Angelicae sinensis, Caulis Spatholobi *(Jixueteng)* und Lumbricus Bei stärkeren Schmerzen auch + Rhiz. Corydalis und Rad. Salviae miltiorrhizae Bei *Yang*-Leere von Milz und Nieren auch + Rad. Codonopsis und Sem. Cuscutae Bei gleichzeitiger Kälte-*Bi*-Symptomatik: *Du huo ji sheng tang* (CAB 226) + Flos Carthami und Lumbricus
Gemeinsame Leere von Leber (-Blut) und Nieren(-*Yin*)	*Hu qian wan* (CAB 298) – Os Tigris, Rhz. Zingiberis, mit deutlich reduzierter Dosis von Cort. Phellodendri + Rad. Angelicae sinensis, Ram. Mori und Rad. Achyranthis bidentatae Zur Verstärkung der trophischen Wirkung: + Gelatinum Corii Asini Bei stärkeren Schmerzen: + Caulis Spatholobi *(Jixueteng)*, Caulis Trachelospermi, Fruct. Chaenomelis und/oder Lumbricus Bei deutlichen Zeichen von Leere-Hitze: Cort. Phellodendri in Originaldosierung

13.8 Zentrale Schmerzen

genen Kollektiven (Paola und Arnold 2003, Wong et al. 2003, Wen 1978, Honjo et al. 1998, Rapson et al. 2003). Weitere kontrollierte, randomisierte Studien sind nötig.

In einer retrospektiven Befragung von 471 Patienten mit spinalen Querschnittssyndromen empfinden diese die Akupunktur als moderat hilfreich (Warms et al. 2002). Wesentlich scheint ein früher Beginn der Therapie (Stunden nach dem Trauma) zu sein (Cheng et al. 1998). Bei einem Teil der Patienten ist auch eine Verstärkung der Schmerzen durch Akupunktur möglich (Nayak et al. 2001).

– Thalamusschmerz: Keine Aussage möglich aufgrund mangelnder Studienlage. Eine offene Beobachtungsstudie mit positiven Effekten von TENS, jedoch teilweise temporärer Schmerzverstärkung (Leijon und Boivie 1989) und ein Fallbericht über positiven Effekt von Akupunktur (Yen und Chan 2003).

Westliche Medizin
▸▸ Klinik
- Zentrale Schmerzen können im Rahmen folgender Krankheitsbilder auftreten:
  – Z. n. Schlaganfall oder cerebraler Blutung (v. a. bei Läsionen des ventroposterolateralen Thalamus)
  – Z. n. traumatischer Querschnittsläsion des Rückenmarks
  – Multiple Sklerose (multilokuläre Läsionen)
- Auftreten der Schmerzsymptomatik mit einer Latenz von Wochen bis Jahren nach der ursprünglichen Läsion
- Verschiedene Schmerztypen möglich: Häufig brennender Dauerschmerz wechselnder Intensität, zudem neuralgiforme Attacken, Parästhesien, Dysästhesien, Allodynie
- Häufig Faktoren mit deutlich schmerzmodulierendem Einfluss: U. a. thermische Reize, Bewegung, emotionale Verfassung (Angst, Stress, Freude)
- Lokalisation der Schmerzen und weitere Klinik abhängig vom Ort der Läsion(en)
  – Thalamus/parietaler Cortex: Schmerzen einer Körperhälfte
  – Spinale Querschnittsläsion: Bilaterale Schmerzen unterhalb des betroffenen Segments.

▸▸ Pathophysiologie
- Genauer Mechanismus bisher unklar
- Modell: Läsion des zentralen schmerzverarbeitenden Systems führt zu Ungleichgewicht zwischen schmerzinhibitorischen- und excitatorischen Subsystemen
- Strukturelle Läsionen im Rückenmark oder Gehirn führen zu synaptischer Unstrukturierung und Reorganisation spinaler und supraspinaler Strukturen mit der Folge einer zentralen Übererregbarkeit.

▪ **Möglicher Wirkmechanismus der Akupunktur: Faszilitierung sensomotorischer Neurone durch sensorische Stimulation, dadurch verbesserte Reorganisation. Verminderung der neuronalen Degeneration bei Therapie in der Frühphase spinaler Läsionen (Politis und Korchinski 1999).** ▪

▸▸ Diagnostik
- Grunderkrankung oder Trauma in der Anamnese (selten zentraler Schmerz als 1. Symptom)
- Neurologische Untersuchung (immer sensibles Defizit)
- Bildgebende Diagnostik (MRT) zur Identifikation der Läsion
- Ggf. neurophysiologische Diagnostik (NLG) zum Ausschluss von Differenzialdiagnosen (z. B. PNP bei distal symmetrischen Schmerzen und Schlaganfall).

▸▸ Therapie
- Insgesamt sehr schwierig zu behandeln, häufig auch bei multimodaler Behandlung therapieresistent
- Medikamentöse Therapie
  – Antidepressivum (z. B. Amitriptylin 25 – 75 mg 0 – 0 – 1, langsam aufdosieren)
  – Evtl. zusätzlich, v. a. bei neuralgiformen Schmerzen: Antikonvulsivum (z. B. Carbamazepin bis auf 2-mal 400 – 600 mg langsam aufdosieren, Blutspiegelkontrolle, alternativ Gabapentin)
  – Versuchsweise: Naloxon (Testinfusion 0,4 – 0,8 mg i. v., bei positivem Effekt Naltrexon oral), NMDA-Antagonisten (z. B. Amantadin), Opioide: z. B. Tramadol 3-mal 50 (–100) mg, evtl. hochpotentes Opioid (z. B. Morphium, Oxycodon, Fentanyl)
  – Baclofen (oral oder intrathekal bei Spastik)
- Psychologische Ansätze: Krankheitsbewältigung, Entspannungsverfahren, evtl. Hypnose

- Ultima Ratio: Neurostimulative Verfahren (Implantation von Elektroden in Thalamus, capsula interna oder Motorkortex
- Behandlung von Begleitsymptomen (u.a. motorische Paresen, Spastik, Blasenfunktionsstörung) und Verhinderung von Kontrakturen (Physiotherapie).

Traditionelle Chinesische Medizin

▸▸ **Pragmatische Therapie mit Akupunktur**

Thalamusschmerz oder Schmerzen bei Multipler Sklerose
- Punktauswahl:
  - Du 20, Du 23, Ex-KH 3 *(Yintang)*
  - Plus Variante 1 (bei übererregten Patienten oder Patienten mit geringer Reaktion auf Nadelreize): He 7, Pe 6, Mi 6, Le 3
  - Plus Variante 2 (bei depressiven Patienten oder empfindlichen Patienten mit starker Reaktion auf Nadelreize): Di 11, Ma 36
- Methode: ☞ „Allgemeine Therapieleitlinien".

Schmerzen bei Querschnittssyndrom
- Punktauswahl:
  - *Huatuo-Jiaji*-Punkte ab dem Segment auf Höhe der Läsion nach caudal bis LWK 5; falls viele Nadeln benötigt werden, alternierend rechts/links nur eine Nadel pro Segment
  - Obere Extremität mit Spastik: Di 15, Di 11, 3E 5, Di 4
  - Obere Extremität ohne Spastik: Extrapunkt (2 cun distal der vorderen Axelfalte in Sulcus bicipitalis auf die Gefäß-Nervenstrasse zu nadeln), Lu 5, Pe 6
  - Untere Extremität mit Spastik: Ma 31, Gb 31, Gb 34, Gb 40
  - Untere Extremität ohne Spastik: Gb 30, Gb 31, Bl 40, Mi 6, Le 3
- Methode:
  - Hohe Behandlungsfrequenz (z.B. jeden 2. Tag) und viele Behandlungen notwendig
  - Starke Stimulation und/oder Elektrostimulation möglich wenn keine ausgeprägte Spastik vorliegt
  - Bei Spastik grundsätzlich starke Reize und Elektrostimulation vermeiden, da Spastik verstärkt oder induziert werden kann.

Punkte nach Symptomen

Symptome	Punkte
Blasenstörung	Bl 28, Bl 32, Ren 3, Ren 4, Mi 6, Le 3
Obstipation	Ma 25, Ma 28, Ma 29 Jeweils nur links: Äußerer Ma 28 (2 cun lateral Ma 28), äußerer Ma 29 (2 cun lateral Ma 29), Ren 6, Ma 36, Ma 37, Ma 39

▸▸ **Zentraler Schmerz aus Sicht der TCM**
Differenzierung häufiger Syndrommuster
Hier erscheint die weitere Differenzierung der Akupunkturtherapie nach Syndrommustern nicht praktikabel.

13.9 Stumpf- und Phantomschmerz

Schmerzen im Bereich des Stumpfes bzw. an der ehemaligen Lokalisation einer amputierten Gliedmaße.

Stellenwert der Akupunktur
- Aus Sicht der Autoren: Mäßig gute Indikation
- Einsatz: Als adjuvantes Verfahren im Rahmen eines multimodalen Therapiesettings; TENS zusätzlich hilfreich (Vorteil: Patient kann sich selbst behandeln)
- Wirksamkeitsnachweis: Bis auf vereinzelte Fallberichte (Xing 1998, Lu 1998, Monga und Jaksic 1981) mit positiven Effekten sind keine Studien vorhanden, keine Aussage möglich.

Westliche Medizin

▸▸ **Epidemiologie**
10–20% aller Patienten mit Amputationen haben Stumpfschmerzen, 60–80% leiden unter Phantomschmerzen.

▸▸ **Klinik**
- Stumpfschmerz:
  - Lokale Schmerzen im Bereich des Stumpfes von stechender, einschießender oder brennender Qualität (je nach Ursache, s.u.)
  - Spontanes Auftreten oder Auslösung durch lokale Reize im Bereich des Stumpfes
- Phantomschmerz:
  - Sensationen im Phantomglied (außerhalb des vorhandenen Körpers), das nicht mehr vorhandene

13.9 Stumpf- und Phantomschmerz

Glied kann hinsichtlich Größe und Ausdehnung genau beschrieben werden
– Schmerzen brennend, drückend, krampfartig oder einschießend
– Teleskop-Phänomen: Das Phantomglied wird im Laufe der Jahre immer kürzer
– Spontanes Auftreten oder Auslösung bzw. Verstärkung der Schmerzen durch physikalische oder emotionale Trigger (Berührung, Kälte, emotionale Anspannung)
– Je größer der Schmerz vor und direkt nach einer Amputation desto größer ist das Risiko für spätere Schmerzen (suffiziente perioperative Anästhesie extrem wichtig!).

▸▸ Pathophysiologie
- Stumpfschmerz: Häufig Neurome, andere Ursachen: Schlecht sitzende Prothese, Hautläsionen, schlechte vaskuläre Versorgung, knöcherne Apositionen, Osteomyelitis, myofasciale Triggerpunkte
- Phantomschmerz: Genaue Ätiologie nicht bekannt, vermutlich multifaktorielle zentrale Sensivierung; plastische Veränderungen des ZNS spielen wesentliche Rolle: Im Bereich des sensomotorischen Cortex (Homunkulus) wandern benachbarte Areale in das die amputierte Extremität repräsentierende Areal ein.

▸▸ Diagnostik
- Diagnose Phantomschmerz ergibt sich aus der Beschwerdeschilderung
- Stumpfschmerz: Sorgfältige Inspektion und Palpation des Stumpfes (Neurome?, Entzündungszeichen?, Hautläsionen?), Röntgen, evtl. CT MRT (z. A. Osteomylitis).

▸▸ Therapie
Stumpfschmerz
- Nicht-invasive Maßnahmen: Optimierung der Funktionsfähigkeit und des Sitzes der Prothese, therapeutische Lokalanästhesie im Bereich von Neuromen, Operationsnarben, Triggerpunkten, periphere Sympathikusblockaden, physikalische Maßnahmen: Kryotherapie im Bereich von Neuromen
- Operative Stumpfrevision: Ind.: Lokale Perfusionsstörungen, Knochenappositionen, konservativ therapieresistente Neurome, beste prophylaktische Therapie ist gute operative Technik bei der Amputation.

Phantomschmerz
- Frühe und ausreichende Belastung des Stumpfes mit gut sitzender Prothese ist wesentlich für die Prognose und fördert die aktive Krankheitsbewältigung.
- Physikalische Stimulation: Ultraschall, Vibration, thermische Anwendungen, Massage
- Medikamentöse Therapie: Calcitonin, Antidepressiva, Antikonvulsiva, Opioide, häufig Polymedikation notwendig
- Psychologische Verfahren: Hilfe zur Krankheitsbewältigung, Entspannungsverfahren, Hypnose
- Neurodestruktive Verfahren: Nur in sehr seltenen Fällen indiziert.

Traditionelle Chinesische Medizin

▸▸ Pragmatische Therapie mit Akupunktur
Stumpfschmerz
- Punktauswahl: Gut zugängliche Lokal- und *Ashi*-Punkte im schmerzenden Areal, zusätzlich Punkte zu Stimulation des verbliebenen Nervenstammes
- Methode: In der Regel starke Stimulation; bei Allodynie oder Hyperpathie auf Gegenseite ausweichen.

Phantomschmerz
- Punktauswahl und Methode:
  – Im 1. Schritt Behandlung analog zum CRPS mit Auswahl der Punkte nach Schmerzlokalisation
  – Bei ausbleibender Effektivität Behandlung analog zum Vorgehen bei Thalamusschmerz: Du 20, Du 23, Ex-KH 3 *(Yintang)*, plus Variante 1 (bei übererregten Patienten oder Patienten mit geringer Reaktion auf Nadelreize): He 7, Pe 6, Mi 6, Le 3; plus Variante 2 (bei depressiven Patienten oder empfindlichen Patienten mit starker Reaktion auf Nadelreize): Di 11, Ma 36.

Punkte nach Schmerzlokalisation

Obere Extremität	• Regionalpunkte (nicht im Akutstadium!): Hand radial: Di 4, Hand ulnar: 3E 3, Handrücken, Armstreckseite: 3E 5, Handinnenfläche, Armbeugeseite: Pe 6; Ellenbogen medial: He 3, Ellenbogen lateral: Di 11 • Regionalpunkte kontralateral • Korrespondierende Punkte an der unteren Extremität nach Schmerzlokalisation: Hand radial: Le 3, Hand ulnar: Gb 41, Handrücken: Ma 41, Armstreckseite: Ma 40, Handinnenfläche, Armbeugeseite: Mi 6, Ellenbogen lateral: Ma 36, Ellenbogen medial: Mi 9

Untere Extremität	• Regionalpunkte (nicht im Akutstadium !): Fuß medial: Le 3, Mi 3; Fuß lateral: Gb 41, Fußrücken: Ma 41, Unterschenkel frontal: Ma 40, Unterschenkel dorsal: Mi 6, Bl 57; Knie lateral: Ma 36, Gb 34, Ma 43; Knie medial: Mi 9, Mi 10 • Regionalpunkte kontralateral • Korrespondierende Punkte an oberer Extremität: Fuß medial: Di 4, Fuß lateral: 3E 3, Fußrücken, Unterschenkel frontal: 3E 5, Unterschenkel dorsal, Pe 6, Knie lateral: Di 11, Knie medial: He 3

▸▸ Stumpf- und Phantomschmerz aus Sicht der TCM

Die TCM-Literatur bietet insbesondere für den Phantomschmerz keine schlüssige Erläuterung der Pathogenese dieses Krankheitsbildes.

Literatur

Aigner N, Aigner G, Fialka C, Fritz A: Therapy of meralgia paresthetica with acupuncture. Two case reports. Schmerz. (1997), 11(2): 113–115

Baron R, Jänig W: Schmerzsyndrome mit ursächlicher Beteiligung des sympathischen Nervensystems. Anaesthesist (1998), 47: 4–23

Baron R, Maier Ch, Ulrich HW: Komplexe regionale Schmerzsyndrome (CRPS) – sympathische Reflexdystrophie und Kausalgie. In Zenz und Jurna (Hrsg.) (2001) Lehrbuch der Schmerztherapie, Wiss.-Verl.-Ges, Stuttgart

Bischoff C, Klingelhöfer J: Schädigungen des peripheren Nervensystems. In Klingelhöfer J, Spranger M (Hrsg.) (2001), Klinikleitfaden Neurologie/Psychiatrie, Urban & Fischer, München

Bowsher D: The lifetime occurrence of Herpes zoster and prevalence of post-herpetic neuralgia: A retrospective survey in an elderly population. Eur J Pain (1999) Dec, 3(4): 335–342

Branco K, Naeser MA: Carpal tunnel syndrome: clinical outcome after low-level laser acupuncture, microamps transcutaneous electrical nerve stimulation, and other alternative therapies – an open protocol study. J Altern Complement Med. (1999) Feb, 5(1): 5–26

Brunelli B, Gorson KC: The use of complementary and alternative medicines by patients with peripheral neuropathy. J Neurol Sci. (2004) Mar 15, 218(1–2): 59–66

Chan CS, Chow SP: Electroacupuncture in the treatment of post-traumatic sympathetic dystrophy (Sudeck's atrophy). Br J Anaesth. (1981) Aug, 53(8): 899–902

Cheng PT, Wong MK, Chang PL: A therapeutic trial of acupuncture in neurogenic bladder of spinal cord injured patients – a preliminary report. Spinal Cord. (1998) Jul, 36(7): 476–80

Elgert G, Olmstead, C: The treatment of chronic inflammatory demyelinating polyradiculoneuropathy with acupuncture: a clinical case study. Am J Acupunct. (1999), 27(1–2): 15–21

Ernst M, Lee MHM.: Sympathetic effects of manual and electrical acupuncture of the Tsusanli knee point: comparison with the Hoku hand point sympathetic effect. Exp. Neurol. (1986), 94: 1–10

Fialka V et al.: Acupuncture for reflex sympathetic dystrophy. Arch Intern Med. (1993) Mar 8, 153(5): 661, 665

Flaws B, Finney D: A Compendium of TCM Patterns & Treatments. (1996). Blue Poppy Press. Boulder. S. 174

Gao Lu-Wen: Dialectical Relationship Between External Plaster Fixation and Bi Syndrome. Journal of Chinese Medicine 1992; 38: 34–35

Hammes MG et al.: Investigations on the effect of acupuncture on affective and sensory components of pain in patients with different stages of chronic pain. Schmerz (2002) Apr, 16(2): 103–13

Honjo H et al.: Acupuncture for urinary incontinence in patients with chronic spinal cord injury. A preliminary report, Nippon Hinyokika Gakkai Zasshi.(1998) Jul, 89(7): 665–9 Article in Japanese

Kaada B: Vasodilation induced by transcutaneous nerve stimulation in peripheral ischemia (Raynaud's phenomenon and diabetic polyneuropathy). Eur Heart J (1982), 3: 303–314

Korpan MI et al.: Acupuncture in the treatment of posttraumatic pain syndrome. Acta Orthop Belg. (1999) Jun, 65(2): 197–201

Leijon G, Boivie J: Central post-stroke pain – the effect of high and low frequency TENS. Pain (1989) Aug, 38(2): 187–91

Lewith G, Field J, Machin D: Acupuncture compared with placebo in postherpetic pain. Pain (1993), 17: 361–368

Lin TB, Fu TC: Effect of electroacupuncture on blood pressure and adrenal nerve activity in anesthetized rats. Neuroscience Letters (2000), 285: 37–40

Lu TV: Acupuncture treatment for phantom limb pain. Altern Ther Health Med. (1998) Sep, 4(5): 124

Monga TN, Jaksic T: Acupuncture in phantom limb pain. Arch Phys Med Rehabil. (1981) May, 62(5): 229–31

Nayak S et al.: Is acupuncture effective in treating chronic pain after spinal cord injury? Arch Phys Med Rehabil. (2001) Nov, 82(11): 1578–86

Paola FA, Arnold M: Acupuncture and spinal cord medicine. J Spinal Cord Med. (2003) Spring, 26(1): 27

Politis MJ, Korchinski MA: Beneficial effects of acupuncture treatment following experimental spinal cord injury: a behavioral, morphological, and biochemical study. Acupunct Electrother Res. (1990), 15(1): 37–49

Qiu, M (Hrsg.): Zhong guo zhen jiu zhi liao xue. Jiang su ke xue ji shu chu ban she, Nanjing 21992

Rapson LM et al.: Acupuncture as a promising treatment for below-level central neuropathic pain: a retrospective study. J Spinal Cord Med. (2003) Spring, 26(1): 27

Scadding JW: Complex regional pain syndrome. in Wall-PD and Melzack-R (Eds.) Textbook of Pain, 4th Edition (1999), Churchill Livingstone, Edinburgh

Schepelmann und Kloß in Brandt, Dichgans, Diener. Therapie und Verlauf neurologischer Erkrankungen (1998), Kohlhammer Verlag

Shlay JC et al.: Acupuncture and amitriptyline for pain due to HIV-related peripheral neuropathy: a randomized controlled trial. Terry Beirn Community Programs for Clinical Research on AIDS. JAMA. (1998) Nov 11, 280(18): 1590–5

Warms CA, Turner JA, Marshall HM, Cardenas DD: Treatments for chronic pain associated with spinal cord injuries: many are tried, few are helpful. Clin J Pain (2002) May-Jun, 18(3): 154–63

Wen HL: Acute central cervical spinal cord syndrome treated by acupuncture and electrical stimulation (AES). Comp Med East West (1978) Summer, 6(2): 131–5

Wilder RT et al.: Reflex sympathetic dystrophy in children. Clinical characteristics and follow up of seventy patients. J Bone Joint Surg (1992), 74(A): 910–919

Wiseman N, Feng Y: A Practical Dictionary of Chinese Medicine. (1998). Paradigm Publications. Brookline.

Wong AM et al.: Clinical trial of acupuncture for patients with spinal cord injuries. Am J Phys Med Rehabil. (2003) Jan, 82(1): 21–7

Xing G: Acupuncture treatment of phantom limb pain – a report of 9 cases. J Tradit Chin Med. (1998) Sep, 18(3): 199–201

Yen HL, Chan W: An East-West approach to the management of central post-stroke pain. Cerebrovasc Dis. (2003), 16(1): 27–30

14 Vasculär bedingte Schmerzen

Marcus Bäcker

mit einem Beitrag von Jürgen Mücher (chin. Arzneitherapie, pAVK)

14.1 Allgemeine Leitlinien 486
14.2 Raynaud-Syndrom 486
14.3 Periphere arterielle Verschlusskrankheit (pAVK) 490

14.1 Allgemeine Leitlinien

Im kleinen Gebiet der vasculär bedingten Schmerzen sind im Kontext einer Akupunkturtherapie vor allem zwei Krankheitsbilder von klinischer Relevanz: Das Raynaud-Syndrom und die periphere arterielle Verschlusskrankheit. Ein wesentlicher pathophysiologischer Faktor beider Erkrankungen ist ein entweder primär (Raynaud-Syndrom) oder sekundär (periphere arterielle Verschlusskrankheit [pAVK]) erhöhter Sympathikotonus bzw. eine erhöhte vegetative Reaktivität. Hier ergibt sich der Hauptangriffspunkt für die Akupunktur in einer Modulation der vegetativen Aktivierung. Aus verschiedenen Grundlagenstudien ist erkennbar, dass Akupunktur deutliche vegetativ modulierende Effekte besitzt (Kaada 1982). Über eine Sympatholyse oder lokale Mechanismen wie die Ausschüttung von CGRP im Gewebe ist eine Akupunktur induzierte Vasodilatation denkbar (Kashiba 1991).

Leider ist die Wirksamkeit von Akupunktur bei der pAVK begrenzt. Das Raynaud-Syndrom hingegen bietet zumindest eine mäßig gute Therapieindikation. Zu diesem Ergebnis kommt auch eine randomisierte, kontrollierte Studie beim primären Raynaud-Syndrom (Appiah 1997).

Westliche Medizin

Zur westlichen Diagnostik und Therapie ☞ 14.2 und 14.3.

Traditionelle chinesische Medizin

Die TCM besitzt keine sicheren Möglichkeiten zur Differenzierung einer funktionellen versus strukturellen Genese von Erkrankungen. So werden vasculäre Schmerzen entsprechend ihrer klinischen Phänomenologie in erster Näherung als Invasion von Kälte in die Leitbahnen und Kollateralen aufgefasst. Der pathogene Faktor Kälte manifestiert sich dabei aufgrund einer inneren Disposition wie z.B. einer Milz-*Qi*-Leere (dann zusätzlich auch Feuchtigkeit) oder Leber-*Qi*-Stagnation (insbesondere beim Raynaud-Syndrom).

Für die überwiegend mechanisch erfassbare Pathogenese der pAVK hat die westliche Medizin eine differenzierte Vorstellung und daran gebundene therapeutische Ansätze zur Hand, welche der TCM eindeutig überlegen sind. Im Gegensatz hierzu ist die Pathogenese des primären Raynaud-Syndroms aus westlicher Sicht weitgehend unklar und die konventionellen Therapieoptionen sind spärlich. Hier bietet die TCM eine gute Erweiterung der westlichen Ansätze. Die psycho-vegetativ geprägte Symptomatik dieser Erkrankung ist für die Akupunktur zuweilen recht gut zugänglich.

14.2 Raynaud-Syndrom

Akrale Gefäßspasmen, vor allem bei Kältexposition und psychischem Stress.

Stellenwert der Akupunktur

- Aus Sicht der Autoren: Mäßig gut (+)
- Einsatz: Als systemisch und lokal vegetativ modulierendes Verfahren zur Reduktion der Attackenhäufigkeit (vermutlich Erhöhung der Reizschwelle), in

schweren Fällen adjuvant zur Reduktion der medikamentösen Therapie
- Wirksamkeitsnachweis: Einige Fallberichte (Bao 1988) und eine Beobachtungsstudie mit positiven Resultaten (Bacchini 1979). Eine randomisierte, kontrollierte Studie an 33 Patienten: Reduktion der Attackenhäufigkeit um 63 % (Kontrollgruppe ohne Behandlung 27 %) nach über 2 Wochen alternierend jeden 2. Tag durchgeführten Akupunkturbehandlungen. Nach 10 Monaten noch bei 10 von 17 Patienten anhaltende Verbesserung (Appiah 1997). Fazit: Hinweise für Wirksamkeit, Daten aus einzigem RCT jedoch bisher nicht repliziert.

Westliche Medizin

Epidemiologie
Frauen >> Männer.

Klinik
- Leitsymptom: Anfallsartig auftretende Blässe der ganzen Hand, einzelner Finger oder von Teilen der Finger (Fingerkuppen), gefolgt von einer lividen Verfärbung (Zyanose) und anschließenden Rötung (Hyperämie), Phasen können auch inkomplett durchlaufen werden
- Zumeist die obere Extremität betroffen, selten Ohrläppchen, Nasenspitze oder untere Extremität
- Provokation durch Kälteexposition und/oder psychischen Stress
- Häufig: Hyperhidrosis der Hände
- Erhöhte Komorbidität mit Migräne.

Formen
- Primäres Raynaud-Syndrom (50 %): Idiopathisch, gutartiger Verlauf
- Sekundäres Raynaud-Syndrom: Assoziiert u. a. mit Kollagenosen (Sklerodermie, Vaskulitiden, systemischer Lupus erythematodes), chronischer Polyarthritis, Malignomen (u. a. bei Pankreas-Ca, Bronchial-Ca), exogenen Noxen (z. B. Ergotamine!), Karpaltunnel-Syndrom, hämatologischen Erkrankungen, repetitiven Traumen der Hand; im Gegensatz zum primären Raynaud-Syndrom: Auftreten im höheren Lebensalter (oft > 50), asymmetrische Verteilung, teilweise maligne Symptomatik bis zur Bildung von akralen Nekrosen.

Pathophysiologie des primären Raynaud-Syndroms
- Genauer Mechanismus bisher nicht geklärt
- Modell: Autonome Dysregulation mit erhöhter sympathischer Reflexaktivität führt zu Vasospasmus bei Kälteexposition, während der anschließenden hyperämischen Phase Paralyse des Gefäßtonus.

Diagnostik
- Klassische Symptomatik und Anamnese in der Regel richtungweisend
- Körperliche Untersuchung: Hinweise auf sekundäres Raynaud-Syndrom? (Veränderungen der Trophik, Ulcera?), Palpation und Kompression der Aa. ulnaris und radialis zur Erfassung proximal lokalisierter Verschlüsse
- Labor: Blutbild, Hämatokrit, BSG, (Kryoglobuline, ANA)
- Evtl. Kälteprovokationstest
- Beachtung und Ausschlussdiagnostik möglicher sekundärer Ursachen (s. o.)
- Weiterführende Untersuchungen (in spezialisierten Zentren): Kapillarmikroskopie (insbes. zur Diagnose einer Sklerodermie), Thermographie, dopplersonographische Blutdruckmessung der Handarterien, Angiographie selten indiziert
- DD: pAVK, Akrocyanosis (persistierende Blässe), Erythromelalgie (gerötete und warme Akren, Provokation durch Wärme, überwiegend Männer).

Therapie des primären Raynaud-Syndroms
- Aufklärung der Patienten über Harmlosigkeit der Erkrankung
- Vermeidung von Kälteexposition, sowohl an den Händen als auch am Stamm (Tragen von Handschuhen und warmer Kleidung)
- Bei psychischen Triggern oder psychovegetativem Spannungszustand: Entspannungsverfahren (PMR, Autogenes Training, Mediation, Body Scan), Hilfe zur Stressbewältigung
- In schweren Fällen medikamentöse Therapie mit Calcium-Antagonisten (z. B. Nifedipin 10–30 mg/Tag) oder alpha-Blocker (häufig bei Frauen mit hypotonem Blutdruck Nebenwirkungen)
- Bei sekundären Formen steht die Behandlung des Grundleidens im Vordergrund, ansonsten gelten die Therapieleitlinien wie für das primäre Raynaud-Syndrom.

14 Vaskulär bedingte Schmerzen

▪ **Möglicher Wirkmechanismus der Akupunktur:** Psychovegetativ entspannende und stresslösende Wirkung, Erhöhung der Schwelle zur Auslösung einer Attacke (Appiah 1997), Verminderung der sympathischen Reagibilität (Kaada 1982). Lokale Mechanismen (im Anfall): Vasodilatation durch Ausschüttung von CGRP (Kashiba 1991). ▪

Traditionelle chinesische Medizin
▸▸ Pragmatische Therapie mit Akupunktur
- Punktauswahl: Basispunkte plus Fernpunkte plus Punkte nach Symptomen
- Methode:
  - Nadelung von 3E 5 und/oder Mi 6 nach distal gerichtet, Stimulation mit dem Versuch das Nadelgefühl nach distal ausstrahlen zu lassen
  - An *Baxie*- und *Bafeng*-Punkten am besten Moxa (Nadelmoxa oder Moxazigarren)
  - An Punkten auf Konzeptionsgefäß und Blasen-Leitbahn ebenso Moxibustion, insbesondere an Ren 6 ist Moxabox gute Alternative zur Nadelung
- Durchführung der Behandlung: Zu Beginn der Kälteperiode (Spätherbst) mit der Behandlung beginnen; zunächst über 2 Wochen jeden 2. Tag, dann Abstände vergrößern
- Besserung häufig erst in der 2. Hälfte eines Behandlungszyklus von 10–15 Behandlungen (Aufklärung des Patienten).

Basispunkte

Lokalisation	Punkte
Hände betroffen	3E 5, Ex-AH 9 (*Baxie*) (Moxa)
Füße betroffen	Mi 6, Ex-BF 10 (*Bafeng*) (Moxa)

Additive Punkte nach Hauptlokalisation der Schmerzen

Zone	Punkte
Hand ulnar	He 7
Hand radial	Lu 5
Zehen	Gb 30, Bl 54, Bl 40

Weitere Punkte nach Symptomen

Symptome	Punkte
Empfindlichkeit gegen Kälte	Ren 6 (Moxabox auf Unterbauch), Bl 23 (Moxa), Du 14 (Moxa)
Empfindlichkeit gegen Feuchtigkeit	Ren 12 (Moxa), Ma 36, Bl 20 (Moxa)
Psychische Auslöser	Le 3, Di 11
Erschöpfung	Ma 36, Ren 6 (Moxa)
Ängstlichkeit, Unruhe	He 7, Du 20 (+ *Sishencong*)

▸▸ Raynaud-Syndrom aus Sicht der TCM

Das Raynaud-Syndrom wird in der chinesischen Medizin allgemein unter der Kategorie Blut-*Bi* bzw. spezifischer unter „blass-weiße Fingerspitzen" *(Shou zhi dan bai)*, „Fingernägel werden blau" *(Zhi jia fa gan)* und evtl. „Hände und Füße kalt" *(Shou zu leng)* abgehandelt.

Bei den sekundären Formen des Raynaud-Syndroms ermöglicht die westliche Diagnostik häufig eine causale Therapie. Bleibt nach Durchführung der Ausschlussdiagnostik jedoch die Diagnose eines primären Raynaud-Syndroms, kann eine syndromorientierte Diagnostik aus Sicht der TCM die hier wenig differenzierte Vorstellung der westlichen Medizin erweitern.

Eine Beschreibung des Raynaud-Syndroms ist in der kontemporären chinesischen Literatur bisher nicht vorzufinden. Vaskuläre Störungen werden lediglich als „pulseless disease", abgehandelt, welches sicherlich eher den strukturell fixierten vaskulären Erkrankungen zuzuordnen ist (☞ Kap. 14.3). Aus Sicht der Autoren lassen sich jedoch verschiedene pathogenetische Muster heranziehen, die Erklärungen bezüglich der beim Raynaud-Syndrom auftretenden Kälteempfindlichkeit sowie psychischer Triggerfaktoren bereithalten.

Aus phänomenlogischer Sicht lässt sich das Raynaud-Syndrom als Invasion pathogener Kälte (und Feuchtigkeit) in die Leitbahnen der Akren beschreiben. Das Raynaud-Syndrom ist keine akute Erkrankung, sondern ähnlich wie zum Beispiel die Migräne (mit der eine erhöhte Komorbidität besteht) zumeist eine chronische Störung mit zyklischem Charakter. Pathogene Kälte kann somit nicht als Ursache sondern lediglich als Auslöser gelten. Ursächlich sind vielmehr innere Disharmonien, die zu Invasion und Manifestation von Kälte in den Akren disponieren. Hier sind zum einen

Yang-Leere-Zustände (insbesondere von Milz und Niere), die aufgrund einer inneren Kälte zu einer Anfälligkeit von äußerer Kälte führen, zu nennen. Ferner kann eine Disposition bestehen, wenn Blut und/oder Qi die Akren nicht oder nur unzureichend versorgen: Mögliche Ursachen hierfür ergeben sich aus einer allgemeinen Blut- und Qi-Leere sowie Leber-Qi-Stagnation (das Qi „verknotet" sich in der Mitte und erreicht die Extremitäten nicht). Häufig und insbesondere bei Empfindlichkeit gegenüber Feuchtigkeit kann zusätzlich eine Milz-Qi-Leere (mit der Folge von Blut- und Qi-Leere) die Disharmonie weiter verkomplizieren.

Interessant ist ferner, dass der phasische Ablauf des Raynaud-Anfalls ein grundlegendes Paradigma der TCM widerspiegelt: die gegenseitige Verwandlung von Yin und Yang. Die übermäßige Kälte (Yin-Faktor) in der 1. Phase des Anfalls geht in eine Hyperämie und Wärme (Yang-Faktor) im späteren Verlauf über.

Differenzierung der häufigsten disponierenden Syndrommuster (Qiu 1992)
☞ Tabelle 14.1 s. u.

▸▸ Therapie nach Syndrommuster
Akupunkturpunkte nach Syndrommuster (zusätzlich zu Basispunkten und Punkten nach Schmerzlokalisation)

Syndrommuster	Punkte
Invasion pathogener Kälte	Du 14 (Moxa), Ren 6 (Moxabox auf Unterbauch), Bl 23 (Moxa)
(Milz- und Nieren-) Yang-Leere	Du 4 (Moxa, Cave kein Moxa bei Patienten < 20 J.), Bl 20 (Moxa), Bl 23, Ren 6 (Moxa), Ni 3, Ma 36
Milz-Qi-Leere mit Feuchtigkeit	Mi 6, Ren 12 (Moxa), Ma 36, Bl 20 (Moxa)
Qi- und Blut-Leere	Ma 36, Mi 6, Bl 17, Bl 20
Leber-Qi-Stagnation	Le 3, Di 4, Gb 34, Mi 6

Chinesische Arzneitherapie
☞ Tabelle 14.2 siehe Seite 490.

Tabelle 14.1 Differenzierung der Syndrommuster

Syndrommuster	Leitsymptome
Attacke	
Invasion pathogener Kälte	Symptome und Auslösebedingungen in der 1. Phase des Raynaud-Anfalls (s.o.)
Disposition	
Leber-Qi-Stagnation	Psychovegetativer Spannungszustand, deutliche psychische Trigger als Auslöser der Anfälle, häufiger Stimmungswechsel, unterdrückte Emotionen (Alexithymie, ☞ Kap. 2.1.5), Niedergeschlagenheit, Frustration, Gefühle von Spannung und Enge **Puls:** Kann saitenförmig sein **Zunge:** Kann an den Seiten gerötet sein
(Milz- und Nieren-) Yang-Leere	Abneigung gegen Kälte, Neigung zum Frösteln und kalten Extremitäten, Abgeschlagenheit, Antriebsarmut, bei Milz-Beteiligung gastrointestinale Beschwerden, asthenischer oder adipöser Habitus; bei Nieren-Leere: evtl. Ängstlichkeit, Lumbalgien, urogenitale Funktionsstörungen **Zunge:** Kann blass sein **Puls:** Kann tief, leer und langsam sein
Milz-Qi-Leere mit Feuchtigkeit	Neigung zum Grübeln, gastrointestinale Beschwerden, adipöser Habitus, Abgeschlagenheit, bei Feuchtigkeit evtl. Schweregefühl in den Extremitäten, Verschlimmerung bei feucht-kaltem Wetter **Zunge:** Kann geschwollen sein (seitl. Zahneindrücke) **Puls:** Kann leer, schwach sein
Blut- (und Qi-) Leere	Bei Blut-Leere: Blasse Lippen, blasse Schleimhäute, Schwindelgefühl, verschwommenes Sehen, Regelstörungen (Leber), Vergesslichkeit, Schlafstörungen, innere Unruhe (Herz); bei Qi-Leere: Vor allem Abgeschlagenheit, verminderter Antrieb, Kurzatmigkeit **Zunge:** Kann blass und etwas trocken sein **Puls:** Kann fein und schwach sein

Tabelle 14.2 Chinesische Arzneitherapie

Syndrommuster	Arzneitherapie/Rezepte
Attacke	
Invasion pathogener Kälte	• *Dang gui si ni tang* (CAT 236) evtl. mit Medulla Tetrapanacis statt Caulis Clematidis armandii *(chuan mu tong)* + Ram. Mori und Rad. (Ligustici) *Chuanxiong* • Bei ausgeprägten Kältezeichen + Rad. lateralis Aconiti praep. und Fruct. Evodiae • Bei Zeichen von Blut-Stase (Schmerzen, Zyanose) + Caulis Spatholobi *(Jixueteng)* und Lumbricus
Disposition	
Leber-*Qi*-Stagnation	• *Si ni san* (CAT 158) + Rad. Angelicae sinensis, Rad. (Ligustici) *Chuanxiong*, und evtl. Rhiz. Gastrodiae • Bei begleitender Milz-*Qi*- und Blut-Leere stattdessen: *Xiao yao san* (CAT 161) – Herb. Menthae + Ram. Mori, Rad. Astragali und Rad. (Ligustici) *Chuanxiong* • Bei leichter *Yang*-Leere in beiden Fällen auch + Ram. Cinnamomi und Exocarpium Rubrum Citri • Bei nervöser Unruhe in beiden Fällen auch + Sem. Zizyphi spinosae und Rad. Salviae miltiorrhiza • Bei Zeichen von Blut-Stase (Schmerzen, Zyanose) in beiden Fällen auch + Caulis Spatholobi *(Jixueteng)* und Flos Carthami
(Milz- und Nieren-) *Yang*-Leere	• *You gui wan* (CAT 310) mit. Ram. Cinnamomi statt Cort. Cinnamomi – Sem. Cuscutae + Rhiz. Zingiberis, Rad. Astragali und Caulis Spatholobi *(Jixueteng)* • Bei längerfristiger Behandlung statt Rad. lateralis Aconiti praep. Herba Epimedii • Bei durch die *Yang*-Leere verursachte Blut-Stase + Rad. (Ligustici) *Chuanxiong* und Flos Carthami, bei starken Schmerzen auch + Gummi Olibanum und Herba Asari • Bei durch die *Yang*-Leere verursachte Feuchtigkeits-Akkumulation – Rhiz. Dioscoreae + Rhiz. Atractylodis macrocephalae, Poria und Pericarp. Arecae
Blut-(und *Qi*-) Leere	• *Shi quan da bu tang* (CAT 288) mit. Ram. Cinnamomi statt Cort. Cinnamomi + Ram. Mori und Caulis Spatholobi *(Jixueteng)* • Bei durch die *Qi*- und Blut-Leere verursachte Blut-Stase + Rad. Salviae miltiorrhizae und evtl. Flos Carthami

Durchführung der Behandlung
- Als externe Behandlung kommen außerdem noch warme Handbäder in einer Abkochung aus frischem Ingwer (Rhiz. Zingiberis recens), Ram. Cinnamomi und Herba Asari in Frage.
- Um im akuten Fall den Vasospasmus noch effektiver zu beeinflussen, verwendet die zeitgenössische chinesische Medizin häufig auch Arzneimittel, die in die Netzgefäße eindringen wie Scorpio (Buthus martensii) und Scolopendra (**cave:** Toxizität).

14.3 Periphere arterielle Verschlusskrankheit (pAVK)

Zumeist arteriosklerotisch bedingte Durchblutungsstörungen der Extremitäten mit belastungsabhängigen Schmerzen.

Stellenwert der Akupunktur
- Aus Sicht der Autoren: Weniger gute Indikation
- Einsatz: Adjuvant als Therapieversuch im Stadium 2 und 3 auf Wunsch des Patienten als vegetativ modulierender Ansatz, nur zusätzlich zu konventioneller Therapie; TENS gute Alternative zur Nadelung (erhöhte Infektionsgefahr angesichts peripherer Minderperfusion)
- Wirksamkeitsnachweis: Zur Wirkung von Akupunktur bei der pAVK existieren keine Studien; allerdings zahlreiche experimentelle Beobachtungen zu vasodilatierenden Effekten der Akupunktur bei anderen Störungen (Kaada 1982).

Epidemiologie
pAVK bei 2,4 % der 35-jährigen und 34 % der 65-jährigen Männer nachweisbar, wobei nur $1/3$ davon unter Beschwerden leidet (Maier u. Gleim 2001).

14.3 Periphere arterielle Verschlusskrankheit (pAVK)

Klinik
- Ausmaß der Beschwerden hängt wesentlich von Geschwindigkeit der Verschlussentstehung und Lokalisation der betroffenen Gefäße ab
- Vier Stadien:
  - Stadium 1: Pulsverlust, keine Beschwerden (bei 90 % Stenose kein distaler Puls mehr tastbar)
  - Stadium 2: Claudicatio intermittens (Ausdruck der Belastungsinsuffizienz)
  - Stadium 3: Ruheschmerz (Restdurchblutung unterschreitet Ruhebedarf)
  - Stadium 4: Nekrosen/Gangrän (Anoxie)
- Projektion der Schmerzen in die Etage unterhalb des Verschlusses: Beckentyp (A. iliaca: Schmerz in Gesäß und Oberschenkel), Oberschenkeltyp, häufig (A. femoralis: Wadenschmerz), peripherer Typ (periphere Arterien: Fußschmerz)
- Weitere Symptome: Trophische Störungen, Blässe, fehlende Venenfüllung.

Westliche Medizin
Pathophysiologie
- Ischämie der Muskulatur führt zur Sensibilisierung spezifischer Nociceptoren über die Ausschüttung von Gewebemediatoren (z. B. Bradykinin)
- Entstehung eines Circulus vitiosus aus Ischämie, Schmerz, erhöhtem Sympathikotonus, konsekutiver peripherer Vasokonstriktion und verstärkter Ischämie.

Diagnostik
- Diagnose lässt sich in der Regel über Anamnese (Belastungsschmerz) und körperliche Untersuchung (Pulsstatus, Auskultation, Lagerungsprobe nach Ratschow) stellen
- Dopplersonographie
- Bestimmung der Gehstrecke
- Angiographie (DSA) nur präoperativ.

Therapie
- Reduktion der arteriosklerotischen Risikofaktoren (Nikotinabstinenz, Gewichtsreduktion, konsequente Einstellung des Blutdruckes, Einstellung des Diabetes, Ernährungsberatung, Hilfen zur Stressreduktion)
- Kontrolliertes Gehtraining (Steigerung der Kollateralisation, Stadium 1 und 2)
- Medikamentöse Ansätze: ASS, Prostaglandine i. v., Hämodilution (Aderlass u. Dextraninfusion), Rheologika (z. B. Pentoxyphyllin)
- Sympathikusblockaden (Neurolyse lumbaler Grenzstrang, Stadium 2 und 3)
- Invasive lumeneröffnende Maßnahmen (relative Indikation ab Stadium 2, absolute Indikation ab Stadium 3): Transluminale Angioplastie; Gefäßchirurgie: Endarteriektomie, Bypass.

> **Möglicher Wirkmechanismus der Akupunktur:**
> - **Lokal: Ausschüttung von vasodilatierenden Gewebehormonen (u. a. CGRP)**
> - **Systemisch: Reduktion des Sympathikotonus.**

Traditionelle chinesische Medizin
▸▸ Pragmatische Therapie mit Akupunktur
- Punktauswahl: Basispunkte plus Punkte nach Symptomen
- Methode:
  - Eher weniger starke Stimulation und kürzere Liegedauer der Nadeln (15–20 min)
  - Cave: Bei deutlicher Hypoperfusion erhöhtes Infektionsrisiko, daher in diesen Fällen insbesondere keine Nadelung distaler Punkte
  - TENS („acupuncture-like") mit mittlerer Intensität und niedriger Frequenz an Akupunkturpunkten ist gute Alternative zur Nadelung.

Basispunkte

Lokalisation	Punkte
Obere Extremität	Di 4, Lu 9, Lu 5, He 7
Untere Extremität	Mi 6, Ma 36, Bl 40

Weitere Punkte nach Symptomen

Symptome	Punkte
Empfindlichkeit gegen Kälte	Ren 6 (Moxabox), Bl 23 (Moxa), Du 14 (Moxa)
Schwindel	Gb 20, Du 20
Psychovegetativer Spannungszustand	Di 4, Le 3, Gb 34, Mi 6, Ren 4
Erschöpfung	Ma 36, Ren 6, Ni 6
Ängstlichkeit, Unruhe	He 7, Du 20 (plus *Sishencong*)

Periphere arterielle Verschlusskrankheit aus Sicht der TCM

Die Erkrankung wird in der kontemporären chinesischen Literatur unter „pulseless syndrome" besprochen. Das Verständnis der Pathophysiologie unterscheidet sich nicht wesentlich von der des Raynaud-Syndroms. Es wird von der Vorstellung einer Invasion von pathogener Kälte und Feuchtigkeit in die Leitbahnen sowie innerer „Kälte-Muster" wie Milz- und Nieren-*Yang*-Leere ausgegangen. Angesichts der fixierten Beschwerden kommt bei der pAVK analog zur westlichen Vorstellung das Muster einer Blut-Stase hinzu.

Für die gezielte Anwendung der chinesischen Arzneitherapie bei der pAVK sind folgende Überlegungen von Belang:

- Als primäre Pathogenese wird die Verstopfung der Leitbahnen und Gefäße durch statisches Blut betrachtet. Hinweise dafür sind eine eventuelle livide Verfärbung der betroffenen Extremität und die starken, ortsfesten Schmerzen. Die zeitgenössische chinesische Medizin korreliert mit der Diagnose einer Blut-Stase einerseits die Verlangsamung des Blutflusses im Sinne einer gestörten Blutviskosität andererseits auch die „Aussedimentierung" von Blutbestandteilen (v.a. Thrombozyten) in Form von Ablagerungen in den Gefäßen. Die Behandlung einer derartigen Blut-Stase verbessert nach neueren Erkenntnissen messbar die Fließeigenschaften des Blutes und wirkt thrombolytisch (Chen 2004, S. 616, 624, 638, 641, 644, 646 etc.).
- Ein weiterer Faktor, der von der TCM für die Verstopfung der Leitbahnen und Gefäße verantwortlich gemacht wird, ist Schleim-Feuchtigkeit. Nach neueren chinesischen Forschungen manifestiert sich diese im Rahmen des AVK-Szenarios als deren dominierender Risikofaktor, die Hypercholesterinämie. So werden denn auch insbesondere beim Einsatz Schleim-Feuchtigkeit umwandelnder chinesischer Arzneimittel lipidsenkende und evtl. auch plaquereduzierende Effekte beschrieben (Chen 2004, S. 143, 387, 419, 524, 715, 717, 740 und 622).
- Als dritte Ursache für das Beschwerdebild einer pAVK gilt in der TCM die Kälte, die einerseits durch ihre gelierende Wirkung die Bildung von Blut-Stasen und Schleim-Feuchtigkeit in den Gefäßen fördert, andererseits aber auch deren Kontraktion bewirkt. Da es sich um ein chronisches Problem handelt, liegt der Kälte-Störung hier eine Leere des *Yang* zugrunde, die dann auch für einen verminderten Antrieb des Blutes und damit für eine Zirkulationsschwäche in der betroffenen Extremität verantwortlich ist. Klinisch bewirken wärmende und das *Yang* auffüllende Arzneimittel in vielen Fällen tatsächlich eine messbare Vasodilatation (Chen 2004, S. 42, 329, 440, 448, 464 und 880).

Die Tatsache, dass pAVK-Beschwerden im Sinne einer Claudicatio intermittens bei Belastung schlimmer werden, wird von der TCM im Sinne einer **Qi-Leere** mit ungenügendem Antrieb des Blutes gedeutet. Die gestörte Trophik sowohl der Gefäße als auch der gesamten betroffenen Extremität gilt als Zeichen einer **Blut-Leere**.

Differenzierung der häufigsten Syndrommuster

Die pAVK ist in jedem Fall ein aus den folgenden Aspekten zusammengesetztes Syndrom. Die angegebenen Symptome dienen zur Gewichtung der jeweiligen Anteile der Einzelstörungen am Gesamtmuster bzw. zur Auswahl von Zielsymptomen für eine adjuvante Behandlung.

☞ Tabelle 14.3 siehe Seite 493.

Therapie nach Syndrommuster

Chinesische Arzneitherapie

☞ Tabelle 14.4 siehe Seite 493.

Durchführung der Behandlung

- Die oben erwähnten positiven Forschungsergebnisse lassen die chinesische Arzneitherapie durchaus geeignet erscheinen, als Ergänzung oder evtl. auch Ersatz westlicher oraler medikamentöser Behandlungsansätze. Wie diese kann sie aber wohl nur die Progression der Erkrankung verlangsamen bzw. adjuvant zu lumeneröffnenden Maßnahmen eingesetzt werden.
- Vorsicht beim gleichzeitigen Einsatz von westlichen gerinnungshemmenden Medikamenten und chinesischen Blut-belebenden Arzneimitteln, da diese synergistisch wirken.

Literatur

Appiah R, Hiller S, Caspary L, Alexander K, Creutzig A: Treatment of primary Raynaud's syndrome with traditional Chinese acupuncture. J Intern Med. (1997) Feb, 241(2): 119–24

14.3 Periphere arterielle Verschlusskrankheit (pAVK)

Tabelle 14.3 Differenzierung der Syndrommuster

Syndrommuster	Leitsymptome
Blut-Stase in den Leitbahnen und Gefäßen	- Lokalisierte Schmerzen, evtl. Taubheitsgefühle oder Dysästhesien, trockene, schuppige Haut, evtl. livide Verfärbung im Bereich der betroffenen Extremität, Angiektasien und/oder Hautblutungen, evtl. erhöhte Blutviskosität - **Puls:** Dünn bis verschwindend (v. a. in den betroffenen Regionen), saitenförmig, rau - **Zunge:** Livide bis violett mit Stasisflecken, variköse Zungengrundvenen
Schleim-Feuchtigkeit verstopft die Leitbahnen und Gefäße	- Schmerzen und Schwere- evtl. auch Taubheitsgefühle, evtl. ödematöse Schwellung der betroffenen Extremität, erhöhte Blutfette - Häufig Übergewicht, Druckgefühl auf der Brust, Müdigkeit, evtl. Schwindel, Übelkeit, Husten mit Schleimauswurf und/oder Herzklopfen - **Puls:** Schlüpfrig, evtl. auch dünn - **Zunge:** Z. T. verdickter, weißer, schmieriger Belag
(Milz- und Nieren-) *Yang*-Leere	- Blässe und Kälte der betroffenen Extremität, krampfartige, starke, durch Kälte verschlimmerte Schmerzen - Polyurie, Nykturie, Schwäche und Schmerzen der Lenden und Knie, Ödeme, breiiger oder durchfälliger Stuhlgang, allgemeine Erschöpfung, Kälteintoleranz - **Puls:** Tief, kraftlos - **Zunge:** Blass
Qi- und Blut-Leere	- Schmerzen, die durch Belastung (Gehen) schlimmer werden, Hauttrockenheit, Muskelatrophie, verzögerte Wundheilung - Blasse oder fahle Gesichtsfarbe, Vergesslichkeit, evtl. Schwindel, Müdigkeit, Kurzatmigkeit, Herzklopfen, Appetitlosigkeit - **Zunge:** Blass - **Puls:** Dünn oder leer und kraftlos

Tabelle 14.4 Chinesische Arzneitherapie

Syndrommuster	Arzneitherapie/Rezepte
Blut-Stase in den Leitbahnen und Gefäßen	- Aufgrund einer allgemeinen *Qi*-Leere (häufig): *Bu yang huan wu tang* (CAT 357) + Ram. Cinnamomi - Wegen Befall der unteren Extremität in der Regel + Rad. Cyathulae und Cort. Eucommiae - Bei ausgeprägten Kältezeichen + Rad. lateralis Aconiti praep. - Bei Zeichen von Schleim-Feuchtigkeit + Rhiz. Pinelliae, Rhiz. Alismatis und evtl. Rad./Tub. Curcumae - Bei ausgeprägterer *Qi*- und Blut-Leere + Rad. Codonopsis, Rad. Paeoniae albae/lactiflorae und Fruct. Lycii - In Fällen ohne *Qi*-Leere evtl. *huo luo xiao ling dan* (CAT 366) + Ram. Cinnamomi, Sem. Persicae, Rad. Angelicae pubescentis und Rad. Achyranthis bidentatae
Schleim-Feuchtigkeit verstopft die Leitbahnen und Gefäße	- *Di tan tang* (CAT 465) mit Rhiz. Arisaematis statt Rhiz. Arisaematis cum Felle Bovis – Caulis Bambusae in Taeniam + Rad. Clematidis und Ram. Cinnamomi - Bei begleitender Blut-Stase + Rad./Tub. Curcumae, Sem. Persicae und Rad. Cyathulae.
(Milz- und Nieren-) *Yang*-Leere	- *Yang he tang* (CAT 238 mit Ram. Cinnamomi statt Cort. Cinnamomi – Herba Ephedrae + Rad. Astragali, Rad. Achyranthis bidentatae und Caulis Spatholobi *(Jixueteng)* - Bei ausgeprägten Kältezeichen + Rad. lateralis Aconiti praep. - Bei durch die *Yang*-Leere verursachte Blut-Stase + Rad. (Ligustici) *Chuanxiong* und Flos Carthami, bei starken Schmerzen auch + Gummi Olibanum und Herba Asari
Qi- und Blut-Leere	- *Shi quan da bu tang* (CAT 288) mit Ram. Cinnamomi statt Cort. Cinnamomi + Rad. Achyranthis bidentatae und Caulis Spatholobi *(Jixueteng)* - Bei durch die *Qi*- und Blut-Leere verursachte Blut-Stase + Rad. Salviae miltiorrhizae und evtl. Sem. Persicae

Bacchini M, Conci F, Roccia L, Carrossino R: Circulatory disorders and acupuncture. Minerva Med. (1979) May 19, 70(24): 1755–7

Bao JZ: Acupuncture treatment of Raynaud's disease – a report of 43 cases. J Tradit Chin Med (1988) Dec, 8(4): 257–9

Chen J, Chen T: Chinese Medical Herbology and Pharmacology. Art of Medicine Press. City of Industry 2004

Kaada B: Vasodilation induced by transcutaneous nerve stimulation in peripheral ischemia (Raynaud's phenomenon and diabetic polyneuropathy). Eur Heart J (1982), 3: 303–314

Kashiba H, Ueda Y: Acupuncture to the skin induces release of substance P and calcitonin gene-related peptide from peripheral terminals of primary sensory neurons in the rat. Am J Chin Med. (1991),19 (3–4): 189–97

Maier C, Gleim M: Ischämieschmerz. In Zenz M. und Jurna I. (Hrsg.) Lehrbuch der Schmerztherapie (2001), Wiss.-Verl.-Ges. Stuttgart

Qiu M (Hrsg.): Zhong guo zhen jiu zhi liao xue. Jiang su ke xue ji shu chu ban she, Nanjing 1992 (Lehrbuch der Therapie mit Akupunktur und Moxibustion)

15 Akupunktur in der Palliativmedizin

Graham Leng, Jacqueline Filshie
(Übersetzung: Christl Kiener und Paul Crichton)

15.1 Einführung ... 495	15.3.3 Akupunktur zur Behandlung weiterer Symptome bei Palliativpatienten ... 501
15.2 Definitionen ... 495	15.3.4 Sicherheit ... 504
15.3 Klinische Aspekte ... 498	15.3.5 Auswahl der Punkte ... 505
15.3.1 Behandlungsplan ... 498	15.4 Zusammenfassung ... 507
15.3.2 Akupunktur zur Behandlung von Schmerzen bei Palliativpatienten ... 500	

15.1 Einführung

In den letzten Jahren haben immer mehr Krebspatienten komplementäre Therapieverfahren in Anspruch genommen (im Durchschnitt 30% in 13 Ländern; Ernst und Cassileth 1998). Viele Hospize und Palliativstationen bieten komplementäre Therapieverfahren einschließlich Akupunktur an. Dies ist von großem Nutzen für Patienten, die über ausgeprägte Medikamentennebenwirkungen klagen oder trotz hochdosierter Gabe von Analgetika und adjuvanten Medikamenten unter signifikanten Schmerzen leiden (Filshie und Redman 1985). Mit Hilfe von Akupunktur kann eine sonst erforderliche Dosiserhöhung von Medikamenten vermieden oder die Dosis reduziert werden, wenn damit eine effiziente Symptomkontrolle gelingt.

> ■ Das Ziel der Akupunkturbehandlung ist, die Symptomkontrolle zu verbessern, nicht jedoch, die Krebserkrankung zu heilen oder den Verlauf der Erkrankung zu beeinflussen. ■

Komplementäre Behandlungsverfahren in Palliativeinrichtungen können eine angenehme therapeutische Erfahrung in einer zugewandten Atmosphäre bieten. Komplementäre Therapieverfahren können einen sanften Einstieg in das Hospiz für Patienten darstellen, die ängstlich sind und u. U. künftig weitere Hospizunterstützung in Anspruch nehmen müssen. Zusätzlicher Nutzen entsteht für Verwandte und Freunde des Patienten, die Unterstützung finden, indem sie mit dem betreuenden Personal sprechen können, während der Patient seine Behandlung erhält. In manchen Palliativeinrichtungen werden außer für den Patienten selbst auch für seine Angehörigen komplementäre Behandlungsmaßnahmen angeboten.

15.2 Definitionen

Palliativmedizin
Die WHO-Definition für Palliativmedizin (WHO 1990) lautet: Palliativmedizin ist die aktive ganzheitliche Behandlung von Patienten, deren Krankheit nicht mehr auf eine kurative Behandlung anspricht. Schmerzkontrolle, Kontrolle anderer Symptome und psychischer, sozialer und geistiger Probleme stehen im Vordergrund. Ziel der Palliativmedizin ist es, für die Patienten und deren Angehörige die bestmögliche Lebensqualität zu erreichen. Viele Aspekte der Palliativmedizin sind auch zu einem früheren Zeitpunkt der Krankheit, in Verbindung mit der Krebstherapie anwendbar.
Die Palliativmedizin
- ist lebensbejahend und betrachtet das Sterben als einen normalen Prozess
- fördert weder vorzeitigen Tod, noch zögert sie den Tod hinaus
- sorgt für die Erleichterung von Schmerzen und anderen Symptomen
- integriert die psychischen und geistigen Aspekte im Rahmen der Pflege des Patienten

- bietet dem Patienten Unterstützung, damit er bis zu seinem Tod so aktiv wie möglich leben kann
- bietet den Angehörigen Unterstützung, um die Probleme in der Krankheitszeit des Patienten und in ihrer Umgebung zu bewältigen.

Westliche medizinische Akupunktur wird von Ärzten ausgeübt, die eine schulmedizinische Diagnose auf der Basis einer konventionellen Anamneseerhebung, körperlichen Untersuchung und ggf. weiterer Untersuchungsverfahren stellen. Daraufhin werden Akupunkturpunkte nach neurophysiologischen und neuroanatomischen Prinzipien ausgewählt. Dieser Ansatz hebt darauf ab, Evidenz-basiert zu sein. Da derzeit jedoch nur eine begrenzte Anzahl anspruchsvoller randomisierter, kontrollierter Studien (RCT) zur Verfügung stehen, stützt sich die Behandlung auf empirische Evidenz in Form von Beobachtungsstudien, bis stichhaltigere Wirksamkeitsnachweise zur Verfügung stehen.

Palliativpatienten

Palliativpatienten haben im Vergleich zur Allgemeinbevölkerung besondere Probleme und Risiken und zeigen darüber hinaus vielfältige Symptome:
- Schmerzen können z.B. verschiedene Körperstellen betreffen und verschiedene Ursachen haben.
- Die Patienten erhalten eine Vielzahl an Medikamenten, z.B. Medikamente für Schmerzen und andere Symptome, und ggf. auch Chemotherapeutika.
- Die Symptome sind mit den Medikamenten nur unzureichend unter Kontrolle zu bringen, die Patienten erhöhen nur ungern die Dosis oder nehmen wegen der Nebenwirkungen keine neuen Medikamente ein.
- Oft sind sie gebrechlich und kachektisch und haben eine schlechte Prognose.
- Sie leiden an einer progressiven Erkrankung, das Krankheitsbild kann sich rasch verschlimmern, was regelmäßige und häufige Untersuchungen zur Folge haben kann.

Palliativpatienten haben möglicherweise ein erhöhtes Risiko für unerwünschte Wirkungen der Akupunktur:
- Bei gebrechlichen, kachektischen Patienten sind Muskel- und Subkutangewebe reduziert, wodurch beim Nadeln im Bereich der Thoraxwand ein erhöhtes Pneumothoraxrisiko besteht.
- Bei Krebspatienten besteht einerseits eine erhöhte Inzidenz für thromboembolische Ereignisse, anderseits besteht bei antikoagulierten oder thrombozytopenischen Patienten ein Risiko für Blutungen oder Hämatome.
- Bei neutropenischen Patienten besteht – insbesondere bei Gebrauch von Dauernadeln – ein erhöhtes Risiko für eine Sepsis.
- Im Bereich von Hautmetastasen sollte nicht akupunktiert werden.
- Bei amputierten Patienten kann es zu Problemen bei der Auswahl der Punkte für die Akupunkturbehandlung kommen.
- Das Nadeln ödematöser Gliedmaßen ist kontraindiziert, da Infektionsgefahr besteht, was zu einer Verschlimmerung eines bestehenden Lymphödems führen kann.
- Bei Patienten mit Wirbelsäuleninstabilität aufgrund von Wirbelmetastasen besteht die Gefahr einer Rückenmarkskompression.

Weitere Hinweise über Sicherheitsvorkehrungen bei Krebspatienten folgen in ☞ Kapitel 15.3.4.

Krebspatienten verfügen über eine Reihe von Bewältigungsmechanismen, die ihnen dabei helfen, mit der Diagnose und der Verschlimmerung der Symptome bei Krankheitsprogression fertig zu werden. Der dadurch verursachte emotionale Stress kann oft sehr beträchtlich sein (Doyle et al. 2004). Einerseits passen sich viele Patienten relativ schnell an die lebensverändernde Diagnose an, andere Patienten hingegen, die mit Wut reagieren oder in der Verleugnung ihrer Krankheit verharren, können den praktizierenden Arzt aufs Äußerste herausfordern.

> **Die Vorteile des länger bestehenden Patientenkontakts im Rahmen einer Akupunkturbehandlung und die Möglichkeit der emotionalen Öffnung sind beträchtlich und können ebenfalls zum Erfolg der spezifischen Akupunkturwirkung beitragen.**

Häufige Probleme bei fortgeschrittener Krebserkrankung

Häufige Probleme bei fortgeschrittener Krebserkrankung sind Schmerzen, Dyspnoe, Übelkeit, Schwäche, Mundtrockenheit und Lethargie.

Eine Übersichtsarbeit über Krebspatienten, die in Palliativeinrichtungen überwiesen wurden, ergab, dass diese Patienten eine Vielzahl von Symptomen aufweisen. In Tabelle 15.1 ist die Prävalenz der Symptome bei 400 Patienten aufgeführt, die in Palliativeinrichtungen überwiesen wurden (☞ Tab. 15.1) (Potter et al. 2003).

Die Schmerzprävalenz variiert zwischen 30 und 40% bei Krebspatienten, die sich einer akuten Therapie unterzogen haben und zwischen 70 und 90% bei solchen mit fortgeschrittener Erkrankung (Larue et al.

Tabelle 15.1 Prävalenz von 27 Symptomen bei 400 Patienten in Palliativeinrichtungen (Potter et al. 2003)

Symptom	Gesamt (%)	Hospiz (%)	Palliativstation der Gemeinde (%)	Klinik (%)	Ambulante Patienten (%)
	n = 400	n = 100	n = 100	n = 100	n = 100
Schmerzen	64	62	56	63	75
Anorexie*	34	58	56	6	17
Obstipation*	32	52	35	22	17
Schwäche*	32	41	73	5	10
Dyspnoe*	31	50	41	18	13
Nausea	29	37	34	25	18
Neuropsychiatrische Symptome	27	39	28	28	11
Müdigkeit	23	24	42	7	18
Gewichtsverlust	18	12	46	3	10
Depressive Verstimmung	16	10	27	10	15
Erbrechen	16	24	5	22	13
Mundtrockenheit	16	31	26	2	5
Husten	15	30	18	8	5
Dermatologische Symptome	14	35	16	0	7
Störungen im Bereich des Urogenitaltrakts	14	19	29	2	5
Angst	13	15	17	7	13
Ödeme	12	18	14	3	13
Schlafstörungen	12	22	24	0	2
Weicher Stuhl	10	10	17	5	6
Dyspepsie	8	14	8	0	8
Taubheitsgefühl, Kribbeln	8	9	18	1	5
Dysphagie	7	11	8	3	5
Blutungen	6	4	7	9	5
Frühes Sättigungsgefühl	4	1	12	3	0
Schwitzen	3	5	2	0	4
Singultus	2	0	6	1	0
Veränderungen des Geschmackssinns	2	1	6	0	0

* Statistische Signifikanz der Symptomprävalenz zwischen den Gruppen (p < 0.001)

1995, Greenwald et al. 1987, Zenz et al. 1995). Physischer Schmerz kann durch emotionale, soziale und mentale Faktoren verschlimmert werden. Schmerz kann pathophysiologisch klassifiziert werden als
- Knochenschmerz
- visceraler Schmerz
- neuropathischer Schmerz
- Gelenkschmerz
- Weichteilschmerz oder myofascialer Schmerz.

Oft handelt es sich um eine Mischung dieser verschiedenen Typen. Schmerzursachen können sein:
- Krankheitsprogression, z. B. Lebermetastasen
- Auswirkungen von Behandlungsmaßnahmen, z. B. Narbenschmerzen oder Vincristin induzierte Neuropathie
- indirekte Folgen der Grunderkrankung, z. B. Postzosterneuralgie
- völlig unabhängige Erkrankungen, z. B. arthrosebedingter Schmerz
- Myofasciale Schmerzen können auf Haltungsstörungen und Gebrechlichkeit oder aber auch direkt auf die maligne Erkrankung zurückzuführen sein, z. B. bei Knochenmetastasen.

Viele Symptome können mit konventionellen Therapieverfahren leicht behandelt werden. Manche Symptome sind jedoch relativ therapieresistent (z. B. neuropathische Schmerzen) und machen komplexe Medikamentenkombinationen erforderlich. Der Einsatz einer Vielzahl von Medikamenten in der Behandlung erhöht die Wahrscheinlichkeit von Nebenwirkungen, weshalb die Patienten ungern einer Dosiserhöhung der bestehender Medikation oder einer Ergänzung zusätzlicher Medikamente zustimmen. Die Akupunktur kann zur Verbesserung der Symptomkontrolle eingesetzt werden und dann ggf. eine Reduktion von Medikamenten ermöglichen. Unter bestimmten Umständen kann die Akupunktur auch die Behandlung der Wahl sein. Dies gilt z. B. für myofasciale Schmerzen, die gut auf Akupunktur und schlecht auf Analgetika ansprechen. Andere Symptome, wie z. B. Obstipation oder Dysphagie, werden besser mit konventionellen Methoden behandelt.

15.3 Klinische Aspekte

Die Akupunktur kann in die Palliativmedizin integriert werden, wenn die Klinik auf Akupunktur ausgerichtet ist oder wenn die Akupunktur begleitend zur konventionellen Behandlung der ambulanten oder stationären Patienten in Palliativstationen oder Hospizen erfolgt. In manchen Fällen bitten die Patienten selbst um eine Akupunkturbehandlung oder werden von Ärzten zu einer Akupunkturbehandlung überwiesen, sofern ihnen das Therapieangebot bekannt ist. Wenn Mitglieder des Palliativ-Teams selbst Akupunktur betreiben, schlagen sie in bestimmten klinischen Situationen, in denen Akupunktur von Vorteil sein könnte, selbst den Einsatz der Akupunktur vor. Auf diese Weise kann zum Wohl des Patienten ein integrativer Ansatz unter Einbeziehung von Akupunktur und konventioneller Behandlung entwickelt werden.

15.3.1 Behandlungsplan

Ambulante Patienten werden zu Beginn meist 1-mal wöchentlich, stationäre Patienten u. U. häufiger behandelt. Der 1. Behandlungszyklus besteht aus ca. sechs aufeinander folgenden Behandlungen, wobei die Abstände allmählich verlängert werden, vorausgesetzt die Symptomkontrolle bleibt gewährleistet. Die Behandlung kann auch 1-mal monatlich fortgesetzt werden oder man bietet dem Patienten an, bei Bedarf zu einer Auffrischungsbehandlung zu kommen. Bei Patienten mit chronischen Schmerzen können bis zu sechs Behandlungen erforderlich sein, bis sich ein Erfolg einstellt. Kommt es bei Patienten im Endstadium nach drei Behandlungen nicht zu einer Symptombesserung, sollten die Bedingungen noch einmal beleuchtet und andere Möglichkeiten der Symptomkontrolle erwogen bzw. weitere Untersuchungen durchgeführt werden.

Die Behandlung selbst beginnt gewöhnlich behutsam mit einer relativ geringen Anzahl von Nadeln bei minimaler Stimulation, um eine Verschlimmerung der Symptome oder Nebenwirkungen der Akupunktur, wie z. B. Synkopen oder exzessive Sedierung, zu vermeiden. Die Intensität der Behandlung wird in den nachfolgenden Sitzungen allmählich gesteigert durch Verwendung von mehr Nadeln bzw. Intensivierung der Stimulation, bis eine positive Wirkung erreicht wird. Wenn eine stärkere Stimulation bewirkt werden soll, kann gelegentlich auch Elektroakupunktur angewendet werden.

Es ist nützlich, für jedes Symptom ein Symptommonitoring in Form eines Score-Systems durchzuführen, um einen Ausgangswert für die Dokumentation jeder Symptomveränderung im Lauf der Behandlung zu erhalten, z. B. mit Hilfe einer visuellen Analogskala oder Body Charts für Schmerzen. Durch den Vergleich kann bei jedem Besuch eine Besserung oder Veränderung des Schmerzmusters dokumentiert werden. MYMOP (Measure Yourself Medical Outcome Profile) ist ein nützliches Instrument, mit dem der Patient mit Hilfe eines einfachen Bewertungssystems die Ergebnisse selbst definieren und den Schweregrad der Symptome überwachen kann (Paterson 1996).

Abbildung 15-1 zeigt die segmentale Akupunktur- und Triggerpunktbehandlung bei einer Patientin mit Brustschmerzen nach Ausräumung der Axilla (☞ Abb. 15-1). Bei operativen Maßnahmen im Bereich der Axilla wird häufig der N. intercostobrachialis, der segmental über Th1 und Th2 versorgt wird, beschädigt. Lokale Punkte im Bereich der Brust können verwendet werden sowie Di 4 und 3E 5, jeweils kontralateral, wenn bei der Patientin eine Axillendissektion durchgeführt wurde. Die Dauer der Schmerzerleichterung wird in der Regel mit jeder Behandlung länger, so dass nach etwa 4–6 Behandlungen die Einnahme von Schmerzmedikamenten reduziert werden kann. In den meisten Fällen werden „Auffrischungsbehandlungen" in bestimmten Intervallen gegeben, bis nach 2–12 Wochen ein Plateau erreicht worden ist. Ist die Symptomerleichterung jedoch nur von kurzer Dauer und lässt in den Behandlungsintervallen rasch nach, können auch verschiedene Techniken angewandt werden, um die Wirkung der Akupunktur zu verlängern.

Der Gebrauch von Verweilnadeln in bestimmten Akupunkturpunkten, z. B. im Bereich der oberen 5 cm des Sternums, ist in Abbildung 15-2 dargestellt (☞ Abb. 15-2). Auch Dauernadeln in Ohrpunkten haben bei Palliativpatienten mit Schmerzen eine günstige Wirkung (Dillon 1999, Alimi 2000, Alimi et al. 2003) und werden zur langfristigen Schmerzlinderung benutzt. In keiner der genannten Studien wurde über Infektionen berichtet. Die Ohrakupunktur birgt jedoch grundsätzlich die Möglichkeit einer schweren Perichondritis mit entstellendem Gewebsuntergang in sich. Eine sicherere, jedoch wahrscheinlich weniger effektive Methode ist das Aufbringen von Pflastern mit Kügelchen oder Samenkörnern auf die Ohrpunkte.

Weitere Methoden in den Behandlungsintervallen sind TENS (☞ Kap. 6.9.6) oder die Nadelung von Akupunkturpunkten an sicheren Körperstellen durch den Patienten selbst. Für die Selbstakupunktur und die Behandlung mit Dauernadeln müssen die Patienten sorgfältig ausgewählt werden und klare Anweisungen erhalten, wie die Haut gereinigt, die Nadeln platziert und entsorgt werden. Es müssen auch Hinweise auf Hautrötungen oder Schmerzen im Bereich der Nadelinsertion gegeben werden (s. Sicherheitsvorkehrungen ☞ 15.3.4).

Außer bei Patienten im Endstadium müssen bei Verschlimmerung der Symptome oder bei Toleranzentwicklung bei einer zuvor wirksamen Akupunkturbehandlung Untersuchungen durchgeführt werden, um

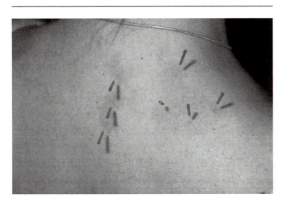

Abb. 15-1 Segmentale Akupunktur- und Triggerpunktbehandlung bei einer Patientin mit Brustschmerzen nach Ausräumung der Axilla

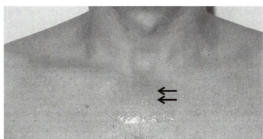

Abb. 15-2 Einsatz von Verweilnadeln im Bereich des oberen Sternums

ein Rezidiv oder eine Krankheitsprogression auszuschließen. Es zeigte sich fast eine umgekehrte Relation zwischen der Ansprechrate auf die Akupunkturbehandlung und der Tumorgröße: Bei 17 von 27 Patienten mit Toleranzentwicklung gegenüber Akupunktur ergaben sich Hinweise auf eine Krankheitsprogression (Filshie 1990). Patienten, die dann erfolgreich mit Chemotherapie oder Strahlentherapie behandelt wurden, sprachen wieder auf die Akupunktur an. Die Toleranzentwicklung ist vermutlich auf endogene Opioidantagonisten, wie z. B. Angiontensin II oder Cholecystokinin, zurückzuführen (Wang und Han 1990, Zhou et al. 1993).

15.3.2 Akupunktur zur Behandlung von Schmerzen bei Palliativpatienten

Zur Schmerzlinderung bei Nicht-Krebs-Patienten mit chronischen Schmerzen hat sich die **Segmenttherapie** unter Einbeziehung paravertebraler segmentaler Punkte und/oder lokaler Punkten im Bereich des gestörten Segments, kombiniert mit traditionell stark analgesierenden Punkten, z.B. **Di 4** bewährt (Lundeberg et al. 1988). Diese Therapie ist auch bei Krebspatienten sehr nützlich. Schmerzen im Bereich des Bewegungsapparates kommen auch bei Krebspatienten vor. Sie können durch die zugrunde liegende Krebserkrankung bedingt sein oder andere Ursachen haben.

Triggerpunkte in der Skelettmuskulatur sind häufig zu finden und werden an anderer Stelle des Buches beschrieben (☞ Kap. 6.9.7). Triggerpunkte sind definiert als „*Hyperirritable loci in taut bands of muscle which are painful on compression and can elicit a characteristic jump sign plus or minus a twitch response and may be accompanied by autonomic changes*" (Travell und Simons 1983). Triggerpunkte sind zugänglich für die direkte Nadelung (Baldry 2001), was zu einer effektiven Symptomkontrolle führen kann. Myofasciale Schmerzen kommen bei 34 % der Palliativpatienten vor, weshalb die Triggerpunkttherapie gerade in dieser Patientengruppe besonders effektiv sein kann.

Obwohl immer mehr Patienten eine Akupunkturtherapie zur Symptomkontrolle erhalten, gibt es derzeit nur sehr wenige randomisierte, kontrollierte Studien (RCT) zu diesem Thema. Hauptgrund hierfür ist möglicherweise die Heterogenität der Patientengruppe und ihrer Beschwerdebilder und die fehlende finanzielle Unterstützung klinischer Studien. Leider beruhen derzeit die meisten Studien auf Beobachtungen. Mann (Mann et al. 1973) berichtete über eine Fallserie von 8 Krebspatienten, bei denen es nach der Behandlung mit Akupunktur über einen Zeitraum von 3 bis 72 Stunden zu Schmerzlinderung, Entspannung und gesteigerter geistiger Wachheit kam. Vor der Behandlung waren die Patienten nicht adäquat mit Opioiden behandelt worden. Wen (Wen 1977) verwendete bei 29 Patienten mit fortgeschrittener Krebserkrankung und inadäquater Opioidbehandlung und Opioidtoxizität **Elektroakupunktur** an. Die Schmerzkontrolle konnte optimiert und eine Reduktion der Analgetikamedikation erreicht werden. Dieser Ansatz war arbeitsintensiv, da zu Beginn der Behandlung mehrmals täglich Elektroakupunktur-Sitzungen durchgeführt wurden, die erst nach einigen Tagen reduziert wurden.

Die Zusammenfassung von zwei Befragungen bei insgesamt 339 Patienten in einem Krebszentrum zeigte, dass es bei 52–56 % der Patienten, die zuvor nicht auf eine konventionelle Pharmakotherapie angesprochen hatten, zu einer nennenswerten Besserung der Symptome kam, die nach 3 Behandlungen pro Woche über 7 Tage und mehr anhielt (Filshie und Redman 1985, Filshie 1990). Sechs Behandlungen wurden im wöchentlichen Rhythmus gegeben, danach wurden die Intervalle zwischen den Behandlungen allmählich verlängert. Bei vielen Patienten kam es zu einer signifikanten Besserung der Mobilität. Dabei wurde festgestellt, dass Schmerzen nach operativen Eingriffen oder nach Strahlentherapie besser beeinflusst werden konnten als Schmerzen, die durch die maligne Erkrankung selbst verursacht wurden. Muskelspasmen, Blasenspasmen und Gefäßprobleme konnten ebenfalls beeinflusst werden. Bei Patienten mit fortgeschrittener Erkrankung hielt der Effekt der Behandlung kürzere Zeit an.

In einer Studie mit 47 konsekutiv über einen Zeitraum von einem Jahr beobachteten ambulanten Hospizpatienten zeigte sich eine mittlere Reduktion auf der visuellen Analog-Skala um 50 % und eine verbale Bewertung der Ansprechrate als hervorragend oder gut bei 62 % der Patienten (Leng 1999). 84 Patienten mit myofascialen Schmerzen sprachen am besten auf die Behandlung an.

Aung kombinierte in einer Studie mit 344 Patienten einen traditionellen Ansatz mit Qigong zur Behandlung von Schmerzen, Unwohlsein, Angst und Depression und Energiemangel, in der fast 54% der Patienten gut auf die Behandlung ansprachen (Aung 1994).

In einer Studie mit 67 Brustkrebspatientinnen mittels einer detaillierten Bewertung psychologischer Symptome zeigte sich eine Besserung der Schmerzen, eine Beeinflussung des Lebensstils, der beschwerdebedingten Einschränkungen, des Schmerzverhaltens und der Depression (Filshie at al. 1997).

In einer weitere Studie mit 80 Patientinnen über einen Zeitraum von 2 Wochen nach Brust-OP und Ausräumung der Axilla zeigten die 48 Patientinnen, die eine Akupunkturbehandlung erhalten hatten, eine detaillierte Besserung der Schmerzen und eine bessere Abduktion des Armes als die Probandinnen der Gruppe, die keine Akupunktur erhalten hatte (He et al. 1999).

Die durchschnittliche Schmerzbesserung bei 15 Patienten in einer Palliativeinrichtung, die erst kurz zuvor Akupunktur in den Praxisablauf integriert hatte, betrug 47%.

Auch die **Ohrakupunktur** mit Applikation einer Dauernadel im Ohr, die bei Bedarf massiert werden konnte, wurde bei 28 Hospizpatienten mit Erfolg angewendet. In dieser Studie waren 5 Patienten mit Motorneuronenkrankheit beteiligt (Dillon 1999). Es kam zu einer signifikanten Besserung der Schmerzen mit Besserung der Scores auf der visuellen Analogskala, bei 26 Patienten kam es zu leichter bis vollständiger Schmerzlinderung.

Neuropathische Schmerzen sind mit konventioneller Medikation manchmal besonders schwierig zu behandeln. 20 Patienten mit neuropathischen Schmerzen bei stabiler analgetischer Medikation, die in einer Fallserie mit 33 Patienten mit Ohrakupunktur behandelt wurden, zeigten ebenfalls eine Besserung der Scores auf der visuellen Analogskala (Alimi 2000).

Die analgetische Wirkung von Ohrakupunktur wurde weiterhin bestätigt durch eine positive RCT mit 90 Patienten mit chronischen neuropathischen Schmerzen, die je einer Gruppe mit individueller Auswahl der Ohrpunkte versus Akupunktur an vorbeschriebenen Punkten oder Ohrakupressur zugeteilt wurden (Alimi et al. 2003).

Es wurden auch kurze Fallstudien bei Patienten mit Phantom- oder Stumpfschmerzen durchgeführt. Eine kleine Minderheit dieser Patienten sprach auf eine Akupunkturbehandlung an (Xue 1986, Monga und Jaksic 1981). Dabei wurden entsprechende segmentale paravertebrale Punkte auf der kontralateralen Seite und traditionelle stark wirksame Schmerzpunkte genadelt.

Eine Toleranzentwicklung gegenüber Akupunktur kommt bei Krebspatienten häufiger vor als bei anderen Patienten. Auch kann die Wirkung der Behandlung meist nach 2- bis 12-wöchentlichen Intervallen rasch nachlassen. Wenn in solchen Fällen Metastasen gefunden und behandelt werden, sprechen die Patienten, die zuvor eine Toleranz entwickelt hatten, u. U. wieder auf Akupunktur zur Schmerzkontrolle an.

Weitere Hinweise zur Auswahl von Punkten werden im nächsten Abschnitt über andere Symptome besprochen (☞ Kap. 15.3.4).

15.3.3 Akupunktur zur Behandlung weiterer Symptome bei Palliativpatienten

Übelkeit und Erbrechen

Pe 6 auf der ventralen Seite des Handgelenks wird üblicherweise für die Behandlung von Übelkeit und Erbrechen eingesetzt. In vielen Beobachtungsstudien und frühen RCT erwies sich dieser Punkt als wirksam bei durch emetische Stimuli evozierter Übelkeit und Erbrechen (Dundee 1990, Vickers 1996). Es konnte gezeigt werden, dass **Pe 6** eine positive Wirkung zeigte bei Übelkeit nach Chemotherapie, postoperativer Übelkeit und Erbrechen, und bei der Behandlung der Übelkeit zu Beginn der Schwangerschaft. Eine systematische Übersichtsstudie zeigte, dass Akupunktur in 27 von 33 RCT der Kontrollgruppe überlegen war (McMillan 1998). Transkutane elektrische Nervenstimulation (TENS), Elektroakupunktur und Akupressur wurden ebenfalls mit einem gewissen Erfolg eingesetzt (McMillan 1998). Vorläufige Ergebnisse einer systematischen Übersichtsarbeit über den Einsatz von Akupunktur bei Übelkeit im Rahmen der Chemotherapie zeigen eine positive Wirkung (Richardson et al. 2001).

Die genauen Wirkmechanismen der Akupunktur in der Behandlung von Übelkeit und Erbrechen sind nicht bekannt. Es ist bekannt, dass Akupunktur Neurotransmitter wie Serotonin, endogene Steroide und Endorphine beeinflusst, die alle in der Pathophysiologie von Übelkeit und Erbrechen eine Rolle spielen (Filshie und Koomson 2004).

Übelkeit und Erbrechen haben bei Palliativpatienten oft mehrere Ursachen (Twycross und Back 1998):

- Medikamente, z. B. starke Opioide
- Metabolische Ursachen, z. B. Hypercalcämie oder Urämie
- Vagusreizung, z. B. Lebermetastasen oder Magenirritationen
- Mechanische Ursachen, z. B. Stauungen im Bereich des Magens oder intestinale Obstruktionen
- Intracranielle Ursachen, z. B. Hirnmetastasen
- Auch psychische Elemente können eine Rolle spielen, z.B: antipatorische Übelkeit und Erbrechen bei Behandlung mit Chemotherapeutika.

Die Symptome werden meist sofort mit oraler oder parenteraler, in manchen Fällen sogar mittels kontinuierlicher subcutaner Infusion von antiemetischen Medikamenten behandelt. Ob Akupunktur geeignet ist, ist individuell abhängig von den Patienten. In manchen Fällen kann sie adjuvant zur konventionellen Behandlung eingesetzt werden. Bei Patienten mit chronischer geringgradiger Übelkeit, die keine zusätzlichen Medikamente einnehmen möchten oder einen Perfusor benötigen, kann sie auch primär zur Anwendung kommen. Aufgrund der Komplexität von Übelkeit und Erbrechen bei Palliativpatienten können – wenn mechanische Ursachen einer gastrointestinalen Obstruktion ausgeschlossen werden konnten – zusätzliche Punkte eingesetzt werden, die für das gastrointestinale System von Bedeutung sind, wie z. B. **Ren 12, Ma 25** oder **Ma 36**. Dauernadeln im Bereich des oberen Sternums oder Akupressurbällchen auf Magenpunkten im Ohr können ebenfalls angewendet werden.

Triggerpunkte im Halsbereich, z. B. in den Mm. sternocleidomastoideus und trapezius können zu einer Einschränkung der Halsbeweglichkeit führen und dadurch Übelkeit und Gleichgewichtsstörungen verstärken. Diese Triggerpunkte können erfolgreich mit Akupunktur behandelt werden und damit zu einer Symptomerleichterung führen.

In der Literatur finden sich nur wenige Hinweise für eine Akupunkturbehandlung von Übelkeit und Erbrechen bei Palliativpatienten. In einer kleinen Studie mit 6 Patienten in einem Hospiz wurden entweder Akupressur, ein Placeboband am Handgelenk oder kein Band verwendet. Es konnte kein signifikanter Unterschied zwischen den Probanden festgestellt werden, allerdings war die Zahl der Probanden zu klein, um entsprechend urteilen zu können (Brown et al. 1992).

Atemnot

Atemnot kann mittels konventioneller Medikamentenbehandlung nur sehr schwer kontrolliert werden. Die Patienten benötigen meist regelmäßig starke Opioide, Benzodiazepine oder Steroide, die unerwünschte Nebenwirkungen haben können, wie z. B. Benommenheit.

In Publikationen wurde die Wirksamkeit von Akupunktur am häufigsten bei Patienten mit chronisch obstruktiven Lungenerkrankungen (COPD) oder Asthma nachgewiesen. In einer RCT bei 24 Patienten mit COPD konnte gezeigt werden, dass es zu einer signifikanten subjektiven Besserung der Atemnot und zu einer Erhöhung der sechsminütigen Gehstrecke gekommen war, wobei jedoch andere objektive Messkriterien unverändert blieben (Jobst et al. 1986). Eine Übersichtsarbeit von Ernst (Ernst und Cassileth 1998) kam zu dem Schluss, dass die Ergebnisse den Einsatz von Akupunktur bei Patienten mit behindernder Atemnot aufgrund von COPD im Finalstadium der Erkrankung durchaus unterstützen.

In einer prospektiven Studie bei 20 Patienten mit karzinombedingter Ruheatemnot konnte bei 70 % eine deutliche symptomatische Besserung und eine signifikante Besserung auf der visuellen Analogskala für Atemnot, Entspannung und Angst gezeigt werden (Filshie at el. 1996). Dabei wurden **Akupunkturpunkte am oberen Sternum** und **Di 4 beidseits** verwendet, die positive Wirkung hielt 6 Stunden an. Bei den 14 Patienten, die auf Akupunktur ansprachen, wurden für die **Sternumpunkte Verweilnadeln** verwendet, wodurch die Wirkung noch länger anhielt (☞ Abb. 15-2).

Die Nadeln konnten über einen Zeitraum von 2–4 Wochen liegen bleiben und zur Linderung akuter Atemnotzustände oder Panikattacken vom Patienten selbst stimuliert werden. Alle 14 Patienten berichteten über eine länger anhaltende positive Wirkung der Dauernadeln. Verweilnadeln im Bereich der oberen 5 cm des Sternums über einen Zeitraum von bis zu 4 Wochen werden inzwischen häufig von medizinischen Akupunkteuren in Hospizen und Palliativeinrichtungen in ganz England bei Krebspatienten mit fortgeschrittener karzinombedingter Atemnot eingesetzt.

Die Wirkmechanismen der Akupunktur bei Atemnot sind noch nicht bekannt, aber möglicherweise auf die Freisetzung endogener Opioide zurückzuführen, die relaxierend wirken und die Atemfrequenz herabsetzen. Die Freisetzung von Oxytocin durch Akupunktur wirkt möglichweise anxiolytisch (Uvnas-Moberg et al. 1993) und die Freisetzung endogener Steroide (Roth et al. 1997) kann sich ebenfalls positiv auf die Atemnot auswirken.

Interessanterweise scheint es – anders als bei der Schmerzbehandlung – selbst bei Patienten mit fortgeschrittener metastatischer Erkrankung an diesen Akupunkturpunkten nicht zu einer Toleranzentwicklung zu kommen.

Mundtrockenheit

Mundtrockenheit ist ein häufiges Symptom bei Palliativpatienten. Sie kann verursacht werden durch:
- Medikamente, z.B. Opioide oder anticholinerge Substanzen
- Bestrahlung der Speicheldrüsen bei der Behandlung von Malignomen im Bereich des Kopfes oder Halses
- reduzierte Flüssigkeitsaufnahme
- Mundatmen, was häufig im Terminalstadium zu beobachten ist.

Die Behandlung erfolgt in der Regel durch regelmäßige Mundpflege und Verordnung von Speichelersatzmedikamenten.

In mehreren Studien konnte die Wirksamkeit von Akupunktur bei Xerostomie unterschiedlicher Genese nachgewiesen werden. Bei 38 Patienten mit Mundtrockenheit nach Strahlentherapie zeigte sich nach Langzeitbehandlung sowohl mit traditioneller als auch mit oberflächlicher Akupunktur eine Besserung des Speichelflusses (Blom et al. 1996).

In einer Studie mit 20 Palliativpatienten zeigte sich nach Nadelung der **lokalen Punkte Ma 4 bis Ma 7** zweimal wöchentlich über einen Zeitraum von 5 Wochen eine Besserung auf der visuellen Analogskala für Mundtrockenheit, Sprechen und Schlucken (Rydholm und Strang 1999).

50 % der Patienten mit Pilocarpin-refraktärer Xerostomie nach Strahlentherapie von Karzinomen im Kopf- und Halsbereich profitierten von der positiven Wirkung der Akupunktur (Johnstone et al. 2001).

Durch Akupunktur werden parasympathische (Erhöhung des Speichelvolumens) und sympathische Nervenfasern (Erhöhung der Speichelviskosität) stimuliert. Dabei werden auch das vasodilatatorische Calcitonin-Gen-related Peptid (c-GRP) und das vasoaktive intestinale Peptid (VIP) freigesetzt, die den Speichelfluss fördern (Lundeberg 1999).

Hitzewallungen

Mit Akupunktur können Hitzewallungen bei Frauen in der Menopause reduziert werden (Wyon et al. 1995, Sandberg et al. 2002). Tamoxifenbedingte Hitzewallungen führen bei 10 % der Frauen mit Brustkrebs zu einer Unterbrechung der Therapie (Love et al. 1991), wobei die Symptome mittels Akupunktur reduziert werden können (Cumins und Brunt 2000). Um die Wirkung der Akupunktur bei diesen Patientinnen zu verlängern (in manchen Fällen bis zu mehreren Jahren), wurden bei diesen und bei Patientinnen, die auf alleinige Körperakupunktur nicht rasch genug ansprachen, Verweilnadeln verwendet (Towlerton et al. 1999, Bolton et al. 2003). Die Patientinnen können angewiesen werden, wie sie sich selbst in der Zwischenzeit an **Mi 6** punktieren können oder wie **Verweilnadeln einmal wöchentlich am Akupunkturpunkt Mi 6** anzuwenden oder vorsichtig und steril auszuwechseln sind. Hitzewallungen bei Männern mit Prostatakarzinom und Nebenwirkungen durch GnRH-Analoga können ebenfalls mit Akupunktur behandelt werden (Hammar et al. 1999).

Angst

Komplementäre Verfahren werden in der Palliativmedizin häufig zur Entspannung, Steigerung des Wohlbefindens und Angstreduktion eingesetzt. Bei Punktion der **oberen Sternumpunkte** (☞ Abb. 15-2) **zusammen mit Di 4** zur Behandlung von Atemnot, ergab sich auch eine signifikante Reduktion der vom Patienten angegebenen Scores für Angst auf der visuellen Analogskala 90 Minuten nach der Behandlung (Filshie et al. 1996). Diese positive Wirkung konnte durch den Gebrauch von Verweilnadeln verlängert werden. Dauernadeln können bei Patienten mit Panikattacken im Bereich der oberen 5 cm des Sternums eingesetzt werden und können die Selbstkontrolle des Patienten fördern. Bei karzinombedingter Dyspnoe können die Nadeln mit einem durchsichtigen Pflaster bis zu 4 Wochen verweilen.

Symptome im Bereich des Urogenitaltrakts

In einigen Studien wurden bei Detrusorinstabilität segmental relevante Punkte auf den Leitbahnen *Ren mai*, Blase und Milz untersucht (Kelleher et al. 1994, Chang 1988, Pigne et al. 1985). Es konnte eine subjektive Besserung der Symptome und eine objektiv messbare Besserung mittels Cystometrie durch Akupunktur gezeigt werden. In einer vergleichenden Studie konnte gezeigt werden, dass Akupunktur zur Linderung der Symptome genauso wirksam ist wie Oxybutinin und eine niedrigere Inzidenz von Nebenwirkungen aufweist (Kelleher et al. 1994). Diese Studien wurden in einer allgemeinen Population von Patienten und nicht bei Palliativpatienten durchgeführt. Die genannten Punkte können bei manchen Krebs- und Palliativpatienten von Nutzen sein, sind aber häufig wirkungslos, wenn die Blasenkapazität, z. B. nach Strahlentherapie drastisch eingeschränkt ist.

Ulkusheilung

Es gibt Berichte über die Heilung schwer beeinflussbarer, strahlentherapeutisch bedingter Ulzera mit Hilfe von Akupunktur (Filshie 1988). Dies kann zu einem gewissen Grad auf die Blockade sympathischer Fasern zurückgeführt werden, was zu einer Vasodilatation mit lokaler Freisetzung trophischer Faktoren führt, die die Durchblutung zusätzlich fördern. Es wurde auch über die Heilung anderer Durchblutungsstörungen berichtet, wie z. B. chronisch venöser Ulzera und ischämischer Hautlappen (Lundeberg 1999), aber auch solche bei Patientinnen mit Brustkrebs (Lundeberg et al. 1988, Kjartansson und Lundeberg 1990).

Immunologie

In Tierexperimenten konnte eine immunmodulierende Wirkung von Akupunktur beobachtet werden. Diese Wirkung ist ähnlich wie bei sanfter Bewegung nach Akupunktur, wobei eine Erhöhung der T-Zell-Aktivität beobachtet werden konnte (Jonsdottir 1999). Diese Beobachtungen reichen jedoch nicht aus, um Akupunktur zur Antikrebsbehandlung vorzuschlagen, sie könnten jedoch ein Hinweis dafür sein, dass weitere Untersuchungen den Beweis für die Bedeutung der Akupunktur neben konventionellen Therapieverfahren erbringen könnten und so die positive Wirkung von Antikrebsbehandlungsverfahren steigern.

Weitere Symptome

In anderen Fällen wurde über die positive Wirkung von Akupunktur bei Singultus (Liansheng 1988, Wong 1983), Dysphagie (Ruzhen 1984), strahlenbedingter Rektumirritation (Zaohua 1987) und urämischem Pruritus (Duo 1987) berichtet.

15.3.4 Sicherheit (☞ Kap. 6.5)

Akupunktur ist eine sichere Therapiemethode, wenn sie von adäquat ausgebildeten und qualifizierten Therapeuten durchgeführt wird. In zwei großen prospektiven Studien über Nebenwirkungen bei gesunden Probanden wurde nach insgesamt 66 000 allgemeinen Akupunkturbehandlungen über keine kritischen Nebenwirkungen berichtet (White et al. 2001, MacPherson et al. 2001). Sicherheitsaspekte der Akupunktur bei Krebspatienten sowie nützliche Ratschläge für den Praktiker, der die Akupunktur in dieser Patientengruppe anwenden möchte, sind Gegenstand einer aktuellen Übersichtsarbeit (Filshie 2001).

Bei gebrechlichen Patienten mit fortgeschrittener Krebserkrankung kommt es u. U. leichter zu einer **Symptomverschlimmerung**, z. B. Schmerzen durch die Punktion selbst. Diese Patienten sind u. U. auch anfälliger für die sedierende Nebenwirkungen der Akupunktur. Die Behandlung sollte sanft begonnen und dann allmählich je nach Reaktion und Bedürfnis des Patienten intensiviert werden. Idealerweise sollte bei der ersten Behandlung eine Pflegekraft anwesend sein für den Fall, dass der Patient extrem stark reagiert. Die schwerwiegendste Nebenwirkung bei der Akupunkturbehandlung ist ein **Pneumothorax**, wobei Palliativpatienten aufgrund der meist bestehenden Kachexie besonders gefährdet sind. Darauf muss unbedingt geachtet werden, wenn im Bereich von Thoraxwand, im Bereich des unteren Nackens oder im Schulter- und Trapeziusbereich genadelt wird.

Bei Patienten mit Wirbelmetastasen besteht das Risiko einer **Rückenmarkskompression**. Theoretisch besteht bei Patienten mit Wirbelmetastasen und drohender Rückenmarkskompression die Gefahr, dass durch die Akupunktur der protektive Spasmus der die instabile Wirbelsäule umgebenden Muskulatur gelockert wird. Am meisten gefährdet ist die Brustwirbelsäule. Strahlentherapie kann das Risiko einer Rückenmarkskompression verringern und bei 80 % der Patienten Schmerzen lindern. Triggerpunkte in paraspinalen Muskeln können mittels Akupunktur behandelt werden, vorausgesetzt die Wirbelsäule ist stabil. Bei Patienten mit dem Risiko einer Wirbelsäuleninstabilität sollte Akupunktur nicht lokal angewendet werden. Stattdessen können TENS oder distale Punkte, z. B. an den Extremitäten, oder auch Ohrpunkte verwendet werden.

Systemische **Infektionen**, z.B. eine bakterielle Endokarditis bei Patienten mit Klappenfehlern, und Septikämien bei immunsupprimierten Patienten sind unwahrscheinlich, wenn bei diesen Patienten der Gebrauch von Dauernadeln vermieden wird. Virusinfektionen, wie z.B. durch Hepatitis B/C und HIV, können durch den Gebrauch von sterilen Einmalnadeln vermieden werden.

Akupunktur sollte nach Dissektion der Axilla nicht auf der betroffenen Seite durchgeführt werden, da es zu **Lymphödemen** kommen kann, die sehr schwer zu behandeln sind. Lymphödeme an der oberen oder unteren Extremität können allein schon durch Punktion bei der Blutentnahme oder bei Injektion von Medikamenten verschlimmert werden. Deshalb sollte in diesen Fällen auch die Akupunktur in diesem Bereich nicht durchgeführt werden. Punktionsbedingte Infektionen können in diesen Fällen zu einer kritischen Zellulitis führen, die nur schwer zu behandeln ist, und die Morbidität und Mortalität erhöhen kann.

Bei Patientinnen mit rekonstruktiver Brustoperation kann es zu einer Infektion und **Beschädigung der Prothese** kommen. Die Applikation von Nadeln im Bereich einer Prothese sollte vermieden werden.

Patienten mit Z.n. **Craniotomie** sollten nicht im Bereich des Schädels akupunktiert werden.

Akupunktur im Bereich von **Hautmetastasen** oder -ulzerationen sollte vermieden werden, da dies zu einer Streuung des Tumors führen kann.

Patienten mit **Gerinnungsstörungen** durch Thromozytopenie, Antikoagulation oder Leberfunktionsstörungen sollten mit Vorsicht behandelt werden. Akupunktur kann angewendet werden, vorausgesetzt es kommt nicht zu spontanen Hämatomen oder Blutungen und die **INR** ist – unter Marcumar® – im therapeutischen Bereich.

Eine indirekte Nebenwirkung der Akupunktur (und anderer komplementärer Therapieverfahren) ist, dass die Patienten u.U. unrealistische Erwartungen in die Wirkung der Akupunktur haben. Dies kann dazu führen, dass sie konventionelle Behandlungsverfahren zugunsten komplementärer Verfahren aufgeben und sich selbst nutzbringende onkologische Behandlungsmethoden vorenthalten. Es wenden sich zwar nur wenige Patienten gänzlich von konventionellen Behandlungsmethoden zugunsten komplementärer und alternativer Verfahren ab, doch dies kann tragische Folgen haben, da es so gut wie keine Beweise dafür gibt, dass ein komplementäres Therapieverfahren die konventionelle Behandlung ersetzen könnte. Skrupellose Heiler wecken falsche Hoffnungen und nützen Patienten finanziell aus.

Patienten, die ihren Zustand verleugnen oder die Diagnose und Prognose nur sehr schwer akzeptieren können, müssen behutsam und sensibel behandelt werden und brauchen die Unterstützung des Experten.

Es ist äußerst wichtig, dass sich der Akupunkteur über die medizinische Diagnose im Klaren ist und das Ausmaß der Malignität und klinische Zeichen der Krankheitsprogression erkennt, um den Patienten sicher zu behandeln und angemessen beraten zu können.

15.3.5 Auswahl der Punkte

Die Auswahl der Punkte für die Akupunkturbehandlung ist sehr individuell und variiert je nach Hintergrund und Ausbildung des Akupunkteurs, nach Patient und Klinik. Akupunkteure mit westlich-medizinischer Ausbildung stellen in der Regel nach Anamnese, körperlicher Untersuchung und ggf. Einsatz von Spezialuntersuchungen eine schulmedizinische Diagnose. Auf der Basis neurophysiologischer Prinzipien und – soweit vorhanden – Evidenz-basierter Erkenntnisse wird dann ein Behandlungsplan aufgestellt.

Folgende Richtlinien helfen bei der Auswahl der Punkte:
- Evidenz-basierte Erkenntnisse aus klinischen Studien und Fallstudien
- Lokale Akupunkturpunkte
- Paraspinale segmentale Punkte
- Triggerpunkte
- Ausgewählte, traditionell wirksame Akupunkturpunkte
- Punkte im Bereich des oberen Sternums
- Ohrpunkte.

Evidenz-basierte Erkenntnisse aus klinischen Studien und Fallstudien

Einige Hinweise sprechen zwar für die Wirksamkeit bestimmter Akupunkturpunkte bei bestimmten Krankheitsbildern (z.B. Pe 6 bei Übelkeit), jedoch gibt es bei Krebspatienten keine Hinweise dafür, dass bestimmte Punkte besser wirken als andere.

Lokale Akupunkturpunkte

Akupunkturpunkte, die sich in der Nähe der Schmerzstelle befinden, werden wahrscheinlich vom selben oder einem angrenzenden Spinalsegment versorgt, das auch die schmerzverursachenden Strukturen versorgt.

Paraspinale und segmentale Punkte

Diese Punkte sind zusätzlich zu lokalen Punkten von Nutzen oder dann, wenn die Nadelung lokaler Punkte aufgrund lokaler Erkrankung, Lymphödem etc. nicht angebracht oder aufgrund der spezifischen Schmerzlokalisation nicht zugänglich ist, z.B. bei viszeralen Schmerzen. Autonome Wirkungen, wie z.B. eine Sympathikusblockade, können bei komplexen regionalen Schmerzsyndromen oder einer Gliedmaßenischämie von Nutzen sein. Beispiele für die segmentale Innervation einiger Körperregionen sind in Tabelle 15-2 aufgeführt (☞ Tab. 15.2).

Triggerpunkte

Diese Punkte sind bei Palliativpatienten sehr häufig zu finden und sprechen gut auf Akupunktur an. Sie entstehen schmerzbedingt im Rahmen der malignen Grunderkrankung, durch degenerative Veränderungen oder aufgrund von schlechter Körperhaltung und Gebrechlichkeit und verursachen myofasciale Schmerzen. Sie können fortbestehen, auch wenn die zugrunde liegende Erkrankung behandelt wurde, z.B. Behandlung von Knochenmetastasen mit Strahlentherapie. Die Behandlung von Triggerpunkten bei Krebspatienten kann zu einer signifikanten Besserung der Schmerzsymptomatik führen. Sekundäre Triggerpunkte müssen – bei anhaltendem Schmerz – u.U. wiederholt in variierenden Abständen behandelt werden.

Traditionell wirksame Punkte

Distale Punkte finden sich meist im gleichen Segment und verstärken die Wirkung lokaler Punkte. Distale Punkte stimulieren die absteigenden hemmenden Monoamin- und noradrenergen Bahnen im gesamten Rückenmark. Dies führt zu einer Reduzierung der Schmerzimpulse aus der Peripherie zu den höher gelegenen Zentren des ZNS (☞ Kap. 6.2).

Spezifisch wirksame Punkte

Einige Akupunkturpunkte werden mit der Behandlung spezifischer Symptome in Verbindung gebracht, z.B.:
- Di 4 bei Schmerzen
- Pe 6 bei Übelkeit
- He 7 bei Angst etc.

Allerdings ist die Evidenz für die Wirksamkeit von He 7 weniger hoch als für Di 4 (White 1999) und Pe 6 (Vickers 1996, Lee und Done 1999). Diese Wirkungen sind auf die traditionelle chinesische Akupunktur und auf empirische Beobachtungen und Erfahrungen aus vielen Jahrhunderten zurückzuführen. Auch wenn die Annahmen nicht ausreichend durch klinische Studien unterstützt werden, bieten Beobachtungswerte nützliche Hinweise für die klinische Behandlung und können auf wertvolle Lokalisationen für künftige Studien hinweisen.

Punkte im Bereich des oberen Sternums

Der Einsatz von Akupunkturpunkten im Bereich des oberen Sternums für die Behandlung von Atemnot und Angst ist beschrieben worden (Filshie et al. 1996) und kann Palliativpatienten auch bei Übelkeit und Schmerzen helfen. Die benutzten Punkte finden sich in den Medianen über dem oberen Drittel des Sternums, jeweils in einer Entfernung von 1–2 cm. Es handelt sich hierbei nicht um die traditionellen Punkte des Konzeptionsgefäßes *(Renmai)*, obwohl sie ebenfalls auf diesem Gefäß liegen (☞ Abb. 15-2). Diese Punkte sind für den Einsatz bei geschwächten Patienten geeig-

Tabelle 15.2 Segmentale Innervation

	Somatische Nerven	Autonome Nerven
Kopf und Hals	N. trigeminus und C2 (z.B. Gb 20)	Th1–Th5
Obere Extremität	C4–Th2	Th2–Th9
Untere Extremität	L2–S3	Th10–L2
Leber		Th7–Th9
Pancreas		Th6–Th10
Dickdarm		Th11–L1
Rectum		L1–L2
Niere		T10–L1
Harnblase		T11–L2 und S2–S4
Uterus		T12–L1 und S2–S4

net und sind in der Palliativakupunktur in England sehr beliebt. Die therapeutische Wirkung kann durch den Gebrauch von Verweilnadeln an diesen Stellen erhöht werden.

Bei der Punktion ist streng aseptisch vorzugehen, die Nadeln werden für eine Verweildauer von bis zu 4 Wochen mit einem Plastikverband fixiert. Der Patient muss klare Anweisungen für die Entfernung der Nadel erhalten erhalten, z.B. bei Hautrötungen und Beschwerden, und für ihre sichere Entsorgung.

Ohrpunkte

Ohrpunkte können zusätzlich zur Körperakupunktur eingesetzt werden. Sie sind nachweislich von Nutzen bei Schmerzen, die durch Krebs verursacht sind (Dillon 1999, Alimi 2000, Alimi et al. 2003). Sie helfen möglicherweise auch bei anderen Symptomen wie Übelkeit, Angst, Atemnot und Singultus. Samenkörner können auf Ohrpunkte geklebt werden und einen Druckeffekt ausüben, den der Patient dann bei Bedarf zur Linderung seiner Symptome selbst auslösen kann. Die Innervation des äußeren Gehörgangs und der angrenzenden Hautareale erfolgt über den N. vagus. In dieser Region liegen Ohrpunkte, die bestimmte innere Organe repräsentieren. Die Ohrakupunktur in dieser Region kann als eine Art segmentaler Akupunktur bei Schmerzen betrachtet werden, die von Strukturen ausgehen, die vom N. vagus innerviert werden, wie z.B. Leber, Magen, Pankreas und Dünndarm, und zusätzlich zu den in Tabelle 15.2 aufgeführten Punkten eingesetzt werden (☞ Tab. 15.2, Seite 506).

Vorgehen

Akupunktur ist individuell auf den Patienten und seine klinische Situation gemäß den dargestellten Prinzipien abgestimmt. In Tabelle 15.3 finden sich Vorschläge für die Punkteauswahl bei bestimmten Symptomen in der Palliativmedizin (☞ Tab. 15.3).

15.4 Zusammenfassung

Akupunktur ist eine nützliche Behandlungsmethode zur Schmerz- und Symptomkontrolle in der Palliativmedizin. Oft wird die Akupunktur jedoch als „letzte Lösung" betrachtet, wenn konventionelle Maßnahmen versagt haben. Das ist bedauerlich, denn sie kann einem Patienten zu einem wesentlich früheren Zeitpunkt seiner Krebserkrankung viel bieten. Es konnte nachgewiesen werden, dass sie positive Effekte bei zahlreichen Schmerzzuständen und bei manchen nicht schmerzbedingten Beschwerden bietet. Sie wird entweder adjuvant neben der konventionellen medikamentösen Therapie eingesetzt oder ist in bestimmten klinischen Situationen als Therapie der Wahl. Akupunktur kann Medikamentenbedarf oder -nebenwirkungen reduzieren. Die unterstützende Atmosphäre einer Klinik, die offen ist für Akupunktur oder komplementäre Therapieverfahren, kann sich positiv auf Patienten und Pflegepersonen auswirken.

Aufgrund zahlreicher methodischer Hürden (Blinding, Randomisierung und Auswahl geeigneter Kontrollen) ist es schon bei „normalen" Patienten ohne Krebserkrankung schwierig, die Wirksamkeit der Akupunktur nachzuweisen (White et al. 2001, White 2002). Studien bei Palliativpatienten weisen aufgrund deren gebrechlichen körperlichen Verfassung und hoher Abbruchraten besondere Probleme auf (Kirkham und Abel 1997). Weitere Studien sind dringend erforderlich, um die vielen klinischen Beobachtungen, die in diesem Kapitel beschrieben sind, zu untersuchen und zu unterstützen.

Literatur

Alimi D, Rubino C, Pichard-Leandri E, Fermand-Brule S, Dubreuil-Lemaire ML, Hill C: Analgesic Effect of Auricular Acupuncture for Cancer Pain: A Randomised, Blinded, Controlled Trial. J.Clin.Oncol. (2003), 21(22): 4120–6

Alimi D: Analgesic effect of auricular acupuncture for cancer pain. J Pain & Sympt Management (2000), 19(2): 81–82

Aung S: The clinical use of acupuncture in oncology: Symptom control. Acupuncture in Medicine (1994), 12(1): 37–40

Baldry PE: Myofascial Pain and Fibromyalgia Syndromes (2001), Churchill Livingstone, London

Blom M, Dawidson I, Fernberg JO, Johnson G, Angmar-Mansson B: Acupuncture treatment of patients with radiation-induced xerostomia. Eur.J Cancer B Oral Oncol. (1996), 32B(3): 182–90

Bolton T, Filshie J, Browne D: Overview of Treatment of Hot Flushes and Night Sweats and Clinical Aspects of Acupuncture Treatment in 194 Patients (abstract). British Medical Acupuncture Society, Spring Scientific Meeting (2003), April

Brown S, North D, Marvel MK, Fons R: Acupressure wrist bands to relieve nausea and vomiting in hospice patients: do they work? Am.J Hosp.Palliat.Care (1992), 9(4): 26–9

Cancer Pain Relief and Palliative Care. Technical Report Series 804. Geneva: World Health Organisation, (1990)

Chang PL: Urodynamic studies in acupuncture for women with frequency, urgency and dysuria. The Journal of Urology (1988), 140: 563–6.

Tabelle 15.3 Punktauswahl in der Palliativmedizin

Indikation	Vorgehen
Chronische Schmerzen	• Segmentales Vorgehen • Lokale Punkte • Fernpunkte im selben Dermatom • Triggerpunkte (wenn vorhanden) • Punkte mit allgemein analgesierender Wirkung, z. B.: Di 4 • Sanft beginnen und Erhöhung der „Dosis" in Abhängigkeit von der Reaktion • Ohrpunkte • ± Elektroakupunktur

Viscerale Schmerzen	• Ren 12, Ma 25, Ma 36, Di 4, Le 3
	• Paravertebrale segmentale Punkte, z. B.
	  – Th6–Th10 bei Schmerzen im Bereich der Leber
	  – Th11–L2 bei Schmerzen im Bereich des Dickdarms
	  – Th11–L2 bei Schmerzen im Bereich von Blase oder Darm
	  – S2, 3 und 4 besonders bei Störungen im Bereich des Beckens

Narbenschmerzen, Postzosterneuralgie	• „Umzingle den Drachen" • + paravertebrale segmentale Punkte (*cave:* ggf. segmentale Punkte in Höhe der betroffenen Areale auf der kontralateralen Seite) + Umzingelungstechnik
Dyspnoe	• Verweilnadeln in Sternum-Punkte • ± Di 4 ± paravertebrale segmentale Punkte Th1–Th4
Angst	• Verweilnadeln in Sternum-Punkte • ± He 7, Pe 6, Du 20 • ± Di 4
Müdigkeit	• Ma 36, Mi 6
Nausea, Erbrechen	• Pe 6, Ren 12, Ma, 25, Ma 36 (nach Ausschluss obstruktiver Ursachen)
Hitzewallungen	• Le 3, Mi 6 + Di 4 + 3E 5 (letztere 2 Punkte nicht bei Lymphödem oder nach Axillendissektion) • ± Verweilnadeln oder „one off" Nadelung bei Mi 6
Reizblase	• Segmental T11–L2 + S2–S4 • Ren 3, Ren 4, Mi 6, Mi 9

Druckgeschwüre	• „Umzingle den Drachen"
	• Segmentale Punkte:
	  – Th12–L2 für die untere Körperhälfte
	  – C8–Th2 für die obere Körperhälfte

Singultus	• Ohrpunkte, z. B. Magen ± Kügelchen/Samenkörner
Mundtrockenheit	• Ma 4 bis Ma 7 + Ma 36 + Ohrpunkte

Cherny NI: The Problem of Suffering. in: Doyle D, Hanks G, Cherny N, Calman K (edts.), Oxford Textbook of Palliative Medicine (2004), Oxford University Press, Oxford, p. 7–14

Cumins SM, Brunt AM: Does Acupuncture Influence the Vasomotor Symptoms Experienced by Breast Cancer Patients Taking Tamoxifen? Acupuncture in Medicine (2000), 18(1): 28

Dillon D: Auricular stud acupuncture in palliative care patients. Palliative Medicine (1999), 13(3): 253–4

Dundee JW: Scientific observations on the antiemetic action of stimulation of the P6 acupuncture point. Acupuncture in Medicine (1990), 7: 2–5

Duo LJ: Electrical needle therapy of uremic pruritus. Nephron (1987), 47(3): 179–83

Ernst E, Cassileth B: The prevalence of complementary/alternative medicine in cancer: a systematic review. Cancer (1998), 83(4): 777–82

Filshie J, Koomson A: Non-pharmacological intervention for nausea and vomiting (in press). in Miles A (editor), The Effective Prevention and Control of Debilitating Symptomatology in Early and Advanced Cancer (2004), Aesculapius Medical Press, London

Filshie J, Penn K, Ashley S, Davis CL: Acupuncture for the relief of cancer-related breathlessness. Palliative Medicine (1996), 10(2): 145–150

Filshie J, Redman D: Acupuncture and malignant pain problems. Eur J Surg Oncol (1985), 11(4): 389–94

Filshie J, Scase A, Ashley S, Hood J: A study of the acupuncture effects on pain, anxiety and depression in patients with breast cancer (abstract) (1997), Pain Society Meeting

Filshie J: Acupuncture for Malignant pain. Acupuncture in Medicine (1990), 8(2): 38–9

Filshie J: Acupuncture in Medicine. Safety aspects of acupuncture in palliative care. Acupuncture in Medicine (2001), 19(2): 117–122

Filshie J: The non-drug treatment of neuralgic and neuropathic pain of malignancy. in: Hanks GW (editor), Pain and Cancer (1988), Oxford University Press, Oxford, p. 161–93

Greenwald HP, Bonica JJ, Bergner M: The prevalence of pain in four cancers. Cancer (1987), 60: 2563–9

Hammar M, Frisk J, Grimas O, Hook M, Spetz AC, Wyon Y: Acupuncture Treatment of Vasomotor Symptoms in Men with Prostatic Carcinoma: A Pilot Study. The Journal of Urology (1999), 161: 853–6

He JP, Friedrich M, Ertan AK, Muller K, Schmidt W: Pain-relief and movement improvement by acupuncture after ablation and axillary lymphadenectomy in patients with mammary cancer. Clin.Exp.Obstet.Gynecol. (1999), 26(2): 81–4

Jobst K, Chen JH, McPherson K, Arrowsmith J, Brown V, Efthimiou J et al.: Controlled trial of acupuncture for disabling breathlessness. Lancet (1986), 2(8521–22): 1416–9

Johnstone PAS, Peng YP, May BC, Inouye WS, Niemtzow RC: Acupuncture for Pilocarpine-Resistant Xerostomia Following Radiotherapy for Head and Neck Malignancies. Int.J.Radiation Oncology Biol.Phys. (2001), 50(2): 353–7

Johnstone PAS, Polston GR, Niemtzow RC, Martin PJ: Integration of acupuncture into the oncology clinic. Palliative Medicine (2002), 16: 235–9

Jonsdottir IH: Physical exercise, acupuncture and immune function. Acupuncture in Medicine (1999), 17(1): 50–3

Kelleher CJ, Filshie J, Burton G, Khullar V, Cardozo LD: Acupuncture and the treatment of irritative bladder symptoms. Acupuncture in Medicine (1994), 12: 9–12

Kirkham SR, Abel J: Placebo-controlled trials in palliative care: the argument against. Palliat.Med. (1997), 11(6): 489–92

Kjartansson J, Lundeberg T: Effects of electrical nerve stimulation (ENS) in ischemic tissue. Scand. J Plast.Reconstr.Surg.Hand Surg. (1990), 24(2): 129–34

Larue F, Colleau SM, Brasseur L, Cleeland CS: Multicentre study of cancer pain and its treatment in France. BMJ (1995), 310: 1034–7

Lee A, Done ML: The use of nonpharmacologic techniques to prevent postoperative nausea and vomiting: a meta-analysis. Anesth.Analg. (1999), 88(6): 1362–9

Leng G: A year of acupuncture in palliative care. Palliative Medicine (1999), 13: 163–4

Liansheng Y: Treatment of persistent hiccupping with electro-acupuncture at „hiccup-relieving" point. Journal of Traditional Chinese Medicine (1988), 8(1): 29–30

Love RR, Cameron L, Connell BL, Leventhal H: Symptoms associated with tamoxifen treatment in postmenopausal women. Arch Intern.Med (1991), 151(9): 1842–7

Lundeberg T, Hurtig T, Lundeberg S, Thomas M: Long term results of acupuncture in chronic head and neck pain. The Pain Clinic (1988), 2: 15–31

Lundeberg T, Kjartansson J, Samuelsson U: Effect of electrical nerve stimulation on healing of ischaemic skin flaps. Lancet (1988), 2(8613): 712–4

Lundeberg T: Effects of sensory stimulation (acupuncture) on circulatory and immune systems. in: Ernst E, White A (edts.), Acupuncture: a scientific appraisal (1999), Butterworth-Heinemann, Oxford, p. 93–106

MacPherson H, Thomas K, Walters S, Fitter M: A prospective survey of adverse events and treatment reactions following 34000 consultations with professional acupuncturists. Acupuncture in Medicine (2001), 19(2): 93–102

Mann F, Bowsher D, Mumford J, Lipton S, Miles J: Treatment of intractable pain by acupuncture. Lancet (1973), 2: 57–60

McMillan CM: Acupuncture for nausea and vomiting. in: Filshie J, White A (edts.), Medical Acupuncture: A Western Scientific Approach (1998), Churchill Livingstone, Edinburgh, p. 295–317

Monga TN, Jaksic T: Acupuncture in phantom limb pain. Arch.Phys.Med.Rehabil. (1981), 62(5): 229–31

Paterson C: Measuring outcomes in primary care: a patient generated measure, MYMOP, compared with the SF-36 health survey. BMJ (1996), 312(7037): 1016–20

Pigne A, de Goursac C, Nyssen C, Barrat J: Acupuncture and Unstable Bladder. Abstracts 15th Meeting of the Int. Continence Soc. (1985), 186–7

Potter J, Hami F, Bryan T, Quigley C: Symptoms in 400 patients referred to palliative care services: prevalence and patterns. Palliative Medicine (2003), 17: 310–4

Richardson MA, Ezzo J, Vickers A, Allen C, Lao L, Zhang G et al.: Acupoint Stimulation for Chemotherapy Induced Nausea and Vomiting (abstract). International Scientific Conference on Complementary, Alternative and Integrative Medicine Research (2001), May

Roth LU, Maret-Maric A, Adler RH, Neuenschwander BE: Acupuncture Points have Subjective (Needling Sensation) and Objective (Serum Cortisol Increase) Specificity. Acup.in Med. (1997), 15(1): 2–5

Ruzhen F: Relief of Oesophageal Carcinomatous Obstruction by Acupuncture. Journal of Traditional Chinese Medicine (1984), 4(1): 3–4

Rydholm M, Strang P: Acupuncture for patients in hospital-based home care suffering from xerostomia. J Palliative Care (1999), 15(4): 20–3

Sandberg M, Wijma K, Wyon Y, Nedstrand E, Hammar M: Effects of electro-acupuncture on psychological distress in postmenopausal women. Complementary Therapies in Medicine (2002), 10(3): 161–9

Towlerton G, Filshie J, O'Brien M, Duncan A: Acupuncture in the control of vasomotor symptoms caused by tamoxifen [letter]. Palliative Medicine (1999), 13(5): 445

Travell JG, Simons DG: Myofascial Pain and Dysfunction. The Trigger Point Manual (1983), Williams and Wilkins, Baltimore

Twycross R, Back I: Nausea and vomiting in advanced cancer. *European* Journal of Palliative Care (1998), 5(2): 39–45

Uvnas-Moberg K, Bruzelius G, Alster P, Lundeberg T: The antinociceptive effect of non-noxious sensory stimulation is mediated partly through oxytocinergic mechanisms. Acta Physiol Scand. (1993), 149(2): 199–204

Vickers AJ: Can acupuncture have specific effects on health? A systematic review of acupuncture antiemesis trials. Journal of the Royal Society of Medicine (1996), 89: 303–11

Wang K, Han JS: Accelerated synthesis and release of angiotensin II in the rat brain during electroacupuncture tolerance. Science in China (1990), 33(6): 686–93

Wen HL: Cancer pain treated with acupuncture and electrical stimulation. Mod.Med.Asia (1977), 13(2): 12–6

White A, Hayhoe S, Hart A, Ernst E: Survey of adverse events following acupuncture (SAFA): a prospective study of 32,000 consultations. Acupuncture in Medicine (2001), 19(2): 84–92

White A: Acupuncture research methodology. in: Lewith G, Jonas WB, Walach H (edts.), Clinical Research in Complementary Therapies (2002), Churchill Livingstone, Edinburgh

White A: Neurophysiology of acupuncture analgesia. in: Ernst E, White A (edts.), Acupuncture: A Scientific Appraisal (1999), Butterworth-Heinemann, Oxford, p. 60–92

White AR, Filshie J, Cummings TM: Clinical trials of acupuncture: consensus recommendations for optimal treatment, sham controls and blinding. Complement Ther.Med (2001), 9(4): 237–45

Wong SKA: Treatment of hiccough by acupuncture – a report of two cases. Med.J.Malaysia (1983), 38(1): 80–1

Wyon Y, Lindgren R, Lundeberg T, Hammar M: Effects of Acupuncture on Climacteric Vasomotor Symptoms, Quality of Life, and Urinary Excretion of Neuropeptides Among Post Menopausal Women. Menopause (1995), 2(1): 3–12

Xue CC: Acupuncture induced phantom limb and meridian phenomenon in acquired and congenital amputees. A suggestion of the use of acupuncture as a method for investigation of phantom limb. Chin Med.J. (Engl.) (1986), 99(3): 247–52

Zaohua Z: Effect of acupuncture on 44 cases of radiation rectitis following radiation therapy for carcinoma of the cervix uteri. Journal of Traditional Chinese Medicine (1987), 7(2): 139–40

Zenz M, Zenz T, Tryba M, Strumpf M: Severe undertreatment of cancer pain: a 3 year survey of the German situation. Journal of Pain and Symptom Management (1995), 10: 187–91

Zhou Y, Sun YH, Shen JM, Han JS: Increased release of immunoreactive CCK-8 by electroacupuncture and enhancement of electroacupuncture analgesia by CCK-B antagonist in rat spinal cord. Neuropeptides (1993), 24(3): 139–44

16 Psychovegetative Beschwerden
Michael Hammes, Jürgen Mücher

16.1 Allgemeine Leitlinien 511
16.2 Erschöpfung 512
16.3 Muskelschwäche 512
16.4 Diffuse Muskelschmerzen 512
16.5 Infektanfälligkeit 513
16.6 Chronische Pharyngitis 513
16.7 Chronisch drucksensible Lymphknoten 513
16.8 Magen-Darm-Krämpfe 513
16.9 Schlafstörungen 514
16.10 Reizbarkeit 515
16.11 Ungerichteter Schwindel 515
16.12 Tinnitus 516
16.13 Depression 516
16.14 Neuropsychologische Defizite 517

16.1 Allgemeine Leitlinien

Dieses Kapitel soll Behandlungsvorschläge für häufig bei chronischen Schmerzpatienten anzutreffende psychovegetativ oder psychoimmunologisch bedingte Begleitbeschwerden unterbreiten. Die angebotenen Konzepte dienen der Ergänzung der Basiskonzepte für die jeweilige Schmerzerkrankung. Die Konzepte werden nach dem Hauptsymptom abgehandelt.

Stellenwert der Akupunktur
- Aus Sicht der Autoren: Gut
- Bei den hier besprochenen Beschwerdebildern ist eine ausgesprochen komplexe Pathophysiologie anzunehmen, die bisher wissenschaftlich allenfalls annähernd geklärt ist. Erfahrungsgemäß sprechen viele dieser Beschwerden gut auf Maßnahmen der physikalischen Therapie und auf Akupunktur an. In ihrer Wirksamkeit gesicherte westliche Pharmakotherapien oder Evidenz-gestützte Therapiestandards existieren in der Regel nicht.

Westliche Medizin
In der westlichen Medizin kommt den hier genannten Störungen in der Regel kein eigenständiger Krankheitswert zu. In Abgrenzung zur Diagnose von Krankheiten (ICD = International Classification of Diseases) werden die hier abgehandelten Beschwerden teilweise despektierlich als Befindlichkeitsstörung tituliert (s. auch „Allgemeines psychovegetatives Syndrom" ☞ Kap. 2.1.5). In der Tat handelt es sich jedoch im Sinne einer ganzheitlichen Betrachtung des Patienten um individuelle Facetten seines Krankseins. Die genannten Beschwerden sind daher sowohl bei funktionellen oder psychosomatischen Störungen wie auch im Rahmen von strukturellen Läsionen und organpathologischen Veränderungen zu beobachten. Sie können Hinweischarakter auf eine zugrunde liegende Krankheit besitzen und als Begleitphänomene oder im Vorfeld definierter Erkrankungen auftreten.

Traditionelle chinesische Medizin
Entgegen einer verbreiteten Ansicht ist auch der chinesischen Medizin der Krankheitsbegriff nicht fremd. Darüber hinaus hat die traditionelle Medizin Chinas jedoch auch ein System der Beurteilung von Symptomkonstellationen (Syndrommustern) entwickelt, das eher einer metaphorischen Landschaftsbeschreibung gleichkommt, als der definierten Identifikation eines in operanten Kriterien erfassbaren Krankheitszustandes. Die chinesische Medizin ist aus diesem Grunde eine ideale Ergänzung der westlichen Medizin für die Wertung aller solcher Beschwerden des Patienten, denen kein fass- oder messbares Korrelat (kein Befund) zugeordnet werden kann. Was also den Maschen des Diagnosenetzes der westlichen Medizin zu entschlüpfen

16 Psychovegetative Beschwerden

droht, kann möglicherweise in einem vorbeschriebenem Muster (Beschwerdemosaik) der TCM aufgefangen werden.

Für die Tragfähigkeit der therapeutischen Beziehung ist es außerordentlich förderlich, wenn der Patient das Gefühl erhält, dass seine Beschwerden dem Therapeuten vertraut sind, dass er folglich in seinem Kranksein verstanden wird.

» **Pragmatische Therapie psychovegetativer Beschwerden**

Eine Übersicht über die differenzielle Akupunkturbehandlung dieser Probleme geben die folgenden Tabellen.

16.2 Erschöpfung

Akupunktur

Syndrommuster	Symptome	Akupunktur
Milz-Leere und lästige Feuchtigkeit	Schweregefühl, Verdauungsstörungen, Frösteln, epigastrisches Völlegefühl, Appetitverlust	Bl 20*, Bl 21*, Ren 12, Ma 36*, Ma 40, Mi 9, Mi 6
Qi- und Blut-Leere	Kurzatmigkeit, schwache Stimme, Schwindel, Schlafstörungen, Spontanschweiß, Palpitationen, allgemeine Blässe	Du 20, Ex-KH 1 (Sishencong), He 7, Ren 17, Bl 17, Bl 20, Bl 23, Ma 36, Mi 6

Chinesische Arzneitherapie

Syndrommuster	Arzneitherapie/Rezepte
Milz-Leere und lästige Feuchtigkeit	Wei ling tang (Magen-Poria-Abkochung, CAB 190)
Qi- und Blut-Leere	Ba zhen tang (Acht-Juwelen-Abkochung, CAB 287)

16.3 Muskelschwäche

Akupunktur

Syndrommuster	Symptome	Akupunktur
Milz-Qi-Leere	Verdauungsstörungen, epigastrisches Völlegefühl, Appetitverlust	Bl 20, Ren 12, Ren 6, Ma 36, Mi 6

Chinesische Arzneitherapie

Syndrommuster	Arzneitherapie/Rezepte
Milz-Qi-Leere	Bu zhong yi qi tang (Mitten-Auffüllungs-Qi-Mehrungs-Abkochung, CAB 266)

16.4 Diffuse Muskelschmerzen

Akupunktur

Syndrommuster	Symptome	Akupunktur
Feuchtigkeit	Schweregefühl, Steifigkeit, Verschlimmerung bei feuchtkaltem Wetter	Ren 12, Ma 36, Mi 9, Mi 6
Qi- und Blut-Leere	Kurzatmigkeit, Abgeschlagenheit, Verschlimmerung bei Anstrengung, Schwindel, Spontanschweiß, allgemeine Blässe	Gb 20, Bl 17, Bl 20, Bl 23, Ma 36, Mi 6
Leere von Leber und Niere	Muskelverspannungen, Muskelkrämpfe, Schwindel, Schwäche/Missempfindungen im Bereich des unteren Rückens und der Knie, Tinnitus	Le 3, Ni 3, Mi 6, Ma 36, Bl 23, Bl 18, Bl 1

Chinesische Arzneitherapie

Syndrommuster	Arzneitherapie/Rezepte
Feuchtigkeit	Qiang huo sheng shi tang (Notopterygium-Feuchtigkeits-Überwindungs-Abkochung, CAB 221)
Qi- und Blut-Leere	Ba zhen tang (Acht-Juwelen-Abkochung, CAB 287)
Leere von Leber und Niere	Bu gan tang (Leber-Auffüllungs-Abkochung, CAB 276)

16.5 Infektanfälligkeit

Akupunktur

Syndrommuster	Symptome	Akupunktur
Abwehr-Qi-Schwäche	Rezidivierende Atemwegsinfekte oder rezidivierender Herpes-Befall, häufiges Schwitzen	Lu 7, Bl 13, Bl 20, Bl 23, Ren 6, Ren 4, Ma 36

Chinesische Arzneitherapie

Syndrommuster	Arzneitherapie/Rezepte
Abwehr-Qi-Schwäche	Yu ping feng san (Jade-Windschutz-Pulver, CAB 388), in schweren Fällen auch Bu zhong yi qi tang (Mitten-Auffüllungs-Qi-Mehrungs-Abkochung, CAB 266)

16.6 Chronische Pharyngitis

Akupunktur

Syndrommuster	Symptome	Akupunktur
Yin-Leere von Niere und Lunge	Schwellung des Rachenrings, leichte Rötung und Schmerz, Engegefühl, trockener Husten, trockener Mund, Hitzewallungen	Gb 20, Lu 5, Ni 6, Bl 23, Mi 6, Ma 36

Chinesische Arzneitherapie

Syndrommuster	Arzneitherapie/Rezepte
Yin-Leere von Niere und Lunge	Yang yin qing fei tang (Yin-Nährungs-Lungen-Klärungs-Abkochung, CAB 178) + Zhi bai di huang wan (Annemarrhena-Phellodendron-Rehmannia-Pille, CAB 293)

16.7 Chronisch drucksensible Lymphknoten

Akupunktur

Syndrommuster	Symptome	Akupunktur
Qi-Stagnation und Schleim	Brustbeklemmung, Globusgefühl, epigastrisches Druckgefühl, Verschleimung der Atemwege, Verknüpfung der Beschwerden mit konflikthaften Situationen	Di 4, Ren 17, Ren 12, Mi 6, Ma 40, Le 3

Chinesische Arzneitherapie

Syndrommuster	Arzneitherapie/Rezepte
Qi-Stagnation und Schleim	Xiao yao san (Freiheit-und-Ungezwungenheit-Pulver, CAB 161) + Er chen tang (Zwei-Abgelagerte-Abkochung, CAB 472)

16.8 Magen-Darm-Krämpfe

Akupunktur

Syndrommuster	Symptome	Akupunktur
Yang-Leere von Milz und Niere	Besserung auf Wärme und Druck, Verschlimmerung durch Kälte, Abgeschlagenheit, kalte Glieder, unregelmäßiger Stuhlgang, Nahrungsunverträglichkeiten, Sexualfunktionsstörungen	Ren 12*, Ren 6*, Ma 25*, Bl 20*, Bl 21*, Bl 23*, Ma 36*, Mi 6
Qi-Stagnation von Magen und Darm	Abdominelles Spannungs- und Völlegefühl, Besserung durch Gasabgang, Verschlimmerung durch konflikthafte Situationen, Appetitverlust	Di 4, Pe 6, Ren 6, Mi 4, Le 3

Chinesische Arzneitherapie

Syndrommuster	Arzneitherapie/Rezepte
Yang-Leere von Milz und Niere	*Gui fu li zhong tang* (Cinnamomum-Aconitum-Mitten-Ordnungs-Abkochung, CAB 241)
Qi-Stagnation von Magen und Darm	*Si ni san* (Vier-Gegenläufigkeiten-Pulver, CAB 158) + *Jin ling zi san* (Toosendan-Pulver, CAB 330)

16.9 Schlafstörungen

Akupunktur

Syndrommuster	Symptome	Akupunktur
Herz-*Yin*-Leere	Alpträume, Nachtschweiß, innere Unruhe, Hitzewallungen, Mundtrockenheit	Ex-KH 1 (Sishencong), He 7, Bl 15, Bl 23, Mi 6, Ni 6
Herz und Niere kommunizieren nicht	Alpträume, Nachtschweiß, Angstzustände, Sexualfunktionsstörungen	Ex-KH 1 (Sishencong), He 7, Pe 6, Di 11, Bl 14, Bl 15, Bl 23, Ren 4, Mi 6, Ni 2
Herz- und Milz-Leere	Palpitationen, Kurzatmigkeit, Abgeschlagenheit, Appetitverlust, Verdauungsstörungen	Ex-KH 1 (Sishencong), He 7, Bl 15, Bl 20, Ren 12, Ma 36, Mi 6
Gallenblasen-*Qi*-Leere	Mutlosigkeit, Schreckhaftigkeit, mangelnde Entschlusskraft, merkliche Durchschlafstörung, Überempfindlichkeit für äußere Störreize	Ex-KH 1 (Sishencong), He 7, Bl 15, Bl 19, Ma 36, Gb 34, Le 3
Leber-Feuer	Wutausbrüche, Reizbarkeit, Träume mit gewalttätigem Inhalt, rotes Gesicht, rote Augen, Epistaxis, trockener Rachen, rote Zungenränder, gelber Belag, Schmerzen im Hypochondrium, gelber Urin	Du 20, Ex-KH 1 (Sishencong), Pe 6, Di 11, Le 2, Gb 43
Schleim-Hitze belästigt das Herz	Alpträume, Benommenheit, Schwindel, Palpitationen, Brustbeklemmung, retrosternales Brenngefühl, Verschlimmerung durch scharfe und heiße Speisen (Frage nach Kaffee, Nikotin und hochprozentigen alkoholischen Getränken!)	Du 20, Ex-KH 1 (Sishencong), Pe 6, Di 11, Ren 17, Ren 12, Ma 40, Ma 44
Herz-Feuer	Hypomanie, Hektik, merkliche Einschlafstörung, sehr kurze Schlafzeit, Arbeitswut, ineffizientes Arbeiten („Verzetteln")	Ex-KH 1 (Sishencong), He 8, Di 11, Bl 23, Mi 6, Ni 2, Ma 44

Chinesische Arzneitherapie

Syndrommuster	Arzneitherapie/Rezepte
Herz-*Yin*-Leere	*Tian wang bu xin dan* (Himmels-Kaiser-Herz-Auffüllungs-Elixir, CAB 416)
Herz und Niere kommunizieren nicht	*Huang lian e jiao tang* (Coptis-Gelatinum-Asini-Abkochung, CAB 420)
Herz- und Milz-Leere	*Gui pi tang* (Milz-Rückgabe-Abkochung, CAB 283)
Gallenblasen-*Qi*-Leere	*Shi wei wen dan tang* (Zehn-Geschmäcker Gallenblasen-Erwärmungs-Abkochung, CAB 477)
Leber-Feuer	*Xie qing wan* (Grün-Ableitungs-Pille, CAB 104) + Concha Margaritiferae und Fossilia Dentium Mastodi / Dens Draconis
Schleim-Hitze belästigt das Herz	*Huang lian wen dan tang* (Coptis-Gallenblasen-Erwärmungs-Abkochung, CAB 477)
Herz-Feuer	*Xie xin dao chi tang* (Herz-Ableitungs-Rot-Weiterleitungs-Abkochung, CAB 102)

16.10 Reizbarkeit

Akupunktur

Syndrom-muster	Symptome	Akupunktur
Leber-Depression und *Qi*-Stagnation	Schwelender sozialer Konflikt, Aggressions-hemmung, Angstabwehr, gedrückte Stimmung oder inadäquater Affekt, Spannungsempfinden (meist nur in der Über-tragung), epigastrische Beschwerden, Verdauungs-störungen, Brustbe-klemmung (Druck von innen nach außen)	Ex-KH 1 *(Sishencong)*, Pe 6, Ren 17, Le 3
Leber- und Gallen-blasen-Feuer	Schwelender sozialer Konflikt, Wutausbrüche, Selbstüberschätzung, Träume mit gewalttätigem Inhalt, rotes Gesicht, rote Augen, Epistaxis, trockener Rachen, rote Zungenränder, gelber Belag, Schmerzen im Hypochondrium, gelber Urin	Du 20, Ex-KH 1 *(Sishencong)*, Pc 6, Di 11, Le 2, Gb 43
Leber über-wältigt die leere Milz	Schwelender sozialer Konflikt, Aggressions-hemmung, Angstabwehr, gedrückte Stimmung oder inadäquater Affekt, Spannungsempfinden (abdominell und in der Übertragung), epigastri-sche Beschwerden, Meteorismus, Obstipation	Ex-KH 1 *(Sishencong)*, Pe 6, Ren 6, Le 3, Mi 6
Yin-Leere von Leber und Niere	Innere Unruhe, Hitze-wallungen, Nachtschweiß, trockener Mund, Sicca-Syndrom, anhaltende Verstimmung, Sexual-funktionsstörungen, Menstruationsbeschwer-den, brüchige Nägel	Ex-KH 1 *(Sishencong)*, He 7, Bl 23, Mi 6, Le 3

Chinesische Arzneitherapie

Syndrommuster	Arzneitherapie/Rezepte
Leber-Depression und *Qi*-Stagnation	*Chai hu shu gan san* (Bupleurum-Leber-Fluss-Förderungs-Pulver, CAB 160) + Cortex Albiziae, Rad./Tub. Cur-cumae und Sem. Platycladi/Biotae
Leber- und Gallenblasen-Feuer	*Xie qing wan* (Grün-Ableitungs-Pille, CAB 104) + Cortex Albiziae, Rad. Scutellariae, Rad. Glycyrrhizae und Herba Menthae
Leber überwältigt die leere Milz	*Xiao yao san* (Freiheit-und-Ungezwungenheit-Pulver, CAB 161) + Cortex Albiziae und Sem. Platycladi/Biotae
Yin-Leere von Leber und Niere	*Qi ju di huang wan* (Lycium-Chrysan-themum-Rehmannia-Pille, CAB 293) + Cort. Phellodendri und Fossilia Ossis Mastodi/Os Draconis

16.11 Ungerichteter Schwindel

Akupunktur

Syndrom-muster	Symptome	Akupunktur
Aufstei-gendes Leber-*Yang*	Rote Augen, rotes Gesicht, Verschwommensehen, Tinnitus, Verdrossenheit und Reizbarkeit, Schlaf-störungen, bitterer Mundgeschmack	Le 3, Bl 18, Di 11, Gb 20, Mi 6
Herz-Blut-Leere und Milz-Leere	Verschwommensehen, Neigung zu Synkopen, Verschlimmerung bei Anstrengung, Palpitatio-nen, Schlafstörungen, Appetitverlust, blasses Gesicht	Bl 15, Bl 17, Bl 20, Ma 36, Ren 17, Du 20, Mi 6
Nieren-Leere	Tinnitus, Antriebsarmut, nachlassendes Gedächtnis, Missempfindungen und Schwächegefühl im Lenden- und Kniebereich, Sexualfunktionsstörungen	Bl 23, Bl 20, Du 4, Ni 3, Gb 39, Mi 6, Ma 36, Ex-KH 5 *(Taiyang)*
Blockade durch trüben Schleim	Benommenheit, schwerer Kopf, Tinnitus, Schläfrigkeit, Abgeschla-genheit, Brustbeklemmung und epigastrisches Druckgefühl, Übelkeit	Ma 36, Ma 40, Mi 9, Ren 12, Pe 6

Chinesische Arzneitherapie

Syndrommuster	Arzneitherapie/Rezepte
Aufsteigendes Leber-*Yang*	*Tian ma gou teng yin* (Gastrodia-Uncaria-Brühe, CAB 444)
Herz-Blut-Leere und Milz-Leere	*Gui pi tang* (Milz-Rückgabe-Abkochung, CAB 283)
Nieren-Leere	*You gui wan* (Rechts-Rückgabe-Pille, CAB 310)
Blockade durch trüben Schleim	*Dao tan tang* (Schleim-Weiterleitungs-Abkochung, CAB 490)

Chinesische Arzneitherapie

Syndrommuster	Arzneitherapie/Rezepte
Leber-Feuer	*Long dan xie gan tang* (Gentiana-Leber-Ableitungs-Abkochung, CAB 102)
Hitze-Schleim	*Huang lian wen dan tang* (Coptis-Gallenblasen-Erwärmungs-Abkochung, CAB 477)
Nieren-Leere	*Er long zuo ci wan* (Links wohltuende Taubheits-Pille, CAB 294)
Leere von Milz und Magen	*Bu zhong yi qi tang* (Mitten-Auffüllungs-*Qi*-Mehrungs-Abkochung, CAB 266)

16.12 Tinnitus

Akupunktur

Syndrommuster	Symptome	Akupunktur
Leber-Feuer	Plötzlicher Krankheitsbeginn, phasenhafter Verlauf, Verstärkung in konflikthaften Situationen, rotes Gesicht, rote Augen, Schlafstörungen, Reizbarkeit	3E 17, Dü 19, 3E 3, Le 2
Hitze-Schleim	Schwerer Kopf, Druckgefühl auf dem Ohr, Brustbeklemmung und epigastrisches Druckgefühl, Verschleimung der Atemwege, Obstipation, Schlafstörungen	3E 17, Dü 19, Di 11, Ma 40
Nieren-Leere	Gleichförmiges Ohrgeräusch, Verstärkung in Ruhe, Hörminderung, Schwindel, Sexualfunktionsstörungen, Missempfindungen und Schwächegefühl im Lenden- und Kniebereich	3E 17, Dü 19, Ni 3, Ren 4
Leere von Milz und Magen	Verstärkung bei Anstrengung, Abgeschlagenheit, Appetitverlust, Verdauungsstörungen	3E 17, Dü 19, Ma 36, Mi 6, Bl 20, Bl 21

16.13 Depression

Akupunktur

Syndrommuster	Symptome	Akupunktur
Verknotung von Herz- und Milz-*Qi*	Grübeln, epigastrisches Spannungsgefühl, Appetitverlust, Schlafstörungen, nicht „aus-der-Haut-fahren" können	Pe 6, Ren 12, Gb 34, Mi 6, Le 3
Unzureichendes Lungen-*Qi*	Brustbeklemmung (von außen nach innen), Kurzatmigkeit, Wortkargheit, anhaltende Traurigkeit, affektive Verflachung	Pe 6, Ren 17, Bl 13, Ren 6, Ma 36

Chinesische Arzneitherapie

Syndrommuster	Arzneitherapie/Rezepte
Verknotung von Herz und Milz-*Qi*	*Si qi tang* (Vier-Sieben-Abkochung, CAB 326) + Rad./Tub. Curcumae, Cort. Albiziae und Fruct. Aurantii
Unzureichendes Lungen-*Qi*	*Bu fei tang* (Lungen-Auffüllungs-Abkochung, CAB 272) – Rad. Asteris und Cort. Mori + Bulbus Lilii, Pericarp. Citri reticulatae und Cort. Albiziae

16.14 Neuropsychologische Defizite

Akupunktur

Syndrom-muster	Symptome	Akupunktur
Herz und Niere kommunizieren nicht	Gedächtnis- und Konzentrationsstörungen, Alpträume, Nachtschweiß, Angstzustände, Sexualfunktionsstörungen	Ex-KH 1 *(Sishencong)*, He 7, Pe 6, Di 11, Bl 14, Bl 15, Bl 23, Ren 4, Mi 6, Gb 39
Leere von Herz und Milz	Vergesslichkeit, Aufmerksamkeitsdefizit, Verschlimmerung bei Anstrengung, Palpitationen, Schlafstörungen, Kraftlosigkeit	Bl 15, Bl 20, He 7, Ma 36, Ren 17, Du 20, Ex-KH 1 *(Sishencong)*, Mi 6
Trüber Schleim belästigt das Herz	Palpitationen, zähes Denken, Gefühl, gegen einen Widerstand zu arbeiten, Schläfrigkeit, Abgeschlagenheit, Brustbeklemmung und epigastrisches Druckgefühl, Übelkeit	Ren 17, Ma 36, Ma 40, Mi 9, Ren 12, Pe 6

Chinesische Arzneitherapie

Syndrommuster	Arzneitherapie/Rezepte
Herz und Niere kommunizieren nicht	*Tian wang bu xin dan* (Himmels-Kaiser-Herz-Auffüllungs-Elixir, CAB 416)
Leere von Herz und Milz	*Gui pi tang* (Milz-Rückgabe-Abkochung, CAB 283)
Trüber Schleim belästigt das Herz	*Dao tan tang* (Schleim-Weiterleitungs-Abkochung, CAB 490) + Rhiz. Acori tatarinowii/graminei, Rad. Polygalae und Rhiz. Cyperi

17 | Psychosomatische Aspekte der Schmerztherapie
Michael Hammes, Harald Gündel

Zunächst sollen die Ausführungen zum bio-psycho-sozialen Krankheitsmodell aus Kapitel 2.1.1 vertieft werden (☞ Kap. 2.1.1).

Das Denken ist von den Annahmen der Kausalität und linearen Beziehungen der von ihm beobachteten Objekte zutiefst geprägt. Diese konditionierte Grundstruktur des Denkens resultiert letztendlich aus der dem reflektierenden Bewusstsein üblicherweise inhärenten Trennung zwischen dem Beobachter und dem Beobachteten. Wie also das Denken das Bewusstsein in dieser Spaltung wurzelnd als kausales und lineares Verhältnis von Beobachter und wahrgenommenen Objekt strukturiert, so wird dieses Grundverhältnis auf die beobachteten Objekte übertragen. Historisch erfolgte mit dem von den Strömungen der Renaissance in Gang gesetzten Diktat der Ratio schließlich eine wesentliche Umgestaltung medizinischer Konstrukte unter Auswertung magischer und mystischer Inhalte. Die der Mystik noch vertraute Einheitssicht wich einer dualistischen und linear-kausalen Betrachtungsweise.

Im Ergebnis resultiert in den Worten von Damasio (1998) hieraus eine „abgrundtiefe Trennung von Körper und Geist", welche sich durch die gesamte moderne westliche Medizin zieht. Die Betrachtungsweise geht unter anderem auf den Philosophen René Descartes zurück, der 1644 formulierte: „… *so dass dieses Ich, das heißt die Seele, wodurch ich bin, vom Körper völlig verschieden … ist … und auch ohne Körper nicht aufhören wird, alles zu sein, was sie ist.*" Bis heute wird der menschliche Körper in der Medizin regelmäßig als hochkomplexe physikalisch-chemische Maschine verstanden, der sich der Arzt eher als ein Techniker nähert.

Eine solche Betrachtungsweise ist allerdings für die Erklärung des Auftretens einiger medizinischer Probleme, wie des Phänomens chronischer Schmerzen, unzulänglich. Die moderne Medizin hat daher das bio-psycho-soziale Modell von Wechselwirkungen zur Erfassung wesentlicher Komponenten der Genese anhaltender oder wiederkehrender Schmerzen entwickelt (☞ Kap. 2.1.5).

Stellenwert der Akupunktur
Die Akupunktur kann zur Rebalance der maladaptiven Vorgänge beitragen. Wenn jedoch der zugrunde liegende psychologische Mechanismus weiterwirkt, werden die Behandlungserfolge nur vorübergehender Art sein. Wesentlich für einen Effekt ist daher nicht die Akupunktur als solche, sondern vielmehr der Zugang zum Patienten und die Herstellung einer auf Vertrauen fußenden zugewandten Beziehung.

Westliche Medizin
▸ **Pathophysiologische Erklärungsmodelle**
Aus der Tierbeobachtung ist bekannt, dass eine verminderte Zuwendung der Muttertiere während der ersten 10 Lebenstage zu nachweisbaren neuronalen Schäden im Bereich des Hippocampus mit der Folge von Gedächtnisdefiziten und veränderter Stressreaktion führt. Vor 85% der prospektiv erfassten MS-Schübe ist bei den Erkrankten psychosozialer Stress zumindest mittlerer Ausprägung vorhanden (Mohr et al. 2000). In verschiedenen medizinischen Bereichen gilt die soziale Unterstützung als wichtige Prädiktorvariable für den Verlauf chronischer Erkrankungen.

Anhand der Ergebnisse der modernen Forschung wird der menschliche Organismus innerhalb des Dysregulationsmodells als reziprokes, sich selbst regulierendes Zusammenspiel unterschiedlicher Subsysteme, die über das ZNS mit der Außenwelt interagieren, beschrieben (☞ Kap. 2.1.1). Das Dysregulationsmodell kommt den Vorstellungen der chinesischen Medizin sehr entgegen. Nur hat die chinesische Medizin psychologische Prozesse noch sehr rudimentär beschrieben und soziale Faktoren nach Ende der Phase der Orakelmedizin nicht mehr in die Theorienbildung mit einbezogen. Innerhalb des Konzepts der Dysregulation steigt die Wahrscheinlichkeit für das Auftreten einer Erkrankung, wenn in einem Subsystem eine Funktionsstörung auftritt, die sich dann im Rahmen eines komplexen Feedback-Mechanismus auf andere Subsysteme übertragen kann.

Psychologische Störfaktoren, die eine Dysregulation hervorrufen können, sind in erster Linie nicht wahrgenommene bzw. unterdrückte Emotionen (die chinesische Medizin postuliert hier ein „Zuviel" an bestimmten Emotionen [☞ Kap. 3.2.2], psychodynamisch betrachtet ergibt das jedoch weniger Sinn als die Beschreibung von abgespalteten Gefühlen).

Diese führen zur Veränderung physiologischer, z. B. vegetativ-autonomer Abläufe, was letztlich das Auftreten körperlicher Symptome bedingt. Langfristig können auch fassbare organische Veränderungen die Folge sein.

Das Problem der abgespalteten Gefühle ist in extremer Form in der Medizin als Alexithymie, die Unfähigkeit zur Wahrnehmung bestimmter emotionaler Zustände, bekannt. Neuere Forschungsarbeiten sehen die Störungen unter anderem im anterioren cingulären Cortex (ACC) beheimatet. Affekte und affektive Komponenten des Schmerzes werden im ACC und den Amygdala generiert und verarbeitet. Über den Hirnstamm nehmen sie Einfluss auf das autonome Nervensystem und über den Hypothalamus auf die Achse der Stresshormone und andere regulative Peptide. Affekte spiegeln sich im Gesichtsausdruck, in der Körperhaltung und im Muskeltonus wider.

Man hat versucht, die bei chronischen Schmerzpatienten beobachteten psychischen Auffälligkeiten mit verschiedenen Ansätzen zu erklären. Dabei können meist nur einzelne Aspekte besser verstanden werden. Je nach Stichprobe findet sich eine Alexithymie in 22–50 % der Patienten. Bei einigen Patienten finden sich Hinweise auf eine (früh)kindliche Traumatisierung in Form von physischer Gewalt (s. a. „biographische Vulnerabilität" ☞ Kap. 2.1.3). Heute ist bekannt, dass erhöhte Stresshormonaktivität und vegetativ-autonome Hyperreaktivität eine lebenslang persistierende Folgeerscheinung frühkindlicher Traumatisierung sind (Heim et al. 2000).

Wenn ein Elternteil ebenfalls in ähnlicher Form erkrankt ist, können genetische Faktoren diskutiert werden. Bei 60–70 % der Patienten bestehen unspezifische Persönlichkeitsstörungen. 65 % der Patienten weisen unsichere Bindungsmuster auf. Als Faktoren der Chronifizierung werden die somatische Orientierung der Ärzte und der Wegfall positiver Verstärker genannt. (Somatisch denkende Ärzte können den Betroffenen das Gefühl geben, nur mit somatischen Beschwerden ernst genommen zu werden: „Ihnen fehlt ja nichts!"; chronisch Schmerzkranke sind in der Gesellschaft nicht gut gelitten, Lob bleibt aus, und Arbeitskollegen sind durch die vielen Krankheitstage verärgert.)

Die Psychoanalyse betrachtet Affekte weder als ein rein seelisches noch ein rein körperliches Ereignis, sondern von ihrer Natur her als psychosomatisches Phänomen. Wird der psychische Anteil eines Affekts abgewiesen, so kann sich der physiologische Anteil so ausdrücken, wie es in der frühen Kindheit der Fall ist. Wer gezwungen ist, auf diese Weise mit seinen Emotionen zu verfahren, läuft bei Eintreten bestimmter Umstände Gefahr, Opfer einer somatischen oder somatoformen Erkrankung zu werden.

Es scheint, als ob die betroffenen Patienten sich ihrer Affekte entziehen würden. Oft haben sie frühe Erfahrungen mit starken Gefühlen gemacht, die gleichzeitig ihre Integrität so sehr bedrohen, dass es ihnen zum psychischen Überleben notwendig erscheint, durch ein durchgreifendes Abwehrsystem eine Wiederkehr solcher traumatischer Erlebnisse zu verhindern. So betrachtet, leiden die Patienten nicht an der generellen Unfähigkeit, Emotionen zu empfinden, sondern an der Überforderung, einem Überschuss an affektiven Impulsen adäquat zu begegnen. Dies würde wieder stärker mit der chinesischen Theorie von „zuviel Emotion" übereinstimmen.

Die unzulässigen Emotionen werden aus psychoanalytischer Sicht dann als körperlicher Schmerz wahrgenommen oder verstärken enorm die Wahrnehmung von bereits existierendem körperlichem Schmerz.

Neurobiologisch findet bei Alexithymie eine emotionale Erregung bei fehlender bewusster Wahrnehmung derselben statt. Die nicht stattfindende bewusste Wahrnehmung kann mit autonomer und neuroendokriner Dysregulation verbunden sein. Nicht bewusst wahrgenommener emotionaler Stress wird in Aktivität und/oder periphere physiologische Antworten umgesetzt, was maladaptive Vorgänge initiieren kann (s. a. „Pathogenese funktioneller Störungen" ☞ Kap. 2.1.5).

Klinische Manifestation, Epidemiologie und Diagnose

Psychische Faktoren können eine modulierende oder auch ursächliche Bedeutung für Schmerzen besitzen. Werden Angststörungen und Depressionen ausgeschlossen, so finden sich bei chronischen Schmerzpatienten auch nach eigenen Untersuchungen zu etwa 30% somatoforme Störungen. Darüber hinaus finden sich in der Literatur allerdings keine sicheren Angaben zum Ausmaß psychischer oder psychiatrischer Comorbidität unter chronischen Schmerzkranken. Die Berücksichtigung psychologischer Variablen in Diagnostik und Therapie chronischer Schmerzstörungen ist daher eine zwingende Notwendigkeit. Wird dies nicht beachtet, sieht man sich mit unüberwindbaren Therapiehindernissen konfrontiert.

Im Rahmen des diagnostischen Prozesses ist es deshalb sinnvoll, eine explizite Vorstellung darüber zu bekommen, welchen Anteil psychische Faktoren an der Schmerzerkrankung eines Patienten haben.

ICD-10

Die ICD-10 kennt im Wesentlichen nur drei Diagnosegruppen zur Klassifizierung von Schmerzerkrankungen mit psychosomatischer Dimension. Die diagnostischen Kriterien in der ICD-10 sind allerdings noch unbefriedigend.

Somatoforme Störungen (F45):
- Somatoforme Schmerzstörung (F45.4):
  - Eine mindestens sechs Monate anhaltende Schmerzsymptomatik steht klinisch im Vordergrund.
  - In Abgrenzung zur Somatisierungsstörung ist das Beschwerdebild monosymptomatisch.
- Somatisierungsstörung (F45.0):
  - multiple, wiederholt auftretende, fluktuierende Symptome
  - komplexes, polysymptomatisches Beschwerdebild
  - Verlauf in 75% der Patienten chronisch
  - ausgeprägte psychiatrische Comorbidität (in 60–70% Persönlichkeitsstörungen mit schlechter Prognose)
  - organische Comorbidität nur in 14% der Patienten.

Kann eine andere Erkrankung diagnostiziert werden, die hinreichend das Auftreten der beklagten Schmerzen erklärt, ist die folgende psychosomatische Diagnose möglich:
- Psychische Faktoren bei andernorts klassifizierten Krankheiten (F54).

Dies kann z.B. eine Migräne, ein Kopfschmerz vom Spannungstyp oder eine Post-Zoster-Neuralgie etc. sein.

Zu beachten ist, dass natürlich zu den oben genannten Diagnosen noch psychiatrische Diagnosen, wie die einer depressiven Störung, einer Angststörung, von Panikattacken etc. hinzutreten können.

Kategorisierung nach Egle et al.

Zur Erfassung der Bedeutsamkeit psychosozialer Faktoren in der Entstehung und Unterhaltung von Schmerzen erscheinen diese ICD-Einträge jedoch nicht ausreichend.

Eine Strukturierung in 5 Kategorien wurde von Egle und Mitarbeitern (1999) vorgeschlagen (☞ Kap. 2.1.5):
1. Schmerz aufgrund einer körperlichen Erkrankung mit adäquater Krankheitsbewältigung
2. Schmerz aufgrund einer körperlichen Erkrankung mit inadäquater Krankheitsbewältigung
3. Schmerz aufgrund einer körperlichen Erkrankung bei gleichzeitig bestehender psychischer Erkrankung
4. Schmerz aufgrund einer funktionellen Störung
5. Schmerz aufgrund einer psychischen Erkrankung im engeren Sinn.

Eine Zuordnung zu den Gruppen 1, 2 und 3 wird dann getroffen, wenn fassbare organische Faktoren die Pathophysiologie etwa eines nozizeptiven oder neuropathischen Schmerzes begründen können. Die Kategorien 2 und 3 könnte man als „psychisch überlagert" bezeichnen. In die Kategorie 4 fallen reversible Funktionsstörungen im Sinne des Dysregulationsmodells, bei denen pathogenetisch sowohl psychische als auch somatische Faktoren eine Rolle spielen können. In der Kategorie 5 sind primär psychische Faktoren für die Schmerzen verantwortlich.

Sicherlich ist auch diese Einteilung mit Schwächen behaftet. Patienten können eine psychische Comorbidität und eine inadäquate Krankheitsbewältigung aufweisen. Wenn man die somatoformen Störungen als psychische Erkrankung betrachtet, ist dabei eine somatische Comorbidität nicht ausgeschlossen. Wichtig ist die Feststellung, dass die körperlichen Veränderungen die beklagten Beschwerden in Intensität und Ausmaß nicht hinreichend erklären.

> **Ein bedeutender anamnestischer Hinweis für eine Somatisierung ist das wiederholte Scheitern von prinzipiell sinnvollen somatischen Behandlungsversuchen!**

Die Konstellationen im Einzelnen
Im Folgenden werden die einzelnen Konstellationen genauer charakterisiert:

1. Körperliche Erkrankung mit adäquater Krankheitsbewältigung
Bei primär organisch erkrankten Patienten hat die Schmerzerkrankung (noch) keine einschneidenden Auswirkungen auf das psychosoziale Leben. Die Patienten wirken in der Regel zugänglich, können auf ein soziales Umfeld zurückgreifen und sind in der Lage, ihre Freizeit für sich sinnvoll zu nutzen. Eine schmerzassoziierte depressive Verstimmtheit, Gereiztheit oder temporäre Einengung der Erlebnisfähigkeit kann allerdings bestehen (algogenes Psychosyndrom).

2. Körperliche Erkrankung mit inadäquater Krankheitsbewältigung
Bei vielen Schmerzpatienten entwickeln sich psychosoziale Konsequenzen im Rahmen der Schmerzchronifizierung, die die Lebensqualität deutlich einschränken können. Die Schmerzen nehmen immer mehr Raum in den Gedanken und auch im sozialen Leben ein. Das Leben kreist überwiegend um das Schmerzproblem mit der Folge eines Minimums an lustvollen Ereignissen durch die Dominanz von Schmerz-vermeidendem Verhalten. Die Folgen sind sozialer Rückzug, zunehmend verminderte Funktionalität, lange Arbeitsunfähigkeit/Arbeitslosigkeit und Depression.

Prädisponierend hierfür ist eine inadäquate Kontrollüberzeugung des Patienten in Bezug auf seine Erkrankung. Man unterscheidet:
- Externale Kontrollüberzeugung („nur der Arzt kann mir helfen")
- Fatalistische Kontrollüberzeugung („Schmerzen sind Schicksal, keiner kann mir helfen")
- Internale Kontrollüberzeugungen („ich kann durch meine eigene Aktivität die Schmerzen beeinflussen").

Patienten, die der Überzeugung sind, aktiv auf ihre Schmerzen Einfluss nehmen zu können, haben eine deutlich bessere Prognose als Patienten mit passiv-externalen Kontrollüberzeugungen. Deshalb besteht eine wesentliche Aufgabe des Therapeuten darin, den Patienten zu einer aktiven Krankheitsbewältigung zu motivieren und ihm Hilfsmittel an die Hand zu geben, diese zu realisieren („Hilfe zur Selbsthilfe"). Dies kann zum Beispiel im Rahmen von Schmerzbewältigungsgruppen geschehen, in denen verschieden Ansätze wie Edukation (Aufklärung), Entspannungsverfahren, imaginative Verfahren und verhaltenstherapeutische Ansätze zumeist kombiniert zur Anwendung kommen (☞ Kap. 2.4.4).

3. Körperliche Erkrankung bei gleichzeitiger psychischer Erkrankung
Jeder 4. Patient mit einer körperlichen Erkrankung leidet epidemiologisch betrachtet auch unter einer psychischen Erkrankung. Als häufigste Erkrankung ist die Depression zu nennen. Eine depressive Stimmungslage entsteht häufig im Verlauf einer chronischen Schmerzerkrankung und verstärkt ihrerseits wiederum die Schmerzwahrnehmung durch eine Senkung der Schmerzschwelle (Egle et al., 1999).

4. Funktionelle Störung
In diese Gruppe fallen Patienten mit reversiblen Funktionsstörungen (vgl. auch „Schmerz durch Fehlregulation"), bei denen in der Regel psychische und somatische Faktoren eine pathogenetische Rolle spielen. Beispiele für Erkrankungen aus diesem Formenkreis sind:
- Fibromyalgie, myofasziale Beschwerden, chronische Rückenschmerzen, temporomandibuläre Dysfunktion
- Primäre Kopfschmerzsyndrome
- Reizdarmsyndrom, Dysmenorrhö
- Psychovegetative Störungen, die geschildert werden, als beruhten sie auf der körperlichen Erkrankung des Systems (z. B. funktionelle Herzbeschwerden).

5. Psychische Erkrankung im engeren Sinn
In dieser Gruppe liegt eine primär psychische Verursachung der Schmerzen vor: Es fehlt ein fassbares somatisches Korrelat zur Erklärung der Symptomatik. Verschiedene psychische Erkrankungen können Schmerzen als führendes Symptom aufweisen:

- Somatoforme Schmerzstörung (häufig zeitliche Koinzidenz der Schmerzen zu einer psychosozialen Belastungssituation oder einer inneren Konfliktsituation bei Fehlen eines fassbaren pathophysiologischen Prozesses)
- Depressive Störungen mit Schmerz als Depressionsäquivalent (in 80 % der depressiv gestörten Patienten ist das erstgenannte Symptom eine körperliche Beschwerde!)
- Posttraumatische Belastungsstörung
- Zoenästhetische Psychose.

Nach abgeschlossener somatischer Ausschlussdiagnostik wird die diagnostische Zuordnung zu dieser Kategorie von einem psychotherapeutisch ausgebildetem Arzt oder Psychologen getroffen.

▸▸ Therapeutische Konsequenzen

Die Klassifikation nach Egle ist ein Kontinuum. Je näher man sich auf diesem Kontinuum in Richtung Kategorie 5 bewegt, desto weniger sind invasive Maßnahmen indiziert bzw. sind sogar kontraindiziert, und desto wichtiger ist die Förderung der Krankheitsbewältigung des Patienten und die Motivation zu psychotherapeutischen Maßnahmen oder gezielter psychiatrischer, ggf. auch pharmakologischer Behandlung.

Durch Unkenntnis der korrekten Diagnose wird nicht selten eine primär somatoforme Schmerzerkrankung (Kategorie 5) durch nicht indizierte invasive Eingriffe verkompliziert, indem zusätzlich zur psychischen Erkrankung noch iatrogene somatische Störungen gebahnt werden. Auch für die minimal invasive Akupunktur bestehen dort Grenzen, wo der Somatisierungstendenz weiter Vorschub geleistet werden kann oder andere primär indizierte Behandlungsmaßnahmen verzögert werden.

▸▸ Integratives diagnostisch-therapeutisches Vorgehen

Stehen psychische Faktoren im Vordergrund des Schmerzgeschehens, so werden dem Arzt andere Zugangswege zum Patienten abverlangt, als in der befundorientierten somatischen Medizin üblich. Die Beachtung der folgenden Grundsätze im Umgang mit Patienten hat sich bewährt:

Forsche nach einem Auslöseereignis!
Am Beginn der Symptomatik steht oft eine konflikthafte Lebenssituation, welche die Bewältigungsmöglichkeiten des Individuums überfordert. Der innerpsychische Konflikt führt zu einem Zustand der Enttäuschung und Niedergeschlagenheit. Der Arzt wird in der Regel wegen einer körperlichen Beschwerde konsultiert.

Beachte biographische Aspekte!
Psychosomatisch belastete Schmerzpatienten waren oder sind oft „tüchtige" Menschen, die immer hart gearbeitet haben. Es fällt möglicherweise ein Mangel an Zärtlichkeit und Liebe auf. Zur Stabilisierung des Selbstwertgefühls dienen meist die harte Arbeit, die Pflichterfüllung, die Klaglosigkeit und die betonte Sachlichkeit unter Aussparung der Gefühlswelt. Die Patienten weisen häufig wenig soziale, geistige oder künstlerische Aktivitäten vor.

Formuliere die Besonderheiten im Erstkontakt!
Zum einen können die Patienten durch eine minutiöse und detaillierte Beschreibung des Schmerzes auffallen. Zum anderen können sie aber auch, einmal auf die individuellen Lebensumstände hingelenkt, sich in einen kaum abbrechenden Redefluss über die Umstände des Auftretens ihrer Beschwerden (nicht über die Beschwerden selbst!) und die verschiedenen diagnostischen und therapeutischen Bemühungen der zuvor konsultierten Kollegen ergeben. Auf ihre Gefühle und Reaktionen auf die verschiedenen Erlebnisse als Patient hin befragt, zeigen sie teilweise eine Unfähigkeit zur Introspektion und kehren ausweichend zur Beschreibung ihrer Beschwerden zurück. Im Kontakt mit den Vorbehandlern können typische Beziehungsmuster entdeckt werden: viele Kollegen werden idealisiert („noch nie so einen großartigen Arzt getroffen"), um dann unweigerlich in der Enttäuschung unterzugehen („konnte mir auch nicht helfen").

Sei dir deines Dilemmas bewusst!
Der behandelnde Arzt ist mit einem Patienten konfrontiert, der hinter seinen körperlichen Beschwerden körperliche Ursachen vermutet und dem Ansinnen des Arztes, psychologische Variablen ins Spiel zu bringen, mit Angst und Abwehr begegnet. Wenn die stattfindenden psychologischen Vorgänge auch vom Behandler nicht bewusst realisiert werden, wird er ebenfalls in diese Prozesse involviert. Bei ausgeprägtem Charisma

des Behandlers, bei hoher Empathie und positiver Erwartenshaltung des Patienten sind Verbesserungen des Zustands möglich. Meist folgen die Behandlungseffekte jedoch dem Schema von Idealisierung und Enttäuschung in Form von Rückfällen, die eine ständige Auffrischung der Behandlung oder den Behandlerwechsel notwendig machen.

Achte auf die Beziehung und Übertragungsphänomene!

Entscheidend für den Verlauf der Behandlung ist in jedem Fall die Beziehung zwischen Arzt und Patient. In der Beziehung kann das Phänomen der Gegenübertragung auftreten. Alexithyme Patienten mit „Affektentzug" können bei anderen Menschen allein durch ihre Art zu reden und zu handeln üblicherweise jene Empfindungen und Gefühle hervorrufen, die sie von sich gewiesen haben (wie z. B. das Empfinden von Lähmung, Leere, Mutlosigkeit, Ärger, etc.). Zuweilen ist dies die für den Betroffenen einzig mögliche Art, seine innere Verfassung mitzuteilen. Die Aufspaltung in zulässige und abzuweisende Empfindungen durchzieht auch die Reaktionen des Umfelds. Der Behandler wird vereinnahmt, indem er zunächst mit allen eigenen positiven Projektionen (Hoffnungen, Erwartungen) identifiziert wird.

Gegenübertragungs-Gefühle von Irritation und Langeweile werden als Hinweis auf das Erleben eines kleinen Kindes verstanden, das lernen musste, seine innere Lebendigkeit abzutöten, um zu überleben, d.h. von den Bezugspersonen angenommen zu werden (z.B. Eltern: „Führ' dich nicht schon wieder so auf").

> Die Herausforderung für den Behandler ist es, den individuellen Patienten zu befähigen, seinen impliziten Umgang mit emotionaler Erregung in einen expliziten zu verwandeln.

Dazu ist es wesentlich, den Patienten darin zu unterstützen, seine eigenen emotionalen Erfahrungen wahr- und ernst zu nehmen.

Cave! Somatisierung und Schmerz haben in der Regel einen Sinn, eine Bedeutung. Sie dienen der Abwehr quälendster emotionaler Zustände. Möglicherweise ist der Schmerz weniger schlimm als die bewusste Wahrnehmung der verdrängten Emotionen. Dem Arzt gebiert also auch Respekt vor der Störung als einer – wenn auch teilweise invalidisierenden – Lösung in der Not.

Neurotische und somatisierende Patienten sind individuell unterschiedlich tief gestört. Auf dem Hintergrund des Gesagten wäre es zuweilen verwegen, manche Patienten zur Konfrontation mit den bedingenden seelischen Faktoren zu veranlassen, wenn sie starken Widerstand zeigen, oder der Wunsch, mehr über die Ursachen ihrer Erkrankung zu erfahren, völlig fehlt.

Aktuell werden folgende Standpunkte zur Durchführung einer Psychotherapie bei somatoformen Störungen vertreten:

- Ein psychoedukatives Kurzbehandlungsprogramm (allgemeine Informationen zu den Themen chronischer Schmerz, Therapiemöglichkeiten, Stress, Zusammenhang zwischen psychischen und körperlichen Prozessen etc.) empfiehlt sich auch bei (initial) nicht ausreichender Motivation für eine weiterführende Psychotherapie.
- Zumindest für psychisch schwer belastete Patienten reicht die alleinige Teilnahme an einem solchen Kurzbehandlungsprogramm nicht aus.
- Konfliktzentrierte psychoanalytische Verfahren kommen in Frage, wenn massive intrapsychische oder zwischenmenschliche Konflikte zur Entstehung und Aufrechterhaltung der Somatisierung beitragen.
- Verlässliche Prädiktoren zur Identifikation der Patienten, welchen die Teilnahme an Kurzbehandlungskursen hilft und welchen nicht, sind empirisch noch nicht ausreichend abgesichert.

> Einen Patienten mit einer Somatisierungsstörung von seinem Symptom zu befreien, bedeutet noch lange nicht, ihn geheilt zu haben!

▸▸ Grundsätze der Behandlung somatoformer Schmerzstörungen

Die Besonderheit somatoformer Schmerzstörungen und der psychologischen Faktoren in der Schmerzgenese besteht darin, dass sie in der Regel nicht erkannt werden. Ein Schmerzpatient mit Chronifizierungsgrad I nach Gerbershagen (☞ Kap. 2.1.4) bedarf nach 8–12 Wochen der unbefriedigenden monodisziplinären Behandlung unbedingt der interdisziplinären Abklärung. Dies bedeutet nicht die Konsultation verschiedener Fachärzte, sondern die Vorstellung in einem interdisziplinär arbeitenden Zentrum. Bei Patienten im Chronifizierungsstadium II und III nach Gerbershagen ist ein monodisziplinäres Vorgehen kontraindiziert (☞ Kap. 2.3).

17 Psychosomatische Aspekte der Schmerztherapie

Die psychotherapeutische Behandlungsbedürftigkeit im engeren Sinn wird bei chronischen Schmerzpatienten auf mindestens 50 % geschätzt. Der Behandlungsbedarf für Maßnahmen der Schmerzbewältigung beträgt über 90 %.

Höher chronifizierte Schmerzpatienten und solche mit dem Verdacht auf zumindest die Einflussnahme psychischer Faktoren sollten daher zunächst interdisziplinären Schmerzambulanzen, schmerztherapeutischen Schwerpunktpraxen oder schmerztherapeutisch ausgewiesenen Psychosomatischen Polikliniken zur Abklärung zugewiesen werden. Eine Akupunkturbehandlung sollte nur im Rahmen eines vereinbarten multimodalen Gesamtkonzeptes durchgeführt werden. Aufgrund des häufig mechanischen Verständnisses der Patienten von ihrer Störung und der damit verbundenen Angstabwehr kommt den Betroffenen ein stärker strukturiertes Vorgehen in der Behandlung entgegen. Ohne stärkere Einbeziehung der körperlichen Erfahrungsebene fühlt sich der Patient häufig in seinem Hauptanliegen nicht wahrgenommen. Eine kombinierte Therapie mit Akupunktur oder körperorientierter Psychotherapie ist daher empfehlenswert. In der Akupunkturbehandlung sollte viel über die Wahrnehmungen des Patienten gesprochen werden.

Traditionelle chinesische Medizin

An dieser Stelle soll eine kritische Würdigung der Bedeutung der chinesischen Medizin für den Umgang mit psychosomatischen Dimensionen des Krankseins erfolgen. Die traditionelle chinesische Medizin und die Akupunktur als eine zugehörige Behandlungsform reklamieren für sich eine ganzheitliche Betrachtungsweise medizinischer Probleme. Die Hinterfragung dieser Behauptung lässt jedoch Defizite hervortreten, wenn die chinesische Medizin losgelöst von den Entwicklungen der modernen wissenschaftlichen Medizin betrieben wird. Die folgenden Thesen sollen auf Gefahren im einseitigen Umgang mit der chinesischen Medizin hinweisen:

- Eine einzelne Behandlungsform kann nicht ganzheitlich sein.
- Ein einzelnes Medizinsystem kann ebenfalls nicht ganzheitlich sein.
- Die Akupunktur ist eine im somatischen Bereich ansetzende, zuwendungsorientierte Behandlungsform.
- Psychologische Aspekte spielen möglicherweise implizit, aber in der Regel nicht explizit eine Rolle.
- Die Metaebene der chinesischen Medizintheorie wird in der Regel von Behandler und Patienten nicht hinterfragt.
- Die chinesische Medizintheorie beschreibt eine Präferenz zur Ausprägung bestimmter Funktions- und Befindlichkeitsstörungen unter dem Einfluss umschriebener emotionaler Situationen.
- Die chinesische Medizintheorie beschreibt psychodynamische Prozesse nur in rudimentärer Form (☞ Kap. 3.2.2).
- Die chinesische Medizintheorie hält keine Erklärungsmodelle für Neurosen vor.

Aus den obigen Argumenten wird die Notwendigkeit eines übergeordneten Modells insbesondere für die Versorgung chronischer Schmerzpatienten deutlich. Es erscheint daher sinnvoll, die Parallelität von westlicher und chinesischer Medizin in einem integrativen Ansatz aufzulösen.

▸▸ Pragmatische Therapie der somatoformen Schmerzstörung mit Akupunktur

In der chinesischen Literatur finden sich Beschreibungen von Erkrankungen, die aus heutiger Sicht zu den Somatisierungsstörungen zu rechnen sind. Dazu gehören das „Pflaumenkern-Qi" (*Mei he qi*; Globusgefühl!) und die „aus hundert (Erscheinungen) zusammengesetzte Krankheit" (*Bai he bing*; Polysymptomatik!). Grundsätzlich wird empfohlen, sich in der Behandlung an den Symptomen zu orientieren und die Funktion der Geisteskraft *(Shen)* zu unterstützen.

Die Autoren schlagen aus pragmatischen Gesichtspunkten eine Einteilung in drei Zustandstypen der somatoformen Schmerzstörung vor: der gehemmte, der überspannte, der erschöpfte Typ.

Der gehemmte Typ

Kennzeichen: Verminderte Fähigkeit zur Wahrnehmung und Artikulation bestimmter Gefühle (Ärgerschlucken, ständige Sorge um andere bei gleichzeitiger Vernachlässigung eigener Bedürfnisse, Verleugnen von Enttäuschungen, etc.), aufgesetzte Fröhlichkeit, unerträgliche Duldsamkeit, versteckte Verbissenheit, Gefühl des Drucks von innen nach außen, (saures) Aufstoßen, Verdauungsstörungen, in der Gegenübertragung Wut und Enttäuschung, saitenförmiger Puls.
Chinesisches Äquivalent: *Qi*-Stagnation, zeitweise aufsteigendes Leber-*Yang* möglich.

Akupunkturtherapie: Pe 6, Di 4, Ren 17, Ren 12, Ren 6, Gb 34, Mi 6 oder 4, Le 3 (ableitende Stimulation).

Der überspannte Typ
Kennzeichen: Viel Angstabwehr, die in (ungezielte) Aktivität umgesetzt wird, viele Therapeuten und Therapien gleichzeitig, ausgeprägte Schlafstörungen, unterschwellig fordernde Beziehung zum Therapeuten, rotes Gesicht, Gefühl des Drucks von außen nach innen, in der Gegenübertragung Vorwurf, Schuld, Rache, auch Hilflosigkeit und Angst möglich, feiner Puls.
Chinesisches Äquivalent: Blut- oder *Yin*-Leere, Leere-Feuer, aufsteigendes Leber-*Yang* möglich.
Akupunkturtherapie: Du 20, EX-KH 1, Pe 6, He 7, Ma 36, Mi 6 (jeweils auffüllende Stimulation), Di 11, Le 3 (ableitende Stimulation).

Der erschöpfte Typ
Kennzeichen: Deutliche depressive Züge, Schlaf-, Appetit- und Verdauungsstörungen, Antriebsmangel, starke Fixierung auf das Schmerzgeschehen, hohe Erwartungen an den Therapeuten, kaum Bedürfnis, mehr über die Zusammenhänge der Erkrankung zu erfahren, mechanistisches Krankheitsverständnis vorherrschend, in der Gegenübertragung Verachtung, Ablehnung, Verbitterung, Sühne, Schutzbedürfnis, Gereiztheit oder Langeweile, schwacher, leerer Puls.
Chinesisches Äquivalent: *Qi*- oder *Yang*-Leere, Feuchtigkeit-Schleim-Stagnation möglich.
Akupunkturtherapie: EX-KH 3, He 7, Di 11, Ma 36, Ni 3, Bl 15, 18, 20, 23, bei Feuchtigkeit-Schleim + Mi 9, Ma 40.

▸▸ Zielsetzung der Akupunkturbehandlung
Die formulierten Prinzipien der Akupunkturbehandlung sollen nur als Anhaltspunkt dienen. Sie können und sollen individuell an den Zustand des Patienten angepasst werden. Die Akupunktur sollte nicht als Lösung des Problems betrachtet werden. Sie dient in erster Linie der Festigung der Arzt-Patienten-Beziehung und soll dem Patienten signalisieren, dass er ernst genommen wird. Der Patient sollte ausdrücklich darauf hingewiesen werden, dass seine Schmerzen nicht „eingebildet" sind, sondern real, wie primär körperlich bedingte Schmerzen, und dass er darunter genauso leidet. Es ist aber wichtig, nicht nur auf die Orte zu schauen, an denen der Betroffene seine Schmerzen verspürt, sondern den Gesamtzusammenhang zu sehen.

Mit der Durchführung der Akupunktur signalisiert der Arzt, dass er seinen Patienten versteht, dass er solche Schmerzzustände kennt und mit ihnen vertraut ist. Es ist von entscheidender Bedeutung, dass der Patient Vertrauen in die Führung des Arztes fassen kann, wobei unbedingt Idealisierungen vermieden werden sollen. Die Akupunkturbehandlung sollte immer zu einem Gespräch über das Befinden des Patienten und die begleitenden Umstände genutzt werden. Der Arzt sollte wachsam allen emotionalen Äußerungen des Patienten gegenüber sein und ggf. das Gespräch dort vertiefen. Allen Hinweisen auf Situationen, in denen die Schmerzen ausgelöst, verstärkt oder gemildert werden, sollte der Arzt Aufmerksamkeit schenken. Er sollte wiederholt versuchen, den Patienten zur Aufnahme einer Psychotherapie oder zu einem Gespräch mit einem psychologisch ausgebildeten Fachkollegen zu motivieren. Dabei ist darauf hinzuweisen, dass es sich um eine ergänzende Therapie handelt, durch die der Patient nicht die Beziehung zum primär behandelnden Arzt einbüßt (kein Wegschieben!).

Die Behandlung dieser Patienten erfordert große Geduld und ausgeprägtes Einfühlungsvermögen, denn Veränderungen sind möglicherweise erst nach Monaten oder Jahren zu erreichen. Der Therapeut steht immer in der Gefahr, dass sich die Hilflosigkeit des Patienten auf ihn überträgt. Die Zielsetzung besteht daher nicht in der Heilung oder Symptomausschaltung, sondern in der Stabilisierung der Nutzung medizinischer Maßnahmen und der Ergründung von Ressourcen für die Einsicht in die Zusammenhänge der Erkrankung.

Literatur
Damasio AR: Descartes' Irrtum. Fühlen, Denken und das menschliche Gehirn. 3. Aufl., DTV, München 1998
Egle UT, Derra C, Nix W, Schwab R: Spezielle Schmerztherapie. Leitfaden für Praxis und Weiterbildung. Schattauer, Stuttgart 1999
Egle UT, Hoffmann SO, Lehmann K, Nix WA (Hrsg.): Handbuch Chronischer Schmerz. Schattauer, Stuttgart 2002
Heim C, Nemeroff CB: The role of childhood trauma in the neurobiology of mood and anxiety disorders: preclinical and clinical studies. Biol Psychiatry 49 (2001) 1023–39
Kapfhammer H, Gündel H (Hrsg.): Psychotherapie der Somatisierungsstörung. Thieme, Stuttgart 2001
Mohr DC et al.: The relationship between stress and the subsequent development of new brain lesions in multiple
Nickel R, Egle UT: Therapie somatoformer Schmerzstörungen. Manual zur psychodynamisch-interaktionellen Gruppentherapie. Schattauer, Stuttgart 1999 sclerosis patients. Psychosomatic Medicine 62 (2000) 103

18 Ausblick
Marcus Bäcker, Michael Hammes

Die Akupunktur hat auf ihrem Weg in die Welt außerhalb Asiens Eingang in viele Länder und Kulturen auf allen fünf Kontinenten gefunden. Als ein nicht heimisches Behandlungsverfahren hat sie in verschiedenen medizinischen Versorgungssystemen Fuß fassen können. Erste Schritte zur Integration der Nadeltherapie in das bestehende Gesundheitswesen wurden bereits vor längerer Zeit in den Vereinigten Staaten und Großbritannien unternommen. Auch in Deutschland erfreut sich die Akupunktur zunehmender Beliebtheit bei Patienten und Ärzten. International legen kritische Rezipienten das Verfahren auf den Prüfstein wissenschaftlicher Untersuchungen.

Der Einzug dieser aus einem fremden Kulturkreis stammenden Nadeltherapie hat unser Medizinsystem in verschiedener Form herausgefordert. Ihre Anwendung hat viele Fragen aufgeworfen, die nicht nur die Akupunktur, sondern auch unser Gesundheitssystem betreffen:

- Ist die Anwendung der chinesischen Akupunktur an ihr spezifisches Umfeld gebunden oder lässt sie sich in fremde Kulturen transportieren?
- Welche Rolle spielt die chinesische Medizintheorie für die Anwendung der Akupunktur?
- Ist die originalgetreue Ausübung von Vorteil oder sollte die Akupunktur nach den jeweiligen kulturellen Gegebenheiten modifiziert werden? Oder müssen sich die Nutzer an die Erfordernisse der Akupunktur anpassen?
- Welche physiologischen Wirkmechanismen liegen der schmerzlindernden Wirkung der Akupunktur zugrunde?
- Welche Rolle spielen Zuwendung und Arzt-Patienten-Beziehung in dieser Behandlungsform, und was können wir daraus für die Medizinpraxis im Allgemeinen lernen?
- Welche Eigenschaften zeichnen einen erfolgreichen Akupunkturpraktiker aus?
- Können wir eine Behandlungsmethode in das Versorgungssystem integrieren, für deren Ausführung keine verbindlichen Standards bestehen?

Da sich die Entwicklungen überschlagen, zeichnen sich für manche dieser Fragen bereits Antworten ab:
- Die deutschen Krankenkassen haben Aufträge zur Erforschung der klinischen Effizienz der Akupunktur und zur Erfassung der Versorgungssituation erteilt.
- Der deutsche Ärztetag hat beschlossen, eine Zusatzbezeichnung „Akupunktur" einzuführen.
- Neueste Ergebnisse aus klinischen Studien stellen für einige Indikationen in Frage, dass die Nadelung klassischer Akupunkturpunkte der hauptsächlich wirksame Bestandteil der Akupunkturbehandlung ist. Während für einige Indikationen eine spezifische Wirkung klassischer Akupunkturpunkte wissenschaftlich gesichert ist, könnte bei anderen Indikationen ein eher unspezifischer Reiz-Reaktions-Adaptationsmechanismus von Bedeutung sein, welcher auch zahlreichen Verfahren der klassischen, westlichen Naturheilkunde und physikalischen Medizin zugrunde liegt. Damit würde bei diesen Indikationen die Frage des „Wie" der Nadelung (hiermit sind vor allem die Reizmodalitäten gemeint) zugunsten der Frage des „Wo" (Auswahl der Punkte) an Bedeutung gewinnen.
- Möglicherweise dienen darüber hinaus die klassischen Konzepte der Akupunkturtheorie bei der Behandlung ausgewählter Krankheitsbilder im Wesentlichen dazu, die Aufmerksamkeit des Behandlers zu fokussieren. Die Akupunktur erhielte dadurch für einige Indikationen vor allem den Bedeutungsrahmen eines Rituals. Möglicherweise sind Rituale hochwirksame Therapeutika.

Die Monotherapie eines chronifizierten Schmerzpatienten durch Akupunktur ist genauso wenig ganzheitlich wie die isolierte Verabreichung eines konventionellen Analgetikums. Wesentlich ist die Durchführung der Akupunktur im Kontext eines integrativen, multimodalen Konzepts, das die Aktivierung der Ressourcen des Patienten zur Bewältigung der Erkrankung sowie die Erhöhung seiner Funktionalität in den Vordergrund stellt. Wer schlicht versucht, die Spritze gegen die Akupunkturnadel auszutauschen, wird rasch an die alten Grenzen stoßen. Auch wird dadurch einer weiteren Chronifizierung Vorschub geleistet. Angewendet im Rahmen eines integrativen Konzepts bietet die Auseinandersetzung mit der Akupunktur und der TCM dem Therapeuten allerdings Möglichkeiten, die seinen therapeutischen Bezugsrahmen deutlich erweitern können. Der Akupunkteur

- lernt Verknüpfungen mit einem anderen Medizinsystem herzustellen und erweitert die Grenzen der konventionellen, naturwissenschaftlich orientierten Medizin um die Konzepte der chinesischen Medizin.
- überschreitet dabei die Vorgaben seiner Ausbilder und findet in Kooperation mit seinem Patienten individuelle Wege zur Behandlung von Schmerzen.
- beginnt damit, in psychosomatischen Kategorien zu denken und zu handeln.
- entdeckt für sich durch die Beschäftigung mit der Akupunktur einen Zugang zu den Fähigkeiten des intuitiven Spürens neu.

Psychosomatik und chinesische Medizin arbeiten in die gleiche Richtung: die Einheit einer in Körper und Geist gespaltenen Welt des Patienten wiederherzustellen und Ganzheit in der Beziehung von Arzt und Patient zu verwirklichen. Dies kann sich jedoch nicht als esoterischer Hokuspokus ereignen, sondern bedarf des Verständnisses für die gesamten beteiligten Vorgänge. Die Herausforderung besteht darin, intelligente Fragen zu formulieren und diese wissenschaftlich zu untersuchen. Hier liegt noch ein weiter Weg vor uns, der der Durchführung von klinischen Studien, physiologischen Grundlagenuntersuchungen sowie historischen und transkulturellen Analysen bedarf.

Anhang

Ausbildungsadressen

Akupunktur und Arzneitherapie

▸ Deutschland

- Academy of Chinese Acupuncture, Kurs-Info: Th. Pfeiffer, Jenaer Straße 16, 10717 Berlin; Tel.: 05882/987994, Fax: 05882/987992; Ausbildungszyklen in Akupunktur bei Frau Dr. Radha Thambirajah
- Akupunktur Kolleg Kirchhoff, Oststraße 38, 45549 Sprockhövel; Tel.: 02339/7126, Fax: 02339/4955
- Arbeitsgemeinschaft für Klassische Akupunktur und Traditionelle Chinesische Medizin e.V., (Heilpraktiker und Ärzte), Sekretariat der AG: Michael van Gorkom, Wisbacher Straße 1, 83435 Bad Reichenhall; Tel.: 08651/690919, Fax: 08651/710694, e-mail: Sekretariat@agtcm.de, Internet: www.agtcm.de; 3–4-jährige Ausbildung in klassischer Akupunktur und TCM sowie 2-jährige Ausbildung in klassischer chinesischer Kräutertherapie in verschiedenen Ausbildungszentren; Organisation TCM-Kongress in Rothenburg o.d.T. (jährlich zu Christi Himmelfahrt) mit internationalen TCM-Experten (Internet: www.tcm-kongress.de); Studienreisen an die University of TCM in Tianjin/VR China
- Chen Xing/Mercurius Forum für TCM und angewandte Kräuterheilkunde, Leitung: Gerd Wiesemann, Sekretariat: Veronika Krause, Teutoburgerstraße 3, 50678 Köln; Tel.: 0221/3103178, e-mail: Sekretariat@tcm-germanyde, Internet: www.tcmgermanyde; 4-jährige kombinierte Ausbildung in Akupunktur und TCM-Pharmakologie, Sonderkurse mit chinesischen Dozenten, China-Studienreisen
- Deutsche Ärztegesellschaft für Akupunktur e.V./DÄGfA, Fortbildungszentrum Würmtalstraße 54, 81375 München; Tel.: 089/71005-11, Fax: 089/71005-25, e-mail: fz@daegfa.de, Internet: www.daegfa.de; größte deutsche Akupunkturgesellschaft, breites Angebot an Kursen (incl. chinesischer Arzneitherapie, *Qigong*, *Tuina*, Diätetik, Schädelakupunktur nach Yamamoto u.v.m.), verschiedene Ausbildungsmöglichkeiten: Zusatzbezeichnung Akupunktur 200 Stunden, Vollausbildung zusätzlich 150 Stunden, Hospitationskurse in verschiedenen Städten; Organisation von Klinikpraktika am 1. Lehrkrankenhaus der Universität für TCM in Tianjin, VR China, und Hospitationskurs am Yamamoto-Krankenhaus in Miyazaki-Nichinan, Japan; Förderung von Forschungsprojekten zur Akupunktur und TCM, jährlich wissenschaftliche Jahrestagung
- Deutsche Gesellschaft für Akupunktur und Neuraltherapie e.V./DGfAN, Geschäftsstelle: Mühlweg 11, 07368 Ebersdorf/Thüringen; Tel.: 036651/55075, Fax: 036651/55074, e-mail: DgfAN@t-online.de, Internet: www.dgfan.de
- Deutsche Akademie für Akupunktur und Aurikulomedizin e.V./DAAAM, Vorstandsbüro: Oselstraße 25A, 81245 München; Tel.: 089/8145250, Fax: 089/8911026, e-mail: akademie@akupunktur-arzt.de, Internet: www.akupunktur-arzt.de; Fortbildungsbüro im eCompetenceCenter, Ambazacstraße 4, 90542 Eckental; Tel.: 09126/295210, Fax: 09126/2952159
- Deutsche Akupunktur Gesellschaft Düsseldorf (Leiter: Dr. Gabriel Stux), Goltsteinstraße 26, 40211 Düsseldorf Tel.: 0211/369099, Fax: 0211/360657, Internet: www.akupunktur-aktuell.de; Basisausbildung: 140 Stunden im Verlauf von 14 Wochenenden, zusätzlich Aufbaukurse zum B-Diplom (350 Stunden) bzw. Vertiefungskurse zu verschiedenen Themenschwerpunkten, Praxisintensivkurse in der TCM-Abteilung des Johanniter-Krankenhauses Radevormwald oder alternativ als Intensivkurs in China
- Deutsches Forschungsinstitut für Chinesische Medizin/DFCM, Leitung Prof. h.c. Schnorrenberger (China College, Taichung/Taiwan, Rep. China), Silberbachstraße 10, 79100 Freiburg; Tel.: 0761/77234, Fax: 0761/700687; Akupunkturausbildung über 2–3 Jahre (750 Ausbildungsstunden) an Wochenenden incl. Video-Lehrsystem
- Deutsche Gesellschaft für Ganzheitliche Augenheilkunde e.V./DGGA, Dr. Reinhard Küstermann, Hospitalstraße 8, 97877 Wertheim; Tel.: 09342/1477, Fax: 09342/21763, e-mail: Dr.Kuestermann@t-online.de, DGGAeV@t-online.de, Internet: www.ophthalmologie.de; 140 Stunden-Akupunkturausbildung, Schwerpunkt Augenheilkunde nur für Augenärzte/innen bzw. Assistenten/innen in Weiterbildung
- Deutsche Gesellschaft für Traditionelle Chinesische Medizin/DGTCM, Dr. med. J. Greten, Karlsruherstraße 12, 69126 Heidelberg; Tel./Fax: 06221/374546, email: info@dgtcm.de, Internet: www.dgtcm.de; Ausbildungskurse in Akupunktur und TCM in Heidelberg und Hamburg sowie in Tunesien und Frankreich
- Fachgesellschaft für Akupunktur, Naturheilkunde und Schmerztherapie/FANS, Freiburg; Rothweg 8, 74842 Billigheim; Tel.: 0800-FANSKURS (32675877), Fax: 0800-FAX2FANS (32923267), e-mail: info@FANS-Freiburgale, Internet: www.FANS-Freiburgale, Faxabruf 0761/2923274; Akupunktur zum A-Diplom (140 Stunden) und zum B-Diplom (350 Stunden), Praxis-Hospitationskurse in Akupunktur
- Forschungsgruppe Akupunktur und Traditionelle Chinesische Medizin e.V./FATCM (Dr. med. A. Molsberger, Dr. med. G. Böwing), Seminarorganisation: Sekretariat Gisela Kraus, Postfach 1332, 85562 Grafing; Tel.: 08092/84734, Fax: 08092/84739, e-mail: hostmaster@forschungsgruppe-akupunktur.de, Internet: www.forschungsgruppe-akupunktur.de; Akupunkturausbildung in Frankfurt, Düsseldorf, München, Stuttgart, Berlin, Hamburg, Köln; Organisation der Bozner Akupunkturwochen (Frühjahr und Herbst in Italien)
- Gottfried Gutmann Akademie und Ärzteforum für Akupunktur e.V., Ostenallee 107, 59071 Hamm; Tel.: 02381/986-0, Fax: 02381/986-499, e-mail: GGA@ManuelleTherapie-Hamm.de, Internet: www.ManuelleTherapieHamm.de
- TCM-Ausbildungszentrum der Johanniter, Johanniter-Krankenhaus Bramsche, Hasestraße 16–18, 49565 Bramsche; Tel.: 05461/805127, Fax: 05461/805158, e-mail: bramsche@tcm.johanniter.de, Internet: www.tcm johanniter.de
- TCM-Ausbildungszentrum der Johanniter, Johanniter-Krankenhaus Radevormwald, Siepenstraße 33, 42477 Radevormwald; Tel.: 02195/600230, Fax: 02195/600159, e-mail: radevormwald@tcm.johanniter.de, Internet: www.tcm johanniter.de

- Lehrstuhl für Naturheilkunde (Prof. Dr. G.J. Dobos) der Universität Duisburg Essen, Klinik für Naturheilkunde und Integrative Medizin, Kliniken Essen-Mitte, Knappschaftskrankenhaus, Am Deimelsberg 34a, 45276 Essen. Akupunkturkurse für Studenten mit theoretischem Teil in Essen und praktischem Teil in China. Postgraduierten-Kurse für bereits erfahrene Akupunkteure mit international renommierten Dozenten.
- Kölner Akupunkturtage/KAT, Sekretariat Dr. E. Fischer, Benesisstraße 24–32, 50672 Köln; Tel.: 0221/2584470, Fax: 0221/2584472 (1-jährige Ausbildung in Akupunktur mit 150 Stunden)
- Paracelsus Schulen für Naturheilverfahren GmbH, Zentrale: Simmerner Straße 75, 56075 Koblenz; Tel.: 0261/952520, Fax: 0261/9525233, Info-Hotline: 0180/3218219, e-mail: koblenz@paracelsus.de, Internet: www.paracelsus.de; 2-jährige Ausbildung in TCM (700 Unterrichtsstunden), Akupunkturausbildungen, Akupunktur für Hebammen, Ohrakupunktur
- Schule für TCM, c/o TCM-Klinik Kötzting, Ludwigstraße 2, 93444 Kötzting; Tel.: 09941/6090, Fax: 09941-609499; 2-jähriger Studiengang TCM; Studiengang Tuina-Therapie; Sonderkurse mit internationalen TCM-Experten
- Schule für Traditionelle Chinesische Medizin Ingrid Hendry; Infos bei: Ausbildungskoordination für TCM Ingrid Hendry, Godolphin House, Broom Way, Weybridge, Surrey KT13 9TG (GB); Tel./Fax: (+44)/(0)1932/847618, e-mail: hendryl@compuserve.com; 2-jährige Intensivausbildung in Akupunktur in Düsseldorf oder Münster; Organisation von klinischen Praktika in Hangzhou, VR China
- Societas Medicinae Sinensis/SMS, Internationale Gesellschaft für Chinesische Medizin e.V., Franz-Joseph-Straße 38, 80801 München; Tel.: 089/3888031, Fax: 089/38888066 (Faxabruf Ärzteliste), Internet: www.tcm.edu; 2- bis 3-jährige anerkannte Ausbildung mit persönlicher Betreuung in TCM und Akupunktur; 2-jährige intensive Ausbildung in chinesischer Phytotherapie. Umfangreiches Gesamtangebot von ca. 1000h. Ausbildungsorte in München und Hamburg, Fortbildungskurse auch an mehreren anderen deutschen Orten sowie in der Schweiz und Griechenland. Enge Zusammenarbeit mit einigen chinesischen Hochschulen sowie Studienreisen nach China. Die SMS bildet seit mehr als 25 Jahren in allen Aspekten der chinesischen Medizin aus und ist damit eine der ältesten deutschsprachigen Gesellschaften für TCM. Neben der ärztlichen Schule besteht eine Schule für Nichtmediziner, die Ausbildungen in *Tuina* (chinesische manuelle Therapie), *Qigong* und *Taiji* sowie in chinesischer Diätetik anbietet.
- Tang Du Institut für TCM (Ausbildungsinstitut des Berufsverbandes der Frauenärzte e. V.), Sekretariat: Ruhrblick 20, 58313 Herdecke; Tel.: 02330/910710, Fax: 02330/910711; Ausbildung für Ärzte aller Fachrichtungen in Akupunktur und TCM; Studienreisen nach China
- TCM-Advance, Marktstraße 8, 88212 Ravensburg; Tel.: 0751/3541996, Fax: 0751/3541997; Internet: www.tcm-advance.de; Intensivseminare für Fortgeschrittene in Heilkräutertherapie und Akupunkturpraxis; Organisation von Studienreisen an die Universität von Nanjing/VR China
- TCM-Akademie, Ausbildungszentrum Berlin, Novalisstraße 10, 10115 Berlin Mitte; Tel.: 030/56596224, Fax: 030/56596223, e-mail: berlin@tcm-academy edu, Internet: www.tcni-academy.edu (deutsche Niederlassung der TCM-Akademie in Wien). B-Diplom Akupunktur: Bundesweite Akkreditierung, postgraduelle Ausbildung zum Bakkalaureus (3 Jahre) bzw. zum Master (4 Jahre) in Akupunktur, *Tuina* und chin. Pharmakologie, Berufsausbildung zum Ernährungsberater nach den 5 Elementen, Fachseminare in *Qigong* und *Tai Chi Chuan*, Seminare in Berlin und München
- TCM-International GmbH, Hollerstraße 7, 65510 Idstein; Tel.: 06126/560525, Fax: 06126/560524; einziger Studienreisenanbieter für Akupunktur und Arzneimitteltherapie mit deutschen/deutschsprachigen Ärzten der TCM-Universität Yunnan/Kunming, Anmeldungen ab 5/2003
- Universität Ulm, Akupunktur und Traditionelle Chinesische Medizin; 3-jährige Ausbildung; Kontakt: Akademie für Wissenschaft, Wirtschaft und Technik an der Universität Ulm; Tel.: 0731/5025266, Fax: 0731/5022016, e-mail: akademie@uniulm.de
- Universität Witten/Herdecke, Fachbereich TCM der Universität Witten/Herdecke, Fakultät für Medizin, Info: Dr. Stefan Kirchhoff, Alfred-HerrhausenStraße 50, 58448 Witten; Tel.: 02302/926705, Fax: 02302/926707, e-mail: sekretariat@tcm-uni-witten.de, Internet: www.tcm-uni-witten.de; 3-jähriger Postgraduierten-Fortbildungsgang in Akupunktur und TCM (ca. 365 Stunden inklusive Einführung in Diätetik, *Qigong* und *Tuina*), akkreditierter Veranstalter für das A- und B-Diplom, 2-jähriger Aufbaufortbildungsgang chinesische Phytotherapie (180 Stunden) regelmäßig Sonderkurse bei international bekannten TCM-Experten zu ausgewählten klinischen und philosophischen Spezialthemen

▸ Österreich

- Medizinische Gesellschaft für Chinesische Gesundheitspflege in Österreich, Weimarer Straße 41, 1180 Wien; Tel.: +43/(0)1/4707173, e-mail: med.chin@aon.at Schwerpunkt: Ausbildung in chinesischer Arzneimitteltherapie; *Qigong*, *Taiji*
- Österreichische Gesellschaft für Akupunktur/ÖGAA, Ludwig-Boltzmann-Institut für Akupunktur, Leitung: Prim. Prof. Dr. H. Nissel, Kaiserin-Elisabeth-Spital, Huglgasse 1–3, 1150 Wien; Tel.: +43/(0)1/981047001, Fax: +43/(0)1/9810457-59, e-mail: aku@kes.magwien.gv.at, Internet: www.akupunktur.at; Akupunkturausbildung, Ausbildung in *Tuina*-Massage
- Österreichische Gesellschaft für kontrollierte Akupunktur, Kreuzgasse 21, 8010 Graz; Tel.: +43/(0)316/7374050, Fax: +43/(0)316/7374051, e-mail: office@ogka.at, Internet: www.ogka.at (österreichische Dependance der DAAA); Ausbildung in Phytotherapie
- Österreichische Wissenschaftliche Ärztegesellschaft für Akupunktur/ÖWÄA, Dr. med. G. König, Schwindgasse 3, 1040 Wien; Auskunft und Anmeldung: Tel.: +43/(0)1/5050392, Fax: +43/(0)1/5041502, e-mail: office@akupunktur.org, Internet: www.akupunktur.org

Anhang

- Tai Chi Verein Shambhala, Josefstädter Straße 5, 1080 Wien; Tel.: +43/(0)1/4084786, Fax: +43/(0)1/40874864, e-mail: info@shambhala.at, Internet: www.shambhala.at
- TCM-Akademie, Ausbildungszentrum Wien, Grinzinger Straße 79, 1190 Wien; Tel.: +43/(0)1/6416738, Fax: +43/(0)1/6416728, www.tcm-acadeniy.edu, office@tcm-academy.edu; postgraduelle Ausbildung zum Bakkalaureus (3 Jahre) bzw. zum Master (4 Jahre) in Akupunktur, *Tuina* und chin. Pharmakologie, Berufsausbildung zum Ernährungsberater nach den 5 Elementen, Fachseminare in *Qigong* und *Tai Chi Chuan*, Seminare in Wien, Salzburg und Graz
- Wiener Schule für TCM, Hasnerstraße 29/7+9, 1160 Wien; Tel.: +43/(0)1/4949600, Fax: +43/(0)1/4941464-19, Internet: www.wstcm.at, office@wstcm.at; Schwerpunkt: Ausbildung in chinesischer Arzneimitteltherapie

▸▸ Schweiz

- Akademie für Chinesische Naturheilkunst, Dr. H. Montakab, PO.Box 604, 1965 Savièse (CH), Sekretariat: Esther Aubry, Postfach, 8355 Aadorf (CH); Tel.: +41/(0)523653543, Fax: +41/(0)523653542, e-mail: Aubry@ChiConnection.com
- Akademie für Taoistische Medizin und Akupunktur/ATMA, c/o Dr. med. H. Braun, Eulerstraße 55, 4054 Basel; Tel.: +41/(0)61/2731265, Fax: +41/(0)61/2731263, e-mail: hp-braun@bluewin.ch
- Ärztegesellschaft für Traditionelle Chinesische Medizin/AG TCM, Sekretariat Dr. med. Doris Renfer-Martin, Kirchplatz 3, 8953 Dietikon; Tel.: +41/(0)1/7405223, Fax: +41/(0)1/7404845, e-mail: drenfer@smüle.ch
- Association Genevoise des Médecins Acupuncteurs/AGMA, 7, Hugo-de-Senger, 1205 Geneve; Tel.: +41/(0)223222030, Fax: +41/(0)223222031
- Assoziation Schweizer Ärztegesellschaften für Akupunktur und Chinesische Medizin/ASA (Dachorganisation der folgenden Ärztegesellschaften), Sekretariat ASA, Postfach, 8575 Bürglen; Internet: www.akupunktur-tcm.ch
- Basler Gesellschaft für Traditionelle Chinesische Medizin/BSG TCM, Sekretariat, Breisacherstraße 60, 4057 Basel; Tel.: +41/(0)61/6930280
- Berner Gesellschaft für Traditionelle Chinesische Medizin/BG TCM, Sekretariat: Christina Fournier, Unterer Zelgweg 21, 3252 Worben; Tel.: +41/(0)32/3846602, e-mail: Ch.Fournier@bluemad.ch
- FTCM Forum für Traditionelle Chinesische Medizin GmbH, Murgenthalerstraße 6 4628 Wolfwil; Tel.: +41/(0)62/9264100, Fax: +41/(0)62/9264103, e-mail: info@ftcm.ch, Internet: www.ftcni.ch
- Institut für Traditionelle Chinesische Medizin Basel AG, Klosterberg 11, 4051 BaseI; Tel./Fax: +41/(0)61/9238823, e-mail: ausbildung@cmb.ch
- Schweizerische Ärztegesellschaft für Akupunktur, Chinesische Medizin/SAGA TCM, Sekretariat, Postfach 2003, 8021 Zürich; Tel.: +41/(0)844200200, Internet: www.saga-tcm.ch
- Schweizerische Ärztegesellschaft für Aurikulomedizin und Akupunktur/SAEGAA, Sekretariat: Postfach 176, 8575 Bürglen; Tel.: +41/(0)71/6346570, Fax: +41/(0)71/6346618
- Schweizerische Berufsorganisation für Traditionelle Chinesische Medizin/SBO TCM, Sekretariat/Geschäftsleitung: Heidi Weilenmann, Luzernerstraße 69, 6030 Ebikon/Luzern; Tel.: +41/(0)429/8189, Fax: +41/(0)429/8185, e-mail: sbo-tcm@gmx.ch
- Zürcher Gesellschaft für Traditionelle Chinesische Medizin/ZG TCM, Ernst Holl, Eigenstraße 14, 8008 Zürich; Tel.: +41/(0)1/3830428

▸▸ Niederlande

- Anglo-Dutch Institute for Oriental Medicine BV, Duinlustweg 16, 2051 AA Overveen; Tel.: +31/(0)23/5241010, Fax: +31/(0)23/5244131; e-mail: info@theangloutch.com, Internet: www.theanglodutch.com; TCM-Kurse und Ausbildung mit namhaften TCM-Experten (englischsprachige Kurse)
- International Free University Section of Traditional Oriental and Philosophical Medicine, Sint Pieterskade 4, 6211 JV Maastricht (NL); Tel.: +31/(0)433/217649, Fax: +31/(0)433/256293; Zulassung für Ärzte und Physiotherapeuten, Dauer mind. 5 Jahre, pro Studienjahr 120 Stunden Theorie und Praxis für insgesamt 480 Stunden, Praktikantentage im 3. und 4. Studienjahr je 100 Stunden, Vorlesung 1-mal/Mo über 10 Monate

▸▸ Großbritannien

- British Acupuncture Accreditation Board (BAAB); Tel.: +44/(0)181/9683469, Fax: +44/(0)181/9686163; gibt Auskünfte über praktizierende Kollegen in allen Regionen
- British Acupuncture Council, Park House, 206-208 Latimer Rd, London W10 6RE; Tel.: +44/(0)181/9640222, Fax: +44/(0)181/9640333, e-mail: info@acupuncture.org.uk; für Mitglieder interne Fortbildungsveranstaltungen zu verschiedenen Themen
- British Medical Acupuncture Society, 12 Marbury House, Higher Whitley Warrington, Cheshire WA4 4QW; Tel+44/(0)1925/730727, Fax:+44/(0)1925/730492, e-mail: admin@medical-acupuncture.org.uk, Internet: www.medical-acupuncture.co.uk; Akupunktur-Wochenendkurse in Belfast, Bristol, London, Manchester, Plymouth, Slough und York
- Feng Shui Network International, 8 Kings Court, Pateley Bridge, Harrogate, North Yorkshire HG3 5JW
- Society of Auricular Acupuncture, Nurstead Lodge, Nurstead, Meopham, Kent DA13 9AD; Tel.: +44/(0)1474/813902; Ohrakupunktur-Kurse über drei volle Tage zu verschiedenen Themen (meist von Di-Do)
- T'ai Chi Union for Great Britain, 23 Oakwood Avenue, Mitcham, Surrey CR4 3DQ
- The British Massage Therapy Council, Greenbank House, 65a Adelphi Street, Preston, Lancashire PRl 7BH
- The Register of Chinese Herbal Medicine, Office 5, Ferndale Business Center, 1 Exeter Street, Norwich, Norfolk NR2 4QB; Tel.: +44/(0)1603/623994, Fax: +44/(0)1603/667557, e-mail: herbmed@rchm.co.uk, Internet: www.rchrn.co.uk; erteilt schriftlich detaillierte Auskünfte über Kräuter und Rezepturen

- The UK T'ai Chi Association, PO Box 159, Bromley Kent BR1 3XX
- The Qigong Centre, PO Box 116, Manchester M20 3YN

Sri Lanka
- Acupuncture Foundation, Secretary General Commonwealth Institute, South vernment General Hospital, Kalubowile, Colombo, Sri Lanka; Tel.: +94/(0)1/585242, Fax: +94/(0)1/21228 oder 21389

VR China
- Möglichkeiten eines Studiums für Ausländer in der VR China und Taiwan
- Organisierte Gruppenreisen mit Ausbildung in der VR China vermitteln verschiedene Akupunktur- und TCM-Gesellschaften (s. o.); CIST (A. Rinößel) organisiert Intensivpraktiken ins WHO Collaborating Centre for TCM in Peking, Postfach 141 (Schiltachstraße 63), 78702 Schramberg; Tel.: 07422/21665, Fax: 07422/21699; email: cbiatc@t-online.de (Preis-Leistungs-Verhältnis sehr gut abwägen)
- Empfehlenswerte „sprachliche Vorbereitung" für längerdauernde Ausbildung in der VR China: Institut für chinesische Sprache „Sinicum" am Landessprachenlinstitut, Striepeler Straße 129, 44801 Bochum; Tel.: 0234/7007381; 3-wöchiges Intensivprogramm in chinesischer Sprache, Internet: www.ruhr-uni-bochum.de/lsi

Qigong/Taijiquan
Deutschland
- Arbeitsgemeinschaft für klassische Akupunktur und Traditionelle Chinesische Medizin e.V. (Heilpraktiker und Ärzte), Sekretariat der AG: Wisbacher Straße 1, 83435 Bad Reichenhall; Tel.: 08651/690919, Fax: 08651/710694, Internet: www.agtcm.de
Fachbereich *Qigong*, Ulla Blum, Leibnizstraße 33, 10625 Berlin; Tel.: 030/31807808, e-mail: ulla.blum@freenet.de; Michael Plötz, Schäferstraße 18, 20357 Hamburg; Tel./Fax: 040/406455, e-mail: MichaelPlötz@t-online.de
- Carl v. Ossietzky Universität/PTCH, Postfach, 26111 Oldenburg; Tel.: 0441/7984703, Fax: 0441/798194703; 2-jährige Ausbildung in *Qigong* als Grundlagenqualifikation im Berufsfeld
- Dao Yian (Schule für *Qigong*), Seminare mit Guo Bingsen, Anmeldung: Edith Guba; Tel./Fax: 0421/507249, email: info@qigong-daoyuan.net, Internet: qigong-daoyuan.net
- Kolibri Seminare, Wielandstraße 37, 22089 Hamburg; Tel.: 040/2276354, Fax: 040/2276368, e-mail: info@kolibri-seminare.de, Internet: www.kolibri-seminare.de; 3-jährige Ausbildung zum *Qigong*-Übungsleiter, *Taijiquan*-Ausbildung über 2 Jahre, *Tuina*/Akupunktur über 3 Jahre
- Medizinische Gesellschaft für *Qigong Yangsheng* e.V., Herwarthstraße 21, 53115 Bonn; Tel.: 0228/696004, Fax: 0228/696006, e-mail: info@qigong-yang-sheng.de, Internet: www.qigong-yangsheng.de, 2-jährige Ausbildung zum *Qigong-Yangsheng*-Übungsleiter

- Netzwerk *Taijiquan* und *Qigong*, Bleichenstraße 7, 30169 Hannover; Tel.: 0511/1691767, Fax: 0511/2358536, e-mail: info@taijiquan-qigong.de, Internet: www.netzwerk.linc.de; 1-jährige Ausbildung zum *Qigong*-Lehrer bzw. Übungsleiter
- SMS – Internationale Gesellschaft für Chinesische Medizin e.V. (SMS, Societas Medicinae Sinensis), Sekretariat: Franz Joseph-Str. 38, 80801 München; Tel: 089/388880-31, Fax: 089/388880-66, Internet: www.tcm.edu oder www.akupunktur.ch (250 Unterrichtsstunden innerhalb von mindestens 2 Jahren. In dieser Zeit werden 4 Grundübungen des *Qigong* mit unterschiedlicher Wirkrichtung erlernt und durch Vertiefungskurse, Sonderkurse und theoretische Kurse zur chinesischen Medizin ergänzt. Prüfung an Ende der Fortbildung, bei erfolgreicher Teilnahme Zertifikat „Qigong" der SMS. Diese Ausbildung wird im Rahmen des Präventionsprogrammes von den meisten gesetzlichen Krankenkassen anerkannt. Bitte Infomaterial beim Sekretariat anfordern
- Tai Chi Dao In-Zentrum, Alte Eppelheimer Straße 38, 69115 Heidelberg; Tel.: 06221/166650
- VHS – Volkshochschulen in verschiedenen Städten
- Wolf, Oliver, FA für Allgemeinmedizin, TCM, *T'ai Chi* und *Qi Gong*, Seckenheimer Hauptstraße 94, 68239 Mannheim; Tel.: 0621/4824730

Österreich
- Österreichische *Tuina*-Gesellschaft; Ausbildung in *Qigong*
- Österreichische *Qigong* Gesellschaft, Postfach 116, 5620 Schwarzach. Tel.: +43/(0)6415/6190 und 378, Fax: +43/(0)6415/6190 (nachmittags); 3-jährige Ausbildung zum *Qigong*-Therapeuten

Schweiz
- Kranich Seminare, Hard 4, 8404 Winterthur; Tel.: +41/(0)52/2222266, Fax: +41/(0)52/2222270
- Schule für asiatische Körper- und Energiearbeit, Brunnaderstraße 18, 3006 Bern; Tel.: +41/(0)31/3523544

Tuina-Massage
- Arbeitsgemeinschaft für Klassische Akupunktur und Traditionelle Chinesische Medizin e.V., Fachbereich *Tuina*, Annette Jonas; Tel.: 040/437872, Fax: 040/4304109, e-mail: post@annettejonas.de; in Hamburg und Wuppertal: Annette Jonas; in München: Bao Shou Fa Guan – Schule für *Tui Na*, Schulleitung Hp Rolf Rothe, Ferdinand-Maria-Str. 2a, 82319 Starnberg; Tel.: 08151/959318; e-mail: baoyilin@arcor.de, Schule: baoshoufaguan@arcor.de
- Kolibri Seminare, Wielandstraße 37, 22089 Hamburg; Tel.: 040/2276354, Fax: 040/2276368, e-mail: info@kolibri-seminare.de, Internet: www.kolibri-seminare.de; *Tuina*/Akupunktur-Ausbildung über 3 Jahre
- Österreichische *Tuina*-Gesellschaft, Anmeldung und Organisation: Dr. H. Skopek, 5020 Salzburg, Hellbrunner Straße 7; Tel./Fax: + 43/(0)662/845500; Ausbildungszyklen in *Tuina*-Massage, *Qigong* und chinesischer Diätetik
- SMS – Internationale Gesellschaft für Chinesische Medizin e.V. (SMS, Societas Medicinae Sinensis), Sekretariat: Franz

Joseph-Str. 38, 80801 München; Tel: 089/388880-31, Fax: 089/388880-66, Internet: www.tcm.edu oder www.akupunktur.ch. Mindestens 140 Unterrichtsstunden, davon sind 100 Stunden stark praxisorientierter *Tuina*-Unterricht und mindestens 40 Stunden theoretische Kurse. Leitung der praktischen Kurse: Frau Dr. Han Chaling, Ärztin für chinesische Medizin, die aus einer berühmten chinesischen Ärztefamilie stammt und über 15 Jahre mit *Tuina* arbeitet. Autorin des „Leitfaden Tuina" (Urban & Fischer, 2002). Prüfung am Ende der Fortbildung, bei erfolgreicher Teilnahme Zertifikat „*Tuina*" der SMS (Bitte Infomaterial beim Sekretariat anfordern).
- Zentrum für Chinesische Medizin Härkingen, Länggasse 493, 4624 Härkingen (CH); Tel.: +41/(0)62/3981727, Ausbildung in medizinischer *Tuina*-Körpertherapie, e-mail: mail@anmo.ch, Internet: www.an-rno.ch

Chinesische Diätetik
- SMS – Internationale Gesellschaft: für Chinesische Medizin e.V. (SMS, Societas Medicinae Sinensis), Sekretariat: Franz Joseph-Str. 38, 80801 München; Tel.: 089/388880-31, Fax: 089/388880-66, Internet: www.tcm.edu oder www.akupunktur.ch. Mindestens 14 Wochenendkurse (à 10 Unterrichtsstunden über 1,5–2 Jahre). Neben theoretischen Kursen zur chinesischen Medizin werden 2 theoretische Kurse zur Wirkung der einzelnen Lebensmittel angeboten sowie klinische Kurse zur Anwendung der Diätetik und praktische Kochkurse. Ziel der Ausbildung ist, den/die Absolventen/in in die Lage zu versetzen, eine umfassende Ernährungsberatung nach den Prinzipien der chinesischen Medizin zu geben und entsprechend beruflich einzusetzen. Prüfung am Ende der Ausbildung, bei erfolgreicher Teilnahme Zertifikat „Chinesische Diätetik" der SMS (Bitte Infomaterial beim Sekretariat anfordern).

Informative (Internet-)Adressen zu Akupunktur und TCM

- Arbeitsgemeinschaft Deutscher TCM-Apotheken (Qualitätszirkel), Schriftführer: Dr. W Erdle, Kleiberweg 10, 86199 Augsburg; Tel.: 0821/9984070, Fax: 0821/9984071, Internet: www.tcm-apo.de
- Berufsverband Deutscher Akupunktur-Ärzte, Bernadottestraße 107, 22605 Hamburg. Internet: www.acupunctureworld.com/ge/bedeak.htm
- International Council of Medical Acupuncture and Related Techniques/ICMART, Rue de 1'Amazone 62, B-1050 Bruxelles; Tel.: +32/(0)2/5393900, Fax: +32/(0)2/5393692, Internet: www.icmart.org
- Lehrstuhl für Naturheilkunde (Prof. Dr. G.J. Dobos) der Universität Duisburg Essen, Klinik für Naturheilkunde und Integrative Medizin, Kliniken Essen-Mitte, Knappschaftskrankenhaus, Am Deimelsberg 34a, 45276 Essen. Homepage der Klinik mit Darstellung des klinischen Konzeptes und der Forschungsschwerpunkte des Lehrstuhls (Traditionelle Chinesische Medizin, Klassische Naturheilkunde und Ordnungstherapie/Mind Body Medicine), Internet: www.uni-essen.de/naturheilkunde/
- TCM-Net, DECA (Gesellschaft für die Dokumentation von Erfahrungsmaterial der Chinesischen Arzneitherapie) GmbH, Bahnhofstraße 58, 83513 Reitmehring, Geschäftsführer: Dr. E Friedl; Tel.: 08071/50777, Fax: 08071/40762, Internet: tcmnetz.de; TCM-Net: 08071/8073, e-mail: webmaster@tcmnet.de, Internet: www.tcmnet.de
- Verbindungsbüro Deutscher Akupunkturgesellschaften, gemeinsame Geschäftsstelle, Beim Andreasbrunnen 7, 20249 Hamburg, Fax: 040/470073, e-mail: H.Ruedinger@t-online.de
- www.tcminter.net: Umfangreiches Internetportal mit interessanten Artikeln und Informationen zur TCM (Webmaster: Gunter R. Neeb)

Bezugsadressen

Akupunkturbedarf und Heilkräuter
- ABZ Akupunktur, Bücher und Zubehör GmbH, Postfach 88, 5036 Oberentfelden (CH); Tel.: +41/(0)62/7239888, Fax: +41/(0)62/7240304, e-mail: aarauabz@blue-win.ch
- Alpha Leun, S. Oertl/A. Tetzlaff OHG, Feytiatring 10, 35638 Leun; Tel.: 06473/92030, Fax: 06473/920323, e-mail: alphaleun@alphaleun.de, Internet: www.alpha-leun.de; Akupunkturbedarf
- asia-med GmbH & Co. KG, Kirchplatz 1, 82049 Pullach; Tel.: 089/7473150, Fax: 089/74731540, Internet: www.asia-med.de; Akupunkturbedarf
- Bacopa Versand, Waidern 42, 4521 Schiedlberg (Ö); Tel.: +43/(0)7251/22235, Fax: +43/(0)7251/22235-16, e-mail: bookstore@bacopa.at, Internet: www.bacopa.at
- Bauer & Wermke, Lönsweg 12, 30938 Burgwedel; Tel.: 05139/9884-0, Fax: 05139/9884-84, e-mail: bauer.wermke@t-online.de, Internet: www.akupunkturbedarf.de; Akupunkturbedarf, Laser, Praxisbedarf
- Biomed, Mühlfeldweg 39, 86984 Prem in Oberbayern; Tel.: 08862/9889-0, Fax: 08862/7171 und 9889-16; chin. Heilkräuter*, Pflanzengranulate*, Literatur, Akupunkturbedarf
- BIOS Pharmaceuticals B.V, Gronausestraat 232 A, 7581 CN Losser (NL); Tel.: +31/(0)53/5360025, Fax: +31/(0)53/5360129, e-mail: bios@biospharm.de; Vertrieb Deutschland: Formula Pharmazeutische Produkte GmbH
- Blum, K., Akupunkturbedarf, Schilfweg 10, 82194 Gröbenzell (bei München); Tel.: 08142/54211, Fax: 08142/54939; Internet: www.blum-Akupunktur.de
- China Arzneimittel Agentur, Hans-Dill-Straße 9, 95326 Kulmbach; Tel.: 09221/84111, Fax: 09221/84114; chin. Fertigarzneimittel*
- Chinamed, Arzneimittelvertrieb H. Strohhammer, Holzhausen 10, 83317 Teisendorf; Tel.: 08666/7951 oder 7952, Fax: 08666/7954, e-mail: chinamed@t-online.de, Internet: www.chinamed-arzneien.de; chin. Fertigarzneimittel, chin. Gewürze und Heilkräuter*
- China-Medica GmbH, Schwaighofstraße 77, 83684 Tegernsee; Tel.: 08022/706469; Fax: 08022/706471; chin. Heilkräuter*

Anhang

- China Original, Postfach 120159, 69065 Heidelberg; Tel.: 06221/184728, Fax: 06221/161567, e-mail: mail@china-original.de; Akupunkturbedarf, HACI Fünf-Elemente-Nadeln und Therapiemusik nach den 5 Elementen (eigene traditionell überlieferte Therapieform, die die Zuordnung der 5 Elemente zu den 5 Tonarten *jue, zhi, gong, shang* und *yu* einbezieht; Absicht der Musik: Idealtypisch gesunde Schwingungen des Menschen in den Organen zur Wiederherstellung der gestörten Harmonie regulieren; Einsatz: Sedierend als auch tonisierend, je nachdem, welche Elemente kombiniert werden; Musik hat sich bewährt in der *Qigong*-Praxis sowie zur Entspannung bei Akupunktur-/*Tuina*-Behandlungen)
- China Purmed, Sophienstraße 13, 76133 Karlsruhe; Tel.: 0721/36040, Fax: 0721/36080, Bestellservice (gebührenfrei): 0800/8122343; e-mail: info@chinapurmed.de; Akupunkturbedarf, chin. Heilkräuter*
- Deutscher Akupunktur Vertrieb, Dorfstraße 7, 25746 Heide; Tel.: 0481/88472, Fax: 0481/88719, e-mail: dav-heide@coa.de, Internet: www.akupunktur-vertrieb.de
- East-West Herbs Ltd., England, Langston Priory Mews, Kingham, Oxfordshire, 0X7 6UP, Fax: +44/(0)1608/658816; Großvertrieb mit Qualitätskontrolle
- Er-Leben, Fachversand B. Brockmann, Körnerstraße 17, 59199 Bönen; Tel.: 02383/92005-55, Fax: 02383/92005-99, e-mail: info@er-leben.de, Internet: www.er-leben.de
- Euroherbs BV, Het Ambacht 19, 6931 EZ Westervoort (NL); Tel.: +31/(0)26/3115660, Fax: (+31)/(0)26/3117752, e-mail: Euro.Beeks@net.HCC.nI, Internet: www.euroherbs.com und www.euroherbs.nl
- Gaber-Med, Plaggenbahn 2, 46242 Bottrop; Tel.: 02041/569256, Fax: 02041/569258; Akupunkturbedarf
- Formula Pharmazeutische Produkte GmbH, Mariannenweg 46, 61348 Bad Homburg; Tel.: 06172/938844, Fax: 06172/938855, e-mail: formula@formulapharm.de, Internet: www.formulapharm.de; Akupunkturbedarf, chin. Kräuter, Granulate, Hydrolysate
- Herba Natura Kräutergroßhandel Noll bv, Helinkamp 11, 7091 HR Dinxperlo (NL); Tel.: +31/(0)315/653846, Fax: +31/(0)315/652784; in Deutschland: Tel.: 0281/953485, Fax: 0281/530804, e-mail: webmaster@HerbaNatura.com, Internet: www.HerbaNatura.com; chinesische Extrakte und Heilkräuter sowie Akupunkturbedarf (Endverbraucher und Handel), in- und externe Qualitätssicherung; Zertifikate vorhanden; Organisation von Klinik-Studienaufenthalten in China und TCM-Seminare
- Herbasin Hilsdorf GmbH, Hindenburgstraße 19, 91126 Schwabach; Tel.: 09122/888880, Fax: 09122/888881, e-mail: info@herbasin.de, Internet: www.herbasin.de; chin. Heilkräuter*, Akupunkturbedarf
- Huatuo & CMC Deutschland, Postfach 141, 78702 Schramberg; Tel.: 07422/21919, e-mail: HWATO@online.de, Internet: www.hwato.de; Akupunktur- und TCM-Bedarf, TCM-Software
- Kolibri Versand, Wielandstraße 37, 22089 Hamburg; Tel.: 040/2202258, Fax: 040/2276368, Internet: www.kolibri-versand.de

- Kraus, R. Akupunkturbedarf, Bahnhofstraße 15, 85567 Grafing bei München, oder Postfach 1333, 85563 Grafing; Tel.: 08092/31909, Fax: 08092/31907
- Lasotronic AG, Blegistraße 13, 6340 Baar; Tel.: +41/(0)41/7680033, Fax: +41/(0)41/7680030, Internet: www.lasotronic.ch; Lasergeräte
- Magister Doskar, Schottenring 14, 1010 Wien; Tel.: +43/(0)1/5353724, Fax: +43/(0)1/5353724-24
- Medizinischer Großhandel, Th. Pfeiffer, Jenaerstraße 16, 10717 Berlin; Tel./Fax: 030/8547701; Akupunkturbedarf, Literatur, Laser-Produkte
- Ostasiatischer Heilmittel-Import GmbH, Brestlingweg 8, 70619 Stuttgart; Tel.: 0711/474986, Fax: 0711/4780115
- Otfried Maier, Wilhelm-Weitling-Straße 43, 81377 München; Tel.: 089/7192457 oder 74141523, Fax: 089/74140701; Akupunkturbedarf
- Paramed, Postfach 53, 86451 Dasing; Tel.: 08205/6555, Fax: 08205/6323; Akupunkturbedarf
- PhytoComm., H. König, Hafenstraße 17, 77694 Kehl; Tel./Fax: 07851/483252; chin. Pflanzenextrakte
- Plantasia, MMag. Erich Stöger, Heinrich Handel-Mazzettiplatz 1, 5110 Oberndorf (A); Tel.: +43/(0) 6272/6999, Fax: +43/(0)6272/6909
- Reimers & Janssen GmbH, Medizin-/Lasertechnik, Leonhardstraße 5, 14057 Berlin; Tel.: 030/28385020, Fax: 030/28385022, e-mail: contact@rj-medical.de, Internet: www.rj-medical.de; Akupunkturbedarf, Laser
- Schwa medico, Gehrnstraße 5, 35630 Ehringshausen; Tel.: 06443/83330, Fax: 06443/8333119, zentraler Bestellservice: 06443/8333110, e-mail: info@schwa-medico.de, Internet: www.schwa-medico.de; Akupunkturbedarf, TENS-Geräte, Literatur, Laser
- Seirin Kasei & Co. Deutschland GmbH, Postfach 301262, 63274 Dreieich; Tel.: 06103/833190, Fax: 06103/8331929, e-mail: seirin@seirin.com, Internet: www.seirin.com; Akupunkturbedarf, Laser, Acusoftware
- SinoMed Handelsgesellschaft für Arzneimittel und Bedarfsartikel der Chinesischen Medizin mbH & Co KG, Ludwigstraße 2, 93444 Kötzting; Tel.: 09941/609100, Fax: 09941/609132; Akupunkturbedarf, chin. Heilkräuter*
- SinoRes GmbH, Habichtweg 17, 21337 Lüneburg; Tel.: 04131/49237, Fax: 04131/404672; Akupunkturbedarf, chin. Heilkräuter*
- Stiftung Akupunktur, Informationsbüro, Eugen-Langen-Str. 25, 50968 Köln; Tel.: 0221/3099562; gemeinnützige Stiftung, die sich zur Aufgabe gesetzt hat, Einsatz und Chancen der Akupunktur-Therapie in der westlichen Medizin bekannt zu machen. Internet: www.akupunktur.de
- TCMed, Papenstraße 23, 22089 Hamburg, Fax: 040/25153388, e-mail: tc-med@aol.com, Internet: www.Tcmed.com; chin. Heilkräuter*

---

* Weitere Informationen auch über die Arbeitsgemeinschaft Deutscher TCM-Apotheken (www.TCM-Apo.de)

Apotheken Deutschland (geordnet nach Postleitzahlen)

- Herz Apotheke**, Hr. Reinhardt, Herzbergerstraße 18, 01239 Dresden; Tel.: 0351/28508-43, Fax: 0351/28508-65, www.herz-apotheke-dresden.de, info@herz-apotheke-dresden.de
- Aesculap Apotheke**, Fr. Kerstin Selbmann, Albert-Funk-Schacht-Straße 12, 09376 Oelsnitz; Tel.: 037298/12523, Fax: 037298/12526, www.Alternativ-Apotheke.de, kerstinselbmann@web.de
- Cecilien-Apotheke**, Fr. Lidia Minoche Gaudystraße 1, 10437 Berlin; Tel.: 030/4407128, Fax: 030/4497237, www.cecilien-apo.de, L.minoche@cecilien-apo.de
- Zieten-Apotheke**, Katrin Knödel u. Knut Möller, Großbeerenstraße 11, 10963 Berlin; Tel.: 030/2165026, Fax: 030/21751174, zieten.apotheke@t-online.de
- Stier-Apotheke**, Fr. Dr. Elke Langner, Hauptstraße 76, 12159 Berlin; Tel.: 030/8512031, Fax: 030/8591282, www.stier-apotheke.de, langner@stier-apotheke.de
- Apotheke am Steintor**, Hr. Jens Fedder, Neuer Markt 11, 17389 Anklam; Tel.: 03971/83351-0, Fax: 03971/83351-1, apotheke.am.steintor@pharma-online.de
- Maria-Louisen Apotheke**, Fr. A. Bettin, Maria-Louisen-Straße 1, 22301 Hamburg; Tel.: 040/481094, Fax: 040/46072296, www.Maria-Louisen-Apotheke.de, info@Maria-Louisen-Apotheke.de
- Adler Apotheke**, Hr. Uwe Hagenström, Breite Straße 71, 23552 Lübeck; Tel.: 0451/79885-15, Fax: 0451/79885-16, adler-apotheke-luebeck@t-online.de
- Delphin Apotheke**, Hr. Axel Schröder, Südermarkt 12, 24937 Flensburg; Tel.: 0461/15040-0, Fax: 0461/15040-39, www.delphinapotheke.de, delphinapotheke@foni.net
- Hirsch-Apotheke**, Fr. Renate Timm, Vor dem Steintor 60/62, 28203 Bremen; Tel.: 0421/73850, Fax: 0421/7919644, www.hirsch-apotheke-bremen.de, hirsch-apotheke@apocs.de
- Markus-Apotheke**, Hr. Dr. H.-D. Just, Wilhelm-Röntgen-Straße 4, 28357 Bremen-Horn; Tel.: 0421/205444, Fax: 0421/2054455, www.apomarkus.de, info@apo-markus.de
- Sankt Jürgen-Apotheke**, Fr. Christiane Stehn, Morrhauser Landstraße 2a, 28865 Lilienthal; Tel.: 04298/9152-55, Fax: 04298/9152-57, sankt.juergen-apotheke@t-online.de
- Glückauf-Apotheke**, Fr. Elisabeth Fehling, Nienburger Straße 35, 29323 Wietze; Tel.: 05146/8810, Fax: 05146/92810, Glueckauf-Apotheke-Wietze@t-online.de, www.Glueckauf-Apotheke-Wietze.de
- Vier-Grenzen-Apotheke**, Hr. Dr. Günther Henssen, Hunaeusstraße 2, 30177 Hannover; Tel.: 0511/661801, Fax: 0511/669289, g.henssen@t-online.de
- Rosen-Apotheke**, Hr. Eckart Goetz, Lange Straße 34, 32139 Spenge; Tel.: 05225/8686-0, Fax: 05225/8686-199, www.rosenapotheke-spenge.de, rosen@apotheke-spenge.de
- Birken-Apotheke**, Hr. Jürgen Stanghöner, Am Wellbach 11, 33609 Bielefeld; Tel.: 0521/71291, Fax: 0521/72093, www.Birken-Apotheke-Bielefeldale, Birken-Apotheke-Bielefeld@t-online.de
- Rabanus Apotheke**, Hr. Hans Richard Friedrich, Vor dem Peterstor 2, 36037 Fulda; Tel.: 0661/90259-0, Fax: 0661/90259-25, www.rabanus.apotheke.de, Service@rabanus-apotheke.de
- Nord Apotheke, Nordstraße 96, 40477 Düsseldorf Tel.: 0211/445806, Fax: 0211/445805, e-mail: nord-apotheke.werner@t-online.de
- Cyriakus Apotheke**, Fr. Sabine Graessner, Bonner Straße 56, 41468 Neuss; Tel.: 02131/39595, Fax: 02131/35231, Cyriakus-Apotheke@t-online.de
- Kronen Apotheke**, Hr. Dr. Peter Lepke, Langerfelderstraße 115, 42389 Wuppertal; Tel.: 0202/265250, Fax: 0202/2652520, www.Kronen-Apotheke-Wuppertal.de, Kronen-Apotheke.w@t-online.de
- Aesculap Apotheke**, Hr. Richard E Schupmann, Schuppenstraße 19, 48653 Coesfeld; Tel.: 02541/2011, Fax: 02541/2797, www.aesculap-apotheke.net, info@aesculap-apotheke.net
- Neumarkt Apotheke** Hr. Carl Henrik Leue, Öwer de Hase 1, 49074 Osnabrück; Tel.: 0541/35892-0, Fax: 0541/35892-20, www.Neumarkt-Apotheke.de, Service@Neumarkt-Apotheke.de
- Kronen-Apotheke Marxen** Fr. Monika Hampel, Kronenweg 82, 50389 Wessling; Tel.: 02236/9433786, Fax: 02236/9433785, www.kronen-apotheke-marxen.de, mh@kronen-apotheke-marxen.de
- Die Krey Apotheke**, Fr. Sabine Krey Mülheimer Straße 6, 51375 Leverkusen; Tel.: 0214/31015-20, Fax: 0214/31015-25, www.krey-apö.de, info@krey-apo.de
- Kaiser-Apotheke**, Hr. Claus-Peter Müller, Kaiserplatz 4, 53113 Bonn; Tel.: 0228/635744, Fax: 0228/658047, www.kaiser-apotheke.de, info@kaiser-apotheke.de
- Kant Apotheke** Hr. Rudolf Lübke, Hagener Straße 117a, 58642 Iserlohn/Letmathe; Tel.: 02374/2400, Fax: 02374/16466, r.luebke@aponet.de
- Alte Apotheke**, Fr. Anna-Regina Flechtner Hauptstraße 12, 58739 Wickede; Tel.: 02377/4044, Fax: 02377/1226, e-mail: Info@tcm-apotheke.de
- Rosen-Apotheke**, Hr. Dr. Hans R. Diefenbach, Wilhelmsplatz 11, 63065 Offenbach a. M.; Tel.: 069/883603, Fax: 069/883608, rosenapo.of@t-online.de
- Steinweg-Apotheke**, Hr. Hans Haller, Berlinerstraße 5, 64546 Mörfelden; Tel.: 06105/1488, Fax: 06105/21135, steinweg.apo@t-online.de
- Melibokus-Apotheke**, Hr. Dr. Thilo Seidlitz, Hauptstraße 7, 64665 Alsbach-Hähnlein; Tel.: 06257/9331-0, Fax: 06257/9331-25, melibokus-apotheke@t-online.de
- St. Lukas-Apotheke**, Fr. Dorothee Bolliger, Hochstraße 149, 66115 Saarbrücken-Burbach; Tel.: 0681/77973, Fax: 0681/7618143, apolu@gnnc.de
- Schloss-Apotheke**, Hr. Manuel Meissner, Am Schlosstheater, 66564 Ottweiler; Tel.: 06824/302010, Fax: 06824/302030, www.schlossapo.de, Pharmameissner@t-online.de
- Thomas Mann Apotheke**, Hr. Thomas Mann, Hüngersberg Straße 1, 66578 Heiligenwald; Tel.: 06821/692122, Fax: 06821/632357, www.thomas-mann-apotheke.de, Thomas-Mann-Apotheke@t-online.de
- Aesculap Apotheke**, Hr. Stefan Wowra, Poststraße 24, 69115 Heidelberg; Tel.: 06221/27634, Fax: 06221/163746, s.wowra@web.de
- Johannes-Apotheke**, Hr. Hartmut Meisel, Rotebühlstraße 44, 70178 Stuttgart; Tel.: 0711/618723, Fax: 0711/610010,

- www: Johannes-Apotheke-Stuttgartale, Meisel.Johannes-Apotheke@t-online.de
- Adler-Apotheke**, Hr. Rolf Flieg, Pfrondorfer Straße 3, 72074 Tübingen; Tel.: 07071/81178, Fax: 07071/87749, www.AdlerApo.Info, Adler-Apotheke-Tuebingen@t-onhne.de
- Merian Apotheke**, Fr. Dr. Andrea Schunk, Gartenweg 40, 74281 Mosbach; Tel.: 06261/5555, Fax: 06261/2421, www.merian-apotheke.de, Dr.Schunk@merian-apotheke.de
- Congress-Apotheke**, Hr. Patrick Kwik, Ettlingerstraße 5, 76137 Karlsruhe; Tel.: 0721/356360, Fax: 0721/359258, www.congress-apotheke.de, kwik@congress-apotheke.de
- Bergles-Apotheke**, Hr. Manfred Baumann, Werrenstraße 15, 76228 Karlsruhe; Tel.: 0721/9473620, Fax: 0721/475042, www.bergles-apotheke.de, baumarin@bergles-apotheke.de
- Engel-Apotheke**, Hr. Dr. Egbert Meyer-Buchtela, Herrenstraße 5, 79098 Freiburg; Tel.: 0761/34565, Fax: 0761/34563, engel-apotheke-freiburg@t-online.de, buchtela@t-online.de
- Apotheke Am Wehrahof**, Hr. Dr. Walter Hofmann, Hauptstraße 4-6, 79664 Wehr; Tel.: 07762/7089746, Fax: 07762/7089747, wehrahofapotheke@t-online.de
- Apotheke am Zöllinplatz, Zöllinplatz 4, 79410 Badenweiler; Tel.: 07632/891576, Fax: 07632/891577
- Barer-Apotheke, Blütenstraße 20, 80799 München; Tel.: 089/273213-0, Fax: 089/273213-17
- Arnika Apotheke**, Hr. Willi Lindner, Oberföhringer Straße 2, 81679 München; Tel.: 089/998373-0, Fax: 089/998373-73; Mitglied der Arbeitsgemeinschaft Deutscher TCM-Apotheken (http://www.tcm-apo.de)
- Alte Apotheke**, Hr. F. Baur, Ludwigsplatz 21, 83022 Rosenheim; Tel.: 08031/3096-0, Fax: 08031/3096-30, Alte Apotheke.Rosenheim@t-online.de
- St. Jakobs Apotheke**, Roland u. Christine Schmidtmayer, Ledererzeile 6, 83512 Wasserburg; Tel.: 08071/9175-0, Fax: 08071/9175-15, www.jakobsapo.de, jakobs-apo@t-online.de
- Herrenbach-Apotheke**, Hr. Dr. Wolfgang Erdle, Friedberger Straße 73, 86161 Augsburg; Tel.: 0821/56872-0 Fax: 0821/56872-29, www.Herrenbach-Apotheke.de, Herrenbach-Apotheke@t-online.de
- Arnica Apotheke**, Hr. Enno Peppmeier, Meichelbeckstraße 3, 87616 Marktoberdorf; Tel.: 08342/418-44, Fax: 08342/418-11, www.arnicapotheke.de, arnicapotheke@t-online.de
- Apotheke Weinmarkt**, Hr. Jochen Paul, Weinmarkt 4, 87700 Memmingen; Tel.: 08331/3113, Fax: 08331/2530, www.memminger-apotheken.de, apotheke-weinmarkt@memminger-apotheken.de
- Marien-Apotheke**, Hr. Gerhardt Schmidt, Marktstraße 8, 88212 Ravensburg; Tel.: 0751/36250-0, Fax: 0751/36250-14, www.marien-apotheke-ravensburg.de, info@marien-apo.w-4.de
- Goetz'sche Apotheke**, Hr. Claudius M. Goetz, Hauptstraße 29, 88356 Ostrach; Tel.: 07585/615, Fax: 07585/3107, www.goetzsche-apotheke.de, info@goetzsche-apotheke.de
- Apotheke am Wenzelstein**, Fr. Maria Pfisterer, Am Wenzelstein 53, 89584 Ehingen/Donau; Tel.: 07391/7026-0, Fax: 07391/7026-20, www.apotheke-am-wenzel-stcin.de, pfisterer@apotheke-am-wenzelstein.de
- Ost-Apotheke**, Hr. S. Uhl, Äußere Sulzbacher Straße 132, 90491 Nürnberg; Tel.: 0911/95982-0, Fax: 0911/95982-50, ost-apo-suhl@t-online.de, www.ostapotheke-nuernberg.de
- Wallenstein-Apotheke**, Hr. Dr. Ralf Schabik, Oberer Markt 21, 90518 Altdorf; Tel.: 09187 903060, Fax: 09187 903062, www.Wallenstein-Apotheke.de, Wallenstein-Apo.Altdorf@t-online.de
- Apotheke am Prater**, Fr. Friederike Müller, Erlanger Straße 63, 90765 Fürth; Tel.: 0911/7906931, Fax: 0911/7906543, ApoAmPrater@t-online.de
- Park Apotheke**, Hr. Eberhard Hilsdorf, Hindenburgstraße 30, 91126 Schwabach; Tel.: 09122/13132, Fax: 09122/837363, www.park-apo.de, hilsdorf@park-apo.com
- Apotheke aktiv im Castra-Regina-Center**, Fr. Dr. Claudia Mayer, Bahnhofstraße 24, 93047 Regensburg; Tel.: 0941/58591-0, Fax: 0941/58591-19, www.aktivapo.de, apothekeCRC@t-online.de
- Burg-Apotheke**, Fr. Adelheid Weger, Gutenbergring 1, 93077 Bad Abbach; Tel.: 09405/2244, Fax: 09405/7460, www.burg-apotheke-bad-abbach.de, BurgA-poBA@aol.com
- Sonnen-Apotheke**, Eva-Maria & Dr.Uolker Beer, Marktstraße 11, 93444 Kötzting; Tel.: 09941/9429 0, Fax: 09941/9429-33, Sonnen-Koetzting@t-online.de
- Nikola-Apotheke**, Hr. Gerhard Zizlsperger, Kleiner Exerzierplatz 11, 94032 Passau; Tel.: 0851/55777, Fax: 0851/73102, www.Nikola-Apotheke-Passau.de, Nikola-Apotheke-Passau@t-online.de
- Mozart Apotheke am Dom**, Hr. Bernhard-Georg von Garrel, Plattnerstraße 3, 97070 Würzburg; Tel.: 0931/54472, Fax: 0931/54425, www.mozart-apotheke-wuerzburg.de, mozartapotheke-wuerzburg@t-online.de

▸▸ Apotheken Österreich (geordnet nach Postleitzahlen)

- Apotheke „Zu unserer lieben Frau bei den Schotten", Freyung 7, 1010 Wien; Tel.: +43/(0)1/5332457, Fax: +43/(0)1/5352337
- Apotheke „Zum Schwan", Schottenring 14, 1010 Wien; Tel.: +43/(0)1/5333541, Fax: +43/(0)1/5332579-30
- Apotheke „Zur Kaiserkrone", Mariahilferstraße 110, 1070 Wien; Tel.: +43/(0)1/5262646, Fax: +43/(0)1/5262647, www.kaiserkrone.at, apo@kaiserkrone.at
- Maria-Treu-Apotheke, Josefstädterstraße 68, 1080 Wien; Tel.: +43/(0)1/4052680, Fax: +43/(0)1/4056603
- Vindobona-Apotheke, Bauernfeldplatz 4, 1090 Wien; Tel.: +43/(0)1/3175191, Fax: +43/(0)1/3175191-4
- St. Anna-Apotheke, Linzer Straße 250, 1140 Wien; Tel.: +43/(0)1/9143115, Fax: +43/(0)1/9143115-16
- Sandleiten-Apotheke, Sandleitengasse 49-51, 1160 Wien; Tel.: +43/(0)1/4862143, Fax: +43/(0)1/4862143-4
- Adler-Apotheke, Kirchstetterngasse 36, 1160 Wien; Tel.: +43/(0)1/4931889, Fax: +43/(0)1/4944227
- Apotheke „Zur Mutter Gottes", Sternwartestraße 6, 1180 Wien; Tel.: +43/(0)1/4783464, Fax: +43/(0)1/4783464-3

** Mitglied der Arbeitsgemeinschaft Deutscher TCM-Apotheken (http://www.tcm-apo.de)

Anhang

- Apotheke Hackenberg, Heiligenstädterstraße 140, 1190 Wien; Tel.: +43/(0)1/3674504, Fax: +43/(0)1/3674504-20
- Apotheke Zum Weinberg, Grinzingerstraße 83, 1190 Wien; Tel.: +43/(0)1/3700070, Fax: +43/(0)1/3700070-70
- Georg-Apotheke, Badstraße 49, 2340 Mödling; Tel.: +43/(0)2236/24139, Fax: +43/(0)2236/24139-4
- Südstadt-Apotheke, Südstadtzentrum 2, 2344 Maria Enzersdorf Tel.: +43/(0)2236/42489, Fax: +43/(0)2236/42489-32
- Linzer Schutzengel-Apotheke, Herrenstraße 2, 4010 Linz; Tel.: +43/(0)732/778227, Fax: +43/(0)732/778227149
- Resch-Apotheke, Rudolfstraße 13, 4040 Linz-Urfahr; Tel.: +43/(0)732 731121, Fax: +43/(0) 732/731121-12
- Hoyer's Nibelungen-Apotheke, Langenharterstraße 50, 4300 St. Valentin; Tel.: +43/(0)7435/58480, Fax: +43/(0)7435/58480-84
- St. Berthold Apotheke, St. Berthold Allee 23, 4451 Garsten; Tel.: +43/(0)7252/53131, Fax: +43/(0)7252/53131-6, e-mail: wimnter@berthold-apotheke.at, Internet: www.berthold-apotheke.at
- Apotheke zum Lebensbaum, Berchtesgadnerstraße 35b, 5020 Salzburg; Tel.: +43/(0)662/828182
- Fürstenallee-Apotheke, Nonntaler Hauptstraße 61, 5020 Salzburg; Tel.: +43/(0)662/821964 oder 820228, Fax: +43/(0)662/821964-4, e-mail: fleissner@salzburg.co.at
- Apotheke „Zum heiligen Konrad", Bozner Platz 7, 6020 Innsbruck; Tel.: +43/(0)512/585817, Fax: +43/(0)512/585817-3
- Kur- und Stadt-Apotheke, Oberer Stadtplatz, 6060 Hall in Tirol; Tel./Fax: +43/(0)5223/45000
- Adler-Apotheke Graz, Hauptplatz 4, 8010 Graz; Tel.: +43/(0)316/830342, Fax: +43/(0)316/830342-10
- Apotheke Am eisernen Tor, Opernring 24, 8010 Graz; Tel.: +43/(0)316/829647, Fax: +43/(0)316/827550
- Löwen-Apotheke, Wienerstraße 19, 8020 Graz; Tel.: +43/(0)316/714691, Fax: +43/(0)316/714691-7
- Stiftsapotheke, Hauptstraße 1, 8813 St. Lambrecht; Tel.: +43/(0)3585/2280, Fax: +43/(0)3585/2280-4
- Apotheke „Zur Mariahilf", Hauptplatz 6, 8820 Neumarkt; Tel.: +43/(0)3584/2284, Fax: +43/(0)3584/2284-13, aponeumarkt-st@acn.at
- Apotheke Ebental, Miegererstraße 41, 9065 Ebental; Tel.: +43/(0)463/318610, Fax: +43/(0)463/318611

▸▸ Apotheken Schweiz (geordnet nach Postleitzahlen)

- St.-Peter-Apotheke, St.-Peter-Straße 16, 8001 Zürich; Tel.: +0041/(0)1/2114477
- Höfner Apotheke, Strählgasse 2, 8832 Wollerau/ZH; Tel.: +0041/(0)1/7850712, Fax: 0041/(0)1/7850473

Literaturversand, Verlage

- ABZ Akupunktur, Bücher und Zubehör GmbH, Postfach 88, 5036 Oberentfelden (CH); Tel.: +41/(0)62/7239888, Fax: +41/(0)62/7240304, e-mail: aarauabz@bluewin.ch
- AcuMedic Centre, 101–105 Camden High Street, London NW 17JN; Tel.: +44(0)171/3886704, Fax: +44/(0)171/3875766; Literatur (sehr umfangreich sortiert, ausschließlich englisch), Akupunkturbedarf, Heilkräuter, Fortbildungsprogramme
- Bacopa Handels- & Kulturges. m. b. H., Waidern 42, 4521 Schiedlberg; Tel.: +43/(0)7251/22235, Fax: +43/(0)7251/22235-16, e-mail: bookstore@bacopa.at, Internet: www.bacopa.de
- Elsevier Urban & Fischer Verlag, Lektorat Ganzheitsmedizin, Postfach 201930, 80019 München; Tel.: 089/5383-350, Fax: 089/5383-359, e-mail: ganzheitsmedizin@elsevier.de, Internet: www.elsevier.de
- Karl R Haug Verlag in MVS Medizinverlage Stuttgart, Steiermärkerstr. 3-5, 70469 Stuttgart; Tel.: 0711/89310, Fax: 0711/8931706, Internet: www.haug-verlag.de
- Hippokrates Verlag in MVS Medizinverlage Stuttgart, Steiermärkerstr. 3-5, 70469 Stuttgart; Tel.:0711/89310, Fax: 0711/8931706, Internet: www.hippokrates.de
- KVM-Verlag, Ernst-Lemmer-Straße 56, 35041 Marburg; Tel.: 06421/982090, Fax: 06421/982093; Bücher, Videos und Software zur Akupunktur
- (Wilhelm) Maudrich Universitätsbuchhandlung für medizinische Wissenschaften, Spitalstraße 21, 1096 Wien; Tel.: +43/(0)1/4085891, Fax: +43/(0)1/4085080, Internet: www.maudrich.com, e-mail: medbook@maudrich.com
- ML-Verlag, Medizinisch Literarische Verlagsgesellschaft mbH, Großer Liederner Straße 45, 29525 Uelzen; Postfach 1151/1152, 29501 Uelzen; Tel.: 0581/808151, Fax: 0581/808158, e-mail: vertrieb@mlverlag.de, Internet: www.MLVerlag.de
- naturmed-Fachbuchvertrieb für Hömöopathie und Naturheilkunde, Carola Gißler, Aidenbachstraße 78, 81379 München; Tel.: 089/7499156, Fax: 089/7499157, e-mail: Info@naturmed.de; Internet: www.naturmed.de
- Phainon Editions & Media, Schäfflerstraße 6, 86424 Dinkelscherben; Tel.: 08292/1024, Fax: 08292/2793; Schweiz: IMF-Organisation, Birkenmatte, 6343 Risch-Rotkreuz (CH); Tel.: +41/(0)41/7907000, Fax: +41/(0)41/7907001; Akupunktur- und TCM-Literatur
- Redwing Book Company, 44 Linden Street, Brookline, MA 02445 (USA); Tel.: +O1/(0)617/738-4664, Fax: +Ol/(0)617/738-4620, e-mail: Orders@redwingbooks.com, Internet: www.redwingbooks.com; große englische Auswahl an TCM-Literatur
- SATAS, 1072 Chaussee de Ninove, 1080 Brussels; Tel.: +32/(0)2/5696989, Fax: +32/(0)2/5690123, e-mail: Info@satas.be, Internet: www.satas.be; großes Angebot an TCM-Büchern
- Schwa medico, Forum Librorum, Frankfurter Straße 23, 35392 Gießen; Tel./Fax: 0641/74890
- SMC Publishing Inc., P O. Box 13-342, Taipei 10764, Taiwan, Republic of China; Tel.: +886/(0)2/2362/0190, Fax: +886/(0)2/2362/3834, e-mail: weiw@smc-book.com.tw, Internet: www.smcbook.com.tw
- VGM, Verlag für Ganzheitliche Medizin Dr. Erich Wühr GmbH, Müllerstraße 7, 93444 Kötzting; Tel.: 09941/94790-0, Fax: 09941/94790-18, e-mail: info@vgm-portal.de, Internet: www.vgm-portal.de

Anhang

Internetresourcen zum Thema Schmerz
- Deutsche Gesellschaft zum Studium des Schmerzes (DGSS): www.dgss.org, Probeexemplar des **Schmerzfragebogens** der DGSS auf Anfrage erhältlich
- Deutsche Migräne und Kopfschmerz Gesellschaft (DMKG): www.dmkg.de; Leitlinie zur Kopfschmerztherapie, Möglichkeit zum Download eines **Kopfschmerzkalenders**
- International Association for the Study of Pain (IASP): www.iasp-pain.org
- DRK Schmerzzentrum Mainz: www.schmerz-zentrum.de; viele interessante Links und Downloads zum Thema Schmerz

Literatur- und Zeitschriftenverzeichnis

Zeitschriften

Zeitschriften zur TCM
- Chinesische Medizin. Vierteljährlich. Verlag Urban & Vogel GmbH, München
- DZA, Deutsche Zeitschrift für Akupunktur. Vierteljährlich. Gemeinsames Organ der DÄGfA, der OGA (Österreichische Gesellschaft für Akupunktur) und der DGfAN (Deutsche Gesellschaft für Akupunktur und Neuraltherapie e.V.), Elsevier Urban & Fischer, München
- Forschende Komplementärmedizin und Klassische Naturheilkunde, Karger Publishers; erscheint 6-mal jährlich; größtes europäisches Journal zu klinischen Studien und Grundlagenuntersuchungen in der Komplementärmedizin; zahlreiche Studien zur Akupunktur
- Journal of TCM. Beijing, monatliche Erscheinungsweise. Deutsch: Zeitschrift für Traditionelle Chinesische Medizin. Verlag für Ganzheitliche Medizin, Kötzting: Erscheint vierteljährlich, enthält die besten Artikel der chinesischen Ausgabe

Zeitschriften zu Schmerztherapie und -forschung
Headache. The Journal of Head and Face Pain. Publikationsorgan der Amerikanischen Kopfschmerzgesellschaft. Erscheint monatlich. Blackwell Publishing. Wissenschaftliches Journal mit aktuellen Studien zum Thema Kopfschmerz. (englisch)
Cephalalgia. Publikationsorgan der Internationalen Kopfschmerzgesellschaft (IHS). Erscheint monatlich. Blackwell Publishing. Wissenschaftliches Journal mit aktuellen Studien zum Thema Kopfschmerz. (englisch)
Der Schmerz. Springer Verlag. Publikationsorgan der Deutschen Gesellschaft zum Studium des Schmerzes (DGSS). Erscheint monatlich. Aktuelle Studienergebnisse und Weiterbildungsmaterial zum Thema Schmerztherapie.
PAIN. Publikationsorgan der International Association for the Study of Pain (IASP). Verlag: Elsevier. Erscheint monatlich. Größtes, wissenschaftliches Journal mit klinischen Studien und Grundlagenuntersuchungen zum Thema Schmerz. (englisch)

Grundlagenwerke TCM und Akupunktur

Deutsch- und englischsprachige Literatur
- Advanced Textbook of Traditional Chinese Medicine and Pharmacology. Vol 1–4. State Administration of Traditional Chinese Medicine and Pharmacy. New World, Bejing 1997
- Chinese Acupuncture and Moxibustion. Foreign Languages Press, Beijing 1987 (Nachfolgewerk der Essenzials, Grundlage der 3-Monatskurse in der VR China)
- Deadman, P., Al-Khafaji, M., Baker, K.: A Manual of Acupuncture. Journal of Chinese Medicine Publications, East Sussex 1998, Deutsch: Großes Handbuch der Akupunktur. Verlag für Ganzheitliche Medizin, Kötzting 2000
- Focks, C., Hildebrandt, N.: Leitfaden TCM. 2. Auflage, Urban & Fischer, München 2002
- Kaptchuk, T J.: Chinese Medicine. The Web That Has No Weaver. Rider, London 1983. Deutsch: Das große Buch der chinesischen Medizin. O. W Barth, Wien 1992
- Maciocia, G.: The Foundations of Chinese Medicine, Churchill Livingstone, New York 1989: Deutsch: Die Grundlagen der Chinesischen Medizin. Verlag für Ganzheitliche Medizin, Kötzting 1995
- Maccioca, G.: Diagnosis in Chinese Medicine. A comprehensive guide. Churchill Livingstone. 2004
- Maciocia, G.: Die Praxis der Chinesischen Medizin. Verlag für Ganzheitliche Medizin, Kötzting 1997
- O'Connor, J., Bensky D.: Acupuncture, a Comprehensive Text. Shanghai College of Traditional Medicine, Eastland Press, Seattle 1981
- Ogal, H., Stör, W. (Hrsg.): Seirin-Bildatlas der Akupunktur. KVM-Verlag, Marburg 1999
- Pollmann, N.: Basislehrbuch Akupunktur. Urban & Fischer, München 2002
- Porkert, M., Hempen, C.-H.: Systematische Akupunktur, 2. Auflage, Urban & Schwarzenberg, München 1997
- Schnorrenberger, C. C.: Die topographisch-anatomischen Grundlagen der chinesischen Akupunktur und Ohrakupunktur. Hippokrates, Stuttgart 1994
- Stux, G., Stiller, N., Pomeranz, B.: Akupunktur, 4. Auflage, Springer, Heidelberg 1993
- Wiseman, N., Feng, Y.: A Practical Dictionary of Chinese Medicine. Paradigm Publications, Brookline MA 2. Auflage 1998

Chinesisch-sprachige Literatur
- Bei-jing zhong-yi xue-yuan (Hrsg.): Zhong yi ji chu li lun. Zhong yi gu ji chu ban she, Beijing 1986
- Chen You-bang, Deng Liang-yue, Shi Xue-min, Wu Xue-zhang (Hrsg.): Zhong guo zhen jiu zhi liao xue. Zhong guo ke xue ji shu chu ban she, Beijing 1990
- Deng Tie-Tao (Hrsg.): Zhong yi zhen duan xue. Ren min wei sheng chu ban she, Beijing 1987.
- He Pu-ren: Zhen jiu zhi tong. Ke xue ji shu wen xian chu ban she. Beijing 1990
- Qiu Mao-liang (Hrsg.): Zhong guo zhen jiu zhi liao xue. Jiang su ke xue ji shu chu ban she, Nanjing 1988

- Wei Xu-xing (Hrsg.): Zhong yi tong zheng zhen liao da quan. Zhong guo zhong yi yao chu ban she, Beijing 1992
- Wei Xu-xing (Hrsg.): Zhong xi yi lin chuang teng tong xue. Zhong guo zhong yi yao chu ban she, Beijing 1996
- Yin Hui-he, Zhang Bo-ne (Hrsg.): Zhong yi ji chu li lun. Ren min wei sheng chu ban she, Beijing 1989.
- Zhao Jun, Zhang Li-sheng (Hrsg.): Teng tong zhi liao xue. Hua xia chu ban she, Beijing 1994

▸▸ Bücher zur wissenschaftlichen Untersuchung der Akupunktur

- Ernst, E. (ed.) The Desktop Guide to Complementary and Alternative Medicine, an evidence based approach. Mosby/Harcourt 2001
- Birch, S. J., Felt, R. L.: Understanding Acupuncture. Churchill Livingstone, Edinburgh 1999
- Britisch Medical Association. Acupuncture: Efficacy, safety and practice. Harwood academic publishers 2000
- Stux, G., Hammerschlag, R.. Clinical acupuncture, scientific base. Springer, Heidelberg 2000
- Ernst, E., White, A. (ed.).: Acupuncture, a scientific appraisal. Butterworth-Heinemann, 1999
- Filshie, J., White, A.: Medical Acupuncture. A western scientific approach. Churchill Livingstone, Edinburgh 1998

Sonderformen der Akupunktur

▸▸ Ohrakupunktur

- Chen, K.; Cui, Y.: Handbook to Chinese Auricular Therapy Foreign Languages Press, Beijing 1991
- Hecker, U.: Ohr-, Schädel-, Mund-, Hand-Akupunktur. 2. Auflage, Hippokrates, Stuttgart 1998
- Helling, R., Feldmeier, M.: Aurikulomedizin nach Nogier. Hippokrates, Stuttgart 1999
- König, G., Wancura, I.: Praxis und Theorie der Neuen Chinesischen Akupunktur. Bd. 3: Ohr-Akupunktur. Wilhelm Maudrich, Wien 1987
- Lange, G.: Akupunktur der Ohrmuschel. WBV Biologisch-Medizinischer Verlag, Schorndorf 1985
- Linde, N.: Ohrakupunktur, Leitfaden für Theorie und Praxis. 2. Auflage, Sonntag, Stuttgart 1999
- Ogal, H., Kolster, B.C.: Ohrakupunktur, Grundlagen-Praxis-Indikationen. 2. Auflage, KVM-Verlag, Marburg 1999
- Rubach, A.: Propädeutik der Ohr-Akupunktur. 2. Auflage, Hippokrates, Stuttgart 2000
- Strittmatter, B.: Taschenatlas Ohrakupunktur. Hippokrates, Stuttgart 2001
- Vogel-Köhler, R.S.: Ohrakupunktur in der Augenheilkunde. Hippokrates, Stuttgart 2001

▸▸ Schädelakupunktur

- Ogal, H., Kolster, B.: Neue Schädelakupunktur nach Yamamoto (YNSA). KVM-Verlag, Marburg 1997
- Yamamoto, T., Maric-Oehler, W.: Yamamoto – Neue Schädelakupunktur – YNSA. Chun jo Verlag 1991
- Yau, E. S.: Scalp-NeedlingTherapy. Medicine & Health Publishing Co., Hong Kong 1990
- Zeitler, H.: Einführung in die Schädelakupunktur. Haug, Heidelberg 1977

▸▸ Sonstiges

- Finken, L.: Koreanische Handakupunktur. Eine Einführung in Su jok. Hippokrates, Stuttgart 2000
- Nielsen, A.: Gua Sha: A Traditional Technique for Modern Practice. Churchill Livingstone, Edinburgh 1995. Deutsch: Gua Sha. Verlag für Ganzheitliche Medizin, Kötzting 2000
- Pothmann, R.: Sanfte Verfahren in der Akupunktur. Hippokrates, Stuttgart 2000
- Pothmann, R.: Injektionsakupunktur. Hippokrates, Stuttgart 1992
- Pothmann, R.: TENS. Transkutane Elektrische Nervenstimulation. Hippokrates, Stuttgart 1991
- Pöntinen, E, Pothmann, R.: Laser in der Akupunktur. 2. Auflage, Hippokrates, Stuttgart 1998
- Zhong Meiquan: The Chinese Plum-Blossom Needle Therapy. The People's Medical Publishing House, Beijing 1986

Kräuterheilkunde

- Bensky, D., Gamble, A.: Chinese Herbal Medicine, Materia Medica. Fastland Press, Seattle 1986
- Bensky, D.; Barolet, R.: Chinese Herbal Medicine, Formular & Strategies. Fastland Press, Seattle 1990; Deutsch: Chinesische Arzneimittelrezepte und Behandlungsstrategien. Verlag für Ganzheitliche Medizin, Kötzting 1996
- Chen Song Fu, Li Fei: A Clinical Guide to Chinese Herbs and Formular. Churchill Livingstone, Edinburgh 1993
- Ehling, D.: Handbuch Chinesische Kräuterrezepte. Urban & Fischer, München 2001
- Flaws, B.: Seventy Essentials TCM Formular for Beginners. Blue Poppy Press, Boulder CO 1994. Deutsch: 70 grundlegende Rezepte der Chinesischen Arzneimitteltherapie. Verlag für Ganzheitliche Medizin, Kötzting 1997
- Flaws, B.: How to write a TCM Herbal Fotmula. Blue Poppy Press, Boulder CO 1993. Deutsch: Wie man eine Chinesische Arzneimittelrezeptur erstellt. Verlag für Ganzheitliche Medizin, Kötzting 1996
- Geng, J. et al.: Practical Traditional Chinese Medicine and Pharmacology, Medicinal Herbs. New World Press, Beijing, 1991. Deutsch: Praxis der Chinesischen Arzneimitteltherapie: Materia medica der Chinesischen Arzneimitteltherapie. Bd. 2, Verlag für Ganzheitliche Medizin, Kötzting 1993
- Geng, J. et al.: Practical Traditional Chinese Medicine and Pharmacology, Herbal Formular. New World Press, Beijing, 1991. Deutsch: Praxis der Chinesischen Arzneimitteltherapie: Klassische und bewährte Rezepturen der Chinesischen Arzneimitteltherapie. Bd. 3, Verlag für Ganzheitliche Medizin, Kötzting 1994
- Hempen, C.-H.; Fischer, T.: Leitfaden Chinesische Phytotherapie. Urban & Fischer, München 2001
- Him-che Yeung: Handbook of Chinese Herbs. Institut of Chinese Medicine, Rosemead

- Kubiena, G.: Kräuterlieder der Traditionellen Chinesischen Medizin. Mit 2 CDs: „Mnemotechnische Kräuterlieder". Wilhelm Maudrich, Wien – München – Bern 2000
- Liu, Guohui: Warm Diseases, A Clinical Guide, Eastland Press, 2001
- Maciocia, G.: 42 Rezepturen aus der chinesischen Materia medica. Hippokrates, Stuttgart 2001
- Porkert, M.: Klinische chinesische Pharmakologie. Phainon Edition & Media GmbH, Dinkelscherben 1994
- Porkert, M.: Klassische chinesische Rezeptur. Phainon Edition & Media GmbH, Dinkelscherben 1984
- Sionneau, P: Dui Yao: The Art of Combining Chinese Medicals, Blue Poppy Press 1997
- Sionneau, P: Pao Zhi: An Introduction to the Use of Processed Chinese Medicinals, Blue Poppy Press 1997
- Stöger, E. A.: Arzneibuch der chinesischen Medizin. 2. Auflage, Deutscher Apotheker Verlag, Stuttgart 2001
- Tierra, M.: Westliche Heilkräuter in TCM und Ayurveda. Urban & Fischer, München 2001
- Wiseman, N., FengYe: A Practical Dictionary of Chinese Medicine, Paradigm Publication, Brookline 1998
- Yang, Yifang: Chinese Herbal Medicines. Churchill Livingstone 2002
- Zhang, Enqin: A Practical English-Clünese Library of Traditional Chinese Medicine. Bd. 1–12, Publishing House of Shanghai College of Traditional Chinese Medicine, Shanghai 1988; Bd. 4: The Chinese Materia Medica, Bd. 5: Prescriptions of Traditional Chinese Medicine

Fachgebiete

▸▸ Schmerztherapie allgemein
- Pothmann, R (Hrsg). Systematik der Schmerzakupunktur. Hippokrates Verlag, Stuttgart, 1996
- Sun, P: The Treatment of Pain with Chinese Herbs and Acupuncture, Churchill Livingstone, Edinburgh 2002

▸▸ Innere Medizin
- Garten, H.: Akupunktur bei Inneren Erkrankungen. 2. Auflage, Hippokrates, Stuttgart 1999
- McLean, W., Lyttleton, J.: Clinical Handbook of Internal Medicine, The Treatment of Disease with Traditional Chinese Medicine. Bd. 1, University of Western Sydney Macarthur 1998; Bd. 2 2002
- Shang, Xianmin et al.: Practical Traditional Chinese Medicine and Pharmakology, Clinical Experiences. New World Press, Beijing, 1990. Deutsch: Praxis der Chinesischen Arzneimitteltherapie: Praktische Erfahrungen mit der Chinesischen Arzneimitteltherapie. Bd. 1, Verlag für Ganzheitliche Medizin, Kötzting 1993
- Xie Zhufan, Liao Jiazhen: Traditional Chinese Internal Medicine. Foreign Languages Press Beijing 1993. Deutsch: Traditionelle Chinesische Innere Medizin, Verlag für Ganzheitliche Medizin, Kötzting 1996
- Xu, Xiangcai; The English-Chinese Encyclopedia of Practical Traditional Chinese Medicine. Bd. 10: Internal Medicine. Higher Education Press, Beijing 1989
- Zhang, Enqin: A Practical English-Chinese Library of TCM. Bd. 6 und Bd. 7: Clinic of Traditional Chinese Medicine. Publishing House of Shanghai College of TCM, Shanghai 1988

▸▸ Neurologie/Psychiatrie
- Beck, R. et al.: Akupunktur in der Neurologie. Hippokrates, Stuttgart 1994
- Kuang Peigen, Wei Yuangping: Akupunkturbehandlung bei neurologischen Erkrankungen. Verlag für Ganzheitliche Medizin, Kötzting 1992
- Oudemans, E.: Akupunktur in der Alkohol- und Drogenentzugsbehandlung. Hippokrates, Stuttgart 2000
- Strauß, K., Weidig, W. (Hrsg.): Akupunktur in der Suchtmedizin. 2. Auflage, Hippokrates, Stuttgart 1999

▸▸ Orthopädie und Rheumatologie
- Bachmann, J.: Akupunktur am Bewegungssystem. Reihe: Bücherei des Orthopäden (Bd. 74, Hrsg. J. Griffka), Enke Verlag, Stuttgart 2000
- Guillaume, G., Chieu, M.: Rheumatology in Chinese Medicine. Eastland Press, Seattle 1996
- Legge, D.: Close to the Bone. Sydney College Press
- Vangermeersch, L., Sun Pei-Lin: Bi-Syndromes or Rheumatic Disorders Treated by Traditional Chinese Medicine. SATAS, Brüssel 1994
- Wendung, D.: Traditionelle Chinesische Akupunktur bei orthopädischen Erkrankungen. Hippokrates, Stuttgart 1999

▸▸ Gynäkologie
- Beet, M.-A.: Akupunktur in der Geburtshilfe. Handbuch für Ärzte und Hebammen. Urban & Fischer, München 2000
- Flaws, B.: Path of Pregnancy. Bd. 1 and 2. Blue Poppy Press, Boulder CO 2. Auflage 1996/1997
- Flaws, B.: My Sister the Moon. Blue Poppy Press, Boulder CO 1992. Deutsch: Schwester Mond, Verlag für Ganzheitliche Medizin, Kötzting 1995
- Flaws, B.: Fulfilling the Essence. A Handbook of Traditional & Contemporary Chinese Treatments for Female Infertility. Blue Poppy Press, Boulder CO 1993
- Flaws, B.: Fire in the Valley. The TCM Diagnosis and Treatment of Vaginal Diseases. Blue Poppy Press, Boulder CO 1993
- Flaws, B.: PMS. Blue Poppy Press, Boulder CO 1991
- Maciocia, G.: Obstetrics & Gynecology in Chinese Medicine, Churchill Livingstone, New York 1998, Deutsch: Die Gynäkologie in der Praxis der Chinesischen Medizin. Verlag für Ganzheitliche Medizin, Kötzting 2000
- Römer, A.: Die wichtigsten geburtshilflichen und gynäkologischen Akupunkturpunkte. Hippokrates, Stuttgart 2002
- Römer, A.: Akupunktur Lern- und Praxiskarten für Hebammen. Hippokrates, Stuttgart 2001
- Römer, A.: Weigel, M., Zieger, W. (Hrsg.): Akupunkturergebnisse aus der Praxis. Akupunkturtherapie in der Geburtshilfe und Frauenheilkunde II. – Kongressband. Hippokrates, Stuttgart 1999
- Römer, A.: Akupunktur für Hebammen, Geburtshelfer und Gynäkologen. Hippokrates Verlag, Stuttgart 1999

- Römer, A., Weigel, M., Zieger, W (Hrsg.): Akupunkturtherapie in Geburtshilfe und Frauenheilkunde. Hippokrates, Stuttgart 1998
- Schnorrenberger, C. C.: Therapie mit Akupunktur. Bd. 2: Äußere Erkrankungen und Frauenkrankheiten. Hippokrates, Stuttgart 1991
- Schulen, W. C.: Akupunktur in Geburtshilfe und Frauenheilkunde. Hippokrates, Stuttgart 1989
- Tang, Y: Akupunktur in der Gynäkologie. Urban & Fischer, München 2000
- Xu, Xiangcai: The English-Chinese Encyclopedia of Practical TCM. Bd. 12: Gynecology. Higher Education Press, Beijing 1989
- Yu Jin, M. D.: Gynäkologie und Geburtshilfe in der chinesischen Medizin. ML-Verlag, Uelzen 2002
- Zhejiang College of TCM: A Handbook of Traditional Chinese Gynecology. Blue Poppy Press, Boulder CO 1995

▸▸ Hals-Nasen-Ohren-Heilkunde
- Gleditsch, J.: Akupunktur in der HNO-Heilkunde. Hippokrates, Stuttgart 1997

▸▸ Pädiatrie
- Cao, Jiming: Essentials of Traditional Chinese Pediatrics. Foreign Languages Press, Beijing 1990
- Flaws, B.: A Handbook of TCM Pediatrics. Blue Poppy Press, Boulder CO 1997 Flaws, B.: Chinesische Heilkunde für Kinder. Joy, Sulzberg 1998
- Pothmann, R., Meng, A.C.: Akupunktur in der Kinderheilkunde. Hippokrates, Stuttgart 1996
- Scott, J.: Acupuncture in the Treatment of Children. Eastland Press, Seattle 1986 von der Weiden, G.: PUTENS-Akupunktur bei kindlichen Indikationen. Hippokrates, Stuttgart
- Xu, Xiangcai: The English-Chinese Encyclopedia of Practical TCM. Bd. 13: Pediatrics. Higher Education Press, Beijing 1989

Chinesische Diätetik
- Butt, G., Bloomfield, F: Harmony Rules – The Chinese Way of Health through Food. York Beach 1985
- Cai, Jingfeng: Eating your Way to Health – Dietotherapy in Traditional Chinese Medicine. Foreign Languages Press, Beijing 1988
- Chang, C.-L., Cao, Q.-R., Li, B.-Z.: Vegetable as Medicine. The Rains Skull Press, Kuranda 1989
- Dai, Y.-F., Liu, C. J.: Fruit as Medicine. The Rains Skull Press, Kuranda 1986
- Engelhardt, U., Hempen, C.-H.: Chinesische Diätetik, 2. Auflage, Urban & Fischer, München 2002
- Flaws, B.: Prince Wen Hui's Cook – Chinese Dietary Therapy. Paradigm Publications, Brookline 1983. Deutsch: Das Yin und Yang der Ernährung. Barth, Wien 1992
- Kastner, J.: Propädeutik der chinesischen Diätetik. Hippokrates, Stuttgart 2001
- Kurekel, C.: Chinesische 5-Elemente-Ernährung. Falken, Niedenhausen 1998
- Liu, J., Peck G.: Chinese Dietary Therapy Churchill Livingstone, Edinburgh 1995
- Lu, H.: Doctor's Manual of Chinese Food Cures and Western Nutrition. Academy of Oriental Heritage, Vancouver 1995
- Ni, M.: The Tao of Nutrition. College of Tao and Traditional Chinese Healing, Los Angeles 1989
- Pitchford, P: Healing with Whole Foods. North Atlantic Books, Berkeley 1993
- Thi Châ, N., Behrendt, F: Kategorisierung von Nahrungsmitteln. ML-Verlag, Uelzen
- Zhang, Enqin: A Practical English-Chinese Library of TCM. Bd. 11: Chinese Medicated Diet. Publishing House of Shanghai College of TCM, Shanghai 1988

Taijiquan, Qigong, Tuina-Massage, Feng Shui, Traditionelle Chinesische Astrologie

▸▸ Taijiquan
- Chang, E., Brecher, P: Chinesische Heil- und Entspannungsübungen Taiji und Qigong. Christian (deutschsprachige Ausgabe), München 2001
- Engelhardt, U.: Theorie und Technik des Taiji Quan. WBV Biologisch Medizinische Verlags GmbH, Schorndorf 1981
- Kobayashi, P: Der Weg des Tai Ji Quan. Irisiana, München 1984
- Lowenthal, W: Es gibt keine Geheimnisse. Kolibri, Hamburg 1993
- Zhen Mang Qing: Ausgewählte Schriften zu Tai Ji Quan. SphinxUerlag, Basel 1988

▸▸ Qigong
- Guorui, J.: QigongYangsheng. ML Verlag, Uelzen 1993
- Guorui, J.: Das Spiel der 5 Tiere. ML Verlag, Uelzen 1992
- Guorui, J.: Die 15 Ausdrucksformen des Taiji-Qigong. ML Verlag, Uelzen 1989
- Lie, F.T.: Wissenswertes vom Qi Gong. Kolibri, Hamburg 1993
- Mantak, Ch.: Eisenhemd Chi Kung. Ansata, CH-Interlaken 1989
- Wei Y., Deng, Z.: Quintessenz des Medizinischen Qigong. Verlag für Ganzheitliche Medizin, Kötzting 1996
- Xu, Xiangcai: The English-Chinese Encyclopedia of Practical Traditional Chinese Medicine. Bd. 8: Medical Qigong. Higher Education Press, Beijing 1989
- Zhang, E.: A Practical English-Chinese Library of TCM. Bd. 12: Chinese Qigong. Publishing House of Shanghai College of TCM, Shanghai 1988

▸▸ Tuina-Massage
- Fan, Chaoyang, Hummelsberger, J., Wislsperger, G.: Tuina – Ein praktisches Handbuch. Hugendubel, München 1998
- Han Chaling: Leitfaden Tuina. Urban & Fischer, München 2002
- Li Jinxue, Wei Yuanping: Quintessenz der Tuina-Behandlung. Verlag für Ganzheitliche Medizin, Kötzting 1995

- Luan, Ch.: Infantile Tuina Therapy. Foreign Languages Press, Beijing 1989
- Mercati, M.:Tuina, Schritt für Schritt, Urania, 1998
- Sun, Ch.: Chinese Massage Therapy. Shandong Science and Technology Press, Jinan 1990
- Sun, W., Kapner, A.: Tuina-Therapie. Atlas zur Behandlung von Erwachsenen und Kindern. Hippokrates, Stuttgart 2001
- Wang, Ch.: Chinese Family Acupoint Massage. Foreign Language Press, Beijing 1992
- Wei, Y, Li, J.: Die Tuina-Behandlung. Verlag für Ganzheitliche Medizin, Kötzting 1995
- Zhang, E.: A Practical English-Chinese Library of TCM, Bd. 10: Chinese Massage, Publishing House of Shanghai College of TCM, Shanghai 1988

TCM-Software

- Acu@herb Treatsoft 1.1, Akupunkturatlas, Therapievorschläge für Akupunktur- und Heilkräuteranwendung, Wirtschaftsteil Praxis, zu beziehen bei Huatuo & CMC Deutschland, Postfach 141, 78702 Schramberg; Tel.: 07422/21919, e-mail: HWATO@online.de, Internet: www.hwato.de
- AkuSoft 3.0, Akupunktur- und Ohrakupunktursoftware, zu beziehen bei Seirin Kasei & Co. Deutschland GmbH, Postfach 301262, 63274 Dreieich; Tel.: 06103/833190, Fax: 06103/8331929, e-mail: seirin@seirin.com, Internet: www.seirin.com
- Bschaden, J.: Shen-Professional, Software für Akupunktur und Traditionelle Chinesische Medizin Akupunkturatlas mit CD. Springer 2000 inklusive Patientenverwaltung und Mahnwesen
- Buddhas Garden, Software für die chinesische Phytotherapie. Zu beziehen über: Wsoft, Zeppelinstr. 34, 55131 Mainz, Tel.: 06131/571928 ab 19 Uhr, Fax: 06131/574861. e-mail: wolfgang.schneider@mainz.netsurf.de
- Chinalog, Software für Apotheker zu chinesischen Arzneizubereitungen, Etikettenausdruck, Dosierungs-Check etc., zu beziehen bei WAE-Pharma, Dr. W Erdle, Kleiberweg 10, D 86199 Augsburg, Tel.: 0821/99 84 070; Fax: 0821/99 84 071, e-mail: WAE-Pharma@t-online.de; Internet: www.Herrenbach-Apotheke.de/WAE/
- MingMen; TCM-Software inclusive Patientenverwaltung; zu beziehen bei: MingMen GbR, Ammerseestr. 6, D 83101 Rohrdorf, Tel.: 08032/91028, Fax: 08032/91009, e-mail: MingMen97@aol.com, Internet: www.mingmen.de
- Software zur Ohr- und Körperakupunktur bei KVM-Verlag, Ernst-Lemmer-Straße 56, 35041 Marburg; Tel.: 06421/982090, Fax: 06421/982093
- Strittmatter, B.: Ohrakupunktur interaktiv, Hippokrates, Stuttgart 1999
- TCM-Expert, TCM-Diagnose zu beziehen bei Verlag für Ganzheitliche Medizin, Dr. Erich Wühr GmbH, Müllerstraße 7, 93444 Kötzting; Tel.: 09941/94790-0, Fax. 09941/94790 18, e mail: info@vgm-portal.de, Internet: www.vgm-portal.de
- TCM SOFT, Module: Patientenverwaltung, Literaturdatenbank, Arzneimitteldatenbank mit Rezeptschreibung, Akupunktur mit Behandlungsplan, Privatliquidation teilweise mit Serviceverträgen für Updates etc., zu beziehen bei MediMac Software GmbH, Biberstr. 19, D 83098 Brannenburg, Tel.: 08034/90 74-0; Fax: 08034/9074-77

Register

Abdominalschmerzen
– Diätetik, chinesische 272
– viscerale 421
Abwehr-Qi 78
Abwehr-Qi-Leere 92
Acetylsalicylsäure 37, 38
Achillessehnenschmerz 396, 399
Adaptation 7
Agni casti fructus 62
Akupunktur 123
– Indikationen 133
– Kontraindikationen 136
– Langzeitwirkung 13
– neurobiologische Wirkmechanismen 122
– Studienlage 133
– Technik 138
– Wirkmechanismen 9, 11, 13, 18, 122, 132
– Wirksamkeit 133
– Wirkungen, unerwünschte 137
– Zielstrukturen 139
Akupunkturdosis 150
Akupunkturpunkte 200
– aus westlicher Sicht 250
– korrespondierende 146
– lokoregionale 143
– symptomatische 144
Akupunkturpunktkombinationen 145
Alendronat 40
Alexithymie 25, 519
Algodystrophie s. komplexes regionales Schmerzsyndrom (CRPS)
Amitriptylin 38, 39
anästhesiologische Verfahren 44, 45
Analgesie, stressinduzierte 14
Analgetika 36–38
Analogskala, visuelle 30
Anamnese 29, 98
Anamnesetechnik, integrative 29, 97
Angina pectoris 427, 429
Angst 18, 85, 503
Ansatztendinose s. Tendovaginitis
Antidepressiva 38, 41
Antidote, emotionale 86
Antikonvulsiva 38, 41
Antonovsky 17
Arthrose, Studienlage 134
Arzneitherapie, chinesische 158, 253, 260, 262
Atemnot bei Palliativpatienten 502
Aufmerksamkeitslenkung 18
Aurikulomedizin 153
Aurikulomedizin s.a. Ohrakupunktur
ausleitende Verfahren 49
Axonreflex 8

Bagang 72, 112
Basis-Punkte 144, 160
Basis-Qi 78
Bauchdiagnostik 165
Bauchkranz nach Hopfer 192
Bauchnabel-Moxen 152
Bauchschmerzen, Diätetik 272

Beckenschmerz, chronischer s. Unterleibsschmerz, chronischer
Beckenschmerzen, viscerale 422
Behandlungsintervalle 149
Behandlungsprinzipien 143
Behandlungsstrahl 156
Beinwellwurzeln 60
Ben (Wurzel) 119
Benzodiazepine 39
Bewegungssystem, Schmerzen 325, 329
Bewegungstherapie 54
Biao (Zweig) 119
Bi-Obturation 93
Bi-Syndrom 329
Bing-Horton-Kopfschmerz s. Clusterkopfschmerz
Biofeedbackverfahren 48
bio-psycho-soziales Modell 5, 518
Biphosphonate 40
Blasen-Leitbahn 217
Blut, gestautes 86, 87
Blut auffüllen, chinesische Arzneitherapie 257
Blut bewegen Tuina 275
Blut (Xue) 79
Blutegeltherapie 50
Blut-Hitze 116
Blut-Leere 116
Blut-Stase 91, 116, 121
Boswelia serrata 64
Braunscheidt-Therapie 49
Brennesselkraut 60
Brustwirbelsäulensyndrome 360, 365
bu rong ze tong 92
bu tong ze tong 89
Bufa 148
Buprenorphin 36
Bursitis subacromialis 345, 347

Calcitonin, Indikationen 41
Calcitoninpräparate 40
Cantharidenpflaster 51
Capsici fructus acer 61
Carbamazepin 38, 39
Causalgie s. Komplexes regionales Schmerzsyndrom (CRPS)
Cayennepfefferfrüchte 61
Celecoxib 37, 38
cervicobrachiales Syndrom 340, 344
cervicocephales Syndrom 332, 336
cervicogener Kopfschmerz s. Kopfschmerz, cervicogener
Chordotomie, perkutane 45
chronic pelvic pain s. Unterleibsschmerz, chronischer
Chronifizierungsscores 19
Clodronat 40
Clomipramin 38, 39
Clonazepam 38
Clusterkopfschmerz 308, 309
Coronarinsuffizienz s. Angina pectoris
Corticosteroide 39
Coxarthrose 384, 389

DaCosta-Syndrom s. Herzschmerzen, funktionelle
Dekompressionsverfahren 45

Depression 18, 516
Deqi-Gefühl 142
Descartes 6
Dexamethason 39
Diätetik, chinesische 264
Diagnose, westliche, Syndrommuster 116
Diagnosekriterien 112
Diagnostik in der TCM 97
Dickdarm-Leitbahn 201
Diclofenac 37, 38
diffuse noxious inhibitory control (DNIC) 14, 128
Dornenkranz nach Hopfer 192
Doxepin 38
Drei-Erwärmer-Leitbahn 229
Dry Needling 171
Dünndarm-Leitbahn 215
Dumai 239
Dumai-Renmai-Kombination 145
Dysfunktion, temporomandibuläre s. temporomandibuläre Dysfunktion
Dysmenorrhö 447, 449
Dyspepsie, funktionelle 435, 436
Dysregulationsmodell 518

Effort-Syndrom s. Herzschmerzen, funktionelle
Egle 21
Einfrierung und Stagnation durch schädigende Kälte 88
Einstichmethoden 143
Elektroakupunktur 167, 500
Elektrotherapie 43
Embryomodell 154
emotionale Antidote 86
emotionale Faktoren, Leitsymptome 113
Emotionen 84
Endorphine 15, 128
Entspannungsverfahren 46
Epicondylitis 134, 353, 357
Epiduralanästhesie 45
Erbrechen bei Palliativpatienten 501
Erfahrungspunkte 144
Ernährung, Funktionskreisbezug 266
Erschöpfung 512
Essenzen 76
Extrapunkte 245
Exzesse, klimatische 82

Failed-Back-Surgery-Syndrom (FBSS) 377
Fasertypen 8
Fentanyl 36
Fernpunkte 143
Feuchte-Hitze-Bi 329
Feuchtigkeit 83, 90, 113
Feuchtigkeit austreiben 122, 255
Feuchtigkeit trocknen, chinesische Arzneitherapie 257
Feuer 84
Feuer ableiten, chinesische Arzneitherapie 255
Feuer klären, Akupunkturpunkte 122
Fibromyalgie 134, 410, 415
Flupiritin, Dosierung 38
Flupiritin 38, 41
Freude 84
Frozen shoulder s. Schultersteife

Register

Fülle 76, 148, 151
Fülle-Erkrankung 111
Fülle-(Shi-)Syndrome 72
Fülle-Symptomatik 82
Funktionelle Syndrome 24
Funktionskreise 81, 114, 266, 274
Funktionsstörung, somatoforme autonome 25

Gabapentin 38, 39
Gallenblasen-Leitbahn 233
Gastritis 432, 435
Gate-control-Mechanismus 125
Gate-control-Theorie 6, 13
Gegenübertragung in der Schmerztherapie 523
Geist sedieren, chinesische Arzneitherapie 257
Geist (Shen) 79
Gelenkschmerzen, Diätetik, chinesische 271
Gerbershagen 18
Gesichtsschmerz 291, 317, 320, 321
Gesichtsschmerzsyndrom, primäres 28
Gonarthrose 390, 395
Grübeln 85
Grundwirksamkeiten 76
Gummiharz 64

Halbseitenkopfschmerz s. Migräne
Halsdiagnostik 165
Halsschmerzen, Diätetik, chinesische 272
Halswirbelsäule, Tuina 280
Harpagophytum procumbens 63
Head-Zonen 23, 127
Heilfasten 54
Hervorbringungszyklus 75
Herz, Syndromnetzwerk 114
Herz-Leitbahn 212
Herzerkrankung, ischämische s. Angina pectoris
Herzneurose s. Herzschmerzen, funktionelle
Herzschmerzen, funktionelle 430, 432
Hitze 84, 88, 113
Hitze klären, chinesische Arzneitherapie 255
Hitze-Erkrankung 111
Hitzewallungen bei Palliativpatienten 503
Homöopathie 56
Homöostase 7
Hopfer 192
Hydromorphin 36
Hypericum perforatum 61
Hypnose 47
hypochondrische Störung 29
Hypothalamus, Endorphine 15

Ibuprofen 37, 38
ICD-10 Klassifizierung von Schmerzerkrankungen mit psychosomatischer Dimension 520
Imipramin 38, 39
Immunmodulation 504
Impingement-Syndrom s. Supraspinatussehnensyndrom
Impulsbildung, ektopische 23
Infektanfälligkeit 513
Innere Schädigung 84
Interdisziplinarität 33
Interkostalneuralgie 467, 469
interventionelle Verfahren 44
irritable bowel syndrome s. Reizdarmsyndrom

Jing 76
Jingluo 80
Jingluozhiqi 78
Jinye 79
Johanniskraut 61

Kabat-Zinn 58
Kälte 83, 88, 91, 113, 151
Kälte zerstreuen 122, 255, 275
Kälte-Bi 329
Kälte-Erkrankung 111
Kälte-Krankheiten, Moxibustion 151
Karpaltunnelsyndrom 462, 465
Kauterisationsnarben 153
Ketten-Schloss-Kombination 147
Keuschlammfrüchte 62
Ke-Zyklus 75
Kindertuina 281
Knieregion, Tuina 280
Körpersäfte (Jinye) 79
kognitiv-verhaltenstherapeutische Verfahren 48
Kohärenzgefühl 17
komplexes regionales Schmerzsyndrom (CRPS) 475, 480
Kontrollzyklus 75
Kopfschmerzen
– cervicogene 308
– Diätetik, chinesische 271
– holocephale s. Spannungskopfschmerz
– medikamenteninduzierter 305
– parainfektiöse 321
– Studienlage 134
– symptomatische 321
Kopfschmerzerkrankungen, primäre und sekundäre 291
Kopfschmerzsyndrom, primäres 26, 28
Kopfschmerztagebuch 36
Krankheitsbewältigung 16, 521
Krankheitsgewinn 17 17
Krebserkrankungen in fortgeschrittenem Stadium 496
Kryotherapie 43
kulturelle Faktoren 18

Laing 5
Lasertherapie 169
Lebensführung, Krankheit 88
Leber, Syndromnetzwerk 115
Leber-Blut-Leere 93
Leber-Leitbahn 238
Leber-Pathologien 73
Leber-Qi, umgekehrtes, Akupunkturpunkte 121
Leber-Yang, aufsteigendes, Nadelmanipulation 148
Leere 76, 148
Leere-Erkrankung 111
Leere-Symptomatik 82
Leere-Zustände, Akupunkturpunkte 122
Leitbahnbegriff 79, 80
Leitbahnen 200, 273
Leitbahnen wärmen, chinesische Arzneitherapie 256
Leitsymptome 112
limbisches System 15

linear-kausales Modell 5
Lokalanästhesie, therapeutische 44
Lokalbehandlung mit Neuraltherapie 191
Lumboischialgie 371, 376
Lunge, Syndromnetzwerk 114
Lungen-Leitbahn 200
Lymphknoten, chronisch drucksensible 513

Magen-Darm-Krämpfe 513
Magen-Leitbahn 204
Magenschleimhautentzündung s. Gastritis
Mangel-(Xu-)Syndrome 72
Medikamenteninduzierter Kopfschmerz 302
Melzack 6
Menstruationsbeschwerden s. Dysmenorrhö
Menthae piperitae aetheroleum 62
Meralgia paraesthetica 466, 467
Metamizol 38, 41
Migräne 293, 296
Mikrosystem 154
Milz, Syndromnetzwerk 114
Milz-Leitbahn 209
Milz-Qi-Mangel, Moxibustion 151
Mind-Body-Medicine 58
Mindfullness-based-stressreduction 58
Mirtazapin 38, 39
Mittelohrentzündung s. Otitis media
Mitten-Qi, unzureichendes 92
Monade 70
M. Sudeck s. komplexes regionales Schmerzsyndrom (CRPS)
Morphinsulfat, Dosierung 37
Morphiumsulfat 36
Moxakraut 151
Moxibustion 150, 153
Moxibustionstechniken 152
Mundtrockenheit bei Palliativpatienten 503
Muskeln entspannen, Tuina 274
Muskelrelaxanzien, zentrale 39
Muskelrelaxation, progressive 47
Muskelschmerzen, diffuse 512
Muskelschwäche 512
Muskeltriggerpunkte 173
Myogelosen, Neuraltherapie 193

Nackenschmerz 336, 340
Nadelanzahl 149
Nadelgefühl 142
Nadelmanipulation 148
Nadelmaterial 140
Nadelungstechniken 139
Nadelverweildauer 149
Nahrungsmittel, Funktionskreisbezug 266
Naloxon, Dosierung 37
Nasennebenhöhlenentzündung s. Sinusitis
Naturheilverfahren, westliche 49
Nervenblockaden, periphere 44
Nervenfasertypen 8
Nervensystem, vegetatives, Segmentverschaltung 128
Neue Schädelakupunktur nach Yamamoto (YNSA) 160
Neuraltherapeutika 194
Neuraltherapie 188
neurobiologische Grundlagen 7

545

Register

neurochirurgische Verfahren 45
neurodestruktive Verfahren 45
Neuropathische Schmerzsyndrome 459
neuropsychologische Defizite 517
Neurostimulation 45
Neurotransmitter 130
Nichtopioide 37
Nichtsteroidale Antirheumatika 37
Niere, Syndromnetzwerk 115
Nieren-Leitbahn 225
Nieren-Qi-Leere 92
Nieren-Yang-Mangel, Moxibustion 151
Nociceptor, Endorphine 15
Nociceptoren 8
Nogier 155
Non-Ulcus-Dyspepsie s. Dyspepsie, funktionelle
NSAR, Indikationen 41
nutritives Qi 78

Oben-Unten-Kombination 145
Oberflächenerkrankung 111
Ohrakupunktur 153
– analgetische Punkte 157
– Behandlungsstrahl 156
– bei chronischen Schmerzen 501
– Indikationen 159
– Organ-/Korrespondenzpunkte 156
– Punktsuche 155
– Therapiekonzept 156
Ohranatomie 154
Ohrinnervation 154
Ohrrelief 158
Opiatrezeptoren 15
Opioidanalgesie 45
Opioide 15, 36, 37
Ordnungstherapie 57
Organlehre 80
Osteoporose 399, 404
Otitis media 322
Oxytocin 130

Palliativmedizin 495
Palliativpatienten 496, 498
Paracetamol 37, 38
Parasiten, Krankheit 88
pathogene Faktoren 82, 274
Patientenlagerung 138
Periaquäduktales Grau (PAG), Endorphine 15
Perikard-Leitbahn 227
periphere arterielle Verschlusskrankheit (pAVK) 490, 493
Pestwurz 62
PET-Analyse 12
Petasites Hybridus 62
Pfefferminzöl 62
Phantomschmerz 482
Pharyngitis, chronische 513
Phenytoin 38
physikalische Medizin 41
Physiotherapie 42
Phytodolor 63
Phytotherapeutika 60
Phytotherapie
– chinesische 158, 253, 260, 262
– westliche 59

Piriformis-Syndrom 382, 384
Piroxicam 37
Placebo-Problem 135
Pneumothorax bei Palliativpatienten 504
Polyneuropathie (PNP) 473, 475
Postdiskotomiesyndrom 377, 381
Prävention 94
Prednisolon 39
psychosomatische Aspekte 518
psycho-soziale Faktoren, Schmerzmodulation 15
psychovegetatives Syndrom 28
Psychovegetative Beschwerden 511
Pulsdiagnose 104, 105
Punktauswahl 143, 145
Punkte, korrespondierende 146
Punktkombinationen 145

Qi 77, 81, 116
Qi auffüllen, chinesische Arzneitherapie 257
Qi-Fluss anregen Tuina 275
Qigong 283
Qi-Leere 92, 115
Qi-Stagnation 91, 115, 121
Quaddelung 44, 191

Raynaud-Syndrom 486, 489
Rebellionszyklus 75
Rechts-Links-Kombination 147
Reflexdystrophie, sympathische
 s. Komplexes regionales Schmerzsyndrom (CRPS)
Reflex, somatoviszerale 126
reflex auriculo-cardiaque (RAC) 155
Regelschmerzen s. Dysmenorrhö
Regulation 7
Reizbarkeit 515
Reizdarmsyndrom (irritable bowel syndrome) 442, 445
Reizmagen s. Dyspepsie, funktionelle
Reizmodalitäten 147
Reiztherapie mit Neuraltherapie 191
Renmai 243
Reviews 134
Rheumatoide Arthritis 404, 409
Rofecoxib 37
Rückenschmerzen
– Diätetik, chinesische 272
– chronische 365, 371
– Studienlage 134

Salcis Cortex 64
Salutogenese-Modell 17
Schädelakupunktur 160, 166
Schlafstörungen 514
Schleim 86, 87, 113
Schleim umwandeln, chinesische Arzneitherapie 257
Schmerz als Systemstörung 7
Schmerzabwehr 11
Schmerzanamnese 29
Schmerzbewältigung 16
Schmerzchronifizierung 18
– Faktoren 20
Schmerzdiagnostik 29

Schmerzen
– Akupunkturpunkte, regionale 144
– akute 18
– aus Sicht der TCM 69
– aus Sicht der westlichen Medizin 5
– chronische 18, 134
– – psychosomatische Aspekte 518, 522
– – psychosoziale Faktoren 519
– – und psychische Erkrankungen 521
– funktionelle 27
– lokale 22
– Manifestationen 88
– neuropathische 22
– nociceptive 21
– übertragene 22
– Pathogenese (nach TCM) 81
– vasculär bedingte 486
– zentrale 479
Schmerzentstehung nach Descartes 6
Schmerzgedächtnis 11, 19
Schmerzhemmung, zentrale 13
Schmerzmodulation, psycho-soziale Faktoren 15
Schmerzrezeptor 8
Schmerzstörung, somatoforme 520, 523
Schmerzsyndrom, Kategorien 12
– komplexes, regionales s. komplexes regionales Schmerzsyndrom (CRPS)
– neuropathisches s. neuropathisches Schmerzsyndrom
Schmerztagebuch 36
Schmerztherapie
– Dokumentation 36
– konventionelle 36
– Leitlinien 32
– medikamentöse 36, 40
– Methoden 34
– psychologische 46
Schmerzverarbeitung 8
– im Gehirn 11
– im Rückenmark 10
Schröpfen 52
Schröpfzonen 53
Schultersteife (Frozen shoulder) 351, 353
Schwindel, ungerichteter 515
Segmenttherapie 191, 500
Sensitivierung 8, 10
Serotonin 131
Shen 79
Sheng-Zyklus 75
Shu-Mu-Kombination 145
Shu-Mu-Punkte 23, 127
sieben Emotionen 84
Simons 171
Sinusitis 322
Somatisierung 25
Somatisierungsstörung 28, 520
Somatotop 154
Sommerhitze 83
Sommerhitze austreiben, Akupunkturpunkte 122
Spannungskopfschmerz 298, 300
Spasmolytika, Indikationen 41
Stase austreiben, chinesische Arzneitherapie 257

Akupunkturpunkte

Steinleiden, Krankheit 88
Stenocardie s. Angina pectoris
Stichtechniken 140
Störfeldsuche mit Neuraltherapie 191
Störungen, somatoforme 27
Stress 16
Stressanalgesie 128
Stressresistenz 17
Striatum, Endorphine 15
Studien 133, 135
Stumpfschmerzen 482
Supraspinatussehnensyndrom 347, 350
Substantia gelatinosa, Endorphine 15
Sympathikusblockaden 44
Symphyti radix 60
Symptombildung, funktionelle 26
synaptische Übertragung, Down-Regulation 126
Syndrom
– funktionelles, Subgruppen 28
– psychovegetatives 27–28
Syndromdiagnose 109, 114
Syndrommuster, westliche Diagnose 116
Syndrommuster der Leber 73
Systemtheoretisches Modell von Schmerz 7
Systemtheorie und TCM 7

TCM, Grundzüge 69
TCM-Diagnose 97
TCM-Leitlinien zur Behandlung von Schmerzens 119 116
temporomandibuläre Dysfunktion 310, 312
Tendinitis calcarea s. Bursitis subacromialis
Tendovaginitis 357, 360
TENS 170
Tetrazepam 39
Teufelskralle 63
Therapiekonzepte 144
Therapieoptionen 121
Therapieprinzipien 119
Therapieziele 33
Thoraxschmerz,
– Diätetik, chinesische 272
– viscerale 421
Tic douloureux s. Trigeminusneuralgie
tiefenpsychologische Verfahren 49
Tilidin 36, 37
Tinnitus 516
Tramadol 36, 37
Traumata, Krankheit 88
Travel 171
Trigeminusneuralgie 313, 314, 316
Triggerpunkte bei chronischen Schmerzen 500
Triggerpunktakupunktur 124, 171
Trockenheit 84
Trockenheit befeuchten, Akupunkturpunkte 122
Tuina 272, 275, 281

Übelkeit bei Palliativpatienten 501
Überkontrollzyklus 75
Ulkus 504
Unterleibsschmerz, chronischer 450, 455
Ursprungs-Qi 78
Urtica herba 60

VAS 155
vasculär bedingte Schmerzen 486
Verschlusskrankheit, periphere, arterielle s. periphere arterielle Verschlusskrankheit (pAVK)
Very-Point-Technik 155
Vier Tiger jagen ein Schaf 140
viscerale Schmerzen 419, 425
Vorne-Hinten-Kombination 146
Vulnerabilität, biographische 15, 25

Wärmebehandlung 150
Wärmenadel 152
Wärmetherapie 42
wahres Qi 78
Wall 6
Wandlungsphasen 74, 75, 274
was nicht durchgängig ist, schmerzt 88
Weidenrinde 64
Weihrauch 64
Weiqi 78
WHO-Stufenschema 40
Wind 83, 112
Wind verteilen 122, 255
Wind vertreiben, Tuina 275
Wind-Feuchtigkeit verteilen, chinesische Arzneitherapie 256
Wurzel (Ben) 119

Xiefa 148
Xerostomie bei Palliativpatienten 503
Xue 79

Yang auffüllen, chinesische Arzneitherapie 257
Yang-Leere 92, 116
Yang-Mangel, Moxibustion 151
Yang-Zustände 72
Yin auffüllen, chinesische Arzneitherapie 257
Yin- und Yang-Disharmonien 72
Yin/Yang 69, 70, 71
Yingqi 78
Yin-Leere 93, 116
Yin-Zustände 72
YNSA 160
Ypsilon-Punkte, Schädelakupunktur 164
Yuanqi 78

Zahnschmerzen 323
Zangfu 80, 275
Zangfuzhiqi 78
zentrale Schmerzen 479
Zhenqi 78, 81
Zhi 79
Zhize 119
Zongqi 78
Zorn 85
Zosterinfektion, akute 470
Zosterneuralgie 470, 472
Zungendiagnose 106
Zweig (Biao) 119

Akupunkturpunkte

Bl 10 Tianzhu Himmelssäule 218
Bl 11 Dazhu Großer Kammzacken des Weberschiffchens 218
Bl 12 Fengmen Pforte des Windes 218
Bl 13 Feishu Transportpunkt der Lunge 218
Bl 14 Jueyinshu Transportpunkt des Jueyin (Perikard) 219
Bl 15 Xinshu Transportpunkt des Herzens 219
Bl 17 Geshu Transportpunkt des Zwerchfells 219
Bl 18 Ganshu Transportpunkt der Leber 219
Bl 19 Danshu Transportpunkt der Gallenblase 219
Bl 2 Cuanzhu Bambus sammeln 217
Bl 20 Pishu Transportpunkt der Milz 219
Bl 21 Weishu Transportpunkt des Magens 219
Bl 22 Sanjiaoshu Transportpunkt des 3-Erwärmer 220
Bl 23 Shenshu Transportpunkte der Niere 220
Bl 24 Qihaishu Transportpunkte des Meeres des Qi (Ren 6) 220
Bl 25 Dachangshu Transportpunkt des Dickdarms 220
Bl 26 GuanYuanshu Transportpunkt des Angelpunktes aller Ursprünge (Ren 4) 220
Bl 27 Xiaochangshu Transportpunkt des Dünndarms 220
Bl 28 Pangguangshu Transportpunkt der Blase 221
Bl 29 Zhong Lü Shu Transportpunkt mitten im Rückgrat 221
Bl 30 Bai Huan Shu Transportpunkt des weißen Ringes 221
Bl 31 Shangliao Oberes Knochenloch 221
Bl 32 Ciliao Zweites Knochenloch 221
Bl 33 Zhongliao Mittleres Knochenloch 221
Bl 34 Xialiao Unteres Knochenloch 221
Bl 36 Chengfu Aufnehmen und unterstützen 222
Bl 37 Yinmen Pforte in der Fülle 222
Bl 39 Weiyang In der Beuge zum Yang 222
Bl 40 Weizhong In der Mitte der Beuge 222
Bl 41 Fu Fen Angefügter Teil 222
Bl 43 Gaohuang Das Innerste des Inneren 222
Bl 46 Ge Guan Passtor des Zwerchfells 222
Bl 47 Hunmen Pforte der Geistseele 222
Bl 52 Zhishi Stube des Willens 222
Bl 54 Zhibian Grenze dieser Folge 223
Bl 56 Chengjin Unterstützung der Sehnen 223
Bl 57 Chengshan Unterstützung der (Muskel-)Berge 223
Bl 58 Feiyang Aufrichtung zum Flug 223
Bl 60 Kunlun Kunlun-Gebirge 223
Bl 61 Pucan Aufwartung des Lakaien 223
Bl 62 Shenmai Ausgestrecktes Gefäß 223
Bl 66 Zutonggu Durchgängiges Tal am Fuß 223
Bl 67 Zhiyin Das Yin erreichen 225
Bl 7 Tongtian Verbindung mit dem Himmel 218
Di 1 Shangyang Yang der Wandlungsphase Metall 201

547

Akupunkturpunkte

Di 10 Shousanli Drei Längen zur Hand 203
Di 11 Quchi Gekrümmter Teich 203
Di 12 Zhouliao Knochenloch des Ellenbogens 203
Di 14 Binao Arm-Schulter-Muskulatur 203
Di 15 Jianyu Vorderer Schulterknochen 203
Di 16 Ju Gu Riesiger Knochen 203
Di 17 Tianding Himmels-Dreifuß 203
Di 18 Futu Eine Vierfingerbreite neben dem Vorsprung 204
Di 19 Kouheliao Getreide-Knochenloch des Mundes 204
Di 20 Yingxiang Die Düfte empfangen 204
Di 4 Hegu Tal am Zusammenschluss 201
Di 9 Shang Lian Obere Kante 203
3E 10 Tianjing Himmels-Brunnen 231
3E 14 Jianliao Schulter-Knochenloch 231
3E 15 Tianliao Himmels-Knochenloch 231
3E 17 Yifeng Schutzschild gegen den Wind 231
3E 20 Jiaosun Ecken-Spross 231
3E 21 Ermen Ohr-Pforte 231
3E 23 Sizhukong Bambusstreifen-Loch 232
3E 3 Zhongzhu Mittleres Eiland 231
3E 4 Yangchi Yang-Teich 231
3E 5 Waiguan Passtor des Äußeren 231
3E 6 Zhigou Zweig-Rinne 231
Du 1 Chang Qiang Lang und Stark 239
Dü 1 Shaoze (Von der) Shaoyin-Leitbahn zur Feuchte 215
Dü 10 Naoshu Transportpunkt der Schulter-Muskulatur 216
Dü 11 Tianzong Zong(-Qi) des Himmels 216
Du 12 Shen Zhu Leibes-Säule 241
Dü 12 Bingfeng Den Wind im Griff 216
Du 13 Taodao Brennofenweg 241
Dü 13 Quyuan Gekrümmtes Mäuerchen 216
Du 14 Dazhui Großer Wirbel 241
Dü 14 Jianwaishu Äußerer Transportpunkt der Schulter 216
Du 15 Yamen Pforte der Stummheit 241
Dü 15 Jianzhongsu Mittlerer Transportpunkt der Schulter 216
Du 16 Fengfu Residenz des Windes 241
Dü 16 Tian Chuang Himmelsfenster 216
Dü 18 Quanliao Knochenloch der Wange 216
Du 19 Houding Hinter dem Scheitel 241
Dü 19 Tinggong Palast des Hörens 216
Du 20 Baihui Hundert Treffen 242
Du 23 Shangxing Oberer Stern 242
Du 24 Shenting Hof der Geisteskraft 242
Du 26 Shuigou Wasser-Rinne 243
Du 3 Yaoyangguan Yang-Passtor des Lendenbereichs 240
Dü 3 Houxi Hinterer Schluchtenbach 215
Du 4 Mingmen Pforte der Lebensbestimmung 240
Dü 5 Yanggu Yang-Tal 215
Du 6 Ji Zhong Mitte der Wirbelsäule 241
Dü 6 Yanglao Pflege im Alter 215
Dü 8 Xiaohai Meer der Dünndarm-Leitbahn 215
Du 9 Zhiyang Das Yang erreichen 241
Dü 9 Jianzhen Mitte der Schulter 216
Ex-AH Bizhong Mitte des Armes 248

Ex-AH Jianqian/Jianneiling Vor der Schulter/ Innerer Grabhügel der Schulter 248
Ex-AH 11 Shixuan Zehn Ableiter 248
Ex-AH 2 Erbai Zwei Weiße 248
Ex-AH 7 Yaotongdian Lumbago-Punkte 248
Ex-AH 8 Wailaogong Äußerer Pe 8 (Steifer Nacken) 248
Ex-AH 9 Baxie Acht (gegen) schädigende Einflüsse 248
Ex-BB Tituo Hebt den Vorfall 246
Ex-BB Zigong Palast des Kindes (Uterus) 246
Ex-BF 10 Bafeng Acht (gegen den) Wind 250
Ex-BF 12 Qiduan Qi-Endigungen 250
Ex-BF 2 Heding Kranich-Scheitel 248
Ex-BF 4 Neixiyan Inneres Knie-Auge 249
Ex-BF 5 Xiyan Knieaugen 249
Ex-BF 6 Dannang Gallenblase 250
Ex-BF 7 Lanwei Appendix 250
Ex-BF 8 Neihuaijian Innenknöchelspitze 250
Ex-BF 9 Waihuaijian Außenknöchelspitze 250
Ex-KH Jiachengjiang Eingezwängter Chengjiang 246
Ex-KH Jingbi Oberer Arm 246
Ex-KH 1 Si Shencong Vier zur Schärfung der Geisteskraft 245
Ex-KH 3 Yintang Siegel-Halle 246
Ex-KH 4 Yuyao Fisch-Taille 246
Ex-KH 5 Taiyang Großes Yang 246
Ex-KH 6 Erjian Ohr-Spitze 246
Ex-R 2 Jiaji Die Wirbelsäule einzwängend 246
Ex-R 3 Weiwanxiashu Unterer Transportpunkt der Magengrube 247
Ex-R 8 Shiqizhui Siebzehnter Wirbel 247
Gb 1 Tongziliao Pupillen-Knochenloch 233
Gb 12 Wangu Vollendungs-Knochen (Proc. mastoideus) 233
Gb 13 Benshen Wurzel der Geisteskraft 234
Gb 14 Yangbai Yang-Weiße 234
Gb 2 Tinghui Zusammenkunft des Hörens 233
Gb 20 Fengchi Teich des Windes 234
Gb 21 Jianjing Schulter-Brunnen 234
Gb 24 Riyue Sonne-Mond 234
Gb 25 Jingmen Kapitale Pforte 234
Gb 26 Daimai Gürtelgefäß 234
Gb 27 Wushu Fünfer Türangel 234
Gb 28 Weidao Verschnürter Weg 235
Gb 29 Juliao Knochenloch beim Platznehmen 235
Gb 3 Shangguan Über dem Angelpunkt 233
Gb 30 Huantiao Sich biegen und springen 235
Gb 31 Fengshi Marktplatz des Windes 235
Gb 32 Zhongdu Mittlerer Fluss 235
Gb 33 Xiyangguan Knie-Yang-Angelpunkt 235
Gb 34 Yanglingquan Quelle am Yang-Hügel 235
Gb 38 Yangfu Yang-Beistand 235
Gb 39 Xuanzhong Aufgehängtes Glöckchen 235
Gb 40 Qiuxu Hügel und Ruinen 236
Gb 41 Zulinqi Am Fuß den Tränen nahe 236
Gb 43 Xiaxi Eingezwängter Schluchtenbach 238
Gb 8 Shuaigu (Am Ohr) entlang gelegenes Tal 233
He 1 Jiquan Pol-Quelle 212

He 3 Shaohai Meer der Shaoyin-Leitbahn 212
He 5 Tongli Verbindung mit dem heimatlichen Ursprung 212
He 6 Yinxi Spalten-Punkt der Yin-Leitbahn 213
He 7 Shenmen Pforte der Geisteskraft 213
He 8 Shaofu Residenz der Shaoyin-Leitbahn) 214
He 9 Shaochong Knotenpunkt der Shaoyin-Leitbahn) 214
Le 11 Yinlian Yin-Kante 239
Le 13 Zhangmen Pforte in der Absperrung 239
Le 14 Qimen Pforte (am Ende) der Periode 239
Le 2 Xingjian Dazwischentreten 238
Le 3 Taichong Großes Heranstürmen 238
Le 5 Ligou Rinne des Holzwurms 238
Le 8 Ququan Gekrümmte Quelle 239
Le 9 Yinbao Yin-Einhüllung 239
Lu 1 Zhongfu Residenz der Mitte 200
Lu 11 Shaoshang Junge Wandlungsphase Metall 201
Lu 2 Yunmen Wolkenpforte 200
Lu 5 Chize Wasserreservoir der Elle 201
Lu 7 Lieque Wolkenbruch 201
Lu 9 Taiyuan Äußerst tiefes Wasser 201
Ma 18 Rugen Wurzel der Mamma 206
Ma 19 Burong Nicht mehr fassen 206
Ma 2 Sibai In alle vier Richtungen klar 204
Ma 20 Chengman Genügend aufgenommen haben 206
Ma 21 Liangmen Pforte der Speisen 206
Ma 25 Tianshu Türangel des Himmels 206
Ma 26 Wailing Außen am Hügel 207
Ma 27 Daju Groß und riesig 207
Ma 28 Shuidao Wasserwege 207
Ma 29 Guilai Rückkehr 207
Ma 3 Juliao Riesiges Knochenloch 204
Ma 30 Qichong Heranstürmendes Qi 207
Ma 31 Biguan Schenkel-Angelpunkt 207
Ma 32 Futu Kaüernder Hase 207
Ma 34 Liangqiu Hügel am balkenförmigen (Knochen) 207
Ma 35 Dubi Kalbsnase 208
Ma 36 Zusanli Drei Längen zum Fuß 208
Ma 37 Shangjuxu Obere riesige Leere 208
Ma 38 Tiaokou Streifenförmige Mulde 208
Ma 39 Xiajuxu Untere riesige Leere 208
Ma 4 Dicang Kornspeicher des Bodens 204
Ma 40 Fenglong Üppige Vorwölbung 208
Ma 41 Jiexi Schluchtenbach, dort, wo man die Schuhbänder löst 208
Ma 42 Chongyang Heranstürmendes Yang 208
Ma 44 Neiting Innerer Hof 209
Ma 45 Lidui Heftige Öffnung 209
Ma 5 Daying Großes Empfangen 206
Ma 6 Jiache Kiefer-Achse 206
Ma 7 Xiaguan Unter dem Angelpunkt 206
Ma 8 Touwei Geheimratsecke 206
Mi 1 Yinbai Verborgene Weiße 209
Mi 10 Xuehai Meer des Blutes 212
Mi 12 Chongmen Pforte des heranstürmenden Qi 212
Mi 15 Daheng Großer Querverlauf 212
Mi 21 Da Bao Die Große Hülle 212
Mi 3 Taibai Große Weiße (Venus) 209

Akupunkturpunkte

Mi 4 Gongsun Gelber Fürst (oder Großvater-Enkel) 209
Mi 5 Shangqiu Hügel der Wandlungsphase Metall 209
Mi 6 San Yinjiao Kreuzung der drei Yin (-Leitbahnen) 210
Mi 8 Diji Pol des Bodens 211
Mi 9 Yinlingquan Quelle am Yin-Hügel 211
Ni 1 Yongquan Sprudelnde Quelle 226
Ni 10 Yingu Tal des Yin 227
Ni 11 Henggu Querverlaufender Knochen 227
Ni 14 Siman Vier Völlezustände 227
Ni 19 Yindu Zusammenfluss des Yin 227
Ni 2 Rangu Brennendes Tal (Os naviculare) 226
Ni 3 Taixi Großer Schluchtenbach 226
Ni 4 Dazhong Großer Becher 226
Ni 5 Shuiquan Wasserquelle 226
Ni 6 Zhaohai Feuerschein-Meer 226
Ni 7 Fuliu Strömungs-Rückkehr 226
Ni 9 Zhubin (Für den) Gast erbaut 227
Pe 1 Tianchi Himmelsteich 229
Pe 2 Tianquan Himmelsquelle 229
Pe 3 Quze Gekrümmtes Wasserreservoir 228
Pe 4 Ximen Spalten-Pforte 228
Pe 5 Jianshi Dazwischentretender Gesandter 229
Pe 6 Neiguan Passtor des Inneren 229
Pe 7 Daling Großer Erdhügel 229
Pe 8 Laogong Palast der Mühen 229
Pe 9 Zhongchong Mittlerer Knotenpunkt 229
Ren 10 Xiawan Untere Magengrube 244
Ren 12 Zhongwan Mittlere Magengrube 244
Ren 13 Shangwan Obere Magengrube 244
Ren 14 Juque Riesiges Wachtor 244
Ren 15 Jiuwei Taubenschwanz 244
Ren 16 Zhongting Mittlerer Hof 244
Ren 17 Danzhong Mitte der Brust 245
Ren 2 Qugu Gekrümmter Knochen 243
Ren 22 Tiantu Himmelskamin 245
Ren 23 Lianquan Quelle an der Kante 245
Ren 24 Chengjiang Aufnahme des Breis 245
Ren 3 Zhongji Mittlerer Pol 243
Ren 4 Guanyuan Angelpunkt aller Ursprünge 243
Ren 5 Shi Men Stein-Pforte 243
Ren 6 Qihai Meer des Qi 244
Ren 8 Shenque Wachtor der Geisteskraft 244
Ren 9 Shuifen Verteilung des Wassers 244

Akupunkturpunkte *(Pinyin)*

Bafeng Ex-BF 10 Acht (gegen den) Wind 250
Bai Huan Shu Bl 30 Transportpunkt des weißen Ringes 221
Baihui Du 20 Hundert Treffen 242
Baxie Ex-AH 9 Acht (gegen) schädigende Einflüsse 248
Benshen Gb 13 Wurzel der Geisteskraft 234
Biguan Ma 31 Schenkel-Angelpunkt 207
Binao Di 14 Arm-Schulter-Muskulatur 203
Bingfeng Dü 12 Den Wind im Griff 216
Bizhong Ex-AH Mitte des Armes 248
Burong Ma 19 Nicht mehr fassen 206
Chang Qiang Du 1 Lang und Stark 239

Chengfu Bl 36 Aufnehmen und unterstützen 222
Chengjiang Ren 24 Aufnahme des Breis 245
Chengjin Bl 56 Unterstützung der Sehnen 223
Chengman Ma 20 Genügend aufgenommen haben 206
Chengshan Bl 57 Unterstützung der (Muskel-)Berge 223
Chize Lu 5 Wasserreservoir der Elle 201
Chongmen Mi 12 Pforte des heranstürmenden Qi 212
Chongyang Ma 42 Heranstürmendes Yang 208
Ciliao Bl 32 Zweites Knochenloch 221
Cuanzhu Bl 2 Bambus sammeln 217
Da Bao Mi 21 Die Große Hülle 212
Dachangshu Bl 25 Transportpunkt des Dickdarms 220
Daheng Mi 15 Großer Querverlauf 212
Daimai Gb 26 Gürtelgefäß 234
Daju Ma 27 Groß und riesig 207
Daling Pe 7 Großer Erdhügel 229
Dannang Ex-BF 6 Gallenblase 250
Danshu Bl 19 Transportpunkt der Gallenblase 219
Danzhong Ren 17 Mitte der Brust 245
Daying Ma 5 Großes Empfangen 206
Dazhong Ni 4 Großer Becher 226
Dazhu Bl 11 Großer Kammzacken des Weberschiffchens 218
Dazhui Du 14 Großer Wirbel 241
Dicang Ma 4 Kornspeicher des Bodens 204
Diji Mi 8 Pol des Bodens 211
Dubi Ma 35 Kalbsnase 208
Erbai Ex-AH 2 Zwei Weiße 248
Erjian Ex-KH 6 Ohr-Spitze 246
Ermen 3E 21 Ohr-Pforte 231
Feishu Bl 13 Transportpunkt der Lunge 218
Feiyang Bl 58 Aufrichtung zum Flug 223
Fengchi Gb 20 Teich des Windes 234
Fengfu Du 16 Residenz des Windes 241
Fenglong Ma 40 Üppige Vorwölbung 208
Fengmen Bl 12 Pforte des Windes 218
Fengshi Gb 31 Marktplatz des Windes 235
Fu Fen Bl 41 Angefügter Teil 222
Fuliu Ni 7 Strömungs-Rückkehr 226
Futu Di 18 Eine Vierfingerbreite neben dem Vorsprung 204
Futu Ma 32 Kauernder Hase 207
Ganshu Bl 18 Transportpunkt der Leber 219
Gaohuang Bl 43 Das Innerste des Inneren 222
Ge Guan Bl 46 Passtor des Zwerchfells 222
Geshu Bl 17 Transportpunkt des Zwerchfells 219
Gongsun Mi 4 Gelber Fürst (oder Großvater-Enkel) 209
Guanyuan Ren 4 Angelpunkt aller Ursprünge 243
GuanYuanshu Bl 26 Transportpunkt des Angelpunktes aller Ursprünge (Ren 4) 220
Guilai Ma 29 Rückkehr 207
Heding Ex-BF 2 Kranich-Scheitel 248
Hegu Di 4 Tal am Zusammenschluss 201
Henggu Ni 11 Querverlaufender Knochen 227
Houding Du 19 Hinter dem Scheitel 241

Houxi Dü 3 Hinterer Schluchtenbach 215
Huantiao Gb 30 Sich biegen und springen 235
Hunmen Bl 47 Pforte der Geistseele 222
Ji Zhong Du 6 Mitte der Wirbelsäule 241
Jiache Ma 6 Kiefer-Achse 206
Jiachengjiang Ex-KH Eingezwängter Chengjiang 246
Jiaji Ex-R 2 Die Wirbelsäule einzwängend 246
Jianjing Gb 21 Schulter-Brunnen 234
Jianliao 3E 14 Schulter-Knochenloch 231
Jianqian/Jianneiling Ex-AH Vor der Schulter/Innerer Grabhügel der Schulter 248
Jianshi Pe 5 Dazwischentretender Gesandter 229
Jianwaishu Dü 14 Äußerer Transportpunkt der Schulter 216
Jianyu Di 15 Vorderer Schulterknochen 203
Jianzhen Dü 9 Mitte der Schulter 216
Jianzhongshu Dü 15 Mittlerer Transportpunkt der Schulter 216
Jiaosun 3E 20 Ecken-Spross 231
Jiexi Ma 41 Schluchtenbach, dort, wo man die Schuhbänder löst 208
Jingbi Ex-KH Oberer Arm 246
Jingmen Gb 25 Kapitale Pforte 234
Jiquan He 1 Pol-Quelle 212
Jiuwei Ren 15 Taubenschwanz 244
Ju Gu Di 16 Riesiger Knochen 203
Jueyinshu Bl 14 Transportpunkt des Jueyin (Perikard) 219
Juliao Ma 3 Riesiges Knochenloch 204
Juliao Gb 29 Knochenloch beim Platznehmen 235
Juque Ren 14 Riesiges Wachtor 244
Kouheliao Di 19 Getreide-Knochenloch des Mundes 204
Kunlun Bl 60 Kunlun-Gebirge 223
Lanwei Ex-BF 7 Appendix 250
Laogong Pe 8 Palast der Mühen 229
Liangmen Ma 21 Pforte der Speisen 206
Liangqiu Ma 34 Hügel am balkenförmigen (Knochen) 207
Lianquan Ren 23 Quelle an der Kante 245
Lidui Ma 45 Heftige Öffnung 209
Lieque Lu 7 Wolkenbruch 201
Ligou Le 5 Rinne des Holzwurms 238
Mingmen Du 4 Pforte der Lebensbestimmung 240
Naoshu Dü 10 Transportpunkt der Schulter-Muskulatur 216
Neiguan Pe 6 Passtor des Inneren 229
Neihuaijian Ex-BF 8 Innenknöchelspitze 250
Neiting Ma 44 Innerer Hof 209
Neixiyan Ex-BF 4 Inneres Knie-Auge 249
Pangguangshu Bl 28 Transportpunkt der Blase 221
Pishu Bl 20 Transportpunkt der Milz 219
Pucan Bl 61 Aufwartung des Lakaien 223
Qichong Ma 30 Heranstürmendes Qi 207
Qiduan Ex-BF 12 Qi-Endigungen 250
Qihai Ren 6 Meer des Qi 244
Qihaishu Bl 24 Transportpunkte des Meeres des Qi (Ren 6) 220

Rezepturen

Qimen Le 14 Pforte (am Ende) der Periode 239
Qiuxu Gb 40 Hügel und Ruinen 236
Quanliao Dü 18 Knochenloch der Wange 216
Quchi Di 11 Gekrümmter Teich 203
Qugu Ren 2 Gekrümmter Knochen 243
Ququan Le 8 Gekrümmte Quelle 239
Quyuan Dü 13 Gekrümmtes Mäuerchen 216
Quze Pe 3 Gekrümmtes Wasserreservoir 228
Rangu Ni 2 Brennendes Tal (Os naviculare) 226
Riyue Gb 24 Sonne-Mond 234
Rugen Ma 18 Wurzel der Mamma 206
San Yinjiao Mi 6 Kreuzung der drei Yin (-Leitbahnen) 210
Sanjiaoshu Bl 22 Transportpunkt des 3-Erwärmer 220
Shang Lian Di 9 Obere Kante 203
Shangguan Gb 3 Über dem Angelpunkt 233
Shangjuxu Ma 37 Obere riesige Leere 208
Shangliao Bl 31 Oberes Knochenloch 221
Shangqiu Mi 5 Hügel der Wandlungsphase Metall 209
Shangwan Ren 13 Obere Magengrube 244
Shangxing Du 23 Oberer Stern 242
Shangyang Di 1 Yang der Wandlungsphase Metall 201
Shaochong He 9 Knotenpunkt der Shaoyin-Leitbahn) 214
Shaofu He 8 Residenz der Shaoyin-Leitbahn) 214
Shaohai He 3 Meer der Shaoyin-Leitbahn) 212
Shaoshang Lu 11 Junge Wandlungsphase Metall 201
Shaoze Dü 1 (Von der) Shaoyin-Leitbahn zur Feuchte 215
Shen Zhu Du 12 Leibes-Säule 241
Shenmai Bl 62 Ausgestrecktes Gefäß 223
Shenmen He 7 Pforte der Geisteskraft 213
Shenque Ren 8 Wachtor der Geisteskraft 244
Shenshu Bl 23 Transportpunkte der Niere 220
Shenting Du 24 Hof der Geisteskraft 242
Shi Men Ren 5 Stein-Pforte 243
Shiqizhui Ex-R 8 Siebzehnter Wirbel 247
Shixuan Ex-AH 11 Zehn Ableiter 248
Shousanli Di 10 Drei Längen zur Hand 203
Shuaigu Gb 8 (Am Ohr) entlang gelegenes Tal 233
Shuidao Ma 28 Wasserwege 207
Shuifen Ren 9 Verteilung des Wassers 244
Shuigou Du 26 Wasser-Rinne 243
Shuiquan Ni 5 Wasserquelle 226
Si Shencong Ex-KH 1 Vier zur Schärfung der Geisteskraft 245
Sibai Ma 2 In alle vier Richtungen klar 204
Siman Ni 14 Vier Völlezustände 227
Sizhukong 3E 23 Bambusstreifen-Loch 232
Taibai Mi 3 Große Weiße (Venus) 209
Taichong Le 3 Großes Heranstürmen 238
Taixi Ni 3 Großer Schluchtenbach 226
Taiyang Ex-KH 5 Großes Yang 246
Taiyuan Lu 9 Äußerst tiefes Wasser 201
Taodao Du 13 Brennofenweg 241
Tian Chuang Dü 16 Himmelsfenster 216
Tianchi Pe 1 Himmelsteich 227
Tianding Di 17 Himmels-Dreifuß 203

Tianjing 3E 10 Himmels-Brunnen 231
Tianliao 3E 15 Himmels-Knochenloch 231
Tianquan Pe 2 Himmelsquelle 227
Tianshu Ma 25 Türangel des Himmels 206
Tiantu Ren 22 Himmelskamin 245
Tianzhu Bl 10 Himmelssäule 218
Tianzong Dü 11 Zong(-Qi) des Himmels 216
Tiaokou Ma 38 Streifenförmige Mulde 208
Tinggong Dü 19 Palast des Hörens 216
Tinghui Gb 2 Zusammenkunft des Hörens 233
Tituo Ex-BB Hebt den Vorfall 246
Tongli He 5 Verbindung mit dem heimatlichen Ursprung 212
Tongtian Bl 7 Verbindung mit dem Himmel 218
Tongziliao Gb 1 Pupillen-Knochenloch 233
Touwei Ma 8 Geheimratsecke 206
Waiguan 3E 5 Passtor des Äußeren 231
Waihuaijian Ex-BF 9 Außenknöchelspitze 250
Wailaogong Ex-AH 8 Äußerer Pe 8 (Steifer Nacken) 248
Wailing Ma 26 Außen am Hügel 207
Wangu Gb 12 Vollendungs-Knochen (Proc. mastoideus) 233
Weidao Gb 28 Verschnürter Weg 235
Weishu Bl 21 Transportpunkt des Magens 219
Weiwanxiashu Ex-R 3 Unterer Transportpunkt der Magengrube 247
Weiyang Bl 39 In der Beuge zum Yang 222
Weizhong Bl 40 In der Mitte der Beuge 222
Wushu Gb 27 Fünfer Türangel 234
Xiaguan Ma 7 Unter dem Angelpunkt 206
Xiajuxu Ma 39 Untere riesige Leere 208
Xialiao Bl 34 Unteres Knochenloch 221
Xiaochangshu Bl 27 Transportpunkt des Dünndarms 220
Xiaohai Dü 8 Meer der Dünndarm-Leitbahn 215
Xiawan Ren 10 Untere Magengrube 244
Xiaxi Gb 43 Eingezwängter Schluchtenbach 238
Ximen Pe 4 Spalten-Pforte 228
Xingjian Le 2 Dazwischentreten 238
Xinshu Bl 15 Transportpunkt des Herzens 219
Xiyan Ex-BF 5 Knieaugen 249
Xiyangguan Gb 33 Knie-Yang-Angelpunkt 235
Xuanzhong Gb 39 Aufgehängtes Glöckchen 235
Xuehai Mi 10 Meer des Blutes 212
Yamen Du 15 Pforte der Stummheit 241
Yangbai Gb 14 Yang-Weiße 234
Yangchi 3E 4 Yang-Teich 231
Yangfu Gb 38 Yang-Beistand 235
Yanggu Dü 5 Yang-Tal 215
Yanglao Dü 6 Pflege im Alter 215
Yanglingquan Gb 34 Quelle am Yang-Hügel 235
Yaotongdian Ex-AH 7 Lumbago-Punkte 248
Yaoyangguan Du 3 Yang-Passtor des Lendenbereichs 240
Yifeng 3E 17 Schutzschild gegen den Wind 231
Yinbai Mi 1 Verborgene Weiße 209
Yinbao Le 9 Yin-Einhüllung 239
Yindu Ni 19 Zusammenfluss des Yin 227
Yingu Ni 10 Tal des Yin 227
Yingxiang Di 20 Die Düfte empfangen 204

Yinlian Le 11 Yin-Kante 239
Yinlingquan Mi 9 Quelle am Yin-Hügel 211
Yinmen Bl 37 Pforte in der Fülle 222
Yintang Ex-KH 3 Siegel-Halle 246
Yinxi He 6 Spalten-Punkt der Yin-Leitbahn 213
Yongquan Ni 1 Sprudelnde Quelle 226
Yunmen Lu 2 Wolkenpforte 200
Yuyao Ex-KH 4 Fisch-Taille 246
Zhangmen Le 13 Pforte in der Absperrung 239
Zhaohai Ni 6 Feuerschein-Meer 226
Zhibian Bl 54 Grenze dieser Folge 223
Zhigou 3E 6 Zweig-Rinne 231
Zhishi Bl 52 Stube des Willens 222
Zhiyang Du 9 Das Yang erreichen 241
Zhiyin Bl 67 Das Yin erreichen 225
Zhong Lü Shu Bl 29 Transportpunkt mitten im Rückgrat 221
Zhongchong Pe 9 Mittlerer Knotenpunkt 229
Zhongdu Gb 32 Mittlerer Fluss 235
Zhongfu Lu 1 Residenz der Mitte 200
Zhongji Ren 3 Mittlerer Pol 243
Zhongliao Bl 33 Mittleres Knochenloch 221
Zhongting Ren 16 Mittlerer Hof 244
Zhongwan Ren 12 Mittlere Magengrube 244
Zhongzhu 3E 3 Mittleres Eiland 231
Zhouliao Di 12 Knochenloch des Ellenbogens 203
Zhubin Ni 9 (Für den) Gast erbaut 227
Zigong Ex-BB Palast des Kindes (Uterus) 246
Zulinqi Gb 41 Am Fuß den Tränen nahe 236
Zusanli Ma 36 Drei Längen zum Fuß 208
Zutonggu Bl 66 Durchgängiges Tal am Fuß 223

Rezepturen

Ba zhen tang 476, 512
Bai hu jia gui zhi tang 347, 389, 395, 409
Bai hu tang 255
Bai yi xuan fang 399
Ban xia bai zhu tian ma tang 301
Ban xia hou po tang 321
Ban xia xie xin tang 417
Bao he wan 256, 435
Bu fei tang 516
Bu gan tang 301, 305, 309, 321, 512
Bu shen zhuang gu tang 376
Bu yang huan wu tang 309, 429, 493
Bu zhong yi qi tang 257, 301, 305, 317, 451, 457, 512, 513, 516
Chai ge jie ji tang 340
chai hu jia long gu mu li tang 257
Chai hu shu gan san 256, 297, 321, 429, 433, 435, 457, 469, 472, 480, 515
Chu shi wei ling tang 472
Chuan xiong cha tiao san 255, 301, 317
Ci tan tang 371
Da bu yuan jian 417, 457
Dan shen yin 429, 435

Rezepturen

Dang gui di huang yin 371
Dang gui si ni tang 256, 457, 490
Dao tan tang 309, 476, 516, 517
Di tan tang 493
Du huo ji sheng tang 256, 353, 371, 376, 389, 395, 404, 409, 476, 480
Er chen tang 257, 417, 513
Er miao san 256
Er miao wan 457
Er xian tang 417
Erlong zuo ci wan 516
Fang feng 465
Fang feng tang 344, 389, 395, 409, 467
Fu yuan huo xue tang 469
Fu zi li zhong wan 435
Gan cao gan jiang ling zhu tang 371, 376
Gan mai da zao tang 257
Ge gen tang 309, 313
Ge xia zhu yu tang 451
Giang huo sheng shi tang 465
Ging re tiao xue tang 451
Gua lou xie bai ban xia tang 429
Gui fu li zhong tang 513
Gui pi tang 321, 429, 433, 514, 516, 517
Gui xiong si wu tang 297
Gui zhi jia ge gen tang 365
Gui zhi shao yao zhi mu tang 256, 409
Hei xiao yao san 297
Hu qian wan 476, 480
Hua gan jian 435
Hua yu tong bi tang 344
Huang lian e jiao tang 514
Huang lian wen dan tang 514, 516
Huang qi gui zhi wu wu tang 357, 344, 350
Huang qi jian zhong tang 435
Huo luo xiao ling dan 321, 357, 360, 399, 493
Huo xiang zheng qi san 256
Jia wei xiao yao san 297, 317, 321
Jian ling tang 321
Jin ling zi san 321, 513
Juan bi tang 256, 313, 353, 399
Juan bi tang aus bai yi xuan fang 350, 360
Juan bi tang aus yi xue xin wu 409
Li zhong wan 256
Liang fu wan 435
Ling gui zhu gan tang 435
liu wei di huang wan 258
Long dan xie gan tang 255, 256, 469, 472, 516
Lu tong yin 297
Ma chi xian jie du tang 472
Ma huang tang 255
Mian tong fang er hao 317
Ping wei san 435
Qi ju di huang wan 297, 301, 515
Qiang huo sheng shi tang 301, 309, 336, 371, 467, 476, 512
Qing e wan 371
Qing shi hua tan tang 257
Qing wei san 435
San miao wan 389, 395
Sang ju yin 255
Shao fu zhu yu tang 451, 457
Shao yao gan cao tang 435
Shen ling bai zhu san 446

Shen tong zhu yu 467
Shen tong zhu yu tang 336, 340, 350, 353, 365, 371, 376, 381, 389, 395, 409, 417, 465, 476
Shen yu tang 467
Sheng mai san 429, 433
Sheng yu tang 301, 305, 451, 465
Shi quan da bu tang 389, 395, 409, 490, 493
Shi wei wen dan tang 433, 514
Shun qi huo xue tang 384
Si jun zi tang 305, 446
Si miao san 371, 376, 399, 417, 457, 476, 480
Si ni san 490, 513
Si qi tang 516
Si wu tang 257, 309
Tao hong si wu tang 257, 371, 476
Tao hong si wu tang 476
Tian ma gou teng yin 257, 297, 309, 516
Tian wang bu xin dan 429, 433, 514, 517
Tiao gan tang 452
Tiao rong huo luo yin 371
Tiao zhong yi qi tang 476
Tong qiao huo xue tang 297, 301, 317
Tong xie yao fang 446
Wei ling tang 512
Wen dan tang 429, 433
Wen jing tang 452
Wiang huo sheng shi tang 344
wu ling san 255
Wu tou tang 344, 389, 395, 409, 465, 467
Wu zhu yu tang 256, 297
Xiang fu xuan fu hua tang 469
Xiang sha zhi zhu wan 435
Xiao chai hu tang 371, 469
Xiao huo luo dan 476, 480
Xiao xian xiong tang 435
Xiao yao san 256, 297, 301, 305, 309, 313, 321, 336, 357, 365, 371, 381, 384, 417, 451, 457, 469, 490, 513, 515
Xie qing wan 297, 514, 515
Xie xin dao chi tang 514
Xiong zhi shi gao tang 317
Xue fu zhu yu tang 301, 309, 321, 429, 435, 469
Yang he tang 480, 493
Yang yin qing fei tang 513
Yi guan jian 417, 435, 457
Yi wei tang 435
Yi yi ren tang 389, 395, 409
You gui wan 257, 301, 381, 404, 490, 516
You gui yin 429
Yu ping feng san 513
Zhen gan xi feng tang 257, 297
Zhi bai di huang wan 258, 513
Zhi gan cao tang 433
Zhi shi dao zhi wan 435
Zhu sha an shen wan 321, 433
Zi yin qian yang fang jia jian 309
Zuo gui wan 301, 309, 336, 344, 371, 376, 404, 435

Verzeichnis weniger gebräuchlicher chinesischer Arzneirezepturen

bu shen zhuang gu tang
(Nieren-Auffüllungs-Knochen-Stärkungs-Abkochung)

Rad. Rehmanniae praep. *(shu di huang)*	12 g
Rad. Angelicae sinensis *(dang gui)*	12 g
Rad. Achyranthis bidentatae *(huai niu xi)*	9 g
Fruct. Corni *(shan zhu yu)*	12 g
Poria *(fu ling)*	12 g
Rad. Dipsaci *(xu duan)*	12 g
Cort. Eucommiae *(du zhong)*	12 g
Rad. Paeoniae albae/lactiflorae *(bai shao)*	9 g
Pericarp. Citri reticulatae viride *(qing pi)*	9 g
Cort. Acanthopanacis *(wu jia pi)*	9 g

di yuan shi gao tang
(Rehmannia-Scrophularia-Gypsum-Abkochung)

Rad. Rehmanniae exsiccata/viride *(sheng di huang)*	30 g
Gypsum *(shi gao)*	30 g
Rad. Paeoniae albae/lactiflorae *(bai shao)*	24 g
Myrrha *(mo yao)*	15 g
Rhiz. et Rad. Notopterygii *(qiang huo)*	6 g
Herba Asari *(xi xin)*	3 g
Rhiz. Gastrodiae *(tian ma)*	3 g

fang feng tang
(Saposhnikovia-Abkochung)

Rad. Saposhnikoviae/Ledebouriellae *(fang feng)*	9 g
Rad. Angelicae sinensis *(dang gui)*	9 g
Poria *(fu ling)*	9 g
Sem. Armeniacae amarum *(ku xing ren)*	6 g
Rad. Gentianae macrophyllae *(qin jiao)*	9 g
Herba Ephedrae *(ma huang)*	9 g
Rad. Puerariae *(ge gen)*	9 g
Rad. Scutellariae *(huang qin)*	3 g
Cort. Cinnamomi *(rou gui)*	6 g
Rhiz. Zingiberis recens *(sheng jiang)*	6 g
Rad. Glycyrrhizae *(gan cao)*	6 g
Fruct. Jujubae *(da zao)*	3 St.

gui xiong si wu tang
(Veränderte Vier-Substanzen-Abkochung)

Rad. Rehmanniae praep. *(shu di huang)*	9 g
Rad. (Ligustici) Chuanxiong *(chuan xiong)*	3 g
Rad. Paeoniae albae/lactiflorae *(bai shao)*	6 g
Rad. Angelicae sinensis *(dang gui)*	6 g
Rad. Saposhnikoviae/Ledebouriellae *(fang feng)*	9 g
Rhiz. Atractylodis macrocephalae *(bai zhu)*	6 g
Rad. Achyranthis bidentatae *(huai niu xi)*	6 g
Tub./Rad. Asparagi *(tian men dong)*	9 g

hua gan jian
(Leber-Umwandlungs-Aufguss)

Cort. Moutan (Radicis) *(mu dan pi)*	9 g
Fruct. Gardeniae *(shan zhi zi)*	9 g
Rad. Paeoniae albae/lactiflorae *(bai shao)*	15 g

Rezepturen

Pericarp. Citri reticulatae viride (*qing pi*)	6 g
Pericarp. Citri reticulatae (*chen pi*)	6 g
Rhiz. Alismatis (*ze xie*)	6 g
Bulbus Fritillariae Cirrhosae (*chuan bei mu*)	6 g

hua yu tong bi tang
(Stasen-Umwandlungs-Bi-Durchgängigkeits-Abkochung)

Rad. Angelicae sinensis (*dang gui*)	18 g
Rad. Salviae miltiorrhizae (*dan shen*)	30 g
Caulis Spatholobi (*ji xue teng*)	20 g
Gummi Olibanum (*ru xiang*)	9 g
Myrrha (*mo yao*)	9 g
Rhiz. Corydalis (*yan hu suo*)	12 g
Rad. Puerariae (*ge gen*)	18 g
Rhiz. Curcumae longae (*jiang huang*)	12 g

lu tong yin (Schädel-Schmerz-Brühe)

Concha Haliotidis (*shi jue ming*)	50 g
Ram. cum Uncis Uncariae (*gou teng*)	30 g
Rad. (Ligustici) Chuanxiong (*chuan xiong*)	30 g
Rad. Paeoniae albae/lactiflorae (*bai shao*)	20 g
Herba Asari (*xi xin*)	15 g

ma chi xian jie du tang
(Portulaca-Gift-Lösungs-Abkochung)

Herba Portulacae (*ma chi xian*)	30 g
Fol. Isatidis (*da qing ye*)	15 g
Rad. Arnebiae seu Lithospermi (*zi cao*)	15 g
Herba cum Rad. Patriniae (*bai jiang cao*)	30 g
Rhiz. Coptidis (*huang lian*)	10 g
Flos Lonicerae (*jin yin hua*)	15 g
Fossilia Ossis Mastodi (Os Draconis) calcinata	30 g
Rad. Gentianae (*long dan cao*)	10 g

mian tong fang er hao
(Gesichts-Schmerz-Rezeptur Nr. 3)

Rad. Bupleuri	6 g
Rad./Tub. Curcumae	9 g
Fruct. Gardeniae (*shan zhi zi*)	6 g
Indigo naturalis (*qing dai*)	6 g
Rad. Salviae miltiorrhizae (*dan shen*)	9 g
Cort. Moutan (Radicis) (*mu dan pi*)	9 g
Lumbricus (*di long*)	6 g
Rad. Angelicae sinensis (*dang gui*)	9 g
Rad. Paeoniae rubrae (*chi shao*)	9 g
Rad. (Ligustici) Chuanxiong (*chuan xiong*)	9 g
Pericarp. Citri reticulatae (*chen pi*)	6 g
Rad. Glycyrrhizae (*gan cao*)	3 g

qing re tiao xue tang
(Hitze-Klärungs-Blut-Regulierungs-Abkochung)

Cort. Moutan (Radicis) (*mu dan pi*)	12 g
Rad. Rehmanniae exsiccata/viride (*sheng di huang*)	12 g
Rad. Paeoniae albae/lactiflorae (*bai shao*)	12 g
Rhiz. Coptidis (*huang lian*)	9 g
Rad. Angelicae sinensis (*dang gui*)	9 g
Rad. (Ligustici) Chuanxiong (*chuan xiong*)	6 g
Flos Carthami (*hong hua*)	6 g
Sem. Persicae (*tao ren*)	6 g
Rhiz. Curcumae (*e zhu*)	6 g
Rhiz. Cyperi (*xiang fu*)	6 g
Rhiz. Corydalis (*yan hu suo*)	9 g

shen zhao tang
(Nieren-Leiden-Abkochung)

Rad. Glycyrrhizae (*gan cao*)	10 g
Rhiz. Zingiberis (*gan jiang*)	10 g
Poria (*fu ling*)	10 g
Rhiz. Atractylodis macrocephalae (*bai zhu*)	10 g
Ram. Cinnamomi (*gui zhi*)	10 g
Rad. Angelicae pubescentis (*du huo*)	10 g

shun qi huo xue tang
(Qi-Normalisierungs-Blut-Belebungs-Abkochung)

Caulis Perillae (*su geng*)	18 g
Lignum Sappan (*su mu*)	15 g
Extremitas Rad. Angelicae sinensis (*dang gui wei*)	12 g
Rad. Paeoniae rubrae (*chi shao*)	9 g
Sem. Persicae (*tao ren*)	9 g
Fruct. Aurantii (*zhi ke*)	9 g
Cort. Magnoliae (*hou po*)	9 g
Rhiz. Cyperi (*xiang fu*)	9 g
Rad. Aucklandiae (*mu xiang*)	9 g
Fruct. Amomi (*sha ren*)	9 g
Flos Carthami (*hong hua*)	6 g

tiao rong huo luo yin
(Üppigkeits-Regulierungs-Netzgefäße-Belebungs-Brühe)

Rad. Angelicae sinensis (*dang gui*)	15 g
Rad. Paeoniae rubrae (*chi shao*)	12 g
Sem. Persicae (*tao ren*)	9 g
Flos Carthami (*hong hua*)	9 g
Rad. et Rhiz. Rhei (*da huang*)	6 g
Rad. Angelicae pubescentis (*du huo*)	9 g
Rad. Gentianae macrophyllae (*qin jiao*)	9 g

Rad. Achyranthis bidentatae (*huai niu xi*)	15 g
Ram. Cinnamomi (*gui zhi*)	6 g
Fruct. Aurantii (*zhi ke*)	10 g
Pericarp. Citri reticulatae viride (*qing pi*)	10 g

tiao gan tang
(Leber-Regulierungs-Abkochung)

Rad. Angelicae sinensis (*dang gui*)	12 g
Rad. Paeoniae albae/lactiflorae (*bai shao*)	9 g
Fruct. Corni (*shan zhu yu*)	12 g
Rad. Morindae (*ba ji tian*)	12 g
Rhiz. Dioscoreae (*shan yao*)	30 g
Rad. Glycyrrhizae praep. (*zhi gan cao*)	6 g
Gelatinum Corii Asini (*e jiao*)	9 g

xie qing wan (Grün-Ableitungs-Pille)

Rad. Angelicae sinensis (*dang gui*)	9 g
Rad. Gentianae (*long dan cao*)	9 g
Fruct. Gardeniae (*shan zhi zi*)	9 g
Rad. et Rhiz. Rhei (*da huang*)	9 g
Rad. (Ligustici) Chuanxiong (*chuan xiong*)	9 g
Rhiz. et Rad. Notopterygii (*qiang huo*)	9 g
Rad. Saposhnikoviae/Ledebouriellae (*fang feng*)	9 g

xiong zhi shi gao tang
(Chuanxiong-Angelica-dahurica-Gypsum-Abkochung)

Rad. (Ligustici) Chuanxiong (*chuan xiong*)	6 g
Rad. Angelicae dahuricae (*bai zhi*)	6 g
Gypsum (*shi gao*)	30 g
Flos Chrysanthemi (*ju hua*)	9 g
Rhiz. Ligustici (sinensis) (*gao ben*)	6 g
Rhiz. et Rad. Notopterygii (*qiang huo*)	6 g

zi yin qian yang fang
(Yin-Anreicherungs-Yang-Absenkungs-Rezeptur mit Hinzufügungen und Weglassungen)

Rad. Polygoni multiflori (*he shou wu*)	9 g
Fruct. Ligustri lucidi (*nü zhen zi*)	9 g
Rad. Paeoniae albae/lactiflorae (*bai shao*)	9 g
Flos Chrysanthemi (*ju hua*)	9 g
Plastrum Testudinis (*gui ban*)	15 g
Magnetitum (*ci shi*)	15 g
Concha Margaritiferae (*zhen zhu mu*)	15 g
Fruct. Tribuli (*bai ji li*)	9 g
Rad. Achyranthis bidentatae (*huai niu xi*)	9 g
Rad. Glycyrrhizae (*gan cao*)	3 g